JN416682

수정판 11e

PHARMACOLOGY

A Patient-Centered Nursing Process Approach

제 11 판

임상 약리학

- 간호과정적 접근 -

김세령 이성용 이용화 정이나 권상민 김선아 김성해 김성환 김하나 남지란 도영주 라미옥 박지은
박혜진 서보경 손진희 신환호 윤영주 윤재현 이상민 이수진 이승민 이영주 이인숙 이정은 이춘지
이현주 이화진 임세영 정세인 정여원 조영미 조유정 조정희 최문지 황영란 공역

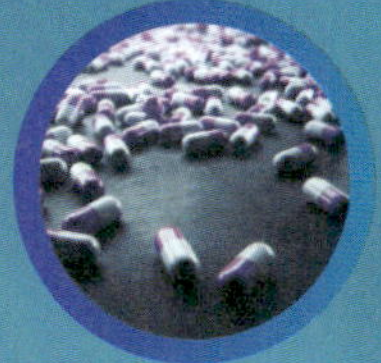
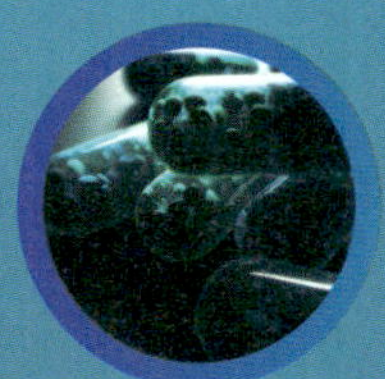
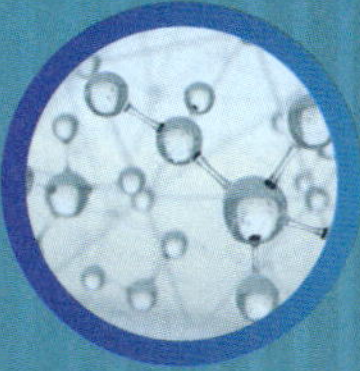

LINDA E. MCCUISTION
KATHLEEN VULJOIN-DIMAGGIO
MARY B. WINTON
JENNIFER J. YEAGER

ELSEVIER

정문각 JMK

ELSEVIER

Pharmacology: A Patient-Centered Nursing Process Approach, 11th Edition

ISBN: 978-0-3237-9315-5

This adapted Korean version of Pharmacology, 11th Edition by Linda E. McCuistion & Kathleen Vuljoin DiMaggio & Mary B. Winton & Jennifer J. Yeager by JMK Publishing Co. and is published by arrangement with Elsevier Inc. and Elsevier Korea L.L.C.

임상약리학, 이성용 외
Korean ISBN: 979-11-6260-359-8

Notice

본 출간물은 출간 시기에 맞춰 최신 정보를 최대한 정확하고 신중하게 검토하였습니다. 그러나 독자가 본 출간물의 어떤 내용이나 처치 방법, 의약품 사용법을 참조할 때에는 별도로 확인할 것을 권고합니다. 저자와 출판사는 본 출간물상의 오류나 누락에 의해 발생할 수 있는 인명 및 금전적 손해 및 손상에 대한 법적 책임을 지지 않습니다.

Printed in Korea.

PHARMACOLOGY 11e

A Patient-Centered Nursing Process Approach

임상 약리학 제11판 수정판

- 간호과정적 접근 -

원저자: Linda E. McCuistion • Kathleen Vuljoin DiMaggio • Mary B. Winton • Jennifer J. Yeager

대표 역자

김세령 예수대학교
이성용 계명대학교
이용화 군산간호대학교
정이나 대구과학대학교

공동 역자

권상민 영남이공대학교
김선아 안산대학교
김성해 동명대학교
김성환 가톨릭상지대학교
김세령 예수대학교
김하나 목포과학대학교
남지란 구미대학교
도영주 경남도립거창대학교
라미옥 기독간호대학교
박지은 마산대학교
박혜진 경남정보대학교
서보경 대구보건대학교
손진희 수성대학교
신환호 서영대학교
윤영주 문경대학교
윤재현 동의과학대학교
이상민 위덕대학교
이성용 계명대학교
이수진 수성대학교
이승민 창원문성대학교
이영주 충북보건과학대학교
이용화 군산간호대학교
이인숙 한남대학교
이정은 한서대학교
이춘지 대구과학대학교
이현주 수원과학대학교
이화진 경동대학교
임세영 세경대학교
정세인 송원대학교
정여원 동국대학교
정이나 대구과학대학교
조영미 선문대학교
조유정 수원과학대학교
조정희 충청대학교
최문지 경일대학교
황영란 동남보건대학교

– 가나다순

역자서문

다양한 간호업무 가운데, 약물에 대한 폭넓은 지식과 이해는 환자케어에 있어 특히 중요합니다. 환자를 치료하는데 있어 대부분을 차지한다고 해도 과언이 아닌 약물요법을 실시하는 주체로서 약물의 유효성과 부작용 더 나아가 유해 작용을 환자를 통해 가장 먼저 인지하고 경험하는 인력이 바로 간호사입니다. 치료나 진단을 위해, 처방대로 환자에게 정확한 약물의 선택, 정해진 투여경로와 용량 투여, 그리고 환자를 대상으로 한 약물관련 교육 등, 약물요법 전 과정이 간호업무에서 가장 핵심이라 할 수 있으며, 그 중요성을 아무리 강조해도 지나치지 않습니다. 임상 분야에서 약물 치료의 이러한 중요성을 잘 인지하고 일선에서 간호교육을 담당하고 계시는 공동역자 교수님들께서 합심하여 간호교육에 있어 효율적이고 필수적인 지식을 습득하는데 유리한 약리학 교재를 번역하고자 최선을 다하였습니다.

이 책은 Linda E. McCuistion, Kathleen Vuljoin DiMaggio, Mary B. Winton, Jennifer J. Yeager 의 'PHARMACOLOGY'를 우리의 간호현장을 감안하여 번역 및 수정 보완한 책입니다. 원서의 경우 약리학 교과서로서 간호업무에 포커스가 맞추어진 훌륭한 교재로 인식하여 선택하였으며, 아울러 전판의 역서가 원서의 내용을 그대로 충실하게 담은 방대한 양이어서, 학생들 학교 수업에 적합하도록 분량으로 줄여서 개정판으로 편찬하게 되었습니다. 핵심적 필수 내용이 누락되게 면밀한 검토를 거치고, 좀 더 원만한 번역을 위해 심사숙고하였음을 지면을 통해 밝힙니다. 뿐만 아니라 임상에서 근무하는 간호사들도 참고하고 도움을 받을 수 있는 역서임을 강조하고 하고 싶습니다.

이 책이 나오기까지 책을 읽고 번역하신 교수님들과 검수하고 편집하느라 수고하신 모든 편집위원 교수님들께 그간의 열정에 존경과 감사를 표합니다. 끝으로 편집위원과 소통하면서 본 개정판 편집방향에 관한 조율에 최선을 다해주신 JMK의 편집부장님, 개정판이 발간할 수 있도록 힘써 주신 JMK의 김재민 대표와 최성호 이사께 깊이 감사드립니다.

2024년 7월

대표역자 이 성 용

차 례

PART 01

약리학 입문

CHAPTER 01

약리학의 기본 개념

학습목표

- 약제학적 단계를 설명한다.
- 약리학의 3대 기본개념을 이해한다.

1 약리학의 정의

약리학은 그리스어인 phamarkon와 logia(연구)의 합성어로 phamarkon은 약(drug)란 뜻이다. 즉, 약리학은 약물의 인체 작용에 대해 연구하는 생물과학의 한 분야로 일반적으로 생체에 영향을 미치는 외인성 화합물을 통칭하며 인간의 질병을 치료, 예방, 진단하는 등의 목적으로 사용되는 화합물을 약이라고 한다.

2 약제학적 단계

약의 약 80%가 경구로 투여되며 경구 투여되는 약물 중 정제 혹은 캡슐 형태의 약물은 약제학적 단계를 거치는데, 위장관에서 흡수되기 위해서 약물이 용해되는 단계이다. 액상제제의 약물은 이미 용해되어 있으므로 이 과정이 필요하지 않다(그림 1-1).

정제의 성분 100% 모두가 약은 아니다. 특정 크기와 모양을 유지하기 위해 **첨가제(excipients)**로 불리는 **충전제**, **비활성 물질**과 약물 용해 촉진제 등이 사용된다. 예를 들어 Penicillin은 위산으로 인해 위장관 흡수가 어려우나 칼륨 혹은 나트륨염을 첨가해서 제조할 경우 위장관 흡수를 증진시킬 수 있다. 장용해약(enteric-coated drug)의 경우 약물이 소장의 알칼리성 조건에 도달할 때까지 붕해가 일어나지 않도록 피복을 입혀 두기도 한다. 위내에 머무르는 동안 약효과가 발현되지 않으므로 작용개시 시간이 지연될 수 있다. 또한 **서방형캡슐(sustained-release capsule)**은 약을 천천히 방출하는 기술로 장시간 동안 약물의 작용이 발현되도록 하기 위해 피복을 입히는 방법이다. 적은 투여 횟수로 약물의 혈중농도를 유지하는데 용이하다. 그러므로 장용해알약과 서방형캡슐은 임의로 약물을 분쇄하지 않아야 한다.

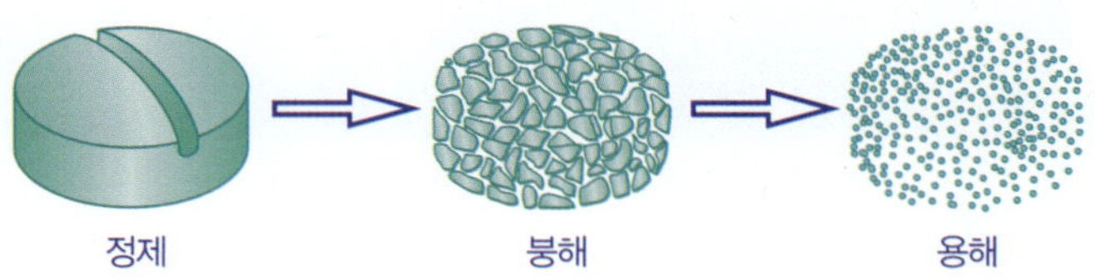

그림 1-1 두 가지 약제학적 단계가 분열과 분해이다.

3 약리학의 기본 개념

1. 약동학적 단계

약동학(pharmacokinetics)은 생체내에서의 약의 움직임(movement) 과정으로 흡수, 분포, 대사(혹은 생체내변환) 및 배설로 구분된다.

1) 흡수

흡수는 수동적 흡수(passive absorption), 능동적 흡수(active absorption) 혹은 포음 작용에(pinocytosis) 의해 위장관으로부터 체액으로 약물 입자가 이동하는 것을 말한다. 대부분의 경구투여 약물은 광범위한 소장 융모의 작용을 통해 소장 표면에서 흡수된다. 그러므로 질병, 약물 효과 혹은 소장 절제 등으로 융모가 감소할 경우 흡수에 영향을 미칠 수 있다. 또한 인슐린과 성장호르몬과 같은 단백질 기반 약물은 소장의 소화효소에 의해 파괴되므로 경구투여할 수 없다. **수동적 흡수**는 대부분 확산에 의해 일어나며 에너지가 필요하지 않다. **능동적 흡수**는 약물이 농도차를 거슬러 움직이기 위해서 효소 혹은 단백질과 같은 운반체와 에너지가 필요하다. **포음작용**은 세포막이 약물 입자를 포함하는 것으로, 막을 통과하여 약물이 이동되는 것이다(그림 1-2).

약물 흡수에 영향을 미치는 요인에는 혈류, 통증, 스트레스, 배고픔, 공복, 음식, pH, 간일차통과 등이 있다. 쇼크, 혈관수축약물 혹은 질병 등으로 위장관으로 유입되는 혈류가 감소할 경우 약물 흡수가 방해된다. 통증, 스트레스 혹은 딱딱하고 뜨겁거나 지질함유량이 많은 음식은 위배출시간(gastric emptying time)을 지연시키기 때문에 위내에서 약물이 오랫동안 머물게 된다. 운동은 말초 근육으로 더 많은 혈액을 보내기 때문에 혈류를 감소시키며 이로 인해 위장관으로의 혈액 유입이 감소된다. 근육투여 시 혈관이 풍부하지 않은 곳(둔근)보다 혈관이 풍부한 근육(삼각근)에서 흡수가 빠르다. 피하조직은 혈관이 풍부하지 않기 때문에 이 조직에서는 약물 흡수가 느리다.

일부 약들은 경구투여 흡수 후에 체순환으로 직접 들어가지 않고, 위장관으로부터 간문맥을 통해 간을 통과하여 전신순환한다. 간에서 일부 약은 대사되어 비활성형으로 된 다음 배설되는데 이로 인해 활성형 약물의 양이 줄어든다. 어떤 약은 간에서 전혀 대사되지 않고 다른 어떤 약들은 대사되어 원래 약과 동일하거나 더욱 활성이 강한 대사체가 되기도 한다. 약물이 처음 간을 통과하는 과정을 **일차통과효과(first-pass effect)** 혹은 **간초회통과**(*hepatic first pass*)라고 하며 경구투여되는 대부분의 약이 일차통과효과에 영향을 받는다. Lidocaine과 nitroglycern(원문; some nitroglycerns)은 일차통과효과 과정에서 대부분 파괴되기 때문에 경구투여하지 않는다.

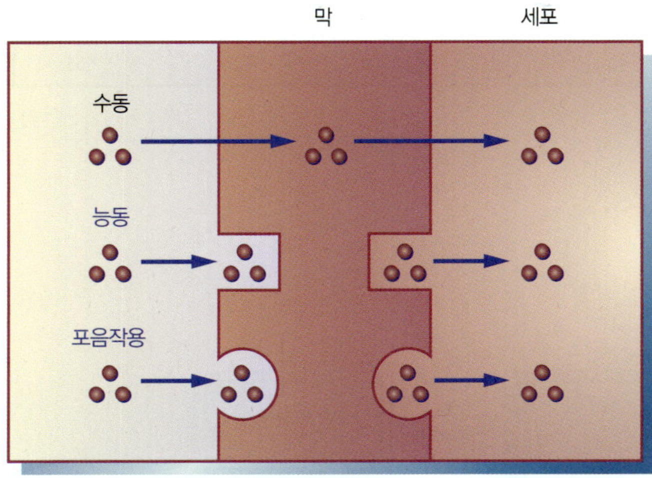

그림 1-2 위장관 막을 통과하는 약물흡수의 세 가지 주요 과정은 수동적 흡수, 능동적 흡수, 포음작용이다.

생체이용률(bioavailability)은 투여된 약물이 전신순환에 도달하는 비율을 나타내는 것으로 경구투여약물의 생체이용률은 일차통과효과 후에 파악되는 것이다. 즉, 경구투여는 생체이용률이 100% 미만이지만 정맥내투여는 100%가 될 수 있다. 생체이용률을 변화시키는 요소에는 (1) 약물형태, (2)투여경로, (3) 위장관점막 및 운동, (4) 음식과 다른 약의 존재, (5) 간기능저하 혹은 간대사 변화 등이 포함된다.

2) 분포

분포는 약물이 체액과 신체조직에 사용될 수 있는 과정을 말한다. 약물분포는 혈류, 조직에 대한 약물의 친화도 그리고 단백결합 효과에 의해 영향을 받는다.

(1) 단백결합

혈장에 약물이 분포될 때 대부분의 약물은 단백과 결합하게 되며 결합정도에 따라 분류된다(표 1-1). 단백결합한 약물의 부분은 수용체에 작용할 수 없으므로 비활성이며, 결합하지 않고 남아있는 부분은 유리형(활성형)이 되어 약물의 약리학적 반응을 나타내게 된다. 낮은 혈청단백 수준은 단백결합부위의 수를 감소시키고, 유리형 약물의 용량을 증가시킬 수 있어 약독성이 나타날 수 있다. 간 질환이나 영양결핍 환자의 경우 낮은 혈청 albumin 농도를 보이며 이로 인해 낮은 단백결합부위를 나타내게 되어 유리형 약물이 많아 약물독성이 유도될 수 있는 것이다. 또한 노인은 저알부민혈증을 나타내는 경향이 많아 약물 투여 시 주의가 필요하다.

(2) 기타 분포에 영향을 미치는 요인

농양, 삼출물, 암 등은 약물분포를 방해한다. 항생제는 농양과 삼출물에 잘 분포하지 않고, 일부 약은 지방, 뼈, 간, 근육, 눈조직과 같은 특정 조직에 축적된다.

혈액-뇌장벽(*blood-brain barrier*, BBB)은 반투과성 막으로 외부물질로부터 뇌를 보호하는데, 높은 지질용해도를

표 1-1 약물의 단백결합 및 반감기

약물	단백결합 (%)	반감기 ($t_{1/2}$)(h)
높은 단백결합약물 (>89%)		
amitriptyline	97	40
chlorpromazine	95	30
diazepam	98	30–80
dicloxacillin	95	0.5–1
furosemide	95	1.5
ibuprofen	98	2–4
lorazepam	92	15
piroxicam	99	30–86
propranolol	92	4
rifampin	89	2
sulfisoxazole	85–95	4.5–7.5
valproic acid	92	15
warfarin	97	20–60
중등도의 높은 단백결합약물 (61–89%)		
erythromycin	70	3
nafcillin	86	2–20
phenytoin	88	10–40
quinidine	70	6
trimethoprim	70	11
중등도 단백결합약물 (30–60%)		
aspirin	49	0.25–2
lidocaine	50	2
meperidine	56	3
pindolol	40	3–4
theophylline	60	9
ticarcillin	45–65	1–1.5
낮은 단백결합약물 (<30%)		
amikacin	4–11	2–3
amoxicillin	20	1–1.5
atenolol	6–16	6–7
cephalexin	10–15	0.5–1.2
digoxin	25	36
neostigmine bromide	15–25	1–1.5
terbutaline sulfate	25	3–11
timolol maleate	<10	3–4
tobramycin sulfate	10	2–3

h, 시간(Hour); >, 초과; <, 미만

가진 약은 혈액–뇌장벽을 통과할 수 있다(그림 1–3).

임신기간 동안 지질용해 및 지질비용해 약 모두 태반 장벽을 통과할 수 있으므로 태아에게 영향을 미칠 수 있다. 임신기간 동안의 투약은 '위험–이득 비율'을 고려하여 선택한다. 또한 약물은 모유로 분비될 수 있으므로 모유 수유 시 주의해야 한다.

3) 대사 혹은 생체변환

취소**대사**는 약물을 비활성화시키거나 생체변환을 시키는 과정이다. 간은 대사의 기본장소로 간효소에 의해 대부분의 약은 비활성 대사체 혹은 수용성 물질로 변환된다. 많은 약물이 지용성이므로 간은 지용성약물을 수용성 물질로 대사하여 신장을 통한 배설이 용이하게 한다. 그러나 일부 약은 오히려 활성 대사체로 변환되어 약리학적 반응을 증가시킨다. 경화증 및 간염(대사체)과 같은 간질환은 약물대사효소의 분비를 억제함으로써 과도한 약물축적이 일어나고 독성이 유발될 수 있다.

약물의 **반감기($t_{1/2}$)**는 약물이 배설되어 투여된 약물의 농도가 50%에 이르는데 걸리는 시간을 말하는 것으로(표 1–2), 약물은 투여된 약 용량의 90% 정도가 제거되기 전에 여러 번의 반감기를 거치게 된다.

표 1-2 Aspirin 650mg의 반감기

횟수 ($t_{1/2}$)	제거 시간 (h)	잔여량 (mg)	남은 비율
1	3	325	50
2	6	162	25
3	9	81	12.5
4	12	40	6.25
5	15	20	3.1
6	18	10	1.55

h, 시간; $t_{1/2}$, 반감기

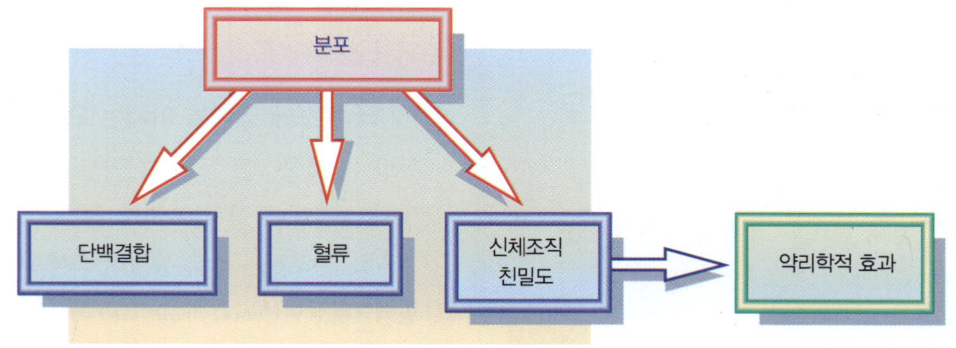

그림 1-3 약물분포

4) 배설 혹은 제거

약물 배설의 주요 경로는 신장이다. 기타 다른 경로에는 담즙, 대변, 폐, 침, 땀, 그리고 모유 등이 포함된다. 소변 pH는 약물 배설에 영향을 미치게 되는데 산성 소변은 약염기성 약물의 제거를 촉진시키고, 염기성 소변은 약산성 약물의 제거를 촉진시킨다. Aspirin은 약산성으로 알칼리성 소변에서 신속히 배설된다. 과량의 aspirin을 복용했다면 sodium bicarbonate를 투여함으로써 소변의 pH를 알칼리성으로 전환하여 약물 배설을 촉진할 수 있다. Cranberry 주스를 과량 섭취하면 소변 pH를 낮추어 산성 소변으로 되므로 aspirin 제거가 억제된다. 그러므로 사구체여과가 줄어들거나 신세뇨관 분비가 줄어드는 신장질환이 있을 경우에는 약물배설이 느려지거나 저해되고, 약물 축적으로 인한 유해작용이 나타날 수 있다. 신장으로의 혈류가 감소할 때 약물 배설에 영향을 줄 수 있다. 그러므로 약물 투여 시 **creatinine 청소율**, **혈액요소질소(BUN)** 등의 신기능 검사가 선행되어야 한다.

2. 약력학적 단계

1) 약물에 대한 생체의 반응

약력학은 신체에 영향을 주는 약물의 작용에 대해 연구하는 것이다. 약물 반응은 일차효과 혹은 이차효과를 유발할 수 있다. 일차 효과는 투여 시 기대했던 약물효과가 나타나는 것으로 기대효과라고 하며, 이차 효과는 기대하지 않았거나 바람직하지 않은 효과가 나타나는 것이다. 이차 효과에는 부작용(side effect), 유해반응(adverse effect), 아나필락시스(anaphylactic response), 특이체질반응(idiosyncractic response), 역설적 반응(paradoxic reaction)이 해당된다. 부작용은 약물 투여로 인한 경증의 괴로운 반응이 나타나는 것이고, 유해반응은 약물 투여로 인해 중증의 부작용이 나타나는 것이며, 아나필락시스는 약물 투여로 인해 생명을 위협하는 심각한 알레르기 반응이 나타나는 것이다. 특이체질 반응은 특정인에게만 드물게 나타나는 것으로 예상하지 못한 독특한 반응이 나타나는 것이고, 역설적 반응은 약물에 대한 반응이 기대와 반대로 나타나는 것을 말한다.

2) 용량반응과 최상의 효과

용량반응은 원하는 약물반응을 유발하는 데 필요한 최소 및 최대용량 사이의 관계이다.

낮은 약물용량에 반응하는 환자가 있는 반면에 원하는 약물작용을 획득하기 위해 고용량의 약물을 필요로 하는 사람도 있다. 약물용량은 원하는 약물반응을 취하기 위해 항상 조절되어야 한다. 모든 약물은 **최대약물효과(최대효능)**를 가진다. 예를 들어, morphine과 tramadol hydrochloride(Ultram)가 통증완화를 위해 사용될 때 tramadol hydrochloride의 투여용량을 무한대로 증가하더라도 tramadol hydrochloride의 통증완화작용은 morphine의 효과에 이를 수 없다.

3) 개시, 최고, 작용시간

약물작용 개시는 약물 투여 후 **최소효능농도**(*minimum effective concentration*, MEC)에 도달하는 데 걸리는 시간이다. 최대 작용은 혈중약물농도가 최고치에 도달할 때 나타나며, 약물작용 시간은 투여된 약물이 약리학적 작용을 나타내는 시간의 길이를 말한다(그림 1-4). 어떤 약물은 투여 후 수 분 내에 효과가 나타나지만 다른 약은 수 시간에서 수 일이 걸릴 수 있다. **시간-반응곡선**은 약물 작용의 세 가지 변수를 평가한다. 약물 투여와 관련하여 시간 반응을 이해하는 것이 필수적이다. 역치 혹은 최소효능농도 이하로 약물의 혈장 혹은 혈청농도가 줄어든다면 적절한 약물효과를 기대하기 어려울 수 있다. **최소독작용농도**(*minimum toxic concnetration*, MTC)를 넘어서는 높은 약물 수치는 독작용 결과를 초래한다.

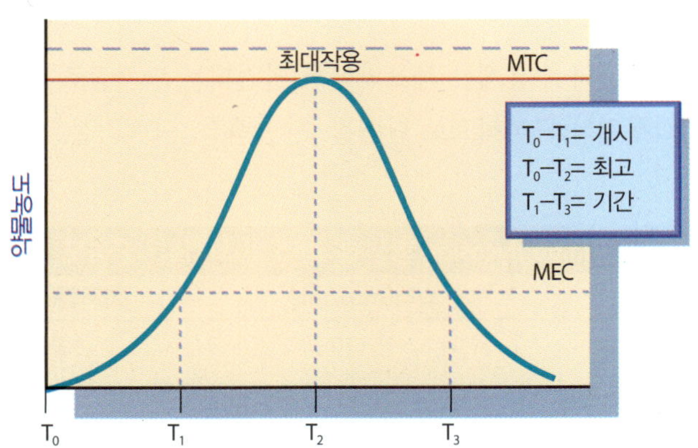

그림 1-4 시간-반응곡선은 약물작용의 세 가지 변수를 평가한다. (1) 개시, (2) 최대, (3) 기간. MEC, 최소효능농도; MTC, 최소독작용농도.

4) 최대 및 최저점약물농도

최대약물농도는 약물 흡수 속도를 나타내고, 최저점약물농도는 약물의 제거 속도를 나타낸다. Aminoglycoside계 항생제처럼 치료지수가 좁고 독작용이 있는 약제는 최대 및 최저점농도를 고려하여 용량을 결정해야 한다(표 1-3). 만약 약물의 최대 및 최저점농도가 너무 높으면 독작용이 나타날 수 있고, 만약 최대농도가 너무 낮으면 치료 효과를 기대하기 어려울 수 있다. 또한 투여경로에 따라 **최대약물농도**에 이르는 시간이 다른데 어떤 약물의 경구투여 시 최대농도에 이르는 시간이 투여 후 1-3시간 정도인데 정맥 투여 시 10분 가량이라면 혈중농도 확인을 위한 혈액검사 시간은 투여경로에 따라 달라져야 할 것이다. **최저점약물농도**는 가장 낮은 혈장 약물 농도이며, 약물이 제거되는 속도를 측정하는 것이다. 최저점약물농도는 투여경로에 상관 없이 약물 투여 바로 직전에 검사한다.

5) 부하량

즉각적인 약물 반응을 원할 때, 혈장내에 약물의 신속한 최소효과농도를 획득하기 위해 **부하량**으로 알려진 약물의 고용량을 최초 투여량으로 투여한다. 최초 투여 시 고용량의 투여량(부하량)을 투여한 후에 빠른 시간내에 최소효과농도에 이르게 하는 것이다. 이후 치료농도를 유지할 수 있는 용량으로 용량을 감소하여 투여하게 된다.

6) 수용체 가설

약물은 수용체에 결합을 통해 반응을 나타내거나 반응을 차단하여 작용한다. 많은 약물의 작용은 특정 수용체에 결합하는 약물의 능력에 의해 결정된다. 수용체 부위에 결합력이 클수록 약물의 생물학적 활성이 용이할 수 있다(그림 1-5).

대부분의 수용체는 세포막에서 발견되는 단백질로 약물 결합부위는 근본적으로 단백질, 당단백질, 단백지질, 효소 등이다. 여기에는 네 가지 **수용체계**가 있다. (1) kinase-관련 수용체, (2) **리간드-작동 이온통로**, (3) G 단백-연계수용체, (4) 핵수용체.

- *kinase*-**연관 수용체**. 약물결합을 위한 리간드-결합 영역이 세포막 표면에 위치한다. 약물이 효소(세포 내)를 활성화시키고 약물 반응이 시작된다.
- **리간드-작동 이온통로**. 통로는 세포막을 가로지르고 이런 유형의 수용체는 통로가 열리면 이온이 세포 안팎으로 이동하게 된다.
- *G* **단백-연계수용체 시스템**. 이들 수용체 반응에는 세 가지 요소가 있다. (1) 수용체, (2) guanosine triphosphate(GTP)과 결합하는 G 단백, (3) 효소나 이온통로인 효과기(effector). 이 시스템은 다음과 같이 작용한다.

약물 —활성화→ 수용체 —활성화→ G 단백 —활성화→ 효과

- **핵수용체**. 세포막의 세포핵(표면이 아님)에서 발견된다. 전사인자를 통한 수용체 활성은 시간이 소요될 수 있다. kinase-관련 수용체, 리간드-작동 이온통로, G 단백-연계수용체에서 수용체 활성이 신속하게 일어난다.

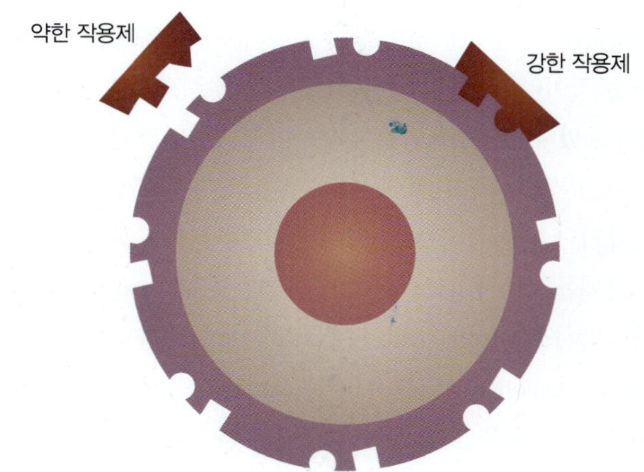

그림 1-5 두 가지의 약물작용제가 수용체 자리에 결합한다. 잘 들어맞는 작용제는 강한 작용제이며, 약한 작용제보다 생물학적으로 더욱 활성적이다.

표 1-3 Aminoglycoside 항생제: 최대 및 최저점약물농도

약물	최대(mcg/mL)	최저점(mcg/mL)	독성 최대농도 (mcg/mL)	독성 최저점농도 (mcg/mL)
amikacin	15–30	5–10	>35	>10
gentamicin	5–10	<2	>12	>2
tobramycin	5–10	<2	>12	>2

>, 초과; <, 미만.

(1) 작용제와 길항제

수용체와 결합하여 수용체를 활성화시켜 수용체의 원래 기능을 강화하는 약물은 **작용제**(혹은 작동제, 효능제, agonist)이며, 수용체와 결합하여 수용체를 불활성화시켜 수용체의 원래 기능을 억제하는 약물을 **길항제(antagonist)**라고 한다. Epinephrine은 교감신경 수용체를 자극하여 활성화시키므로 작용제가 되고 Histamine은 위벽의 H_2수용체를 봉쇄하여 위산분비를 억제하므로 길항제로 작용하게 된다.

(2) 비선택적 약물효과

약물은 여러 수용체에 작용할 수 있다. 다양한 수용체에 영향을 미치는 약물은 **비선택적 약물(nonselective drug)**이라고 하며 epinephrine의 경우 알파$_1$, 베타$_1$ 및 베타$_2$ 수용체에 모두 작용하기 때문에 심혈관계 작용의 목적으로 사용한 약물이 호흡기계에 원하지 않는 반응을 유발할 수 있게 된다. 원하지 않은 반응이 발생하는 것을 최소화하기 위해 가능하면 선택성 약물을 사용하는 것이 바람직할 수 있다.

(3) 약물작용의 범주

약물 작용에는 (1) 활성 혹은 억제, (2) 치환, (3) 유기체의 억제 혹은 멸균, (4) 자극 등이 있다. 자극하는 약물 작용에서는 세포 활성속도 혹은 호르몬 분비가 증가한다. 억제시키는 약물의 작용에서는 세포 활성 및 특정 기관의 기능이 감소된다. Insulin과 같이 치환시키는 약물은 필수적인 생체요소들을 치환시킨다. 유기체를 억제하거나 박멸시키는 약물은 박테리아세포의 발육을 억제하기도 한다(예, penicillin). 약물은 자극 기전에 의해서도 작용할 수 있다(예, 완화제는 결장의 내벽을 자극하여 연동운동과 배변을 증가시킨다).

7) 치료지수와 치료범위(치료창)

약물을 안전하게 투여하기 위해 **치료지수**와 치료범위에 대한 이해가 필요하다. 치료지수(TI)는 50%의 사람에서 측정한 효과적(치료) 용량(ED)과 50%의 사람에서 치명적 용량(LD_{50})과의 비율을 확인하여 약물 안전범위를 추정하는 것이다(그림 1–6). 비율이 1에 가깝게 되면 독작용의 위험이 더 커진다.

$$TI = \frac{LD_{50}}{ED_{50}}$$

일부 경우에는 ED가 25%(ED_{25}) 혹은 75%(LD_{75})이기도 하다.

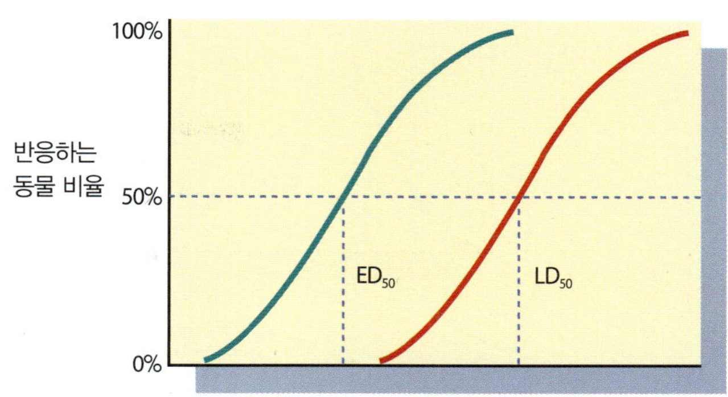

그림 1-6 치료지수는 약물의 안전범위를 나타낸다. 이는 효과적 치료용량과 치명적 용량의 비를 말한다.

낮은 치료지수를 가진 약물은 안전역이 좁다(그림 1–7, A). ED와 LD 사이의 좁은 안전역 때문에 약물 용량은 조절이 필요하므로, 혈장(혈청)농도를 검토할 필요가 있다. 높은 치료지수를 가진 약물은 안전역이 넓고 독작용을 나타내는 위험이 적다(그림 1–7, B). TI가 큰 약물의 경우 일상으로 혈장(혈청)약물농도를 관찰할 필요는 없다. 혈장의 약물농도의 **치료범위(치료창)**는 원하는 약물효과를 보이는 혈장의 최소효과농도와 최소독작용농도(독작용) 사이의 약물농도를 말한다.

8) 내성 및 속성 내성

내성은 치료 과정 중에 약물의 효과성이 줄어드는 것을 말한다. 속성 내성은 약물에 대한 반응이 급속히 떨어지는 것으로 마약, barbiturate, 연하제, 향정신의약품 등이 포함된다. 예를 들어, 마취약제에 약물 내성이 발생할 경우 환자의 통증경감작용이 감소한다. 만약 간호사가 약물내성이 발생을 인지하지 못했다면 환자가 진통제를 더 요구하는 사항을 약물중독과 관련되어 약물을 찾는 행동으로 이해될 수 있다.

9) 위약효과

위약효과는 약물효과을 담당하는 화학구조가 없는 물질을 사용하여 획득하는 심리적 이득이다. 위약효과는 위약을 투여받은 사람의 약 3분의 1정도에서 나타나는 것으로 알려져 있다.

간호사는 독작용을 피하기 위해 약물의 반감기, 단백결합비율, 정상적 부작용, 치료범위를 반드시 알고 있어야 한다. 이러한 정보는 약물 참고문헌에서 얻을 수 있다.

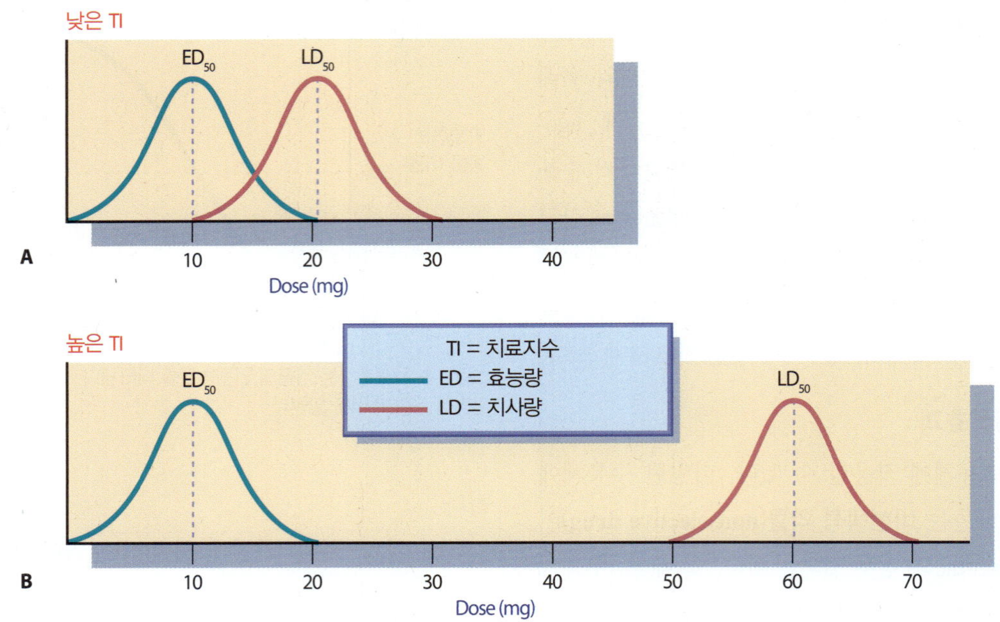

그림 1-7 **A.** 낮은 치료지수약물은 좁은 안전역을 가지며, 약효를 면밀히 모니터링해야 한다. **B.** 높은 약물은 넓은 안전역을 가지며, 약물독성이 덜 일어난다.

3. 미식품의약국 임신 범주

미식품의약국은(FDA)는 태아에 대한 약물효과에 대한 분류시스템을 개발하였다(표 1–4).

표 1-4 FDA 임신 범주

등급	내용
A 등급	임산부를 대상으로 한 적절하고 잘 통제된 연구에서 태아 비정상의 위험성이 증가하지 않음
B 등급	동물 실험에서 태아에게 줄 수 있는 악영향이 확인되지 않았지만, 임산부에 관한 적절하고 잘 통제된 연구가 없음. 또는 동물 실험에서 유해반응이 보이지만 임산부를 대상으로 한 적절하고 잘 규제된 연구에서는 부작용이 보이지 않음
C 등급	동물 실험에서 부작용이 보이지만, 임산부를 대상으로 한 적절하고 잘 통제된 연구가 없음. 또는 동물 실험이 없고, 임산부를 대상으로 한 적절하고 잘 통제된 연구가 없음
D 등급	임산부를 대상으로 한 적절하고 잘 통제된 연구에서 태아에게 위험을 줄 수 있음이 입증되나 치료의 효과가 잠재적인 위험요소보다 큼
X 등급	동물이나 임산부를 대상으로 한 적절하고 잘 통제된 연구에서 태아 비정상이 확실하게 보임. 이 약물은 임산부는 물론 임신 가능성이 있는 여성에게 사용 금지함

CHAPTER 02

약물치료의 안전과 질

학습목표

- 약물투여의 "five-to-five" 설명한다.
- 위험성이 높은 약물의 안전한 약물투여 전략을 설명한다.
- 안전한 약물투여에 대한 간호과정을 적용한다.

투약오류는 의료사고의 많은 부분을 차지하고 있으며 병원은 이 문제를 해결하기 위해 매우 많은 금액을 지불하고 있다. 또한 투약 오류로 인해 환자와 가족들이 받는 고통은 돈으로 계산할 수 없다.

1 약물투여의 "Five-Plus-Five"

약물 투여에 있어서 5right은 가장 기본적인 요소이다. 5right는 (1) 정확한 환자, (2) 정확한 약물, (3) 정확한 시간, (4) 정확한 경로 (5) 정확한 용량이다. 여기에 안전한 투약을 위해 추가적인 5right가 필요한데 (1) 정확한 투여 전 환자평가, (2) 정확한 기록, (3) 정확한 환자 교육 (4) 정확한 투약 후 평가, (5) 환자의 투약 거부 권리 인정이다.

정확한 약물투여를 위한 5-right

정확한 환자. 정확한 환자 확인은 투약에 있어 가장 중요하고 필수적인 요소로 이름, 등록번호 등을 개방형으로 질문하여 확인하고, 입원 팔찌와 대조하여 환자를 확인한다.

정확한 약물. 약물 처방은 의사, 치과의사, 한의사, 전문간호사가 할 수 있다. 투약 처방은 반드시 서면(전산)으로 기재되어야 하고 처방한 사람의 서명이 있어야 한다(전산으로 처방이 이루어지는 경우 접속기록이 남게 된다). 필요 시 전화 혹은 구두처방을 할 수 있으나 이는 추후 반드시 서면(전산)으로 기록되어야 한다. 약물 처방 시 처방일시, 약물명, 투여용량, 투여경로, 투여 횟수. 처방한 사람의 서명 등이 반드시 기재되어야 한다.

간호사는 의사의 처방에 의해 투약을 하는 것이지만 투약 오류에 대한 책임이 주어진다. 그러므로 처방 내용을 면밀히 확인하여 의심스러운 처방은 반드시 다시 확인해야 한다. 간호사는 일반적인 약물 투여 권장량, 환자의 알레르기 상태, 혈액 검사 결과와 상충되는 처방에 대해서 다시 확인해야 한다. 간호사는 투약오류 예방을 위해 다음과 같이 수행해야 한다.

- 간호사는 반드시 환자의 건강상태와 검사결과를 확인한다. 처방이 정확하고 합법적인지 확인한다.
- 환자의 알레르기 상태에 대해 알고 있어야 한다.
- 약물 투여 목적을 정확하고 알고 있어야 한다.
- 약물 라벨을 투여 전에 세 번 확인해야 한다.

정확한 용량. 처방된 용량을 정확하게 투약하기 위해 약물 준비 시 주의를 기울여야 하며, 약물용량을 계산하기 전에, 점적수 계산 등과 같은 기본적인 공식과 비율에 관한 지식을 숙지하고 있어야 한다. 또한 처방된 용량이 일반적인 사용량과 상이할 경우 처방한 사람에게 처방 내용을 다시 확인해야 한다.

정확한 시간. 처방된 약은 반드시 정확한 시간에 투여해야 한다. 그러나 환자와 병원의 사정으로 인해 정해진 시간이 투약이 진행되지 않은 경우에는 약물의 반감기, 투여 간격 등을 고려하여 미투여 약물을 투여하거나 투여하지 않을 수 있다. 시간을 기록할 때는 24시간 표기법을 사용할 경우 오전 혹은 오후를 혼돈하는 경우를 예방할 수 있다.

- 음식에 의해 영향을 받는 약물은 식사 1시간 전이나 2시간 전에 투여한다.

- 위장관을 자극하는 약물은 식후에 투여한다.
- 약물투여 시간은 가능하다면 환자의 생활방식, 활동양상 등에 부합되도록 한다.
- 환자가 내시경이나 공복혈액검사와 같은 약물 투여가 금기인 검사가 예정되어 있는지 확인한다. 만약 약물이 검사가 완료되기 전이나 후에 투여되어야 한다면 방침에 따라 결정한다.
- 약물의 유효기한을 확인한다. 기한이 지났다면 폐기하거나 약국에 반납한다.

정확한 투여경로. 투여경로에는 경구, 설하, 잇몸과 뺨 사이, 위관튜브, 연고 혹은 첩부제, 흡입제, 점적, 좌약, 피내, 피하, 근육내, 정맥내, 뼈내 등이 있다.

- 경구 투여 전 치료 및 검사를 위한 금식 상태인지 확인한다.
- 경구투여 전 환자의 연하 능력을 사정한다.
- 경구제제를 임의로 자르거나 부수지 않는다.
- 만약 약물이 다른 물질과 혼합해야 한다면 이를 환자에게 설명해야 한다. 예를 들어, 많은 아동용 약물은 맛을 좋게 하기 위해 향이 첨가된다.
- 환자가 경구투여약물을 모두 삼킬 때까지 자리를 지킨다.
- 약물을 투여할 때 무균적인 기술을 사용한다.
- 약물을 경로에 따른 적절한 위치에 투여한다.

정확한 약물투여를 위한 추가적인 5-right

정확한 투여 전 평가. 약물에 따라 투여 전에 사정해야 할 환자정보가 있을 수 있다. 강심제 투여 전 심첨맥박을 측정하거나 insulin 투여 전 혈당 측정이 필요할 수 있다.

정확한 기록. 간호사는 투여되는 약물에 대한 정확한 정보를 즉시 기록해야 한다. 기록 누락 시 동료 간호사가 약이 투여되지 않았다고 생각해 또 투여할 수 있다. 약물명, 투여용량, 투여경로, 투여일시, 간호사의 서명 등이 포함된다. 또한 약물 투여 후 환자의 반응을 기록할 필요가 있을 수 있다. 약물에 대한 예견된 혹은 예상하지 못한 반응 등을 기록해야 한다. 환자의 반응은 꼭 언어적인 것은 아니며, 생리적으로 나타날 수도 있다(예, 혈압 강하제를 복용하고 혈압이 내려갔는가? Statin을 복용하고 LDL cholesterol 수치가 내려갔는가?). 또한 약물 투여 전에 미리 기록해서도 안된다. 약물이 어떤 이유에서든 환자에게 투여되지 않을 수 있기 때문이다.

정확한 교육. 투약되는 모든 약물에 대해 환자는 약물과 자신의 특정한 상태와의 관계에 대한 정확한 정보를 획득할 권리가 있다. 환자교육은 치료목적, 약물의 예상되는 결과, 부작용, 식이제한, 투여방법과 약물투여에 따른 임상검사 결과 등을 포함한다.

정확한 투여 후 평가. 약물 투여 후 치료효과와 부작용 등에 대한 평가를 말한다. 약물의 치료효과와 부작용을 평가하는 것은 투여된 약물의 지속투여 및 중지 등을 결정하기 위한 간호사의 필수 업무 사항이다.

환자의 투약거부 권리 인정. 모든 환자는 투약을 거부할 권리가 있다. 간호사는 투약 거부 사유를 확인하고, 거부 사유가 적절하지 않다면 환자가 약물을 복용하도록 올바른 조치를 취할 책임이 있다. 환자에게 약물을 거부하는 것에 대한 위험을 설명하고 약물을 복용하는 이유를 강조해야 한다. 투약 거부 시 거부에 대해 즉시 기록하고, 환자를 면밀히 살펴보아야 한다. 의료진은 누락에 의해 환자에게 발생할 위험 요인에 대한 임상검사를 시행 할 수 있다.

2 약물투여 시 간호사의 의무

안전한 투약을 위해 간호사는 다음의 6가지 의무사항을 이행해야 한다. (1) 완벽하고 분명한 투약처방 확인, (2) 안전한 투약 준비 (3) 투약하는 약물에 대한 정확한 정보 숙지, (4) 투약 방법 교육, (5) 투약 후 주의사항 고지, (6) **투약 전 '멈추고, 생각하고, 경계'하면서** 약을 투여하는 것이다.

3 안전의 문화

투약 오류로 인한 치명적인 환자의 손상이나 사망을 예방하기 위해 미식품의약국(FDA)은 2002년부터 인체에 투여되는 약품과 혈액에 대한 바코드를 표기하도록 하였고 최근 우리나라도 바코드 사용이 보편화되고 있다(그림 2-1).

1. 투약 조정

투약 조정(Medication Reconciliation)은 환자가 복용중인 약과 새롭게 처방된 약을 확인하여 환자가 필요로 하는 약물에 대한 누락, 중복, 용량과다, 약물 간 상호작용의 위험성을 배제하기 위한 것이다. 투약 조정을 위해 다음의 다

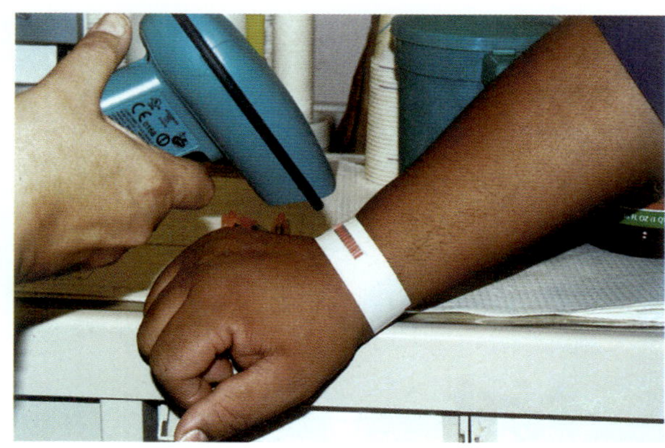

그림 2-1 환자의 손목밴드정보를 스캔하기 위해 바코드 리더기를 사용한다. (From Kee JL, Marshall SM: Clinical calculations: with applications to general and specialty areas, ed. 7, St. Louis, 2013, Elsevier.)

섯 가지를 수행해야 한다. 1. 현재 복용중인 약물 현황, 2. 새롭게 처방된 약물 현황, 3. 두 가지 약물의 비교, 4. 비교에 기반한 임상적 결정, 5. 새로운 투약 처방에 대한 환자와의 의사소통이 포함된다

2. 약물의 폐기

FDA가 백악관의 국가약물규제정책회와 협력하여 2009년 처방된 약에 대한 적절한 처분에 관한 가이드라인을 발표하였다. 가이드라인에는 약의 라벨에 표기된 것을 따르라고 되어 있다. 특별히 지시하는 바가 없다면 약이 환경을 오염시키고 인간과 동물들에 해를 끼칠 수 있으니 화장실에 버리지 말아야 한다(예외 조항은 박스 2-1 참조). 우리나라의 경우 2019년 1월부터 폐기물 관리법 제2조에 따라 폐의약품을 생활폐기물로 분류하고 있고 폐기물 관리법 제14조에 따라 각 자치단체에 폐기물 처리를 맡기고 있다.

3. 유사형태(look-alikes) 및 유사발음(sound-likes) 약물이름

간호사들은 다수의 약물명이 철자와 발음이 유사하다는 것에 주의해야 한다. amaryl과 reminyl, avinza와 evista, cisplatin과 carboplatin, Depakote와 Depakote ER, ephedrine과 epinephrine, humalog mix 75/25와 Humunlin 70/30 등이 예가 될 수 있다. FDA, ISMP, TJC는 유사하게 들리는 약물 사이의 혼동을 줄이기 위한 전략으로 "tall man" 표기를 지지한다. 예를 들어, 철자의 차이에 주의하기 위해 rispiridone(Risperdal)은 rispiriDONE, ropinirole(Requip)은 ropiniROLE로 쓰여진다.

박스 2-1 물로 씻어버릴 수 있는 약품들

약품	활성 성분
Abstral, 정제(혀밑)	Fentanyl
Actiq, 경구경점막 정제(lozenge)	Fentanyl citrate
Avinza, 캡슐(연장 방출)	Morphine sulfate
Daytrana, 경피패취 시스템	Methylphenidate
Demerol, 정제	Meperidine hydrochloride
Demerol, 경구용액	Meperidine hydrochloride
Diastat/Diastat Acudial, 직장 젤	Diazepam
Dilaudid, 정제	Hydromorphone hydrochloride
Dilaudid, 경구액체	Hydromorphone hydrochloride
Dolophine hydrochloride, 정제	Methadone hydrochloride
Duragesic, 패취(연장 방출)	Fentanyl
Embeda, 캡슐(연장 방출)	Morphine sulfate; naltrexone hydrochloride
Exalgo, 정제(연장 방출)	Hydromorphone hydrochloride
Fentora, 정제(볼을 통해)	Fentanyl citrate
Kadian, capsules(연장 방출)	Morphine sulfate
Methadonehydrochloride, 경구 용액	Methadone hydrochloride
Methadose, 정제	Methadone hydrochloride
Morphine sulfate, 정제(즉시 방출)	Morphine sulfate
Morphine sulfate, 경구용 용액	Morphine sulfate
MS Contin, 정제(연장 방출)	Morphine sulfate
Nucynta ER, 정제(연장 방출)	Tapentadol
Onsolis, 가용성 필름(빰을 통해)	Fentanyl citrate
Opana, 정제(즉시 방출)	Oxymorphone hydrochloride
Opana ER, 정제(연장 방출)	Oxymorphone hydrochloride
Oramorph SR, 정제(sustained release)	Morphine sulfate
Oxecta, tablets(즉시 방출)	Oxycodone hydrochloride
Oxycodone hydrochloride, 캡슐	Oxycodone hydrochloride
Oxycodonehydrochloride, 경구 용액	Oxycodone hydrochloride
Oxycontin, 정제(연장 방출)	Oxycodone hydrochloride
Percocet, 정제	Acetaminophen; oxycodone hydrochloride
Percodan, 정제	Aspirin; oxycodone hydrochloride
Xyrem, 경구용액	Sodium oxybate

간호과정
환자-중심 협력간호

안전한 투약을 위해 반드시 해야 하는 행동

- 약을 정확히 계산한다.
- 약 준비 과정에서 간호사의 피부 오염 및 흡입 등을 예방하기 위해 장갑이나 고글 등의 보호장비를 착용한다.
- 본인이 직접 준비한 약만 투여한다.
- 환자에게 정확한 정보제공을 위해 통역이 필요한 경우 병원에 요청하도록 한다(소통의 장애가 있는 상태에서 간호사가 일방적으로 전달하는 정보는 의미가 없다).
- 경구용 약을 복용할 때까지 환자곁에 있는다.
- Five-plus-five right에 의해 약을 투여한다.
- 치료효과와 유해효과를 규명하기 위해 환자의 반응, 생리학

적 변화 그리고 검사결과를 모니터링한다.

- 적절한 용기에 바늘과 주사기를 폐기한다. 날카로운 물건에 주의한다.
- 즉시 투약 내용을 기록한다.
- 환자가 투약을 거부했을 경우 의사에게 알리고 기록한다.
- 처방된 약물의 이름과 용량에 의심이 있을 경우 처방을 한 의사에게 확인한다.
- 환자가 과거에 복용한 약과 다르다고 할 경우 투약을 중단하고 처방을 확인한다.

안전한 투약을 위해 피해야 하는 행동

- 약물을 준비하는 동안 산만하지 않도록 한다.
- 라벨이 손상된 약물을 사용하지 않는다.
- 약병에서 알약을 꺼낼 때 간호사의 손에 덜지 않도록 한다.
- 유효기간이 지난 약물을 사용하지 않는다.
- 색이 변하거나, 침전물이 있거나, 혼탁해진 약물을 사용하지 않는다.
- 환자의 침상 혹은 사물함 등에 약을 두고 오지 않는다.
- 방문객만 있을 경우 약을 두고 오지 않는다.

CHAPTER 03

약물 상호작용과 비전문의약품

학습목표

- 약물 상호작용의 종류를 설명한다.
- 약물과 음식물의 상호작용을 설명한다.
- 비전문의약품 사용에 대해 설명한다.

약물-약물, 약물-음식, 약물-임상검사 사이의 상호작용은 다양하게 발현될 수 있다. 다양한 상호작용의 가능성 있으므로 관련된 다양한 지식을 숙지하고 환자의 반응을 사정해야한다. 고령 환자는 다약제치료를 하는 경우가 많아 약물 상호작용과 관련된 고위험이 될 수 있다.

1 약물 상호작용

약물 상호작용은 약물 서로간에 미치는 영향으로 약물의 작용이나 효과가 달라지는 것을 말한다. 이를 약물의 유해반응이나 **약물부적합(incompatibility)**와 혼동하지 말아야 한다. 약물유해반응은 원하지 않은 약물효과로 과민반응과 아나필락시스 반응을 포함하는 것으로 미약한 반응에서부터 심한 독성 효과까지 다양하다. 약물부적합은 두 가지 혹은 그 이상의 약물 사이에서 발생하는 화학적 혹은 물리적 반응을 말한다. 즉, 주사기, 정맥주사백(IV bag) 혹은 체외의 인위적 조건에서 두 가지 혹은 그 이상의 성분들 사이에서 반응이 일어난다는 것을 의미한다. 약물 상호작용은 (1) 약동학적 상호작용과 (2) 약력학적 상호작용으로 구분된다.

1. 약동학적 상호작용

약동학적 상호작용이란 한 가지 약 혹은 그 이상의 약물의 흡수, 대사 혹은 분포 그리고 배설 과정에서의 약물 작용이나 효과의 변화를 말한다.

1) 흡수

동시에 두 가지 이상의 약물이 투약될 때, 한 가지 혹은 두 가지 약물 모두 흡수 속도가 달라질 수 있다. 한 약물이 다른 약물의 흡수를 줄이거나 혹은 증가시킬 수 있기 때문이다.

위배출시간의 감소 혹은 증가 대부분의 약물은 소장에서 흡수되는데 위배출 속도를 증가시키는 약물은 위장관의 운동성을 증가시켜 약물이 흡수될 시간을 확보하지 못하게 하여 약물흡수를 감소하게 한다(예:아편계 약물과 항콜린성 약물은 위배출시간과 위장관운동을 줄여 약물흡수를 줄인다).

위장내 pH의 변화. 위장의 pH가 감소할 때 aspirin 같은 약산성 약물이 덜 이온화되고 더욱 신속히 흡수된다. 위내의 pH를 높이는 약을 사용할 때는 약산성 약물의 흡수가 저하된다. Magnesium hydroxide(Maalox)와 aluminum hydroxide(Amphojel) 같은 제산제는 위내 pH를 증가시키게 되어 약물의 흡수를 저해한다. 또한 일부 약물은 화학적으로 반응하기도 하는데 tetracycline과 제산제 혹은 철분제제에서 포함된 중금속이온(칼슘, 마그네슘, 알루미늄 그리고 철)이 만날 경우 약물복합체를 형성하여 tetracycline의 흡수를 방해할 수 있다. 이러한 현상은 2가 양이온을 함유하는 ciprofloxacin(Cipro) 같은 fluoroquinolone 항생제와 함께 복용할 때에도 나타날 수 있다. 그러므로 tetracycline 혹은 ciprofloxacin과 제산제를 함께 사용할 경우 제산제는 tetracycline 혹은 ciprofloxacin복용 1시간 전 혹은 복용 2시간 후에 투약하도록 한다.

약물복합체 형성. Cholestyramine과 colestipol 같은 몇몇 콜레스테롤 조절 약물은 carbamazepine(Tegretol) 및 furosemide(Lasix) 같은 약물과 복합체를 형성한다. 복합체가 형성될 경우 약물은 수용성이 낮아져 약물 흡수가 저하된다. 그러나 약물복합체 형성을 유도할 때도 있다. 예를 들어, 활성화된 charcoal은 독극물 섭취 환자에게 투여하면 charcoal이 독극물에 부착되어 약물복합체를 형성하게 되는데 이를 통해 약물로 인한 유해 작용을 감소시키고 배설을 통해 독극물을 제거하기도 한다.

장관내 균주총의 변화. 위장관에 분포하는 정상균주총의 변화는 약동학에 영향을 준다. 광범위 항생제인 tetracycline은 장관내 정상균주를 파괴하거나 성장을 방해하게 되는데 digoxin을 함께 투약하는 환자의 경우 digoxin 흡수가 증가되고 독성이 유발될 수 있다. 또한 장관내 정상균주총은 digoxin(Lanoxin)을 대사시켜 생체이용률을 감소하게 되어 약효과를 감소시킨다. 경구피임약의 경우 장내 정상균주가 estrogen 축합물을 가수분해하여 유리estrogen으로 만들어 경구피임약의 흡수를 도와 피임효과를 나타내게 된다. 그러나 경구피임약과 동시에 투여하는 항생제가 장내세균에 영향을 주어 이들 과정이 방해되고 경구피임약의 흡수와 약물효과가 떨어지게 된다. 그러므로 피임약과 항생제를 동시 투여할 경우 피임약 이외의 피임방법이 필요할 수 있다.

2) 분포

조직으로의 약물의 분포는 혈장/혈청단백에 의해 영향을 받는다. 단백질 혹은 albumin에 대해 높은 결합을 나타내는 두 가지 이상의 약물은 혈장내에서 단백결합 위치에 대해 서로 경쟁하게 된다. 그 결과 한 가지 혹은 모든 약물의 단백결합 정도가 감소하여 혈장 내 유리형의 약물 농도가 상승하게 되어 약효가 증가하게 되고 이는 약물 독성을 유발할 수 있다. 약물 독성을 피하기 위해 한 가지 혹은 두 가지 약물 모두 투여량을 감소할 필요가 있다. 높은 단백결합을 보이는 약물로는 warfarin, phenytoin과 valproic acid, gemfirozil(항당뇨약물), NSAIDs, sulfosoxazole(sulfonamide), glyburide(항당뇨약물), quinidine 등이 포함된다. Warfarin의 경우 99%가 단백결합을 하며 1%만 유리형인데 만약 warfarin의 2-3%가 유리형이 된다면 항응고작용이 증가되어 출혈이 야기될 수 있다. 간질환이나 낮은 영양상태로 인해 혈청 알부민이 감소할 경우 phenytoin과 warfarin 같은 높은 단백결합능을 가진 약물의 유리형 단백 농도가 증가하여 약리작용을 보이는 약물 농도가 상승하게 되는 것이다.

3) 대사 혹은 생체변환

효소유도제. 어떤 약이 또 다른 약의 대사를 촉진시키는 것은 간효소 유도에 의해 일어나는데 효소 유도를 촉진하는 약물을 "**효소유도제**(*enzyme inducer*)"라고 한다(표 3-1). phenobarbital은 대부분의 항정신병 약물과 methylxanthine(theophylline)의 대사를 촉진시킨다. 대사 촉진은 약물 배설을 촉진하여 약물의 혈장농도를 낮추게 되고 약효과를 감소하게 한다. 때로는 간효소가 약물을 활성형 혹은 잠복성의 대사물로 전환시키게 되는데 이들 약물대사 산물은 약리작용을 나타내게 할 수 있다. Phenytoin과 carbamazepine 같은 항경련제와 항균 약물인 rifampin은 약물 대사를 증가시키는 간효소유도체이다. 예를 들어, 항응고제인 warfarin의 대사촉진은 약물농도를 줄이기 때문에 환자에게 간효소유도체를 투여하는 경우 warfarin의 투여량을 높여야 할 필요가 있다. 일반적으로 약물 상호작용은 약물 투여 1주일 후에 나타나고, 약물유도체를 중단한 후에도 1주일 간 지속된다. 그러므로 치료범위가 좁은 약물의 경우 면밀히 모니터링해야 한다.

효소억제제. 항궤양제 cimetidine(Tagamet)은 효소억제제로 theophylline 같은 일부 약의 대사를 억제하여 theophylline의 혈장농도를 증가시킨다. 독성을 피하기 위해 theophylline의 용량을 줄여야 한다. 만약 cimetidine이나 어떠한 효소억제제를 중단할 경우 theophylline의 용량을 조절하여야 한다. 또 다른 잘 알려진 간효소억제제는 erythromycin(항균제)과 itroconazole(항진균제)이다.

담배와 술. 담배와 술의 섭취는 약물 생체내변환에 대해 다양한 영향을 보인다. 담배 연기의 polycyclic aromatic hydrocarbon 성분은 theophylline 대사를 담당하는 효소계의 생성을 유도한다. 만성 흡연은 간효소 활성을 증가시키고 theophylline의 제거를 촉진한다. 흡연자인 천식 환자가 천식치료를 위해 theophylline을 복용할 경우 약물 용량을 높일 필요가 있다. 술은 생체내변환에 다양한 영향을 줄 수 있다. 장기간의 알코올 섭취는 간효소를 유도시키는데, 급성 알코올 섭취는 대사를 억제시킨다.

표 3-1 약물: 효소유도제와 효소억제제

약물	약물효과
효소유도약물	약물 개시와 종료가 지연된다(약 1주일). 유도약물사용 시 약물용량 증가가 요구된다 유도약물작용 종료 후에 약물의 용량은 조절되어야 한다. 약물치료범위가 좁다면 혈청약물농도를 모니터링한다.
효소억제약물	약물효과 개시는 항상 신속히 일어난다. 두 번째 약물의 반감기(Ⅱ)가 증가하여 약효가 연장된다. 처방된 약물 용량에 관련하여 상호작용이 일어난다. 질병의 존재가 약물효과에 영향을 미친다. 약물치료범위가 좁다면 혈청약물농도를 모니터링한다.

4) 배설

대부분의 약물은 사구체를 통해 여과되고 소변으로 배설된다. 몇몇 약물은 담즙으로 배설되어 장을 통과하게 된다. 소변 배설을 증가시키거나 줄이는 약물은 다른 약물의 배설에 영향을 준다. 심박출량을 줄이는 약물은 사구체여과율을 줄여 약물 배설을 줄이거나 지연시킨다. 항부정맥 약물인 quinidine은 digoxin의 배설을 줄인다. 그러므로 digoxin의 혈장농도가 증가되며 digoxin 독성이 야기된다. 이뇨제는 신세뇨관으로부터 수분과 나트륨배설을 촉진한다. Furosemide(Laxis)는 Henle고리에 작용하며, hydrochlorothiazide(HydroDIURIL)은 원위세뇨관에 작용한다. 두 가지 이뇨제 모두 수분, 나트륨, 칼륨의 재흡수를 감소시킨다. 신장을 통한 칼륨의 소실은 저칼륨혈증이 초래될 수 있다.

동일 배설경로를 가지는 두 가지 혹은 그 이상의 약물은 체외로 배출되는 데 있어서 서로 경쟁이 될 수 있다. 통풍치료제인 probenecid는 신세뇨관에서 penicillin 분비를 억제하여 penicillin 배설을 줄인다. 일부 경우에는 이 효과로 인해 장시간 동안 penicillin 혈장 농도를 증가하거나 유지하는 데 바람직하게 작용하기도 한다.

소변 pH 변화는 약물 배설에 영향을 줄 수 있다. 제산제인 sodium bicarbonate는 소변을 알칼리성으로 되게 한다. 알칼리성 소변은 약산성 약물(예, aspirin, barbiturate)의 배설을 촉진하고, 약염기성 약물의 신장 재흡수를 촉진한다. 산성 소변은 quinidine 같은 약염기성 약물의 배설을 촉진한다.

저하된 신장 혹은 간기능상태에서는 유리형의 약물농도가 증가한다. 그러므로 환자가 다약제를 복용할 경우에는 약물 독작용에 대하여 면밀한 모니터링이 필요하다. 혈청약물농도를 확인하는 것을 **치료약물 모니터링**

표 3-2 약물의 약동학적 상호작용

과정	약물	효과
흡수	완화제	위배출시간을 단축/ 위장운동 촉진/ 약물흡수 감소
	아편계 약물	위배출시간 지연
	항콜린성 약물	위장운동 저하 약물지연에 의존하여 약물흡수증가 혹은 감소(위 vs 장)
	Aspirin	위 pH 감소/ 약물흡수 증가
	제산제	위 pH 증가/ 산성 약물의 느린 흡수
	제산제와 tetracycline	약물복합체 형성/ 약물흡수 차단
분포	항응고제 및 항염증약물 (sulindac)	단백결합 장소에 대한 경쟁 유리약물 증가(예, 항응고제 증가)
대사 혹은 생체전환	Barbiturates	간효소유도 촉진/ 약물대사 증가/ 이차약물의 혈장농도증가
	항궤양 cimetidine(Tagamet)	간효소분비 억제 diazepam(Valium), phenytoin(Dilantin), morphine 및 기타 약물대사 저하 이차약물의혈장농도 증가
배설	항부정맥치료제(quinidine)	이차약물 신장배설 감소(예, digoxin) digoxin 농도 증가
	통풍치료제(probenecid)	신세뇨관을 통한 분비경쟁을 통한 penicillin 배설의 감소, Penicillin 농도 증가
	제산제(sodium bicarbonate)	약산 약물의 배설촉진(예, aspirin, barbiturates, sulfonamides)
기타: 심박출량과 신장혈류 감소	Aspirin, ammonium chloride 대부분의 약물 범주	약염기 약물의 배설 촉진(예, quinidine, theophylline) 약물배설 감소/ 약물혈장농도 증가

(*therapeutic drug monitoring*, TDM)이라 하는데, 좁은 치료범위와 높은 단백결합률을 가진 약물에 대해 특히 중요하다. Digoxin과 phenytoin은 TDM이 필요한 약들이다. 표 3-2는 약동학에 영향을 주는 약물 상호작용을 요약한 사항을 나타내고 있다.

2. 약력학적 상호작용

약력학적 상호작용은 부가, 상승 혹은 길항적 약물효과를 나타내게 된다(표 3-3).

1) 부가약물효과

비슷한 효과를 가진 두 약물을 투여할 때의 약물 상호작용을 **부가효과**라 하며 약물의 효과 정도는 두 약물의 효과를 합한 것이다. 부가효과는 원하는 것일 수도 원하지 않은 것일 수도 있다. 예를 들어, 고혈압을 치료하기 위해 이뇨제와 베타차단제를 투여하는 경우 원하는 부가효과가 나타난다. 복합투여에 있어 두 약물은 다른 기전으로 작용하여 더욱 현저한 혈압 하강효과를 가진다. 원하지 않는 부가효과를 보이는 경우는 혈관확장제의 경우인데, hydralazine(Apresoline)은 고혈압을 위해 처방되고 nitroglycerin은 협심증을 위해 처방된다. 그 결과 심한 저혈압반응이 나타난다. 다른 예는 aspirin과 알코올의 상호작용인데 aspirin은 위장벽을 직접 자극하고, 혈소판기능이상을 초래하며, 위장벽을 보호하는 위점막으로부터의 prostaglandin 매개 점액생성을 억제한다. 알코올은 위점막장벽을 파괴하며 혈소판기능을 떨어트린다. Aspirin과 알코올 모두 출혈시간을 연장시키며 같이 투여할 때는 위장출혈을 일으킨다.

2) 상승약물효과 혹은 강화작용

두 가지 혹은 그 이상의 약물을 같이 투여할 때 한 약물이 다른 약물의 작용을 강화시키는 것이다. 임상효과는 두 약물의 합친 효과보다 더 큰 효과가 나타나게 되는 것이다. 예를 들면, meperidine(Demerol)과 promethazine(Phenergan)의 병합투여이다. Promethazine의 주요 부작용 중 한 가지가 진정(sedation)으로 수술 후 환자에게 Promethazine과 meperidine을 함께 사용 할 경우 promethazine은 meperidine의 졸음작용을 증강시키거나 강화시킨다. 그러므로 Promethazine과 병합 투여할 때는 meperidine을 적은 용량으로 투여하는 것이 바람직하다. 일부 항생제 중에는 효소억제제가 있어서 다른 항생제에 추가적으로 사용할 때 치료효과가 상승될 수 있다. 예를 들면, ampicillin과 sulbactam(Unasyn), amoxicillin과 clavulanate(Augmentin) 복합약물인데, 여기서 sulbactam과 clavulanate 칼륨은 박테리아효소억제제이다. 이들 억제제 없이 ampicillin과 amoxacillin을 투여할 수는 있다. 그러나 약물을 비활성화시켜 약물에 대한 저항성을 가지게 하는 박테리아인 beta-lactamase 때문에 원하는 치료효과가 나타나지 않을 수 있다. Sulbactam 혹은 clavulanate를 항생제와 병용투여할 때 박테리아 효소활성을 억제하여 효능을 증대시키든지 항박테리아 약제의 항균범위를 넓히게 된다. 모든 박테리아가 beta-lactamase 효소를 생산하는 것은 아니다. 이들 항생제를 억제하여 박테리아 저항성을 나타내게 하는 유일한 것이다.

3) 길항약물효과

두 약물을 동시에 투여할 때 한 약물이 다른 약물의 효과를 방해하는 것을 길항효과라고 한다. 아드날린성 베타 흥분제인 isoproterenol(Isuprel)과 아드레날린성 베타차단제인 propranolol(Inderal)을 동시에 투여하는 것이다. Isoproterenol은 서맥을 치료하기 위해 응급상황에서 사용되는 약물이다. 만약 환자에게 혈압과 맥박을 감소시키는 약물을 사용할 경우 약물은 기대하는 치료작용을 나타내지 않을 것이다. 그러나 이는 치료적 중재를 위해 사용하기도 한다. Morphine 과량투여 시 길항제인 naloxone(해독제, antidote)을 마약효과를 봉쇄하기 위해 사용한다.

약물-약물 상호작용에 있어서 흔한 증상은 오심, 두통 그리고 어지럼 등이다. 그러나 급격한 혈압 저하, 심박수의 증가 혹은 부정맥 등의 발현 및 간과 같은 주요 기관에 손상을 입히는 독소를 생성하는 약물 상호작용은 위급하거나 심각한 증상이 될 수 있다. 다행히 대부분의 상호작용은 심각하거나 생명에 위협이 되지 않는다. 또한 환자와 의료진은 반드시 처방약, 비전문의약품, 약초약물 등이 서로 상호작용을 일으킬 수 있다는 사실을 알아야 한다.

2 약물-음식 상호작용

음식은 약물 흡수를 증가, 감소 혹은 지연시키는 것으로 알려져 있다. 음식의 약물에 대한 결합의 예로는 tetracycline을 유제품과 함께 복용 시 tetracycline의 혈장 농도

표 3-3 약물 간의 상호작용

약물과 약물 범주	약물의 상호작용효과
Aminoglycosides	Cephalosporins, ethacrynic acid, furosemide, polymyxin, vancomycin은 신장독성과 귀독성의 위험을증가시킨다(특히 청년과노인).
Angiotensin–converting enzyme(ACE) 억제제(예, captopril)	제산제는 ACE 억제제의 흡수를 감소시킨다. 칼륨–보존이뇨제는 칼륨 분비를 감소시키고, 리튬의 사용은 리튬 분비를 감소시킨다. 항고혈압제, 질산염, 이뇨제는 혈압을 낮추는 효과를돕는다.
항응고제(예, warfarin[Coumadin])	항응고작용을 상승시키는 약물로, acetaminophen(고용량), 알코올, 항혈소판약물, aspirin, aminoglycosides, cephalosporins, erythromycins, furosemide, fluoroquinolones, isoniazid, NSAIDs, sulfonamides, thiazides, 삼환 항우울제, 비타민 E가 있다.
항경련제(예, phenytoin[Dilantin])	알코올은 phenytoin 효과를 감소. Warfarin 흡수 감소. 경구피임약과 corticosteroid의 작용 감소. Isoniazid는 phenytoin 농도를 증가시킨다.
항정신병 약물(예, phenothiazide)	알코올은 CNS 억제를 증가시킴. 제산제와 지사제는 약물흡수를 감소시킨다. TCA는 저혈압의 위험을 증가시키다. Phenothiazide는 발작의 역치를 감소시키므로 항경련제 용량은 높여야 한다.
항결핵제(예, isoniazid)	알코올은 간독성을 증가. 제산제는 isoniazid의 흡수를 감소시킨다. Phenytoin 독성을 유발하여 phenytoin 농도가 증가할 수 있다.
Aspirin(salicylates)	항응고제는 아스피린과같이 복용 시 출혈위험이 증가한다. 경구당뇨치료제는 저혈당의 위험을 증가시킴.
Benzodiazepines(예, diazepam,lorazepam)	알코올, narcotics, 항응고제는 CNS depression을 증가시킴. Cimetidine은 diazepam과 lorazepam의 독성을 증가시키고, levodopa의 작용을 감소시킨다. Phenytoin의 혈청농도를 증가시킬수 있다.
Beta(adrenergic)차단제(예, propranolol[Inderal])	이뇨제, 항고혈압제, phenothiazine은 저혈압상태를 증가. Atropine은 서맥을 교정할 수 있다. 제산제는 propranolol의 흡수를 증가시킨다. Cimetidine은 약물의 청소율을 감소시키고, 베타차단제의 작용을 증가시킨다.
칼슘통로봉쇄제(예, nifedipine[Procardia])	Digoxin 농도를 증가. 베타차단제는 중독성이 있고, 서맥을 유발할 수 있다. H_2 blocker는 청소율을 감소시켜 칼슘차단제 농도를 증가시킨다.
강심배당체(예,digoxin[Lanoxin])	Thiazide와 고리이뇨제, corticosteroid, 완화제, amphotericin B는 저칼륨혈증을 유발하여 digitalis 독성을 유발할 수 있다. 제산제, 지사제, colestipol은 digoxin의 흡수를 감소시키고, quinidine, verapamil, erythromycin은 digoxin의 농도를 증가시킨다.
Diuretics(potassium–소실)(thiazide 및 loop)	저칼륨혈증 시 이뇨제를 사용하면 digoxin 독성이 있다. Corticosteroid는 칼륨소실을 증가시키고, lithium 농도를 증가시킨다.
Fluoroquinolones (예,ciprofloxacin[Cipro])	Theophylline과 warfarin(Coumadin) 농도를 증가시킨다. 제산제와 철제제는 ciprofloxacin 흡수를 감소시킨다.
Furosemide	Dobutamine, meperidine, morphine, ondasetron과 병용 시 정맥내주사가 불가능하다.
Lithium carbonate	이뇨제, NSAIDs, tetracyclines, methyldopa는 lithium독성을 증가시킨다. Theophylline, sodium bicarbonate, potassium 혹은 sodium citrate는 lithium 분비를 촉진한다.
Narcotics(예, morphine 및 meperidine[Demerol])	알코올, 진정제, benzodiazepine, barbiturate, TCA는 CNS 억제를 증가시킴. MAOI는 고혈압위기를 유발할 수 있다.
비스테로이드성 항염증약물 (NSAIDS) (예, ibuprofen[Motrin])	Warfarin, heparin, alcohol은 출혈시간을지연시키고 리튬과 methotrexate의 농도를 증가시켜 리튬 독성을 유발한다. Corticosterrod는 위궤양을 유발한다.
Penicillins	Warfarin의 효능을 저해하고, NSAID는 penicillin의 효과를 오래 유지시켜 준다. 이뇨제를 penicillin G–K와 같이사용 시 고칼륨혈증을 유발한다. 경구피임약의 효능을 저해하고, rifampin은 penicillin의 작용을 억제한다.
Sulfonylureas	알코올, aspirin, 항응고제, 일부 NSAIDs, 항경련제, sulfonamides, 경구피임약은 저혈당의위험을 증가시킨다. Corticosteroid, thiazide 이뇨제, estrogen, 칼슘통로차단제, phenytoin, 갑상선약물, 혈당수준을 증가시킨다.
Tetracyclines	우유, 제산제, 철보충제는 tetracycline의 흡수를 감소시킨다. 경구피임약의 효능을저해한다.
Theophylline	Erythromycin, fluoroquinolone, tacrine은theophylline level을 증가시킨다. 리튬 분비촉진. 흡연은theophylline level을 감소시킨다.
상환항우울제(예, amitriptyline)	Warfarin의 항응고기능을 촉진한다. 알코올, 마약성 진통제, 진정제는 CNS 억제를 증가시킨다. MAOI는 TCA와함께 복용하면 안 된다. 항고혈압제의 효능을 저해한다. Cimetidine은삼환 항우울제의 혈청농도를 증가시킨다.

를 저하시킨다. 그러므로 tetracycline은 식사 1시간 전 혹은 2시간 후에 복용해야 하며 유제품 섭취를 제한한다. 또한 약물의 성상에 따라 음식과의 상호작용이 다르게 나타나기도 한다. 예를 들어 항진균제인 itraconazole 용액은 공복 시에 흡수가 잘 되며 itraconazole 캡슐은 흡수를 위해 산성 환경이 필요하므로 음식과 함께 섭취할 경우에 이용도가 높아진다. 음식 존재 시 약물 흡수 증가의 다른 예로는 항생제 nitrofurantoin(Macrodantin), 베타차단제 metoprolol(Lopressor) 그리고 콜레스테롤–하강 약물 lovastatin(Mevacor)이 포함된다. 이들 약물은 반드시 음식과 같이 복용해야 한다.

MAO억제제는 치즈, 와인, 육류, 맥주, 요거트, 산패유 혹은 바나나 등과 같이 tyramine이 많은 음식과 함께 복용하는 경우 교감신경계 흥분 효과를 나타내게 되어 norepinephrine이 분비되고 이는 고혈압성위기를 초래할 수 있으므로 절대로 함께 섭취하지 않도록 한다.

3 약물유발 광감수성(Photosensitivity)

약물유발 광감수성 반응은 약물 복용 후 발현되는 자외선 노출에 의한 피부반응을 말한다. 이는 약물과 세포파괴 작용이 있는 자외선A와의(ultraviolet A, UVA) 상호작용에 의한 것이다. **감광성**의 두 가지 형태에는 광알레르기와 광독성이 있다(표 3–4).

광알레르기는 약물(예, sulfonamide)이 자외선에 의해 피부내에서 활성화되어 알레르기 반응을 잘 일으키는 물질로 변하는 것이다. 이때 항체를 생성시키는데까지 시간이 필요하므로 광알레르기 반응은 지연성으로 나타난다. **광독성**은 피부내에서 광화학적 반응을 일으켜 손상을 초래하는데 이는 면역반응이 매개하지 않기 때문에 광알레르기 반응과 차이가 있다. 광독성의 시작은 신속히 일어나며 홍반을 동반하고 노출 후 2–6시간 내에 발생한다.

두 반응 모두 자외선에 노출된 결과이나 빛의 파장과 감광성에 따라 다르게 나타난다. 광독성은 약물 용량에 의한 결과이며 광알레르기 반응은 문제를 유발하는 약물에 대한

표 3-4 약물유도 광과민

약물유도	발생
Amantadine	양성 광패치 검사로 확인함.
Amiodarone	빈도는 10% to 7%. Sunscreen lotion(with UVA)는 빈도 감소를 도움.
Benzodiazepines	Alprazolam 및 chlordiazepoxide에서 보고됨.
Carbamazepine	1% 미만의 빈도; 그러나, 보사기가 광과민을 야기할 수 있다.
Corticosteroids	양성 광패치 검사 및 hydrocortisone 사용으로케이스 확인.
Fluorouracil	국소 혹은 정맥내사용 시에 햇빛을피함; 홍반과 과다색소침착이 발생한다.
NSAIDs	Aspirin, ibuprofen 및 indomethacin은 낮은 광독성을 가지는 것으로 알려짐; 그러나, ibuprofen과는 용량의존적으로 광과민의 가능성 있음.
Methotrexate	심한 광과민반응을 피할려면 햇빛을 피한다(일광화상).
칼슘 억제제	Diltiazem: 광독성 가능 nifedipine: 고용량에서 광독성 가능.
Phenothiazines	고용량의 chlorpromazine 및 기타 phenothiazines은 광독성 반응을 일으킨다는 보고가 있음.
Piroxicam	양성의 광패치 검사를 확인함; 수일간의 piroxicam과 햇빛 노출이 광과민 야기함.
Pyrazinamide	피부색이 붉은 갈색으로 변함; 항상 용량의존적으로 일어남.
Quinolones(fluoroquinolones)	lomefloxacin, enoxacin, ofloxacin 및nalidixic acid로 인해 광독성이일어남; ciprofloxacin는 광과민을덜 일으킴.
Sulfonamides	광과민반응 케이스가 보고됨.
Sulfonylureas	광과민반응 케이스가 보고됨.
Tetracyclines	광과민야기; demeclocycline과 doxycycline은 minocycline보다 광과민을 잘일으킴.
Thiazides	Thiazide–유발 광과민이 보고됨; hydrochlorothiazide는 bendroflumethiazide보다 광과민 잘 일으킴.

NSAID, 비스테로이드성 항염증약물; UVA, 자외선 ultraviolet A.

과거 노출 혹은 과민 등이 전제조건이다.

대부분의 감광성 반응은 자외선차단지수 15 이상의 자외선차단를 사용하거나 낮시간 동안 과도한 자외선을 피하고 보호가 되는 복장을 착용하는 것으로 예방할 수 있다.

4 비전문의약품

OTC(Over The Counter) 약물은 대부분 안전성이 입증되어 의료진의 감시 없이 사용할 수 있어 처방전 없이 구입할 수 있다. OTC 약물에는 비타민보충제, 감기약, 진통제, 제산제, 하제, 항히스타민제, 수면제, 비강 스프레이, 체중조절약물, 약초제품 등이 포함된다. OTC 라벨은 사용자를 위해 구체적이고 충분한 정보를 제공해야 하며 약물 복용과 관련된 유익과 위험 혹은 잠재적인 합병증 등을 기술해야 한다. 간호사는 이들 약물이 강력한 효과를 발현할 수 있으며 다른 약물과 함께 복용할 경우 중등도에서 심한 부작용을 초래할 수 있음을 교육해야 한다. 또한 OTC 약물 복용으로 심각한 질병의 임상 양상이 가려지게 되어 병원 방문 시기가 지연될 수도 있다. 특히 2세 이하의 아동에게 OTC 약물 사용은 더욱 주의가 필요하다.

또한 전문의약품과 OTC 약물의 상호작용이 발생할 수 있다. 대중적으로 많이 사용하는 ibuprofen은 체액 저류를 증가시키는데 이는 심부전증 환자의 상태를 악화시킬 수 있고, 장기간의 ibuprofen 사용은 항고혈압 약물의 효능을 감소시킨다. aspirin은 급성 천식을 유발시킬 수 있고, Reye 증후군이 발생할 수 있으므로 아동에게 사용이 제한된다. 신기능이 저하된 환자는 aspirin, acetaminophen, ibuprofen을 장기간 사용 시 신기능이 저하가 악화될 수 있고, 중등도에서 고농도의 aspirin, ibuprofen 혹은 naproxen을 경구용 항응고제와 동시에 투여하면 출혈 위험이 증가될 수 있다.

OTC 약물 사용에 따른 주의사항

- 만약 환자가 스스로 OTC 약물을 처방하였다면 심각한 상태이거나 심각할 가능성이 있는 상태를 전문적으로 진단하고 치료하는 것이 지연될 수 있다.
- 라벨과 사용자 설명서의 내용을 신중하게 따라야 한다.
- OTC 약물 복용 전에 의료진 혹은 약사에게 반드시 의뢰해야 한다.
- OTC 제품의 성분이 처방 약물과 상호작용을 일으킬 수 있다.
- 비활성 성분(알코올, 염료, 방부제)이 유해반응을 일으킬 수 있다.

간호과정
환자-중심의 협력의 간호

약물 상호작용

사정

- OTC 약물 및 약초약물의 사용을 포함한 투약력을 확인한다.
- 매일 단백질과 결합성이 높은 약물 두 가지를 함께 복용할 때의 약물반응을 조사한다. 예를 들어, 항응고제 warfarin(Coumadin)과 항경련제 phenytoin은 단백질에 대한 친화성이 높다. 혈청단백의 결합부위로부터 warfarin이 분리되면 유리형의 warfarin이 많아지고 출혈위험의 가능성이 커진다.
- 약물 효소억제제를 중단하거나 약물 효소저해제를 다른 약물과 동시에 사용할 때 환자에 대한 약물의 독작용을 관찰한다.
- 흡연유무를 확인한다. 담배는 효소유도체이며 약물대사속도를 증가시킬 수 있다. 환자가 흡연자이고 천식을 치료하기 위한 theophylline 같은 약제를 사용하고 있다면 약물용량을 높일 필요가 있다. 비흡연자의 경우, theophylline 용량은 제시된 약물용량범위 내에 있어야 한다.
- 소변배출량을 사정한다. 1일 소변량은 600mL 이상으로 성인의 경우 시간당 30mL가 가이드라인이다.

간호진단

- 치료요법과 관련된 지시 향상 가능성
- 약물 상호작용과 OTC 약물에 대한 정보의 부재와 관련된 지식 부족
- 약물 상호작용과 유해작용과 관련된 손상 위험성

간호목표

- 환자는 약물 상호작용을 인지하고, 심각한 반응을 야기하는 약물을 회피할 수 있다.
- 약물 상호작용으로 인한 부작용 발생 시 의료인에게 즉시 알린다.

간호중재

- 약물 효소유도체를 중단한 후에 약물용량조절이 필요한 경우 의사와 논의한다.

- 동일한 범주의 약물이 부가효과를 가진다는 것을 인지한다. 약물 부가효과는 바람직하지 않을 수 있고, 심한 생리학적 반응을 일으킬 수 있다.
- 베타자극제와 베타차단제처럼 길항 작용이 있는 약물이 처방되었을 경우 처방의사에게 알리고 확인하다.

환자교육

- 전문의약품과 OTC 약물의 혼합 복용의 주의사항에 대해 교육한다.
- OTC 약물이나 처방약물 복용 시 확인되지 않은 민간요법의 사용을 제한하도록 한다.

평가

- 환자는 처방된 약물과 유해한 상호작용이 나타날 수 있는 OTC 약물에 대해 설명함
- 심각한 약물 상호작용 발현 시 의료진을 방문해야 함을 알고 있음

CHAPTER 04

약물남용

학습목표

- 약물남용, 약물오용, 중독, 의존성, 내성, 제독, 금단, 금욕을 정의하고 구분한다.
- 흔히 남용되는 중추신경흥분제와 억제제, 마리화나, 환각 약물, 흡입제의 사용과 관련된 신체적, 심리학적 영향을 설명한다.
- 약물남용의 독성, 금단증상, 금욕의 유지 등에 대한 약리학적 치료 근거를 설명한다.
- 물질남용 환자를 위한 간호중재의 우선순위를 설명한다.
- 약물 남용 환자의 수술과 통증 조절을 위한 간호중재를 설명한다.

1 약물남용의 배경

1. 정의

약물오용(drug misuse)은 일반적으로 화학물질을 무분별하게 혹은 유희의 목적으로 사용하는 것 또는 의도한 바와 다르게 사용하는 것을 일컫는다. **약물남용(drug abuse)**은 문화적으로 다르게 정의될 수 있지만 개인의 심리적, 신체적 혹은 사회기능에 대해 부정적 영향을 초래하는 화학물질에 대한 탐닉을 일컫는다. 만성적 약물남용은 약물중독을 초래하게 되는데 **약물중독(drug addiction)**은 약물 중단이 심한 감정, 정신적, 그리고/혹은 생리학적 반응을 야기시켜 물질에 대한 강박적, 비조절성의 갈망이 나타나는 것을 특징으로 하는 중추신경계의 복잡한 질병으로 물질에 대한 **의존성(dependence)**이 발생하는 것이다. **신체적 의존성**은 약물중독이 일어나는 데 있어 필수적이거나 충분한 것은 아니다(표 4-1).

약물남용을 일으키는 약물의 종류는 즐거움을 야기하거나 사고와 인식을 변화시키는 정신작용제이다. 알코올, 담배와 진통제, 진정수면제, 정온제 및 amphetamines 등의 처방약물 등을 포함하는 합법적 물질도 포함된다. 약물남용을 야기시키는 불법적 물질은 마리화나와 하쉬쉬(hashishi), cocaine, MDMA, heroin 등을 포함한다.

표 4-1 약물중독의 용어

용어	정의
금욕	물질사용에 대한 지속적인 기피
중독	중단이 심한 정동적, 정신적 혹은 신체적 반응을 야기하는 정도의 물질에 대한 충동적 혹은 비조절의 갈망이나 의존성을 말함
화학적 손상	수행에 대한 약물 혹은 물질의 효과와 관련된 행동을 기술하는 건강전문가에 의해 사용되는 용어임
갈망	물질에 대한 주관적 욕구이며, 항상 감소된 사용이나 금욕 후 야기됨. 신호에 의한 갈망은 약물 상용과 관련된 이전의 상황 존재로 자극됨
의존	존재하지 않으면 기능의 저하가 야기되는 물질에 대한 의존
심리학적	물질로부터 즐거운 반응에 관련된 경험에 대한 강박적 욕구를 말함
신체적	장시간 물질사용으로 인한 변화된 신체상태
약물남용	심리학적 신체적으로 부정적 영향을 미치는 물질에 대한 탐닉; 금단증상을 피하기 위해 규칙적 사용이 필수이다.
약물오용	의도된 것이 아닌, 다른 목적으로 약물의 무분별한 사용
재발	약물사용 중지 동안 약물로 다시 되돌아가는 것
물질	약물, 화학물질 혹은 생물학적 독립체
내성	반복적 노출로 인한 약물의 효과 감소. 같은 범주의 다른 약물에 대해 교차내성이 생겨나는 것이 가능함
금단증상	한 개인이 의존성이 있는 물질을 갑자기 중단하거나 줄일 때 혹은 길항제에 의해 작용이 억제될 때 야기되는 신체적 및 심리학적 반응

2 남용약물의 신경생물학

대부분의 남용약물은 뇌의 변연계의 dopamine과 다른 신경전달물질의 유효성을 증가시킨다. 이 부분은 식욕, 성욕 등과 같은 기본 욕구에 대한 즐거운 감각을 창출하는 오래된 시스템이다. Dopamine은 변연계에서 정상적 속도로 분비되어 일상적인 기분을 유지하지만 아편계 약물과 cocaine 같은 약물은 dopamine의 분비를 증가시키거나 뇌-연접에서 dopamine의 재흡수를 줄이고, nicotine, 알코올, 마리화나, amphetamines, caffeine 등은 뇌-연접에서 dopamine 활성을 증가시킨다. 결과적으로 dopamine의 증가는 이상행복감을 야기시키고, 반복 경험에 대한 강한 욕구를 갖게 한다.

중독은 뇌에 대한 중독가능약의 장시간 효과에 기인한다. 약물의 반복적인 사용은 뇌세포의 신경 회로망을 개조하고 수용체의 반응성을 줄인다. 이렇게 줄어든 반응성은 내성을 야기하고 정상적인 dopamine 분비로는 안정감을 유지할 수 없게 되는 것이다. 남용 약물의 중단은 우울증, 불안, 그리고/혹은 과민성을 경험하게 하며, **갈망(craving)**이 나타나게 되는데 이전에 약물 사용과 관련 있는 사람, 장소 혹은 물건 등의 존재로 인해 발생하게 되고, 이러한 조건과의 마주침은 dopamine 함량을 증가시키고, dopamine의 증가는 약물 추구 및 약물 취득을 위한 행동을 유발한다. 자극에 의한 갈망은 긴 시간 동안의 **금단**에 의해 발생하고 **재발**의 흔한 원인이다.

3 중독상태의 개요

1. 중독

중독은 약물이나 다른 독성물질에 의해 좌우되거나 영향을 받는 상태를 말한다. 이는 투약을 하지 않은 사람에게는 매우 소량이지만 만성적으로 사용하는 사람에게는 치명적인 양이다. 과도한 양의 약을 복용했을 때 보이는 증상과 징후가 독성 효과인 것이다.

2. 제독

제독은 중독된 환자의 신체로부터 약물이나 효과를 줄이거나 제거하는 치료를 일컫는다. 치료에는 길항제를 투여하거나 약물대사와 제거 및 촉진과 약물이 자연적으로 제거될 때까지의 집중지원치료 등을 포함한다.

3. 금단증상

금단증상은 약 사용을 중단했을때 신체적으로 의존성이 생긴 사람에게서 일어나는 증상과 징후를 말한다. 증상은 흔히 약물 제거 전에 보이던 약효와 반대되는 것으로 나타난다. 아편계 약물, 알코올, barbiturate, 항불안제 등이 비교적 강한 신체적 의존성과 금단증상을 야기시킨다. Cannabinoids와 amphetamine은 약한 신체적 의존성을 일으킨다. LSD와 같은 환각제는 신체적 의존성이나 금단증상을 일으키지 않는다. 금단증상은 서서히 약물을 끊거나 혹은 증상을 조절하는 **교차내성**(*cross-tolerance*)약물과 **보완요법**으로 치료한다.

4. 중단과 절제유지

남용약물의 중단과 절제유지를 촉진하기 위해 다른 약물들로 치료하는 것이 갈망을 줄이고 금단증후군을 줄이기 위해 필요하다. 특정 수용체 차단제, 동일 종류의 덜 강한 약물 혹은 비중독성 치환 물질 등을 선택할 수 있으며, 인지-행동치료가 치료약물요법의 효과를 증대하게 되므로 모든 약물남용과 중독치료에 추천된다.

4 자극제

1. Nicotine

Nicotine은 담배의 알칼로이드이며 약물남용으로 인한 의존성이 가장 빠르게 발생하는 물질이다. 담배연기에는 암을 유발하거나 암을 촉진하는 물질과 다수의 탄화수소 혹은 용매를 포함하여 약 4천 가지가 넘는 화학물질과 가스가 포함되어 있다.

약동학 Nicotine은 흡연을 하는 동안 폐에서 혈액으로 신속히 흡수되며 씹는 형태의 담배는 구강점막과 코로 들이쉬면서 비강점막에서 천천히 흡수된다. Nicotine은 막을 쉽게 통과하고 신체 전반으로 널리 분포한다. 모유를 통해 이동할 수 있으며 혈장단백과의 결합은 5% 미만으로 낮고, 대부분 간에서 대사된다. Nicotine과 20여 가지가 넘는 대사물이 소변을 통해 배설되며 반감기는 1-2시간이다.

약력학 낮은 농도에서는 nicotine 수용체를 흥분시킨다(흡연은 nicotine 수용체를 충분히 흥분시킬 수 있는 용량이다). 대부분의 효과는 자율신경절 수용체 및 부신수질의 수용체 흥분에서 비롯된다. 중추신경계에서는 뇌의 변연계의 보상 시스템에 nicotine이 신속히 작용하여 dopamine의 유리를 증대시키고, cocaine 등의 높은 중독성 물질과 유사한 효과를 초래한다.

1) 부작용 및 유해반응

교감신경절과 부신수질의 니코틴성 수용체의 흥분은 현저한 심혈관계 흥분, 심근조직의 산소 소비의 증가와 전반적인 중추신경계 흥분을 야기하게 되어 호흡빈도증가 및 진전이 나타나고 심리적 효과로 각성 및 흥분 정도가 증가하게 된다. 위장관계에서는 소화효소 분비와 평활근긴장을 증가시킨다. 대부분의 흡연자들은 Nicotine이 억제효과, 이완증대, 불안경감 등의 효과를 가진다고 생각하지만 실제 이러한 효과는 간헐적인 nicotine 금단증상이 추가적인 nicotine에 의해 경감될 때 나타나는 정도이다. Nicotine은 매우 강한 **심리적 의존성**을 가지며 규칙적으로 고용량을 사용하는 것은 신체적 의존성도 야기한다(표 4-2). 금단증상은 담배를 멈춘 후 수 시간 안에 발생하고 24시간~48시간에 최고조에 달하며 수주에서 수개월 지속된다. 금단증상이 사라진 후에도 자극에 의한 갈망으로 인해 다시 흡연을 시작하게 될 수 있다.

표 4-2 자주 중독되는 약물의 효과

물질	생리적, 정신적 효과	독성	금단증후군
흥분제			
Nicotine	각성 증가; 행동수행 향상; 심박수, 심박출량, 혈압 증가; 피부혈관수축; 미세진전, 식욕저하; 항이뇨효과; 위장관운동촉진	드뭄: 메스꺼움, 복부통증, 설사, 구토, 어지럼, 허약, 혼동, 호흡수 감소, 발작, 호흡부전으로 인한 사망	갈망, 차분하지 않음, 우울증, 이상흥분성, 두통, 불면증, 혈압과 심박수 감소, 식욕 증가
Cocaine/Amphetamines amphetamine(Benzedrine) bath salts/kat/cathinone benzphetamine(Didrex) dextroamphetamine(Dexedrine) methamphetamine(Desoxyn) methylphenidate(Ritalin) pemoline(Cylert) phenmetrazine(Preludin)	행복감, 과장, 기분변화, 활동항진, 과민반응, 차분하지 않음, 식욕부진, 불면증, 고혈압, 빈맥, 혈관수축, 진전, 심부정맥, 발작, 성적 흥분, 동공확장, 발한	불안; 체온, 맥박, 호흡수, 혈압 증가; 심부정맥; 심근경색; 환각; 발작; 사망 가능	심한 갈망, 심한 우울상태, 지침, 수면 증가, 무관심, 성급함, 혼미
Caffeine	기분 상승, 경계심증가, 긴장, 안절부절, 성급함, 불면증, 호흡수 증가, 심박수, 심박출력 증가, 평활근이완, 이뇨	드뭄: 긴장, 혼동, 정신운동불안, 어지럼, 이명, 근육경련, 혈압 증가, 빈맥, 주기외수축, 호흡수 증가	두통, 성급함, 나른함, 피로
억제제			
알코올 **진정수면제** *Barbiturates* secobarbital(Seconal) pentobarbital(Nembutal) amobarbital(Amytal) *Benzodiazepines* diazepam(Valium) chlordiazepoxide(Librium) alprazolam(Xanax) *Nonbarbiturates* Nonbenzodiazepines methaqualone(Quaalude) chloral hydrate(Noctec)	초기 이완, 정서적가변성, 억제 감소, 나른함, 조화불능, 판단장애, 불명료한 말, 저혈압, 서맥, 호흡완만, 동공수축	얕은 호흡; , 차갑고 축축한 피부; 약하고 빠른 맥박; 반사저하; 혼수상태; 사망 가능	불안, 동요, 불면증, 발한, 진전, 섬망, 발작, 사망 가능

표 4-2 자주 중독되는 약물의 효과–계속

물질	생리적, 정신적 효과	독성	금단증후군
아편유사제 heroin morphine opium codeine fentanyl(Sublimaze) meperidine(Demerol) hydromorphone(Dilaudid) oxycodone(Oxyconin, Percocet) methadone(Dolophine)	무통증, 행복감, 나른함, 환경으로부터 분리감, 안정, 동공수축, 변비, 메스꺼움, 호흡수 감소, 불명료한 말, 판단장애, 성욕과 공격성 감소	느리고 얕은 호흡; 축축한 피부; 동공수축; 혼수; 사망 가능	눈물젖은 눈, 동공확장, 콧물, 하품, 진전, 통증, 한기, 열, 발한, 메스꺼움, 구토, 설사, 복부경련
Cannabis ***Mariguana*** ***Hashish*** ***Synthetic Marijuana***	안정, 행복감, 의욕상실, 느려진 시간지각, 성적 흥분, 급격한 기분변화, 기억과주의결핍, 판단장애, 붉은 눈, 건조한 입, 조화불능, 빈맥, 식욕 증가	피로, 편집증, 공포반응, 환각과 같은 상태	과량 시: 불면증, 차분하지 못함, 성급함, 진전, 체중감소, 고체온증, 한기
환각제 lysergic acid diehylamide(LSD) psilocybin(mushrooms) dimethyltrptamine(DMT) diethyltryptamine(DET) 3,4–methylendioxyamphetamine(MDMA, Ecstasy) herbal ecstasy(약초와 ephedrine 포함) mescaline(peyote) phencyclidine(PCP)	지각 왜곡, 환각, 망상(PCP), 이인증, 감각과민, 행복감, 감정기복 심함, 의심, 공황, 판단장애, 체온 증가, 고혈압, 얼굴 붉힘, 진전, 동공확장, 동공축소(PCP), 눈떨림(PCP), 폭력성(PCP)	지연성 효과 및 에피소드, 불안, 공황, 혼동, 시야흐림, 혈압과 체온 증가	신체적 금단은 없고, 정신적인 갈망은 일어날 수 있다.
Inhalants **Aerosol Propellants** fluorinated hydrocarbons nitrous oxide(탈취제, 헤어 스프레이, 농약, 크림 스프레이, 스프레이 페인트, 요리기구 코팅 물질) **용제** soline, kerosene, nail polish remover, 수정액, 세척액, 라이터유, 페인트, 페인트 신나, 풀 **마취제** nitrous oxide, chloroform **질산염** amyl nitrite, butyl nitrite	행복감, 억제 감소, 현기증, 불분명한 발음, 환상, 나른함, 지각중추이상(clouded sensorium), 이명, 안진증, 심장부정맥, 기침, 메스꺼움, 구토, 설사, 눈, 코, 입의 간지러움	불안, 호흡부전, 심장부정맥, 의식소실, 갑작스러운사망	없음

2) 치료

흡연은 심혈관계 질환, 만성 폐질환과 후두, 폐, 식도, 구강, 방광암, 백혈병, 백내장, 복부대동맥류 그리고 자궁경부, 신장, 췌장 그리고 위암 등의 요인이 된다. 그러므로 간호사는 금연에 대한 정보를 제공해야 한다. 표 4-3은 nicotine 치환 제품이다.

Bupropion은 비정형 항우울제로 금연 목적으로 FDA의 승인을 받았는데 금연 효과에 대한 정확한 기전은 밝혀지지 않았으나 dopamine과 norepinephrine의 재흡수를 억제하여 흡연 욕구를 줄이고, 금단증상을 최소화하는 것으로 알려져 있다. Zyban이란 상품명으로 금연을 위해 시판되고 있으며 유해 효과로 불안, 적대감, 증가된 우울증 혹은 다른 정신과적 증상과 자살경향 등이 있다.

표 4-3 Nicotine 치환약물

Nicotine 대체요법(nicotine replacement therapy)의 일반적 고려

NRT 임신 혹은 수유기 여성에서 사용되면 안 된다.
NRT 사용 동안 흡연은 nicotine 과다를 야기할 수 있다.
경피패취를 제외하고 모든 약제의 점차적인 감량이 요구된다.
치환약제는 개인의 선호의 문제이다.
과다 흡연자는 약물의 강한 용량을 사용해야 한다.
한 가지를 초과하는 약을동시에 사용할 때는 의료진과 반드시 상의해야 한다.
일부 약물은 일반 약물의 사용이 가능하다.

약제	흡수	부작용	고려사항
Gum (OTC)			
Nicorette 2mg, 4mg	볼점막	딸꾹질, 구강궤양, 소화불량, 턱통증	볼과 치아 사이에잇몸으로 약물을 머금으면서 특정한 30분간 씹는 약물; 약물사용 전후 15분에 음식이나 마시는 것을 피한다.
Lozenge (OTC)			
Commit 2mg, 4mg	볼점막	오심 및소화불량, 딸꾹질, 두통, 기침, 구강통증, 고창	20-30분간 구강에서 녹인다. 함당정제를 씹고 삼키면 위장관의 부작용을 증가시킨다.
Patch (OTC)			
NicoDerm CQ Nicotine transdermal system 18-hour, 24-hour doses	피부	패치 위치에 피부발진, 두통, 어지럼, 허약, 소화불량, 설사, 수면장애(24시간 패취)	갈망을 예방하는 것을 도우는 데 있어, 다른 약과 다르다. 부착 알레르기 때문에 사용할 수 없다.
Nasal Spray			
Nicotrol NS	코점막	코 및 목자극, 재채기, 비염, 눈물, 기침	처방이 요구됨; 코자극이 사용에 제한됨; 기도에 영향을 주며, 천식, 알레르기 혹은 부비동문제에 있어서 좋은 선택은 아니다.
Inhaler			
Nicotrol nicotine 흡입 시스템, 전달 4mg	구강점막	기침; 코, 입 및 목자극; 속쓰림 및 오심	처방이 요구됨; 마우스피스와 nicotine 카트리지로 흡연을자극한다. 천식 혹은 폐질환자에게 추천되지 않는다.

GI, 위장관; OTC, over-the-counter 일반약

2. Cocaine

Cocaine은 자연에 존재하는 강력한 흥분제로, 원래 코카엽에서 얻어지는 알칼로이드로 현재는 합성제제가 만들어져 사용되고 있다. Cocaine은 임상에서 국소마취제로 사용되었으나 현재는 이를 대신하여 중독가능성이 없는 제제로 대체되고 있다. Cocaine은 우리나라의 「마약류 관리에 관한 법률」에 의해 사용 제한 되는 약물이다(표 4-4).

약동학 Cocaine의 흡수 속도는 투여경로에 의존한다. Cocoaine은 비강흡입, 연기흡입, 정맥, 경구와 점막을 통한 흡수가 가능하다. 대부분의 투여법에 의해 5-30분 내에 최고의 혈중농도를 나타내는데 연기흡입과 정맥내주사법이 가장 흡수가 빠르고 최고의 쾌감을 나타낸다. 비강내로 흡수하는 것이 작용 시간이 가장 긴데 이는 비강혈관이 수축하여 흡수가 지연되기 때문이다. Cocaine은 간에서 즉시 대사된다. 구강, 비강내 그리고 정맥내

표 4-4 마약류 관리에 관한 법률

2. “마약”이란 다음 각 목의 어느 하나에 해당하는 것을 말한다.
가. 양귀비: 양귀비과(科)의 파파베르 솜니페룸 엘(Papaver somniferum L.), 파파베르 세티게룸 디시(Papaver setigerum DC.) 또는 파파베르 브락테아툼(Papaver bracteatum)
나. 아편: 양귀비의 액즙(液汁)이 응결(凝結)된 것과 이를 가공한 것. 다만, 의약품으로 가공한 것은 제외한다.
다. 코카 잎[엽]: 코카 관목[(灌木): 에리드록시론속(屬)의 모든 식물을 말한다]의 잎. 다만, 엑고닌 · 코카인 및 엑고닌 알칼로이드 성분이 모두 제거된 잎은 제외한다.
라. 양귀비, 아편 또는 코카 잎에서 추출되는 모든 알카로이드 및 그와 동일한 화학적 합성품으로서 대통령령으로 정하는 것
마. 가목부터 라목까지에 규정된 것 외에 그와 동일하게 남용되거나 해독(害毒) 작용을 일으킬 우려가 있는 화학적 합성품으로서 대통령령으로 정하는 것
바. 가목부터 마목까지에 열거된 것을 함유하는 혼합물질 또는 혼합제제. 다만, 다른 약물이나 물질과 혼합되어 가목부터 마목까지에 열거된 것으로 다시 제조하거나 제제(製劑)할 수 없고, 그것에 의하여 신체적 또는 정신적 의존성을 일으키지 아니하는 것으로서 총리령으로 정하는 것[이하 “한외마약”(限外麻藥)이라 한다]은 제외한다.

투여경로에 의해 제거반감기가 각각 50, 60, 80분 정도이다. 장기간 사용에 의해 내성이 야기되지만, 마취작용과 발작효과에 대한 효과는 더욱 민감해진다. Cocaine은 태반을 통과할 수 있으며 태아순환에 축적될 수 있다. 출생 전 cocaine에 노출 시 아동의 성장에 영향을 미칠 수 있다.

약력학 Cocaine은 뇌내에서 dopamine의 재흡수를 억제하며 dopamine 수용체 흥분을 증가시킨다. 이 작용은 행복감을 증대시키며 이로 인해 즉시 의존성이 생긴다. Cocaine은 연접후수용체(postsynaptic receptor) 부위의 norepinephrine의 함량을 증가시켜 강한 혈관수축을 야기하여 심혈관계를 흥분시킨다. Cocaine과 약물과의 상호작용을 표 4-5에 언급하였다.

표 4-5 약물 상호작용: 약물남용

약물남용	약물 상호작용/약물 범주	효과
Nicotine/흡연*	isoproterenol(Isuprel)	Nicotine/흡연 시 효과 증가(금연 이후, 용량 증가가필요할 수 있음)
	phenylephrine(Neo-Synephrine)	Nicotine/흡연 시 효과 감소(금연 이후, 용량 감소가필요할 수 있음)
	pentazocine(Talwin NX)	
	propoxyphene(Darvon)	
	Benzodiazepines(diazepam[Valium])	
	삼환 항우울제	
	propranolol(Inderal)	
	theophylline(Theo-Dur, 기타)	
	heparin	
	insulin	
Cocaine	교감신경흥분제/아드레날린성 흥분제	Cocaine의 중추신경계와 심장효과가 증가됨
	중추신경계 자극제	
	Cholinesterase 억제제(neostigmine)	
	삼환계 항우울제, digoxin, methyldopa(Aldomet)	Cocaine-유도심부정맥 증가
	베타-아드레날린성 차단제	Cocaine이 효과를 줄이기도 함
Amphetamines	삼환계 항우울제	삼환계 항우울제와 교감신경흥분제 작용이 증가됨; amphetamines 효과 증가됨
	교감신경흥분제/아드레날린성 흥분제	
	중추신경계 자극제	
	위장관제산제/ 소변 알칼리화제	Amphetamine 효과 증가됨
	Monoamine oxidase 억제제(MAOIs)	
	meperidine(Demerol)	Amphetamines이 진통작용 증가시킴; meperidine이 발작위험과 혈관허탈을 증가시킴.
	갑상선호르몬	효과의 상호 증가
	아드레날린성차단제	Amphetamines는효과를 줄임
	항히스타민제	
	항고혈압제	
Alcohol	기타 중추신경계 억제제: 진정수면제 아편유사제 전신마취제	호흡억제로 인한 사망위험 증가시키는 CNS억제 증가
	비스테로이드성 항염증약물	위장출혈의 상승을 유도하는 병합효과
	acetaminophen(Tylenol)	간손상위험 증가
	항고혈압제	항고혈압효과 감소
Barbiturates	기타 중추신경계 억제제: Alcohol 아편유사제 전신마취제 기타 진정제/수면제 MAOIs valproic acid(Depakene)	중추신경계 억제 증가
	경구용 항응고제	Barbiturates에 의해 효과 억제
	Corticosteroids 및 기타 steroid 호르몬	
	griseofulvin(Fluvicin)	
	doxycycline	

표 4-5 약물 상호작용: 약물남용-계속

약물남용	약물 상호작용/약물 범주	효과
Benzodiazepines	기타 중추신경계 억제제: Alcohol 아편유사제 전신마취제 기타 진정제/수면제 약초: Kava kava, 쥐오줌풀	중추신경계 억제 증가
아편유사제	기타 중추신경계 억제제: Alcohol 전신마취제 진정제/수면제 Phenothiazines 항구토제	중추신경계 억제 증가
	혼합 형태의 작용제/길항제 아편유사제	순수 아편유사제 작용제 효과를 줄이고 금단증후군이 유발되기도 함.
	MAOIs	몇몇 치명적 반응 야기됨
	이뇨제	아편유사제가 효과를 줄이기도 함
Marijuana/ Hashish	중추신경계 자극제/교감신경흥분제 항콜린성 약제 삼환계 항우울제	추가적인 고혈압, 빈맥, 졸림
	중추신경계 억제제	추가적인 졸림 및 중추신경계 억제
	theophyllinetheophylline	Theophylline의 감소된 효과

CNS, 중추신경계; GI, 위장관; MAOIs, monoamine oxidase 억제제.
*상호작용은 nicotine 혹은 담배 속의 hydrocarbons의 간에 대한 작용에 의한다.

1) 부작용 및 유해반응

일반적 용량에서 cocaine은 이상행복감을 야기하며 에너지와 각성을 증대시킨다. CNS 흥분에 더하여 말초 adrenalin 양의 작용을 포함한다. 만성적 사용은 집중력과 기억손상, 과민성과 기분변화, 편집장애, 우울증을 유발하게 되는데, 편집증적 망상에서부터 시각적 환각과 피부 밑으로 벌레가 기어가는 촉각환각을 동반한다.

급성 cocaine 중독은 심계항진, 빈맥, 빈호흡, 발열 등의 특징을 가진다. 고용량을 투여한 경우 전신발작, 고혈압, 부정맥, 심근허혈 등이 야기될 수 있다. 환자는 불안, 편집증, 섬망, 착란 등을 경험하고 기이하고 산만하며 난폭하고, 뇌졸중, 치명적인 부정맥 혹은 심근경색 등에 의해 사망할 수 있다.

2) 치료

Cocaine 중독의 인지-행동치료는 cocaine 단일 중독일 경우 효과가 입증된 바 있다. 그러나 인지-행동치료로 cocaine 절제를 유지하는 것은 어려운 일이다. cocaine 중독의 응급처치는 환자의 증상에 따라 진행되는데 다른 남용물질(heroin, 알코올 등)과 함께 사용했을 수 있으므로 치료가 복잡할 수 있다. Cocaine에 대한 해독제는 없으나 중독 증상은 다양한 약물로 조절가능하다. 중독에 대한 증상과 징후에 따른 치료적 중재는 다음과 같다(표 4-6).

현재 cocaine 절제를 위해 인증된 약제는 없다. 그러나 알코올 중독치료제인 disulfiram(Antabuse)이 cocaine에 중독된 비음주 대상자에게 1주일에 2.5일-0.5일까지 약물

표 4-6 Cocaine 및 Amphetamine 독성치료

증상 및 징후	약물치료
심혈관계	
가슴두근거림	적절한 수액을 공급한다.
빈맥	propranolol(Inderal), labetalol(Normodyne) 등을 사용한다.
고혈압	nitroprusside(Nipride), phentolamine(Regitine) 등을 사용한다.
심부정맥	lidocaine, bretylium(Bretylol), procainamide(Pronestyl) 등을 사용한다.
심근허혈 혹은 경색	Aspirin 등을 사용한다.
중추신경계(CNS)	
임박한 종말의 느낌 이상행복감	만약 CNS 억제가 존재하고 동시에 아편 사용이 의심되면 naloxone(Narcan) IV 한다.
불안, 공격성, 발작	diazepam(Valium), lorazepam(Ativan) IV 한다.
환각, 혼돈, 편집증	chlorpromazine(Thorazine), haloperidol(Haldol) IV 한다.

사용을 줄이는 것으로 나타났다. 또한 기면증 치료제인 modafinil(Provigil)을 행동치료와 병행하면 cocaine 절제를 유지할 수 있고, 항경련제인 topiramate(Topamax)와 항구토제인 ondansetron(Zofran)이 cocaine 중독치료에 효과가 나타나기도 한다.

3. Amphetamines

Amphetamines은 합성 약물이며 Methamphetamine(crank)과 methamphetamine결정체(crystal meth)는 매우 강한 흥분제로 비교적 값싼 OTC 성분과 함께 은밀하게 거래되어 methamphetamine 남용은 전세계적으로 사회적 문제가 되고 있다.

약동학 Amphetamine은 경구투여 시 60–90분 내에 최고농도로 상승하며 2–4시간 정도 지속된다. 연기흡입, 비강흡입, 정맥내 주사로 빠른 효과를 얻을 수 있다. Amphetamine은 cocaine보다 반감기가 길고 지속 시간이 길다.

약력학 Amphetamine은 뇌와 교감신경계에서 dopamine과 norepinephrine의 분비를 자극시킨다. dopamine 분비 강화로 이상행복감과 자신감을 증가시킨다. Amphetamine과 약물 상호작용이 표 4-4에 기술되었다.

1) 부작용 및 유해반응

Amphetamine 사용 초기에는 각성 증가, 수행력 증대, 피로감 해소, 식욕저하 등이 야기된다. 교감신경계의 자극은 심박수 증가와 혈압 상승을 특징으로 하는 심혈관계 흥분을 유도하고 과민성, 불안, 편집증 그리고 적대적이며 과격한 행동을 유도한다. 지연된 methamphetamine 남용의 신체적 효과는 치아 우식증 및 피부 문제를 야기한다(그림 4–1).

Amphetamine의 독성반응은 cocaine과 유사하며 탐닉에 의한 투여량의 증가는 심부전, 심근경색, 고체온, 뇌출혈 등으로 사망에 이를 수 있다.

Amphetamine의 금단증상은 cocaine의 경우와 유사하다. 정맥내 사용은 약 2시간 내에 금단증상이 시작되며, 경구 사용은 8–10시간에 금단증상을 유발한다.

'Bath salts'는 amphetamine의 많은 효과를 유사하게 나타내는 합성 흥분제 그룹의 이름을 말한다. 이들 약물은 amphetamine–유사 흥분 효과를 유발하는 캇(khat, 아라비아나 아프리카산 식물의 잎)에서 발견되는 성분으로 cathinone의 합성 버전을 포함한다(이들은 입욕제가 아니며 판매 허가를 위해 위장된 이름을 사용하는 것이다). 또한 보석세척제로 혹은 비료로 판매되기로 하는 것으로 상품명

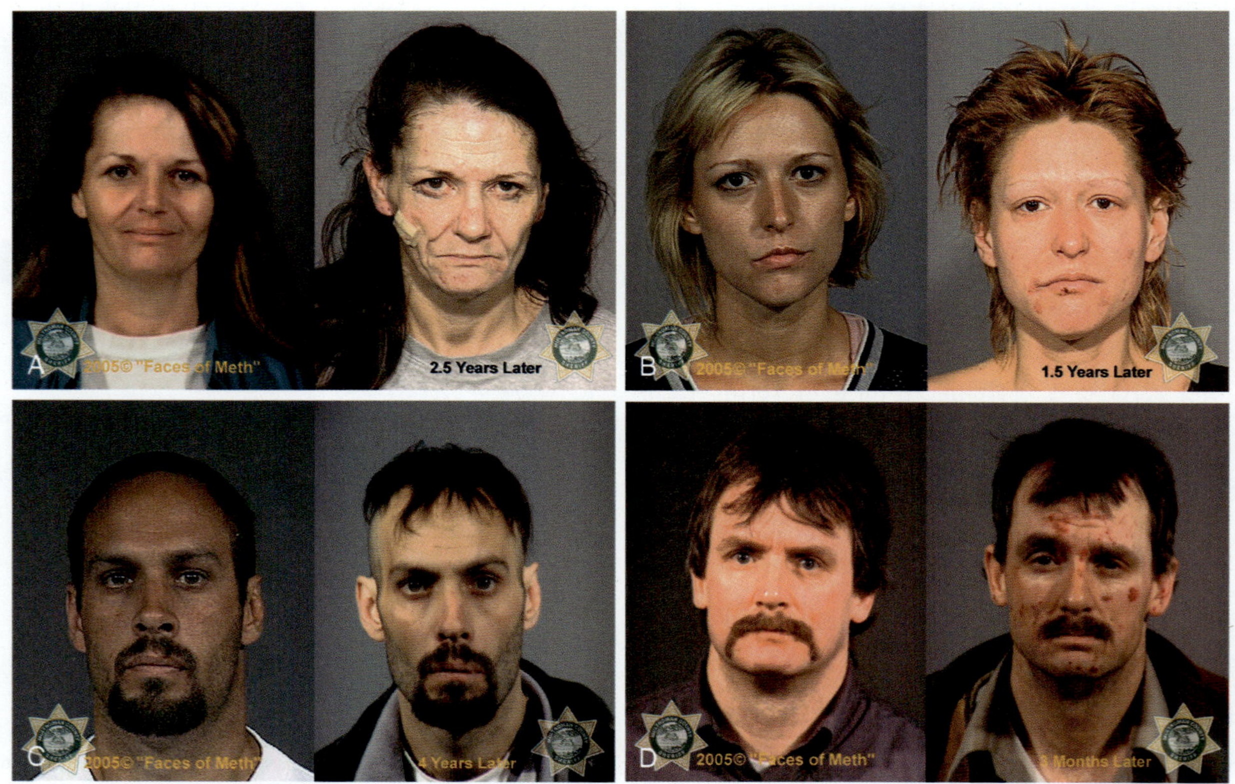

그림 4-1 Methamphetamine 중독은 심각한 신체적 손상을 야기한다.(Copyright 2014 by Faces of Meth™. 허가하에 사용함.)

"White Lightning", "Cloud Nine" 혹은 "Vanilla sky" 등이 있는데 라벨에 '인간 사용금지'로 표기되어 있다. 이들 약물의 부정적 효과는 고혈압, 환각, 편집증, 공황장애와 같은 정신과적 증상과 신부전증 및 사망 등이다.

2) 치료

Amphetamine 중독의 응급처치는 cocaine과 동일하다. 증가된 혈압과 빈맥은 혈관이완제와 베타차단제로 조절이 가능하다. 소변을 산성화시키는 ammonium chloride 같은 약제를 투여함으로써 약물 제거를 촉진한다(표 4-6 참조)

절제의 중지와 유지는 amphetamine 남용에서 어렵다. Cocaine과 마찬가지로 금단은 신체증상보다 더 많은 심리적 증상을 유발한다. 우울증은 수개월 지속될 수 있고 재발의 흔한 원인이다. 절제 유지에 도움이 되는 구체적인 약물 치료법은 없다. Cocaine 절제를 촉진하는데 시험적으로 사용된 약물이 amphetamine에 효과가 있을 수 있다.

4. Caffeine

Caffeine은 전 세계적으로 가장 널리 사용되는 정신작용물질이다. 대부분의 사람에게서 안전하게 각성을 촉진시키고, 피로를 경감시키는 데 사용된다. 그러나 보건전문가들의 우려는 십대와 청소년들이 섭취하는 caffeine이 다량 함유된 에너지 음료이다. 미국의 18-24세 인구의 30% 정도가 이 음료를 이용하며 이들 제품은 피로감을 해소하고, 신체 및 정신적 수행정도를 증대시키며 들뜬 기분을 제공한다. Caffeine은 다른 흥분 약물보다 비록 약하지만, 고용량을 사용하면 일부에서 중독, 내성, 금단증상 등을 유발한다.

1) 부작용 및 유해반응

Caffeine의 경구 투여용량 200mg(커피 두 잔)은 기분을 자극할 수 있고 피로감을 없애지만 불면증, 흥분성 증가, 불안증을 유발한다. 하루 500mg 혹은 그 이상의 용량을 섭취하면 중독증상으로 긴장, 불면증, 위산과다, 근육수축, 혼란, 흉통, 빈맥, 심부정맥 등을 유발한다. 독작용 용량에서는 행동 양상에 영향을 주고 공황장애를 유발할 수 있다. Caffeine 알약과 caffeine이 많이 함유된 에너지 음료가 출현하기 전까지는 caffeine의 과량복용은 매우 드물었다. 왜냐하면 사람들이 충분히 섭취하기 전에 원하지 않는 증상을 나타내기 때문이다.

Caffeine의 신체적 및 심리학적 의존은 매일 500mg보다 높은 용량으로 장기간 사용할 때 나타나지만 낮은 용량에서도 의존성이 나타날 수 있다. 보고된 금단증상으로는 절제 후 12시간-24시간 내에 두통, 불안증, 기면 혹은 피로가 있다(주말 두통은 caffeine 금단과 연관이 있다고 생각하는데, 주말에 caffeine섭취가 감소하기 때문으로 간주된다). Caffeine의 효과가 표 4-2에 표시되어 있다.

2) 치료

Caffeine에 대한 독성 반응은 다른 CNS 흥분제처럼 고혈압조절, 부정맥, 발작을 조절하는 데 집중 한다. 적절한 사용 용량과 함께 caffeine 제조품의 리스트를 제공하는 것은 caffeine 섭취를 피하는데 도움이 된다.

5 억제제

억제제로 분류되는 약물은 진정, 호흡 및 심박수 저하 그리고 중추신경기능 억제 등의 공통적인 생리학적 및 심리학적 효과를 가진다. 이 분류의 약물은 알코올, 진정수면제, 항불안제, 아편계 마약 등을 포함한다. 알코올과 일부 연방의 규제받는 약물을 제외하고는 대부분의 중추신경계 억제제는 의학적으로 유용하다. 또한 이들 약물은 신속한 내성, 의존성 그리고 과량 및 금단을 포함하는 의학적 응급상황을 야기하는 약물남용의 가능성이 널리 인지되고 있다.

1. 알코올

알코올은 가장 널리 소비되는 남용물질이지만 대부분의 사람들은 알코올의 긍정적인 심혈관계 및 인지기능적 이득을 취하며 적절하게 사용한다. 그러나 알코올의 남용은 의존성을 유발하게 되어 개인의 건강은 물론 사회적, 법적인 문제를 야기한다. 알코올중독은 치료 하지 않을 경우 만성, 진행적, 치명적일 가능성이 있는 질병인 것이다.

약동학 알코올은 위와 소장에서 직접 흡수된다. 위장에서의 흡수는 물이나 음식의 존재하에서는 느려지고 지방과 단백질의 존재에 의해 영향을 받는다. 탄산 액체와 섞여 있을 때 알코올 흡수는 빨라진다. 알코올은 전신의 조직과 체액에 분포하고 태반을 통과할 수 있어 태아발육에 영향을 준다. 대부분의 알코올은 간에서 대사되는데 혈장농도가 증가되면 대사속도가 빨라지는 다른 약물과는 달리 알코올은 비교적 일정한 속도로 대사된다. 알코올의 규칙적 혹은 과량의 섭취는 알코올과 다른 약물의 간대사 속도를 증가시킨다. 여성의 경우 알코올 대사속도가 느리기 때문에 동일한 양의 알코올을 섭취했을 때 남성보다 여성에게서 알코올의 혈중농도가 더 높다.

약력학 알코올은 신체의 거의 모든 세포에 영향을 주고 CNS의 신경세포에 복잡한 영향을 미친다. 알코올은 CNS 억제제이며 뇌보상 시스템의 수용체에 결합하여 dopamine을 분비시키고 중독과정을 촉진시킨다. 비의존성 음주가에게 BAC(blood alcohol concentration, 혈중알코올농도)는 예측가능하지만(표 4-7) 알코올의 효과에 내성이 생긴 사람에게서 다르게 나타날 수 있다. 이러한 개인은 내성을 가지지 않는 사람에게 명백한 악화를 야기시키는 양의 몇 배가 많은 BAC 농도에서도 명백한 악화 없이 많은 양의 알코올을 섭취할 수 있다. 그러나 호흡억제에 대해서는 내성이 거의 생기지 않는다. 또한 알코올은 많은 OTC 및 처방 약물과 상호작용을 일으키며(표 4-4 참조) CNS 억제제 **강화** 및 **교차내성(cross-tolerance)**이 생긴다. 교차내성이 발생할 경우 함께 복용하는 약물의 용량 증가가 필요할 수 있다. 아편계 약물에 대해서는 교차내성이 없다.

1) 부작용 및 유해반응

알코올중독은 BAC 증가로 입증되며, 행동적 신체적 변화를 초래한다. 급성 과량섭취는 구토, 혼수, 호흡억제 등을 유발한다. 알코올-유도 저혈압은 신부전과 심장쇼크를 유발할 수도 있다. 만성적 알코올 섭취의 효과는 다양하다. 예방가능한 한 가지 상태는 **Wernike 뇌병변(encephalopathy)**인데, 이는 만성적 알코올 섭취로 인한 영양결핍과 관련된 thiamine 결핍으로 발생한 뇌의 염증, 출혈, 퇴행 상태를 말한다. 치료하지 않거나 진행성 Wernicke 뇌병변은 **Korsakoff 정신병**을 야기시키는데, 이는 단기기억을 상실하고 학습이 불가한 특징을 가지는 기억상실증이다. 만약 2주 동안 매일 10잔 이상 소비하고 있다면 금단증상 발생을 예상할 수 있으며 금단의 징후는 심한 진전, 간질, 환각, 섬망 등이다. 뇌가 억제제인 알코올의 지속적 존재에 대해 적응하기 때문에 발생한다. 뇌는 그의 활성을 억제하는 물질의 존재하에서 기능을 하는 것에 적응되어 있기 때문이다. 금단증상(표 4-2 참조)은 마지막으로 마신 후 첫 4-6시간 정도에 나타나며 24-36시간 사이에 최고조에 이르며 5일간 지속된다. 그러므로 금단증상 예측을 위해 마지막 음주 시간을 확인해야 한다. 발작은 마지막으로 마신 후 7-48시간에 발생한다. 알코올 금단에 의한 섬망은 심각한 합병증이며, 주로 마지막 술을 마신 후 30-120시간 후 발생한다. 섬망의 요소에는 지남력상실, 시각 혹은 청각 환각 그리고 발작 없이 증가된 활동항진 등이 포함된다. 고체온, 말초혈관허탈 혹은 심부전으로 사망에 이르기도 한다.

표 4-7 혈액알코올농도(BAC) 및 관련 효과

BAC* (MG%)	신체적 및 심리학적 효과
20(0.02)	소량 및 적정 음주자가 1회 마신 후 일부 효과를 느끼기 시작함
40(0.04)	대부분의 사람들이 편안함을 느낌
60(0.06)	판단력에 미약한 저하 유발. 그들의 능력에 대해 이성적 결정을 다소 못하게 만듦(예, 운전 기술)
80(0.08)	근육조화 및 운전기술의 명백한 저하 발생. 일부 주에서 법적으로 술에 취함.
100(0.10)	반응시간과 조절에 있어 명백한 저하가 관찰됨. 사람들이 거의대부분의 주에서 법적으로 술에 취함.
120(0.12)	이 농도가 서서히다다르지 않으면 구토가 유발됨
150(0.15)	균형과 운동성이 저하됨. 혈중에 1과 Ⅱ파인트(pint, 약 0.57리터)에 해당되는 농도가 순환되는 것과 같음.
300(0.30)	많은 사람들이 의식을 잃음
400(0.40)	대부분의 사람들이 의식을 잃고 일부는 사망함.
450(0.45)	호흡이 정지됨; 결국 사망함

* 혈액알코올농도(BAC)는 일반적으로 데시리터당 밀리그램(mg/dL) 혹은 밀리그램 퍼센트(mg%)로 기록된다. 백분율이 알코올 섭취의 법적 한정을 나타내는 것으로 사용된다. BAC는 얼마나 많은 알코올이 섭취되었는지, 얼마나 빨리 섭취었는지 그리고 개인의 몸무게에 좌우된다.

2) 치료

급성 알코올중독 혹은 과량섭취의 초기 치료는 기도, 호흡, 순환(ABCs)의 기본원칙 이행한다. 알코올에 대한 해독제는 없으며 흥분제를 주어서도 안 된다. 알코올에 의한 저혈압은 혈관 수축제로도 교정이 되지 않으며 위세척과 투석으로 제거 가능하다. Wernicke 뇌병변의 증상이 중독 증상과 구분이 힘들고 Wernicke 뇌병변이 가역적으로 되는 가능성 때문에 중독된 환자에게 thiamine을 100mg/kg 용량으로 정맥내주사 한다. 급성 알코올중독자는 음식물의 섭취가 미미해 저혈당증에 빠지는 경우가 흔히 있다. 정맥내 glucose 용액 치료가 과거병력이 없던 사람에게 Wernicke 뇌병변을 촉발시킬 수도 있다. 이러한 이유로 알코올 중독자 치료 시에 정맥내주사 치료 전에 thiamine을 투여해야 하고, 환자가 규칙적 식사를 재개할 때까지 계속 되어야 한다. 비록 급성 알코올중독 시에 특정 약물이 치료를 위해 정해진 것은 아니지만 알코올 금단을 촉진하고 절제를 유지시켜 주는 약물이 이용가능하다. 만약 환자가 간기능장애가 있다면 알코올 금단 섬망은 chlordiazepoxide(Librium) 혹은 lorazepam(Ativan) 같은 benzodiazepine 투여에 의해 흔히 예방된다. 긴 반감기를 가진 benzodiazepine은 알코올 금단 시에 활력징후를 안정시키고, 증상을 억제하고 발작이나 섬망의 위험을 줄이는 데 있어 가장 효과적인 치료약물이다. Benzodiazepine의 보조요법으로 사용되는 추가적 약물을 표 4-8에 나열하였다.

재활과 지속적 중단은 알코올 치료의 기본적인 장기간의 목표이다. 중단의 유지를 위해 인증된 약물은 장기간 치료에 있어 인지-행동치료에 더하여 이용된다. 이들 가운데에 disulfiram(Antabuse)은 알코올을 섭취 시에 불쾌한 반응을 야기시켜 음주를 방지하며, naltrexone은 알코올의 바라던 효과를 없앤다. Disulfiram은 알코올 대사를 억제하여 알코올을 섭취 시에 acetaldehyde의 축적을 야기시킨다. Acetaldehyde의 축적에 의한 유해반응에는 안면홍조와 얼굴, 목, 신체 상부에 혈관이완, 과호흡, 빈맥, 다량의 구토와 함께 오심이 발생하고 두통, 발한, 갈증, 흉통, 허약, 흐린시력, 저혈압이 뒤따르게 되는데 혈압이 쇼크 상태까지 떨어질 수 있다. 이 반응은 30분에서 수 시간 정도까지 지속가능하며 알코올 7mL 정도의 적은 양의 섭취로도 발생

표 4-8 알코올 금단의 약물치료

임상 양상	약물
경미한 금단증후군	
떨림, 불안, 불면증 심박수 증가 혈압 증가 발한 오심 반사항진	장시간작용 benzodiazepines(예, lorazepam[Ativan], chlordiazepoxide[Librium]은 활력징후 안정, 불안 감소 그리고 발작과 섬망 예방 등에사용됨. Thiamine은 Wernicke 뇌병변을 예방함. 복합비타민(엽산, B 비타민)이 영양보충에 사용됨. 만약, 혈청 magnesium 농도가 낮으면 magnesium을 사용함. 만약 저혈당증이 있으면 glucose를 IV 실시함(thiamine 후).
중한 금단증후군	
방향감각상실 시각/청각 환청 발작 없이 활동과잉 증가 심한 진전(gross tremor) 발작 알코올 금단증후군	Benzodiazepines의 지속적인 사용에 다음을 추가: 환각과 섬망 치료에 사용하는 항정신병제(예, haloperidol[Haldol]) 간질예방 혹은치료를 위한 carbamazepine(Tegretol)과 phenytoin(Dilantin)

IV, intravenous.

할 수 있다. 알코올 섭취를 하지 않은 상태에서 disulfiram은 졸음을 유발하고 피부발진(eruption)을 야기시킨다. Disulfiram은 간에서 대사되며, 신장과 폐를 통해 배설되고 대변을 통해 약물의 20% 정도가 변화되지 않고 그대로 배설되고 약효는 약 2주까지 지속될 수 있다. Disulfiram에 대한 환자 교육은 매우 중요한데 알코올이 함유된 구강청정제를 비롯하여 어떠한 알코올이라도 섭취했다면 disulfiram이 치명적 반응을 야기할 수 있는 가능성을 가지고 있기 때문이다. 그러므로 모든 음식과 액상약물의 라벨을 체크하여 알코올 성분이 존재하는지 반드시 점검하여야 하며, 피부에도 알코올을 사용하면 안 된다.

Naltrexone은 순수 아편계 길항제로, 알코올에 대한 갈망을 줄이고, 알코올 섭취에 의한 "도취감"을 억제한다. 원래 이 약물은 아편중독치료제로 사용이 인증되었는데 임상시험결과 50% 정도까지 알코올에 대한 재섭취를 줄이는 것으로 확인되었다. 일반적으로 경구투여로 1일 1회 50mg를 투여한다. 혹은 월 1회 근육내투여 하는 지연-분비형(Vivitrol)이 있다.

Acamprosate(Campral)는 알코올 중지에 의한 긴장감, 불쾌감, 불안, 갈망 등과 같은 불쾌한 기분을 줄이는 데 사용된다. 이는 약물이 뇌에서 알코올 남용에 관련된 경로에 작용하기 때문으로 생각된다. 중독치료 직후에 약물 투여를 시작해야 하고, 알코올 재사용 시에도 약물투여를 계속해야 한다. Acamprosate는 중독되지 않으며 naltrexone보다는 효과가 적다. Acamprosate와 naltrexone의 병합투여는 acamprosate 단독보다 더욱 효과적이며, naltrexone 단독보다는 나은 점이 없다. 가장 흔한 유해효과로는 두통, 설사, 고창, 오심 등이 있다. 시판 중인 두 약물은 장기간 알코올 중단을 위해 현재 연구되고 있다.

Ondansetron(Zofran)은 뇌보상 시스템의 수용체 길항제로 알코올중독 초기에 술을 마시고자 하는 동기를 감소시킨다. 항경련제인 topiramate(Topamax)는 cocaine뿐만 아니라 알코올에 대한 갈망을 줄이는 데 도움이 된다.

2. 아편유사약물

아편계 약물에는 아편(opium)으로부터 나오는 천연에 존재하는 아편약물(opiate)과 진통제로 사용되는 다수의 반합성제와 합성마약이 포함된다.

약동학 및 약력학 아편유사약물의 약동학 및 약력학은 제22장에 다루어져 있다. 아편3유사약물과의 상호작용은 표 4-5에 기술되어 있다.

1) 부작용 및 유해반응

아편유사약물의 효과는 진통, 졸음, 불분명 발음(slurred speech) 등이 있다. 약물의 정맥내 주사는 피부의 홍조, 흥분 강화와 이상행복감을 유발한다. 아편유사약물은 단기간 사용 후에 신속한 내성과 신체의존성을 야기시킨다. 아편유사약물은 교차내성이 흔한 편이나 다른 CNS 억제제와는 교차내성이 일어나지 않는다. 그러나 다른 CNS 억제제의 부가효과로 CNS 억제를 유발한다. 과량의 아편유사약물 투여에 의한 징후에는 축동, 축축한 피부, 호흡억제, 혼수, 사망 등이 포함된다(표 4-2 참조). 의도하지 않은 과량의 투여는 예기하지 못한 강도와 순도 때문에 약물의 기분전환 목적으로 사용함에 의한다. 장시간 중등도에서 고용량 약물을 사용한 후 약물을 줄이거나 중단하면 금단증상이 야기된다. 약에 대한 갈망, 복부경련, 설사, 오심, 구토 등을 포함한다(표 4-2 참조). 증상은 마지막 투약 후 8-10시간 후에 나타나며, 36-48시간에 최고로 나타나며, 대부분 96시간 후에 감소된다.

2) 치료

과량의 아편유사약물 투여는 의학적 응급상황을 촉발한다. 생명 유지를 위한 치료가 시작될 때 naloxone 같은 길항제를 즉시 투여해야 한다. 금단증상치료는 증상에 근거하며 항상 약물이 필요한 것은 아니다. 10-14일에 걸쳐 감소하는 용량으로 methadone(Dolophine)을 투여하는 것은 아편유사약물 독성치료 동안 증상을 줄일 때 가장 흔히 이용되는 방법이다. 일부 환자들은 clonidine(catapress)을 사용하여 금단증상으로부터 완화되지만 갈망을 줄이지는 못한다. Nicotine과 아편유사약물의 중독에 대한 clonidine의 효과는 아직 충분히 밝혀지지 않았다. 아편유사약물중독에 대한 장기간의 치료에는 아편유사약물작용제, 아편유사약물 길항제, 아편유사약물의 작용제 및 길항제 혼합사용 등이 포함된다(표 4-9).

Methadone이 가장 흔히 사용되는 아편유사약물 완화제이다. methadone을 투여로 금단증상을 피할 수 있고, 이상행복감을 방지할 수 있다. Methadone 역시 중독성이 있는 약물이지만 유지 프로그램에서의 사용에 의해 약물사용 생활 스타일을 변화시키고 감염질환의 노출을 감소시키며 약물사용을 조절한다.

Buprenorphine(Buprenex)는 작용제-길항제 아편유사약

표 4-9 아편유사약물중독에 사용되는 약물

징후와 증상 상태	약물
독성 호흡억제 혼수상태	**아편유사약물 길항제** naloxone(Narcan): 단시간작용과 아편유사제 농도가 줄어들 때까지 반복할 필요가 있다. 많은 양은 금단증상을 유발할 수 있다. nalmefene(Revex): 장시간작용; 만약용량이 과다하다면 장기간 금단을 유발한다.
해독/금단 오심, 구토, 설사 복부경련 뼈 및 근육통 근육연축 진전, 오한, 발한	**아편유사약물 치환** methadone(Dolophine): 금단증후군을 예방하는 데 사용되는 아편유사제 작용제; 금단에 사용될 때는 환자가 안정된 후 10-14일 이상에 걸쳐 경구용량을 줄인다. buprenorphine(Subutex): 아편유사제 작용제-길항제는 금단증후군을 예방하기 위한 중독 아편유사제를 대체할 수 있다. 금단을 치료하기 위해 금단증상이 시작된 후에 투여되어야 한다. **중추신경작용 알파$_2$-아드레날린성 효능제** clonidine(Catapres): 위장관작용 항진과 금단의 다른 일부 증상을 줄이는 데 효과적이다. 약물에 대한 갈망은 줄일 수 없다.
금단 유지 갈망, 신호-유발된 갈망	**아편유사약물작용제** Methadone(Dolophine): 중독된 아편유사제의 대체 약제는 결핍에 대한 장시간 치료에 사용되기도 한다. 중독은 이 방법으로 유지되고, 만약 methadone이 중단되면 금단이 야기된다. 그러나 약물사용은 조절될 수 있고, methadone 유지와 함께 약물사용 생활방식이 변할 수 있다. **아편유사약물 길항제** naltrexone(ReVia, Depade): 만약 아편유사제를 사용한다면 아편계 수용제를 차단하여 바라던 효과를 예방한다. 장시간작용 아편유사제를 자발적으로 사용되어야 한다. **혼합형 아편유사약물작용제/길항제** buprenorphine(Subutex), 설하정제인데, 치료 유지를 위해 methadone 대신에 사용될 수 있다. buprenorphine 자체의 중독을 예방하기 위해 Suboxone과 naltrexone의 복합체가 시판된다. 만약 약물을 파괴하거나 주사한다면 아편유사제 중독자에게서 아편유사제 금단이 일어날 것이다. Suboxone을설하투여 시 아편유사제효과가 우월하다.

물인데 독성치료 및 유지치료에 사용될 수도 있다. 특정 아편수용체에 작용하기 때문에 금단증상을 줄이고 약에 대한 갈망을 억제하기 때문에 남용의 가능성은 낮은 편이다. 금단증상치료를 위해 "Subutex"라는 상표로 설하약물이 시판되고 있고, 장기간 유지를 위해 설하약물에 naloxone을 병합하여 "Suboxone"이라는 상품명으로 시판되고 있다. 이 약물에서는 naloxone이 buprenorphine에 첨가되어 알약 대신 주사제 사용을 방지한다. 이 복합약물에 naloxone이 포함되어 있어서 Suboxone을 정맥내에 주사할 경우 강한 금단증상을 유발할 수 있다. 그러나 설하투여 시에는 높은 생체이용률을 보이는 buprenorphine에 비해 naloxone은 미량만 흡수되기 때문에 Suboxone이 처방될 때에는 금단증상 유발가능성은 매우 낮다.

Naltrexone(경구제 ReVia, 주사제 Vivitrol)은 이상행복감과 다른 모든 아편유사약물효과를 억제하는 아편유사약물 길항제이다. 이 약제는 naloxone과 마찬가지로 아편-의존성이 생긴 개인에게 투여할 때 금단증상을 촉발한다. Naltrexone이 사용될 때에는 아편유사약물투여는 아무 효과를 나타내지 못하며, 약물사용에 대한 강한 욕구를 사라지게 하지만 갈망을 없애지는 못한다. Naltrexone은 작용시간이 길고 경구투여가 가능하여 치료 유지에 있어서 naloxone보다 더 많이 사용한다. 일반적 용량은 경구투여로 1일 혹은 격일로 1회 혹은 근육내주사로 한 달에 한 번 사용한다.

6 기타 약물남용

1. 환각제

환각제는 의식 수준의 변화를 일으키고 환각 및 정신병과 같은 정신상태를 유발한다. 이들 약물은 꿈속에서나 가능한 사고, 지각, 기분의 변화를 야기시킨다. 흔한 약물과 그들의 효과를 표 4-2에 명시하였다. 원래 LSD는 항정신병 약물로 개발하였으나 항정신병 약물로써의 긍정적인 효과가 판명되지 않아 의학적 이용을 고려하지 않고 있다. 최근 ecstacy(3,4-methylenedioxymethamphetamine 혹은 MDMA)는 가장 흔히 사용되는 환각제로 청소년과 젊은 성인에게서 인기가 높으며 범죄 목적으로(rape drug) 사용되기도 한다. 신체의존성은 미미하거나 일어나지 않지만 공황발작 발생 시 diazepam(Valium)과 같은 항불안제로 치료되거나 비위협적인 환경을 제공함으로써 치료된다.

2. 처방약물

처방약물 남용이 증가하고 있는 것은 처방약물은 절대적으로 안전할 것이라는 잘못된 믿음뿐만 아니라 쉽게 구할 수 있기 때문이기도 하다. 가장 자주 오용되는 처방약물은 진통제와 진정수면제이다. 개인은 이들 약물을 정당한 건강문제로 인한 처방으로 소지하게 되지만 약물을 비처방적으로 사용하는 것이 문제가 되는 것이다. 어떤 이들은 다른 사람의 인지가 있든 없든 또는 허락 없이 타인의 처방을 사용하는 경우도 있다. 간호사들은 이런 유형의 건강문제를 다루는 데 적극적이어야 한다.

7 약물남용 환자를 위한 특별한 주의사항

1. 수술 환자

약물남용 대상자는 수술이 필요할 때 약물 상호작용, 합병증, 사망에 대해 위험이 높다(박스 4-1). 그러므로 모든 환자의 수술 전 조사 시 반드시 약물 사용에 대한 사항을 포함해야 한다. 흡연가들의 호흡기계 변화는 기관삽관 시 어려움이 있을 수 있고, 수술 후 환자의 호흡기계 문제 발생의 위험을 증대시킨다. 환자의 수술 후 기간 동안 진통제 혹은 마취제로 인한 약물 상호작용의 증상과 징후 및 약물 금단에 대한 증상과 징후에 대한 모니터링이 필요하다.

알코올 중독 환자가 수술이 필요한 경우 특별한 주의가 요구되는데 중독된 환자의 경우는 알코올의 상승효과 때문에 마취제의 용량을 줄여야 한다. 가능하다면 언제든지 BAC가 200mg% 이하가 될 때까지 알코올중독 환자의 수술을 연기한다. BAC가 150mg%를 초과할 때 마취제와 상

박스 4-1 수술적 고려: 약물남용 환자

- 교차내성 때문에 마취제와 진통제의 표준량은 충분하지 않다.
- 간기능 저하가 있다면 마취제의 진정수면효과가 길어질 수 있다.
- 만약 환자가 아편유사약물에 의존성이 있으면 더욱 높은 양의 진통제가 요구된다.
- 진통제의 양은 점차적으로 줄여나가야 한다.
- 환자는 심장 및 호흡계 기능저하에 매우 취약하다.
- 환자는 출혈, 수술 후 합병증, 감염에 대한 증가된 위험을 보인다.
- 중추신경계 억제제로부터의 금단증상은 마취제와 진통제 효과로 인해 5일 이상 지연된다.

승효과가 나타나고, BAC가 250mg%를 초과할 때 수술위험과 사망률이 매우 증가한다. 알코올 금단성 섬망은 수술과 알코올 섭취의 중단으로 인해 촉발되기도 한다. 급성기에 마취제와 진통제의 사용은 수술 후 5일 정도까지 금단증상을 지연시킬 수 있다.

2. 통증관리

중독 환자가 통증을 호소한다면 우선적인 치료 목표는 통증완화이다. 약물중독치료가 우선순위가 아니라는 것이다. 환자가 아편유사약물 사용을 인정한다면 사용 약물의 종류와 양을 결정하는 것이 중요하다. 만약 약물용량을 안다면 다른 아편유사약물의 효과적인 **동등진통**(*equianalgesic*) 투여량을 결정할 수 있다. 만약 약물남용 과거력을 모르거나 환자가 약물남용을 불인정한다면 정상적인 용량의 진통제가 환자의 통증을 완화하지 못하거나 금단신호가 나타날 때 간호사 입장에서는 약물중독가능성을 고려해야만 한다. 금단증상이 통증을 악화시킬 수도 있으며, 약물을 탐닉하는 행동이나 불법약물사용을 유발한다. 심한 통증은 아편유사약물로 치료해야 하지만 약물경험이 전혀 없는 사람보다 더욱 많은 양이 치료에 사용될 수 있다. 금단증상이 발현되면 butorphanol(Stadol), buprenorphine(Buprenex) 혹은 nubain(Nalbuphine)와 같은 복합 아편유사약물작용제-길항제 사용을 피해야 한다. 대신 비아편유사약물과 보조진통제 그리고 비약리학적 방법이 사용될 수 있다. 아편유사약물의 혈중농도를 유지하고 금단증상을 예방하기 위해서는 정기적으로 진통제를 제공하도록 하며, 돌발통증(breakthrough pain)을 완화하기 위해 추가용량을 제공할 수 있다. 또한 자가조절진통제(patient-controlled analgesia, PCA)는 중독환자를 치료하는 데 있어서 논란이 있지만, 통증조절을 증진시키고 약물-탐닉 행동을 저하시키는 데 사용될 수 있다. 통증관리 치료계획은 반드시 환자와 함께 진행하고 동의서를 작성한다.

8 의료진의 물질 남용

의료진의 마약의 사용과 중독은 개인과 사회적으로 큰 문제이다. 아편과 benzodiazepine을 포함하는 다른 약물은 일반 사람들보다 더 높은 중독 빈도를 보이는데 약물 접근이 용이하기 때문이다. 10-20% 정도의 간호사가 물질남용의 문제를 가지고 있으며, 3-6% 정도는 약물중독으로 인해 업무 수행에 오류가 있는 것으로 평가되고 있다.

간호과정
환자-중심의 협력의 간호

금연(nicotine 중단)

사정
- 흡연력을 사정한다.
- 금연을 시도하려는 환자의 의도를 확인한다.
- 흡연의 부정적 영향과 금연의 유익성에 대한 환자의 지식 정도를 사정한다
- 금연을 대한 장벽이나 방해요인을 사정한다.
- 금연에 대한 어떠한 보상이 환자에게 중요한 요소인지 사정한다.

간호진단
- 흡연을 중지하기 위한 명백한 희망과 전문적 도움에 대한 요청에 의해 표명되는 금연과 관련된 지식 향상 가능성

간호목표
- 금연의 필요성을 설명한다.
- 금연 계획을 수립하고 이행한다.

간호중재
- 금연의 필요성과 유익에 대해 설명한다.
- 환자의 선호와 기대이득을 근거하여 환자와 함께 금연 계획을 수립한다(금연 계획 수립 시 금연 일정은 2주 이내가 이상적이다).
- Nicotine-대체 시스템과 금연 보조 약물에 대한 정보를 제공한다.
- 금연을 위한 자조모임 혹은 지역사회에서 가능한 프로그램을 소개한다.
- 예상되는 금단증상에 대해 교육한다.
- 흡연과 관련된 환경이나 활동을 피하도록 환자를 독려한다.
- 환자의 이행을 확인하고 지지하기 위한 추후 대면 일정을 계획한다.
- 금연 이행에 실패에 대처하도록 환자를 돕는다.

간호중재
- 금연의 필요성을 설명하고 금연계획은 설정함.
- 10일 동안 금연을 유지하고 있음.

CHAPTER 05

아동을 위한 약리학

학습목표

- 아동의 약물투여에 대한 약동학과 약력학의 원리를 이해한다.
- 아동의 약물투여에 대한 지식을 통합한다.

아동에 대한 생리적, 심리적, 발달에 대한 이해는 아동의 약물 투여와 치료효과 및 유해효과의 평가를 위해 중요하다.

아동을 대상으로 한 약물 임상연구는 제한되어 있다. 그 결과 아동에게 사용하는 약물의 효과, 용법, 복용량에 대해 알려진 것이 적으므로 아동에게 약물 투여 시 더 세밀한 주의가 요구된다. 미국에서는 약물의 약 25%가 연방에서 인증한 아동용 처방지표를 가지고 있지만, 성인용으로 판매되는 약물의 약 75%가 아동에게도 처방된다. 1992년과 1994년에 미국 FDA는 알려진 용량, 유해작용, 주의사항, 효능에 대해 의료진과 대중에게 제공할 것을 권장하였다. 또한 2003년에 **소아과적 연구동등법**(*Pediatric Research Equity Act*)은 소아약물을 연구하도록 격려하며 소아약리학 연구에 인센티브를 제공하기로 하였다. 현재의 연구 의제는 소아과 약물연구와 소아약물의 용량, 투여 및 평가에 대한 안전한 지침의 확립의 필요성을 강화하고 있다.

1 약동학

1. 흡수

흡수 정도와 속도는 아동의 나이, 건강상태, 체중 및 투여경로에 따라 다르다. 아동은 성장에 따라 약물 흡수가 더 효과적으로 이루어지기 때문에 신생아와 영아의 덜 발달 된 흡수능력은 약물의 용량과 투여에서 고려해야 할 사항이다. 또한 청소년기의 나쁜 영양상태, 신체 성숙의 변화, 호르몬의 변화는 약물흡수를 느리게 한다. 아동의 수화(hydration)정도, 기저질환의 존재 및 위장관질환은 약물흡수에 중요한 요소이다.

약물 흡수는 초기에는 투여경로에 의해 영향을 받는다. 경구투여 약물은 위내 산도, 위배출, 위장관 운동성, 위장 표면적, 효소수준 그리고 장내세균 등을 포함하는 위장관 조건이 약물흡수에 관여한다. 출생 시 위내 pH는 알칼리성이다. 위내 pH는 1–3세까지는 성인 수준에 도달하지 못하는데 이러한 pH의 차이는 약물 흡수를 방해하거나 활성화할 수 있다. 위배출 시간은 연령이 증가할수록 빨라지므로 간호사는 영유아의 경우 지연된 위배출로 인해 최고혈청농도에 도달하는 시간이 지연된다는 것을 염두해야 한다. 수유 방법도 아동의 흡수에 영향을 미치게 되는데 모유 수유를 하는 영아의 위배출시간이 분유 수유를 하는 영아보다 빠르다. 빈번한 수유 또한 유아의 흡수에 영향을 미치는데 자주 수유하면 음식물이 위장이나 장관벽에 접촉하는 시간이 짧아진다. 구토나 설사가 있을 경우 위장관 증상이 있을 경우 불규칙한 연동운동이 야기되며, 이로 인해 약물흡수에 필요한 시간이 감소될 수 있다. 아동은 위장관 표면적이 성인에 비해 넓어 위장관의 흡수를 증가시킨다. 이러한 아동의 해부학적 및 생리학적 차이가 특히 소장에서의 흡수 속도와 효율에 영향을 미친다. 미성숙한 효소 기능 역시 약물흡수에 영향을 미친다. 예를 들어, 낮은 lipase 효소 수치가 지질용해도가 높은 약물의 흡수를 억제한다. 장내세균 군집화는 pH와 세균총에 따라 변하는데, 약물흡수를 변화시킬 수 있는 다른 환경을 야기시킨다.

피하 혹은 근육내 경로로 약물을 투여할 경우 조직 수준에서 흡수가 일어난다. 말초의 관류와 순환기의 효과 정도가 흡수되는 약물에 영향을 미친다. 관류에 영향을 미치는 조건(예, 탈수, 낮은 온도, 심장상태의 변화)이 조직에서 약물 흡수를 지연시킨다. 정맥내 약물투여는 즉시 흡수되고 분포된다.

국소 약물투여는 피부를 통해 흡수되며, 피부조직상태에 의해 변할 수 있다. 아동의 피부가 얇고 투과성이 높아 흡수가 잘된다. 아동의 체표면적이 넓어 성인보다 약물흡수가 빠르다.

2. 분포

아동의 약물 분포는 체액조성, 체조직조성, 단백결합률 그리고 약물 운반에 대한 여러 장벽의 효과 등과 같은 요소들에 의해 영향을 받는다. 신생아와 유아는 신체의 70%가 수분으로(성장하면서 이 비율은 60-50%로 줄어든다) 체액 비율이 증가하면 약물을 더 많이 분배하고 약물의 농도를 낮추게 되어 약 2세까지 치료농도를 확보하기 위해 고용량의 약물을 필요할 수 있다. 어린 아동은 세포외액의 농도가 높아 탈수 위험이 높고 이는 수용성 약물의 분포를 변화시킨다.

신생아와 유아는 지방 비율이 적다. 이는 지질용해도가 높은 약물이 신체에 약효를 나타내기 전에 지방조직에 포화되기 때문에 성인보다 지질용해도가 높은 약물을 덜 필요로 한다는 것이다.

유아 및 신생아는 알부민이 적고 약물과 결합할 수 있는 단백질수용체가 적다. 이는 사용될 수 있는 약물(유리형 약물)을 증가시키게 되므로 투여 용량을 줄여야 하는 이유가 된다. 감소된 혈장단백으로 인해 증가된 순환 약물의 양은 1세 미만의 아동에게 유해작용 혹은 독작용이 나타나는 경향을 증대시킨다. 신생아에서 높은 bilirubin 농도는 약물투여와 관련 있는 건강위험을 초래한다. Bilirubin 분자는 혈장단백질 부위와 결합하여 다른 약물과 결합을 방해하여 유리형의 약물을 증가시킨다. 그러므로 신생아에게 약물이 처방된다면 약의 용량을 줄여야 하며, 치료효과를 유지하고 유해효과를 피하기 위해 신중히 모니터해야 한다. 피부 혹은 혈액-뇌장벽과 같은 약물분포에 대한 해부학적 장벽은 소아과 환자에게 약물을 투여할 때 고려되어야 한다. 앞에서 언급하였듯이 아동의 피부는 흡수가 훨씬 잘되고, 약물의 신속한 분포를 가능하게 해 준다. 유아의 혈액-뇌장벽은 비교적 미성숙하여 약물들이 신경계 조직으로 쉽게 통과할 수 있도록 하고 독성의 경향을 증가시킨다. 아동이 성숙하면서 이들 장벽들은 약물의 대해 덜 통과시키며, 이에 따라 용량도 조절하여야 한다.

3. 대사

대부분의 2세 이하 아동의 낮은 간효소 수치는 약물 대사를 느리게 한다. 신생아는 간기능이 미성숙하기 때문에 간대사 활성이 낮으며 생후 1-2개월 이후에 간기능이 성숙한다. 그러나 아동은 성인에 비해 대사속도가 빠르기 때문에 체표면적에 따른 약물 요구량이 성인 보다 많다.

4. 배설

약물의 배설은 신장, 대장, 폐, 땀샘, 침샘, 젖샘에서 일어나고, 신장에서 대부분 제거된다. 9개월 이전의 유아는 신장혈류 감소, 사구체여과율의 감소, 저하된 세뇨관의 기능 때문에 신장의 제거능력이 미약해 약물 배설이 지연되고 축적되어 독성 농도에 이르게 될 수 있다.

2 아동의 투약을 위한 주의사항

1. 약물용량과 모니터링

많은 약물의 치료범위와 용량의 결정은 성인 대상 연구를 근거해 정립되었기 때문에 아동 대상의 투약 시 임상반응 및 혈액검사결과를 더욱 면밀히 확인해야 한다. 특히 용량의 결정은 아동에게 매우 중요한 것으로 FDA 권장, 승인 프로토콜, 연구경과와 경험 등에 근거하여 결정한다. 아동 대상 투약 시 용량 결정에서 가장 중요한 근거는 체중이며 항암제와 같은 일부 약물은 신체 표면적(BSA 혹은 mg/m^2)을 이용하여 처방한다. 용량의 결정은 개인의 특성(나이, 기관기능, 건강, 투여경로 등)을 고려해야 한다.

2. 아동을 위한 투약

투약을 위해 정확한 환자 확인은 매우 중요하다. 아동 환자의 경우 언어적 소통이 불가능한 경우가 있을 수 있음을 인식하고 더욱 면밀히 확인해야 한다(식별손목팔찌 등 확인).

발육과 인지적 차이는 아동에게 약물을 투여할 때 고려되어야 한다. 이러한 차이가 약에 대한 아동의 반응과 반응성에 대해 영향을 주기 때문이다. 아동이 투약의 과정 및 약물사용의 목적에 이해하는 정도, 투약 시 협조 정도, 아동의 기질, 아동을 돌보는 가족 구성원의 유무와 협력 정도는 아동을 위한 투약을 계획할 때 고려되어야 할 사항이다.

최소한의 억제로 안전하게 투약하며 편안함을 주는 돌봄을 제공해야 한다. 유아는 투약에 대해 매우 부정적인 반응을 나타낼 수 있음을 상기하고 투약에 대한 부정적인 반응을 최소화할 수 있도록 놀이를 통한 간단한 설명과 분명하고 정확한 설명이 동반되어야 한다. 학령전기 아동의 경우 투약과 관련된 설명에 대해 잘 이해하고 협조할 수 있지만 여전히 두려움이 있을 수 있으므로 자세하고 분명한 설명이 선행되어야 한다. 학령기와 청소년기 환자의 경우 간호사는 환자와 긍정적인 공감대를 형성해야 하고, 약물투여에 대한 사생활정보가 보호될 수 있음에 대한 확신을 주어야 한다.

경구투여는 비침습적이고 사용이 간편하고, 가정에서 사용할 수 있다. 경구투여 시 경구용 주입기를 사용하면 정확한 용량을 준수할 수 있다. 도포, 직장내투여, 비경구투여경로(즉, 피하, 근육내, 정맥내) 또한 경구투여가 금기인 아동 환자에게 약물을 투여할 수 있다.

아동은 투여 용량이 적어 알약을 쪼개거나 캡슐을 열어서 투약해야 할 수 있다. 그러나 모든 약물을 쪼개거나 캡슐을 열어서 사용할 수 있는 것은 아니므로 주의해야 한다. 장용해(enteric-coated)이나 서방형과 같은 일부 약물들은 으깨거나 녹이면 안 된다. 투약을 용이하게 하기 위해 당을 첨가할 수 있으나 당이 첨가된 약물의 경우 보관에 주의가 필요할 수 있다. 아동에게 사용하는 비경구 투약경로 중 주사 형태의 경우(피하, 근육내, 정맥내 등) 이를 '잘못에 대해 벌을 받는 것' 이라고 생각하지 않도록(투약의 부정적인 경험이 축적되지 않도록) 해야 한다. 근육내, 피하, 정맥내 주사 시 주사 부위에 국소진통제를 사용하는 것은 통증으로 인한 부정적인 경험을 줄이는데 도움이 된다. 국소 크림은(eutectic mixture of local anesthetic, EMLA) 주사 전 1–2.5시간에 적용하며, 도포 후 투명 드레싱으로 덮어 약물보존을 돕는다. 그 외에 사용가능한 방법은 **이온이동법**(*Numby Stuff*), 혈관냉각 스프레이, 완충된 lidocaine 주사 등이 있다. 분말 형태의 lidocaine 약물은 아동에게 정맥천자(venipuncture)와 같은 침습적 처치를 하는 경우 통증을 줄이는 데 효과적이다. 또한 거부반응을 회피하기 위해 수면 중인 아동에게 주사하지 않도록 해야 한다. 이는 신뢰감을 파괴하고 아동의 수면의도를 방해할 수 있기 때문이다.

아동에게 약물을 투여할 때는 정직, 존중, 나이에 맞는 교육과 설명, 안전에 대한 주의, 외상치료, 최소한의 억제, 나이에 적절한 협조를 위한 긍정적 강화의 제공, 부정적 메시지나 행동의 사용 자제, 가족중심의 원칙의 유지 등의 기본적인 원칙을 따른다.

3 간호과정: 환자-중심 협력간호

아동의 투약을 위한 환자 및 가족 교육은 매우 중요하며 아동 스스로 투약할 수 없는 경우에는 더욱 중요하게 수행되어야 한다. 약물의 부작용, 투여량, 투여량의 측정방법, 투여방법, 치료효과, 모니터해야 할 유해작용, 기간 및 빈도 등의 문제는 가족 또는 돌보는 사람에게 분명하게 제공되어야 할 정보이다. 안전한 투약을 위해 약물의 보관 방법, 냉장의 필요성, 약물을 흔들어야 하는 필요성, 기타 문제에 대처할 필요가 있다. 투약계획의 준수는 아동과 가족에게 있어서 무엇보다도 중요하다. 서면에 의한 지시 또는 투약 캘린더를 제공하는 것은 투약 이행에 도움이 될 수 있다.

간호사는 부모가 아동의 해열 및 진통을 위해 일반의약품을 사용할 때 오용이나 과용하지 않도록 교육해야 하며, 성인에게 사용하는 약을 용량을 줄여서 아동에게 복용시키지 않도록 분명하게 교육해야 한다. 아동은 '작은 어른'이 아님을 설명해야 한다. 부모나 보호자들이 일반의약품을 사용할 때 라벨과 설명서를 꼼꼼하게 확인해야 함을 반드시 교육해야 한다.

CHAPTER 06

노인을 위한 약리학

학습목표

- 약물치료에 중요한 영향을 주는 나이에 따른 생리학적 변화를 설명한다.
- 노인의 약동학 및 약력학을 설명한다.
- 노인을 위한 약물치료와 관련된 간호중재를 설명한다.

앞으로 수년 내에 건강관리의 "핵심사업(core business)"은 노인이 될 것이다. 65세 이상인 노인의 85% 정도가 약을 사용하고 있다. **노인**은 진통제, 수면제, 완화제 등의 일반의약품의 사용은 물론 다양한 질병과 관련된 처방의약품 사용이 매우 많다. 노인에게서 야기되는 약물유해작용과 약물 상호작용의 빈도는 중년과 젊은 층에서보다 3−7배 높다. 노인에게 있어서 약물 독성은 젊은 층에서 치료 범위에 속하는 약물용량으로도 발생 될 수 있다. 젊은 사람과 중년 성인에게 안전한 약물치료 범위가 노인에게는 항상 안전한 범위가 될 수는 없다. 그러므로 노인에게 약물을 처방할 때 초기에는 낮은 용량이거나 평균 이하의 치료 범주 내에서 약물용량을 처방하고 약물내성과 유해 반응이 없을 경우 점차적으로 증량해야 한다. 또한 적절한 돌봄 제공을 받기 어려운 상황, 최근에 병원에서 퇴원한 것, 스스로 치료하는 것, 복합적인 진단들, 노화에 따른 감각과 육체적인 변화, 여러 의료인들로부터의 처방 그리고 인지기능의 저하, 경제적은 어려움 등은 노인의 투약에 추가적인 어려움이 될 수 있다.

1 생리학적 변화

노화에 관련된 생리학적 변화는 약물치료에 주요한 효과를 미친다. 위내 산도 저하, 연동운동저하, 간의 초회통과효과 저하와 같은 위장관계의 변화, 심박출 및 혈류 저하와 같은 순환계의 변화, 사구체여과율 저하와 같은 비뇨기계의 변화 등은 약물의 흡수를 지연하고 약물의 분포 및 대사와 배설을 지연하게 한다.

2 다약제

다약제 사용은 노인에게서 매우 흔한 상황이다. (1) 복수의 의료인들, (2) 약초치료, (3) 일반약, (4) 중단된 처방약 등 때문이다. 다약제는 섬망, 낙상, 영양불균형, 신장 및 간 기능저하, 비준수(nonadherence) 등을 유발한다.

3 약동학

1. 흡수

노인은 혈류와 위장관 운동성의 저하로 약물의 흡수가 변화된다. 위내 산도 저하로 산성 약물이 흡수가 지연될 수 있고, 장용정제는 알칼리성 용액에 분해되어 더욱 빨리 흡수된다. 위장관에 남아있는 약물은 위장의 운동성이 줄어들어 있기 때문에 위내에 더욱 오래 머물며, 이로 인해 약물 작용시간이 지연된다. 철과 칼슘 정제는 즉시 흡수되지 않는다.

2. 분포

노인들은 단백질의 결합부위를 소실하기 때문에 순환계 내의 유리 약물의 양이 증가하고 약물류에 반응 기회가 늘어난다. 노화가 진행 동안에 신체수분의 소실이 일어나고 체내에서 수용성 약물의 농도가 높아진다. 또한 지방 성분이 증가하기 때문에 더 많은 양의 지질용해약물이 지방조직으로 흡수되어 원하는 약물 효과가 줄어들게 된다.

3. 대사 혹은 생체변환

노인의 간혈류는 40-45% 가량 줄어들고 간의 크기도 줄어든다. 노화에 의한 간기능 저하는 효소 기능을 저하시키고, 이로 인해 약물을 대사하고 제독하는 능력이 줄어들게 되어 약물독성의 위험이 증가된다. 간과 신장은 신체에서 약물 배설을 담당하는 주요기관이다. 간대사 동안 생체변환은 산화반응에 의한 I상 반응 혹은 축합반응에 의한 II상반응에서 발생한다. 간의 미세효소는 I상 반응인 산화반응을 담당한다. 간의 미세산화반응은 노화에 의해 간질환(예, 간경화, 간염)과 산화반응을 감소시키는 약물에 의해 저하된다. 간에 의한 약물청소는 감소한다. 일상생체전환 산화반응을 거치는 약물의 예는 diazepam(Valium)이다. Diazepam은 활성형 대사물인 desmethyldiazepam으로 생체변환이 일어난다. 노인에서는 I상 산화반응이 저하되어 있기 때문에 혈장-혈청 diazepam 농도가 높게 유지되게 된다. I상에 의한 생체변화를 거치는 다른 약물들에는 barbiturate, codeine, ibuprofen, phenytoin, meperidine, lidocaine, 몇몇 benzodiazepine(alprazolam[Xanax], midazolam[Versed]), warfarin(Coumadin) 등이 있다.

제II상 생체변환 반응에는 축합 혹은 비활성 부위에 약물이 결합하는 것을 포함한다. 간축합반응은 고령, 간질환 혹은 약물 상호작용에 의해 영향을 받지 않는다. 그래서 약물은 비활성화되고 소변으로 배설된다. II상 반응에 의해 생체변환되거나 대사되는 약물의 예로는 aspirin, acetaminophen, 몇몇 benzodiazepine(lorazepam[Ativan], oxazepam[Serax], temazepam[Restoril]), procainamide, sulfanilamide 등이 포함된다. Benzodiazepine인 lorazepam, oxazepam, temazepam은 축합반응을 거치는데, 활성형 대사산물을 가지지 않는다. 노인 환자에게서 약물청소를 위한 I상 혹은 II상 대사과정은 약물선택에 있어 중요한 고려 대상이다. 그러므로 노인의 투약 전후 간기능을 검사가 필요하다.

4. 배설

심박출량과 혈류는 노인에서 감소하고, 이는 간과 신장의 혈류에 영향을 미친다. 65세 이후의 사구체 기능은 35% 정도 감소한다. 70세 이후에는 신장으로 흐르는 혈류가 40% 까지 줄어들 수 있다. 신장기능은 소변량, BUN, 혈청 creatinine(Cr) 그리고 creatinine 청소율(CLct 혹은 CrCl)에 대한 검사로 확인 수 있다. Creatinine 청소율은 사구체 여과율의 표시자이다. 혈청 creatinine 단독에 근거한 신장기능의 효과는 노인층에서는 정확하지 않을 수 있는데, 그 이유는 혈청 creatinine을 감소시킬 수 있는 근육량저하 때문이다. 근육파괴의 부산물인 creatinine은 신장을 통해 배설된다. 노인 환자에서 근육량 저하 때문에 혈청 creatinine이 정상범위 내일 수 있다. 그러므로 24시간 creatinine 청소율검사와 혈청 creatinine 수치 모두 신장기능평가에 사용되어야 한다. 정상 creatinine 청소율 수치는 성인의 경우 80-130mL/분 정도이다. 간과 신장의 기능저하로 약물용량의 효능이 증가될 수 있다. 노인에게서 다약제 사용은 약물효과를 증폭시킬 수 있다. 간과 신장계의 효능이 감소할 때 약물반감기는 증가하고 약물독성이 야기될 수 있다.

4 약력학

노인의 신체 전반에 걸쳐 수용체 부위에 대한 친화성이 떨어지기 때문에 약력학 반응이 변화될 수 있다. 중추신경계의 변화, 약물수용체 수의 변화 그리고 약물에 대한 수용체의 변화때문에 약물 반응에 대해 더욱 민감하거나 덜 민감하게 될 수 있다. 노인은 생리학적 변화에 대한 보상반응이 느리다. 예를 들어 혈관 확장 작용이 있는 약물을 투여할 때 그리고 교감신경계 피드백이 즉시 일어나지 않을 때 기립성 저혈압이 야기될 수 있다.

5 선택된 약물군이 노인에게 미치는 영향

수면제, 이뇨제와 항고혈압제, 강심배당체, 항응고제, 항박테리아제, 위장관계 약물, 항우울제 그리고 아편유사제 진통제 등이 노인들이 자주 사용하는 약물 범주이다. 복용하는 약물 수, 약물 상호작용, 노인의 일반적인 건강상태 등은 노인의 약물효과와 관련 있는 요소들이다. 짧은 반감기를 가진 약은 긴 반감기를 가진 약보다 약물 축적의 결과로 비롯되는 문제들이 적다. 만약 심각한 부작용이 발생하면 짧은 반감기의 약물이 긴 반감기의 약물보다 훨씬 빨리 제거된다. 간 및 신장 기능의 평가는 중요한데, 특히 노인들이 다수 약제를 복용하는 경우에 더욱 중요하다. 부작용과 유해반응이 일어날 때 처방과 비처방약 모두 평가하여야 한다

1. 수면제

불면증은 노인에게 흔한 문제이다. 노인의 약 35%가 수면제를 복용하고 있다. 불면증의 원인에 따라 적용되는 수면제 종류가 달라진다. 5가지 benzodiazepine계 수면제(flurazepam, quazepam, temazepam, triazolam, estazolam)가 불면증을 치유하기 위한 수면제로 미국 FDA의 승인을 받았다. 노인 환자를 위해 짧거나 중간 정도의 반감기를 가진 수면제가 낮은 용량으로 처방되는 것이 필요하다.

2. 이뇨제 및 항고혈압제

이뇨제는 고혈압 혹은 심부전증 치료에 자주 처방된다. 노인들에게는 용량 관련 부작용이 있을 수 있으므로 용량을 줄인다. Hydrochlorothiazide(HydroDIURIL)는 일반적으로 12.5mg/일의 낮은 용량으로 처방된다. 만성적으로 25-50mg/일의 고용량으로 사용할 경우에 전해질불균형(예, 저칼륨혈증, 저나트륨혈증, 저마그네슘혈증, 고칼륨혈증), 고혈당증, 고요산증, 고콜레스테롤혈증을 유발할 수 있다. 이뇨제, 베타-아드레날린성 수용체 차단제 혹은 길항제, 칼슘통로차단제, angiotensin-전환효소억제제, angiotensin II 수용체 길항제 그리고 중추에 작용하는 알파$_2$작용제 등이 항고혈압 약물로 사용된다. 노인 환자들에게 약물 용량은 낮게 시작하여 내성 및 유해 반응에 따라서 점차 증가시킨다. 기립성 저혈압 같은 유해반응 때문에 알파$_1$차단제 혹은 길항제 그리고 중추에 작용하는 알파$_2$작용제는 노인에게는 덜 처방되고 있다.

3. 강심배당체

Digoxin(Lanoxin)은 노인에게 빈번하게 처방된다. 그러나 이 약물의 좁은 치료범위(0.5-2ng/mL) 때문에 장기간 사용할 때 독작용의 가능성이 있으므로 주의 깊게 관찰되어야 한다. Digoxin은 좌심부전증, 만성 심방세동, 심방빈맥의 치료에 사용된다. 이 약의 반감기는 80세 이상 노인에서 두 배(70시간)로 증가된다. Digoxin은 대부분 신장을 통해 배설되기 때문에 신기능 저하(사구체여과율 저하)는 digoxin 축적을 야기시킨다. 혈청 digoxin 농도의 면밀한 관찰과 함께 creatinine 청소율검사 그리고 활력징후를 관찰하는 것이 노인에게서 digoxin이 안전하게 고려될 수 있다.

4. 항응고제

노인에서 장기간의 항응고제 사용은 출혈을 야기시킨다. Warfarin(Coumadin)은 99%가 단백에 결합한다. 노인에게서 혈청 albumin 감소는 빈번하기 때문에 순환기 내의 유리비결합형 warfarin이 증가하고 출혈가능성의 위험이 있다. 노인 환자는 정기적으로 prothrombin 시간(PT) 혹은 international normalized ratio(INR)를 확인하도록 한다.

5. 항박테리아약물

Penicillins, cephalosporins, tetracycline, sulfonamides는 노인 환자에게 대체적으로 안전하게 사용할 수 있는 약물이지만 신장 기능이 감소하고 약물의 반감기가 길 경우에는 약물용량을 줄여야 한다. 그러므로 aminoglycosides, fluoroquinolones(quinolones), vancomycin과 같은 약물은 75세 이상의 고령 환자에게 자주 처방되지는 않는다.

6. 위장관약물

H_2차단제와 sucralfate는 소화성 궤양치료에 있어 다른 항궤양치료제보다 더 안전한 약물이다. 이 중 cimetidine은 최초의 histamine 길항제였으나 부작용과 다수의 약물 상호작용 가능성 때문에 노인에게 권유되지는 않는다. Ranitidine(Zantac), famotodine(Pepcid), nizatidine(Axid)은 cimetidine을 대신하여 노인 환자에게 처방된다.

완화제는 노인에게 자주 사용되지만 과량사용 시에 체액과 전해질 불균형이 초래된다. 완화제의 사용으로 위장관계 운동이 증가되면 다른 약물의 흡수를 줄일 수 있다.

7. 아편유사약물진통제

아편유사약물은 노인에게 사용 시에 용량 관련 유해반응을 야기한다. 아편유사제의 사용으로 인해 저혈압과 호흡기능 저하가 유발될 수 있으므로 간호사는 아편유사약물진통제를 사용하는 노인 환자의 활력징후를 자주 확인하도록 한다.

표 6-1은 노인 환자에게는 사용이 권장되지 않는 약물의 목록을 나타내고 있다.

6 약물요법의 불이행

약물요법의 **불이행**은 노인 환자에서 문제를 야기시킨다. 약물요법이 충분히 이해되지 않거나 의료진에게 필요한 질문을 할 수 없거나, 경제적인 문제가 있는 경우 약물 요법을 불이행하게 될 수 있다. 불이행은 환자건강에 유해가 될 수 있는 저용량 혹은 과용량을 유발할 수 있다. 표 6-2는 노인들의 효과적인 약물사용에 대한 장벽을 나타내고 있다.

표 6-1 노인 환자에게 일반적으로 권장되지 않는 약물

약물	문제점	대체약물
진통제		
ketorolac(Toradol 및 기타)	심한 위장관 독성	Morphine이 선호됨
meperidine(Demerol 및 기타)	혼돈, 경련	
항우울제, 삼환		
amitriptyline(Elavil) doxepin(Sinequan)	항콜린성 효과(변비, 소변 잔류, 시야혼탁, 혼돈), 기립성 저혈압, 진정 및 심부정맥	매일 투여하는 fluoxetine보다 selective serotonin re-uptake inhibitors(SSRIs); 기타 항우울제를 선호함
항히스타민제, 1세대		
chlorpheniramine(Chlor-Trimeton) diphenhydramine(Benadryl) hydroxyzine(Vistaril) promethazine(Phenergan)	항콜린성 효과; diphenhydramine과 promethazine 같은 약물이 강한 진정작용을 나타냄	fexofenadine(Allegra) 혹은 loratadine(Claritin) 같은2세대 항히스타민제가 선호됨
진경제		
belladonna alkaloids(Donnatal) dicyclomine(Bentyl) hyoscyamine(Levsin) propantheline(Pro-Banthine)	항콜린성 효과	
근이완제		
carisoprodol(Soma) cyclobenzaprine(Flexeril) methocarbamol(Robaxin) metaxalone(Skelaxin)	항콜린성 효과, 진정, 내성 용량에서 제한적인 효과	
진정제		
barbiturates	진정, 중독	
benzodiazepines, 장시간-작용	긴 진정	Lorazepam(Ativan) 같은 단시간작용 benzodiazepines의 낮은 용량
chlordiazepoxide(Librium)	진정, 중독	
diazepam(Valium)		
기타		
cimetidine(Tagamet)	혼돈, 다수약물의 상호작용	다른 H_2작용제가 선호됨
nitrofurantoin(Macrobid)	신장기능이상에서 제한된 효능	다른 항생제가 선호됨
trimethobenzamide(Tigan)	추체외로(extrapyramidal) 부작용, 제한된 효과	

표 6-2 노인에 의해 사용되는 효과적인 약물에 대한 장벽

원인	간호 활동
다른 시간에 너무 많은 약물을 복용함	약물복용하는 시간을 나타내는 차트를 개발한다. 약물을 복용할 때마다 표시하는 마크를 나타낼 공간을 둔다. 매일 일상 활동(예, 식사)과 사건들과 조화를 이루는 약물요법. 약물 용기(매일 혹은 매주)를 사용한다. 환자는 모든 진료 시에 일반약 그리고 약초약물, 비타민, 미네랄 보충제를 포함하여모든 약물을 가지고 가야 한다.
약물의 목적 혹은 이유를 이해하지 못함	목적, 약물작용 및 투약의 중요성을 설명한다. 질의와 강화에 대한 시간을 할애한다. 인쇄물로 정보를 제공하여 강화시킨다.
기억손상	환자의 약물요법을 모니터링하도록 가족구성원 혹은 친구를 독려한다.
활동이나 기술의 감소	약과 물 혹은 다른 액체를 사용하도록 가족구성원 혹은 친구에게 조언한다. 필요할 때 노인을 돕는다.
시각 혹은 청각장애	눈과 귀 검사를 제안한다(안경 혹은 보청기).
처방의 고비용	당신의 기관의 사회 서비스 부서를 찾는다. 가능하면 동정적 지원 프로그램을 접촉한다.
어린이 보호 용기	비어린이 보호 용기를 요구하도록 환자에게 제안한다.
약물의 부작용 혹은 유해반응	의료진에 부작용 및 유해반응을 보고하도록 환자와 환자 가족구성원을 교육한다.

7 노인을 위한 투약 교육

노인을 위한 투약교육 시 주의사항은 아래와 같다.

- 환자가 안경을 끼고 있는지 보청기를 끼고 있는지를 확인하고 보조 기구의 성능을 확인한다.
- 환자가 들을 수 있는 목소리 톤으로 말하고, 환자를 마주 보고 앉아 산만함을 제한한다.
- 환자를 존중하여 치료하고 어린이 취급을 하지 않는다.
- 만약 환자가 시각장애가 있다면 교육을 할 때 큰 인쇄물과 밝은 색상을 사용한다.
- 사용하는 약물에 대한 리스트를 보관하고, 병원 방문 시 소지하도록 하며 외출 시에 소지 하도록 한다.
- 만약 새로운 혼돈과 지남력 상실이 발생할 경우 최근에 처방된 약을 의심한다.
- 처방된 약이 상태를 호전시키지 않는다면 이를 반드시 보고하도록 한다.
- 약 정리 케이스 혹은 일정계획표, 알람, 미리 저장된 메시지 등과 같이 기억을 돕는 수단을 이용하는 것을 고려한다.
- 경제적 문제로 처방약 구입에 어려움이 있는지 확인한다. 필요 시 도움을 주는 프로그램을 소개하고 연계한다.

간호과정
환자-중심의 협력의 간호

노인을 위한 투약

환자교육

- 약물사용의 목적, 투여경로, 투약빈도, 흔한 부작용과 의료진에게 알려야 할 때를 포함하여 환자 및 가족과 함께 약물을 검토한다.
- 처방된 대로 약물을 복용하고, 오래된 약을 버리고, 복용한 약물의 기록을 보관해야 하는 것 등에 대해 강조한다. **기억하기**: 약은 환자의 소유물이기 때문에 환자의 허락 없이 함부로 버리면 안 된다.
- 환자가 손관절에 관절염이 있거나 아동 보호용 병뚜껑을 여는 데 어려움이 있는 경우 약국에서 비아동 보호용 병뚜껑을 요청하도록 환자와 가족에게 조언한다.
- 약을 다른 사람과 같이 나누어 사용하거나 다른 사람에게 약을 처방받아 달라고 하지 말 것을 환자에게 조언한다.
- 환자에게 투약에 대해 기록하도록 격려한다.
- 환자와 가족에게 정신 및 신체에 변화가 있을 때는 즉시 의료진에게 알리라고 충고한다.

PART 02

자율신경계 약물

CHAPTER 07

아드레날린성 작용제 및 길항제

학습목표

- 선택적 및 비선택적 아드레날린성 작용제를 구분한다.
- 알파차단제와 베타차단제의 차이점을 설명한다.
- 아드레날린성 작용제와 아드레날린성 길항제의 일반적인 부작용을 비교한다.
- 아드레날린성 작용제와 아드레날린성 길항제와 관련된 간호중재를 기술한다.

1 아드레날린성 작용제

교감신경계를 자극하는 약물을 **아드레날린성 작용제** 혹은 **교감신경 작용제**라고 하는데 이는 교감신경 전달물질인 norepinephrine과 epinephrine 등과 유사하기 때문이다. 이 물질은 심장, 세기관지, 위장관, 방광 그리고 눈의 섬모근육 등과 같은 근육의 효능 세포에 위치하는 한 개 혹은 그 이상의 **아드레날린성 수용체**에 작용한다. 수용체는 크게 4개(알파$_1$, 알파$_2$, 베타$_1$, 베타$_2$, 베타$_3$)로 구분하며 이들의 주요 작용은 다음과 같다(표 7-1).

알파수용체는 혈관, 눈, 방광, 전립선 등에 존재하는데 그 중 근육의 혈관 조직에 있는 알파$_1$수용체가 흥분되면 세동맥과 세정맥이 수축하여 말초 저항이 증가하고 심장으로 귀환하는 혈액량이 증가하게 하여 순환이 개선되며 혈압이 증가한다. 과도한 자극이 있을 때는 주요 기관에 혈류량이 줄어든다. 알파$_2$ 수용체는 신경절후 교감신경 말단에 위치한다. 이들이 흥분되면 norepinephrine의 분비를 억제하여 혈관확장이 일어나며 혈압이 떨어진다. 베타$_1$ 수용체 자극은 심장근육 수축력과 심박수를 증가시킨다. 베타$_2$ 수용체는 대부분이 폐와 위장관계 평활근, 간 그리고 자궁근육에서 발견된다. 베타$_2$ 수용체의 흥분은 폐의 평활근을 이완시켜 기관지 확장을 일으킨다. 위장관의 근육 긴장을 줄이고 운동성도 줄인다. 간에서 글리코겐의 분비를 촉진시켜 혈당을 높인다. 그리고 자궁 근육을 이완시켜 자궁 수축력을 감소시킨다(그림 7-1)

또 다른 아드레날린성 수용체는 도파민성인데 이들은 신장, 장간막, 관상동맥 및 뇌동맥에 위치한다. 이들 수용체가 흥분되면 혈관이 확장되고 혈류가 증가한다. 단지 도파민만이 수용체를 흥분시킬 수 있다.

1. 신경전달물질의 비활성화

신경전달물질(예, norepinephrine)이 작용한 후에 작용 시간이 연장되는 것을 막기 위해 이 작용은 반드시 멈추어져야 한다. 전달물질의 비활성화에는 세 가지 방식이 있는데, (1) 신경세포로 전달물질이 재흡수되는 것, (2) 효소에 의해 파괴가 되어 변형이 일어나는 것, (3) 수용체로부터

표 7-1 수용체에 대한 아드레날린성 효능제의 효과

수용체	생리학적 반응
알파$_1$	혈관 수축은 혈압을 상승시킴; 동공 산대가 일어남; 침샘에서 분비가 줄어듦; 요도 괄약근 수축의 증가
알파$_2$	Norepinephrine 분비 억제; 혈관 이완; 저혈압 유발; 위장관 운동 및 긴장도 감소
베타$_1$	심박수 및 심장 수축력 증가; 혈압을 상승시키는 renin 분비 증가
베타$_2$	기관지 확장; 위장관및 자궁 이완 촉진; 간에서 글리코겐 분해에 의한 당 증가; 골격근에서 혈류 증가

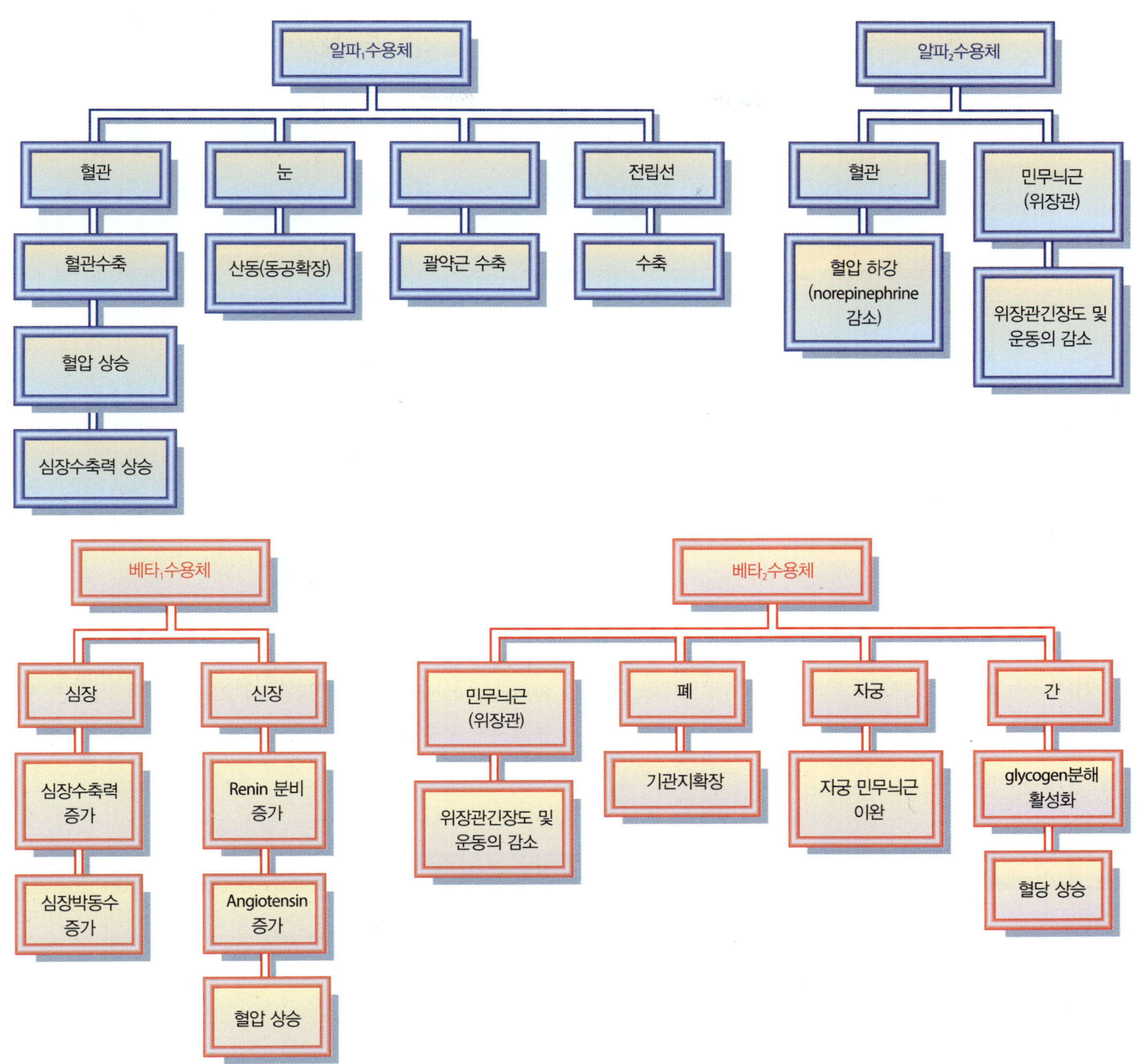

그림 7-1 알파$_1$, 알파$_2$, 베타$_1$, 베타$_2$수용체의 활성화 효과

확산되어 멀어지는 것 등이다. Norepinephrine의 재흡수 기전은 효소 작용보다 더 중요한 비활성 과정이다. 신경 세포로 전달물질이 재흡수가 되고 난 후 전달 물질이 파괴되거나 재사용된다. Norepinephrine을 비활성화시키는 두가지 효소가 있는데, (1) MAO, (2) COMT이다.

신경전달물질의 작용을 연장시키는 약물의 작용에는 전달물질 작용을 연장시키는 norepinephrine의 재흡수 억제 혹은 norepinephrine 파괴 억제 등이 있다.

2. 교감신경작용제의 분류

아드레날린성 수용체를 자극하는 교감신경 유사 약물은 기관세포에 대한 효과에 준하여 세가지로 분류된다. 이 분류에는 (1) 직접작용 교감신경 유사제(예, epinephrine 혹은 norepinephrine), (2) 신경말단으로부터 norepinephrine의 분비를 촉진시키는 간접작용 교감신경 유사제(예, amphetamine), (3) 아드레날린성 수용체 부위와 신경말단으로부터 norepinephrine 분비를 촉진시키는 복합작용 교감신경 유사제(예, ephedrine, 그림 7-2)가 있다.

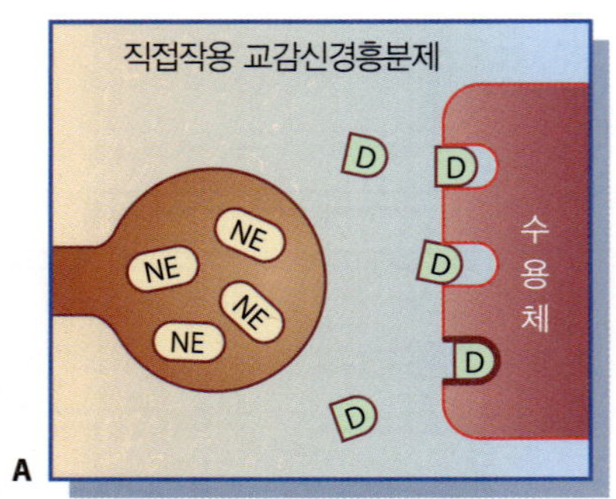

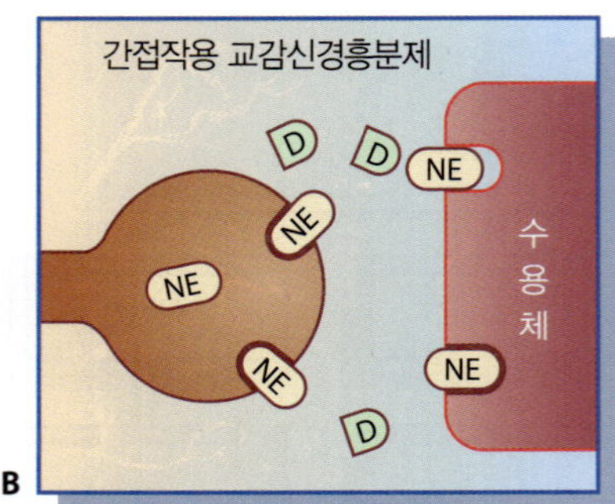

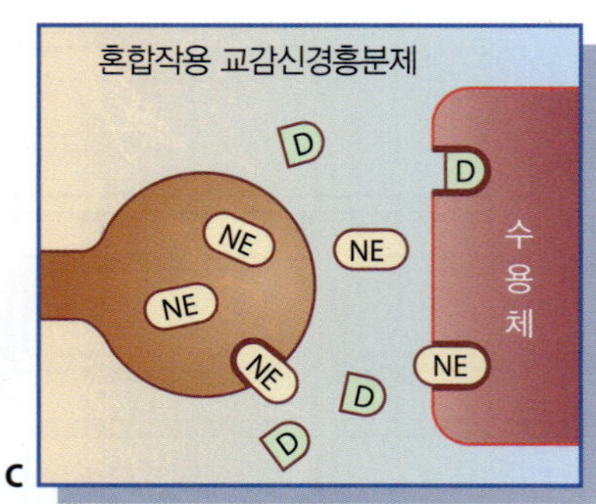

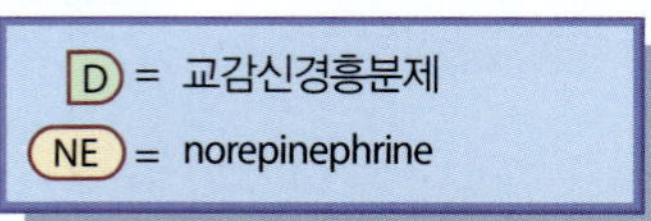

그림 7-2 **A.** 직접작용 교감신경 흥분제, **B.** 간접작용 교감신경 흥분제, **C.** 혼합작용 교감신경 흥분제.

3. Epinephrine

약동학 Epinephrine은 피하, 정맥, 흡입, 심장내 주입 등의 방법으로 투여된다(원형약물차트 7-1). 이 약은 경구투여 시에는 위장관과 간에서 대사되어 혈청내에서 불안정한 농도가 되므로 경구투여하지 않는다. 간에서 대사되고 소변으로 배설된다.

약력학 Epinephrine은 알레르기 반응으로 생명을 위협할 수 있는 아나필락시스를 치료하는 응급 상황에 이용된다. Epinephrine은 강력한 심장 흥분제로 심박출량을 증가시키고, 혈관 수축과 수축기 혈압 상승을 촉진하며 심박수를 증가시키고 기관지 확장을 유발한다. 고용량은 부정맥을 유발하므로 심전도 모니터링이 필수적이다.

작용개시와 최고농도시간은 신속하다. Epinephrine을 digoxin과 함께 투여 시에 부정맥이 유발될 수 있다. 베타차단제는 epinephrine의 작용을 길항할 수 있다. 삼환계 항우울제와 MAOI는 epinephrine의 효과를 강화시키고 연장시킨다.

원형약물차트 7-1

Epinephrine

약물분류 교감신경흥분제: 아드레날린성 효능제 상품명: Adrenalin 임신범주: C	**투여경로** 경구안함 IV
금기 심장빈맥, 뇌혈관 죽상동맥경화증, 임신, 협각녹내장 심인성 쇼크 주의: 고혈압, 전립선 비대증, 갑상선 항진증, 임신당뇨(고혈당증이 야기될 수 있음)	**약물-임상검사-음식 상호작용** 약물: 삼환 항우울제와 MAOI와 같이 사용 시 효과 증대. Digoxin을 epinephrine과 같이 사용 시 부정맥이 유발됨. 임상검사: 혈당, 혈청 젖산 증가
약동학 흡수: SC/IM/IV: Rapidly: inactivated in GI tract 분포: PB: UK 대사: tⅡ: UK 배출: 소변 및 모유를 통해서	**약력학** SC: 개시: 5–15분/ 최고농도: 20분/ 작용시간: 1–4시간 IV: 개시: 중간 정도/ 최고농도: 2–5분/ 작용시간: 5–10분 흡입: 개시: 1–5분/ 최고농도: 3–5분/ 작용시간: 1–3시간
치료효과/응용 알레르기, 아나필락시스, 천식, 기관지 수축, 심한 저혈압, 심장마비 등을 치료 작용기전: 알파 및 베타수용체에 작용하여 심장자극 및 기관지확장 증대, 심장수축력 증가, 심박수 및 심박출량 증가, 히스타민 분비 억제에 의한 점막충혈 억제, 아나필락시스 반응 감소	
부작용 식욕 저하, 오심, 구토, 신경증, 진전, 불안, 발한, 두통, 창백, 불면증, 쇠약, 어지럼	**유해반응** 가슴두근거림, 빈맥, 고혈압, 호흡곤란 침윤에 의한 주사부위 괴사 및 괴저, 심실세동, 폐부종

4. Albuterol

Albuterol은 베타$_2$ 아드레날린성 작용제인데, 베타$_2$ 수용체에 대해 선택제로 기관지 평활근을 이완시키고 기관지 확장이 일어난다. 천식 환자는 isoproterenol보다 albuterol에 더욱 효과적이다. 왜냐하면 albuterol 작용이 더욱 선택적이기 때문에 원하지 않는 유해반응이 적게 일어난다(원형약물차트 7-2).

약동학 Albuterol은 위장관계에 잘 흡수되며 간에 의해 잘 대사된다. 약물의 반감기는 투여 경로에 따라 약간씩 달라진다(경구투여 시 2.7–6시간; 흡입경로의 경유 3.5시간).

약력학 Albuterol은 기관지 수축을 예방하고 치료하는 것이다. 흡입 시 작용 개시는 경구투여보다 빠르고 작용 시간은 비슷하다. 만약 albuterol을 MAOI와 병용 시 고혈압성 위기가 초래될 수 있다. 베타차단제는 albuterol의 작용을 억제한다.

2 중추–작용 알파작용제

1. Clonidine과 methyldopa

Clonidine은 선택적 알파$_2$ 아드레날린성 작용제로서 고혈압 치료에 사용된다. 알파$_2$ 약물은 교감신경의 norepinephrine 분비를 감소시키고, 말초 아드레날린성 수용체 흥분을 감소시킴으로써 작용을 한다. 알파$_2$ 약물은 중추신경계의 알파$_2$ 수용체를 흥분시킴으로써 혈관 확장을 유발하고 혈압을 감소시킨다.

Methyldopa는 알파–아드레날린성 작용제로 중추 신경 내에 작용한다. 뇌줄기 신경세포에 흡수되어 methylnorepinephrine으로 전환되고 알파$_2$를 흥분시켜 중추신경계로부터 교감신경흥분의 감소하게 되어 혈관 확장을 유발하고 혈압을 떨어뜨린다.

1) 부작용 및 유해반응

부작용은 약물 용량이 증가되거나 약물이 비선택적일 때 흔히 발생한다. 부작용은 아드레날린성 작용제와 관련이 있는데 고혈압, 빈맥, 두근거림, 홍분, 진전, 부정맥, 어지

원형약물차트 7-2

Albuterol

약물분류 베타$_2$–아드레날린성 효능제 상품명: Proventil, Ventolin 임신범주: C	**투여경로** PO IV
금기 심부정맥, 관상동맥질환 주의: 중증 심장질환, 고혈압, 갑상선기능항진증, 당뇨병, 신장기능이상, 고령자, 임신	**약물–임상검사–음식 상호작용** 약물: 다른 교감신경작용제로 효과 증가시킴: MAOIs, 삼환 항우울제의 효과를 증가시킴 베타–아드레날린 봉쇄제의 작용을 길항함(베타–억제제) 임상검사: 혈당 증가, 혈청칼륨 저하
약동학 흡수: 경구투여 후 GI에서 흡수가 잘됨 흡입 후 흡수가 좋음 분포: PB: UK 대사: tⅡ: PO: 2.7–6시간; 흡입: 3.5시간 배출: 소변으로 75%	**약력학** PO: 개시: 30min/ 최고농도: 2–3h/ 작용시간: 4–6h 흡입: 개시: 5–15min/ 최고농도: 0.5–2h/ 작용시간: 2–6h
치료효과/응용 기관지수축, 천식, 기관지염, 기타 COPD 작용기전: 폐의 베타$_2$–아드레날린성 수용체의자극은 기관지 민무늬근을 이완하여 기관지를 확장시킨다.	
부작용 진전, 어지럼, 신경질, 불안, 발한, 시야혼탁, 홍조, 두통, 목이 쉼, 인두염, 비충혈, 불면증, 허약, 오심, 설사	**유해반응** 심계항진, 빈맥, 고혈압, 환각, 발작, 고혈당증 생명위협: 심부정맥, Stevens–Johnson syndrome

럼, 소변저류, 오심, 구토, 호흡곤란, 폐부종 등이 있다. 아드레날린성 약물 이름, 작용하는 수용체 및 임상응용이 표 7-2에 기술되어 있다.

간호과정
환자-중심의 협력의 간호

아드레날린성 작용제

사정

- 활력징후를 사정한다.
- 약물 과거력을 조사한다.
- 건강력을 사정한다(만약 환자가 심부정맥 혹은 협각녹내장이 있거나 심인성 쇼크가 발생한 기왕력이 있을 경우 아드레날린성 작용제는 금기이다).
- glucose 수치를 확인한다.
- 수면 양상을 사정한다.

간호진단

- 불면증 유발 가능성이 있는 약물 사용과 관련된 수면양상장애
- 약물 투약과 관련된 지식부족

계획

- 수면 부족 증상(불안정, 과민증, 권태, 지남력 상실 등)이 나타나지 않는다.
- 약물 투약의 목적, 방법, 부작용 및 주의사항에 대해 설명한다.

간호중재 : 투약 시 주의 사항

- 심폐소생 시 epinephrine 1mg IV ; 3-5분마다 반복한다(심정지 시에는 좀 더 빨리 주입). 적절한 주입을 위해 매번 약물 주입 후 식염수 20mL를 투여한다.
- Norepinephrine bitartrate(Levarterenol) 혹은 dopamine(Intropin)은 혈관외 유출 시 조직괴사를 일으키기 때문에 삽입 부위를 자주 사정하고 충분히 희석해서 사용한다.
- Dopamine과 norepinephrine의 일혈 반응이 있는 경우 생리

표 7-2 아드레날린성 작용제

일반명(상품명)	응용 및 고려사항
ephedrine HCl, ephedrine sulfate(Pretz-D) I 알파$_1$, 베타$_1$, 베타$_2$	저혈압상태, 기관지경련, 코막힘, 약한 천식 ephedrine을 장기간 시 약제내성 가능성 : 약제내성 발생 시 3-5d 동안 약물사용을 멈추고 다시 시작할 것 임신범주: C; PB: UK; tⅡ: 3-6h
norepinephrine bitartrate(Levophed) 알파$_1$, 베타$_1$	잠재적 혈관수축에 의한 쇼크 치료 혈압과 심박출량 증가 투입할 때 혈압과 맥박을 매 2-5분 동안 모니터링 임신범주: C; PB: UK; tⅡ: UK
dopamine HCl(Intropin) 알파$_1$, 베타$_1$	저혈압/ 5mcg/kg/min이하에서는 신장기능을 감소시키지 않음 임신범주: C; PB: UK; tⅡ: 2분
midodrine(PRoAmatine) 알파$_1$	기립성 저혈압 임신범주: C; PB: UK; tⅡ: 3-4시간
Phenylephrine HCl(12-hour spray, Afrin 4hr Neo-Synephrine) 알파$_1$	비충혈완화, 감기, 축농증, 알레르기성 비염 환자에게 사용 약물투여 전에 환자가 코를 풀도록 할 것 코막힘 완화제 치료는 3일 이상 사용하지 않음. 임신범주: C; PB: UK; tⅡ: 2.5시간
pseudoephedrine HCl(Sudafed) 알파$_1$, 베타$_1$	비충혈완화 고혈압, 심장질환, 당뇨과거력이 있는 경우 사용제한이 있을 수 있음 임신범주: C; PB: UK; tⅡ: 9-16시간
metaproterenol sulfate(Alupent) 베타$_2$	기관지경련 임신범주: C; PB: UK; tⅡ: UK
dobutamine HCl(Dobutrex) 베타$_1$	심장수축력과 심박출량 증가(심장쇼크나 심장수술로 인한 수술 등) 임신범주: C; PB: UK; tⅡ: 2분
terbutaline sulfate 베타$_2$	기관지경련 임신범주: C; PB: 25%; tⅡ: 3-4시간

A, 성인 Adult; C, 어린이 child; d, 일 day; FDA, 미식품의약국; gtt, 방울; h, 시간 hour; IM, 근육내; inf, infusion 주입; 흡입 inhalation; IPPB, intermittent positive pressure breathing 간헐적 양압 호흡; IV, 정맥내주사; min, minute 분; NSS, normal saline solution 정상 생리식염수; OTC, over-the-count 일반의약품; PB, protein binding 단백결합; PO, by mouth 경구투여; PRN, as needed 필요시 ; q.i.d., four times a day 하루 4회; SL, sublingual 설하투여; sol, 용액 solution; SR, 서방 sustained release; SC, subcutaneous 피하, tⅡ, 반감기 half-life; t.i.d., 하루 3회 three times a day; UK, 모름 unknown; y, 년 year; >, 초과; <, 미만.

식염수 10-15mL에 phentolamine mesylate(Regitine) 5-10mg을 희석하여 투여한다.
- 혈압 상승 및 심박수 증가 시 보고한다.
- IV 할 경우에 부정맥을 확인하기 위해 심전도를 모니터링한다.
- 아드레날린성 약물의 부작용을 보고한다 ; 빈맥, 두근거림, 진전, 어지럼, 혈압 상승.
- 환자의 소변량과 방광팽창을 확인한다.
- 혈당이 상승할 수 있으므로 당뇨 환자에게서 혈당을 평가한다.

간호중재 : 환자교육

일반
- 비처방감기약 혹은 다이어트 보조제 등의 라벨을 확인하도록 한다. 이들 중 많은 약물이 교감신경작용제와 유사한 효능을 나타낼 수 있으므로 고혈압, 당뇨, 부정맥 혹은 관상동맥질환이 있을 경우 위험 요인이 될 수 있기 때문이다.
- 비강분무 비점적 약물을 장시간 사용하면 반동현상으로 염증이나 비강울혈이 있을 수 있음을 환자에게 설명한다.
- 수면양상을 기록하고 의료진에게 보고하도록 한다.

자가투여
- 처방대로 약을 복용하도록 조언한다.
- 환자와 가족에게 투약 방법을 설명하고 이해정도 확인을 위해 의료진에게 다시 설명해 보도록 한다. 특히 비강 스프레이는 전신 흡수를 방지하기 위해 누워서 사용하지 않는다.
- 주 2회 이상 epinephrine 자가주사약물(EpiPen) 필요할 때는 의료진에게 알리도록 한다.
- EpiPen은 항상 즉시 사용할 수 있도록 하고, 직사광선이 없는 서늘한 곳에 보관한다(냉장고는 권하지 않는다).
- EpiPen은 호흡곤란, 천명(wheezing), 목쉼(hoarseness), 두드러기, 가려움 혹은 입술과 혀의 부종 등의 증상 발현 시 즉시 사용하도록 교육한다.
- EpiPen 사용 전 용액에 입자나 색깔 변화가 있는지 확인하도록 한다. 피내주사가 되지 않도록 주의하고 처방된 용량이 충분히 주입되도록 5-10초 동안 Epipen을 충분히 눌러준다. EpiPen은 대퇴외측에 주입한다. 투여 후 흡수를 촉진하고 혈관 수축과 조직 자극을 감소시키기 위해 주사 부위를 마사지한다.

부작용
- 심박수 증가, 두근거림, 발진, 소양증, 홍조, 흉통, 구토, 손가락 및 발가락 감각소실 등 발생 시 의료진에게 보고하도록 격려한다.

평가
- 수면 부족 증상(불안정, 과민증, 권태, 지남력 상실 등)을 호소하지 않음.
- 약물 투약의 목적, 방법, 부작용 및 주의사항에 대해 설명함.

3 아드레날린성 차단제(길항제)

아드레날린성 신경전달물질의 효과를 차단하는 약물을 **아드레날린성 길항제** 혹은 **교감신경 차단제**라 불린다. 알파 및 베타수용체를 차단함으로써 아드레날린성 작용제에 대해 길항작용을 나타낸다. 대부분의 아드레날린성 차단제는 알파 수용체 혹은 베타 수용체를 모두 차단한다. 이 약들은 직접 수용체에 결합하여 신경전달물질의 효과를 차단하거나 신경전달물질인 norepinephrine과 epinephrine 분비를 억제함으로써 간접적으로 작용한다. 표 7-3은 수용체에 대한 알파 차단제와 베타 차단제의 효과를 기술하고 있다.

1. 알파-아드레날린성 차단제

알파-아드레날린성 수용체의 반응을 차단하거나 억제하는 약물을 알파-아드레날린성 차단제 혹은 **알파 차단제**라 불린다. 선택적 알파 차단제는 알파$_1$을 차단하고 비선택적 알파 차단제는 알파$_1$, 알파$_2$를 모두 차단한다. 알파-아드레날린성 차단제는 기립성 저혈압과 반사성 빈맥을 야기하기 때문에 이들 약물 중 많은 수가 베타 차단제처럼 빈번하게 처방되지는 않는다.

알파 차단제는 혈관 확장을 유발하여 혈압을 저하시킨다. 만약 혈관 확장이 오랫동안 지속되면 기립성 저혈압이 발생할 수 있다. 어지럼증은 혈압 저하의 증상일 수 있다. 혈압이 저하되면서 맥박수가 증가하여 혈압 저하와 부적절한 혈류를 보상한다. 알파 차단제는 말초혈관질환을 치료하는 데 사용된다(예, Raynaud's disease). 혈관 확장을 통해 사지의 혈류를 증진한다. 이들 약물은 양성 전립선 비대증의 증상을 감소시키는 데 도움이 된다.

표 7-3 수용체에 대한 아드레날린성 차단제의 효과

수용체	반응
알파$_1$	혈관 확장; 혈압 하강; 반사성 빈맥 야기; 동공 축소 야기; 사정 억제; 방광목과 전립선 평활근 수축 감소
베타$_1$	심장박동 감소; 수축력 감소
베타$_2$	세기관지 수축; 자궁 수축; 글리코겐 분해를 억제하여 혈당을 감소시킬 수 있다.

2. 베타-아드레날린성 차단제

베타-아드레날린성 차단제는 흔히 **베타 차단제**로 불리며 심박수와 혈압을 감소시킨다. 일부 베타 차단제는 비선택적이어서 베타$_1$과 베타$_2$ 수용체 둘 다 차단한다. 베타$_1$을 차단하기 때문에 심박수를 억제할 뿐만 아니라 기관지 수축도 야기된다. 그러므로 비선택적 베타 차단제는 만성 폐쇄성 폐질환(COPD)이나 천식을 가진 환자에게 사용할 때는 매우 주의해야 한다.

Propranolol hydrochloride(Inderal)는 협심증, 심부정맥, 고혈압, 심부전증을 치료하는 데 사용된 첫 베타 차단제이다. 이 약물은 편두통의 예방 목적으로 사용되기도 한다.

선택적 아드레날린성 차단제는 일부 수용체에 높은 친화성을 보인다. 만약 맥박과 혈압 감소가 원하는 효과라면 atenolol(Tenormin) 혹은 metoprolol(Lopressor)과 같은 선택적 베타$_1$ 차단제가 처방된다.

Atenolol(Tenormin)은 선택적 베타$_1$ 차단제이며, 미국에서 가장 많이 처방되는 약물 중 하나이다. Atenolol은 말초로의 교감신경 흥분을 감소시키고, 레닌-안지오텐신-알도스테론(renin-angiotensin-aldosterone)계 반응을 억제한다. 서맥, 심정지, 심인성 쇼크, 폐부종, 급성 기관지경련 그리고 임신 시에 금기이다. 원형약물차트 7-3은 atenolol의 약리학적 작용을 기술하고 있다.

베타 차단제는 경증에서 중등도 고혈압, 협심증, 심근경색의 치료에 사용된다. 표 7-4는 알파와 베타 차단제와 용량, 응용 및 고려사항 등을 나열하고 있다.

약동학 Atenolol은 위장관에서 50% 흡수된다. 혈액-뇌장벽을 신속하게 통과하지는 않는다. 3-6시간의 반감기를 가지며, 소변과 대변을 통해 배출된다.

약력학 atenolol은 베타$_1$ 수용체 차단에 의해 수축기 및 이완기 혈압뿐만 아니라 심박수, 말초혈관 저항, 심장 수축력, 심박출량을 줄인다. 경구투여와 정맥투여가 가능하며 1일 1회로 효과적이다.

3. 약물 상호작용

많은 약물들이 atenolol과 상호작용을 한다. 비스테로이드성 항염증약물은 atenolol의 저혈압효과를 감소시킨다. Atenolol이 다른 고혈압치료제와 동시에 투여된다면 이 작용이 원하는 효과라 할지라도 필요 이상의 저혈압이 유발될 수도 있다. Atenolol이 atropine 및 다른 항콜린성 약물

원형약물차트 7-3

Atenolol

약물분류 베타$_1$- 아드레날린성 차단제 상품명: Tenormin 임신범주: D	**투여경로** PO IV
금기 서맥, 심장 차단 >1-도, 심인성 쇼크, 폐부종 급성 기관지경련, 비보상성 심부전증, 임신, 수유 주의: 신장기능이상, 당뇨병	**약물-임상검사-음식 상호작용** 약물: Atropine과 기타 항콜린성 약물과 병용 시 흡수 증가, NSAID와 병용 시 효과 저하, insulin과 sulfonylurea와 동시 사용 시 저혈당증 위험 증가, prazosin 및 terazosin과의 병용투여 시 저혈압 증가, lidocaine과 verapamil 농도 증가로 인한 독성 증가
약동학 흡수: GI에서 50% 흡수됨/ 분포: PB: 6-16% 대사: tⅡ: 6-7h/ 배출: 소변과 대변	**약력학** PO: 개시: 1h/ 최고농도: 2-4h/ 작용시간: 24h
치료효과/응용 고혈압, 협심증, 심근경색증, 심부전증치료를 위함 작용기전: 베타$_1$- 아드레날린성 수용체를 선택적으로 봉쇄, 말초로의 교감신경을 저하시키고, renin-angiotensin-aldosterone계를 억제함	
부작용 졸림, 어지럼, 실신, 우울, 탈모, 허약, 오심, 구토, 설사, 사지냉감, 발기부전, 성욕저하	**유해반응** 서맥, 저혈압, 심부전, 저혈당, 생명위협: 기관지경련, 폐부종, 부정맥, 혈소판감소

A, 성인 Adult; COPD, 만성 폐색성 폐질환 chronic obstructive pulmonary disease; h, 시간 hour; IV, 정맥내; min, 분; NSAID, 비스테로이드성 항염증약물; PB, protein binding 단백결합; PO, by mouth; tⅡ, 반감기 half-life; UK, 모름 unkown.

표 7-4 아드레날린성 길항제

일반명(상품명)	응용 및 고려사항
혈관 외 유출치료 phentolamine mesylate(Regitine) 알파$_1$	dopamine, dobutamine, phenylephrine, epinephrine, norepinephrine 침투에 의한 피부 괴사방지를 위한 해독제–발적과 조직온도 상승이 효과적인 치료의 증상 임신범주: C, PB: UK; tⅡ: 20분
doxazosin mesylate(Cardura) 알파$_1$	경도와 중증도 사이의 고혈압과 BPH(양성 전립선비대증) – 기립성 저혈압, 어지럼, 두통, 실신이 나타날 수 있음 임신범주: C, PB: 98%; tⅡ: 22시간
prazosin HCl(Minipress) 알파$_1$	경도와 중증도 사이의 고혈압(다른 항고혈압약과 함께 사용될 수 있음) 임신범주: C, PB: 98%; tⅡ: 2–4시간
terazosin HCl(Hytrin) 알파$_1$	고혈압(다른 이뇨제와 항고혈압약과함께 사용될 수 있음), BPH 어지럼, 두통, 부종, 기립성 저혈압을 일으킬 수 있음 임신범주: C, PB: 90–94%; tⅡ: 12시간
carvediol(Coreg) 알파$_1$, 베타$_1$, 베타$_2$	고혈압, 심부전(단독으로 쓰이거나 thiazide계 이뇨제와 함께 사용될 수 있음) 임신범주: C, PB: 98%; tⅡ: 7–10시간
labetalol(Normodyne, Trandate) 알파$_1$, 베타$_1$, 베타$_2$	경도에서 중증 고혈압 임신범주: C; PB: 50%; tⅡ: 2.5–8시간
penbutolol(Levatol) 베타$_1$, 베타$_2$	협심증, 심근경색과 심부전을 동반한 경도에서 중등도 사이의 고혈압 천식이 있을 경우 사용 제한 임신범주: C; PB: 80–98%; tⅡ: 5시간
propranolol HCl(Inderal) 베타$_1$, 베타$_2$	고혈압, 협심증, 부정맥, 심근경색, 편두통 예방 임신범주: C; PB: 93%; tⅡ: 2–6시간
nadolol(Corgard) 베타$_1$, 베타$_2$	고혈압, 협심증(기관지천식과 심한COPD 환자는 금기) 임신범주: C; PB: 30%; tⅡ: 10–24시간
pindolol(Visken) 베타$_1$, 베타$_2$	고혈압(천식, COPD, 2도, 3도 심장블록 환자는 금기) 임신범주: C; PB: 40%; tⅡ: 3–4시간
sotalol(Betapace) 베타$_1$, 베타$_2$	심각한 심실부정맥 치료 시작 전 저칼륨혈증과 저마그네슘혈증 교정 임신범주: C; PB: 0%; tⅡ: 12시간
timolol maleate(Blocadren) 베타$_1$, 베타$_2$	경도에서 중등도 고혈압, 심부정맥, 심근경색증 이후 재경색 예방, IOP감소 Unlabeled use: 편두통과 안정적 협심증 예방 임신범주: C; PB:<10%; tⅡ: 3–4시간
선택적 베타–아드레날린성 길항제	
metoprolol tartrate(Lopressor) 베타$_1$	고혈압, 협심증, 심근경색 후 조치 서맥, 어지럼, 위장관 고통이 나타날 수 있음 임신범주: C; PB: 12%; tⅡ: 3–4시간
acebutol HCl(Sectral) 베타$_1$	경도에서 중증도 고혈압, 협심증, 부정맥 심첨맥박을 확인; 60회/분 이하일 경우 사용금지 임신범주: C; PB: 26%; tⅡ: 3–4시간
betaxolol(Betoptic) 베타$_1$	고혈압, 만성적 녹내장, IOP감소 임신범주: C; PB: 50%; tⅡ: 15시간

A, 성인 Adult; b.i.d., 하루 2번; BPH, benign prostatic hypertrophy 양성 전립선비대증; C, child 어린이; COPD, 만성 폐색성 폐질환 chronic obstructive pulmonary disease; d, day 날; h, hour 시간; IM, 근육내; IOP, intraocular pressure안압; IV, 정맥내; PB, protein binding 단백결합; PO, by mouth; PRN, 필요시마다. tⅡ, 반감기 half–life; UK, 모름 unkown; >, 초과; < 미만.

과 동시에 투여되면 흡수가 증가된다. 환자에게 insulin과 sulfonylurea를 같이 투여할 때 저혈당 위험이 증가된다.

1) 부작용 및 유해반응

베타차단제의 흔한 부작용에는 서맥, 저혈압, 두통, 어지럼, 사지 냉감, 저혈당, 기관지수축 등이 있다. 베타–아드레날린성 차단제의 일반적인 부작용에는 심부정맥, 홍조, 저혈압, 허약, 발기부전 혹은 성욕감퇴, 우울, 폐부종 등이 있다. 대체로 부작용은 용량과 관련이 있다.

2) 아드레날린성 신경세포차단제

교감신경 말단으로부터 norepinephrine의 분비를 억제하는 약물은 아드레날린성 신경차단제로 불리며, **아드레날린성 차단제**의 아류로 분류된다. 신경세포차단제의 임상 응용은 혈압을 낮추는 것이다. Reserpine은 아드레날인성 신경세포차단제의 예로써 항고혈압제이다. 이 약의 효과는 알파- 및 베타-아드레날린성 차단제와 매우 유사하다. Reserpine은 serotonin과 catecholamine 전달체를 감소시킨다. 신경전달물질의 감소는 심한 우울증을 초래한다.

간호과정
환자-중심의 협력의 간호

아드레날린성 신경세포차단제

사정
- 활력징후와 심전도를 측정한다.
- 투약력을 사정한다(이뇨제, NSAIDs, digoxin, MAOI 혹은 CNS 억제제 등은 보고한다).
- 건강력을 사정한다(아드레날린성 신경세포차단제 투약 시 우울증, 소화성 궤양 그리고 심부전 등의 증상이 악화될 수 있다).

간호진단
- 어지럼과 관련된 낙상 위험성
- 투약 부작용과 관련된 성기능장애

계획
- 약물 부작용(저혈압, 빈맥, 어지럼증 등) 발생 시 의료진에게 알린다.
- 성욕 감퇴, 발기부전 등의 발생 시 의료진에게 알린다.
- 낙상이 발생하지 않는다.

간호중재
- 활력징후를 확인한다. 혈압과 맥박의 현저한 감소 같은 변화를 보고한다.
- 어지럼증, 새벽불면증, 우울감 혹은 흉통 등을 사정한다.
- 기립성 저혈압으로 인한 낙상을 예방을 위해 천천히 일어나고 보행 시 복도 난간 등의 보조기구를 사용하도록 교육한다.
- 비충혈 발생 유무를 확인한다.

환자교육

일반
- 약물요법을 따르도록 환자를 독려한다.
- Reserpine의 치료 효과는 치료 시작 후 2-3주 후까지 나타나지 않을 수 있다는 것을 환자에 알려준다.
- 낙상위험성이 있음을 설명하고 침상난간사용, 화장실 이용 시 안정손잡이 사용 등에 대해 교육한다.

자가투여
- 맥박과 혈압을 재는 방법을 환자와 가족에게 교육한다.
- 매일 동일한 시간에 reserpine을 투약하고 의료진의 허락 없이 중단하지 않도록 교육한다.

부작용
- Reserpine 복용 시 catecholamine 저하에 따른 감정변화(우울감, 무관심, 집중장애, 악몽, 자살충동 등)가 있을 수 있음을 설명한다.
- Reserpine 복용 시 발기부전 혹은 성욕감퇴 등이 유발될 수 있음을 설명한다.
- 운전이나 위험한 장비 사용을 제한하도록 격려한다.

평가
- 약물 부작용(저혈압, 빈맥, 어지럼증 등)을 호소하지 않음
- 발기부전 발생을 의료진에게 알림.
- 낙상 발생하지 않음.

CHAPTER 08

콜린성 작용제 및 항콜린성 약물

학습목표

- 콜린성 작용제 및 항콜린성 약물의 반응을 이해한다.
- 콜린성 작용제와 항콜린성 약물의 주요 부작용을 설명한다.
- 콜린성 작용제와 항콜린성 약물의 임상응용을 설명한다.
- 콜린성 작용제와 항콜린성 약물과 관련된 환자교육을 포함하는 간호과정을 적용한다

1 콜린성 작용제

부교감신경계를 자극하는 약물은 부교감신경전달물질과 유사하기 때문에 **콜린성 작용제** 혹은 **부교감신경 작용제**라 한다. Acetylcholine(ACh)은 신경절과 부교감신경말단에 위치하는 신경전달물질로 기관, 조직, 선에서 콜린성 수용체의 신경지배를 한다. 콜린성 수용체의 두 종류에는 **무스카린성 수용체**와 니코틴성 수용체가 있다. 대부분의 콜린성 작용제는 무스카린성 및 **니코틴성 수용체**에 모두 작용하기 때문에 비선택적이다. 그러나 니코틴성 수용체에 작용하지 않고 무스카린성 수용체에만 작용하는 선택적 콜린성 작용제가 있다.

콜린작용제는 **직접작용 콜린성 작용제**와 **간접작용 콜린성 작용제**가 있다. 직접작용 콜린성 작용제는 조직반응을 촉진하기 위해 수용체에 작용한다(그림 8-1, A). **간접작용 콜린성 작용제**는 화학복합체를 형성하여 효소 **cholinesterase(ChE)**를 억제하며 이로 인해 acetylcholine이 지속되게 하여 수용체에 결합하게 한다(그림 8-1, B). Cholinesterase를 억제하는 약물을 *cholinesterase* **억제제**, *acetylcholinesterase(AChE)* **억제제** 혹은 **anticholinesterase**라고 한다. Cholinesterase는 수용체에 도달하기 전이나 수용체에 결합한 후에 acetylcholine을 파괴한다. 효소 cholinesterase를 억제하거나 파괴하므로 더욱 많은 acetylcholine이 수용체에 결합하며 더욱 길게 결합한 채로 머무른다.

Cholinesterase 억제제(anticholinesterase)는 가역적 억제제와 비가역적 억제제로 구분된다. 가역적 억제제는 수분

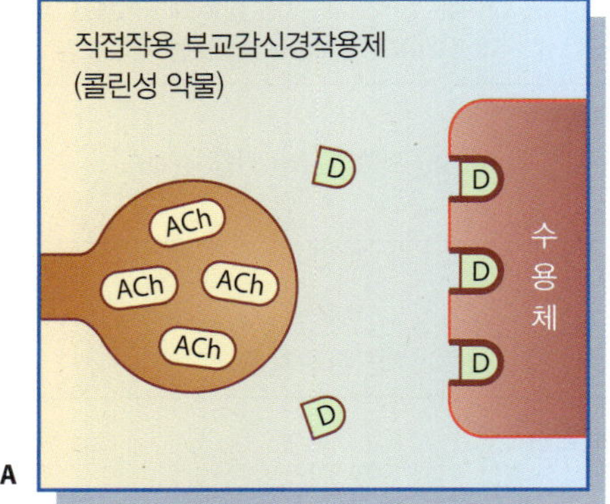

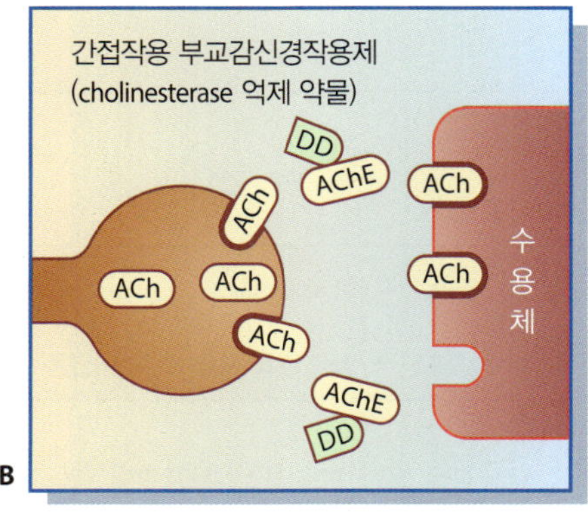

그림 8-1 **A.** 직접작용 부교감신경작용제(콜린성 약물). 콜린성 작용제는 acetylcholine을 닮았고, 수용체에 직접작용한다. **B.** 간접작용 부교감신경작용제(cholinesterase 약물). Cholinesterase 억제제는 효소 acetylcholinesterase(cholinesterase)를 억제하고, acetylcholine이 수용체에 작용하도록 한다. ACh, Acetylcholine; AChE, acetylcholinesterase 혹은 cholinesterase; D, 콜린성 작용제; DD, cholinesterase 억제제(anticholinesterase).

표 8-1 콜린성 작용제의 효과

신체조직	반응
심혈관계*	혈관이완과 방실결절의전도 느림으로 인한 심박수 저하, 혈압 하강
위장관 †	위장과 장의 긴장과 평활근의 운동 증가. 연동운동 증가와 괄약근이완.
비뇨생식계	방광근육수축, 요관긴장도 증가 그리고 방광괄약근이완. 배뇨자극
눈 †	동공수축 혹은 축동 증가 그리고 조절(accommodation, 원근 시야에 있어서 렌즈의 두께가 변하는 것) 증가
샘*	타액분비, 발한 그리고 누액분비 증가
기관지(폐)*	기관지평활근수축을 증가시키고 기관지분비를 증가
골격근 †	신경-근 전달을 증가시키고, 근육 힘과긴장도를 유지함

* 과량의 콜린성 작용제에 대한 조직반응.
† 콜린성 작용제에 대한 주요 기관의 반응.

에서 수 시간 동안 효소 cholinesterase에 결합하고, 비가역적 억제제는 효소에 영구적으로 결합한다. Cholinesterase에 결합하는 시간에 따라 효과가 다양해진다.

콜린성 작용제의 주요 반응은 방광과 위장관 긴장의 증가, **축동(miosis)**, 신경-근육 신경전달 등이다. 콜린성 작용제의 다른 효과에는 심박수와 혈압 감소시키고 침샘, 위장관 그리고 기관지샘분비를 증가시킨다. 표 8-1은 직접 및 간접작용 콜린성 작용제를 나타내고 있다.

1. 직접작용 콜린성 작용제

직접작용 콜린성 작용제로 분류되는 많은 약물들이 기본적으로 무스카린성 수용체에 선택적이지만, 무스카린성 수용체가 위장관과 비뇨생식기계의 평활근, 샘, 심장에 분포하기 때문에 비특이적이다. Bethanechol chloride(Urecholine)(원형약물차트 8-1)은 직접작용 콜린성 작용제로 무스카린성 수용체(콜린성)에 작용하며, 소변저류와 신경성 방광을 치료할 때 배뇨를 증가시키는 데 사용된다. Meto-

원형약물차트 8-1

Bethanechol Chloride

약물분류	투여경로
콜린성: 부교감신경 작용제 상품명: Urecholine 임신범주: C	PO IV
금기	**약물-임상검사-음식 상호작용**
금기: 장 혹은 비뇨 폐쇄, 심한 서맥, 저혈압, COPD, 천식, 소화성 궤양, 파킨슨병	약물: 항부정맥제(예, procainamide)와 같이 사용할 경우 bethanechol 효과 감소; 신경절 봉쇄 약물(예, mecamyl amine)은 중대한 저혈압을 유발한다(amylase, lipase), atropine은 bethanechol 작용을 억제한다. 임상검사: AST, bilirubin, amylase, lipase를 증가시킴
약동학	**약력학**
흡수: PO: 잘 흡수 안됨 분포: PB: UK/ 대사: tⅡ: UK/ 배설: 소변	PO: 시작: 0.5-1.5h/ 최고: 1-2h/ 기간: 4-6h
치료 효과/응용	
소변 정체를 치료 작용 모드: 콜린성(무스카린성) 수용체 자극; 방광 수축 증대; 위장관 연동 운동 및 분비, 동공 축동과 기관지 수축 증가	
부작용	**유해반응**
오심, 구토, 설사, 복부 통증, 타액 분비, 발한, 홍조, 빈뇨, 시야 혼탁, 축동	기립성 저혈압, 서맥, 근육허약 생명에 위협: 급성 천식발작, 심장 차단, 순환계 허탈, 심정지

A, 성인 Adult; AST, aspartate aminotransferase; b.i.d., 하루 2회 two times a day; COPD, 만성 폐색성 호흡기질환 chronic obstructive pulmonary disease; d, 일 day; GI, 위장관 Gastrointestinal; h, 시 hour; IM, 근육내 intramuscular; IV, 정맥내 intravenous; min, 분 minute; PB, 단백결합 protein binding; PO, 경구투여 by mouth; PRN, 필요시 as needed; q.i.d., 하루 4회 four times a day; SC, 피하 subcutaneous; tⅡ, 반감기 half-life; t.i.d., 하루 3회 three times a day; UK, 잘 모름 unkown.

clopramide HCl(Reglan)은 직접작용 콜린성 작용제로, 위식도역류성 질환(GERD) 치료를 위해 처방된다. Metoclopramide는 위배출시간을 촉진시킨다.

약동학 Bethanechol chloride(Urecholine)은 위장관에서 흡수가 좋지 않다. 단백결합 정도와 반감기는 잘 모른다. 약물은 대부분 소변을 통해 배설된다.

약력학 Bethanechol의 임상응용은 방광을 수축하기 위한 배뇨근(detrusor muscle)의 무스카린성 콜린성 수용체를 자극하여 배뇨을 촉진하고 소변배출을 증가시키는 것이다. Bethanechol 경구투여로 인해 방광배뇨근(detrusor)의 긴장이 증가되어 있기 때문에 복용 후 30분에서 1.5시간에 환자가 소변을 보기 시작한다. Bethanechol은 또한 장의 연동운동을 증가시킨다. 약물은 공복에 복용해야 한다. 주사로 투약해서는 안 된다.

간호과정
환자-중심의 협력의 간호

콜린성 작용제, 직접작용: Bethanechol(Urecholine)

사정
- 소변배출량을 사정한다(1500mL/d 이상이어야 한다).
- 건강력을 사정한다 : 소화성 궤양, 요로폐색 혹은 천식의 경우 증상이 악화될 수 있다.

간호진단
- 투약과 관련된 요배설 향상 가능성
- 약물 부작용과 관련된 지식부족

간호목표
- 1일 1500mL 이상 소변 배출량이 유지된다.
- 투약과 관련된 부작용(오심, 구토, 설사, 복부통증, 타액분비, 발한, 홍조, 시야혼탁, 축동 등) 발생 시 의료진에게 보고한다.

간호중재
- 활력징후를 모니터링한다. 고용량의 콜린성 작용제를 투여하면 심박수와 혈압이 저하된다. Bethanechol과 같은 콜린성 작용제의 부작용으로 기립성 저혈압이 있다.
- 수분섭취와 배출량을 기록한다. 투약 후 소변 배출 감소 시 요로폐색과 관련이 있으므로 반드시 보고한다.
- 식사 1시간 전 혹은 2시간 후에 콜린성 작용제를 투여한다. 그러나 환자가 위통을 호소하면 음식과 함께 투약한다.
- 혈청 amylase, lipase, aspartate aminotransferase, bilirubin 수치를 확인한다.
- 부작용(오심, 구토, 설사, 복부통증, 타액분비, 발한, 홍조, 시야혼탁, 축동 등) 발생 유무를 확인한다.
- 호흡음을 확인한다. 콜린성 작용제는 기관지분비를 증가시킨다.
- 과량의 콜린성 약물에 대한 해독제로서 사용 가능한 정맥투여용 atropine sulfate를 준비한다. 과량에 대한 증상으로는 홍조, 타액분비, 발한, 오심 그리고 심한 복통 등이 있다.
- 다량의 발한이 발생될 수 있다. 필요한 경우 목욕 횟수와 시트 교환 횟수를 증가시킨다.
- 근육약화 및 타액의 증가를 포함한 콜린성 위기를 모니터링한다.

환자교육
- 처방대로 콜린성 작용제를 복용하도록 교육한다.
- 심한 어지럼 혹은 분당 60회 이하의 맥박 발생 시 의료진에게 알리도록 한다.
- 어지럼증 예방을 위해 천천히 일어나도록 교육한다.
- 과도한 타액 분비 시 구강위생을 교육한다.
- 호흡기 불편감 발생 시 의료진에게 알리도록 한다.

평가
- 투약 후 평균 1일 1700mL 이상 소변 배출량이 유지됨.
- 투약과 관련된 부작용(오심, 구토, 설사, 복부통증, 타액분비, 발한, 홍조, 시야혼탁, 축동 등)에 대해 설명함.

1) 부작용 및 유해반응

Bethanechol과 같은 대부분의 무스카린성 작용제의 부작용에는 저혈압, 서맥, 시야혼탁, 과도한 타액 분비, 위산분비 증가, 복통, 설사와 일부 심부정맥 등이 포함된다. 그러므로 저혈압과 서맥 환자에게 처방 시에 주의해야 한다. 무스카린성 작용제는 장폐색 혹은 요로폐색, 심한 서맥, 그리고/혹은 활성형 천식의 경우에 금기이다.

2) 직접작용 콜린성 약물: 눈

Pilocarpine은 직접작용 콜린성 작용제로 축동 및 방수(aqueous humor)의 흐름을 촉진한다. 이 약물은 방수압력을 경감시켜 녹내장의 치료에 사용되며, 눈수술과 검사에서 축동을 촉진시킨다. Pilocarpine의 경구약물은 구강건조증 완화에 사용된다. Pilocarpine은 carbachol처럼 또한 니코틴성 수용체에도 작용한다.

2. 간접작용 콜린성 작용제

간접작용 콜린성 작용제는 수용체에 작용하지 않는다. 대신 효소 cholinesterase를 억제하거나 비활성화시켜 수용체에 작용하는 acetylcholine을 축적시킨다(그림 8-1, B 참조).

효소 cholinesterase(콜린에스테라제) 기능은 아세틸콜린(acetylcholine)을 콜린(choline)과 아세트산(acetic acid)으로 분해하는 것이다. 소량의 cholinesterase은 단시간 내에 다량의 아세틸콜린을 분해한다. Cholinesterase 억제제(inhibitor)는 cholinesterase에 결합하여 이 효소가 아세틸콜린 분해를 못하게 함으로써 아세틸콜린이 무스카린성 및 니코틴성 수용체를 활성화할 수 있게 한다. 이 작용으로 cholinesterase 억제제는 중증 근무력증(myasthenia gravis, 신경-근 질환) 환자의 골격근을 자극하여 근육 수축력을 증가시킨다.

아세틸콜린이 증가되면 추가적으로 위장운동 증가, 서맥, 축동, 기관지 수축, 배뇨 증가 같은 효과도 유도된다.

가역적 cholinesterase 억제제의 기본적 임상 응용은 중증 근무력증과 알츠하이머 등이 있으며 비가역적 Cholinesterase 억제제는 독성 문제로 녹내장 치료에 거의 사용되지 않는다.

3. 가역적 Cholinesterase 억제제

가역적 cholinesterase 억제제는 녹내장을 치료하기 위해 축동을 야기하며, 중증근무력증 환자의 근력을 증가시킨다. 약물 효과는 수일간 지속된다. 중증근무력증에서 근력 증가를 위해 사용되는 약물에는 neostigmine(Prostigmin[단시간작용]), pyridostigmine bromide(Mesinon[장시간작용]) 그리고 edrophonium chloride(Tensilon[진단 목적의 단시간작용]) 등이 포함된다. 가역적 anticholinestrase 약물은 physostigmine(Antilirium) 혹은 안과용 약물(Isopto Eserine)이 있다. Physostigmine은 항콜린성 독성을 역전시키기 위한 atropine의 antidote로 사용된다.

가역적 cholinesterase 억제제를 사용할 때는 서맥, 천식, 소화성 궤양 혹은 갑상선 기능 항진증을 가진 환자에서 주의를 요한다. Cholinesterase 억제제는 장폐쇄 혹은 요로폐쇄 환자에게는 금기이다.

4. 비가역적 Cholinesterase 억제제

비가역적 cholinesterase 억제제는 긴 시간 동안 효능과 강도가 높은 약제이다. 약물 효과가 줄어들기 전에 효소 cholinesterase는 재생되어야 한다. 이 과정은 수일에서 수주가 소요된다. 이 약들은 동공 축소에 사용된다(표 8-2).

2 항콜린성 약물

Acetylcholine 수용체에 결합하여 acetylcholine 작용을 억제하는 약물을 **항콜린성 약물** 혹은 **부교감신경억제제**라고 한다. 항콜린성 약물의 다른 이름으로는 **콜린성 차단 약물**, **콜린성 길항제** 혹은 **무스카린성 길항제**, **항부교감신경약물**, **항무스카린성 약물**, **진경제**가 있다. 항콜린성 약물에 영향을 받는 신체의 주요 조직과 장기에는 심장, 호흡계, 위장관계, 방광, 눈, 외분비샘 등이 있다. 부교감신경계의 차단에 의해서 교감(아드레날린성)신경계의 작용이 우세해진다. 항콜린성 및 아드레날린성 효능제는 동일한 반응을 초래한다.

항콜린성 약물의 주요 작용에는 위장관 운동 감소, 타액 분비 저하, **동공산대**, 맥박수 증가 등이 있다. 항콜린성 약물의 다른 작용에는 방광수축이 감소하여 소변저류가 야기되며 신경 흥분과 관련된 근육경직과 진전을 줄인다. 항콜린성 약물은 cholinesterase 억제제와 유기인 섭취에 의해 야기되는 독성의 해독제로 작용한다(표 8-3). 무스카린성 수용체는 항콜린성 약물이 acetylcholine 수용체에 결합하여 acetylcholine의 작용을 억제하기 때문에 콜린성 수용체의 한 형태로 항콜린성 약물에 반응하는 조직과 기관에 속해 있다. 그림 8-2은 항콜린성 약물의 이러한 작용을 설명하고 있다. 항콜린성 약물은 bethanechol과 pilocarpine 같이 직접작용 부교감신경 작용제의 효과와 physostigmine과

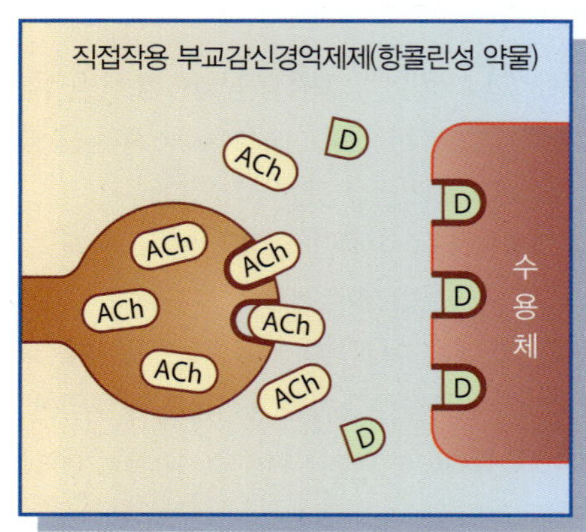

그림 8-2 항콜린성 반응. 항콜린성 약물이 수용체에 결합하고 acetylcholine을 봉쇄한다. ACh, acetylcholine; D, 항콜린성 약물.

표 8-2 콜린성 작용제

일반명(상품명)	응용 및 고려사항
직접작용 콜린성 작용제	
metoclopramide HCl(Reglan)	GERD, 위마비, 오심. 도파민 수용체 길항제, 위내용 배출시간 증가 임신범주: B; PB: 30%; tⅡ: 2.5-6시간
carbachol(Miostat)	안압 감소, 축동
pilocarpine HCl(Pilocar)	안압 감소, 축동
Chlinesterase 억제제	
눈에 대한 간접작용 콜린성 작용제 혹은 Cholinesterase 억제제	
demecarium bromide(Humorsol)	녹내장에서 IOP감소 ; 장기간 동공축소
echothiophate iodide(Phospholine iodide)	IOP감소; 장기간 동공축소
isoflurophate(Floropyrl)	녹내장치료, 결막낭에 적용
가역적 Cholinesterase 억제제: 중증 근무력증	
ambenonium Cl(Mytelase)	근무력증에서 근육강도증가; 장기간 작용(glucocorticoids와 함께 사용가능) 임신범주: C; PB: UK; tⅡ: UK
edrophonium Cl(Tensilon)	근무력증 진단에 사용(단기사용) 임신범주: C; PB: UK; tⅡ: 1.2-2시간
neostigmine methylsulfate(Prostigmin)	근무력증에서 근육강도증가에 사용(단기사용) 요폐(urinary retnetion, 요저류) 수술 후 예방적 치료적 사용 임신범주: C; PB: 15-25%; tⅡ: 1-1.5시간
Physostigmine salicylate(Antilrium);(Isopto Eserine Salicylate-ophthalmic form)	항콜린성 독성에 반대작용과 IOP 감소, 동공축소; 단기간 작용 임신범주: C; PB: UK; tⅡ: 15-40분
pyridostigmine bromide(Mestinon)	근무력증에서 근육강도증가, 신경전달물질 acetylcholine의 파괴를 방지 임신범주: C; PB: 10%; tⅡ: 3-4시간
비가역적 및 가역적 Cholinesterase 억제제에 대한 해독제	
pralidoxime Cl(Protopam)	근무력증에서 cholinesterase 억제제의 과다치료 근육마비를 일으키는 유기인산살충제의 과량치료 임신범주: C; PB: UK; tⅡ: 1-2.7시간

A, 성인 Adult; a.c., 식전 before meal; b.i.d., 하루 2회 two times a day; C, 소아 child; d, 일 day; GERD, 위식도역류질환, gastroesophageal refulx disease; GI, 위장관 Gastrointestinal; gt, drop; gtt, drops; h, 시 hour; IM, 근육내 intramuscular; IOP, 안압 intraocular pressure; IV, 정맥내 intravenous; maint, 유지 maintain; PB, 단백결합 protein binding; p.c., 식후 after meal; PO, 경구투여 by mouth; PRN, 필요시 as needed; q.i.d., 하루 4회 four times a day;sec, 초second; SR, 서방형 sustained-release; tⅡ, 반감기 half-life; UK, 잘 모름 unkown.

표 8-3 항콜린성 약물의 효과

신체조직	반응
심혈관	고용량에 의해 심박수 증가. 저용량에서는 심박수 감소
위장관	위장관의 평활근긴장의 완화, 위장관운동 및 연동운동 저하, 위장 및 장관 분비의 감소
배뇨관	방광배뇨근이완과 내부 괄약근수축 증가, 소변저류 유발가능
눈	동공근육이완과 모양체근(ciliary muscle)의 마비, 이로 인한 조절 저하.
샘	타액분비, 발한, 기관지분비의 감소
기관지	기관지확장 및 기관지분비 저하
중추신경계	진전과 근육경직의 감소. 고용량에 의한 졸음, 방향감각상실, 환각

neostigmine 같은 간접작용 부교감신경 작용제의 효과를 차단한다.

1. Atropine

Atropine sulfate는 belladona 식물(Atropa belladonna)에서 처음 추출되어 1831년에 분리되었는데, 이 약물은 고전적 항콜린성 혹은 무스카린성 수용체 길항제이다. Scopolamine은 두 번째로 belladona alkaloid로 생산되었다. Atropine과 scopolamine은 무스카린성 수용체에 작용하지만 니코틴성 수용체에는 극히 미미하다. Atropine은 기본적으로 (1) 수술 전 타액분비를 감소시키고, (2) 서맥 발생 시 맥박을 증가시킬 목적으로 사용된다. Atropine 혹은 자동주입기(Atropen)는 cholinesterase 억제제 과량에 의하거나 bethanechol과 같은 무스카린성 약물의 과량으로 인한 무스카린성 작용제 독성에 대한 해독제로 사용되고 있다(원형약물차트 8-2).

또한 합성 항콜린성 약물은 소화성 궤양과 장 경련 시 진경제로 사용된다. 오랫동안 propantheline bromide가 위산분비 감소와 장 경련 완화를 위해 사용되어 왔으며 최근에는 히스타민(H_2)억제제가 개발되었기 때문에 propantheline과 같은 약물이 위장 분비를 줄일 목적으로는 거의 사용되지 않는다.

약동학 Atropine sulfate는 경구투여 및 비경구투여로 쉽게 흡수되고, 혈액-뇌장벽을 잘 통과하므로 중추신경계에 영향을 미치며 태반도 통과한다. Atropine은 짧은 반감기를 가지며, 축적 효과도 거의 없는 편이다. 흡수된 atropine은 대부분 소변으로 배출된다(75-95%).

약력학 Atropine sulfate는 무스카린성 수용체에 결합하여 acetylcholine을 봉쇄한다. 이 약제는 미주신경 봉쇄를 통해 심박수를 증가시키고 동공괄약근을 마비시켜 동공산대를 촉진한다. Atropine을 사용하는 가장 큰 목적은 수술 전 타액 분비와 기도 분비를 줄이는 것과 심박수를 증가시켜 서맥을 치료하는 것이다. Atropine은 눈 검사 전 동공산대와 모양근 마비를 시키는 목적으로 그리고 홍채와 포도막 염증 치료 시 안과에서 사용된다.

원형약물차트 8-2

Atropine

약물분류 항콜린성 약물: 부교감억제제 상품명: Atropine 임신범주: C	**투여경로** PO IV
금기 협각녹내장, 폐쇄성 위장관질환, 마비성 장폐색증, 궤양성 대장염, 빈맥, 양성 전립선비대증, 중증 근무력증, 심근허혈, 과민반응 주의: 신장 혹은 간질환, COPD, 심부전증	**약물-임상검사-음식 상호작용** 약물: Phenothiazines, antihistamines, tricyclic antidepressants, amantadine, quinidine과 같이 사용 시 항콜린성 작용 증가; 고용량의 항콜린성 약물은 위장관흡수 지연으로 인해 carbidopa/levodopa 효과 저하시킴; 항콜린성 약물은 치료용량에서 치료효과 증가시킴.
약동학 흡수: PO/IM: 흡수 잘됨 분포: PB: UK; 태반 통과 대사: tⅡ: 2-3h 배출: 75% 소변으로 배출	**약력학** PO: 개시: 0.5-1h/ 최고 1h/ 기간: 4h IM: 개시: 10-30min/ 최고: 0.5h/ 기간: 4h IV: 개시: 즉시/ 최고: 5min/ 기간: UK Instill: 개시: 20-30min/ 최고: 30-40min/ 기간: days
치료효과/응용 타액 감소를 위한 수술 전 약물투여, 서맥 시 심박수 증가와 안검사 시 동공산대 작용 모드: 수용체에 결합하여 acetylcholine 억제; 미주신경 흥분을 억제하여 심박수 증가; 동공괄약근을 봉쇄하여 동공확대 촉진	
부작용 구강건조, 오심, 두통, 변비, 건조피부, 홍조, 동공산대, 흐린시력, 불안, 눈부심, 가슴두근거림, 소변정체	**유해반응** 빈맥, 저혈압 생명위협: 심실세동, Stevens-Johnson 증후군, 혼수상태

A, 성인 adult; C, 소아 child; COPD, 만성 폐색성 호흡기질환 chronic obstructive pulmonary disease; GI, 위장관 gastrointestinal; h, 시 hour; IM, 근육내 intramuscular; instill, 점적 instillation; IV, 정맥내 intravenous; MAOI, monoamine oxidase inhibitor; min, 분 minute; PB, 단백결합 protein-binding; PO, 경구투여 by mouth; PRN, 필요시 as needed; tⅡ, 반감기 half-life; UK, 잘 모름 unknown; >, 초과.

간호과정
환자-중심의 협력의 간호

항콜린성 약물: Atropine

사정
- 활력징후를 사정한다. 빈맥은 atropine sulfate와 같은 항콜린성 약물을 고용량으로 투여했을 때 나타나는 부작용이다.
- 소변 배설량을 사정한다. 요정체(요폐, 요저류)가 발생할 수 있다.
- 건강력을 사정한다. Atropine과 atropine 유사 약물은 환자가 협각녹내장, 폐쇄성 위장관질환, 마비성 장폐색(paralysis ileus), 궤양성 대장염, 양성 전립선비대증 혹은 중증 근무력증이 있을 때는 금기이다.
- 투약력을 사정한다. Phenothiazine과 항우울제는 항콜린성 약물의 작용을 증가시킨다.

간호진단
- 투약과 관련된 소변정체
- 구강 분비물 감소와 관련된 구강점막 손상
- 연동운동 저하와 관련된 변비 위험성

간호목표
- 1일 1500mL이상의 소변배출을 유지한다.
- 구강점막이 분홍색이며 촉촉하다.
- 변비를 경험하지 않는다.

간호중재
- 환자의 활력징후를 모니터링한다. 만약 빈맥이 있으면 보고한다.
- 수분 섭취와 배출을 측정한다. 환자에게 투약 전에 소변을 보도록 독려한다. 줄어든 소변량을 보고한다. 항콜린성 약제가 소변배출을 줄인다. 적절한 수분섭취를 유지한다.
- 장음을 조사한다. 장음의 소실은 장운동(연동운동) 감소에 의한 마비성 장폐색을 뜻한다.
- 위장관운동 감소에 의한 변비를 조사한다. 고섬유질 음식, 적절한 수분섭취 등을 격려한다.
- 혼돈이나 쇠약한 환자를 위해 침대에 경보장치를 사용한다. Atropine은 중추신경계를 자극(흥분 혹은 혼돈)하거나 졸음을 유발할 수 있다.
- 구강 위생를 제공한다. Atropine은 구강분비를 줄이고 구강건조를 일으킨다.
- 아트로핀 정맥 주사제는 희석하지 않고 투여하든지 증류수 10mL에 희석할 수 있다.

환자교육

일반
- 환자에게 더운 환경과 과도한 신체활동을 피하라고 지시한다. 줄어든 땀샘 활동으로 인해 체온이 상승할 수도 있다.
- 협각녹내장 환자에게 atropine 유사 약물을 피하라고 교육한다. 항콜린성 약물은 산동과 안압상승을 유발할 수 있다.
- 환자에게 자동차를 운전하거나 각성을 요구하는 활동에 참여하지 말라고 안내한다.
- 눈검사 후 동공산대가 된 환자에게 광공포증 때문에 밝은 빛에서는 선글라스를 착용하도록 말한다.

부작용
- 환자에게 항콜린성 약물의 사용에 따른 구강건조, 소변저하, 변비 등이 발생할 수 있음을 설명한다.
- 변비를 예방을 수분섭취와 섬유질이 많이 함유된 음식을 먹도록 교육한다.
- 항콜린성 약물을 복용 전에 소변을 보도록 안내한다. 소변량이 현저히 감소하면 보고하도록 격려한다.
- 구강 간호를 자주 수행하고 금기가 아니라면 캔디, 얼음, 껌 등의 사용을 격려한다.
- 건조된 안구를 촉촉하게 해 주기 위해 점안액을 사용하도록 독려한다.

평가
- 1일 평균 1500mL이상의 소변배출이 유지됨.
- 구강점막이 분홍색이며 촉촉함.
- 1일 1회 배변하며 잔변감을 호소하지 않음.

2. 항파킨슨병-항콜린성 약물

Atropine을 파킨슨병 환자에게 투여하면 즉각적으로 타액 분비 감소 효과가 있다. 또한 진전과 근경직 감소에 효과가 입증되었다. 또한 항콜린성 약물이 부교감신경계뿐만 아니라 중추신경계에도 영향을 미치는 것이 확인되었다. 이들 항콜린성 약물이 파킨슨병의 진전 및 근육경직을 완화시켜 중추신경계에 영향을 미치지만, 움직임과 근육약화에 대해서는 영향을 거의 미치지 못한다. 이 발견의 결과 몇몇 항콜린성 약물이 파킨슨병 치료를 위해 사용되고 있다(예, trihexyphenidyl hydrochloride[Artane], biperiden[Akineton] 등). 이들 약물은 파킨슨병의 초기에 사용될 수 있으며, levodopa/carbidopa와 병용투여하거나 항정신병 약물인 phenothiazine의 부작용의 결과로 생기는 가성

원형약물차트 8-3

Benztropine

약물분류 항파킨슨병: 항콜린성 약물 상품명: Cogentin 임신범주: C	**투여경로** PO IV
금기 폐쇄각녹내장, 지연운동이상, 정신병, 치매, 중증 근무력증 주의: 빈맥, 심장질환, 자율신경병증, 양성 전립선 증식증, 3세 미만 어린이	**약물-임상검사-음식 상호작용** 약물: Phenothiazines, 삼환계 항우울제 그리고 다른 항콜린성 약물의 항콜린성 효과를 증가시킴.
약동학 흡수: PO: 잘 흡수됨/ 분포: PB: UK 대사: tⅡ: UK/ 배출: 소변으로	**약력학** PO: 개시: 1h/ 최고: 2-3h/ 기간: 6-10h
치료효과/응용 파킨슨병 혹은 약물유도 파킨슨병의 불수의적 증상을 감소 시킴. 작용 모드: 콜린성 수용체(무스카린성)를 봉쇄하며 acetylcholine을 줄여서 과도한 콜린성 활성(불수의 운동)을 줄인다. 또한, dopamine 활성을 연장시키고 불수의 운동을 줄이기 위해 dopamine 재흡수를 봉쇄한다.	
부작용 오심, 구토, 구강건조, 변비, 불안, 초조, 홍조, 어지럼, 시야혼탁, 눈부심, 동공산대, 건망증, 혼돈, 우울감, 환각, 발한 감소, 허약, 고체온, 감각이상	**유해반응** 빈맥, 가슴두근거림, 소변정체 치명적 증상: 마비성 장폐색증

A, 성인 Adult; b.i.d., 하루 2회 two times a day; d, 일 day; GI, 위장관 gastrointestinal; h, 시 hour; IM, 근육내intramuscular; IV, 정맥내 intravenous; min, 분 minute; PB, 단백결합 protein-binding; PO, 경구투여 by mouth; q.d., 하루 1회 once daily;; tⅡ, 반감기 half-life; UK, 잘 모름 unknown.

파킨슨병을 치료하기 위해 단독으로 사용된다(원형약물차트 8-3, 17장 참조).

약동학 Benztropine은 위장관에서 잘 흡수되고 소변을 통해 배설된다.

약력학 Benztropine은 파킨슨병과 가성 파킨슨병에서 야기되는 불수의적 운동을 줄이고 진전과 근육경직을 감소시킨다. 이 약물은 경구투여 및 근육과 정맥 주사로 투여 가능하다. 알코올과 다른 중추신경계 억제제는 진정작용을 더욱 심하게 한다.

3. 멀미를 치료하는 항콜린성 약물

중추신경계에 대한 항콜린성 약물의 효과는 멀미 증상에 도움이 된다. 멀미를 치료하는 데 쓰이는 항히스타민제로 분류되는 약물의 예는 scopolamine이다. 이것은 피부 패치 형태로 국소적으로 사용되고 귀 뒤에 붙인다. 경피 scopolamine은 3일 이상 효과가 있다. 멀미를 치료하는 항히스타민으로 분류되는 다른 약으로는 dimenhydrinate(Dramamine), cyclizine(Marzine), meclizine hydrochloride(Antivert) 등이 있다. Transderm Scop을 제외하고 이들 약의 대부분은 일반약으로 구입이 가능하다.

표 8-4에 항콜린성 약물의 예와 용량 그리고 일반적 임상 응용이 언급되었다. 항콜린성 약물이 안압을 상승시킬 수 있으므로 녹내장 환자에게는 사용하지 말아야 한다(원형약물차트 8-4).

1) 부작용 및 유해반응

항콜린성 약물로 사용되는 항히스타민제의 부작용에는 구강건조, 시각장애(동공확대에 따른 시야혼탁), GI 연동운동 감소에 따른 변비, 감소된 방광긴장에 의한 소변저류, 빈맥(고용량투여 시), 저혈압, 피부발진, 근육약화, 홍조 등이 있다.

표 8-4 항콜린성 약물

일반명(상품명)	응용 및 고려사항
항콜린성 약물: 위장관 또는 콜린성 억제제	
dicyclomine HCl(Bentyl)	과민성대장증후군(IBS) 협각녹내장, 심각한 궤양성 대장염, 마비성 장폐색환자는 피할 것 임신범주: B, PB: UK; tⅡ: 9–10시간
glycopyrrolate(Robinul)	위산분비 감소(위궤양, 수술 전 처치) 협각녹내장, 장관폐색, 궤양성 대장염 환자는 금기 임신범주: B, PB: UK; tⅡ: 0.5–2시간
hyoscyamine SO_4(Cystospaz, Anaspaz)	위궤양, IBS : 위산분비와 경련성 방광 조절 협각녹내장, 심한 궤양성 대장염이 있는 환자는금기 임신범주: C, PB: 50–60%; tⅡ: 3.5시간
methscopolamine bromide(Pamine)	위궤양, IBS, 알레르기성 비염, 축농증, 감기 증상 완화 전립선비대, 장폐색이 있는 환자는 피할 것 임신범주: C, PB: UK; tⅡ: UK
propantheline bromide (Pro–Banthine)	위궤양(항경련제) 녹내장, 근무력증, 전립선비대증에서 금기 임신범주: C, PB: UK; tⅡ: 9시간
scopolamine(Transderm Scop)	마취 전 약물, IBS, 멀미, 섬망 협각녹내장, 장폐색질환, 심한 궤양성 대장염, 마비성 장폐색 환자는 금기 임신범주: C, PB: 30%; tⅡ: 8시간
콜린성 억제제: 눈	
cyclopentolate HCl(Cyclogyl)	눈검사를 위한 동공축소와 모양근 마비
homatropine(Isopto Homatropine)	눈검사를 위한 동공축소와 모양근 마비(모양체근 마비되어 순응)
tropicamide(Mydriacyl Ophthalmic)	눈검사를 위한 동공축소와 모양근 마비
항콜린성–항파킨슨 약물	
biperiden lactate(Akineton)	파킨슨병과 약물에 의한 추체외로증후군 임신범주: C, PB: UK; tⅡ: 6–10시간
trihexyphenidyl HCl(Artane)	파킨슨병과 약물에 의한 추체외로증후군 임신범주: C, PB: UK; tⅡ: UK
항콜린성–항무스카린성 약물	
기타	
ipratropium bromide(Atrovent)	기관지평활근 부위에 acetylcholine 작용을 억제하고, 기관지를 이완시켜 만성 폐쇄성 폐질환을 치료하는 항콜린성 기관지이완제 임신범주: B, PB: UK; tⅡ: 2시간

A, 성인 Adult; a.c., 식전 before meal; b.i.d., 하루 2회 two times a day; C, 소아 child; d, 일 day; EPR, 추체외로반응 extrapyramidal reaction, GI, 위장관 Gastrointestinal ; gtt, drops; h, 시 hour; h.s., 취침 시 at bedtime; IBS, 과민성 대장증후군 irritable bowel syndrome; IM, 근육내 intramuscular; inhal, 흡입 inhalation; IV, 정맥내 intravenous; maint, 유지 maintain; min, 분 minute; PB, 단백결합 protein binding; p.c., 식후 after meal; PO, 경구투여 by mouth; PRN, 필요시 as needed; q.d., 하루 1회 once daily; q.i.d., 하루 4회 four times a day; SC, 피하 subcutaneous; SL, 혀밑 sublingual; sol, 용액 solution; SR, 서방형 sustained–release; tⅡ, 반감기 half–life; t.i.d., 하루 3회 three times a day; UK, 잘 모름 unkown; >, 초과; < 미만.

원형약물차트 8-4

Tolterodine Tartrate

약물분류 항무스카린성 약물: 항콜린성 상품명: Detrol, Detrol LA 임신범주: C	**투여경로** PO IV
금기 과민반응, 소변정체, 위정체, 조절 안 되는 협각녹내장, 수유 주의: 조절되는 협각녹내장, 심혈관질환, 방광유출폐쇄, 유문부 협착 혹은 기타 GI 폐쇄질환, 마비성 장폐색증, 궤양성 대장염, 신장 혹은 간기능저하증	**약물-임상검사-음식 상호작용** 약물: Amantadine, amoxapine, bupropion, clozapine, cyclobenzaprine, disopyramide, maprotiline, olanzapine, orphenadrine, H_1봉쇄제, phenothiazines 및 삼환 항우울제 등으로 인해 효과 증가; azole 항진균제(예, ketoconazole) 혹은 macrolide 항생제(예, erythromycin), cyclosporine 및 fluoxetine 등으로 인해 효과 감소 음식: 포도주스는 약물농도를 상승시킴
약동학 흡수: 음식물 존재 시 약물의 위장관흡수 저하 분포: PB: 96%/ 대사: tⅡ: 2–4h/ 배출: 소변 및 대변	**약력학** PO: 개시: UK/ 최고: 1–2h/ 기간: UK
치료효과/응용 소변 횟수, 절박뇨, 요실금 등의 감소 작용 모드: 방광에 선택적인 콜린성(무스카린성) 수용체 봉쇄	
부작용 구강건조, 눈, 및 피부; 두통, 메스꺼움, 어지럼, 신경과민, 오심, 구토, 설사, 복부통증, 변비, 소화불량, 고창, 배뇨곤란, 체중 증가, 관절통, 소변정체	**유해반응** 기관지염, 시각장애, 흉통, 고혈압

A, 성인 Adult; b.i.d., 하루 2회 two times a day; GI, 위장관 gastrointestinal; H_1, 히스타민 histamine₁; h, 시 hour; PB, 단백결합 protein binding; PO, 경구 by mouth; SR, 서방형 sustained-release; tⅡ, 반감기 half-life; UK, 잘 모름 unknown; URI, 상기도감염 upper respiratory tract infection; UTI, 요로감염 urinary tract infection.

PART 03

신경계 약물

CHAPTER 09

중추신경계 흥분제

학습목표

- 중추신경계 흥분제의 작용을 설명한다.
- 주의력결핍/과다행동장애와 기면증에 사용되는 약의 작용을 설명한다.
- Amphetamines, 식욕억제제, 각성제, caffeine 등의 부작용을 설명한다.
- 편두통에 사용되는 약물을 설명한다.
- 중추신경계흥분제를 투여받는 환자에게 간호과정을 적용한다.

많은 약물들이 신체기능을 조절하는 뇌와 척수를 포함하는 **중추신경계**를 흥분시킨다. 의학적으로 승인된 CNS 흥분제는 아동의 주의력결핍/과다행동장애(ADHD), 기면증, 호흡곤란의 치료 등에 국한된다. CNS 흥분제의 주요 군에는 대뇌겉질을 자극하는 amphetamine과 caffeine을 포함하고, 호흡을 촉진하기 위해 뇌간과 연수에 작용하는 각성제와 caffeine, 뇌의 시상하부와 변연계 부위의 포만중추를 자극하여 식욕을 억제하는 것으로 알려진 diethylpropion과 같은 식욕억제제를 포함한다. 이 중 Amphetamine과 관련 식욕억제제가 많이 남용되고 있다. Amphetamine의 장시간 사용은 의존성과 내성을 유발할 수 있다. 단기간(12주까지) 치료 목적으로 추천된다. 갑자기 투약을 중단하면 우울증과 금단증상이 발생된다.

편두통과 군발두통의 치료에는 진통제, 맥각 알칼로이드(ergot alkaloid)와 선택적 serotonin1수용체 작용제(triptans) 등을 포함한다. 편두통은 심한 박동성 통증을 야기한다. 편두통은 전조증상(aura)이(시각, 냄새, 저림, 어지럼 등) 자주 발생하지만 결정적인 것은 아니다. 삼차신경(trigeminal nerve)을 흥분시키는 뇌간의 변화 때문에 기인하는 것으로 생각된다. 편두통 유발 요소에는 일부 음식(맥주, 적포도주, 오래된 치즈, 초콜릿, 카페인, monosodium glutamate), 식사 거르기, 강도 높은 육체 활동, 여성호르몬 변화, 밝은 빛, 스트레스, 날씨 변화 그리고 일부 약물(경구용 피임약, 혈관이완제) 등이 있다. 군발두통의 원인은 잘 모르지만, 삼차신경 활성에 의한 것으로 여겨지고 있다. 이 두통은 2주에서 3개월 지속되는 동안 하루에 2-3차례 반복된다. 군발두통의 유발요인은 없으나 일단 시작되면 alcohol, nicotine, nitroglycerin이 즉시 심한 두통을 유도한다.

1 병태생리학

주의력결핍/과다행동장애는 신경전달물질인 serotonin, norepinephrine, dopamine의 조절 장애에 의해 야기된다. **ADHD**는 기본적으로 아동에게서 발생하는데 주로 7세 이전의 연령에서 볼 수 있고 10대까지 지속된다. 여자 아동보다 남자 아동에게서 3-7배 높은 유병률을 보인다. 여러 형태의 ADHD의 행동적 특징에는 부주의(inattentiveness), 집중장애, 안절부절증(restlessness), 행동과다, 임무를 마치지 못함, 충동성 등이 있다.

ADHD 아동은 협력이 잘 안 되며, 비정상적 뇌파 소견을 보인다. 지능은 영향을 받지 않으나 학습장애는 종종 있다. 이 질환은 또한 경미한 뇌기능장애, 과다행동, 운동과다증, 학습장애를 동반한 운동과다증후군 등으로 불린다. 그러나 많은 전문가들은 ADHD가 잘못 진단되어 아동들이 필요 없는 약물을 수개월에서 수년간 투여받는다고 말하고 있다.

기면증(narcolepsy)은 운전 혹은 누군가와 얘기하기 등과 같이 정상적으로 깨어서 활동하는 동안 잠에 빠지는 특징을 가진다. 수면마비는 수면 동안 정상적인 근육마비 조건에 항상 기면증을 동반하고 수의근에 영향을 준다. 기면증은 움직일 수가 없고, 의식을 잃고 쓰러지기도 한다.

2 Amphetamines

Amphetamines는 뇌와 교감신경계(말초신경말단)로부터 신경전달물질인 norepinephrine과 dopamine의 분비를 자극한다. Amphetamine은 일반적으로 이상행복감과 각성을 야기하지만, 이 약은 또한 불면증, 불안, 초조, 진전, 과민성 등을 초래한다. 증가된 심박수, 심계항진, 부정맥, 혈압 상승 등 심혈관계 문제가 amphetamine 사용으로 비롯된다.

Amphetamine의 반감기는 4–30시간 사이로 다양하다. Amphetamine–유사 약물이 효과가 없을 때 amphetamine이 기면증과 일부 ADHD에 사용된다. Amphetamine(Adderall)은 ADHD 조절에 효과적이다. Dextroamphetamine(–Dexedrine)과 methamphetamine(Desoxyn)은 일부 ADHD 환자에게 처방된다.

Amphetamine은 중추신경계와 심혈관계, 위장관계, 내분비계에 유해 반응을 일으킨다. 부작용과 유해 반응에는 안절부절, 불면, 빈맥, 고혈압, 심장두근거림, 구강건조, 식욕부진, 체중감소, 설사, 변비, 발기부전 등이 포함된다.

1. ADHD와 기면증을 위한 amphetamine–유사약물

Methylphenidate(Ritalin)과 dexmethylphenidate(Focalin)는 amphetamine–유사 약물로 분류되며, 아동의 주의집중 시간과 인지능력(에, 기억, 읽기)을 향상시키고, 충동성, 과다행동, 안절부절을 감소시킨다. Methylphenidate는 기면증 치료에도 사용된다. Methylphenidate는 남용 가능성이 있어 규제약물 편성(controlled-substance schedule, CSS) II 약물군에 분류된다(원형약물차트 9–1). Amphetamine과 amphetamine–유사 약물은 저녁 시간 혹은 잠들기 이전에 투여해서는 안 되는데 불면증이 초래되기 때문이다. Modafinil(Provigil)은 기면증에 처방되는 또 다른 약제이다. 이는 기면증 환자가 깨어 있는 시간을 증가시킨다. 이 약의 작용기전은 완전하게는 알려져 있지 않다.

원형약물차트 9-1

Methylphenidate

약물분류
중추신경계 흥분제: Amphetamine계 약물
상품명: Ritalin, Ritalin SR 제제, Concerta, Daytrana(경피패치), Quillivant XR 제제
CSS Ⅱ
임신범주: C

투여경로
PO
IV

금기
갑상선기능항진증, 불안증, 발작 과거력, 관상동맥질환, 고혈압, Tourette's 증후군, 녹내장, 정신병, 정신우울증
주의: 6세 미만 어린이, 우울증, 물질중독, 임신 시에는 사용하지 말기

약물–임상검사–음식 상호작용
약물: 교감신경흥분제와 정신 흥분제의 자극작용을 증가시킬 수 있음; 항고혈압제 작용을 줄일 수 있음
경구용 항응고제, barbiturates, 항경련제, 삼환계 항우울제의 작용을 증대시킴; MAO 억제제와 병용 시 고혈압위기 증대.
음식: Caffeine은 효과를 증대시킴

약동학
흡수: 위장관으로 흡수가 잘됨
분포: PB: 10–33%/ 대사: tⅡ: 1.3–7.7h
배출: 40%가 용해되지 않는 상태로 소변으로 배출

약력학
PO: 개시: 0.5–1h/ Peak: 2h(서방: 5h; 경피: 8h)
기간: 3–6h(서방: 8h, 서방: 4–8h)

치료효과/응용
ADHD로 인한 과다행동교정, 주의집중기간 증대 그리고 졸림 조절
작용기전: Dopamine 수송에 영향을 주어 serotonin성 경로의 변화에 의한 것으로 보고됨

부작용
오심, 구토, 설사, 불면증, 어지럼, 불안증, 초조, 자극, 진전, 이상행복감, 시야혼탁, 두통, 과다행동 증가, 복통, 빈혈, 상기도감염

유해반응
빈맥, 고혈압, 성장억제, 가슴두근거림, 발작, 체중감소
생명위협: 박리성 피부염(exfoliative dermatitis), 뇌졸중, 혈소판감소증, 간독성

A, 성인; ADHD, 주의력결핍/행동과다 장애 Attention deficit/hyperactivity disorder; C, 소아; CD, 조절된 용량; CNS, 중추신경계; CSS, Controlled Substances Schedule; d, 일; GI, 위장관계; h, 시; MAOI, monoamine oxidase 억제제; min, 분; PB, protein–binding; PO, 경구투여; tⅡ, 반감기; UK, unknown; y, 년

Methylphenidate는 ADHD 치료에 가장 널리 처방되는 약이다(표 9–1).

약동학 Methylphenidate는 위장관 점막을 통해 잘 흡수된다. Methylphenidate는 아동에게 아침과 점심 식사 전에 하루 두 번 투여된다. 음식이 흡수에 영향을 미치기 때문에 이 약은 식전 30분에서 45분에 투여되어야 한다. Methylphenidate는 잠자기 전 적어도 6시간에 투여되어야 하는데 불면증을 초래할 수 있기 때문이다. 경피 패치는 9시간 정도 사용 가능하다. 소변으로 배출되는데 40%의 methylphenidate가 변하지 않고 배설된다.

약력학 Methylphenidate는 ADHD와 기면증 치료에 사용된다. Amphetamine–유사약물은 Adderall을 제외하고는 amphetamine보다 ADHD 치료에 더욱 효과적이다. Amphetamine은 남용, 습관화, 내성의 높은 경향으로 인해 사용을 제한한다. MAO 억제제와 병용 시 고혈압위기가 초래된다. Caffeine과 같은 중추신경계 흥분제의 작용을 증가시키고 phenobarbital과 같은 일부 barbiturate의 대사를 억제한다.

간호과정

환자–중심의 협력의 간호

중추신경계 흥분제: Methylphenidate HCl(Ritalin)

사정

- 심장병, 고혈압, 갑상선기능 항진증, 파킨슨병 혹은 녹내장의 병력이 있는지 결정한다. 이러한 경우 금기이다.
- 활력징후를 확인한다. 약물이 항고혈압제의 효과를 방해할 수 있다.
- 환자의 정신상태를 조사한다(예, 기분, 정동, 공격적 성향).
- 아동의 키, 몸무게, 성장을 평가한다.
- 치료 전과 치료 중에 CBC, 감별 백혈구, 혈소판 수치를 확인한다.

간호진단

- Ritalin 약물요법과 관련된 지식부족

간호목표

- 과잉행동이 감소하고 주의집중시간이 증가한다.
- 투약과 관련된 주의사항(용량, 용법, 부작용, 음식 등)에 대하여 이해하고 설명한다.

표 9–1 암페타민과 암페타민 유사 약제

일반명(상품명)	응용 및 고려사항
Amphetamines	
amphetamine sulfate(Adderall, Adderall XR) CSS II	기면증, ADHD(최소용량) CNS와 심장독성 가능성 임신범주: C; PB: UK; tⅡ: 10시간
dextroamphetamine sulfate(Dexedrine) CSS II	amphetamine과 유사하게 사용, 체중감소, 기면증 정신병, 공격성, 심장문제가 나타날 수 있음(심장의 구조적 이상이 있는 환자에게서는 돌연사 일어날 수 있음) 임신범주: C / PB: UK; tⅡ: 10–12시간
lisdexamfetamine dimesylate(Vyvanse) CSS II	ADHD 식욕부진, 불면증, 두통, 짜증, 정신병, 공격성, 심장문제가 나타날 수 있음 심장의 구조적 이상이 있는 환자에게서는 돌연사가 일어날 수 있음 임신범주: C / PB: UK; tⅡ: 10–12시간
Amphetamine–Like Drugs	
modafinil(Provigil) CSS Ⅳ	기면증(밤잠에는 영향이 없음) 흔한 부작용으로 두통, 메스꺼움, 설사, 초조함 임신범주: C / PB: 60%; tⅡ: 15시간
dexmethylphenidate(Focalin)	ADHD 정신병, 공격성, 심장문제를 일으킬 수 있음 심장의 구조적 이상이있는 환자에게서는 돌연사가 일어날 수 있음 임신범주: C / PB: 60%; tⅡ: 2.2시간
armodafinil(Nuvigil)	기면증 임신범주: C / PB: 60%; tⅡ: 15시간

A, 성인; ADHD, attention deficit/hyperactivity disorder; C, 소아; CNS, 중추신경계; CSS, 규제약물법 Controlled Substances Schedule; d, 일; h, 시간; PB, protein binding; PO, 경구투여; tⅡ, 반감기; UK, 모름 unknown; y, 년; >, 초과.

간호중재

- 금단증상을 관찰한다(예, 오심, 구토, 쇠약, 두통).
- 환자에게서 부작용을 모니터링한다(예, 불면증, 안절부절, 신경증, 진전, 과민성, 빈맥, 혈압 상승).

환자교육

일반

- 환자에게 식전에 약물을 복용하도록 교육한다.
- 환자에게 음주를 피하도록 충고한다.
- 구강건조를 완화하기 위해 무당껌을 사용하도록 권한다.
- 환자에게 주2회 체중을 모니터링하고 체중감소를 보고하도록 교육한다.
- 진전, 신경증 혹은 심박수 증가 시에는 운전과 위험한 장비의 사용을 피하라고 조언한다.
- 투약을 갑자기 중지하지 말고 금단을 예방하기 위해 용량을 점차적으로 줄이도록 한다.
- Caffeine이 포함되어 있을 수 있으므로 일반약의 라벨을 잘 읽어보도록 환자를 독려한다. 높은 혈장 caffeine 수치는 치명적이다.
- ADHD 아동으로 인해 상담을 원하는 가족을 안내한다. 약물 단독치료는 적절한 치료 프로그램이 아니다. 약물치료 요법에 대해 보건교사에게 알린다.
- 장시간 약물 사용은 약물남용이 될 수 있다고 환자와 가족에게 설명한다.

식이

- 환자에게 caffeine이 함유된 음식을 피하라고 조언한다.
- 약물의 식욕 저하 효과 있으므로 영양가 있는 식이를 격려한다.

부작용

- 환자에게 약물부작용에 대해 교육하고, 빈맥과 두근거림은 보고하도록 교육한다.

평가

- 충동성이 감소하고 독서 활동 중 집중시간이 5분 정도 유지됨.
- 가족과 환자가 투약 관련 주의사항(용량, 용법, 부작용, 음식 등)에 대하여 설명함.

3 식욕억제제, Lipase 억제제, 각성제, 호흡자극제

1. 식욕억제제

Amphetamine은 단기간 사용하는 식욕억제제로 처방되기도 하였으나 내성과 의존성, 남용문제 때문에 더 이상 식욕억제의 목적으로는 처방되지 않는다. 젊은 여성에게 phenylpropanolamine을 포함하는 약을 투여했을 때 출혈성 뇌졸중의 위험이 증가되었고, 식욕억제제를 복용하는 여성에게는 열여섯 배의 위험이 보고되었다. Phenylpropanolamine은 신기능부전, 정신병, 고혈압, 심부정맥 등을 초래한다.

12세 이하의 아동은 식욕억제제를 복용하지 말아야 하며, 식욕억제제의 자가 투여도 지양되어야 한다. 이 약의 장기간 사용은 신경과민, 불안, 과민반응, 불면증, 심장두근거림, 고혈압과 같은 심각한 부작용을 초래하게 된다.

2. Lipase 억제제

Lipase 억제제는 체중감소를 위해 선택되는 약물로 음식물을 통한 지방의 위장관 흡수를 줄인다. 지방 성분이 대변을 통해 배설되어 체중이 감소된다. 이 억제제의 부작용에는 지방변, 대변절박증, 변실금, 가스팽만, 오심, 구토, 심한 복통을 포함한다. 당뇨 환자에서 저혈당증이 야기될 수 있다.

3. 각성제

각성제는 중추신경계 흥분제로 뇌간과 연수에 대부분 영향을 미치나 대뇌겉질에도 영향을 준다. 이 약의 주된 용도는 호흡을 촉진하는 것이다. 각성제의 유사제로 xanthine(methylxanthines)이 있으며 그중 caffeine과 theophylline이 주된 약이다. 용량의존적으로 caffeine은 중추신경계를 자극하고 고용량에서 호흡을 촉진시킨다. 호흡곤란이 있는 신생아에게 caffeine을 투여하면 호흡이 증가된다. Theophylline은 대부분 세기관지를 이완시키는 데 사용된다. 그러나 이 또한 신생아의 호흡을 증가시킬 목적으로 사용되고 있다(표 9-2).

표 9-2 식욕억제제와 각성제

일반명(상품명)	응용 및 고려사항
식욕억제제(Anorexiants)	
benzphetamine HCl(Dldrex) CSS III	체중감소를 위한 단기 사용(8–12주) Amphetamines와 유사. 남용 가능성 있음. 임신범주: X; PB: UK / tⅡ: 6–10시간
diethylpropion HCl(Tenuate) CSS IV	시상하부의 식욕조절중추를 자극하여 식욕억제. 단기 사용. 임신범주: B; PB: UK/ tⅡ: 4–8시간
phentermine HCl(Suprenza) CSS IV	식욕억제에 단기 사용 임신범주: X; PB: UK/ tⅡ: 19–24시간
phentermine–topiramate(Qsymia)	한가지 이상의 동반질환(고혈압, 이상지질혈증, 제2형 당뇨)을 가진 경우의 단기 체중 조절 – 12주 이내에 체중감소를 평가 자살위험을증가시킬 수 있음/ 임신범주: X; PB: 15–41% / tⅡ: 20–65시간
phendimetrazine(Bontril)	단기 식욕억제에 사용 임신범주: X; PB: UK/ tⅡ: 2–10시간
Serotonin 2C 수용체 작용제	
lorcaserin(Belviq)	한가지 이상의 동반질환(고혈압, 이상지질혈증, 제2형 당뇨)을 가진 경우의 단기 체중 조절–12주 이내에 5%의 체중감소가 없을 경우 복용 중단 자살위험을 증가시킬 수 있음/ 임신범주: X; PB: 70% / tⅡ: 11시간
Analeptics	
Methylxanthines	
caffeine citrate(Cafcit, NoDoz)	CNS, 호흡흥분제로 사용, 신생아 무호흡증에 호흡흥분제로 사용, 심박수와 혈압을 증가시킴, NGT 또는 IV로 투여 임신범주: C; PB: 36%/ tⅡ: 3–7시간
OTC drugs: caffeine(NoDoz, Vivarin), coffee	각성상태로 회복 끓인 커피는 잔당 60–250mg, 4분 끓인 홍차는 40–100mg의 카페인 함유
theophylline	신생아 무호흡증에 호흡흥분제로 사용 – NGT 또는 PO로 투여 임신범주: C; PB: 40%/ tⅡ: 6.5–10.5시간
호흡자극제	
doxapram HCl(Dopram)	호흡곤란 시 사용 혈압을 증가시킬 수 있음 임신범주: B; PB: UK/ tⅡ: 성인 2.5–4시간/ 신생아 7–10시간

Adol, 청소년; A, 성인; a.c., 식전; C, 소아; CSS, Controlled Substances Schedule; d, 일; FDA, 미국식품의약국; h, 시간; IM, 근육내; IV, 정맥내, MAOI, monoamine oxidase 억제제; max, 최대; min, 분; NGT, 코위영양관(nasogastric tube); OTC, 일반약(over the counter); PB, 단백결합; PO, 경구투여; SC, 피하; tⅡ, 반감기; t.i.d., 하루 3번; UK, 잘 모름(unknown).

4. 호흡자극제

Doxapram(Dopram)은 중추신경계와 호흡흥분제이며, 약물과다, 마취 전과 후, 호흡억제, COPD 등에 의한 호흡억제 치료 시 사용된다. 정맥 내 투여 시 작용개시 시간은 20–40초 이내이고, 2분 내에 최고작용을 나타낸다. 부작용은 드물다. 그러나 과량을 투여할 경우 고혈압, 빈맥, 진전, 경직(spasticity), 과다행동반사 등이 일어난다. 약물 사용으로 인한 호흡억제를 경험하는 일부 환자를 치료할 때는 doxapram보다 인공호흡장치가 더욱 효과적이다.

CHAPTER 10

중추신경계 억제제

학습목표

- 수면제로 benzodiazepine을 사용하는 환자에 대한 간호과정을 적용한다.
- Barbiturate, benzodiazepines, nonbenzodiazepines, melatonin 작용제 수면제와 관련된 간호 중재를 설명한다.
- 마취의 단계별 특징을 설명한다.
- 국소마취제의 사용을 설명한다.

중추신경계 억제제는 CNS 내에서 다양한 정도의 억제(기능 활성의 감소)를 유발한다. 억제 정도는 약물과 그 용량에 의존한다. CNS 억제제의 광범위한 분류에는 진정수면제, 전신마취제, 진통제, 아편유사 및 비아편유사진통제, 항경련제, 항정신병제, 항우울제 등이 있다. 이 장에서는 진정수면제와 전신마취제를 다루고, 나머지는 억제제는 별도의 장에서 다루고 있다.

1 진정수면제

진정수면제는 수면장애 치료에 흔히 사용된다. CNS 억제 중에 가장 순한 형태가 진정인데, 의식에 영향을 주지 않고 저용량에서 신체와 정신 반응을 줄인다. 진정제는 대부분 낮 시간에 사용된다. 약용량을 증가시키는 것은 최면이 아닌 "자연스러운" 수면 유형인 **최면효과**를 일으킨다. 매우 높은 용량의 진정제–수면제는 마취가 유도된다.

Barbiturate는 항불안 효과를 위해 benzodiazepine이 도입된 1960년대 초까지 사용되었다. Barbiturate의 많은 부작용과 육체적, 정신적 의존성에 대한 가능성 때문에 최근에는 덜 사용되고 있다.

수면제의 종류에는 단시간형수면제와 중간시간형수면제가 있다. 오래 끄는 부작용 없이 이른 아침에 깰 수 있게 하므로 단시간형 수면제는 잠을 자는 데 도움이 된다. 중간시간형 수면제는 잠을 유지하는 데 유용하다. 그러나 하

표 10–1 진정수면제의 부작용과 유해반응

부작용과 유해반응	효과에 대한 설명
잔여진정	손상된 반응시간의 결과로 나타나는 졸음후유증이다. 중간시간형과 장시간형 수면제는 약물 잔여진정의 원인이 된다. 간에서 몸에 남아 졸음을 유발하는 활성형 대사체로 변환된다.
REM 반동	생생한 꿈과 악몽의 결과로 나타나는 REM 반동은 장기간 수면제를 사용하다가 갑자기 끊었을 때 종종 발생하는데 단지 한 번의 수면제투여 후에도 나타날 수 있다.
의존	의존은 만성적인 수면제 사용에 의한 결과이다. 육체적 의존은 약물을 장기간 복용하다가 끊었을 때 근육연축과 진전, 어지럼, 기립성 저혈압, 망상, 환각, 섬망, 발작 등으로 나타나며중단 후 24시간 이내에 나타나고, 며칠 동안 지속될 수 있다.
내성	내성은 간효소의 약물대사능이 증가하여 발생한다. Barbiturate 약물은 장기간 사용 후에 내성을 유발할 수 있다. 약물복용을 중단하면 내성은 없어질 수 있다.
과도한 우울	수면제의 장기 사용은 중추신경계 억제를 야기할 수 있다. 무기력, 졸음, 집중력 부족, 혼동, 심리적 우울 등이 특징적이다.
호흡저하	고용량의 진정수면제는 연수의 호흡중추를 억제할 수 있다.
과민반응	Barbiturate 복용 시 드물게 피부발진과 두드러기가 발생할 수 있다.

REM, 급속 안구운동 Rapid eye movement.

나를 사용한 후에 환자는 아침에 **잔여졸림** 혹은 **잔여진정**(**hangover**)을 경험한다. 만약 환자가 활동적이며 정신적 각성을 요구한다면 이는 비람직하지 않다. 이상적인 수면제는 수면의 정상적 양상을 단절시키지 않고, 잔여진정이나 원하지 않는 효과를 유발하지 않고 자연스러운 수면을 촉진하는 것이다. 표 10-1은 진정수면제의 사용 및 남용과 연관된 흔한 부작용과 유해반응을 나열하였다.

수면제 약물치료는 **약물의존(drug dependence)**과 **약물내성(drug tolerance)**을 방지하기 위해 단기간만 사용해야 한다. 수면제 치료중단은 약물내성을 줄이지만, 장기간 고용량을 사용하다가 갑자기 중단하는 것은 **금단증상**을 초래할 수 있다. 일반적인 규칙은 가장 낮은 용량으로 수면을 유도하는 것이다. 심한 호흡기질환이 있는 환자는 호흡곤란을 유발할 수 있으므로 수면제를 피해야 한다. 임신 시 수면제는 금기이다. Ramelteon(Rozerem)은 장기간 사용이 승인된 유일한 진정수면제이다. 이 약물은 만성 불면증에 사용된다.

1. Barbiturate

Barbiturate는 1900년대 초에 진정제로 도입되었다. 이것은 장시간형, 중간시간형, 단시간형, 초단시간형으로 나누어진다.

- **장시간형**(*long-acting group*)은 phenobarbital과 mephobarbital을 포함하고, 뇌전증(epilepsy)에서 발작을 조절하는 데 사용된다.
- Butabarbital(Butisol)과 같은 **중간시간형**(*intermediate-acting group*) barbiturate는 장기간 수면을 유지하기 위한 수면 지속 목적으로 유용하다. 이들 약들의 작용개시 시간은 약 1시간이기 때문에 수면 돌입이 힘든 경우에는 사용하지 않는다. 중간시간형 barbiturate를 사용하는 환자는 활력징후를 면밀히 모니터링해야 한다.
- **단시간형**(*short-acting group*) barbiturate인, secobarbital(Secondal)과 pentobarbital(Nembutal)은 기본적으로 수술 전 진정제로 사용된다. 단시간형 barbiturate를 사용하는 환자는 활력징후를 면밀히 모니터링해야 한다.
- **초단시간형**(*ultrashort-acting group*) barbiturate, thiopental sodium(Pentothal)은 전신마취제로 사용된다.

약물내성을 포함하여 많은 부작용 때문에 barbiturate는 단기간(2주 혹은 그 이하) 사용에 국한된다. 미국에서 bar-

표 10-2 진정수면제: Barbiturates 및 기타

일반명(상품명)	응용 및 고려사항
Barbiturates: 단시간작용형	
pentobarbital sodium(Nembutal Sodium) CSS II	진정, 수면 또는 마취 전처치. 수면 관련 행동 및 자살충동을 일으킬 수 있음. 임신범주: D;PB: 35–45%; tⅡ: 4–50h
secobarbital sodium(Seconal Sodium) CSS II	수술 전의 진정상태 유도 수면 관련 행동 및 자살충동과 관련될 수 있음 임신범주: D;PB: UK; tⅡ: 15–40h
Barbiturates: 중간시간작용형	
butabarbital sodium(Butisol Sodium)	불안과 단기 불면증(14일 이내) 모든 barbiturate와 알코올을 피해야 함. 수면 관련 행동을 일으킬 수 있음. 비정상적인 사고와 혈관부종을 일으킬 수 있음.
CSS III	임신범주: D;PB: 50%; tⅡ: 100h
Barbiturates: 장시간작용형	
mephobarbital(Mebaral) CSS IV	경련, 동요, 불안, 자살충동, 섬망 제어. 임신범주: D;PB: UK; tⅡ: 11–67h
phenobarbital(Luminal) CSS IV	발작제어, 수술 전 진정, 불안에 대해 더 많이 사용. 호흡저하에 대해 모니터링해야 함. 임신범주: D;PB: 20–45%; tⅡ: 50–140h

A, 성인; b.i.d., 하루 2회; C, 소아; CNS, 중추신경계; CSS, 규제약물법 Controlled Substances Schedule; d, 일; h, 시; h.s., 취침 시 at bedtime; IM, 근육내; IV, 정맥내; max, 최대; PB, 단백결합 protein–binding; p.c., 식후; PO, 경구투여; PR, 직장내; PRN, 필요시; q.i.d., 하루 4번; tⅡ, 반감기; t.i.d., 하루 3번; UK, unknown; wk, 주; <, 미만; >, 초과.

biturate는 단시간형은 schedule of the Controlled Substances Act as class II, 중간시간형은 class III, 장시간형은 class IV로 분류된다. 캐나다에서는 barbiturate가 schedule G로 분류된다. Barbiturate는 표 10-2에 나열되어 있다.

약동학 Pentobarbital(Nembutal)은 거의 반세기 동안 사용되어 왔고, 1960년대에 benzodiazepine이 도입되기 전까지 수면제로서 선택약물이었다. 이는 흡수 속도가 낮고 적절한 단백결합을 보인다. 간대사를 통해 활성형 대사산물이 만들어지기 때문에 반감기가 길다.

약력학 Pentobarbital과 secobarbital은 불면증의 단기간 치료에 기본적으로 사용된다. 다른 응용에는 발작조절, 수술 전 불안증 감소, 진정유도 등이 있다. 짧은 작용 시간과 신속한 작용개시로 인해 단시간형 barbiturate로 고려된다. Pentobarbital은 경구투여 때보다 근육 내주사 시 작용개시 시간이 느리다.

많은 약물 상호작용이 barbiturate와 관련이 있다. 알코올, 마약 그리고 다른 진정수면제는 barbiturate와 병용투여 시 CNS를 더욱 억제한다. Pentobarbital은 간효소 작용을 증가시켜, 경구용 항응고제, glucocorticoids, 삼환계 항우울제, quinidine 같은 약들의 효과를 감소시킨다. Pentobarbital은 고용량의 acetaminophen과 함께 투여 시 간독성을 야기시킨다.

2. Benzodiazepine계 약물

Benzodiazepine계 약물은 1960년대에 항불안증 치료제로 chlordiazepoxide(Librium)과 같이 도입되었다. 이 약물군은 수면 유도를 위해 진정수면제로 처방된다. 몇몇 benzodiazepine계 약물에는 flurazepam(Dalmane), alprazolam(Xanax) (원형약물차트 10-1), temazepam(Restoril), triazolam(Halcion), estazolam(ProSom), quazepam(Doral) 등이 있다(표 10-3). 증가 된 불안증은 일부 환자에서 불면증의 원인이 되며, lorazepam(Ativan)과 diazepam(Valium)이 불안증을 해소하는 데 사용된다. 이들 약물은 규제약물법령에 따라 schedule IV로 분류된다. Benzodiazepine계 약물은 억제성 신경전달물질인 gamma-aminobutyric acid(GABA)의 GABA 수용체에 대한 작용을 증가시킨다. 신경흥분이 억제된다.

Benzodiazepine계 약물(temazepam은 제외)은 NREM 수면의 4단계를 억제할 수 있는데, 기억이 생생한 꿈 혹은 악몽을 유발하고 REM 수면을 지연시킬 수 있다. Benzodiazepine계 약물은 다른 진정수면제보다 수주 더 길게 수면

원형약물차트 10-1

Zolpidem Tartrate

약물분류 진정수면제: nonbenzodiazepine 상품명: Ambien, Ambien CR(지속정), Edluar(설하), Intermezzo(설하) CSS: Ⅳ / 임신범주: C	**투여경로** PO IV
금기 Benzodiazepine에 과민인 경우, 호흡억제, 유즙분비 주의: 신장 혹은 간기능이상; 정신우울증, 자살충동; 임신; 어린이, 노인, 쇠약한 환자	**약물-임상검사-음식 상호작용** 약물: Alcohol, CNS 억제제, 항경련제 및 phenothiazines계 약물과 병용 시 CNS 억제 증가됨; azole계 항진균제 농도 증가; rifampin 농도 감소 음식: 흡수 감소
약동학 흡수: PO: 잘 흡수됨 분포: PB: 92% 대사: tⅡ: 2–4.5h 배출: 담즙, 소변, 대변	**약력학** PO: 개시: 7–27min 최고농도 도달시간: 0.5–2.3h 작용시간: 6–8h
치료효과/응용 불면증치료 작용기전: CNS 억제, 신경전달물질 억제	
부작용 졸림, 무기력, 두통, 얼굴 홍조(hot flashes), 잔여진정, 과민성, 어지럼, 보행장애, 시각장애, 불안, 정신우울증, 오심 및 구토, 발기부전	**유해반응** 내성, 심리적 혹은 신체적 의존; 수면 관련 행동, 저혈압, 혈관성 부종, 부정맥, 자살충동

A, 성인; CNS, 중추신경계; CSS, 규제약물법(Controlled Substances Schedule); d, 일; h, 시; h.s., 수면 시(at bedtime); min, 분; PB, 단백결합 protein binding; PO, 경구투여; tⅡ, 반감기.

장애에 효과적이다. 그러나 반동성 REM을 방지하기 위해 3-4 주 보다 길게 사용해서는 안 된다.

Triazoplam(Halcion)은 반감기가 2-5시간인 단시간형 수면제이다. 이 약물은 어떠한 활성형의 대사산물도 생성하지 않는다.

소량의 benzodiazepine계 약물은 신장 혹은 간기능부전 환자에 추천된다. 과량의 benzodiazepine계 약물은 benzodiazepine 길항제인 flumazenil(Romazicon)이 치료제로 처방된다. 항불안제로 처방되는 benzodiazepine계 약물은 제 23장에서 논의한다.

약동학 Benzodiazepine계 약물은 위장 점막을 통해 잘 흡수된다. 간에서 신속히 대사되어 활성형의 대사물로 전환된다. Alprazolam은 반감기가 11-16시간이다. Benzodiazepine계 약물은 단백결합을 잘하고, 다른 단백결합이 높은 약과 병용하면 유리형의 약물이 증가하여 유해효과의 위험이 증가된다.

약력학 이들은 즉시 작용이 시작되며, 중간시간에서 장시간의 작용 효과를 보인다. 일반적인 성인을 위한 추천 용량은 노인에게 많은 양이기 때문에 과량을 방지하기 위해 초기에는 절반 용량을 권장한다.

Alcohol 혹은 아편유사제가 benzodiazepine계 약물과 병용될 경우에 추가적인 중추신경반응 억제현상이 유발된다. 대부분의 benzodiazepine계 약물은 수면 관련 행동의 유해효과를 나타낸다(수면 중에 음식섭취, 운전 혹은 전화통화).

간호과정
환자-중심의 협력의 간호

진정수면제: Benzodiazepine계 약물

사정

- 투약력(호흡억제와 저혈압효과를 증강시키는 CNS 억제제 등)을 확인한다.

표 10-3 진정수면제: Benzodiazepines 및 Nonbenzodiazepines

일반명(상품명)	응용 및 고려사항
Benzodiazepines	
alprazolam(xanax) CSS Ⅳ	
estazolam(ProSom) CSS Ⅳ	불면증 - 6주 이상 사용하지 말기 밤에 깨는 빈도가 감소함. 운전 중 잠이 들 수 있음. 임신범주: X; PB: 93%; tⅡ: 10-24h
lorazepam(Ativan) CSS Ⅳ	수술 전 진정 목적과 불안을 줄이는 목적으로 사용. 임신범주: D; PB: 91%; tⅡ: 12-14h
temazepam(Restoril) CSS Ⅳ	불면증, 진정작용 유도 수면 관련 행동을 야기할 수 있음. 임신범주: X; PB: 98%; tⅡ: 8-15h
triazolam(Halcion) CSS Ⅳ	불면증 - 내성을 예방하기 위해 7-10d 이상 사용하지 말기 Triazolam을 복용할 때는 술이나 담배를 피해야함 수면 관련 행동을 야기할수 있음: 임신범주: X; PB: 90%: 50%
Benzodiazepine 길항제	
flumazeil(Romazicon)	과량투여 혹은 전신마취 시에 benzodiazepine의 진정작용을 억제함. 임신범주: C; PB: 50% tⅡ: 54min
Nonbenzodiazepines	
eszopiclone(Lunesta) CSS Ⅳ	불면증 수면 관련 행동을 야기할 수 있음. 우울증과 자살충동이 악화될 수 있음. 임신범주: C; PB: 52-59%; tⅡ: 6h
zaleplon(Sonata) CSS Ⅳ	불면증(초단기간) 수면 관련 행동을 야기할 수 있음. 임신범주: C; PB: 60%; tⅡ: 1h
Melatonin 작용제(Rozerem)	24시간 주기 리듬을 조절함으로써 불면증을 치료함(만성적 불면증 시 장기간) 임신범주: C; PB: 82%; tⅡ: 1-2.5h

A, 성인; CSS, 규제약물법(Controlled Substances Schedule); d, 일; h, 시간; h.s., 취침시; Ⅳ, 정맥내; max, 최대; PB, 단백결합(protein binding); PO, 경구투여;sec, 초; tⅡ, 반감기; UK, 잘 모름(unkown); wk, 주.

- 불면증 혹은 불안증 등의 건강력을 확인한다.
- 신기능을 조사한다. 소변배출량은 하루 1500mL는 되어야 한다. 신기능이 떨어지면 약물반감기가 길어져 약물작용이 연장된다.

간호진단
- CNS 억제와 사용과 관련된 호흡기능장애
- 약물이행과 관련된 수면향상기능성

간호목표
- 1일 야간수면 시간이 6시간 이상을 유지한다.
- 약물 사용 후 호흡 장애 징후가 나타나지 않는다.

간호중재
- 호흡과 혈압을 모니터링한다.
- 처음으로 수면제를 투여받는 노인이나 환자를 위해 침대에 경보장치를 사용한다. 혼돈이 일어나면 부상이 발생할 수 있다.
- 유해반응에 대해 환자를 관찰한다. 특히, 노인과 쇠약한 환자를 특히 주의해야 한다.
- 발진에 대해 환자를 조사한다. 피부발진(skin eruption)이 benzo-diazepine계 약물투여에 의해 발생한다.

환자교육

일반
- 수면 유도를 위해 환자에게 비약리학적 방법을 시도하라고 교육한다(따뜻한 물에 목욕, 조용한 음악 듣기, 따뜻한 음료 마시기, 잠들기 최소 6시간 전에 caffeine이 함유된 음료 마시지 않기).
- Benzodiazepine계 약물을 투여하는 동안 알코올 및 항우울제, 항정신병제, 아편유사약물을 피하라고 독려한다.
- 자동차 운전이나 기계류를 작동하지 말라고 충고한다.
- 일반의약품으로 구매하고 사용하는 수면제가 있는지 확인하고 중복투여하지 않도록 한다.

부작용
- 인지변화와 역설적 반응 같은 유해반응을 의료진에 보고하도록 한다.
- Benzodiazepine계 약물은 특히 수 주간 사용했을 때에 서서히 용량을 줄이면서 끊어야 한다고 환자에게 충고한다. 급작스러운 약물중단은 금단증상을 초래한다(예, 진전, 근연축).

평가
- 지난 3일간 야간수면을 7시간 정도 유지함. 낮동안의 무기력감이 적어졌다고 함.
- 약물 사용 후 호흡 장애 징후가 나타나지 않음.

3. Nonbenzodiazepine계 약물

Zolpidem(Ambien)은 benzodiazepine계 약물과 화학구조가 다른 nonbenzodiazepine계 약물이다. 이 약제는 불면증의 단기간 치료에 사용된다(7일 이하). 반감기는 2–4.5시간이며, 작용시간은 6–8시간이다. Zolpidem은 간에서 대사되어 세 가지 비활성형 대사물로 전환되고 담즙, 소변, 대변을 통해 배설된다.

4. 멜라토닌 작용제

Ramelteon(Rozerem)은 멜라토닌 작용제로 불리는데, 진정수면제의 가장 최신 범주에 속한다. Ramelteon은 규제약물로 분류되지 않은 최초의 FDA-승인된 수면제이다. 이 약물은 불면증치료에 있어 일주기를 조절하는 melatonin 수용체에 선택적으로 작용한다. Ramelteon은 REM 수면을 줄이지 않는다. 이 새로운 약의 반감기는 1–3시간이다. Ramelteon의 유해효과에는 졸림, 어지럼, 피로, 두통, 오심, 자살충동 등이 있다. 또한, ramelteon은 항불안제로 사용된다.

2 마취제

마취제(anesthetics)는 **전신마취**(*general anesthetics*)과 **국소마취**(*local anesthetics*)로 분류된다. 전신마취제는 중추신경계를 억제하고, 통증을 완화하고, 의식소실을 유발한다. 첫 마취제인 nitrous oxide(laughing gas)는 1800년대 초 수술에 사용되었다. 이 약은 여전히 효과적인 마취제이고, 치과시술과 수술에 자주 사용된다.

1. 균형마취

균형마취(balanced anesthesia)는 전신마취에 자주 쓰이는 약물의 병용요법이다. 균형마취는 다음 사항들을 포함한다.

1. 밤 시간 전에 수면제 투여
2. 분비물을 감소시키기 위해 수술 1시간 전에 투여하는 아편계 진통제 혹은 benzodiazepine(예, midazolam[Versed])을 항콜린성 약물(예, atropine)과 함께 사용한 마취 전처치(premedication)

3. Thiopental sodium(Pentothal)과 같은 단시간형 barbiturate
4. 흡입가스(흔히 nitrous oxide)와 산소의 병용
5. 필요할 경우 근육이완제의 투여

균형마취는 심혈관계 문제를 최소화하고, 필요한 전신마취제의 양을 줄이고, 마취 후 발생할 수 있는 오심과 구토를 줄이고, 기관기능 이상을 최소화하고, 통증을 줄인다. 환자는 고용량의 전신마취제를 투여받지 않기 때문에 유해반응이 줄어든다. 빠른 활동에 의해서 마취제로부터 회복이 촉진된다.

2. 전신마취단계

전신마취는 네 가지 단계를 거쳐 진행된다(표 10-4). 수술 시행은 세 번째 마취단계 동안에 진행된다. 만약 마취제가 흡입마취 전에 즉시 투여된다면 관찰될 수 있는 초기 마취단계 없이 세 번째 단계가 취해질 수 있다. 그러나 만약 약물이 서서히 투여되면 마취의 모든 단계를 항상 관찰할 수 있다.

3. 수술 전 평가

마취에 대한 환자의 반응은 개인의 건강상태와 관련하여 다양하다. 이들 변수에는 나이, 질병, 임신, 흡연력 그리고 알코올과 약물의 빈번한 사용이 포함된다. 이들 문제는 마취제의 종류와 양을 조절할 필요가 있기 때문에 수술 전에 반드시 규명되어야 한다.

4. 흡입마취제

세 번째 마취 단계 동안 흡입마취제(즉, 가스 혹은 가스형태로 투여되는 기화액체)는 전신마취를 위해서 사용된다. Nitrous oxide와 같은 가스 약물은 신속히 흡수되고, 신속한 약물 작용을 나타내며, 신속히 제거된다. Cyclopropane은 1930-1960년 사이에 인기가 높았던 흡입마취제였으나 ether처럼 높은 가연성 때문에 더 이상 사용되지 않는다. 1950년대 후반에 halothane(Fluothane)이 비가연성 물질로 소개되었다. 또 methoxyflurane, enflurane(Ethrane), isoflurane(Forane), desflurane(Suprane), sevoflurane(Ultane) 등이 있다.

흡입마취제는 대체적으로 수월한 마취 유도를 제공한다. Halothane, isoflurane 및 enflurane의 투여를 중지하면 약 1시간 안에 의식이 돌아온다. Desflurane과 sevoflurane으로부터 수분 내에 회복이 이루어진다. 흡입마취제는 항상 barbiturate, 강한 진통제(예, morphine), 근육이완제(예, pancuronium)와 병용하여 수술에 이용된다.

흡입마취제에 의한 유해효과에는 호흡억제, 저혈압, 심부정맥, 간기능이상 등이 있다. 위험에 처해 있는 환자에서 이 약제들은 악성 고체온증(malignant hyperthermia)을 유발할 수 있다. 오래된 마취제보다 새로운 약들이 보편적으로 오심 및 구토를 덜 유발한다.

5. 정맥내 마취제

정맥내 마취제 역시 전신마취에 쓰이거나 마취의 유도단계에 사용된다. 짧은 시간 동안의 외래 환자 수술에 정맥마취제는 흔히 쓰이는 마취형태가 된다. 예전에는 초단시간형 barbiturate인 thiopental sodium(Pentothal)이 짧은 시간의 수술에 사용되는 전신마취제였다. 이 약은 여전히 마취의 유도단계와 치과시술에 쓰이고 있다. 현재는 droperidol(innovar), etomidate(Amidate), ketamine(Ketalar) 등이 역시 전신마취제로써 정맥내 투여제로 쓰이고 있다. 정맥마취제는 신속한 작용개시와 짧은 작용시간은 가진다(표 10-5).

표 10-4 마취단계

단계	명칭	내용
1	진통	의식으로 시작하여 의식소실로 끝난다. 말하는 것이 어렵다. 후각과 통증을 소실한다. 꿈과 청각 및 시각적 환각이 야기된다. 이 단계를 유도단계라 불리기도 한다.
2	흥분 혹은 섬망	대뇌겉질의 억제에 의한 의식소실 야기됨. 혼돈, 흥분 혹은 섬망이 야기됨. 짧은 유도 시간.
3	수술	수술절차가 이 단계에서 이루어진다. 네 가지 기(phase)로 이루어진다. 수술은 2기 및 상부 3기에서 이루어진다. 마취가 깊어지면서 호흡이 더욱 약해지며 호흡수가 증가된다.
4	연수마비	마취의 독성단계이다. 호흡이 사라지며, 순환계 허탈이 일어난다. 기계적 호흡이 요구된다.

Midazolam(Versed)과 propofol(Diprivan)은 마취 유도와 유지를 위해 널리 사용되고 있고, 소수술 혹은 인공호흡기 혹은 기관삽관과 같은 시술을 위해 의식을 진정시킬 목적으로 사용된다. 환자는 진정되고 이완되지만 명령에 대해서 반응을 보인다.

정맥마취제의 유해효과에는 호흡 및 심혈관계 억제가 포함된다. Propofol은 세균 증식을 지원하며, 박테리아감염의 위험을 증대시킨다. 패혈증(sepsis) 방지를 위해, 바이알(vial)은 개봉한 후 6시간 내에 버려야 한다.

6. 국부성 마취제

국부성 마취약제의 사용은 점막, 피부 표면의 손상,화상 등에 국한된다. 국소적용 마취제는 여러 형태가 사용가능한데, 액체 스프레이, 연고, 크림, 젤, 파우더 형태 등이다. 국소 적용마취제는 적용 면적에서 신경말단의 민감도를 줄인다.

7. 국소마취제

국소마취제는 약물을 적용한 부위의 통증을 차단한다. 그러나 의식은 유지된다. 국소마취제는 치과시술, 피부열

표 10-5 흡입제와 정맥주사 마취제

약물	유도 시간	고려사항
흡입제: 휘발성 액체		
halothane(Fluothane)	빠름	매우 강력한 마취제. 빠른 회복. 혈압을 낮출 수 있음. 기관 확장 효과 있음. 임산부 금기
methoxyflurane(Penthrane)	느림	분만 중에 사용. 대개 약물용량은 다른 마취제보다 적고 자궁수축을 억제하지 않음. 저혈압 유발 가능. 신장 질환 금기
enflurane(Ethrane)	빠름	호흡 기능저하 가능하므로 환기 장치의 도움이 필수적. 자궁수축을 억제할 수 있으므로 분만에는 사용되지 않음 발작장애가 있는 환자에서는 사용금지
isoflurane(Forane)	빠름	흡입 치료에 빈번히 사용. 부드럽고 빠른 마취 유도와 회복. 저혈압과 호흡곤란 유발 가능. 자궁수축을 억제 하기 때문에 분만 중 사용되지 않음. 심혈관계 효과가 매우 적음
desflurane(Suprane)	빠름	휘발성 액체 마취. 투여 중단 후 빠른 회복. 저혈압과 호흡곤란 유발
seveflurane(Ultane)	빠름	수술 중 마취 유도와 유지. 단독 혹은 nitrous oxide와 함께 사용
흡입제: 기체		
nitrous oxide(laughing gas)	매우 빠름	빠른 회복. 심혈관계 효과가 매우 적음. 산소와 함께 공급. 효력이 낮음
정맥주사제(ultrashort-acting barbiturates)		
thiopental sodium(Pentothal)	빠름	지속시간이 짧음. 수술에서 빠른 유도를 위해 사용. 환자를 따뜻하게 유지; 오한과 진전이 생길 수 있음. 호흡중추 억제; 환기 보조가 필수적
methohexital sodium(Brevital sodium)	빠름	지속시간이 짧음. 마취 유도를 위해 사용되고 균형 잡힌 마취를 위해 다른 약물과 함께 사용. 대개 사용 후 흡입마취제가 사용됨
thiamylal sodium(Surital)	빠름	마취 유도와 전기충격요법에서 마취에 사용
Benzodiazepines		
diazepam(Valium)	보통–빠름	마취 유도에 사용. 진통 효과는 없음
midazolam(Versed)	빠름	마취 유도와 내시경 절차에 사용. IV 약물은 진정 작용을 일으킬 수 있음. 심폐질환이 있을 경우 사용금지
기타		
droperidol and fentanyl(Innovar)	보통–빠름	fetanyl과 함께 사용하면 신경 이완 진통 효과. 주로 전신마취제와 함께 사용. 마취 전 약물, 진단 절차용 약물로 사용되기도 함. 저혈압과 호흡곤란을 유발할 수 있음
etomidate(Amidate)	빠름	마취 유도를 위해 단기 수술에 이용 또는 다른 약물과 함께 사용해 마취상태를 유지하는 데 이용
ketamine hydrochloride(Ketalar)	빠름	단기 수술 또는 마취 유도에 이용. 타액 분비, 혈압, 맥박 증가. 진단 절차에 사용. 정신병 이력이 있는 환자에 사용금지
propofol(diprivan)	빠름	마취 유도에 사용; 전신마취제와 함께 사용. 지속시간이 짧음. 저혈압과 호흡곤란 유발. 투여 위치에 통증을 유발하므로 통증 감소를 위해 국소마취제(lidocaine)와 함께 투여
fospropofol(Lusedra)	빠름	마취 유도와 유지에 이용. 저혈압과 호흡곤란 유발.

상봉합, 단시간 수술 등에 유용하게 쓰인다. 또한, 척수마취에 있어서는 투입 부분 이하의 신경자극을 차단하고, 요추천자 및 흉강천자와 같은 진단 시술에 사용된다.

대부분의 국소마취제는 ester와 amide의 두 군으로 분류되는데 amide군의 약물은 알레르기 반응 유발의 빈도가 낮다. 최초의 국소마취제는 1800년대 후반의 cocaine이다. 합성 cocaine 약물인 procaine은 1900년대 초에 발견되었다. Lidocaine(Xylocaine)은 1950년대 중반에 개발되어 치과시술을 제외하고는 procaine의 존재를 사라지게 하였다. Lidocaine은 신속한 작용개시와 장시간의 작용을 보이며, 용액 상태에서 더욱 안정되어 있고, 프로카인보다 과민반응을 덜 일으킨다. Lidocaine 도입 때문에 많은 국소마취제들이 판매되고 있다. 표 10-6은 단시간, 중등도 및 장시간 효과에 따라 국소마취제의 여러 유형을 기술하고 있다.

8. 척수마취

척수마취(spinal anesthesia)는 3번째 혹은 4번째 요추강 부위에서 지주막하공간에 국소마취제 주사를 필요로 한다. 만약 국소마취제가 척주(spinal column)에 많이 주어지면 호흡근육이 영향을 받을 수 있어 호흡곤란 혹은 마비가 발생할 수 있다. 척수마취 후 두통이 발생할 수 있는데 이는 바늘 삽입 부위에서 뇌척수액이 빠져나와 압력이 떨어져서 발생하는 것이다. 그러므로 환자는 베개를 베지 않고 똑바로 누운 자세를 유지하며, 척수액의 소실 경향을 줄이기 위해 수분섭취를 독려해야 한다. 척수마취 후 저혈압이 유발될 수 있는데, 감각차단 위치, 고혈압 개인력 그리고 만성 알코올 섭취를 포함하는 선행요인 때문이다.

척주의 여러 부위가 국소마취로 **신경차단(nerve block)**을 위해 이용될 수 있다. **척수차단(spinal block)**은 척수의 두 번째 층인 지주막을 통과하여 국소마취제를 주입하는 것이다. **경막외차단(epidural block)**은 척수 외부층 혹은 경막에 국소마취제를 주입하는 것이다. **미추차단(caudal block)**은 척추(sacrum) 근처에 위치한다.

안장차단(saddle block)은 회음부를 차단하기 위해 척추의 말단 부위에 주어지는 것이다. 약물과 시술로 인해 혈압이 떨어질 수 있으므로 이 유형의 마취를 하는 동안에는 환자의 혈압을 모니터링해야 한다. 안장차단은 출산 시 산모에게 무통분만을 위해 자주 시행된다.

간호사는 전신 및 국소마취제 사용 전과 후에 환자 사정에 있어 중요한 역할을 한다. 처치를 설명하고 마취 전 투약을 포함한 마치 전 지시 사항을 고지하는 등, 간호사는 수술을 앞둔 환자를 준비시켜 마취와 수술의 안전성과 효과를 높인다.

표 10-6 국소마취제

마취제	유형	응용 및 고려사항
단시간-작용(½ to 1 Hour)		
chloroprocaine(Nesacaine)	Ester	경막 외 마취. 작용개시는 6-12분.
procaine HCl(Novocain)	Ester	신경차단 침윤, 경막 외 마취 및 척수마취. 치과에서 사용. Ester 유형의 마취제에 알레르기가 있는 환자에 주의.
중간-작용(1 to 3 Hours)		
lidocaine(Xylocaine)	Amide	신경차단 침윤, 경막 외 및 척수마취. 알레르기 반응 드뭄. 심장부정맥치료에 사용된다(제30장참조).
mepivacaine HCl(Carbocaine HCl, Isocaine, Polocaine)	Amide	신경차단 침윤, 경막 외 및 척수마취. 치과에서사용.
prilocaine HCl(Citanest)	Amide	말초신경차단, 침윤,경막 외 마취치과에서 사용.
장시간-작용(3 to 10 Hours)		
bupivacaine(Marcaine, Sensorcaine)	Amide	말초신경차단, 침윤, 경막 외 마취
dibucaine HCl(Nupercainal)	Amide	국소적 사용(크림 및 연고).
etidocaine(Duranest)	Amide	말초신경차단, 침윤, 경막 외 마취.
tetracaine HCl(Pontocaine)	Ester	척수마취(높고 낮은 saddle block). 눈의 각막, 기관지경을 위한 코와 목을 마취하기 위해서 그리고 통증과 소양증을 완화하기 위한 국소 사용

CHAPTER 11

항경련제

학습목표

- 항경련제의 약동학, 부작용과 유해반응, 치료혈장농도, 사용 금기사항, 약물 상호작용 등을 이해한다.
- Hydantoin, 장시간형 barbiturate계 약물, succinimide계 약물, oxazolidone계 약물, benzodiazepine계 약물, iminostilbene계 약물, valproate의 작용을 비교한다.
- 환자교육을 포함하여 항경련제에 대하여 간호과정을 적용한다.

1 항경련제

뇌전증 발작에 사용되는 약물은 **항경련제(anticonvulsants)** 혹은 **항뇌전증약물**로 불린다. 항경련제는 신경세포막을 안정화시키고 대뇌겉질의 비정상적 전기자극(impulse)을 억제하지만 발작의 원인을 제거하거나 치료하지는 못한다. 항경련제는 중추신경계억제제로 분류된다.

항경련제의 사용으로 환자의 약 70% 정도가 발작이 조절된다. 항경련제는 대부분 평생 복용하지만 3-5년 동안 발작이 없다면 의료진은 약을 중단할 수 있다.

1. 약리생리학: 항경련제 작용

항경련제는 세 가지 방식으로 작용한다. (1) 비활성화 시에 나트륨 통로에 약물이 결합하여 나트륨 유입을 억제하며, 통로비활성을 연장시키고, 신경세포흥분을 예방한다. (2) 칼슘 유입을 억제하여 칼슘 이온이 T-형 칼슘통로로 이동함으로써 발생하는 전류를 방지한다. (3) 뇌의 전반에 걸쳐 신경전달물질을 억제하는 GABA의 작용을 증가시킴에 의한다. 나트륨 유입을 억제하는 약물은 phenytoin, fosphenytoin, carbamazepine, oxcarbazepine, valproic acid, topiramate, zonisamide, lamotrigine 등이다. Valproic acid와 ethosuximide는 칼슘 유입을 억제하는 약물이다. GABA의 작용을 증가시키는 약물의 예는 barbiturate, benzodiazepine계 약물, tiagabine 등이다.

2. Hydantoin계 약물

발작을 치료하는 첫 항간질약물은 phenytoin인데, 1938년에 발견된 hydantoin으로 여전히 가장 널리 사용되는 발작치료제이다. Hydantoin계 약물은 나트륨유입을 억제하고, 신경세포막을 안정화시키고, 반복적인 신경흥분을 줄이고, 발작을 제한함으로써 작용을 한다. 더불어 심장조직의 전기흥분역치(threshold)를 증가시킴으로써 항부정맥제로도 작용한다. 이 약물은 일반적인 진정작용을 약간 보이고 중독성이 없다. 그러나 이 약제는 태아에 기형 발생 원인이 될 수 있으므로 임신 동안에는 사용하지 말아야 한다.

신생아, 간질환 환자, 노인은 낮은 대사로 인해 작용하는 약물의 농도가 높을 수 있으므로 처방 시에 용량을 줄여야 한다. 반대로, 아동과 같이 대사속도가 높은 환자는 높은 약물용량이 필요하다. Phenytoin은 치료범위가 좁은 약물이다(10-20mcg/mL). 그러므로 용량 결정을 위해 혈장 혹은 혈청농도를 확인해야 하며 항경련제는 혈청약물농도가 원하는 범위 내에 있을 때 치료효과가 안정적인 약물이다(원형약물차트 11-1).

약동학 Phenytoin은 소장을 통해 천천히 흡수된다. 이 약물은 단백결합률이 높다(90-95%). 혈청단백 혹은 albumin 감소는 유리형 phenytoin 혈청농도를 높이는 결과를 초래한다. 평균약물용량에서 phenytoin의 반감기는 약 24시간이나, 7-42시간 정도의 범위이다. Phenytoin은 대사되어 비활성 대사물질로 바뀌며 소변으로 배설된다.

약력학 경구투여 phenytoin은 30분에서 2시간 사이에 작용개시

원형약물차트 11-1

Phenytoin

약물분류	투여경로
항경련제: hydantoin 상품명: Dilantin 임신범주: D	PO IV
금기	**약물-임상검사-음식 상호작용**
고과민성, 심장차단, 서맥, 정신질환, 임신 주의: 저나트륨혈증, 저혈압, 저혈당, 자살충동, 중증 근무력증, 전신성 홍반성 루푸스	약물: cimetidine, isoniazid, chloramphenicol과 같이 사용 시 효과 증가; 엽산, 칼슘, 제산제, sucralfate, vinblastine, cisplatin과 같이 사용 시 효과 감소. 항응고제, 경구피임약, 항히스타민제, corticosteroids, theophylline, cyclosporin, quinidine, dopamine, rifampin의 효과 감소. 음식: 엽산, 칼슘, 비타민 D는 phenytoin으로 인해 흡수가 저하되어 효과가 감소함
약동학	**약력학**
흡수: PO: 서서히 흡수됨; IM: 불규칙한 흡수속도 분포: PB: 90-95%/ 대사: tⅡ: 7-42h, 평균: 24h 배출: 소변으로 소량, 담즙과 대변에 적정량	PO: 개시: 0.5-2h/ 최고농도: 1.5-6h/ 작용시간: 6-12h IV: 개시: ~ 1h/ 최고농도: 2h 적정량/ 작용시간: >12h
치료효과/응용	
강직간대발작(대발작)과 복합 부분발작 예방 작용기전: 이온수송 변화에 의한 운동 대뇌겉질의 활성 감소	
부작용	**유해반응**
두통, 복시, 혼동, 어지럼, 나태함, 신체조정력 저하, 보행장애, 불분명한 발음, 발진, 식욕부진, 매스꺼움, 구토, 저혈압, (IV 투여 후) 소변의 분홍-적색/갈색 변색	Leukopenia, hepatitis, depression, 잇몸증식, 안구진탕증, 다모증, 골다공증 생명위험: 악성빈혈, 혈소판감소증, 무과립구혈증, Stevens-Johnson 증후군, 고혈압, 심실세동, 뇌병증, 자살충동

A, 성인 (Adult); C, 소아 (child); d, 일(day); h, 시(hour); IM, intramuscular; IV, intravenous; LD, 부하용량(loading dose); max, 최대 (maximum); min, 분 (minute); PB, 단백결합(protein-binding); PO, 경구투여(by mouth); q.i.d., 하루 4회; tⅡ, half-life; t.i.d., three times a day; >, 초과; <, 미만.

되며, 1.5-6시간에 최고농도에 도달하고, 7-10일 사이에 안정농도를 나타내며, 반감기에 의존하는 작용시간은 45시간이다. 경구용 phenytoin은 서방형(sustained-release(SR)) 캡슐로서 가장 흔히 처방된다. 최고 SR 농도 도달시간은 4-12시간이다.

Phenytoin의 IV 투여는 중심 라인이나 말초에 삽입한 중심 카테터를 통해 큰 정맥으로 직접 주입해야 한다. 이 약제는 식염수 용액에 희석시켜야 한다. 그러나 약물 침전으로 인해 dextrose 용액은 피해야 한다. 제조사는 phenytoin 투여 시 침전을 피하기 위해 지속적인 IV 주입보다는 Y-튜브 혹은 3-way 밸브(3-way stopcock)를 사용하라고 권장하고 있다. IV phenytoin 50mg 혹은 해당 분획은 성인의 경우 1분 이상에 걸쳐 주입해야 하고, 노인의 경우 25mg/min 속도로 주입한다. 50mg/kg 이상의 주입속도는 저혈압 혹은 심부정맥을 야기하는데, 특히 노인과 쇠약한 환자에게 주의해야 한다. 각질이 벗겨지기도 하므로 주사 부위에 국소 자극을 주의한다. 정맥 라인은 정맥 자극을 줄이기 위해 매번 투여 전과 후에 식염수로 씻어내야 한다. Phenytoin의 근육주사는 조직을 자극하고 손상을 일으킨다. 이러한 이유와 흡수 문제 때문에 phenytoin은 근육주사를 하지 말아야 한다.

1) 부작용 및 유해반응

Hydantoin의 심한 부작용에는 신경과학 및 정신과적 효과, 혈소판감소증, 잇몸증식 등을 포함한다. Hydantoin을 장기간 상용한 환자는 insulin 분비를 억제하기 때문에 혈당이 증가한다. 덜 심각한 부작용에는 오심, 구토, 변비, 졸림, 두통, 탈모, 다모증(hirsutism), 안구진탕(nystagmus) 등이 포함된다.

2) 약물 상호작용

약물 상호작용은 hydantoin에서 흔한데 단백결합률이 매우 높기 때문이다. Hydantoin은 혈장단백질 결합 부위에 대해 다른 약과 경쟁한다. Hydantoin이 항응고제의 자리를 차지하면 더욱 많은 유리형 약물이 증가하여 약의 효과가 증대된다. Barbiturate, rifampin, 장기간의 음주는 hydantoin의 대사를 증가시킨다. Sulfonamide와 cimetidine(Tagamet)과 같은 약은 간대사를 억제함으로써 hydantoin의 작용을 증가시킨다. Antacid, 칼슘, sucralfate, 항종양제는 hydantoin의 흡수를 또한 감소시킨다. 항정신병 약물은 발작 역치를 낮추어 발작을 유발할 수 있다.

3. Barbiturate

장시간형 barbitutarte인 phenobarbital은 부분발작, 대발작, **간질중첩증**의 급성기, 뇌수막염, 독성 반응, 임신중독증 등의 치료에 사용되고 있다. Barbiturate는 억제성 신경전달물질인 GABA의 작용을 증강시켜 발작을 줄인다. Phenytoin에서 가능했던 기형 유발 등의 부작용이 phenobarbital에서는 적게 나타난다. Phenytoin의 치료 농도는 20–40mcg/mL이다. Phenobarbital의 사용에 따른 부작용에는 진정과 약제에 대한 내성이 포함된다. 간질의 재발을 피하기 위해서는 phenobarbital의 중단을 서서히 시행하여야 한다.

4. Succinimide계 약물

Succinimide군의 약물은 실신발작 혹은 소발작치료에 사용되며, 발작치료 시 다른 항경련약물과 병용한다. Ethosuximide(Zarontin)는 선택 succinimide이다. Succinimde는 T-형 칼슘통로를 통해 칼슘 유입을 줄임으로써 작용한다. Ethosuximide의 치료 혈청 농도는 40–100mcg/mL이다. 유해 작용은 혈액질환, 신장 및 간기능이상, 전신홍반성낭창 등이다.

5. Benzodiazepine계 약물

항경련작용을 가진 세 가지 benzodiazepine계 약물은 clonazepam, clorazepate dipotassium, diazepam 등이다. Clonazepam은 소발작에 효과적이지만 치료 시작 후 6개월이 지난 시점에서 내성이 생기기 때문에 clonazepam의 용량을 조절할 필요가 있다. Clorazepate dipotassium은 부분발작치료에 있어 보조 치료로 자주 사용된다.

Diazepam은 급성 간질중첩증을 치료하는 데 기본적으로 처방되며, 원하는 반응을 위해 IV로 투여해야 한다. 약물은 단시간작용한다. 또한, diazepam 투여 동안 혹은 직후에 다른 항경련제인 phenytoin 혹은 phenobarbital 등이 필요하다.

6. Iminostilbene계 약물

Iminostilbene계 약물인 carbamazepine은 다른 항경련제에 반응이 없는 난치성 발작치료에 사용된다. 이 약은 대발작 및 부분발작과 이들 발작의 혼합 형태의 질환조절에 사용된다.

Carbamazepine은 정신과 질환(예, 조울병, bipolar disorder), 삼차신경통, 알코올 금단증상에 사용된다. Carbamazepine(Tegretol)의 치료혈청농도는 5–12mcg/mL이며 포도주스와 동시에 섭취할 때 상호작용이 일어나 독작용이 나타난다.

7. Valproate

Valproic acid는 소발작, 대발작, 혼합형 발작치료에 처방된다. 이 약물은 2세 이하 영아에 대해 약물의 안정성과 효과가 정립되지 않았다. 이 약은 간독성이 유발될 수 있으므로, 유아나 간기능이 저하된 환자에게 사용할 때는 주의를 요한다. 발작 환자에게 치료 혈청 농도의 범위는 50–100mcg/mL이다. FDA는 divalproex sodium(Depakote)에 대해 조울병의 조증상태에 대해 치료를 승인하였다.

표 11-1는 여러 가지 항경련제와 그 용량, 사용, 고려사항들을 언급하고 있다. 표 11-2은 발작에 자주 쓰이고 있는 선택된 항경련제를 기술하고 있다. 항경련제는 낮은 용량으로 시작하고 치료 범위 내에 혹은 발작이 멈출 때까지 수주에 걸쳐 점차적으로 용량을 올려야 한다. 혈청 항경련 약물 농도는 독성을 피하기 위해 면밀히 모니터링되어야 한다.

8. 항경련제와 임신

임신기간 동안 뇌전증 여성 환자의 발작 경향은 25% 증가한다. 발작 시 저산소증이 야기되어 임신부와 태아 모두에게 위험하다. 그러나 많은 항경련제는 태아 기형을 야기할 수 있어 약물 사용에 주의가 필요하다. Phenytoin과 carbamazepine은 심장 결손 및 구순열 및 구개열과 같은 기형 유발 가능성 있으며 Valproate는 약물을 복용한 임신 여성의 4–8%에서 주요 선천성 기형을 일으킨다고 알려져 있다. 항경련제는 비타민 K의 억제제로 작용하는 경향이 있어 출생 직후 신생아에게 출혈을 야기한다. 항경련제를 복용하는 임산부는 출산 마지막 주나 마지막 10일간은 비타

표 11-1 항경련제

일반명(상품명)	응용 및 고려사항
Barbiturates	
mephobarbital (Mebaral)CSS Ⅳ	대발작, 소발작(다른 항경련제와 함께 사용), 섬망, 진전 졸음, 어지럼, 자살충동을 유발할 수 있음. 임신범주: D; PB: UK; tⅡ: 11–67시간
phenobarbital (generic)CSS Ⅳ	long-acting barbiturate. 대발작, 부분발작, 간질중첩증–Phenytoin과 함께 사용. 노인과 아동에게 고용량 사용 시 혼동, 우울, 과민 유발. 자살충동 고용량을 장기 사용 시 육체적 의존 유발. 임신범주: D; PB: 25–45%; tⅡ: A: 50–12–시간; C: 35–75시간
primidone(Mysoline)	Barbiturate 유사 약물. 대발작과 정신운동성 발작 GI distress가 발생 시 음식과 함께 섭취. 임신범주: D; PB: 20–45%; tⅡ: 10–12시간
Benzodiazepines(Anxiolytics)	
clonazepam (Klonopin)CSS Ⅳ	소발작, 근육간대경련, 간질중첩증, 소발작이 succinimide나 valproic acid로 치료되지 않을 때 사용. 임신범주: D; PB: 85%; tⅡ: 25–40시간
clorazepate (Tranxene)CSS Ⅳ	부분발작과 발작의 보조치료로 사용. 불안과 급성 알코올 금단증상도 치료 임신범주: D; PB: 97%; tⅡ: 48시간
diazepan (Valium)CSS Ⅳ	간질중첩증의 선택약물(Drug of choice). 호흡곤란과 저혈압 예방을 위해 천천히 정맥주사하고 10–15분마다 30mg PRN까지 반복투여; 그 후q2–4h PRN. 불안과 약물남용 금단증상 치료 임신범주: D; PB98%; tⅡ: 30–60시간
lorazepam (Ativan)CSS Ⅳ	간질중첩증, 불안, 약물남용금단증상 주입속도는 2mg/min을 넘지 않아야 함. 임신범주: D; PB: 91%; tⅡ: 12–14시간
Hydantoins	
fosphenytoin(Cerebyx)	대발작, 복합 부분발작, 간질중첩증(뉴런의 나트륨과 칼슘 이온 유입을 감소시킴) D5W 또는 0.9% NaCl에희석. 임신범주: D; PB: 95–99%; tⅡ: 8–15분
phenytoin(Dilantin)	
Iminostilbene	
carbamazepine(Tegretol)	전신발작, 부분발작, 단순발작, 복합발작. 다른 항경련제로 효과 없는 발작, 양극성장애치료에도 승인받음 임신범주: D; PB: 76%; tⅡ: 12–17시간
oxcarazepine(Trileptal, OXtellar XR)	고질적인 부분발작의 단일약제로 사용. 전신발작과 부분발작의 보조치료로도 사용. 나트륨 채널 차단. Carbamazepine보다 부작용이 적음; 약물농도 모니터링이 필수적이지 않음 임신범주: C; PB: 40%; tⅡ: 2시간
Succininmides	
ethosuximide(Zarontin)	소발작과 간대성 근경련 위장자극이 흔함; 음식과 함께 섭취 임신범주: C; PB: UK; tⅡ: A: 50–60시간, C: 25–30시간
Valproate	
valproate, valproic acid, divalproex Na(Depakote)	신경정신성, 근육간대성, 결신발작, 전신발작. 양극성 장애, 편두통 예방 임신 시 금기 임신범주: D; PB: 90%; tⅡ: 6–16시간
기타	
acetzolamide(Diamox)	대발작, 소발작, 초점성발작. 신장손상을 예방하기 위해 적절한 체액유지. 임신범주: C; PB: 90%; tⅡ: 10–15시간
gabapentin(Neurontin)	부분발작의 보조치료 – GABA 분비촉진. GI upset을 막기 위해 음식과 함께 섭취. 고용량은 단기작용. 약물중단할 경우, 발작 재발 방지를 위해 점진적으로 줄임. 임신범주: C; PB: 3%, tⅡ: 5시간

표 11-1 항경련제-계속

일반명(상품명)	응용 및 고려사항
lamotrigine(Lamictal)	부분발작, 전신발작. Lennox-Gastaut syndrome – 다른 항경련제와 함께 투여 나트륨 유입 차단. 발진 발생은 Stevens-Johnson 증후군으로 이어져 사망할 수 있으므로 약물중단. 임신범주: C; PB: 96%; tⅡ: 25-30시간
levetiracetam(Keppra)	복합적 부분발작, 보조치료나 단일치료. 약물 상호작용이 없음 임신범주: C; PB: <10%; tⅡ: 6-8시간
tiagabine(Gabitril)	부분발작의 보조치료. GABA 농도를 높임 임신범주: C; PB: 96%; tⅡ: 7-9시간
topiramate(Topamax)	부분발작, 전신발작. 칼슘채널을 저해하고 GABA의 작용을 강화. 임신범주: C; PB: 15-41%; tⅡ: 21시간
zonisamide(Zonegran)	부분발작의 보조치료. 나트륨과 칼슘 채널 차단. Phenytoin 또는 valproic acid의 혈장농도에 영향을 주지 않음. Sulfonamide에 민감성이 있는 경우 금기. 임신범주: C; PB: 40%; tⅡ: 60시간
magnesium sulfate	임신중독증 또는 자간증 임신범주: A; PB: UK; tⅡ: UK
pregabalin(Lyrica)	부분발작, 신경통. CNS 조직의 칼슘 채널에 영향을 주는 알파$_2$-델타수용체에 결합 임신범주: C; PB: 0%; tⅡ: 6시간
lacosamide(Vimpat)	부분발작. 부작용으로 시야흐림, 어지럼, 피로, 자살충동. 임신범주: C; PB: 15%; tⅡ: 13시간
ezogabine(Potiga)	부분발작. 부작용으로 시야흐림, 안구진탕, 어지럼, 백혈구감소증, 호중구감소증, 자살충동. 임신범주: C PB: 80%; tⅡ: 7-11시간
perampanel(Fycompa)	부분발작. 흔한 부작용으로 어지럼, 졸림, 두통, 피로, 과민. 공격, 적의, 분노, 살인 경향 등 정신적, 행동적으로 매우 위험한 행동이 나타날 수 있음. 기분, 행동, 성격에 변화가 나타나면 치료자에게 알려야 함 임신범주: C; PB: 95-96%; tⅡ: 105시간

A, 성인 (Adult); C, 소아 (child); CNS, 중추신경계; CSS, 규제약물법 Controlled Substances Schedule; GABA, gamma aminobutyric acid; GI, 위장관계; d, 일(day); h, 시(hour); IM, intramuscular; IV, intravenous; LD, 부하용량(loading dose); max, 최대 (maximum); min, 분 (minute); PB, 단백결합(protein-binding); PE, phenytoin equivalents; PO, 경구투여(by mouth); PRN, 필요시 as needed; q.i.d., 하루 4회; sol; 용액 solution; tⅡ, half-life; UK, 모름; y, 년 year; 〉, 초과; 〈, 미만.

표 11-2 발작질환에 사용되는 선택된 항경련제

발작질환	약물치료
강직간대(대발작)	phenytoin/ carbamzepine/ fosphenytoin/ valproic acid/ lamotrigine primidone/ phenobarbital
부분(복합-이차 전신)	phenytoin/ carbamzepine/ oxcarbazepine/ levetiracetam/ primidone phenobarbital/ tiagabine/ topiramate/ zonisamide
실신(소발작)	ethosuximide/ valproic acid/ lamotrigine/ clonazepam
간대성근육경련, 무긴장, 비정형, 실신	valproic acid/ lamotrigine/ clonazepam
간질중첩증	diazepam/ foshpenytoin/ lorazepam/ phenytoin

민 K 보충제를 복용하거나 출생 직후에 신생아에게 비타민 K를 투여해야 한다. 항경련제는 임산부에서 엽산의 소실을 증가시킨다. 따라서 임산부는 매일 엽산보충제를 복용하여야 한다.

9. 항경련제와 열성 발작

발열과 관련한 발작은 주로 3개월에서 5세의 어린이에게서 발생한다. 열성 발작을 경험한 아동의 2.5% 정도에서 뇌전증 발병하는 것으로 알려져 있다. 고위험군에서 예방적 항경련치료 목적으로 phenobarbital 혹은 diazepam 등이 사용된다. 간독성으로 인해 valproic acid는 2세 이하의 아동에게 사용할 수 없다.

간호과정
환자-중심의 협력의 간호

항경련제: Phenytoin

사정
- 건강력을 확인한다.
- 약물요법에 대한 환자의 지식을 평가한다.
- 신기능과 간기능을 확인한다. 증가된 혈청간효소(alkaline phosphatase, alanine aminotransferase, gamma-glutamyl transferase, 59-nucleotidase)는 간질환을 의미한다.

간호진단
- 투약 부작용과 관련된 지식 부족

계획
- 처방된 약을 정해진 시간에 복용한다.
- 투약 부작용을 설명할 수 있다.
- 투약 부작용 발생 시 의료진에게 알릴 수 있다.

간호중재
- 치료범위(10-20mcg/mL)를 정하기 위해 항경련제의 혈청농도를 모니터링한다.
- 투약 후 발생 가능항 혈액 문제를 조기에 확인하기 위해 CBC 결과를 모니터링한다.
- 안전한 환경을 (테이블 모서리 같은 뾰쪽한 물체로부터 환경적 보호) 조성한다.
- 영양 섭취 양상을 확인한다. Phenytoin은 식욕감퇴, 오심 및 구토를 유발한다.
- 경구용 피임약과 항경련제를 사용하는 여성 환자에게 추가적인 피임법을 사용하도록 조언한다.

환자교육

일반
- 환자가 서스펜션 형태의 약을 사용 전 정확한 용량이 투여될 수 있도록 충분히 흔들 것을 격려한다.
- 졸림이 발생할 수 있으므로 운전이나 위험한 활동을 하지 않도록 조언한다.
- Phenytoin과 valproic acid는 기형을 유발할 수 있음을 설명한다.
- 임신기간 대사 속도가 증가하여 발작이 더욱 빈번하게 발생할 수 있으므로 혈청 phenytoin농도를 면밀히 확인한다.
- 알코올 및 다른 CNS 억제제와 함께 투약하지 않도록 한다.
- 진단명 및 투약 관련 내용을 기재한 ID카드, 팔찌 등을 소지하도록 격려한다.
- 반동성 발작(발작의 재발)과 간질중첩증 등의 예방을 위해 약물 중단 시 서서히 감량하도록 교육한다.
- 잇몸 손상이 있을 수 있으므로 예방적 치과 진료가 필요함을 설명한다.
- 투약의 지속성이 매우 중요하므로 정해진 시기에 병원을 방문하고 처방된 투약 및 검사일정을 준수하도록 교육한다.
- 의료진과의 상담 없이 항경련제를 자가-처방하지 않도록 교육한다.
- Phenytoin은 insulin 분비를 억제하여 당수치를 높일 수 있으므로 당뇨 환자에게 평소보다 자주 혈청 glucose 수치를 확인할 것을 조언한다.
- 뇌전증에 대한 자원, 현재 정보, 환자 지원 등을 제공하는 국가, 지방기관들의 존재에 대해 환자에게 알려 주어라.

식이
- 매일 동일한 시간에 음식이나 우유과 함께 항경련제를 복용하도록 환자를 교육한다.

부작용
- 소변색이 핑크빛의 붉은색 혹은 붉은 빛의 갈색으로 변할 수 있으나 인체에 무해함을 알려준다.
- 양호한 구강위생을 유지하고, 잇몸을 자극하고 출혈을 방지하기 위해 부드러운 털의 칫솔을 사용하도록 조언한다.
- 인후통, 타박상, 코피 등의 증상은 혈액 문제를 의미할 수 있으므로 의료진에게 알리도록 교육한다.
- 잇몸염(gingivitis), 안구진탕, 불분명한 발음, 발진, 어지럼 등의 유해 반응을 의료진에게 알리도록 환자를 독려한다. Stevens-Johnson 증후군은 발진으로 시작한다.

평가
- 처방된 약을 정해진 시간에 맞추어 복용하였음.
- 환자와 가족이 투약 부작용을 설명함.
- 투약 후 부작용이 나타나지 않았으며 부드러운 칫솔을 사용하고 있음.

10. 항경련제와 간질중첩증

간질중첩증은 계속되는 발작 상태로 의학적 응급상황이다. 만약 치료가 즉시 시행되지 않는다면 환자가 사망할 수도 있다. Diazepam(Valium) 혹은 lorazepam(Ativan) IV 투여 후에 phenytoin(Dilantin) IV 투여를 선택할 수 있다. 발작 지속 시 midazolam(Versed) 혹은 propofol(Diprivan), 고용량의 barbiturate를 사용한다. 이들 약물은 호흡억제를 피하기 위해 천천히 투여되어야 한다.

특정 항경련제들의 약리학 작용이 표 11-3에 요약되어 있다.

표 11-3 선택된 항경련제: 약동학, 약력학, 치료범위

약동학			약력학				
약물	단백결합 (%)	t½	배설	PO 시작	최고시간 (h)	작용시간(h)	치료혈청범위
phenytoin(Dilantin)	95	6–45h(평균 22h)	Kidney, bile, and GI	30min– 2h	1.5–3	6–12	10–20mcg/mL
phenobarbital	20–45	2–6d	50–70% in urine	30–60min	8–12	6–24	20–40mcg/mL
ethosuximide(Zarontin)	UK	A: 50–60h C: 23–30h	25% in urine unchanged	UK	>4	12–60	50–150mcg/mL
clonazepam(Klonopin)	85	25–40h	신장과 대변	20–60min	1–2	6–12	20–80mcg/mL
carbamazepine(Tagretol)	75–90	15–30h	75% 소변,25% 대변	varies	4–7	6–12	5–12mcg/mL
valproin acid(Depakene)	90	6–16h	신장	20–30min	1–4	24	40–100mcg/mL

A, 성인 (Adult); C, 소아(child); d, 일 (day); GI, 위장관(gastrointestinal); h, 시 (hour); min, 분(minute); PO, 경구투여(by mouth); tⅡ, 반감기; UK, 잘 모름(unkown); 〉, 초과.

CHAPTER 12

신경계 질환치료제: 파킨슨병과 알츠하이머병

학습목표

- 파킨슨병 치료에 사용하는 각 약물의 특성을 설명한다.
- 알츠하이머병 치료에 사용되는 약물의 특성을 설명한다.

파킨슨병(Parkinson's disease)은 추체외로 운동경로(extrapyramidal motor tract, 자세, 균형, 운동을 조절함)에 영향을 주는 만성 신경계 질환이다. 세 가지 주요 양상[경직, **운동느림증**(*bradykinesia*), 진전] 때문에 이 질환은 증후군으로 고려된다. 경직(비정상적으로 근육긴장 증가)이 움직임에 따라 증가한다. 자세변화는 긴장과 운동느림증 때문에 발생하는데, 여기에는 무릎과 고관절을 굽히면서 가슴과 머리를 앞으로 떠미는 것, 발을 질질끄는 걸음걸이, 팔 흔들기가 없어지는 것 등이 포함된다. 다른 특징적인 증상에는 가면얼굴(masked face), 머리와 목의 불수의적 진전, 손의 환-말이운동(pill-rolling movement) 등이 있다. 진전은 휴식기에 더욱 잘 발생한다.

표 12-1 파킨슨병 치료제의 비교

약물	응용 및 고려사항
Dopaminergics	
Carbidopa–levodopa	파킨슨병 증상을 감소시킨다. Carbidopa(decarboxylase 억제제)는 보다 많은 levodopa가 선조체 신경말단(여기에서 levodopa가 dopamine으로 변환된다)에 이르도록 함. Carbidopad가 사용되면서 levodopa의 사용이 줄어듦.
Dopamine 작용제	
amantadine	처음에는 인플루엔자 A에 대한 항바이러스제로 사용되었음. 파킨슨병의 증상을 감소시킴. 파킨슨병의 초기치료에 사용될 수 있으며, 이는 levodapa의 사용을 늦출 수 있음. 약물로 유도된 파킨슨병에 효과적이며 항콜린제에 비해 부작용이 적음.
bromocriptine	D수용체 작용제. 파킨슨병의 초기치료제로 사용할 수 있음. 운동증상이 증가하면 levodopa 치료를 할 수 있음.
pramipexole(Mirapex), ropinirole HCl(Requip)	D, D 도파민수용체 작용제. Levodopa와 함께 사용될 수 있음. 이전의 도파민 작용제에 비해 부작용이 적음.
MAO–B Inhibitors	
selegiline HCl(Eldepryl)	도파민 이화효소를 억제하고 도파민의 작용을 확장시킴. 파킨슨병의초기치료제로 사용될 수 있음. Levodopa와 함께 투여될 때 보통 levodapa의 용량은 감소됨.
rasagiline(Azilect)	뇌의 시냅스에서 도파민의 분해를 억제함. 이후에 사용하기 위해 보다 많은 도파민을 뉴런이 흡수하도록 함.
COMT 억제제	
entacapone(Comtan), tolcapone(Tasmar)	Levodopa의 농도를 증가시키고 COMT 효소를 억제함. Levodopa–carbidopa(Sinemet)를 함께 투약함. COMT 억제제와 함께 쓰일 때에는 levodopa의 용량은 적게 사용됨.
항콜린약제; 항파킨슨병	
	Levodopa와 도파민 작용제가 소개되기 전에는 파킨슨 병의 치료제로 처음으로 선택되는 약물군이었음. 이 약물들은 약물로 유도된 파킨슨병의 치료에 현재 사용되고 있음. 저용량으로 치료가 시작되어 점차적으로 용량을 증량시킴. 노인들은 항콜린 약물의 부작용에 더 민감함. 기억력 감퇴나 치매를 가진 환자들이 항콜린 치료를 받아서는 안됨.

COMT, Catechol O–methyltransferase; MAO–B, monoamine oxidase–B.

파킨슨병의 완치를 위한 치료제는 거의 없으나 증상을 감소시키거나 dopamine 부족과 관련된 기능 저하를 회복시키는 약물이 사용되고 있다. (1) 콜린성 수용체를 차단하는 콜린성 차단제, (2) dopamine 수용체를 자극하는 dopamine 대체제, (3) dopamine 수용체를 자극하는 dopamine 작용제(dopamine agonists), (4) monoamine oxidase-B(MAO-B) 효소를 억제시키는 MAO-B 억제제, (5) dopamine을 비활성화시키는 catechol-O-methyltransferase 효소를 억제하는 COMT 억제제로 나누어진다(표 12-1).

1. 항콜린성 약물

항콜린성 약물은 경직과 진전을 줄이는데 효과가 있으나 운동느림증에 대해서는 작용이 미미하다. 항콜린성 약물은 부교감신경 억제제로 acetylcholine 분비를 억제한다. 항콜린성 약물은 phenothiazine계 약물의 부작용인 약물 유도 파킨슨병 혹은 가성 파킨슨병에 여전히 사용되고 있다. 파킨슨병에 사용되는 항콜린성 약물의 예로는 trihexyphenidyl(Artane), beztropine(Cogentin), biperiden(Akineton) 등이다(표 12-2, 15장 참조).

Diphenhydramine(Benadryl)은 항히스타민제로 항콜린성 약물과 유사한 작용을 나타내는데 발병 초기 증상이 미약하거나 dopamine 작용제군의 약물을 견디기 힘든 노인 환자에게 사용된다.

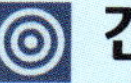

간호과정
환자-중심의 협력의 간호

항파킨슨병 약물: 항콜린성 약물

사정

- 건강력을 확인한다. 만약 환자가 녹내장, GI 기능이상, 소변저류, 협심증 혹은 중근 근무력증을 가진다면 보고한다. 녹내장 환자는 모든 항콜린성 약물이 금기이다.
- 투약력을 확인한다.
- 약물요법에 대한 환자의 지식을 평가한다.
- 소변배출량을 확인한다. 항콜린성 약물 지속 사용 시 소변저류가 발생할 수 있다.

간호진단

- 투약과 관련된 소변정체
- 투약과 관련된 구강점막 손상

계획

- 일 1500mL 이상의 소변량이 유지된다.
- 구강점막이 분홍색이며 촉촉하다.

간호중재

- 활력징후, 소변배출, 장음을 관찰한다. 증가된 맥박, 소변저류, 변비는 항콜린성 약물의 부작용이다.
- 위내 산도를 낮추는 알코올, 담배, caffeine, aspirin을 피하라고 환자에게 조언한다.
- 구강건조를 완화하기 위해 단단한 캔디, 얼음조각 혹은 무설탕 껌을 사용하도록 독려한다. 항콜린성 약물은 타액분비를 줄인다.
- 광선공포증(photophobia)의 발생할 수 있으므로 선글라스 착용을 제안한다.

표 12-2 항파킨슨병 치료제: 항콜린성

일반명(상품명)	응용 및 고려사항
benztropine mesylate(Cogentin)	약물로 유도된 파킨슨병 환자의 근긴장이상증을 감소시킴. 다른 항파킨슨병 약물과 함께 사용될 수 있음. 녹내장, 위장관장애, 심한 궤양성 대장염, 전립선비대증, 중증 근무력증에는 금기임. 임신범주: C; PB: UK; tⅡ UK
biperiden-HCl(Akineton)	약물로 유도된 파킨슨병에 사용됨(EPS). 장기간 사용하면 약물내성이 생길 수 있음. 금기는 benztropine의 금기와 비슷함. 알코올이나 중추신경억제제와 함께 사용하는 것을 피해야 함. 구강건조, 흐린시야, 졸림, 근육 위축, 변비가 발생할 수 있음. 임신범주: C; PB: UK; tⅡ: UK
trihexyphenidyl HCl(Artane)	파킨슨병의 불수의적인 움직임과 약물로 유도된 가성파킨슨 증상에 사용됨. 약물로 유도된 지연성 운동장애(tardive dyskinesia)dpsms 사용하지 않음. 임신범주: C; PB: UK; tⅡ: 5-10h

A, 성인; b.i.d., 하루 2회; C, 소아; CNS, 중추신경계; d, 일; EPS, 추체외로증상 (extrapyramidal symptoms); GI, 위장관; GU, 비뇨생식; h, 시간; h.s., 취침 시; IM, 근육내; IV, 정맥내; min, 분; PB, 단백결합 (protein-binding); p.c., 식 후; PO, 경구투여; PRN, 필요시; q.i.d., 하루 4회; tⅡ, 반감기; t.i.d., 하루 3회; UK, 잘 모름 (unkown).

■ 환자에게 소변저류를 최소화하기 위해 약물복용 전에 소변을 보도록 조언한다.
■ 녹내장을 가진 환자는 항콜린성 약물을 사용하면 안되므로 파킨슨병 증상조절을 위해 항콜린성 약물을 사용 중인 환자에게 정기적인 안과검사를 제안한다.

식이
■ 변비를 예방하기 위해 섬유질 함유량이 높은 음식과 액체를 많이 섭취하도록 독려한다.

평가
■ 일 1700mL 이상의 소변량이 유지됨.
■ 구강점막이 분홍색이며 촉촉함.

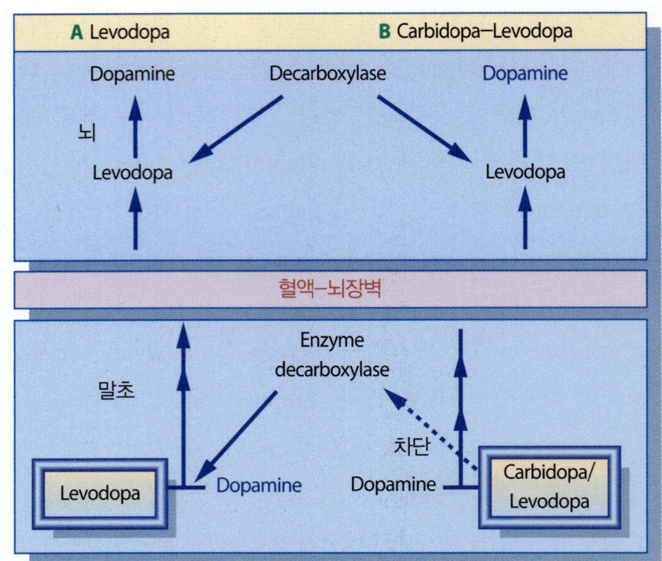

그림 12-1 **A.** Levodopa 단독투여 시 단지 1%만이 뇌에 도달하는데, 99%가 말초신경계에서 dopamine으로 전환되기 때문이다. **B.** Levodopa에 carbidopa를 병용투여하면 말초에서 carbidopa가 효소 decarboxylase를 억제하기 때문에 더 많은 양의 levodopa가 뇌에 도달한다.

2. 도파민성 약물

1) Carbidopa 및 Levodopa

첫 **도파민성**(*dopaminergics*) 약물은 1961년에 도입된 levodopa(L-dopa)인데 처음 도입되었을 때 혈액–뇌장벽이 levodopa를 통과시켜 파킨슨병의 증상을 감소시키는 데 효과가 있었다. 그러나 최근에는 사용이 매우 제한적이다. 왜냐하면 dopa decarboxylase는 뇌에서 levodopa를 dopamine으로 전환시키는데, 이 효소는 말초신경계에서도 발견되고, 뇌에 도달하기 전에 99%의 levodopa가 dopamine으로 전환된다. 그러므로 단지 1%의 levodopa만 뇌에 도달하고, 약리학적 반응이 나타나려면 많은 용량을 투여해야 하기 때문이다. 고용량의 투약은 많은 부작용을 야기할 수 있는데, 오심, 구토, 운동이상, 기립성 저혈압, 심부정맥, 정신질환 등이 포함된다.

대체약물인 carbidopa는 효소 dopa decarboxylase를 억제하기 위해 개발되었다. 말초신경계에서 이 효소를 억제하면 더 많은 양의 levodopa가 뇌에 도달한다. Carbidopa를 levodopa와 함께 1:10 비율로 혼합한다. 그림 12–1은 levodopa와 carbidopa-levodopa 간에 비교를 보여 주고 있다.

levodopa를 carbidopa와 혼합하여 사용하면 다음과 같은 장점이 있다.

• 기저핵(바닥핵, basal ganglia)에 더 많은 dopamine이 도달한다.
• 원하는 효과를 얻기 위해 약간의 levodopa를 필요로 한다.

Carbidopa와 levodopa의 혼합 투여의 단점은 더 많은 levodopa가 이용가능해짐에 따라 더 많은 부작용이 초래된다는 것이다. 부작용에는 오심, 구토, **근육긴장이상운동**(**dystonic movement**, 불수의적 이상운동), 정신질환적 행동 등이 있다. Levodopa의 말초증상은 일반적이지 않지만 부정맥, 심계항진, 기립성 저혈압 등이 발생한다(원형약물차트 12–1).

3. Dopamine 작용제

도파민성 작용제(dopamine agonists)는 *dopamine* **수용체**를 자극하는 것으로 amantadine hydrochloride는 단독으로 사용 가능하고, carbidopa-levodopa 혹은 항콜린성 약물과 병용투여가 가능하다. 초기에는 amantadine이 2/3정도 파킨슨병 환자의 운동 증상을 호전시키나 이 호조가 지속되지는 않는다. Amantadine은 약물에 의한 파킨슨병도 치료한다.

Bromocriptine mesylate는 CNS, 심혈관계, 위장관계의 dopamine 수용체에 작용한다. Bromocriptine은 파킨슨병 증상치료에 amantadine이나 항콜린성 약물보다 효과가 뛰어나지만, carbidopa-levodopa만큼은 효과가 없다. Carbidopa-levodopa에 견디기 힘든 환자에게는 자주 bromocriptine이 투여된다.

원형약물차트 12-1

Carbidopa-Levodopa

약물분류	투여경로
항파킨슨제: 도파민대체제 상품명: Sinemet 임신범주: C	PO IV
금기	**약물-임상검사-음식 상호작용**
협각녹내장; 중증 심장, 신장, 간 질환; 의심되는 피부질환(악성 흑색종 활성화시킴) 주의: 소화성 궤양, 정신건강의학적 질환, 발작질환, 자살충동	약물: MAOIs 병용 시 고혈압위기 유발, 항콜린성 제제, 항정신병 약물은 levodopa 효과를 감소시킴 임상검사: BUN, AST, ALT, ALP, LDH를 증가시킴
약동학	**약력학**
흡수: PO: 잘 흡수됨 분포: 단백결합은 carbidopa 36%, levodopa는 잘 모름 대사: tⅡ: 1-2h/ 배출: 소변배출	PO: 개시: 15min; 개시: 4-6h 최대농도: 1-3h 작용시간: 5-2h
치료효과/응용	
파킨슨병의 치료: 진전과 강직 완화를 위해 작용기전: dopamine 전환을 위해 뇌신경세포로 levodopa를 전달; carbidopa는 장과 말초조직에서 levodopa가 dopamine으로 전환됨을 억제함	
부작용	**유해반응**
식욕부진, 오심, 구토, 연하곤란, 피로, 어지럼, 두통, 구강건조, 쓴맛, 연축, 시야혼탁, 불면증, 진한 소변색	불수의적 운동, 가슴두근거림, 기립성 저혈압, 소변정체, 음경지속발기증, 신경병증, 자살충동을 동반한 심한 우울증, 환각 생명위협: 무과립구혈증, 용혈성 빈혈, 혈소판감소증, 심부정맥, 신경마비성 악성증후군

A, 성인; ALP, alkaline phosphatase; ALT, alkaline aminotransferase; AST, aspartate aminotransferase;
b.i.d., 하루 2회; BUN, blood urea nitrogen; h, 시간; LDH, lactic dehydrogenase; maint, 유지 (maintenace); MAOIs, monoamine oxidase 억제제; min, 분; PB, 단백결합 (protein-binding); PO, 경구투여; q.i.d., 하루 4회; tⅡ, 반감기; t.i.d., 하루 3회; UK, 잘 모름 (unkown).

4. MAO-B 억제제

Monoamine oxidase-B(MAO-B)는 dopamine 파괴를 야기시킨다. Selegiline은 MAO-B를 억제하여 levodopa의 작용을 연장시킨다. 이 약제는 처음 파킨슨병으로 진단된 환자에게 사용된다. 이 약제의 사용은 1년 정도까지 carbidopa-levodopa 치료를 지연시킬 수 있다. 이는 "on-off" 변동(fluctuation)을 줄인다. Rasagilin(Azilect)는 MAO-B 억제제로 파킨슨병 치료에 사용된다. 고용량의 selegiline은 위장관에서 tyramine 대사를 촉진하는 효소인 MAO-A를 억제할 수 있다. 만약 MAO-A에 대사되지 않으면 음식을 통해 섭취된 다량의 티라민(숙성된 치즈, 적포도주, 바나나)은 고혈압위기(hypertensive crisis)를 초래한다. 심한 유해성 약물 상호작용은 selegiline과 여러 삼환계 항우울제 혹은 선택적 serotonin 재흡수억제제(selective serotonin reuptake inhibitors, SSRI) 간에 발생한다.

5. COMT 억제제

카테콜-O-메틸기 전달효소(catechol-O-methyltransferase, COMT)는 dopamine을 비활성화시킨다. Levodopa 약물과 같이 사용 시 COMT 억제제는 뇌에서 levodopa의 함량을 증가시킨다. Tolcapone(Tasmar)은 진행된 파키슨병 치료에 levodopa와 같이 사용하는 첫 COMT 약물이다. 이 약물은 간세포기능에 영향을 준다. 그러므로 혈청간효소는 주위깊게 모니터링해야 한다. Entacapone(Comtan)은 간기능에 영향을 주지 않는다. 2003년에, FDA는 Stalevo라 불리는 도파민 작용제(carbidopa와 levodopa)와 COMT 억제제(entacapone)의 복합제를 승인하였다. 여러 약물용량강도가 가능한데, Stalevo는 큰 용량 유연성과 환자에게 개인화를 제공하였다(표 12-3).

간호과정
환자-중심의 협력의 간호

항파킨슨병: 도파민작용제: Carbidopa-Levodopa

환자교육

- Levodopa와 bromocriptine 사용 초기 동안 기립성 저혈압이 발생할 수 있으므로 천천히 일어나도록 한다.
- 기립성 저혈압의 증상인 허약, 어지럼 혹은 실신 등에 대해 설명한다.
- 고단백 음식은 CNS로 약물을 운반하는 데 방해할 수 있으므로 carbidopa-levodopa(Sinemet)를 투여 시 저단백음식을 섭취하도록 한다.
- 반동성 파킨슨병이 발생할 수 있으므로 갑자기 투약을 중단하지 않도록 교육한다.
- 소변 색깔이 변하고 공기에 노출되면 어두워질 수 있음을 설명한다.
- 땀 색깔이 어두워질 수 있으나 무해하며 옷을 변색시킬 수 있다고 설명한다.
- 투약 후 증상이 조절되려면 수주에서 수개월이 걸릴 수 있음을 설명한다.
- 음식은 흡수를 느리게 할 수 있으므로 공복에 투약할 수 있으나 위장관계 불편감이 있을 경우 음식과 함께 투약하도록 한다.
- Tyramine이 풍부한 음식(예, 오래된 치즈, 적포도주, 크림, 요거트, 초콜릿, 바나나, 건포도)을 selegiline 고용량을 섭취한 환자에게 피하라고 한다.
- Amantadine을 복용하는 환자는 피부질환, 발작 혹은 우울증의 어떠한 징후라고 보고하라고 주의를 준다. 이들 건강 문제는 사전에 의료진에게 보고되어야 한다.
- Bromocriptine을 복용하는 경우 자세를 바꿀 때 어지러운 증상을 보고하라고 교육한다

표 12-3 항파킨슨제: Dopaminergic

일반명(상품명)	응용 및 고려사항
Dopaminergics	
Carbidopa-levodopa(Sinemet)	
Dopamine Agonists	
amantadine HCl(Symmetrel)	조기 발병 파킨슨병, 약물유도 파킨슨병, 인플루엔자 A 호흡기 바이러스, 강직과 느린 운동속도에 효과; 진전에는 덜 효과적. 단독 또는 조합으로 사용됨. 항콜린성 약물보다 부작용이 적음 임신범주: C; PB: 60-70%; 반감기: 11-15시간
bromocriptine mesylate(Parlodel)	파킨슨병 치료. Amantadine과 함께 사용하면 더 효과적. Levodopa 또는 carbidopa-levodopa와 함께 복용. 저혈압, 몽롱함, 실신이 주요 부작용. 처음에는 적은 용량을 복용하고 점진적으로 몇 주에 걸쳐 증량. 임신범주: B; PB: 90-96%; 반감기: 6-8시간; terminal phase: 50시간
pramipexole dihydrocholor-ide(Mirapex)	파킨슨병 치료. 줄무늬체의 도파민수용체 자극. 어지럼, 기립성 저혈압, 환각 유발. 임신범주:C; PB: 15%; 반감기: 8-12시간
ropinirole HCl(Requip)	파킨슨병 치료. 줄무늬체의 도파민수용체 자극. 오심, 피로, 졸림 유발. 임신범주: C, PB: 40%; 반감기: 6시간
MAO-B inhibitors	
selegiline HCl(Eldepryl)	조기 발병 파킨슨병 치료. Levodopa 치료를 1년까지 지연시킴. Levodopa와 함께 투여; levodopa의 용량은 감소. 자살충동 증가 임신범주: C; PB: 85%; 반감기: 2-20시간
rasagiline(Azilect)	파킨슨병 치료 임신범주: C; PB: 88-94%; 반감기: 3시간
COMT Inhibitors	
tolcapone(Tasmar)	파킨슨병 치료. 카테콜-O-메틸기전달효소를 저해하여 도파민 활성 강화. Levodopa-carbidopa와 함께 사용; levodopa의 작용 연장. 치명적 간독성을 나타내므로 간효소를 주기적으로 모니터. 임신범주: C; PB: 99%; 반감기: 2-3시간
entacapone(Comtan)	levodopa-carbidopa와 함께 사용. 말초 카테콜-O-메틸기전달효소를 막음; 더 많은 levodopa가 뇌로 가게 함. Levodopa의 반감기를 늘리고 변동현상(on-off)의 기복을 줄임. 카테콜-O-메틸기전달효소억제제와 함께 복용 시 levodopa의 용량을 줄여야 함 임신범주: C; PB: 98%; 반감기: 1-2시간

A, 성인; COMT, catechol O-methyltransferase; d, 일; GI, 위장관; h, 시; max, 최대; PB, protein-binding; PO, 경구투여; tⅡ, 반감기; t.i.d., 하루 3번; UK, unknown; >, 초과.

- Bromocriptine을 복용하는 환자에게 알코올을 섭취하지 말라고 조언한다.
- 환자에게 심박수를 체크하고 맥박수 감소 혹은 불규칙성 발생 시 보고하도록 교육한다.

6. 파킨슨병 치료에 사용되는 약물의 주의

1) 부작용 및 유해반응

항콜린 약제의 흔한 부작용에는 구강건조와 분비 저하, 소변저류, 변비, 시야혼탁, 심박수 증가 등이 있다. 불안, 초조와 혼돈 같은 정신 증상이 노인에서 야기된다. Carbidopa-levodopa의 부작용은 매우 많다. Dopamine이 연수의 화학수용체 자극대(Chemoreceptor Trigger Zone, CTZ)를 자극하여 구토중추를 자극하는 것이 되어 위장관 장애가 야기된다. 음식과 같이 약물을 복용하는 경우 오심과 구토가 줄어들지만 음식은 약물흡수를 느리게 한다. **근육긴장이상(dyskinesia)**은 고용량의 levodopa에서 야기된다. Levodopa 초기 사용에서의 심혈관계 부작용에는 기립성 저혈압과 심박수 증가가 있다. 부정맥이 carbidopa-levodopa 용량을 상승시키면서 증가한다. 악몽, 정신질환, 자살경향 등이 일어난다.

Amantadine은 부작용이 거의 없지만, 약물을 다른 항파킨슨병 치료제와 병용할 때 부작용이 심해질 수 있다. 기립성 저혈압, 혼돈, 소변저류, 변비가 흔한 부작용이다.

Bromocriptine의 부작용은 amantadine보다 흔하다. GI 장애, 기립성 저혈압, 두근거림, 흉통, 하지부종, 악몽, 망상, 혼돈이 있다. 만약 bromocriptine은 carbidopa-levodopa와 같이 사용 시에는 용량을 줄여야 하며 이는 부작용과 내성을 줄이는데 도움이 된다.

Pramipexole과 ropinirole은 오심, 어지럼, 졸림, 허약, 변비를 야기한다. 이들 약은 levodopa에 의한 근육긴장이상과 환각을 증대시킨다. 2006년에 pramipexole은 FDA에 의해 하지불안증후군(restless legs syndrome) 치료에 사용이 승인되었다.

고용량의 selegiline은 MAO-A를 억제한다. 만약 오래된 치즈, 적포도주, 바나나와 같은 tyramine이 많은 음식과 같이 복용하면 고혈압위기가 야기된다.

Tolcapone(Tasmar)은 심각한 간질환을 야기한다. 간기능이 저하된 환자는 이 약을 복용하지 말아야 한다. Entacapone은 간기능에 영향을 주지 않는 것으로 알려져 있다.

Entacapone은 소변이 어두운 노란색에서 오렌지색으로 될 수 있고, tolcapone은 소변이 밝은 노란빛으로 변한다. Tolcapone과 entacapone은 levodopa 효과를 지연시키기 때문에 levodopa의 유해반응(예, 환각, 기립성 저혈압, 변비, 어지럼)을 강화시킨다.

2) 금기사항

항콜린성 약물 혹은 항콜린성 작용을 보이는 약들은 녹내장 환자에게 금기이다. 심각한 신장 혹은 정신과적 문제가 있는 환자는 유해반응 때문에 levodopa를 피해야 한다. 만성 폐쇄성 폐질환(COPD) 환자는 고용량의 항콜린성 약물 때문에 건조하고 점성이 높은 점액분비를 보일 수 있다.

1 알츠하이머병

알츠하이머병(Alzheimer's disease)은 만성 진행성 신경퇴행성 질환으로 현저한 인지장애를 특징으로 하는 질환으로 대체로 45–65세 사이에 시작된다.

1. Acetylcholinesterase 억제제/Cholinesterase 억제제

알츠하이머병 치료는 아직 알려진 것이 없다. 알츠하이머병 증상을 치료하는 데 승인된 약으로는 **acetylcholinesterase(AChE) 억제제[acetylcholinesterase (AChE) inhibitor]**를 포함한다(AChE는 ACh를 파괴하는 효소이며, cholinesterase으로도 알려져 있다). AChE 억제제에는 tacrine(Cognex); donepezil(Aricept);, rivastigmine(Exelon)이 있고, 이 약들은 신경수용체로 더욱 많은 acetylcholine을 허용한다. Rivastigmine은 뇌로 잘 통과한다. 게다가, 콜린성 전달이 증가한다. 이들 억제제는 미약한 정도에서 중등도 치매환자의 인지기능을 증가시킨다. 가역적 억제제 중에 미약한 정도에서 중등도 치매를 치료하는 약이 galantamine(Razadyne)이다.

알츠하이머병을 치료하는 몇 가지 약물들이 연구 중에 있다. 이들 중 일부는 비스테로이드성항염제(NSAIDs, piroxicam, indomethacin), 칼슘통로차단제, MAO-B 억제제(selegiline), serotonin 길항제, CNS 자극제(metyhlphenidate[Ritalin]), 안지오텐신-전환효소(angiotensin-converting enzyme, ACE) 억제제, 비타민 E 등이 있다.

1) Rivastigmine

Rivastigmine(Exelon)은 효소억제제로서 미약한 정도에서부터 중등도 알츠하이머 인지기능을 호전시킨다(원형약물차트 12-2). 이 약은 콜린성 연접(synapse)에서 ACh의 양을 증가시킨다. Rivastigmine은 질병 진행을 더디게 한다. Rivastigmine은 donepezil보다 약물 상호작용이 적다. 표 12-4는 알츠하이머병을 치료하는 억제제를 나타내고 있다.

약동학 Rivastigmine은 공복에 위장관을 통해 잘 흡수된다. 비교적 짧은 반감기를 가지고 하루 두 번 투여한다. 용량은 점차 증가시킨다. 단백결합률은 평균적이다.

약력학 Rivastigmine은 기억을 호전시키는 데 효과적이다. 국소적용 시 작용개시는 0.5-1시간이다. 최고작용은 8-16시간이다. 경구투여 시 최고작용시간은 1시간이다. 간독성 유발 때문에 간질환 환자에게 금기이다. 노인에게서 약물 축적 효과가 생기고 간 및 신장 기능부전 환자에게도 축적 효과가 일어난다.

원형약물차트 12-2

Rivastigmine

약물분류 Acetylcholinesterase 억제제 상품명: Exelon 임신범주: B	**투여경로** PO IV
금기 간 및 신장질환, 요관폐쇄, 기립성 저혈압, 서맥 주의: 천식, COPD, 발작, 소화성 궤양	**약물-임상검사-음식 상호작용** 약물: theophylline, 전신마취제가 효가 증가시킴; TCAs는 효과를 줄임; cimetidine은 효과를 증가시킴; NSAIDs는 GI 효과를 증가시킴; tobacco는 rivastigmine의 청소율을 증가시킴. 임상검사: ALT, AST 증가
약동학 흡수: PO: 음식물이 흡수를 감소시킴 분포: PB: 40%/ 대사: tⅡ: 1h/ 배출: 소변배출	**약력학** PO: 개시: UK/ 최고농도: 1h/ 작용시간: UK
치료효과/응용 기억소실을 완화시킴 작용기전: acetylcholine 농도 상승시킴	
부작용 식욕부진, 오심, 구토, 설사, 변비, 복통, 위장관출혈, 매스꺼움, 우울증, 말초부종, 구강건조, 탈수, 하지불안증후군, 안구진탕증	**유해반응** 발작, 서맥, 기립성 저혈압, 백내장, 심근경색증, 심부전증, 백내장, 심근경색증, 심부전증 생명위협: 간독성, 자살충동, Stevens-Johnson 증후군

A, 성인; ALP, alkaline phosphatase; ALT, alkaline aminotransferase; AST, aspartate aminotransferase; b.i.d., 하루 2회; BUN, blood urea nitrogen; h, 시간; LDH, lactic dehydrogenase; maint, 유지 (maintenace); MAOIs, monoamine oxidase 억제제; min, 분; PB, 단백결합 (protein-binding); PO, 경구투여; q.i.d., 하루 4회; tⅡ, 반감기; t.i.d., 하루 3번; UK, 잘 모름 (unkown).

표 12-4 알츠하이머 질환을 위한 아세틸콜린에스테라제 억제제

일반명(상품명)	응용 및 고려사항
donepezil(Aricept)	AChE를 억제함으로써 acetylcholine을 증가시켜서 알츠하이머병의 경증부터 중등도 단계까지 치료함. 임신범주: C; PB: 96%; tⅡ: 70h
rivastigmine(Exelon) tacrine HCl(Cognex)	경증부터 중등도 알츠하이머병. AChE 억제제임. 말초 콜린성 부작용을 증가시킴. 임신범주: C; PB: UK; tⅡ: 1.5-4h.
memantine(Namenda)	경증부터 중등도 알츠하이머병. 신경전달물질 억제제임. 임신범주: B; PB: 45%; tⅡ: 60-80h
galantamine(Razadyne)	경증부터 중등도 알츠하이머병. AChE의 가역적인 억제제임. 임신범주: B; PB: 18%; tⅡ: 7h

A, 성인; AChE, acetylcholinesterase; b.i.d., 하루 2회; d, 일; GI, 위장관; h, 시간; h.s., 취침 시; max, 최대; PB, 단백결합; PO, 경구투여; tⅡ, 반감기; UK, unkown; 자, 주.

CHAPTER 13

신경근육질환치료제: 중증 근무력증, 다발경화증, 근육연축

학습목표

- 중증 근무력증치료제의 분류를 설명한다.
- 경직에 사용되는 근육이완제와 근육연축에 사용되는 약물을 구별한다.
- 중증 근무력증과 근육연축 치료에 사용되는 약물에 대해 간호과정을 적용한다.

1 중증 근무력증

중증 근무력증(myasthenia gravis, MG)은 신경근육 접합부위에 신경자극과 근육반응의 결핍으로 인해 호흡계, 안면근육, 사지의 피로와 쇠약을 야기하는 질환이다. 뇌신경에 영향을 받기 때문에 안검하수(ptosis)와 저작 및 삼킴곤란 등이 발생한다. 호흡근육마비로 인해 호흡정지가 야기될 수 있다. MG 증상은 자가면역에 의한 acetylcholine 수용체 파괴에 의한 신경전달의 감소에 기인한다.

신경 근육 질환인 **다발경화증(multiple sclerosis, MS)**은 신경섬유의 말이집(수초, myelin sheath)을 공격하여 파괴를 일으켜 판(plaques)을 형성한다. 이 질병의 궁극적 진단검사가 없었던 시기에는 경화판(sclerotic plaques)은 항상 MRI로 찾아내고 측정되었다. 약리학적 치료는 이 질환의 증상 조절에 필수적이다.

근육연축(muscle spasm)은 손상 혹은 뇌성마비, MS, 척수손상(사지마비), 뇌혈관사고(뇌졸중) 혹은 편측마비(hemiplegia)와 같은 상태를 야기하는 운동신경질환 등의 여러 원인을 가진다. 근육경직은 근육이완제의 사용으로 완화된다.

1. Acetylcholinesterase 억제제/Cholinesterase 억제제

중증 근무력증치료의 첫 약물은 neostigmine 이었다. 이 약물은 단시간작용 **acetylcholinesterase(AChE) 억제제**이며, 반감기가 0.5-1시간이다. 이 약물은 2-4시간마다 투여해야 하며, 근육쇠약을 막기 위해 정확한 시간에 투여해야 한다. AChE 억제제인 pyridostigmine bromide(Mestinon)는 중등도 작용을 가지며, 3-6시간마다 투여해야 한다. Ambenonium chloride(Mytelase)는 장시간작용 AChE

표 13-1 Acetylcholinesterase(ACHE) 억제제: 중증 근무력증

일반명(상품명)	응용 및 고려사항
Ambenonium(Mytelase)	중증 근무력증(Neostigmine보다 6배 이상강력함). 장시간작용 AChE 억제제. Bromide 이온 때문에 neostigmine이나 pyridostigmine을 자주 사용하지 못하는 환자에게 사용. Glucocorticoid 약물과 같이 사용 가능함 임신범주: C; PB: UK; tⅡ: UK
Edrophonium(Tensilon)	중증 근무력증 진단을 위해. 1-5분간 안검하수가 사라짐. 초단시간작용 약물 임신범주: C; PB: UK; tⅡ: 1.2-2h
neostigmine(Prostigmin)	중증 근무력증 조절을 위해. 근무력증 위기를 예방하기 위해 제시간에 투여해야 함 만약 씹기, 삼키기, 호흡에 지장이 있으면 비경구투여경로를 선택함 과용량이 콜린성 반응, 오심, 복통, 과다 타액 및 발한을 야기함 임신범주: C; PB: 15-25%; tⅡ: 42-60min

A, 성인; C, 소아; d, 일; h, 시간; IM, 근육내; IV, 정맥내; PB, protein-binding 단백결합; PO, 경구투여; PRN, 필요시; q.i.d., 하루 4회; tⅡ, 반감기; t.i.d., 하루 3회; UK, 모름; <, 미만; >, 초과.

억제제로, 환자가 neostigmine이나 pyridostigmine에 반응하지 않을 때 항상 처방된다. 원형약물차트 13-1은 pyridostigmine에 관련된 약물 데이터를 나타내고 있다. 표 13-1은 AChE 억제제를 기술하고 있다.

약동학 Pyridostigmine은 위장관에서 잘 흡수되지 않는다. 지속적-분비 캡슐의 절반은 즉시 흡수되지만 나머지는 흡수가 어렵다. 경구용 pyridostigmine의 작용 시간은 3.5-4시간이다. IV 투여 시에는 2시간이다. 짧은 작용 시간 때문에 pyridostigmine은 하루에 여러 번 투여해야 한다. 간에서 대사되고 소변으로 배출된다.

약력학 Pyridostigmine은 중증 근무력증에 의해 약해진 근육의 힘을 증가시킨다. 경구 약물의 작용 개시 시간은 0.5-1시간이다. 지속적-분비 캡슐의 작용 시간은 길다. 경구 투여 용량의 1/30 용량을 IV 투여할 수 있다. 과량투여는 콜린위기의 징후와 증상(예, 심한 근육쇠약; 타액, 눈물, 땀 분비 증가; 축동)을 야기시킬 수 있으며 호흡 장애는 응급을 요할 수 있다.

AChE 억제제에 반응하지 않는 환자는 prednisone, 혈장교환, IV 면역 글로불린 투여 혹은 면역억제 약물을 필요로 한다. Prednisone은 중증근무력증 증상을 감소시키고, 치료를 촉진하며, 장기간 사용 시 피부 문제를 야기시킨다.

면역억제제인 azathioprine(Imuran)은 저농도의 prednisone과 병용 사용 가능하고 백혈구감소증과 간독성을 유발할 수 있으므로 백혈구와 간효소를 관찰해야 한다.

AChE 억제제의 과용량 및 저용량은 유사한 증상을 가진다. 근육쇠약, 호흡곤란, 삼킴곤란(dyaphagia). 약물부작용은 타액분비 증가, 서맥, 복부경련, 눈물 및 발한 증가 등이다. AChE 억제제는 정확한 시간에 투여해야 하는데, 지연된 투여는 근육 쇠약을 유발할 수 있기 때문이다. 근무력증 위기는 저용량 투여에 의할 수 있고, 고용량에 의해 콜린성 위기가 올 수 있다. Edrophonium chloride(Tensilon)는 초단시간작용 AChE 억제제로, 근무력증 위기와 콜린성 위기를 구분하는 데 쓰인다. 이들 두 가지 다른 위기는 유사한 주요 증상(극심한 근육쇠약)을 가진다. Edrophonium을 투여한 후 AChE의 증가 때문에 증상이 경감되면 그 원인은 근무력증 위기인 것이다. 그러나 만약 근육쇠약이 더욱 심해지면 그 원인은 약물과량으로 인한 콜린위기이다.

Edrophonium은 중증 근무력증 진단에 사용되기도 한다. 초단작용시간인 5-20분 동안 즉각적으로 근육의 힘을 증가시킨다.

원형약물차트 13-1

Pyridostigmine

약물분류	투여경로
Cholinesterase 억제제 상품명: Mestinon 임신범주: C	PO IV
금기	**약물-임상검사-음식 상호작용**
GI 및 GU 물리적 폐쇄, 심한 신장질환, 장폐색 주의: 천식, 저혈압, 서맥, 간질, 소화성 궤양, 심부전증, 신기능이상, 갑상선 기능항진증, 임신, 모유수유	약물: Atropine, corticosteroids, 근육이완제, 항부정맥제, aminoglycosides, 마취제, magnesium, fluoroquinolones 등과 병용 시 pyridostigmine 효과 저하; cholinesterase 억제제, 살충제, atropine, tetracyclines, polymyxin B와 병용 시 독성 증가
약동학	**약력학**
흡수: PO: 흡수가 나쁨; 50% 흡수됨 분포: PB: UK 대사: tⅡ: PO: 3.5-4h; IV: 2h 배출: 소변으로	PO: 개시: 30-45min, 최고: UK/ 작용시간: 3-6h PO SR: Onset: 0.5-1h/ 최고: UK/ 작용시간: 6-12h IM: 개시: 15min/ 최고: UK/ 작용시간: 2-4h IV: 개시: 2-5min/ 최고: UK/ 작용시간: 2-3h
치료효과/응용	
중증 근무력증 조절과 치료. 또한 비탈분극성 근육이완제 길항제로도 사용. 그리고 군인들의 신경 가스 Soman의 즉각적인 위협에 사용할 수 있는 항신경가스제로 사용 작용기전: Acetylcholine의 파괴를 방지하여 신경근의 전달에 의함	
부작용	**유해반응**
메스꺼움, 구토, 설사, 두통, 시야혼탁, 어지움증, 복통, 타액 및 발한 증가, 발진, 축동	고혈압, 서맥 생명위협: 호흡곤란, 기관지수축, 심부정맥, 간질

A, 성인; ALP, alkaline phosphatase; ALT, alanine aminotransferase; b.i.d., 하루 2회; BUN, 혈액요소질소; C, 소아; d, 일; GI, 위장관계; GU, 비뇨생식계; h, 시간, IM, 근육내; IV, 정맥내; LDH, lactic dehydrogenase; MAOIs, monoamine oxidase 억제제; max, 최대; min, 분; PB, protein-binding 단백결합; PO, 경구투여; q.d., 매일; q.i.d., 하루 4회; SR, sustained release 서방형; tⅡ, 반감기; t.i.d., 하루 3회; UK, 모름.

간호과정
환자-중심의 협력의 간호

중증 근무력증의 약물치료: Pyridostigmine(Mestinon)

사정
- 투약력을 확인한다. 만약 약물 간의 상호작용이 있으면 보고한다. atropine, atropine-유사약물, 근육이완제를 피해야 한다.
- 호흡곤란과 삼킴곤란 등의 근육쇠약을 보이는 근무력증 위기의 징후와 증상를 사정한다.

간호진단
- 익숙하지 않은 약물과 관련된 지식부족

간호목표
- 투약의 목적, 효과, 부작용 및 주의사항에 대해 설명한다.

간호중재
- 약물치료효과를 모니터링한다(acetylcholinesterase 억제제). 근육의 힘이 증가되어야 한다. 호흡의 깊이와 빈도 두 가지 모두 정상범위 인지 조사하고 유지되어야 한다.
- 분당 0.5mg 속도로 희석하지 않은 상태로 pyridostigmine 정맥투여한다.
- 약물 과량투여에 의한 콜린성 위기의 징후와 증상(근육쇠약, 타액증가, 발한, 눈물, 축동)에 대해 환자를 관찰한다.
- 콜린성 위기에 대한 즉각 사용할 수 있는 해독제(atropine sulfate)를 준비한다.

환자교육

일반
- 증상의 재발을 피하기 위해 처방된 약물복용에 대해 환자를 교육한다.
- 건강문제와 투여하는 약물을 표시하는 의학적 식별을 위한 팔찌 혹은 목걸이를 착용하도록 환자를 독려한다.

부작용
- 중증근무력증의 반복되는 증상을 의료진에 보고하도록 환자에게 조언한다. 이 증상을 위해 약물치료가 필요하다.

시기
- 최상의 약물흡수를 위해 약은 식전에 투여하도록 환자에게 알린다. 만약 위장장애가 발생되면 약을 음식과 함께 투여한다.

평가
- 투약의 목적, 효과, 부작용 및 주의사항에 대해 이해하고 설명함.
- 투약과 관련된 부작용(축동, 흐린시야, 서맥, 저혈압)이 나타나지 않음.
- 항콜린성 위기의 징후(근육쇠약, 타액증가, 발한, 눈물, 축동)이 나타나지 않음.

약 투여 후 만약 즉시 안검하수가 좋아지면 진단은 대부분 중증 근무력증이다.

1) 부작용 및 유해반응

AChE 억제제의 부작용 및 유해반응은 위장관이상 및 타액분비와 눈물의 증가를 포함한다. 다른 부작용으로는 축동, 흐린시야, 서맥, 저혈압 등이 있다.

2 다발성경화증

다발성경화증은 뇌와 척수의 신경섬유의 말이집을 공격하는 자가면역질환으로, **판**(*plaques*)으로 불리는 손상을 유발한다. 미국에는 30만 명에 육박하는 환자가 있고, 대부분이 백인 여성이다. 아프리카계와 아시아계에서는 흔하지 않다. 다발경화증의 시작은 서서히 일어난다. 다발경화증은 2010년에 수정된 맥도널드 기준이 진단에 사용되고 있더라도, 특정 진단검사가 없기 때문에 진단이 어렵다. 검사실 시험은 뇌척수액의 면역 글로불린 G(immunoglobulin G, Ig G)의 증가, IgG/알부민 비율의 증가, MRI를 통해 관찰되는 다발성 손상을 제시한다. 규칙적 치료 프로토콜의 스케줄 조정은 다발경화증의 발생을 피하는 것으로는 추천되지 않는데, 그 이유는 약물(예, glucocorticoids) 부작용 때문이다.

다발경화증의 치료목표는 신경 섬유의 염증 과정을 줄이고 탈수초화된 축삭(axon)의 전도를 촉진하는 것으로 증상의 단계별로 다르게 적용한다(표 13-2).

표 13-2 다발성 경화증의 3단계를 위한 치료전략

단계	특징	치료전략
급성 발작	피로; 근육쇠약; 시신경염	Glucocorticoids Corticotropin(Acthar Gel) 80–120units IM qd(2–3주간)
차도악화	임상적 다발성 경화증 증상 재발; 경직	Biologic response modifiers(BRMs) BRM; 27장 참조 interferon–beta(Betaseron): 25mcg(8백만 internaltional units) SC 격일로. 경직을 감소시키고 근육 움직임을 향상 시킴. 또한, interferon 베타–1a는 Rebif(주당 3회 SC로 22 혹은 44mcg 주사) 그리고 Avonex(매주 30mcg 용량으로 IM으로 주사)은 재발하는 다발성 경화증에 사용된다. Glatiramer acetate는(Copaxone) 20mg을 피하로 매일 1회 주사; 항암제인 mitoxantrone(Novantrone) 3개월마다 12mg/m^2 IV 실시하는데 생애 축적용량을 140mg/m을 초과해서는 안 됨. 그리고 S1P 수용체 억제제인 fingolimod(Gilenya)는 0.5mg/d를 성인에게 PO 투여함. Terifluomide(Aubagio)를 7–14mg/d로 PO 투여함. Dimenthyl fumarate(Tecfidera) 120–240mg b.i.d.로 PO 투여함.
만성 진행성	진행성 다발성 경화증 증상(휠체어 사용)	면역억제 cyclophosphamide(Cytoxan)

b.i.d., 하루 2회; d, 일; IM, 근육내; IV, 정맥내; PO, 경구투여.

1. 중추작용 근육이완제

근육이완제는 근육 연축과 외상성 손상과 관련된 통증, 만성 쇠약성 질환과 연관된 경직을 완화시킨다. 중추작용 근육이완제는 척수 혹은 뇌의 신경세포 활성을 억제하거나 골격근의 신경 억제를 촉진시킨다.

중추작용 근육이완제(*centrally acting muscle relaxants*)의 작용기전은 완전하게 알려져 있지 않다. 중추작용 근육이완제는 과흥분 반사를 억제하고 항염증약물과 물리치료 혹은 다른 형태의 치료에 반응하지 않는 근육경련을 치료하는 데 사용된다(표 13–3).

표 13-3 근육이완제

일반명(상품명)	응용 및 고려사항
항불안제	
diazepam(valium) CSS IV	하반신마비와 뇌성마비에 동반되는 근육경련의 완화. 폐쇄각녹내장 사용금기 임신범주: D; PB: 98%; tⅡ: 30–60시간
근이완제	
경직(중추작용)	
baclofen(Lioresal)	MS와 척수손상으로 인한 근육경련. 과다복용 시 CNS 저하. 졸음, 어지럼, 오심, 저혈압 유발 임신범주: C; PB: 30%; tⅡ: 2.5–4시간
tizanidine(Zanaflex)	척수손상과 다발성 경화증으로 인한 경련 임신범주: C; PB: 30%, tⅡ: 2.5시간
경직(직접작용)	
dantrolene sodium(dantrium)	경련을 일으키는 만성적인 신경장애: 척수손상, 뇌졸중, 다발성 경화증. 낮은 용량에서 시작하여 4–7일마다 증량. 알코올 또는 CNS 진정제와 함께 복용하는 것을 피할 것. 임신범주: C; PB: 95%; tⅡ: 8시간
중추작용 근육이완제	
carisoprodol(Soma)	골격근의 이완. CNS 진정 효과. 알코올 또는 CNS 진정제와 함께 복용하는 것을 피할 것. 단기간 동안만 사용되어야 함(2–3주). 임신범주: C; PB: UK; tⅡ: 2.4시간

표 13-3 근육이완제-계속

일반명(상품명)	응용 및 고려사항
chlorzoxaxone(Parafon forta DSC)	급성 또는 심한 근육경련. 뇌성마비에는 효과 없음. GI upset을 줄이기 위해 음식과 함께 복용 임신범주: C; PB: UK; tⅡ: 1시간
methocarbamol(Robaxin)	급성 근육경련; 강직경련의 치료약. CNS 진정효과. 알코올 또는 CNS 진정제와 함께 복용하는 것을 피할 것. 소변 색 변화(초록색, 갈색, 검정색). 지속적으로 약물을 사용하면 졸음이 감소함 임신범주: C; PB: UK; tⅡ: 1–2시간
metaxalone(Skelaxin)	급성 통증 근육경련 임신범주: UK; PB: UK; tⅡ: 9시간
orphenadrine citrate(Norflex)	급성 근육경련. 과다복용 시 독성. Aspirin과 caffeine과함께 사용. 임신범주: C, PB: <20%; tⅡ: 12시간
탈분극성 근육이완제(마취에 대한 보조요법)	
succinylcholine(Anectine)	수술 시 골격근이완. 내시경과 삽관에도 이용 임신범주: C; PB: UK; tⅡ: UK
비탈분극성 근육이완제(마취에 대한 보조요법)	
pancuronium bromide(Pavulon)	수술 시 골격근이완. Tubocurarine chloride보다 5배 강력. 저혈압과 기관지수축을 일으키지 않음 임신범주: C; PB: 30%; tⅡ: 2시간
vecuronium(Norcuron)	수술 시 골격근이완. 천식, 신장질환, 제한 심예비력을 가진 환자들에게 사용. 보통전신마취가 시작된 후 투여. 임신범주: C; PB: 60%, tⅡ: 1시간

A, adult; b.i.d., twice a day; C, child; CNS, central nervous system; CSS, Controlled Substances Schedule; d, day; GI, gastrointestinal; h, hour; IM, intramuscular; IV, intravenous; MS, multiple sclerosis; PB, protein-binding; PO, by mouth; PRN, as needed; q.i.d., four times a day; tⅡ, half-life; t.i.d., three times a day; UK, unknown; y, year; >, greater than; <, less than.

2. 경직

골격근경직은 근육수축을 야기하여 통증과 제한된 움직임을 보이는 근육의 과다활동(hyperactivity)이다. 중추작용 근육이완제는 척수에 작용한다. 경직을 치료하는 데 쓰이는 중추작용 근육이완제의 예로는 baclofen(Lioresal), dantrolene(Dantrium), tizanidine(Zanaflex) 등이 있다. Benzodiazepine, 계열약인 diazepam(Valium) 역시 경직치료에 효과가 있다.

1) 근육연축

여러 가지 중추작용 근육이완제가 통증을 줄이고 운동범위를 증가시키기 위해 근육연축에 사용된다. 이들 약물은 진정작용이 있으므로 barbiturate, 마약성 진통제, alcohol과 같은 중추작용 억제제와 동시에 사용되지 말아야 한다. Cyclobenzaprine(원형약물차트 13-2)을 제외한 이들 약물은 약물의 의존성을 초래할 수 있다. 또한 어지럼과 졸림은 흔한 부작용이다. 이들 중추작용 근육이완제군의 예로는 carisoprodol(Soma), chlorzoxazone(Parafon forte DSC), cyclobenzaprine(Flexeril), metaxalone(Skelaxin), methocarbamol(Robaxin), orphenadrine citrate(Norflex)가 있다.

약동학 Cyclobenzaprine은 위장관계에서 잘 흡수된다. 중간 정도의 반감기를 가진다. 93%의 단백결합률을 보인다. 이 약은 간에서 대사되고 소변으로 배설된다.

약력학 Cyclobenzaprine은 급성 통증을 유발하는 골격근 상태와 관련된 근육 연축을 완화시킨다. 이 약을 알코올, 진정수면제, barbiturate, 항우울제 등과 같이 사용하면 중추신경계 억제를 더욱 증가시킨다. Cyclobenzaprine의 작용개시와 최고농도시간, 작용시간은 짧다.

3. 부작용 및 유해반응

중추작용 근육이완제의 부작용에는 졸림, 어지럼, 약간 어지럼(lightheadedness), 두통 그리고 때때로 위장관 민감(예, 오심, 구토, 복부 고통) 등을 포함한다. Cyclobenzaprine과 orphenadrine은 항콜린성 효과를 가진다.

원형약물차트 13-2

Cyclobenzaprine

약물분류 중추작용 근육이완제 상품명: Flexeril 임신범주: B	**투여경로** PO IV
금기 급성 심근경색증, 방실차단, 다발갈래차단, 심장부정맥, 심부전, 갑상선기능항진증, 무력장폐쇄증, monoamine oxidase 억제제 동시 사용 혹은 약물중단 후 14일 내 주의: 뇌전증, 알코올, CNS 억제제, 녹내장, 전립선비대증, 소변정체, 간기능이상, 모유수유	**약물–임상검사–음식 상호작용** 약물: 항부정맥치료제와 병용 시 bethanechol 작용 감소 항부정맥제(예, procainamide); 신경절차단제(예, mecamyl amine)가 중요한 저혈압과 검사결과 (amylase, lipase) 이상 유발함 atropine이 bethanechol 작용 방해함 검사: AST, bilirubin, amylase, lipase 등을 증가시킴
약동학 흡수: PO: 흡수 양호함 분포: PB: 93%/ 대사: tⅡ: 8–37h/ 배출: 소변을 통해	**약력학** PO: 개시: 1h/ 최고: 3–8h/ 작용시간: 12–24h
치료효과/응용 근육경련의 단기간 치료. 작용기전: 뇌간 수준에서의 중추작용을 통한 근육경련의 저하.	
부작용 항콜린성 작용 (시야혼탁, 변비, 구강건조, 빈맥, 소변정체); 졸림; 오심; 두통; 발열; 복통; 구토 설사, 트림, 발기부전	**유해반응** 알레르기 반응, 혈관부종, 심근경색, 간질, 장폐색

A, 성인; CNS, central nervous system 중추신경계; d, 일; h, 시간; max, 최대; PB, protein–binding 단백결합; PO, 경구투여; tⅡ, 반감기; UK, unknown 모름; >, 초과.

PART 04

통증 및 염증 약물

CHAPTER 14

항염증약물

학습목표

- 여러 가지 비스테로이드성 항염증약물의 작용과 부작용을 설명한다.
- 질병완화 항류마티스제의 작용과 부작용을 설명한다.
- 비스테로이드성 소염제와 질병완화 항류마티스제에 관련된 간호과정을 적용한다.
- 통풍치료제의 작용과 부작용을 설명한다.

염증(inflammation)은 조직손상과 감염에 대한 반응이다. 염증 반응이 일어날 때 혈관 반응이 야기되어 손상된 조직 혹은 감염부위에 액체성분, 혈액요소, 백혈구 그리고 화학매개체(chemical mediator)가 축적된다. 염증과정은 신체가 손상된 부위에서 해로운 물질을 중화시키고 파괴하고자 하는 보호 기전이고 조직 재생의 조건을 이루는 것이다.

1 항염증약물

Aspirin과 같은 약은 prostaglandin 생합성을 억제하기 때문에 *prostaglandin* 억제제이다. *Prostaglandin* 억제제는 염증과정에 영향을 미치기 때문에 일반적으로 **항염증약물**이라고 불린다. 항염증약물은 통증을 완화시키고, 상승된 체온을 내리고, 혈소판응집을 억제한다. Aspirin은 가장 오래된 항염증 약물이지만 주로 진통 및 해열 작용으로 사용되고 있으며 최근 부작용이 적은 다른 항염증약물 혹은 prostaglandin 억제제를 개발하고 있다. 또한 이들 약물이 corticosteroid 효과와 유사한 강력한 항염증 효과를 가지지만 이들 약물은 corticosteroid(cortisone)와 화학적으로 연관이 없다. 따라서 이들 약물을 **비스테로이드성 항염증약물**(*nonsteroidal antiinflammatory drugs*, NSAIDs)이라 불린다.

2 비스테로이드성 항염증약물

비스테로이드성 항염증약물(nonsteroidal antiinflammatory drugs, NSAIDs)은 COX 효소를 억제하는 aspirin과 aspirin 유사약물이다. 이들 약물은 여러 단계의 진통 및 해열 효과를 가진 prostaglandin 억제제로 불리지만, 이들 약은 기본적으로 염증과 통증을 완화시키는 항염증약물로 사용되고 있으며 해열 효과는 항염증 효과보다 약하다. 그러므로 대부분의 NSAID 약물은 경증의 두통과 발열에는 사용하지 않는다. 두통과 발열에 더 많이 쓰이는 약은 acetaminophen, ibuprofen이다. NSAID는 관절의 부종, 통증 그리고 뻣뻣함을 감소시키는데 더욱 효율적이다.

NSAID에는 몇 가지 군들이 있다.

1. Salicylate
2. Para-chlorobenzoic acid 유도체
3. Phenylacetic acid 유도체
4. Propionic acid 유도체
5. Fenamates
6. Oxicams
7. 선택적 COX-2 억제제

첫 6가지의 NSAID 그룹은 1세대 NSAID로 알려져 있고, COX-2 억제제는 2세대 NSAID로 일컫는다. 표 14-1는 가장 널리 쓰이는 NSAID의 용량 정보와 사용의 고려사항을 제공한다. NSAID의 반감기는 매우 다양하다. Aspirin은 부작용 때문에 NSAID와 같이 복용하지 말아야 한다.

표 14-1 항염증약물: 비스테로이드성

일반명(상품명)	응용 및 고려사항
1세대 NSAIDs	
Salicylates	
aspirin(ASA, Bayer, Ecotrin)	
diflunisal(Dolobid)	경도-임신범주: C; PB: 중등도의 통증완화; 골관절염과 류마티스관절염치료에 사용. 프로스타글란딘 합성 억제. Aspirin에 과민반응 시 금기. 임신 후기 사용금지 임신범주: C; PB: 99%; tⅡ: 8-12시간
Salicylate 유도체	
olsalazine sodium(Dipentum)	염증성 장질환에 사용(특히 궤양성 대장염) 5-ASA로 대변으로 배출 임신범주: C; PB: 99%; tⅡ: 5-10시간
sulfasalazine(Azulfidine)	궤양성 대장염과 류마티스관절염. Sulfonamides나 aspirin에 과민반응 시 사용금지 임신범주: B; PB: 99%; tⅡ: 5-10시간
Para-Chlorobenzoic acid (Indoles)	
indomethacin(Indocin)	중등도-중증의 관절질환. 위장관 불편과 궤양이 흔함. 음식과 함께 복용. Aspirin 알레르기가 있을 경우 사용금지. 임신범주: C; PB: 99%; tⅡ: 4.5시간
sulindac(Clinoril)	급만성 관절염, 정액낭염, 건염. Indomethacin만큼 강력하지 않음. 음식과 함께 복용 임신범주: C; PB: 93%; tⅡ: 7-8시간
tolmetin	급성과 만성 관절염, 소아류마티스관절염. Indomethacin보다 덜 강력; aspirin보다 효과적. 음식과 함께 섭취 임신범주: C(D, 임신 후기); PB: 90-99%; tⅡ: 1-2시간
Propionic acid	
diclofenac sodium(Voltaren XR)	류마티스성 관절염, 골관절염, 척추염, 급성통풍, 소아류마티스관절염, 정액낭염, 건염. 위장관불편을 피하기 위해 음식과 함께 복용. 임신범주: C(D, 임신 후기); PB: 90-99%; tⅡ: 2시간
etodolac(Lodine)	급성 통증, 류마티스관절염, 골관절염. GI upset 예방을 위해 음식이나 제산제와 함께 복용. 임신범주: C(D, 임신 후기); PR: 99%; tⅡ: 6-7시간
ketorolac tromethamine(Toradol)	첫 번째 주사가능 NSAID로 개발. 5일 이하의 단기통증완화. 알레르기성 결막염에 의한 가려움의 완화를 위해 점안 사용가능. 임신범주: C(D, 임신 후기); PB: 99%; tⅡ: 4-6시간
Proplonic acid	
fenoprofen calcium(Nalfon)	경도-중증도의 통증. 관절질환에도 사용. 치료 후 2-3주에 가장 효과적. 음식과 섭취. 임신범주: C(D, 임신 후기); PB: 90-99%; tⅡ: 3시간
flurbiprofen sodium(Ansaid)	급성과 만성 관절염. 음식과 섭취. 임신범주: C(D, 임신 후기); PB: 99%; tⅡ: 5시간
ibuprofen(Motrin, Advil)	
ketoprofen(Nexcede)	첫 번째 주사가능NSAID. 5일 이하의 단기통증완화. 또한 알레르기성 결막염에 의한 가려움의 완화를 위해 점안 사용가능. 임신범주: C(D, 임신 후기); PB: 99%; tⅡ: 4-6시간
naproxen(Naprosyn, Aleve)	경도-중등도의 통증완화. 관절염, 통풍, 정액낭염, 월경통에도 사용. OTC 약물: Aleve. 음식 또는 물 한 잔과 섭취. 임신범주: C(D, 임신 후기); PB: 99%; tⅡ: 12-17시간
oxaprozin(Daypro)	급성과 만성 관절염치료. 위장관불편을막기 위해 음식과 섭취. 임신범주: C(D, 임신 후기); PB: 99%; tⅡ: 40시간
Anthranilic Acids (Fenamates)	
meclofenamate	급성과 만성 관절염. 위장관증상이 심각해질 수 있음. 다른 NSAIDs가 효과 없을 때 사용. 위장관 불편을 피하기 위해 음식과 함께 복용 임신범주: C(D, 만삭 시에); PB: 99%; tⅡ: 2시간
mefenamic acid(ponstel)	급성과 만성 관절염. 설사가 흔한 문제. 7일 사용 후 중단. 임신범주: C(D, 임신 후기); PB: 90%; tⅡ: 2시간
Oxicams	
piroxicam(feldene)	관절질환. 반감기가 길다. 2주 동안 효과 지속. 위장관 불편이 생길 수 있음. 임신범주: C(D, 임신 후기); PB: 99%; tⅡ: 50시간

표 14-1 항염증약물: 비스테로이드성-계속

일반명(상품명)	응용 및 고려사항
meloxicam(Mobic)	골관절염. 약간 COX-2 선택적. 임신범주: C(임신초기, 중기), D(임신 후기); PB: 99%; tⅡ: 15-20시간
Naphthylalkanones	
nabumetone(Relanfen)	만성염증과 통증, 특히 류마티스관절염과 골관절염 같은 관절질환. Cycooxygenase를 저해, 특히 COX-1보다 COX-2에 선택적. GI 문제가 적음. 임신범주: C(D, 임신 후기); PB: 99%; tⅡ: 24시간
COX-2 억제제 (2세대 NSAIDs)	
celecoxib(Celebrex)	

A. 성인; b.i.d., 1일 2회; C, 소아; d, 일; GI, 위장관; h, 시간; IM, 근육내; maint, 유지; max, 최대; NSAID, 비스테로이드성 항염증약물; OTC, over-the-counter; PB, protein-binding 단백결합; PO, 경구투여; PRN, 필요시; q.i.d., 1일 4회; sol, 용액; SR, 서방형; tⅡ, 반감기; t.i.d., 1일 3회; UK, unknown 모름; w, 주; y, 년; >, 초과; <, 미만.

또한 병용치료가 약물의 효과를 증가시키지 않는다.

1. Salicylates

Aspirin은 salicylates에서 유래된 salicylate계로 acetylsalicylic acid(ASA)로 불리며, 아스피린 조성에 acetyl군이 사용된 것으로 aspirin의 약어는 ASA이다.

Aspirin은 1899년에 Adolph Bayer에 의해 개발된 것으로 가장 오래된 항염증약물이다. Ibuprofen이 도입되기 전에 이 약제는 가장 흔하게 사용된 항염증약물이었다. Aspirin은 prostaglandin을 억제하여 염증 과정을 저하시키는 약제이다. 또한 심장 혹은 뇌혈관 질환을 가진 환자를 위해 항혈소판 약제로 고려된다. Aspirin은 혈소판응집을 줄여 혈액응고가 감소된다. 고용량의 aspirin은 염증을 경감하기 위해 사용하고 위장 불쾌감이 흔한 문제이다. 이 경우에 장용정 형태로 사용할 수 있다. Aspirin은 NSAID의 혈액농도와 효과를 줄이기 때문에 다른 NSAID와 동시 투여는 안 된다. Aspirin과 다른 NSAID는 prostaglandin 생합성에 필요한 COX 효소를 억제함으로써 통증을 완화시킨다. COX의 두 효소 유형은 COX-1, COX-2로 나타낸다(그림 14-1). COX-1은 위장 표면을 보호하고 혈소판을 조절하고, COX-2는 손상 부위에 통증과 염증을 유발시킨다. NSAID는 COX-1과 COX-2를 억제하거나 봉쇄한다. COX-1억제는 혈소판응집을 감소시키는 목적으로 효과가 나타나지만 위장 표면을 보호하는 작용의 감소에 따른 원하지 않은 효과도 나타낸다. Aspirin과 NSAID 약물로 인해 위장출혈과 소화성 궤양이 일어난다. COX-2가 억제될 때는 통증과 발열이 감소하고 염증이 억제되지만, COX-2 억제제는 위장의 소화성 궤양을 유발하지 않고 혈소판에도 작용을 나타내지 않는다.

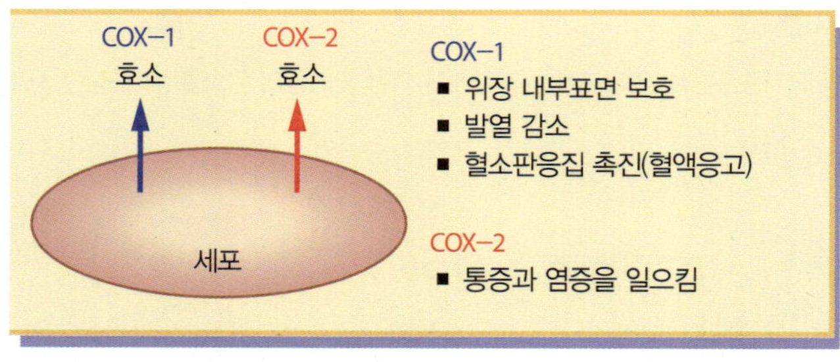

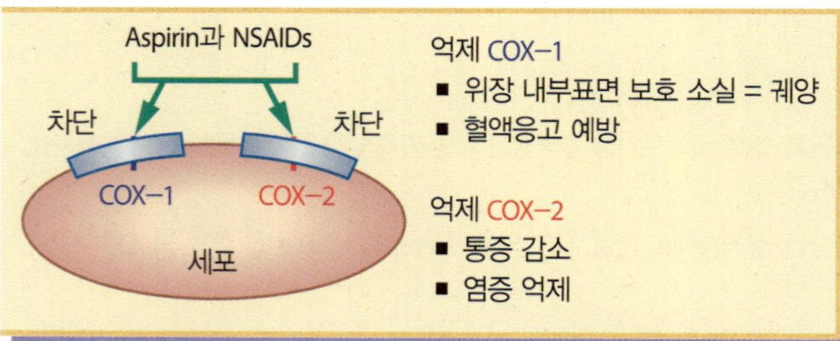

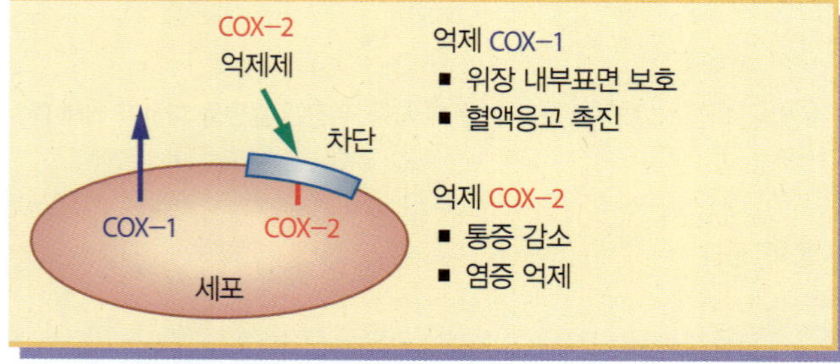

Aspirin이 유일한 NSAIDs 중 한 가지이다.

그림 14-1 COX-1 및 COX-2 억제제 사용

COX-2 억제제(COX-2 inhibitor)라 불리는 새로운 NSAID는 COX-2만을 봉쇄하고 COX-1에는 영향을 미치지 않는다. 위장표면을 보호하며, 통증과 염증 경감을 가능하게 한다. 미국 FDA에 승인된 COX-2 억제제로는 celecoxib(Celebrex)가 있다. COX-2 억제제와 유사한 약물에는 meloxicam(Mobic)과 nabumetone(Relafen)이 포함되며, 이 약은 어느 정도 위장을 보호할 수 있다. 만약 COX-1

효소가 차단되지 않으면 혈액응고시간은 증가된 채로 남아있게 된다. 많은 연구자들이 COX-2 억제제는 대장암과 같은 일부 유형의 암을 예방한다고 믿고 있다. 채소와 과일은 자연적으로 COX-2효소를 억제하여 악성 발육으로부터 결장을 보호한다.

약동학 Aspirin은 위장관으로부터 잘 흡수된다. 이 약은 위장관 불쾌감을 유발할 수 있으므로 물, 우유 혹은 음식과 같이 복용해야 한다. 서방형 혹은 완충형의 약은 위장의 불편을 줄일 수 있다. 서방형 정제는 깨거나 부수지 말아야 한다.

Aspirin은 반감기가 짧다. 이 약은 태아의 동맥관(ductus arteriosus)의 조기폐쇄를 일으키기 때문에 임신 마지막 3분기 동안에는 복용하지 말아야 한다. Aspirin은 치명적인 레이(Rye)를 유발하기 때문에 아동에게는 투여하지 말아야 한다.

약력학 다른 NSAID처럼 aspirin은 COX-1과 COX-2를 억제함으로써 prostaglandin 합성을 억제한다. 게다가, 이는 염증과 통증을 줄인다. Aspirin의 작용개시는 30분 내이다. 이 약은 투여 후 1-2시간 내에 효과가 가장 좋으며, 평균작용시간은 4-6시간이다. Aspirin 직장 약물의 작용은 불규칙한데, 그 이유는 직장의 혈액공급과 대변물질 때문이다. 치료적 항염증효과를 나타내는 데 1주 혹은 그 이상의 시간이 필요하다.

1) Salicylate 약물에 대한 과민반응

Aspirin은 과민반응이 나타날수 있다. 이명, 어지럼, 기관지수축(특히 천식 환자에게서)은 aspirin 과량 혹은 aspirin 과민반응의 증상들이다. 만약 환자가 aspirin 과민반응을 보이면 diflunisal을 복용하지 말아야 한다. Diflunisal은 체내에서 salicylic acid로 전환될지라도 salicylatic acid의 유도체이다. Salicylic acid은 말린자두, 건포도, 감초와 양념(예, 커리분말, 파프리카)에 들어 있다.

원형약물차트 14-1

Aspirin

약물분류 진통제: 항염증약물 상품명: ASA, Bayer, Ecotrin, Astrin 임신범주: D	**투여경로** PO IV
금기 Salicylate 혹은 NSAID에 과민반응, 어린이에게서 독감 혹은 바이러스 증상, 항응고제 치료, 위장관출혈, 골수억제, 임신 제 3 석달 주의: 신장 혹은 간장 질환, 통풍, 알코올중독 임상검사소견: cholesterol 및 칼륨, T3, T4 저하; PT, 출혈시간, 요산 증가	**약물-임상검사-음식 상호작용** 약물: 항응고제와 기타 NSAID와 동시 사용 시 출혈위험 증가; 경구용 혈당강하제와 동시 사용 시 저혈당증 위험 증가; glucocorticoids의 궤양 유발효과 증가
약동학 흡수: PO: 80-100% 분포: PB: 80-90%, 태반 통과 대사: tⅡ: 2-3h (저용량); 15-20h (고용량) 배출: 소변으로 50%	**약력학** PO: Onset: 15-30분/ 최고: 1-2h/ 기간: 4-6h PR: 개시: 1-2h/ Peak: 3-5h/ 기간: 4-7h
치료효과/응용 통증과 염증 증상을 억제하기 위해; 체온을 낮추기 위해; 혈소판응집을 낮추기 위해 작용 모드: prostaglandin 합성 억제, 시상하부 체온-조절중추 억제	
부작용 식욕 감소, 오심, 구토, 설사, 어지럼, 혼돈, 청력 소실, 속 쓰림, 발진, 복통, 졸림	**유해반응** 이명, 두드러기, 궤양, 위장관출혈 치명적: 무과립구혈증, 용혈성 빈혈, 기관지수축, 아나필락시스, 혈소판감소증, 레이증후군, 간독성 백혈구감소증

A, 성인; ACE, angiotensin-전환효소; b.i.d., 하루 2 번; COX, cyclooxygenase; GI, 위장관; h, 시간; INR, international normalized ratio; PB, 단백결합; PO, 경구투여; PRN, 필요할 때; tⅡ, 반감기; TDM, therapeutic drug monitoring; TIA, transient ischemic attack; 캐나다 약이름.

간호과정
환자-중심의 협력의 간호

Salicylic acid; Aspirin

사정

- 과거력과 투약력을 사정한다. 위장관불편, 위장출혈 혹은 간질환의 여부를 환자에게 질문해야 한다. Aspirin은 위장자극을 유발할 수 있다. 이 약은 혈소판응집을 억제함으로써 출혈시간을 연장시킨다.

간호진단

- 투약과 관련된 손상위험성

계획

- 투약 후 부작용을 설명할 수 있다.
- 부작용 발생 시 의료진에게 보고할 수 있다.

간호중재

- 고용량의 aspirin 복용 시 혈청 aspirin 농도를 모니터링한다. 정상 치료범위는 15–30mg/dL이다. 혈청농도가 30mg/dL 이상일 때 미약한 독성이 야기되고, 50mg/dL 이상일 때 심각한 독성이 발생된다.
- 짙은색의 대변, 잇몸출혈, 점상출혈, 과도한 피멍, 자반 등이 고용량의 aspirin을 복용 시 나타나는 출혈 징후인데, 이를 관찰한다.

환자교육

일반

- 알코올 혹은 항응고제 warfarin 같은 높은 단백결합 성향의 약물을 aspirin과 같이 투여하지 말라고 조언한다. Aspirin은 단백결합부위로부터 warfarin 같은 약을 대체하기 때문에 항응고 수준이 증가된다.
- 만약 고용량의 aspirin을 복용했다면 치과 치료 전 치과의사에게 알리도록 교육한다.
- 출혈위험을 줄이기 위해 수술 전 3–7일부터 aspirin을 중단하도록 환자를 안내한다.
- 보관용기는 아동의 손이 닿지 않는 곳에 두도록 한다.
- 만약 아동이 많은 양 혹은 모르는 양의 aspirin을 복용했다면 즉시 응급실을 방문할 것을 교육한다.
- 레이증후군의 위험성이 있으므로 아동에게 aspirin을 투여하지 않는다.
- Aspirin는 위장관불편을 야기할 수 있다고 환자에게 알린다.
- 월경 첫 2일 전과 월경기간 동안에 aspirin 대신에 tylenol을 복용하도록 월경불순 환자에게 알린다.

부작용

- 졸림, 이명, 두통, 홍조, 어지럼, 위장관증상, 시야변화, 발작과 같은 부작용을 보고하도록 환자에게 지시한다.

식이

- Aspirin(또는 ibuprofen)을 음식 혹은 많은 양의 물과 같이 복용하도록 환자를 안내한다. 서방형 아스피린은 위장관불편을 예방하는 데 도움이 된다.

평가

- 투약 후 발생할 수 있는 부작용에 대해 이해하고 설명함.
- 투약 후 3일이 경과하였으며 부작용 발현 없음.

2. Para-Chlorobenzoic Acid

첫 항염증약물 중 하나는 *para-chlorobenzoic* acid인 indomethacin(Indocin)이다. 이는 류마티스성 관절염, 통풍관절염 그리고 골관절염에 사용되며 강력한 prostaglandin 억제제이다. 이 약은 단백결합을 많이 하며(90%) 다른 단백결합 약을 치환시켜 독작용 가능성을 높인다. 이 약의 반감기는 중등도로 4.5시간이다. Indomethacin은 위장에 매우 자극적이어서 음식과 함께 투여해야 한다.

다른 두 가지 para-chlorobenzoic acid 유도체[sulindac(-Clinoril)과 tolmetin(Tolectin)]는 indomethacin보다 심각한 유해반응을 덜 일으킨다. Tolmetin은 indomethacin과 sulindac처럼 높은 단백결합력은 보이지 않는다. 그리고 짧은 반감기를 가진다. 이 군의 항염증약물은 sodium과 수분 저류를 일으키고 혈압을 높인다.

3. Phenylacetic Acid 유도체

Diclofenac sodium(Voltaren-XR)은 phenylacetic acid 유도체이며, 1.2–2시간의 혈장반감기를 가진다. 이 약의 진통작용과 항염증 효과는 aspirin과 유사하지만, 해열효과는 미미하거나 없다. 이 약제는 류마티스성 관절염, 골관절염, 강직성 척추염에 사용된다. Diclofenac은 경구투여, 서방형 그리고 국소형 1% 젤 약물이 있다. 다른 항염증약물의 유해작용과 유사하다. Ketorolac(Toradol)은 또 다른 phenylacetic acid 유도체인데, 첫 주사형 항염증약물이다. 다른 항염증약물과 마찬가지로 이는 prostaglandin 합성을 억제하지만 다른 항염증약물보다 더 큰 진통효과를 가진다. Ketorolac은 짧은 기간의 통증조절에 추천된다. 수술 후 통증을 위해 아편유사약물 진통제와 비슷하거나 더 우수한 진통효능을 나타낸다. 성인에게 6시간마다 30–60mg 용량으로 근육내 주사한다. 또한, ketorolac은 경구, 정맥내, 비강투여약물이 사용가능하다.

4. Propionic Acid 유도체

Propionic acid군은 비교적 새로운 항염증약물군이다. 이들 약물은 aspirin–유사약물이지만, 더 강력한 효과를 가지고, 위장관 자극을 덜 유발한다. 이 군의 약은 단백결합을 많이 하며, 약물 상호작용을 일으키는데, 특히 다른 단백결합률이 높은 약과 같이 투여 시 강화된다. 위장관 불편감이 있지만 aspirin과 indomethacin만큼 심하진 않다. 혈액 질병과 같은 심한 유해반응이 자주 일어나지는 않는다. Ibuprofen(Motrin)은 아주 널리 사용되는 propionic acid 항염증약물이며, 낮은 용량(200mg)의 일반약으로 구입 가능하다. 원형약물차트 14–2에서는 ibuprofen의 약리작용을 자세히 다루고 있다. 여섯 가지 다른 propionic acid 약물은 fenoprofen calcium(Nalfon), naproxen(Naprosyn), ketoprofen(Orudis), flurbiprofen(Ansaid), oxaprozin(Daypro) 등이다.

약동학 Ibuprofen은 위장관에서 잘 흡수된다. 이들 약은 짧은 반감기를 가지지만, 높은 단백결합률을 보인다. Ibuprofen을 다른 높은 단백결합률의 약과 같이 투여 시 심한 부작용이 나타난다. 약은 간에서 대사되어 비활성형 대사물로 전환되고, 소변으로 배출된다.

약력학 Ibuprofen은 prostaglandin 합성을 억제하여 염증과 통증경감에 효과적이다. 이들 약은 짧은 작용개시 시간을 보이고, 최고농도시간 그리고 작용시간이 짧다. 명백한 항염증 효과를 위해서는 수일이 소요된다.

Ibuprofen과 관련된 많은 약물상호작용이 있다. Ibuprofen은 warfarin(Coumadin), sulfonamide과 많은 cephalosporins 및 phenytoin의 효과를 증가시킬 수 있다. Aspirin과 같이 투여될 때 그들 효과는 줄어든다. Ibuprofen을 insulin 혹은 경구용 혈당강하제와 같이 사용할 때 저혈당증이 유발된다. Ibuprofen을 칼슘통로차단제와 동시에 사용할 때 독성위험이 매우 높아진다.

원형약물차트 14-2

Ibuprofen

약물분류 비스테로이드성 항염증약물: Propionic acid 유도체 상품명: Motrin, Advil 임신범주: C(D, 3번째 3분기)	**투여경로** PO IV
금기 중증 신질환 혹은 간질환, 천식, 소화성 궤양, 항응고제 치료 주의: 출혈질환, 임신, 수유, 전신홍반루푸스	**약물–임상검사–음식 상호작용** 약물: 경구용 항혈액응고약물과 동시 사용 시 출혈시간 연장됨; phenytoin, sulfonamides, warfarin 효과를 증가시킴. Aspirin 효과를 감소시킴; lithium의 유해효과를 증가시킴.
약동학 흡수: PO: 잘 흡수됨 분포: PB: 90–99% 대사: tⅡ: 2–4h 배출: 소변을 통해 대부분 비활성 대사물 형태로; 일부 담즙을 통해 배출됨	**약력학** PO: 개시: 1h 최대: 2–4h 작용시간: 4–6h
치료효과/응용 염증과정을 줄이기 위해; 통증을 감소하기 위해; 관절염 상태의 항염증작용; 해열 작용기전: Prostaglandin 합성 억제를 통해 통증과 염증을 경감시킴	
부작용 식욕부진, 오심, 구토, 설사, 부종, 발진 자반, 이명, 피로, 어지럼, 불안, 혼돈 부종을 동반한 액체 정체	**유해반응** 위장관출혈 생명위협: 조혈장애(blood dyscrasias), 심부정맥, 신독성, 아나필락시스

A, 성인; C, 어린이; d, 일; h, 시간; max, 최대; PB, 단백결합 (protein–binding); PO, 경구투여 (by mouth); q.i.d., 1일 4회 투여; tⅡ, 반감기; t.i.d., 1일 3회 투여; y, 연; <, 미만; >, 초과.

5. Fenamate

Fenamate군은 급성 및 만성관절염 상태에 사용되는 강력한 항염증약물을 포함한다. 대부분의 항염증약물처럼 위장자극이 흔한 부작용이며, 소화성궤양 과거력의 환자는 이 군의 약을 피해야 한다. 다른 부작용들로는 부종, 어지럼, 이명, 소양증 등이 있다. 두 가지 fenamate는 meclonamate sodium monohydrate(Meclomen)과 mefenamic acid(Ponstel)이다.

6. Oxicams

Oxicam인 piroxicam(Feldene)은 류마티스성 관절염과 골관절염과 같은 장기간의 관절염 상태에 사용된다. 이 약제는 소화성 궤양과 위장불편과 같은 위장 문제를 잘 야기시키지만, 일부 다른 항염증 약물보다 빈도가 낮다. 다른 항염증 약물에 비해 잘 견디며, 주요 장점도 가지고 있는데, 긴 반감기로 인해 하루 한 번 투여하는 것이다.

완전한 임상반응이 나타나려면 piroxicam 투여 후 1-2주가 지나야 한다. 이 약은 또한 매우 단백결합을 잘하며, 같이 투여된다면 또 다른 높은 단백결합력을 보이는 약물을 방해한다. Piroxicam은 aspirin 혹은 다른 항염증약물과 같이 투여하지 말아야 한다.

1) 1세대 항염증약물의 일반적 부작용 및 유해반응

대부분의 비스테로이드성 항염증 약물은 항염증 약물용량으로 투여할 때 aspirin보다 부작용이 적다. 그러나 음식물 없이 비스테로이드성 항염증 약물을 복용할 때 위장관자극은 흔한 문제이고 나트륨과 수분저류가 발생한다. 알코올을 비스테로이드성 항염증약물과 섭취할 때 위장자극이 증가하므로 이는 피해야 한다.

간호과정
환자-중심의 협력의 간호

비스테로이드성 항염증약물: Ibuprofen

사정

- Ibuprofen과 같은 NSAIDs에 대한 알레르기에 대한 환자의 개인력을 체크한다. 만약 알레르기가 존재한다면 의료진에 알린다.
- 투약력을 사정한다. NSAIDs은 phenytoin, sulfona-mides, warfarin의 효과를 증가시킨다. 대부분의 NSAIDs는 단백결합력이 크며, warfarin(Coumadin)과 같은 다른 높은 단백결합력을 가진 약을 대체한다. 환자가 심한 신장 혹은 간 질환, 소화성 궤양 혹은 출혈질환이 있다면 NSAIDs는 금기이다.
- NSAIDs의 흔한 부작용인 GI 이상과 말초부종에 대해 환자를 평가한다.

간호진단

- 투약과 관련된 손상위험성

계획

- 투약 후 부작용을 설명할 수 있다.
- 부작용 발생 시 의료진에게 보고할 수 있다.

간호중재

- 잇몸출혈, 반상 출혈(ecchymoses) 혹은 검은 대변 유무를 관찰한다. NSAID를 특히 warfarin(항응고제)과 같은 높은 단백결합력을 보이는 약물을 사용할 때 출혈시간은 길어진다.
- 만약 환자가 GI 불편을 가진다면 식사 때 혹은 음식과 함께 NSAIDs를 투여한다.
- 활력징후를 모니터링하고, 특히 아침에 말초부종을 확인한다.
- "파란 알약 1개를 복용한다"와 같은 지시사항을 주지 말라. 대신, 약물의 이름과 용량을 제공한다.

환자교육

일반

- NSAIDs와 aspirin과 acetaminophen을 함께 투여하지 않도록 환자에게 알린다. NSAIDs와 aspirin을 동시에 투여 시 위장관출혈이 야기될 수 있다.
- NSAIDs를 술과 함께 복용하지 않도록 교육한다.
- 장기간 NSAIDs 혹은 ibuprofen을 복용 시 시술 전에 외과의나 치과의에게 알리도록 교육한다.
- 월경 1-2일 전에 많은 월경의 양을 피하기 위해 NSAIDs를 피하라고 여성 환자에게 알린다. Acetaminophen을 대신 처방할 수 있다.
- 임신 초기에 NSAIDs를 복용하면 기형 유발의 원인이 될 수 있으며, 분만 시에 출혈이 발생한다.

부작용

- NSAIDs의 흔한 부작용에 대해 환자를 교육한다. 오심, 구토, 말초부종, 자반, 반상출혈, 어지럼이 일어난다. 부작용의 발생을 보고한다.

평가

- 투약 후 발생할 수 있는 부작용에 대해 설명함.
- 투약 후 3일이 경과하였으며 부작용 발현 없음.

7. 선택적 COX-2 억제제

대부분의 NSAID는 COX-1와 COX-2 둘 다 억제시키는 비선택적 억제제이다. COX-1을 억제하여 위장내면의 보호가 감소하며 응고시간이 지연되는데, 이는 관상동맥질환 환자에게 도움이 된다. 선택적 COX-2 억제제는 소화성궤양과 위장출혈 위험이 있는 고용량의 NSAIDs가 요구되는 심한 관절염 상태에 선택 약물로 사용된다. 현재, COX-2 억제제로 분류되는 것 중 한 가지가 celecoxib(Celebrex)이다. Nabumetone(Relafen)은 사용될 수 있는 유사한 약물이다. 그러나 이는 진정한 COX-2 억제제로 생각하지 않는다. Nabumetone은 COX-1보다는 COX-2를 억제한다. Celecoxib는 원형약물차트 14-3에 기술되었다.

8. 노인에게 NSAIDs 사용

노인은 골관절염, 류마티스성 관절염, 신경근육골격질환에 의한 염증 관련 통증치료에 NSAID를 자주 사용한다. 노화에 따라 매일 복용하는 약의 수도 증가한다. 그러므로 약물 상호작용이 더욱 빈번하고, 특히 NSAID와 함께 많은 약들을 복용하게 된다. NSAID 사용으로 인한 위장관 장애는 노인에게서 4배 이상 빈번하게 나타난다. COX-2 억제제(2세대 NSAIDs)의 도입으로 NSAID와 관련된 위장관문제의 발생이 줄어들었으나 부종이 유발된다. 그러므로 신장 기능이 평가되어야 하고 노인은 적절한 수분공급이 이루어지도록 섭취를 증가해야 한다. 가능한 합병증을 줄이기 위해 NSAID 용량을 낮추어야 한다.

3 스테로이드

Prednisolone 및 dexamethasone과 같은 스테로이드는 항염증약물로 자주 사용한다. 이 군의 약은 손상 부위에 염증과정을 억제하거나 방지하여 염증을 조절한다. Corticosteroids는 관절염 질환에 대해 폭넓게 처방되며, 비록 많은 부작용으로 인해 관절염의 선택약이 아니지만 관절염 조절에 빈번하게 사용된다. Corticosteroids의 반감기는 길고(24

원형약물차트 14-3

Celecoxib

약물분류	투여경로
비스테로이드성 항염증약물: COX-2 억제제 상품명: Celebrex 임신범주: C(제1 및 제2 임신 3분기), D(제3 임신 3분기)	PO IV
금기	**약물-임상검사-음식 상호작용**
과민반응, 진행성 신질환, 중증 간기능부전 빈혈, 이뇨제와 ACE 억제제와의 병용 주의: 신장 혹은 간장기능저하, 고혈압 체액정체, 심부전증, 감염, GI 출혈 혹은 소화성 궤양 과거력, 동시적 항응고치료 실시, 스테로이드 혹은 알코올 사용	약물: ACE 억제제 작용 감소, warfarin 사용 시 INR 및 GI 출혈 증가 가능함 lithium의 독성 증가, fluconazole이 celecoxib 수치 증가시킴
약동학	**약력학**
흡수: GI를 통한 흡수가 양호함 분포: PB: 97% 대사: tⅡ: 11.2h 배출: 기본적으로 대변을 통해서	PO: 개시: UK 최고: 3h 작용시간: UK
치료효과/응용	
골관절염 및 류마티스성 관절염치료; 월경불순 감소를 위해 작용기전: COX-2(이 효소는 prostaglandin 합성과 염증을 촉진함) 억제, COX-1는 억제시키지 않음	
부작용	**유해반응**
두통, 어지럼, 부비동염, 오심, 팽만, 설사, 발진	말초부종

A. 성인; ACE, angiotensin-converting enzyme angiotensin-전환효소; b.i.d., twice a day 하루 2회; COX, cyclooxygenase; GI, gastrointestinal 위장관; h, hour 시; INR, international normalized ratio 국제표준 비율; PB, protein-binding 단백결합; PO, by mouth 경구; PRN, as needed 필요시; tⅡ, half-life 반감기; UK, unknown 모름.

시간 이상), 많은 처방용량으로 하루 1회 투여된다. Corticosteroids 치료를 중단할 때는 5−10일 기간에 걸쳐 용량을 점차 줄여나가야 한다.

4 질병완화 항류마티스제

NSAID가 면역관련 관절염을 충분히 조절하지 못할 때, 비록 독성이 더 있지만 질병과정을 조절하기 위해 질병완화 항류마티스제(Disease-modifying anti-rheumatic drug, DMARDs)가 처방되며 면역억제제, 면역조절제, 항말라리아제를 포함한다(표14−2).

1. 면역억제제

면역억제제(immunosuppressives)는 난치성 류마티스성 관절염 치료에 사용된다. 낮은 용량에서는 선택된 면역억제제가 류마티스성관절염 치료에 효과가 있다. Imuran, cytokine과 같은 약들은 암 성장과 증식을 억제하는 데 사용되는데, 다른 치료 실패 시 류마티스성관절염의 염증 과정을 억제하는데 사용될 수 있다. Cytokine을 치료받은 환자 대상의 연구에서 관절연골의 추가적인 파괴가 거의 없었는데, 이는 질병과정이 활성화되지 않았음을 의미한다.

2. 면역조절제

면역조절제(immunomodulators)는 염증 과정을 중단시키고 질병의 진행을 늦추게 함으로써 심한 류마티스성관절염을 치료한다. Interleukin(IL−1) 수용체 억제제와 TNF 봉쇄제는 면역조절제로 분류되는 두 군의 약물이다.

Anakinra(Kineret)는 IL−1수용체 억제제인데, 연골과 뼈에 존재하는 IL−1수용체에 결합하는 것을 방해함으로써 IL−1의 작용을 차단한다. IL−1은 관절염증과 파괴에 관여하는 감염증성 cytokine이다. Anakinra는 피하로 주사한다. 최고작용은 3−7시간, 반감기는 6시간이다.

TNF봉쇄제는 TNF에 결합하여 세포표면에 존재하는 TNF 수용체에 결합을 방해한다. TNF를 중화시킴으로써 염증과정이 지연 된다. Etanercept(Enbrel)은 첫 TNF 봉쇄제이며, 피하주사로 투여한다. 최고반감기는 115시간이다. 류마티스성 관절염의 징후와 증상은 etanercept 치료로 신속하게 억제되지만 약물 중단 시 재발한다. 다른 TNF 봉쇄제에는 infliximab(Remicade), adalimumab(Humira), leflunomide(Arava) 등이 있다. Infliximab은 최고 두 시간 이상에 걸쳐 정맥내 주사하고, adalimumab는 피하주사로 투

표 14−2 항염증약물: DMARDs

일반명(상품명)	응용 및 고려사항
golimumab(Simponi)	류마티스관절염치료. 부작용으로 혈액질환. / 임신범주: B; PB: UK; tⅡ 2주
anakinra(Kineret)	다른 DMARDs에 낫지 않는 류마티스관절염치료 / 임신범주: B; PB: UK; tⅡ: 4−6시간
etanercept(Enbrel)	다른 DMARDs에 낫지 않는 류마티스관절염치료 / 임신범주: B; PB: UK; tⅡ: 102시간
infliximab(Remicade)	
rituximab(Rituxan)	중등도−중증의 류마티스관절염치료. 주입물 반응을 예방하기 위해 methylpresnisolone 100mg을 복용 전에 투여. / 임신범주: C; PB: UK; tⅡ: 60−174시간
adalimumab(Humira)	다른 DMARDs에 낫지 않는 류마티스관절염치료 / 임신범주: B; PB: UK; tⅡ: 10−20시간
tocilizumab(Actemra)	중등도−중증의 류마티스관절염치료. 2010년에 승인. 부작용으로 감염, 위장관천공, 고혈압 등을 포함. / 임신범주: C; PB: UK; tⅡ: 11−13일
leflunomide(Arava)	다른 DMARDs에 낫지 않는 류마티스관절염치료 / 임신범주: X; PB: 99%; tⅡ: 19일
abatacept(Orencia)	중등도−중증의 류마티스관절염. / 임신범주: C; PB: UK; tⅡ: 13일
tofacitinib(Xeljanz)	중등도−중증의 류마티스관절염 부작용으로 감염, 두통, 고혈압 포함. / 임신범주: C; PB: 40%; tⅡ: 3시간
tocilizumab(Actemra)	다른 DMARDs에 낫지 않는 중등도−중증의 류마티스관절염치료. 부작용으로 위염, 구강궤양, 상복부통증, 고혈압 유발. / 임신범주: C; PB: UK; tⅡ: 최대 3일

A, Adult 성인; C, child 어린이; d, day 날; DMARDS, disease−modifying antirheumatic drug; GI, gastrointestinal 위장관계; h, hour 시; IM, intramuscular 근육내; maint, maintenance 유지; max, maximum 최대; PB, protein−binding 단백결합; PO, by mouth 경구; PRN, as needed 필요시; tⅡ, half−life 반감기; TD, transdermal 경피; UK, unknown 모름; wk, week 주; y, year 년; >, 초과; <,미만.

여하며, leflunomide는 경구투여하고 생백신을 피하도록 교육한다. Infliximab는 원형약물차트 14-4에 기술되어 있다.

IL-1수용체 억제제와 TNF봉쇄제 두 가지 모두 심한 감염에 환자를 노출시킨다. 이 약들은 활성 감염에 금기이며, 감염 발생 시 중단되어야 한다. Infliximab 치료개시 전에 결핵피부검사에서 음성인지를 확인한다.

정맥 투여 시 약물 투여 전후에 생리식염수로 수액관를 세척하고 1-2마이크론 혹은 그 이하의 정맥주입용 필터를 적용한 후 최소 2시간 이상에 걸쳐 천천히 투여한다. 만약 환자가 급성 약물주입반응을(예 흉통, 발열, 오한, 호흡곤란, 소양증, 두드러기, 저혈압 혹은 고혈압) 나타낸다면 즉시 주입을 중단하고 2시간 이상 환자를 면밀히 관찰한다.

3. 항말라리아제

항말라리아제는 다른 치료 방법이 실패했을 때의 류마티스성관절염치료에 사용된다. 항말라리아제의 작용기전은 불명확하다. 약효가 현저하기 위해서는 4-12주가 소요되고, 관절염이 잘 치료되지 않은 환자의 경우에 항말라리아제를 NSAID와 복합사용한다.

5 통풍치료제

통풍(gout)은 관절, 건 그리고 다른 조직을 공격하는 염증질환이다. 이를 **통풍성관절염**(*gouty arthritis*)이라 부른다. 급성 통풍성 염증의 호발 부위는 엄지발가락 관절이다. 통풍은 요산대사 질병으로 퓨린(purine)대사 이상으로 발생하여 요산염의 증가와 요산의 축적 혹은 신장에 의한 요산의 비효율적 제거를 초래한다. 산성 소변에서 요산 용해도는 낮고 요산 결정이 발생하여 요산결정을 초래한다. 통풍은 **통풍결절**(*tophi*)로 주로 팔꿈치, 손, 발가락 기저부에 발생한다. 통풍결절에 더하여 통풍성관절염, 비뇨기결석 그리고 통풍성 신장병을 포함하는 치료되지 않거나 장시간의 통풍 관련 합병증이 있다. 요산 배설을 촉진하고 신장결석을 예방하기 위해 통풍치료제를 사용하는 동안 수분 섭취량을 증가시켜야 한다. 퓨린 함량이 많은 음식과 알코올을 피해야 하는데 알코올은 요산의 과다 생성과 배설억제를 초래한다.

1. 항염증통풍치료제: Colchicine

통풍 치료에 처음 사용된 약은 1936년에 도입된 colchicine이다. 이 항염증 통풍치료제는 염증 부위로 백혈구의

원형약물차트 14-4

Infliximab

약물분류 면역 조절제: tumor necrosis factor 억제제 상품명: Remicade 임신범주: B	**투여경로** PO IV
금기 과민반응, 심부전증 주의: 신장 혹은 간기능이상, 골수억제, 당뇨, 면역억제, 다발성 경화증, 발작, 고령자	**약물-임상검사-음식 상호작용** 약물: 백신효과를 줄일 수 있다. 병용하는 면역억제제는 감염위험 혹은 유해효과를 증가시킨다.
약동학 흡수: UK/ 분포: UK/ 대사: tⅡ: 8-9.5h/ 배출: UK	**약력학** IV: 개시: UK/ 최고: UK/ 작용시간: UK
치료효과/응용 중등도에서 심한 류마티스성 관절염과 Crohn 병 치료 모드: TNF에 결합하여 TNF 수용체가 활막세포 (synovial cell) 표면에 부착하는 것을 막음 염증세포의 침윤을 줄이고, 염증과정을 늦춘다.	
부작용 두통, 어지럼, 기침, 피로, 오한, 홍조, 불안, 불면증, 우울, 오심, 구토, 설사, 변비, 고창, 체중소실, 발진, 탈모, 피부건조, 빈뇨	**유해반응** 심한 감염, 흉통, 저혈압, 고혈압, 서맥, 발작, 간효소 증가, 중성구 감소증, 범혈구감소증, Stevens-Johnson 증후군

A, 성인; d, 일; IV, 정맥내; tⅡ, 반감기; UK, 잘 모름 (unknown); wk, 주.

이동을 억제한다. 이 약은 통풍의 급성 증상을 효과적으로 경감시키지만, 다른 염증성 질환에 발생하는 염증을 줄이는 데는 효과적이지 않다. Colchicine은 요산합성을 억제하지 않고 요산배출을 촉진하지 않는다. 만약 심장 혹은 위장관 문제가 있을 경우 사용하지 말아야 한다. 위장 자극이 흔한 문제이기 때문에 음식과 함께 투여해야 한다. 고용량에 의해 오심, 구토, 설사 혹은 복통이 75% 정도의 환자에게서 나타난다. 위장관에 잘 흡수되고 2시간 내에 최고농도를 나타낸다. 약의 대부분은 대변으로 배출되지만, 10−20%는 소변으로 배출된다.

2. 요산억제제

Allopurinol은 1963년에 처음 시판되었으며 항염증약물은 아니다. 대신 이 약제는 요산생합성의 첫 단계를 억제하여 혈청 요산농도를 낮추고 통풍발작 발생을 예방하므로 만성통풍 환자를 위해 사용되는 선택방법이다. Allopurinol은 심장기능 저하가 있는 통풍 환자와 요산결석에 의한 신장폐쇄, 백혈병과 다세포증이 있는 환자에게 유용하다. Probenecid와 같은 요산배설 촉진 약물에 잘 반응하지 않을 때 또한 사용된다. 소변배출 촉진과 알칼리화를 위해 수분섭취 증가가 권장된다(원형약물차트 14−5).

약동학 Allopurinol의 80% 정도가 위장관으로 흡수된다. 요산의 생합성은 퓨린형태로 간에서 일어난다. 약물 자체의 반감기는 2−3시간이고, 활성형 대사물 경우에 20−24시간이다. 단백결합의 정도는 알려져 있지 않다. Allopurinol의 약 80−100% 그리고 대사물은 소변으로 배설된다.

약력학 Allopurinol은 효소를 억제하여 요산 생성을 방해하고, 요산용해도를 증진시킨다. 작용개시는 30−60분내이고 최고농도 도달시간은 2−4시간이며 긴 작용시간을 가진다.

알코올, 카페인, 이뇨제는 요산 농도를 증가시킨다. Allopurinol과 함께 ampicillin을 사용할 때에 발진 위험을 증가시키고, warfarin과 경구형 혈당강하제의 작용을 증가시킬 수 있다. 신장결석의 위험이 있으므로 고용량의 vitamin C를 복용하지 않도록 한다. 또한 Purine이 풍부한 음식을 피하라고 충고한다(예, 내장고기, 연어, 정어리, 육즙, 콩과식물). Purine은 요산을 증가시킨다.

원형약물차트 14-5

Allopurinol

약물분류 항통풍약제: 요산생합성 억제제 상품명: Zyloprim, Aloprim, Apo−Allopurinol 임신범주: C	**투여경로** PO IV
금기 과민반응, 심한 신장질환 주의: 간질환	**약물−임상검사−음식 상호작용** 약물: warfarin, phenytoin, theophyline, anticancer drugs, ACE 억제제의 효과 증가시킴; ampicllin, amoxicillin과 병용 시 발진 증가; thiazide 이뇨제 사용 시 독성 증가; 제산제와 사용 시 allopurinol 효과 감소 임상검사: AST, ALT, BUN 증가
약동학 흡수: PO: 80% 흡수됨 / 분포: PB: UK 대사: tⅡ: 1−2h / 배출: 소변으로 80−100%	**약력학** PO: 개시: 0.5−1h/ 최고: 2−4h/ 작용시간: 18−30h
치료효과/응용 통풍과 고혈압 치료에 사용; 요산결석(urate calculi) 예방 작용기전: 요산합성 감소	
부작용 식욕저하, 오심, 구토, 설사, 구내염, 어지럼, 두통, 발진, 소양증, 근육통, 금속성 미각, 발한, 부종, 발기부전, 말초신경염	**유해반응** 백내장, 망막변성, 서맥, 우울증, 생명위협: 골수억제, 악성 빈혈, 혈소판감소증, 중성구 결핍증, 무과립구혈증, 백혈구결핍증

A, 성인; ACE, angiotensin−전환효소; ALT, alanine aminotransferase; AST, aspartate aminotransferase; ; BUN, 혈액요소질소; C, 소아; d, 일; h, 시간; max, 최대; PB, 단백결합(protein−binding); PO, 경구투여; tⅡ, 반감기; UK, 잘 모름(unknown); y, 년; ≤, 이하; 캐나다 약물이름.

3. 요산배설촉진제

요산배설촉진제(uricosurics)는 재흡수를 억제하여 요산 배설 속도를 증가시킨다(표 14-4). 이들 약은 만성통풍을 경감시키나 급성발작 시에는 사용하지 않는다. Probenecid는 1945년부터 요산배설촉진제로 사용되어 왔으며 요산재흡수를 차단하고 배설을 촉진시킨다. Probenecid는 colchicine과 같이 사용될 수 있다. 통풍의 증상을 경감하고 요산 재흡수를 억제하는 초기 치료시작 때 probenecid 첨가 전에 적은 양의 colchicine이 투여되어야 한다. 만약 위장 자극 발생 시 음식과 함께 투여해야 한다. 평균 반감기는 8-10시간이며, 85-90% 정도 단백결합한다. 이 약을 다른 단백결합률이 높은 약과 같이 사용할 때는 주의를 요한다.

또 다른 요산분비촉진제는 sulfinpyrazone(Anturane)이다. 이 약은 phenylbutazone의 대사물이며, probenecid보다 더 강력하다. Sulfinpyrazone은 음식과 같이 복용되어야 하거나 제산제와 같이 투여하여 위장 자극을 방지한다. 특히 혈액질환 과거력이 있는 환자에게서 심한 혈액이상이 나타날 수 있다.

1) 부작용 및 유해반응

부작용에는 홍조 피부, 잇몸통증과 두통 등이 있다. 요산에 의해 나타나는 신장결석은 수분섭취 증가와 6 이상의 소변 pH를 유지함으로써 예방될 수 있다. 혈액장애은 드물게 발생한다. Asprin의 경우 요산저류를 야기하기 때문에 피해야 한다.

표 14-3 통풍치료제

일반명(상품명)	응용 및 고려사항
항염증 통풍치료제	
colchicine(Colcrys)	반복되는 통풍 관절염의 급성 통풍의 예방. 신장 혹은 위장 질환자를 위한 것은 아님. 음식과 함께 복용. 임신범주: C; PB: 34-44%; tⅡ: 26.6-31.2h
요산 생합성 억제제	
allopurinol(Zyloprim)	
febuxostat(Uloric)	통풍 시 고요산혈증치료. Xanthine에서 요산으로 대사를 차단함. Allopurinol보다 xanthine oxidase가 더욱 민감. 부작용으로 GI 이상과 부정맥을 포함. 임신범주: C; PB: 99.2%; tⅡ: 5-8h
요산 배설 촉진제	
probenecid	고요산혈증치료에 사용; 소변을 통한 배설 촉진. 통풍 및 통풍 관절염치료에 사용. 알칼리성 뇨는 신장결석 예방에 도움이 됨. 수분섭취 증가. 임신범주: B; PB: 75-95%; tⅡ: 3-12h
sulfinpyrazone(Anturane)	고요산혈증의 조절; 통풍발작 감소. 위장관불편을 야기. 음식과 함께 복용. 임신범주: C; PB: 98-99%; tⅡ: 4h

A, 성인; b.i.d., 하루 두 번; C, 소아; d, 일; GI, 위장관; h, 시간; IV, 정맥내; maint, 유지(maintenance); max, 최대; min, 분; PB, protein-binding; PO, 경구투여; PRN, 필요시; tⅡ, 반감기; <, 미만.

CHAPTER 15

비아편유사 및 아편유사 진통제

학습목표

- 비아편유사 및 아편유사 진통제의 적응증을 비교한다.
- Acetaminophen의 작용과 부작용을 설명한다.
- 비아편유사 및 아편유사 진통제 사용에 따른 간호중재를 설명한다.

통증(pain)은 조직손상과 관련된 불쾌한 감각과 기분, 경험이다. 통증의 주관적 특성 때문에 적절한 통증 조절을 위해서 통증 평가와 측정에 지식과 기술을 겸비해야 한다. 통증은 제5의 활력징후로써 치료과정에서 중요한 요소로 간주된다.

1 비아편유사진통제

비아편유사진통제는 아편유사제진통제보다 효과가 미약하다. 이들은 미약에서 중등도의 통증을 조절하는 데 사용된다. 비아편유사진통제는 일반의약품으로 구입이 가능하고, COX-2 억제제는 처방을 요한다. 비아편유사진통제은 박동성두통, 월경통, 염증, 근육통 그리고 미약에서 중증도의 관절염에 효과적이다. 많은 진통제는 해열 효과를 가지고 aspirin과 같은 일부 약은 항염증작용과 항혈소판 효과를 가진다.

1. 비스테로이드성 항염증약물

모든 NSAIDs는 해열 및 소염작용뿐 아니라 진통 작용을 가진다. Aspirin(ASA), ibuprofen(Motrin, Advil), naproxen(Aleve)과 같은 NSAIDs는 일반의약품으로 구입이 가능하다(14장 참조).

2. Acetaminophen

Acetaminophen(paraaminophenol 유도체)은 통증조절과 해열을 위해 가장 많이 사용하는 일반의약품 중의 하나이다. Acetaminophen은 비아편유사진통제이지만 NSAIDs는 아니다. Acetaminophen은 aspirin과 같은 항염작용을 하지 않는다. Acetaminophen(Tylenol)은 1950년대 중반에 처음 시판되었는데, 근육통과 바이러스감염에 의한 발열 조절에 사용되었다. Acetaminophen은 치료용량 범위 내에서 매우 안전한 약이며 위장장애를 거의 일으키지 않고 혈소판응집을 방해하지도 않는다. 정맥내주사 약물은 2010년에 통증과 발열을 치료하기 위해 FDA의 승인을 받았다. Acetaminophen과 레이증후군과 연관성은 없고 aspirin과 NSAIDs 처럼 월경통에 복용 시에 과다출혈의 가능성을 높이지 않는다(원형약물차트 15-1).

약동학 Acetaminophen은 위장관에서 잘 흡수된다. 대변 성분의 존재 혹은 결장으로의 혈류 감소 때문에 직장흡수는 좋지 못하다. Acetaminophen의 짧은 반감기 때문에 하루 4g의 최대용량으로 4시간마다 투여할 수 있다. Acetaminophen 85% 이상이 간에서 대사된다. 고용량은 간세포에 독성을 나타내기 때문에 고용량을 장기간 투여한다면 acetaminophen의 혈청농도를 관찰하여야 한다. 치료 혈청농도 범위는 10-25mcg/mL로 간효소 수치와 혈청 bilirubin 또한 모니터링되어야 한다. 알코올과 함께 섭취할 경우 간손상을 초래할 수 있다. Acetaminophen 독성이 발생 시에 acetylcysteine(Mucomyst)이 해독제인데 독성 대사물을 위독성 형태로 전환시켜 간손상을 줄인다.

약력학 Acetaminophen은 미약하게 prostaglandin을 억제하여 통증감각을 줄인다. 이는 미약에서 중증도 통증을 조절하는 데 효과적이고 해열효과가 있다. 작용개시는 매우 신속하고 작용시간은 5시간 정도이거나 그 이하이다. 고용량에 의해 심각한 유해 반응이 야기될 수 있으므로 액체상태 혹은 씹어 먹는 형태의 acetaminophen은 아동의 손이 닿지 않는 곳에 보관한다.

1) 부작용 및 유해반응

Acetaminophen의 고용량은 간세포에 매우 독성이 강하여 간독성을 유발한다. 간 괴사에 의해 1-4일 사이에 사망할 수 있다. 만약 아동 혹은 성인이 액체상태의 고용량의 acetaminophen을 섭취했을 경우 즉시 응급실을 방문하도록 한다. 간손상의 초기증상에는 오심, 구토, 설사, 복통 등을 포함한다(표 15-1).

간호과정
환자-중심의 협력의 간호

진통제: Acetaminophen

사정

- 개인력을 사정한다. Acetaminophen의 과량 사용은 간독성을 일으킬 수 있다.

간호진단

- 약물 사용과 관련된 손상위험성
- 일반의약품 사용에 대한 지식부족

계획

- 약물 사용에 따른 부작용을 설명할 수 있다.
- 일반의약품 사용 시 주의사항에 대해 설명할 수 있다.

환자교육

일반

- 아동의 손이 닿지 않는 곳에 보관하고 아동보호용 포장지를 사용하도록 교육한다.
- 10일 이상 자가투여하지 말라고 조언한다. 또한 처방 없이 아동에게 5일 이상 약을 투여하지 않도록 한다.

원형약물차트 15-1

Acetaminophen

약물분류 진통제 상품명: Anacin-AF, Ofirmev 임신범주: B	**투여경로** PO IV
금기 Acetaminophen 과민반응, 심한 간장 혹은 신장질환, 알코올중독	**약물-임상검사-음식 상호작용** Caffeine, diflunisal의 작용을 증대시킴 경구용 피임약, 항콜린성 약제, cholestyramine, charcoal 등의 작용을 감소시킴
약동학 흡수: PO: 신속히 흡수됨; 직장내투여: erratic 분포: PB: 10-25%; 태반 통과, 모유로 분비됨 대사: tⅡ: 2-4h 배출: 대사물이 소변으로 배출	**약력학** PO: 개시: 10-30min 최고치 도달: 30-60min 작용시간: 3-5h 직장내투여: 개시: UK 최고치 도달: UK 작용시간: 4-6h
치료효과/응용 통증과 발열을 줄임 작용기전: Prostaglandin 합성을 미약하게 억제, 시상하부 발열-중추 억제	
부작용 식욕감퇴, 오심, 구토, 발열, 불면증	**유해반응** 빈뇨, 두드러기, 간효소 증가 생명위협: 출혈, 간독성, 용혈빈혈, 무과립구혈증, 백혈구감소증, 혈소판감소증

A, adult 성인; C, child 어린이; d, day 날; h, hour 시간; min, minute 분; PB, protein-binding 단백결합; PO, by mouth 경구; q.i.d., 하루 3회; tⅡ, half-life 반감기; UK, unknown 모름; y, year 년; <, 미만; >, 초과.

- 만약, 아동이 많은 양 혹은 모르는 양의 acetaminophen을 복용했다면 즉시 응급실에 방문하도록 한다.
- 일반의약품으로 포장된 라벨의 복용 용량을 확인하도록 교육한다. 권장용량을 넘지 않아야 한다. 안전한 성인 acetaminophen 용량은 하루 2g이며, 간독성을 피하기 위해 하루 4g을 넘지 말도록 제시한다(원형약물차트 15-1).
- 서방형의 경우 작용 개시 시간이 지연되므로 과량을 투여하지 않도록 작용 개시 지연에 대해 교육한다.
- 부작용 발생 시 보고하도록 교육한다. 과량투여는 심각한 간독성과 사망을 초래한다.
- 간손상이 과량의 acetaminophen 복용으로 일어난다고 환자에게 알린다.
- 독성이 의심되면 혈청 acetaminophen 농도를 확인한다. 정상혈청농도는 5–20mcg/mL; 독성 농도는 50mcg/mL 이상. 200mcg/mL 이상 농도는 간독성을 일으킨다.

평가

- 투약 후 3일 동안 부작용 발생이 없음.
- 서방형 사용 방법에 대해 설명함.

표 15–1 진통제

일반명(상품명)	응용 및 고려사항
Paraaminophenol	
acetaminophen	
NSAIDs	
aspirin(Bayer, Ecotrin)	두통, 근육통, 염증, 관절염 통증완화에 효과적; 약한 항응고제. 다른 단백질 부착 약물을 대체함. Acetaminophen과 함께 복용 시 위장관출혈. 부작용: 체증, 이명, 현기증, 난청(가역적), 출혈 증가. 음식과 함께 섭취하거나 식사 중 섭취. Alcohol과 함께 복용 금지. 임신범주: D; PB: 80–90%; 반감기: 15–20분
diflunisal(Dolobid)	경도–중등도의 통증에 사용. Aspirin보다 독성이 약함. 임신범주: C; PB: 99%; 반감기: 8–12시간
Propionic acid	
ibuprofen(Motrin, Advil) ibuprofen: IV injection(Caldolor)	경도–중등도의 근육통증과 통증. 위의 고통을 일으키지만 aspirin보다 약함. 음식과 섭취하거나 식사 중에 섭취하거나 다량의 액체와 함께 복용. 임신범주: C(D,임신 후기); PB: 90–99%; 반감기: 2–4시간
naproxen(Naprosyn)	염증과 골관절염, 류마티스관절염, 강직척추염, 통풍, 월경통 등의 통증치료 임신범주: C; PB: 99%; 반감기: 12–17시간
ketorolac(Toradol)	단기 통증치료(5일 이내) / 임신범주: C; PB: 99%; 반감기: 2.5–9시간
Oxicams	
meloxicam(Mobic)	골관절염의 통증치료. 임신범주: C(임신 초기, 중기), D(임신 후기); PB: 99%; 반감기: 15–20시간
Naphthylalkanones	
nabumetone(Relafen)	골관절염, 류마티스관절염 통증치료 임신범주: C(D, 임신 후기); PB: 99%; 반감기: 24시간
COX–2 Inhibitors	
celecoxib(Celebrex)	골관절염과 류마티스관절염치료. 18살 이하의 환자에게 처방하지 않음. 중증의 신장 또는 간 질환이 있는 환자와 sulfonamides에 알레르기가 있는 환자에게 사용 시 주의. 임신범주: C(D, 임신 후기); PB: 97%; 반감기: 11.2시간
Miscellaneous	
tramadol(Ultram) tramadol ER(Ultram ER, Ryzolt)	중등도–중증의 통증에 사용. 심한 알코올중독 또는 아편유사약물사용자에게 금기. 오심, 구토, 어지럼, 변비, 두통, 불안, 발작유발가능. 임신범주: C; PB; 20%; 반감기: 6.3시간(즉시 유리됨), 7.9시간(ER)

A, 성인; b.i.d., 하루 2회; C, 어린이; d, 일; ER, extended–release 서방; GI, 위장관계; h, 시간; IM, 근육내; IV, 정맥내; maint, 유지; max, 최대; min, 분; NSAIDs, 비스테로이드성 항염증약물; PB, 단백결합; PO, 경구투여; PRN, 필요시; tⅡ, 반감기; UK, 모름; y, 연; >, 미만; <, 초과.

2 아편유사진통제

아편유사진통제(opioid agonist)는 중증도 및 심한 통증조절을 위해 처방된다.

Morphine은 양귀비 식물의 씨에서 얻어진다. Codeine은 아편(opium)으로부터 얻어지는 또 다른 약물이다. 지난 수십년 동안 많은 합성 및 반합성 아편유사약물이 개발되었다.

비아편유사진통제가 말초신경계에 있는 통증수용체 위치에 작용하는 반면, 아편유사진통제는 대다수 중추신경계에 작용한다. 아편유사진통제는 수용체를 흥분시킴으로써 작용하고, 카파(κ) 수용체를 미약하게 흥분시킨다. 진통, 호흡억제, 이상행복감, 진정이 뮤(μ) 활성의 효과이다. 카파(κ) 수용체 활성은 진통과 진정작용을 초래하지만, 호흡억제와 이상행복감에는 효과를 나타내지 않는다.

아편유사진통제는 통증 활성을 억제할 뿐만 아니라 연수에 존재하는 호흡 및 기침중추에 작용하여 호흡과 기침을 억제하기도 한다. 그러나 강력한 호흡중추억제 작용이 있으므로 주의가 필요하다. Codeine은 morphine만큼 강하지 않다(1/15–1/20정도의 강도). 그러나 약한 정도에서 중등도 통증을 경감시키고 기침을 억제에 효과가 있어 진해제(antitussive)로 사용된다. Meperidine(Demerol)을 제외하고 대부분의 아편유사진통제는 진해작용을 가진다.

통증 완화 및 진해 작용에 더하여 많은 아편유사진통제는 지사 효과를 가진다. 대부분의 아편유사진통제는 고용량의 흔한 부작용으로 오심과 구토(특히, 걷는 환자에게), 변비, 중등도 혈압 저하 그리고 기립성 저혈압 등을 포함한다. 고용량의 아편유사진통제는 호흡억제, 소변정체(특히, 노인에게) 그리고 진해효과를 나타낸다.

1. Morphine

아편에서 추출한 morphine은 강력한 아편유사진통제이다(원형약물차트 15–2). Morphine은 급성 심근경색증, 암에서 비롯된 통증 그리고 폐부종으로 인한 호흡곤란(dysp-

원형약물차트 15-2

Morphine Sulfate

약물분류 아편유사약물 상품명: MS Contin, Roxanol CSS II 임신범주: C/D	**투여경로** PO IV
금기 과민반응, CNS 혹은 호흡억제, 천식중첩증, 뇌압 증가, 쇼크, 알코올중독, 장폐쇄증, 혈량저하증 주의: 호흡기, 신장 혹은 간질환; 소변정체, 수면무호흡; 고령자; 매우 어린 환자	**약물–임상검사–음식 상호작용** 약물: 알코올, 진정수면제, 항정신병 약물, 근육이완제 등의 작용을 증가시킴. 임상검사: AST, ALT 증가
약동학 흡수: PO: 다양함; IV: 신속 분포: PB: UK; 태반 통과함, 모유로 분비됨 대사: tⅡ: 1.5–2h 배출: 소변으로 90%	**약력학** PO: 개시: 다양함/ 최고치: 1h/ 작용시간: 4–5h; SR: 8–12h SC/IM: 개시: 15–30min/ 최고치: 50–90min 작용시간: UK IV: 개시: 신속/ 최고치: 20min/ 작용시간: 3–5h
치료효과/응용 심한 통증을 경감시킴 작용기전: CNS에서 아편수용체에 결합함에 의해 통증 전달의 감소	
부작용 식욕부진, 오심, 구토, 변비, 졸림, 어지럼, 진정, 혼돈, 소변정체, 발진, 시야혼탁, 서맥, 홍조, 이상행복감, 소양증	**유해반응** 저혈압, 두드러기, 발작, 장폐쇄증 생명위협: 호흡억제, 뇌압 증가

A. Adult 성인; ALT, aminotransferase; AST, aspartate aminotrasferase; CNS, central nervous system 중추신경계; CSS, Controlled Substances Schedule 규제약물법; h, hour 시; IM, intramuscular 근육내; IV, intravenous 정맥내; min, minute 분; PB, protein–binding 단백결합; PO, by mouth 경구; PRN, as necessary 필요시; SC, subcutaneous 피하; SR, sustained–release 서방; tⅡ, half–life 반감기; UK, unknown 모름; <, 미만.

nea)에 효과적이다. 이 약제는 또한 수술 전 투약에 사용된다. 부작용으로 호흡억제, 기립성 저혈압, 축동, 소변저류, 장운동 억제에 의한 변비 그리고 기침 억제를 야기한다. Morphine의 해독제는 아편유사억제제 naloxone(Narcan)이다.

약동학 Morphine은 위장관의 흡수가 불규칙하지만 경구투여가 가능하다. 급성 심근경색증과 같은 심한 통증의 경우 morphine을 정맥투여한다. Morphine은 약 30% 정도 단백결합하며, 직장과 경막외(epidural)로 투여가 가능하다. 경구 morphine은 간에서 초회통과효과가 있으므로, 생체이용률 전에 간이 약을 대사시키게 된다. 단지 소량의 morphine만 진통효과를 위해 혈액-뇌장벽을 통과한다. Morphine은 짧은 반감기를 가지고 90% 정도가 소변으로 배출된다. Morphine은 태반을 통과하고 모유로 배출된다.

약력학 Morphine은 CNS의 아편수용체에 결합한다. 경구외 투여, 특히 IV는 작용개시 시간이 빠르다. 피하주사와 근육내 주사에 의해 작용개시 시간이 느리다. 대부분 유형의 약물투여에 의한 작용시간은 3-5시간 정도이다. 조절된 morphine sulfate 정제(MS Contin)의 작용시간은 8-12시간 정도이다.

2. Meperidine

Meperidine(Demerol)은 첫 합성 아편유사약물로, 1950년대 중반에 도입되었다. 이 약물은 규제물질 법령에 의해서 Schedule II 약물로 분류된다. Meperidine은 morphine보다 작용시간이 짧고, 용량에 따라 약물의 강도가 다양하다. Meperidine은 경구투여, IM, IV 투여가 가능하고, GI 시술 시 효과적이다. 아편약물처럼 진해효과는 없다. Meperidine은 임신기간에 자궁수축을 일으키지 않아 신생아의 호흡억제를 덜 일으켜서 morphine보다 더 선호되고 있다. Meperidine은 morphine보다 변비와 소변저류를 덜 일으킨다. Meperidine은 만성 통증, 간기능부전, 겸상적혈구 질환(sickle cell disease), 발작 과거력, 심한 관상동맥질환 혹은 심부정맥을 가진 환자에게 사용하지 말아야 한다. 진행된 노인 암환자에게는 고용량의 meperidine이 투여되며, 이로 인해 신경독성(예, 신경증, 진전, 불안, 과민성, 발작)이 보고되었다. Meperidine은 장시간 사용하면 안 된다. 48-72시간 미만으로 투여하고, 1일 600mg으로 제한된다. Meperidine은 간에서 대사되어 활성형 대사물이 생산된다. 그러므로 간기능부전 및 신장기능부전 환자는 용량을 줄여야 한다. Normeperidine이라 불리는 대사물이 소변으로 배출된다. Meperidine은 CNS 억제가 야기되므로 alcohol 및 진정수면제와 병용해서는 안 된다. 주요 부작용은 혈압 저하로 특히 노인에게서 모니터링해야 한다(표 15-2).

간호과정
환자-중심의 협력의 간호

아편유사약물진통제: Morphine Sulfate

사정

- 투약력을 사정한다. Morphine의 금기사항에는 심한 호흡계 질환, 뇌압상승, 심한 신장질환 등을 포함한다. Morphine은 발작을 초래한다. 알코올, 진정제 혹은 수면제, 항정신병 약물, 근육이완제의 효과를 높이고 호흡억제를 증가시킨다.
- 활력징후를 평가하고 향후 비교를 위해 호흡속도와 깊이를 주의한다.
- 소변배출량을 모니터링한다. Morphine은 소변저류를 유발한다.
- 아편유사약물을 투여하기 전에 통증의 유형, 장소, 기간을 조사한다.

간호진단

- 과도한 morphine과 관련된 비효과적인 호흡양상
- Morphine 사용에 따른 진정작용과 관련된 낙상위험성

계획

- 투약 후 활력징후가 정상범위내에서 유지된다.
- 투약 후 낙상위험성에 대해 인지하고 낙상예방 활동에 대해 설명한다.

간호중재

- 약물의 효과 증대를 위해 통증이 최고조에 이르기 전에 morphine을 투여한다.
- 자주 활력징후를 모니터링한다. 분당 10회 미만의 호흡수는 호흡억제를 의미한다.
- 소변저류의 위험성이 있으므로 소변배출량을 확인한다. 최소 1일 600mL는 되어야 한다.
- 장음을 확인하여 줄어든 연동운동을 사정한다. 변비는 morphine의 부작용이다. 식이변화 혹은 미약한 완화제가 필요로 한다.
- 동공반응을 사정한다. 축동은(pinpoint pupil) 과량의 몰핀투여를 의미한다.
- 만약 morphine의 과량이 발생한다면 호흡억제를 없애기 위해 해독제로 가능한 naloxone(Narcan)을 준비한다.

- 과도한 진정작용에 따른 낙상위험성을 예방하기 위해 낙상 예방교육을 실시한다.
- Morphine의 부작용이 혼돈이기 때문에 노인에게 있어 각성과 지남력을 체크한다.

환자교육

일반

- 추가적인 중추신경계 억제 작용이 발생할 수 있으므로 알코올, 중추신경억제제, 아편유사진통제 등과 함께 사용하지 않도록 한다.
- Morphine과 같은 아편유사약물의 중독가능성에 대해 환자에게 주지시킨다.
- Morphine을 투약하는 동안 어지럼증 발생 시 보고하도록 독려한다. 어지럼증은 기립성 저혈압의 증상일 수 있으며 보행 시 주의하고 도움을 받도록 조언한다.

표 15-2 아편유사약물: 아편 및 합성약물

일반명(상품명)	응용 및 고려사항
Codeine sulfate, codeine phosphate CSS II	미약에서 중등도의 통증, 기침에 효과적. 진통을 위해 비아편유사약물(acetaminophen)과 함께 사용 가능. 호흡 감소, 변비, 신체적 의존성 유발가능. 임신범주는 C/D이며, PB(Protein-binding)는 7%, 반감기는 2.5-4h.
Hydrocodone bitartrate(Hycodan) CSS II acetaminophen과 병용(Lortab, Vicodin), aspirin과 병용(Lortab ASA), ibuprofen과 병용(Vicoprofin) 및 chlorpheniramine과 병용(Tussionex)	중간 정도에서 어느 정도 심한 통증에 사용. 진해제로도 사용가능. 임신범주: C/D, PB는 알려져 있지 않으며 반감기는 4h이다.
hydromorphone HCL(Dilaudid) CSS II	중간 정도에서 심한 통증에사용. 진통, 진해제의 목적으로 사용가능. 임신범주: C, PB 8-19%, 반감기 2-3h이다.
levorphanol tartrate(Levo-Dromoran) CSS II	중간 정도에서 심한 통증에 사용. 부작용은 morphine과 유사. 임신범주: B, PB 40%, 반감기 11-16h.
meperidine(Demerol) CSS II	중간 정도에서 심한 통증. 위장관수술이나 수술 전 마취에 사용. 임신범주: C/D, PB 60-80%, 반감기 3-5h.
morphine sulfate CSS II	
Oxycodone HCL(OxyContin) CSS II	수술 후 통증, 산후통증을 포함한 중간에서 어느 정도 심한 통증에 사용. 긴 기간 동안의 투여는 피한다. Morphine만큼 강한 효과를 가짐. 위장관 stress를 피하기 위해 음식과 함께 섭취한다. 임신범주: B(단, third trimester에서는 D), PB 40%, 반감기 3-5h.
Oxycodone HCL with acetaminophen(Percocet) and oxycodone terephthalate with aspirin(Percodan) CSS II	중간 정도에서 심한 통증에 사용. Percocet은 acetaminophen을 포함함. Percodan은 aspirin을 포함하며 위장관자극을 유발할 수 있어 음식이나 많은 음료와 함께 섭취되어야 한다. 임신범주: C, PB는 모름. 반감기는 4h.
Alfentanil(Alfenta) CSS II	빠른 작용을 보이는 아편성 진통제. 마취 유도용으로 사용. 임신범주: C, PB 92%, 반감기 90-111분.
fentanyl(Duragsic, Sublimaze) CSS II	짧은 작용을 가지는 아편 진통제. 짧은 수술에 사용가능. 입에서 녹여먹거나(lozenge) transdermal patch로 사용해 만성통증에 사용가능. 임신범주: C, PB 80-89%, 반감기 6시간(IV) ,17시간(transdermal)
sufentanil citrate(Sufenta) CSS II	강한 인조 아편. 밸런스 잡힌 마취제 그룹 중 하나. 일차 마취제로 사용가능. 임신범주: C, PB 93%, 반감기 1-3h.
remifentanil(Ultiva) CSS II	합성아편(빠른 작용개시, 짧은 작용유지) 호흡 감소, 저혈압, 서맥 임신범주: C, PB 70%, 반감기 3-10분.
methadone(Dolophine) CSS II	중간 정도의 통증에서 급성 심각한 통증에 사용. Morphine과 비슷하지만, 더 긴 작용을 가짐. 마약 남용자를 위한 프로그램에 사용. 아편에 대한 갈망을 완화하는 데 도움이 됨. 최고점 작용은 30-60분. 임신범주: C, PB 85-90%, 반감기 2-3h.

A, 성인; C, 어린이; CSS, controlled Substances Schedule 규제약물법; GI, 위장관계; h, 시간; IM, 근육내; IV, 정맥내; maint, maintenance 유지; max, 최대; min, 분; PB, 단백결합; PO, 경구투여; PRN, 필요시; SC, 피하; tII, 반감기; UK, unknown 모름; y, year 년.

- 호흡곤란, 시야혼탁, 두통 등의 부작용의 증상을 보고하도록 교육한다.

평가
- 활력징후가 정상범위내에서 유지됨.
- 낙상예방 방법에 대해 설명하였으며 낙상이 발생하지 않음

3. Hydromorphine

Hydromorphine(Dilaudid)는 반합성 아편유사진통제로 morphine과 유사하다. 진통 효과는 morphine보다 6배 강하며, 진정작용은 거의 없고 GI 장애가 작다. Morphine보다 작용개시가 빠르고 작용시간이 짧다. Hydromorphine에 대한 내성은 점차 증가한다.

이 약물은 중등도와 심한 통증을 조절하기 위해, 경구투여, 직장, 피하, IM, IV 투여한다. IV 투여 시 각 용량을 증류수와 생리식염수 5mL를 첨가하여 희석하여 사용한다. 2mg 혹은 그 이하의 약물의 직접 IV 투여는 2–5분에 걸쳐 천천히 투여한다. Hydromorphine는 체내에 빨리 흡수되며 소변으로 배출된다. 호흡은 면밀하게 관찰되어야 하고, 적절한 수분이 제공되어야 한다.

1) 부작용 및 유해반응

가장 중요한 부작용은 호흡억제이다(분당 10회 이하). 다른 부작용으로는 기립성 저혈압, 빈맥, 졸림, 정신혼탁, 변비, 소변저류 등을 포함한다. 장기간 약물 사용 시 축동, 내성 그리고 심리학적 및 신체적 의존성이 생긴다. 만약 만성적으로 아편유사약물을 사용할 때는 마지막 24–48시간 내에 **금단증상**이 발생한다. 금단증상의 증상에는 과민성, 발한, 초조, 근육연축 그리고 맥박수 및 혈압 증가 등이 포함된다. 아편유사약물의 금단증상은 불쾌하지만, 진정수면제의 금단증상이 발작을 일으키는 것처럼 심각하거나 생명에 위협은 되지 않는다.

2) 금기사항

아편유사진통제 사용은 두부 손상 환자에게는 금기이다. 아편유사약물은 호흡을 억제하고, 이산화탄소를 축적시킨다. 이산화탄소의 정체(retention)는 뇌혈관을 확장시키고, 이에 따라 뇌압을 증가시킨다. 아편유사약물은 저혈압을 유발시키며, 쇼크나 혈압이 매우 낮은 환자에게는 금기이다. 만약 아편유사약물이 필요하면 혈압을 모니터하며 약용량을 조절해야 한다. 그렇지 않으면 저혈압이 악화된다. 노인 혹은 쇠약한 환자에게는 항상 아편유사약물의 용량을 줄여야 한다.

4. 결합약물

중등도에서 심한 통증조절을 위해 NSAID와 아편유사진통제의 **결합약물**이 사용된다. 예로는 NSAID와 아편유사약물인 hydrocodone과 ibuprofen(Vicoprofen)이다. 미약 정도에서 중등도의 통증에 이용되는 또 다른 결합약물은 acetaminophen과 codeine이다. 통증을 위한 약물의 결합은 아편유사약물의 장기 사용으로 발생할 수 있는 약물의존을 줄이는 데 도움이 된다.

5. 자가조절진통제

자가조절진통제(Patient-Controlled Analgesia, PCA)는 필요에 따라 자가통증완화를 위한 아편유사약물투여를 대체하는 방법이다. 통증완화를 위해 처음에 부하용량(loading dose, 예, morphine, 2–10mg)을 투여한다. 자가투여는 미리 예측된 '안전제한점' 내에서 통증을 조절할 수 있다. 환자가 PCA의 버튼을 누르면 정해진 용량의 진통제가 주입되는데 약물이 주입되는 시간 간격을 조절함으로써 과량의 약물투여를 예방할 수 있다. PCA는 과량의 투약을 예방하고 일정한 수준의 통증조절을 유지하게 한다.Morphine이 자가조절진통에 가장 흔히 쓰이지만 fentanyl(Sublimaze)과 hydromorphine(Dilaudid) 또한 사용된다.

6. 경피 아편유사진통제

경피 아편유사진통제(transdermal opioid analgesics)는 지속적인 "24시간 연속(around-the-clock)" 통증 조절을 제공하여 만성통증 환자에게 도움이 된다. 경피방법은 급성 혹은 수술 후 통증에 유용하지 않다. 경피 아편유사진통제의 한 예로는 경피 패치를 통해 투여되는 fentanyl이다. 이 패치는 여러 강도로 제공된다(12.5, 25, 50, 75, 100mcg/h). 패치를 처음 적용했을 때 최대 혈청 fentanyl 농도는 24시간 이내에 취할 수 있다. 또한, fentanyl은 정맥내 그리고 근육내의 투여가 가능하다. Fentanyl은 morphine보다 강하다. 노인에게는 낮은 fentanyl 경피 용량사용이 항상 권장

된다. 체중이 50kg 이하의 환자에게 fentanyl이 처방될 때 의료진은 주의를 기울여야 한다.

7. 진통제 적정수준 유지

진통제는 용량을 높이거나 낮추기 위해 적절하게 정해진다. 시간이 지남에 따라 수술 후 통증은 줄어들 것이고, 진통제는 낮은 용량으로 조절될 것이다. 그러나 암 관련 통증을 가진 환자는 항상 통증의 지속적인 증가를 보이고 용량을 증가시킬 필요가 있다. 진통제를 조절할 때 환자의 호흡수와 통증수준을 조사한 후에 용량이 결정된다.

8. 특정 인구에서 아편유사약물의 사용

1) 아동

아동은 통증평가가 어려워 통증조절이 복잡하다. 일부 아동은 심한 통증이 있더라도 통증을 경감하는 주사와 같은 치료에 대해 공포로 인해 불편을 표현하지 않을 수 있다. 통증완화에 있어 아동의 요구사항을 알아내기 위해 간호사는 아동의 연령에 적절한 의사소통기술을 사용해야 한다.

2) 노인

노인에 있어 아편유사약물의 부작용은 더욱 분명하다. 노인은 간 및 신장의 기능이 떨어지므로 약물에 대한 대사와 배설속도가 줄어들게 되어 약물축적이 야기된다. 노인은 아편에 관해 젊은 세대와는 다른 믿음과 공포를 가지는 경향이 있다. 그들은 나이가 들거나 공포중독에 의해 통증이 불가피한 것이라고 생각한다. 노인은 부담을 지우기 싫어서 통증에 대해 보고하기를 꺼린다. 간호사는 서둘지 않는 방식으로 통증평가를 실시해야 하고, 환자에게 정확한 약에 대한 정보를 교육해야 한다. 통증평가는 인지와 감각수용능력저하에 의해 노인에게서 더욱 힘들다. 치매 혹은 노화 그리고 시력저하는 소통을 방해한다. 자가보고의 오류를 방지하기 위해 간호사는 노인 환자에게 철저한 신체검사를 통해 통증의 존재를 알아낼 필요가 있다.

신장 및 간장기능저하로 인해 노인에게서 meperidine, pentazocine, propoxyphene 등을 포함하는 약들이 더욱 독성을 보인다. 진통제는 항상 간에서 대사되고 소변으로 배설된다. 노인에게서 진통제의 상시용량은 과도한 진정작용과 연장된 작용시간을 나타낸다. 한 환자가 두 만성 질환을 동시에 앓는 상태(comorbidity)도 고려되어야 한다.

3) 인지장애가 있는 개인

인지장애가 있는 개인은 정확히 통증을 보고하기 힘들다. 환자에게 적절한 측정도구를 사용하여야 한다. 통증에 관한 신체징후에는 신음, 찡그리기, 이 악물기, 소리내는 호흡, 불안 등이 있다.

4) 암환자

암통증은 아래와 같이 세계보건기구(World Health Organization, WHO) 단계(ladder)에 근거한 3단계 진통에 따라 처치한다.

- **단계 1 – 약함**: 보조약물을 병용하거나 하지 않는 비아편유사약물
- **단계 2 – 중등도**: 보조약물을 병용하거나 하지 않는 비아편유사약물과 약한 아편유사약물
- **단계 3 – 심함**: 보조약물을 병용하거나 하지 않는 고용량의 강한 아편유사약물. 암환자의 통증조절을 위해 상당히 고용량의 약물이 요구된다. 암환자에게는 용량제한이 없다.

5) 중독 과거력이 있는 개인

약물중독 과거력이 있는 개인은 자주 진통약물을 필요로 한다. 철저한 통증평가가 통증원인을 알아내는 데 필수적이다. 비록 많은 용량이 필요하지만 아편유사약물이 이 집단에 효과적이고 안전하다. 연구에 의하면 이 인구집단에서는 아편유사약물을 중단하는 것이 중독으로부터 회복을 증가시키지는 않는다고 한다. 그러나 pentazocin과 같은 아편유사작용제-억제제는 금단증상을 나타내므로 화학적으로 의존하는 환자에게 피해야 한다.

3 보조치료

보조진통제로 사용하는 약물은 다른 목적으로 개발되었고, 신경병증에 통증완화에 효과적인 것을 후에 알게 되었다. 보조치료는 항상 비아편유사 및 아편유사약물과 같이 사용한다. 보조치료의 예로는 항경련제, 항우울제, corticosteroid, 항부정맥치료제, 국소마취제 등이 있다.

항경련제는 자연적인 신경흥분을 억제함으로써 말초신경과 CNS에 작용한다. 이들은 신경병성 통증치료와 편두통의 예방에 사용된다. 삼환계항우울제(amitriptyline[Elavil])는 세포내에서 serotonin과 norepinephrine의 재흡수를 억제한다. 우울증의 치료에 사용되는 용량보다 낮은 용량의 삼환계항우울제는 말초신경병증치료에 효과적이다. Corticosteroid는 통증유발자극을 줄임으로써 효과적인 진통제로 작용한다. 항부정맥제는 통증을 줄이기 위해 나트륨통로를 봉쇄한다. 국소마취제(lidocaine 패치)는 뇌로 통증 전달을 차단하여 효과적인 진통제가 될 수 있다.

4 아편유사약물 작용제-억제제

아편유사약물 작용제-억제제(opioid agonist-antagonists) 는 아편유사작용제에 아편유사억제제(예, naloxone[Narcan])를 첨가하여 아편유사약물중독을 줄이기 위해 개발되었다. Pentazocin은 최초의 아편유사진통제로 경구투여(정제)와 비경구투여 모두 가능하다. Pentazocin은 schedule IV 약물로 분류된다. Butorphanol tartrate, buprenorphine, nalbuphine hydrochloride는 다른 아편유사약물 작용제-억제제의 예이다. 보고에 의하면 pentazocin과 butorphanol은

원형약물차트 15-3

Nalbuphine

약물분류 아편유사약물: 작용제-길항제 상품명: Nubain 임신범주: B/D	**투여경로** PO IV
금기 과민반응 주의: 약물남용 혹은 감정적 불안 과거력, 호흡곤란, 두부손상, 뇌압 증가, MI, 담관수술, 신장 혹은 간기능부전	**약물-임상검사-음식 상호작용** 약물: 알코올이나 다른 CNS 억제제와 병용 시 CNS 억제가 강화됨
약동학 흡수: 비경구투여 시 신속히 흡수 분포: PB: <30%; 태반을 통과함 모유로 분비 대사: tⅡ: 3-6h 배출: 소변, 담즙, 대변	**약력학** 개시: 2-3min IV; 15minutes IM 최고작용: 30min IV; 30min IM 작용시간: 3-4h IV; 3-6h IM
치료효과/응용 중등도에서 심한 통증치료 작용기전: 아편수용체에 결합하여 CNS에 의한 통증신호전달을 억제하고 통증역치를 증가시킴	
부작용 어지럼, 혼돈, 환각, 혼탁시야, 두통, 홍조, 진정, 신경질, 불안, 이상행복감, 우울증, 울음, 이상 꿈, 구강건조 쓴맛, 오심, 구토, 복통, 냉습피부, 소변못참음 (urinary urgency)	**유해반응** 서맥, 빈맥, 저혈압, 고혈압 호흡곤란 생명위협: 호흡억제

CNS, 중추신경계 (central nervous system); d, 일; h, 시간; IM, 근육내; IV, 정맥내; max, 최대; MI, 심근경색; min, 분; PB, 단백결합 (protein-binding); SC, 피하; t½, 반감기.

표 15-3 아편유사약물: 작용제-길항제

일반명(상품명)	응용 및 고려사항
buprenorphine HCl(Buprenex)CS V	수술, 암, 배뇨결석, 심근경색, 외상과 관련된 중등도에서 심한 정도의 통증. 알코올과 CNS 억제제 피하기 임신범주: C; PB: 96%; tⅡ: 2-37h
butorphanol tartrate(Stadol)CSS IV	암, 배뇨결석, 분만, 근골격계 및 화상 관련 중등도에서 심한 통증 임신범주: C; PB: 80%;tⅡ: 5
nalbuphine HCl(Nubain)CSS IV	중등도에서 심한 통증.
pentazocine lactate(Talwin)CSS IV	임신범주: C; PB: 60%; tⅡ: 1.5-10h

A, 성인; CNS, 중추신경계 (central nervous system); CSS, 규제물질법 (Controlled Substances Schedule); d, 일; h, 시간; IM, 근육내; IV, 정맥내; max, 최대; PB, 단백결합 (protein-binding); PO, 경구투여; PRN, 필요시; SC, 피하; tⅡ, 반감기; UK, 잘 모름 (unknown); >, 초과.

의존성을 일으킨다고 알려져 있다.

원형약물차트 15-3에는 nalbuphine의 약리학적 작용과 표 15-3는 여러 아편유사약물 작용제-억제제를 나열하고 있다.

약동학 Nalbuphine은 경구 및 비경구투여가 가능하며 비경구투여로 흡수가 빠르다. 반감기가 짧고 간에서 대사되고 소변으로 배출된다.

약력학 Nalbuphine은 중등도에서 심한 정도의 통증을 경감하는데 효과적이다. 작용개시가 빠르며, IV 투여 시 최대작용은 30분에 나타난다. 작용시간은 모든 투여경로가 약 5시간으로 동일하다.

5 아편유사억제제

아편유사억제제는 천연 및 합성 아편유사진통제 과량투여에 대한 해독제(antidote)이다. 아편유사억제제는 아편수용체에 대해 아편유사약물보다 더욱 높은 친화성을 가진다. **아편유사억제제(opioid antagonist)**는 수용체를 차단하고 수용체에 정상적으로 결합하는 아편유사약물을 치환시켜 아편유사작용을 억제한다. 아편유사억제제의 적응증에는 수술 후 아편유사약물 저하와 아편유사약물 과량투여 등이 포함된다.

Naloxone(Narcan)은 정맥주사 혹은 근육주사를 한다. Naltrexone hydrochloride는 정제나 액체로 경구투여한다. 그리고 nalmefene은 아편유사억제제이다. 이들 약물은 호흡억제와 CNS 억제(진정과 저혈압)를 회복시키므로 약리학적 억제제의 완벽한 예이다(표 15-4).

아편유사약물작용은 아편유사억제제의 작용을 넘어서서 더 이상의 진통제를 필요로 한다. 예를 들어, 수술 도중에 fentanyl과 병용요법이 호흡억제를 유발할 수 있다. Naloxone은 아편유사약물의 해독제로 사용된다. 진통제 작용 억제의 적응증(빈맥, 오심, 구토, 발한)과 향후 추가 진통제의 필요에 대해서 환자의 호흡과 출혈상태를 모니터링 해야 한다. Naloxone은 부분 트롬보플라스틴 시간(partial thromboplastin time)을 증가시키므로 naloxon을 투여받는 환자는 출혈에 대해 관찰되어야 한다.

6 두통: 편두통과 군발두통

편두통(migraine headache)은 오심, 구토, 눈부심(photophobia)을 동반하는 편측박동성(unilateral throbbing) 두통이다. 이러한 증상은 흔히 4-24시간 지속되고 일부의 경우는 수일간 지속된다. 편두통의 2/3는 20-30대 여성에서 나타난다. 임신과 폐경기 때에 증상은 줄어들거나 없어진다. 편두통의 강도는 일상생활을 방해한다.

1. 병태생리학

편두통의 원인이 잘 알려져 있지 않으나 일부 확인된 원인은 뇌의 혈관의 염증과 확장에 의해 야기되는 것으로 알려져 있다. 또한 일부 가설은 혈관수축과 두통을 억제하는 신경전달물질인 serotonin(5-hydroxytryptamine[5-HT])의 불균형에 의한다고 한다. Calcitonin gene-related peptide(CGRP)는 편두통을 촉진하는 경향이 있다. 혈청 CGRP는 편두통 시에 상승한다. 치즈, 초콜릿, 적포도주와 같은 음식은 편투통 개시를 야기할 수 있다.

편두통의 고전적 편두통과(classic migraine-두통 시작 전 수분에서 1시간 안에 발생하는 전조(aura)와 관련 있음), 일반 편두통(common migraine-전조와 관련 없음)으로 분류하며 **군발두통(cluster headache)**은 항상 눈 주변에 위치하는 심한 편측성 비박동성 통증이다. 그들은 시리즈로 발

표 15-4 아편유사억제제

일반명(상품명)	응용 및 고려사항
naloxone HC(Narcan)	아편유사약물 과량 치료 신생아에서 모체 아편계 약물로 인한 호흡기억제치료에 사용 승인 임신범주: B; PB; UK; tⅡ:0.5-1.5h
naltrexone HCl(Vivitrol,Revia)	아편유사약물과 알코올중독치료. Naloxone보다 3-5배 강하다. 아편유사약물에 대한 갈망은 없어지지 않는다. 환자가 1주일 이상 약물을 중지한 후 약물사용하기. 아편유사약물 금단증상이면 약을 쓰지 말기. 고용량은 간독성을 일으킴. 임신범주: C; PB: 21-28%; tⅡ:5-10h

A, adult; C, child; h, hour; IM, 근육내주사; IV, 정맥내주사; max, maximum; PB, protein-binding; PO, by mouth; PRN, as needed; tⅡ, 반감기; UK, unknown.

작한다(수주 동안 매일 1회 이상 발작한다). 전조와 관련 없고 오심 및 구토를 발생시키지 않는다. 남자가 여자보다 군발두통이 더 잘 일어난다.

2. 편두통치료

예방적 편두통 치료에는 (1) Propranolol(Inderal)과 atenolol(Tenormin) 같은 베타-아드레날린성 차단제, (2) Valproic acid(Depakote)와 gabapentin(Neurontin) 같은 항경련제, (3) Amitriptyline(Elavil)과 imipramine(Tofranil)과 같은 삼환 항우울제 등을 포함한다.

편두통 발작의 치료나 중단은 통증 강도에 의해 좌우된다. 편두통 치료제에는 진통제, 아편유사진통제, 맥각 알칼로이드, triptans로 알려진 선택적 1형 세로토닌 수용체 작용제 등이 포함된다. 미약한 편두통발작 치료를 위해 aspirin, acetaminophen이나 ibuprofen 혹은 NSAIDs가 처방될 수 있고, aspirin은 caffeine과 병용가능하다. Meperidine과 butorphanol 비강 스프레이(Stadol NS)는 때때로 사용되는 아편유사진통제이다.

항편두통제는 편두통발작 초기에 투여되어야 한다. 부작용으로 오심, 구토가 일어날 수 있다. 항구토제는 이들 증상을 줄인다. Dihydroergotamine은 맥각 알칼로이드로 피하, IV, IM, 비강 스프레이로 투여할 수 있다.

Triptan(5-HT1수용체 작용제)은 편두통치료를 위해 가장 최근에 개발된 약제이다. Sumatriptan(Imitrex)는 짧은 작용시간을 가지며 선택적 serotonin 수용체 작용제이며, 첫 triptan 약제이다. 급성 편두통발작 시에는 맥각 알칼로이드보다 더욱 효과적으로 고려되고 있다. 표 15-5은 맥각 알칼로이드와 선택적 세로토닌1수용체 작용제, 용량, 응용, 고려사항 등을 나타내고 있다. 원형약물차트 15-4는 sumatriptan의 약리학을 나타내고 있다.

표 15-5 심한 편두통치료에 사용되는 약물

일반명(상품명)	응용 및 고려사항
Ergot Alkaloids	
dihydroergotamine mesylate(Migranal)	편두통발작을 예방하거나 중단시킴. 임신 범주: X; PB: 90–93%; tⅡ: 21–32h
Selective Serotinin1 Receptor Agonists(Triptans)	
sumatriptan(Imitrex) naratriptan(Amerge)	급성 편두통. 긴 반감기, 긴 작용시간을 가짐. 뇌혈관의 수축을 야기함. 난치성 고혈압, IHD, MI 과거력이 있는 환자는 피함. 임신범주: C; PB: 28–31%; tⅡ: 6h
rizatriptan benzoate (Maxalt)	급성 편두통. 두 가지 정제: 일반형 및 입 안에 녹임. 난치성 고혈압, IHD, MI 과거력이 있는 환자는 피함. 임신범주: C: PB: 14%; tⅡ: 2–3h
zolmitriptan(Zomig)	급성 편두통에 사용. 65% 환자가 2h 안에 반응을 보임. 난치성 고혈압, IHD, MI 과거력이 있는 환자는 피함. 임신범주: C; PB: 25%; tⅡ: 3h
almotriptan(Axert)	급성 편두통에 사용; 임신범주: C; PB: 35%; tⅡ: 3–4h
frovatriptan(Frova)	급성 편두통에 사용; 임신범주: C; PB: 15%; tⅡ: 26h
eletriptan(Relpax)	급성 편두통에 사용; 임신범주: C; PB: 85%; tⅡ: 4–5h

A, Adult 성인; h, hour 시간; IHD, ischemic heart disease 허혈성 심장질환; IM, intramuscular 근육내; IV, intravenous 정맥내; max, maximum 최대; MI, myocardial infarction 심근경색; min, minute 분; PB, protein-binding 단백결합; PO, by mouth 경구투여; SL, sublingual 혀밑; SC, subcutaneous 피하; tⅡ, half-life 반감기; UK, unknown 모름; wk, week 주.

원형약물차트 15-4

Sumatriptan

약물분류 5-HT1수용체 작용제: 항편두통 상품명: Imitrex 임신범주: C	**투여경로** PO IV
금기 과민반응, 관상동맥질환, 말초혈관질환, 고혈압, 비만, 당뇨병, 흡연, 간질환, 뇌혈관질환, 고령자 주의: 신장기능부전, 발작	**약물-임상검사-음식 상호작용** 약물: dehydroergotamine과 다른 ergot 알칼로이드와 병용 시 혈관경축과 혈압상승의 위험; MAOI 2주 사용 시 독성 증가; SSRI와 동시 사용 시 serotonin 증후군 혹은 항정신병 약물 악성증후군(neuroleptic malignant syndrome)의 위험 증가
약동학 흡수: SC 주사 후 흡수가 잘 이루어짐 분포: PB: 14-21% 대사: tⅡ: 2h 배출: 소변 및 대변	**약력학** PO: 개시: 600min; 최고: 2h; 작용시간: 24-48h SC: 개시 10min; 최고: 1h; 작용시간: 24-48h 코 안: 개시: 15min; 최고: 1-1.5h; 작용시간: 24-48h
치료효과/응용 편두통치료 및 군발두통치료 작용기전: 뇌동맥의 혈관수축을 야기시켜 편두통발작을 완화시킴	
부작용 어지러움증, 창백, 저림, 무감각, 온감 (warm sensation), 졸림, 근육경련, 오심, 구토, 구강건조, 설사, 복통	**유해반응** 저혈압, 고혈압, 심장차단, 협심증, 부정맥, 혈전증, 발작, 중추신경계 출혈, 뇌졸중 생명위협: 관상동맥혈관수축, 심근경색증, 심정지

A, adult 성인; h, hour 시간; MAOI, monoamine oxidase inhibitor, MAO 억제제; max, maximum 최대; PB, protein0binidng 단백결합; PO, by mouth 경구; SC, subcutaneous 피하; tⅡ, half-life 반감기; UK, unknown 모름.

PART 05

정신치료 약물

CHAPTER 16

항정신병과 항불안제

학습목표

- 항정신병약과 항불안 약물의 특징을 구별한다.
- 전통적/정형적 및 비정형적 항정신병 약물의 작용, 응용, 부작용, 유해 작용을 설명한다.
- 항정신병약과 항불안제를 복용하는 환자에게 간호과정을 적용한다.

항정신병 약물과 항불안제는 정신병과 불안증 증상을 조절하는 데 사용하는 CNS 억제제이다. 항정신병 약물은 신경이완제(neuroleptic) 혹은 **정신작용제**(*psychotropics*)로도 불린다. 그러나 이 군의 주로 사용되는 명칭은 항정신병 약물 혹은 신경이완제이다. **신경이완제(neuroleptic)**는 정신과적 행동의 조절과 항정신병 작용을 보이는 약물을 말한다. 항불안제는 또한 **항불안약물**(*antianxiety drugs*) 혹은 **진정수면제**(*sedativehypnotics*)로 불린다. 어떤 항불안제는 수면장애, 발작, 술 혹은 다른 중독물질의 금단증상들을 치료하기 위해 사용된다. 이들 약물 중 일부는 의식진정과 마취보조제로 사용된다.

1 항정신병 약물

항정신병 약물은 두 범주[정형(typical)과 비정형(atypical)]로 나뉜다. **정형항정신병 약물(typical antipsychotics)**은 1952년에 도입되었고, phenothiazine계 약물과 non-phenothiazine계 약물로 나뉜다. Nonphenothiazine계 약물에는 butyrophenone계 약물, dibenzoxazepine계 약물, dihydroindolone계 약물, thioxanthene계 약물 등이 있다. Phenothiazine계와 thioxanthene계 약물은 norepinephrine를 차단하여 초기 치료 시에 진정작용과 저혈압을 야기한다. Butyrophenone계는 신경전달물질 dopamine만을 억제한다.

비정형항정신병 약물(atypical antipsychotics)은 항정신병 약물의 제2범주를 구성한다. Clozapine은 1960년대에 개발되었고, 유럽에는 1971년에 사용가능하게 되었다. 유해한 혈액학적 작용 때문에 1990년까지 미국에서는 시판되지 않았다. 비정형항정신병 약물은 정형항정신병 약물에 반응하지 않거나 내성이 발생한 경우, 조현병과 그 외 정신병 치료에 사용된다. 비정형항정신병 약물은 부작용이 적어서 정형항정신병 약물을 대신하여 첫 선택약으로 자주 사용된다.

1. 약리학적 작용기전

항정신병 약물은 dopamine의 작용을 차단하여 dopamine 억제제로 분류된다. Dopamine 수용체에는 5가지 유형(D1−D5)이 있다. 모든 항정신병 약물은 D2수용체를 차단하여 EPS를 촉진하여 다양한 정도의 약물유도 가성 파킨슨증후군을 야기한다. 비정형항정신병 약물은 D2수용체에 대해 약한 친화력을 보이고, D4에 대해서 강한 친화력을 나타낸다. 이들 약들은 D2수용체에 강한 친화력을 보이는 정형항정신병 약물보다 EPS를 덜 일으킨다.

2. 유해반응

1) 추체외로증상

가성파킨슨증후군(*pseudoparkinsonism*)은 파킨슨병과 유사하며, 정형항정신병 약물의 주요 부작용이다. 가성파킨슨증후군의 증상 혹은 EPS는 구부정한 자세, 가면얼굴, pill-rolling 손동작, 운동느림증 등을 포함한다. 환자가 고강도의 정형항정신병 약물을 사용하면 더욱 증상이 현저해진다. 환자가 chlorpromazine과 같은 저강도의 항정신병 약물을 사용하면 fluphenazine(Prolixin)을 복용한 사람에서 보이는 가성파킨슨증후군과 같은 증상을 보이지 않는다. 조현병과 다른 정신병을 치료하기 위한, 정형항정신병 약물치료 초기에 두 가지 추체외로반응이 야기되는데, 급성 근육긴장이상과 좌불안석증(akathisia)이다. 좌불안석증은 항정신병 약물에 대한 후기 추체외로반응이다. 항정신병 약물은 가성파킨슨증후군 증상, 급성 근육긴장이상과 좌불안석증을 줄이지만, 지연이상운동 경감에는 효과가 거의 없다.

급성 근육긴장이상(acute dystonia)의 증상은 정형항정신병 약물을 사용한 수일 내에 5% 환자에서 나타난다. 얼굴, 혀, 목, 등의 근육경련을 포함하여 특징적 반응에는 얼굴 찡그림, 비정상적 혹은 불수의적 안구상향운동, 호흡곤란을 야기시키는 후두경련 등이 있다. 이 증상은 benztropine(Cogentin)과 같은 항콜린성 약물로 치료된다. Benzodiazepine인 lorazepam(Ativan) 또한 처방된다.

좌불안석증(akathisia)은 정형 항정신병 약물복용 환자의 20%에서 발생한다. 이 반응에서 환자는 선 채로 유지하기 힘들고 불안해하며 바닥을 쳐다보고 있고, 지속적인 동작상태를 유지한다. 좌불안석증은 benzodiazepine(예, lorazepam) 혹은 베타차단제(예, propranolol)로 가장 잘 치료된다.

지연이상운동증(tardive dyskinesia)은 일년 이상 정형항정신병 약물을 복용한 환자의 20-30% 정도에서 발생한다. 흡연자에서 더욱 발병률이 높다. 지연이상운동증의 발생은 항정신병 약물의 용량과 투여기간에 의존한다. 지연이상운동증의 특징에는 혀를 내밀고 마는 현상, 입술을 말고 때리는 현상, 씹는 동작, 신체와 사지의 불수의적 운동 등으로 노인에게서 이 반응이 더욱 빈번하고 심하다. 지연이상운동이 발생할 경우 기존의 항정신병 약물을 중단하여야 하고 다른 항정신병 약물로 대체해야 한다. Benzodiazepine, 칼슘통로차단제, 베타차단제는 지연이상운동증을 줄이는데 어느 정도 도움이 된다. 모든 환자에게 효과적인 약은 없다. 고용량의 비타민 E는 투약의 효과 증진에 도움이 될 수 있다. Clozapine(Clozaril)은 지연이상운동증의 치료에 효과가 있다. Tetrabenazine(Xenazine)은 Huntington 병의 증상 완화에 쓰고 있고 또한 지연이상운동증에 효과적이다. Tetrabenazine은 dopamine, norepinephrine, serotonin을 감소시킨다. Amantadine은 약물로 인한 불수의적 운동을 줄이는 데 효과적이다.

2) 항정신병약물악성증후군

항정신병약물악성증후군(neuroleptic malignant syndrome, NMS)은 드물지만 항정신병 약물과 관련하여 심각한 상황을 초래할 수 있다. 잠재요소로서 극심한 피로, 극심한 불안, 탈수 등이 포함된다. 이 증후군에는 근육경직, 급작스러운 고열, 정신상태의 변화, 혈압의 변화, 빈맥, 신부전증, 발작, 근육분해증, 급성 신부전증, 호흡부전, 혼수 등을 포함한다. 이 증후군의 치료에는 즉시 항정신병 약물을 중단하고 적절한 수액요법, 저체온 담요와 해열제, benzodiazepine 및 dantrolene(Dantrium)과 같은 근육이완제를 투여한다.

3. Phenothiazines

Chlorpromazine hydrochloride(Thorazine)는 정신과적 행동치료에 처음 도입된 **phenothiazine**이다(표16-1). Phenothiazine은 세 군으로 구분된다. Aliphatic, piperazine, piperidine 등이고, 이들은 부작용에서 차이를 보인다.

Aliphatic phenothiazine은 강한 진정효과, 혈압을 저하시키고 중등도의 EPS(가성 파킨슨병)를 야기한다. Chlorpromazine hydrochloride는 aliphatic 군이고, 심한 **기립성 저혈압**(누운 자세에서 일어날 때 혈압이 저하되는 현상)을 발생시킨다.

Piperazine phenothiazines은 다른 phenothiazine보다 더욱 EPS를 야기하는데 구강건조, 소변저류, 무과립구혈증을 초래한다. Piperazine phenothiazine의 예들로는 fluphenazine(Prolixin)과 perphenazine(Trilafon)이 있다.

Piperidine phenothiazine은 강한 진정효과를 가지고, EPS는 거의 일으키지 않고 혈압에 대해 낮거나 중등도 정도의 효과를 가지고 항구토 효과는 없다. Thioridazine(Mellaril)은 piperidine phenothiazine의 예이다.

대부분의 항정신병 약물은 경구투여(정제 혹은 액상약물), 근육내 혹은 정맥내투여를 한다. 경구투여에 있어 액체형태가 더욱 용이한데 일부 환자들이 약을 복용하지 않기 위해 정제를 숨기기 때문이다. 액체형태의 약은 흡수속도가 더욱 빠르다. 최고혈청약물농도는 2-3시간에 도달한다. 항정신병 약물은 단백결합률이 매우 높고 약물과 그 대사물들의 배출은 느리다. Phenothiazine은 간효소에 의해 대사되고, phenothiazine 대사물로 전환된다. 약물투여 중단한 후 수개월이 지나도 소변에서 대사물이 검출된다. Phenothiazine 대사물은 무해한 소변의 색깔 변화를 일으키는데, 분홍빛에서 적갈색으로 변화시킨다. 항정신병 약물의 충분한 치료 효과는 치료 시작 후 3–6주 정도 지나도 눈에 띄지는 않는다. 그러나 7–10일 후에 관찰할만한 치료 반응은 명백하다. 항정신병 약물의 비순응도는 흔한 편이다. 환자에게 처방한 대로 약물을 복용하도록 독려해야 한다. 환자의 지식부족을 보완하기 위해 필수적인 정보를 제공한다. 원형약물차트 16–1은 정신병 치료에 쓰이는 phenothiazine 항정신병 약물인 fluphenazine(Prolixin)의 약물 특성을 나타내고 있다. 박스 16–1은 과량의 phenothiazine 과량에 대한 증상과 제안된 치료에 대해 언급하고 있다.

표 16–1 Phenothiazines 효과(종류에 따른 차이)

집단	진정	저혈압	EPS	항구토
aliphatic	+++	+++	++	++
chlorpromazine 및 triflupromazine				+++
piperazine	++	+	+++	+++
piperidine	+++	+++	+	–
Nonphenothiazines				
halopeidol	+	+	+++	+++
loxapine	++	++	+++	–
molindone	+/++	+	+++	–
thiothixene	+	+	+++	–
비정형 항정신병 약물				
risperidone	+	+	+/0	–

–, 효과 없음; +, 약한 효과; ++, 중등도 효과; +++, 심한 효과; EPS, extrapyramidal symptoms 추체외로증상.

원형약물차트 16-1

Fluphenazine

약물분류 항정신병 약물: neuroleptic piperazine phenothiazine 상품명: Prolixin, Decanoate 임신범주: C	**투여경로** PO IV
금기 과민반응, 피질하(subcortex) 뇌손상, 혈액질환, 신장 혹은 간손상, 혼수	**약물–임상검사–음식 상호작용** 약물: 알코올 혹은 다른 CNS 억제제와 병용 시 억제기능 강화됨 약초: Kava kava가 근육긴장이상을 초래함
약동학 흡수: Rapidly absorbed 분포: PB: 91–99% 대사: tⅡ: HCl–15h; Decanoate–7–10d 분비: 소변으로	**약력학** PO: HCl: 개시: HCl–1h; Decanoate–24–72h 최상: HCl–0.5h 작용기간: HCl–6–8h; Decanoate–1–6wk IM: 최고: HCl–1.5–2h
치료효과/응용 조현병을 포함한 정신병 증상을 치유하기 위함 작용기전: 뇌내 dopamine 수용체를 봉쇄하여 정신증상을 조절함	
부작용 진정, 어지럼, 두통, 입마름, 비충혈, 혼탁시야, 광과민, 오심, 변비, 소변저류, 다뇨, 말초부종	**유해반응** 고혈압, 저혈압, 빈맥, 추체외로증상(지연운동이상증) 체온조절이상, 발작 생명위협: 무과립구혈증

A, Adult 성인; CNS, central nervous system 중추신경계; d, day 일; h, hour 시간; IM, intramuscular 근육내; max, maximum 최대; PB, protein–binding 단백결합; PO, by mouth 경구; tⅡ, half–life 반감기; wk, week 주.

박스 16-1 Phenothiazine 과량의 증상 및 제시된 치료

증상

- 각성이 어려움; 혈압의 불안정; 빈맥; 초조; 섬망; 발작; 부정맥; 항정신병 약물악성증후군; 추체외로증후군;, 신장, 심장, 호흡기의 기능부전

치료

- 기도유지, 위세척, 활성 charcoal 투여, 적절한 수분공급, 항콜린성 약물, norepinephrine.

약동학 Fluphenazine의 경구 흡수는 신속하며 음식물에 의해 영향을 받지 않는다. 이 약은 단백결합률이 매우 높고 긴 반감기를 가진다. 그러므로 약은 축적될 수 있다. Fluphenazine은 간에서 대사되고 혈액뇌장벽과 태반을 통과하고 기본적으로 소변을 통해 대사물이 배출된다. 간기능 저하 시 phenothiazine은 용량을 줄일 필요가 있다. 간에서 약물대사의 결핍은 혈청약물농도의 상승을 초래할 것이다.

약력학 Fluphenazine은 기본적으로 정신병의 치료를 위해 처방된다. 이 약은 항콜린성 작용을 가지고, 특히 협각녹내장 환자에게 투여할 때는 매우 주의해야 한다. 저혈압이 이들 phenothiazine 약물의 부작용이기 때문에 동시에 투여하는 어떠한 항고혈압제라도 부가적인 저혈압효과를 유발한다. 이들 phenothiazine과 함께 마약성 진통제와 진정수면제를 같이 투여하면 부가적 중추신경계 억제가 일어난다. 제산제는 이들 약과 모든 phenothiazine의 흡수속도를 줄이기 때문에 경구 phenothiazine 투여한 시간 전 혹은 두 시간 후에 약물들을 투여해야 한다. Fluthiazine HCl의 작용개시는 한 시간이며, 6–8시간의 작용시간을 보인다. Fluphenazine decanoate는 흡수를 느리게 하여 작용개시시간이 24–72시간이며, 1–6주간의 작용기간을 보인다.

4. Nonphenothiaizne

Nonphenothiazine계 항정신병약물 군에는 butyrophenone, dibenzoxazepines, dihydroindolone, thioxanthene 등을 포함한다.

Butyrophenone 군에서 자주 처방되는 약은 haloperidol(Haldol)이다(원형약물차트 16–2). Haloperidol의 약리학적 작용은 phenothiazine과 유사하다. 이는 강한 항정신병 약물로 약한 강도의 약물보다 적은 용량으로 처방된다. Haloperidol의 약용량은 0.5–5mg이고, chlorpromazine의 용량은 10–25mg이다. 장시간 작용 약물과 fluphenazine은

원형약물차트 16-2

Haloperidol 및 Haloperidol Decanoate

약물분류 항정신병 약물: 신경이완제(nonphenothiazine) 상품명: Haldol 임신범주: C	**투여경로** PO IV
금기 협각녹내장; 심한 간, 신장, 심혈관질환; 골수억제; 파킨슨병; 혈액질환; CNS 억제; 피질하(subcortex) 손상	**약물–임상검사–음식 상호작용** 약물: 알코올과 함께 사용 시 진정 증가 CNS 억제제; 항콜린성 약물, CNS 억제제, lithium과 같이 사용 시 독성 증가; phenobarbital, carbamazepine 효과 감소; caffeine 효과 감소
약동학 흡수: PO: 60% absorbed 분포: PB: 92% 대사: tⅡ: 24h 배출: 소변과 대변으로 배출	**약력학** PO: 개시: 불규칙/ 최고: 2–6h/ 작용시간: 24–72h IM: 개시: 15–30min/ 최고: 30–45min/ 작용시간: 4–8h IM: Decanoate: 개시: UK/ 최고: 6–7d/ 작용시간: 3–4 wk
치료효과/응용 급성 및 만성 정신병 치료, 공격적인 심한 행동 문제를 가진 어린이 치료, 마약 진통제 금단증후군 억제, 타약제에 저항을 보이는 조현병 치료, Tourette 증후군 치료, 노인의 치매증상치료 작용기전: CNS에 대한 dopamine 작용 변화; 항정신병 효과의 기전은 모름	
부작용 진정, 추체외로증후군, 기립성 저혈압 두통, 광과민, 구강 및 안구건조, 시야 혼탁	**유해반응** 빈맥, 발작, 소변축적 생명위협: 성대문연축(laryngospasm) 호흡억제, 심부정맥, NMS, 무과립구혈증

A, Adult 성인; b.i.d., twice a day 하루 2회; C, chlid 소아; CNS, central nervous system 중추신경계; d, day 일; h, hour 시간; IM, intramuscular 근육내; min, minute 분; NMS, neuroleptic malignant syndrome 항정신병 약물악성증후군; PB, protein–binding 단백결합; PO, by mouth 경구투여, PRN, as needed 필요시; tⅡ, half–life 반감기; t.i.d., three times a day 1일 3번; UK, unknown 모름; wk, week 주; y, year 년; <, less than 미만.

2-4주마다 주사를 통해 천천히 유리되도록 한다. 주사 부위의 통증과 염증을 예방하기 위해 투여할 때 주의를 요한다. 약물이 점도가 있는 액체이므로 큰 사이즈의 바늘을 사용하여 심부근육에 Z-트랙법을 이용한다. 주사부위는 마사지를 하지 않고 부위를 돌아가면서 적용해야 한다.

약동학 Haloperidol은 위장점막을 통해 잘 흡수된다. 반감기가 길고 단백결합률이 높아 약물이 축적될 수 있다. Haloperidol은 간에서 대사되고 소변과 대변으로 배출된다.

약력학 Haloperidol은 도파민수용체 차단을 통해 도파민 효과를 변화시키고 진정과 EPS를 일으킨다. 성인과 아동의 정신병을 조절하고 불안증 감소를 위해 사용된다. 줄어든 간기능과 부작용의 가능성 때문에 노인에게는 용량을 줄여야 한다. 이 약은 ADHD 아동에게 처방될 수 있다. Haloperidol은 항콜린성 작용을 가지기 때문에 녹내장 개인력을 가진 환자에게 투여할 때 주의를 요한다.

Haloperidol은 phenothiazine과 비슷한 작용개시, 최고농도시간, 작용시간을 가진다. 이 약제는 EPS 효과를 가진다. 광과민성 있으므로 장기간 사용 시 피부보호는 필수적이다.

Dibenzoxazepine군으로부터 loxapine(Loxitane)은 중등도 강도의 약제이다. 이 약제는 중등도 진정작용과 기립성 저혈압과 강한 EPS 효과를 가진다.

정형항정신병 약물인 molindone HCl(Moban)은 *dihydroindolone* 군으로서 중등도 강도의 약이다. 이는 낮은 진정작용과 기립성 저혈압효과를 가지며 강한 EPS 효과를 가진다.

Nonphenothiaizne 군은 *thioxathene*으로 알려진 thuioxanthene(Navane)이 있는데, 높은 강도의 정형 항정신병 약물이다. 이는 molindone과 비슷한 부작용을 가지는데 낮은 진정작용과 기립성 저혈압, 강한 EPS 효과를 보인다.

1) 부작용 및 유해반응

모든 항정신병 약물의 가장 흔한 부작용은 졸림이다. 많은 항정신병 약물은 일부 항콜린성 작용을 가지는데 구강건조, 심박수 증가, 소변저류, 변비 등이다. 항정신병약물 사용으로 혈압이 떨어진다. Aliphatics와 piperidines는 다른 약물보다 혈압을 더욱 떨어뜨린다.

EPS는 항정신병 치료 시작 후 5-30일 이내에 시작할 수 있다. 그리고 phenothiazines, butyrophenones, thioxathenes 등과 가장 잘 일어날 수 있다. 이들 증상에는 가성 파킨슨증후군, 좌불안석증, 근육긴장이상증, 지연이상운동증 등이다. 지연이상운동증은 장시간 항정신병 약물투여 환자 중 20%에서 발생한다. 항파킨슨병, 항콜린성 치료제에는 EPS 조절에 사용되지만 지연이상운동증 치료에 항상 효과적이지는 않다.

고용량 혹은 장시간 항정신병약물 사용은 **혈액장애(blood dyscrasias)**를 야기할 수 있다. 백혈구 수치를 면밀히 관찰해야 한다. 약물치료 초기에 피부과적 부작용으로는 소양증과 광과민증이 나타날 수 있다. 선크림, 모자, 보호의류를 사용해야 하고 햇빛을 피해야 한다.

2) 약물 상호작용

Phenothiazine이 발작 역치를 낮추기 때문에 항경련제 용량조절이 필수적이다. 만약 aliphatic phenothiazine 혹은 thioxanthene군이 투여된다면 발작을 방지하기 위해 고용량의 항경련제가 필수적이다. 항정신병 약물은 알코올, 수면제, 진정제, 마약성 진통제, benzodiazepine과 상호작용하여 항정신병 약물의 진정작용을 강화한다. Atropine은 EPS를 억제하고 항정신병 약물효과를 증폭시킨다. 항고혈압제의 사용은 부가적인 저혈압효과를 초래한다.

항정신병 약물은 다른 항정신병 약물 혹은 항우울제와 동시에 투여하지 말아야 한다. 단 약물치료에 견딜 수 있는 선별된 개인의 정신병적 행동을 조절하는 경우는 예외이다. 항정신병 약물을 복용할 경우에 부가적인 억제를 피하기 위해 알코올 혹은 다른 중추신경억제제(예, 마약성 진통제, barbiturate)를 복용하지 말아야 한다. 항정신병 약물을 중단할 때는 정신과 증상이 갑작스러운 재발을 피하기 위해 용량을 서서히 줄여야 한다(표 16-2).

5. 노인의 항정신병약물 용량

노인은 항상 낮은 용량의 항정신병약물을 필요로 한다(젊은이들과 중년의 25-50% 정도). 항정신병 약물의 정상용량에서 고용량 정도는 심한 부작용 위험을 증가시킨다. 용량은 환자의 나이와 신체 상태에 따라 차별화될 필요가 있다.

6. 비정형항정신병(Serotonin/Dopamine 길항제) 약물

비정형항정신병 약물은 전통적 항정신병 약물과 차이가 있는데, 양성 및 음성 증상을 보이는 정신분열병에 효과적이다. 전통적 항정신병 약물은 음성 증상치료에 효과적이지 않다. 비정형항정신병 약물의 두 가지 장점은 음성 증상치료에 효과적이고, 지연이상운동증을 포함하는 EPS를 일

표 16-2 Phenothiazines 및 nonphenothiazines

일반명(상품명)	약효력	응용 및 고려사항
Phenothiazines Aliphatics		
chlorpromazine HCl(Thorazine)	저	정신병, 조현병, 아주 힘든 딸꾹질, 수술 전 안정, 아이들에게서의 행동장애, 오심, 구토에 사용. / 임신범주: C, PB 95%, tⅡ: 24h.
Piperazines Piperazines		
fluphenazine HCl(Prolixin)	상	원형약물차트 16-1 참조.
perphenazine(Trilafon)	중	정신장애에 사용. 심각한 오심,구토의 조정, 심한 딸꾹질에 사용. 또한 화학요법 이전에 오심방지용으로 사용. / 임신범주: C, PB 91-97%, tⅡ: 9-12h.
Piperidines		
thioridazine HCl(Mellaril)	저	다른 약물요법에 반응하지 않는 정신병에만 사용가능. 많은 용량은심각한 정신병 초래 가능. 낮은 용량(10-50mg로 하루에 3번)으로 뚜렷한 우울증, 알코올 금단현상, 심한 통증에 사용. EPS는 거의 없음.약간의 진토제 기능 가짐. 생명을 위협할 정도의 부정맥 유발가능. 임신범주: C, PB 91-99%, tⅡ: 24-34h.
Nonphenothiazines Butyrophenone		
haloperidol(Haldol)	고	원형약물차트 16-2 참조.
Dibenzoxazepine		
loxapine(Loxitane)	중	급성 정신증, 조현병에 사용. EPS를 유발하는 것 같다. 과투여는 심독성, 신독성을 유발가능. / 임신범주: C, PB 95%, tⅡ: 8h.
Dihydroindolone		
molindone HCl(Moban)	중	조현병의 조정에 사용. EPS 유발. 진정작용은 적음. 임신범주: C, PB는 모름, tⅡ: 1.5h.
Thioxanthenes		
thiothixene HCl(Navane)	고	정신장애의 조정에 사용. 특히 급성/만성 조현병에 사용. EPS 유발가능. 임신범주: C, PB 90%, tⅡ: 34h.
Atypical Antipsychotics		
clozapine(Clozaril)	저	심각한 조현병 환자에 사용. 특히 다른 정신병제에 반응하지 않는 환자에 사용. 오랜 기간 사용 시에 백혈구 수를 주의해야 함. 임신범주: B, PB 95%, tⅡ: 8-12h.
olanzapine(Zyprexa Zydis) Extended-release injectable(Zyprexa Relprevv)	모름	조현병의 치료에 사용. EPS 유발하지 않음. 두통, 어지럼, 체중 증가, 불안, 불면증, 졸림 유발. 임신범주: C, PB 93%, tⅡ: 21-54h.
quetiapine(Seroquel)	모름	조현병, 양극성 장애, 주요 우울증의 치료에 사용. EPS를 초래하지 않음. 어지럼, 두통, 진정유발. / 임신범주: C, PB 83%, tⅡ: 6h.
Atypical Antipsychotics		
asenapine(Saphris)	모름	조현병, 조증성 양극성 장애의 치료에 사용. 부작용으로 어지럼, 식욕 자극, 부정맥, 가성 파킨슨병(pseudoparkinsonism)이 있음. 임신범주: C, PB unknown, tⅡ: 24h.
risperidone(Risperdal)	저	조현병의 조정에 사용. 진정, 두통, 성기능장애, 고혈당, EPS, NMS 유발 임신범주: C, PB 90%, tⅡ: 24h.
ziprasidone(Geodon)	모름	조현병의 조정에 사용. / 임신범주: C, PB 99%, tⅡ: 7h.
iloperidone(Fanapt)	모름	조현병의 치료에 사용. 부작용으로 위장관통증, 흐린시야, 혼동, 탈수, 부정맥, pseudoparkinsonism 유발. 임신범주: C, PB 95%, tⅡ: 18-33h.
aripiprazole(Abilify)	모름	원형약물차트 16-3 참조
paliperidone(Invega, Invega Sustenna)	모름	조현병 치료에 사용. 확장-방출로 주사는 한 달에 한 번 사용. 임신범주: C, PB 74%, tⅡ: 23h.

A, adult 성인; b.i.d., 하루 2회; C, child 소아; d, day 알; EPS, extrapyramidal syndrome추체외로증후군; ER, extended-release; h, hour 시; IM, intramuscular 근육내; IR, immediate-release 즉시 방출형; IV, intravenous 정맥내; max, maximum 최대; mo, month 달; NMS, neuroleptic malignant syndrome 항정신병 약물악성증후군; PB, protein-binding 단백결합; PO, by mouth 경구투여, PR, 직장내투여; q.i.d., 하루 4회; tⅡ, 반감기; t.i.d., 하루 3회; UK, 모름; >, 초과; SL, sublingual 혀밑; XR, extended release 서방.

으키지 않는 것이다. 비정형항정신병약물에는 clozapine, risperidone, olanzapine, ziprasidone, aripiprazol 등이 포함된다. 이들 약물은 serotonin과 dopamine 제4형 수용체를 차단하는 데 매우 친화도가 높다. 그러나 심한 EPS를 담당하는 제2형 dopamine 수용체의 차단 효과는 적다. 체중 증가, 졸림, 지속적이지 못한 걸음, 두통, 불면증, 우울, 당뇨병, 지질이상혈증 등은 비정형항정신병약물의 부작용이다.

Clozapine(Clozaril)은 조현병과 그 외 정신병을 치료하는 데 사용된 첫 비정형항정신병 약물이다. 이들 약물은 EPS를 유발하지 않는다. 진전과 경직이 보고되었다. Clozapine의 심한 유해반응에는 발작과 무과립구혈증이 보고되었다. 현재 clozapine은 전통적인 항정신병 약물에 반응하지 않는 심한 조현병 환자의 치료에 국한되어 사용된다. 백혈구 수치는 백혈구결핍증을 이유로 면밀히 관찰될 필요가 있다. 만약 백혈구가 3000mm^3개 이하로 감소할 경우 clozapine은 중단되어야 한다. 약물 투여 환자의 3% 정도에서 발작이 보고되었다. 어지럼, 진정, 빈맥, 기립성 저혈압, 변비가 흔한 부작용이다.

양성 및 음성의 정신분열병 증상을 치료하는 또 다른 비정형항정신병약물은 risperidone이다. 약 작용은 clozapine과 유사하고, EPS와 지연이상운동의 유발은 낮다. 또한, 무과립구혈증을 유발하지는 않는다. Paliperidone(Invega)은 risperidone의 주요 활성 대사산물이고, 하루에 한 번 투여로 충분한 과량분비정제이다. Paliperidone은 삼켜서 복용해야 하며 씹거나 나누거나 부수지 않아야 한다. 가장 흔한 유해반응은 EPS, 불면증, 두통, 좌불안석증 등을 포함한다.

비정형항정신병약물인 olanzapine(Zyprexa)은 clozapine과 risperidone처럼 정신분열병의 양성 및 음성 증상치료에 효과적이다. 이 약은 무과립구혈증을 일으키지 않는다.

원형약물차트 16-3

Aripiprazole

약물분류 Nonphenothiazine: 비정형 항정신병 약물 상품명: Abilify 임신범주: C	**투여경로** PO IV
금기 과민반응, 탈수, 알코올중독, 저용량증, 무과립구증, 백혈구결핍증, 심부전증, 자살충동, 심근경색증, 당뇨병, 고혈당증, 저혈압, 발작, 파킨슨증후군	**약물-임상검사-음식 상호작용** 약물: 당뇨병치료제는 약의 수준을 낮추고 고혈당 위험을 증가시킨다. 알파차단제 및 항고혈압은 저혈압의 위험을 증가시킨다. 기타 항정신병 약물들은 NMS, EPS, 지각 이질, 항콜린저 효과, 저혈압, 발작의 위험을 높인다. CNS 우울증치료제는 진정 및 정적인 저혈압을 증가시킬 수 있다. SSRI는 세로토닌 증후군의 위험을 증가시킬 수 있다. 칼슘통로차단제는 혈중수치를 증가시킬 수 있다. 음식: 자몽 주스는 혈중수치를 증가시킬 수 있다. 임상검사: 혈당 증가
약동학 흡수: 흡수가 잘되고, 음식물의 영향을 받지 않음 분포: PB: 99% 대사: tⅡ: 75h 배출: 소변에서 대변으로	**약력학** PO: 개시: UK; 최고: 3-5h; 작용시간: 24h IM: 개시: 1-3h; 최고: UK; 작용시간: 24h
치료효과/응용 정신분열증 등 정신분열증 증상 관리 작용기전: 도파민에 대한 도파민(D2) 및 세로토닌 5-하이드록시 트립타민(5-HT2) 수용체의 결합을 방해함	
부작용 진정, 졸음, 체중 증가, 체중감소, 두통, 피로, 흐릿함 시력, 감광, 탈모증, 말초부종, 무월경, 고혈당, 저혈당, 불면증, 불안, 동요	**유해반응** 정형성 저혈압, 고혈압, 빈맥, 서맥, EPS, 부정맥, 발작, 협심증, 혈관부종, 당뇨병 생명위험: 자살이념, NMS, 농경구균증, 뉴트로페니아, 백혈병

A, adult; adol, adolescent; b.i.d., twice a day; C, child; CNS, central nervous system; d, day; EPS, extrapyramidal symptoms; h, hour; IM, intramuscular; min, minute; NMS, neuroleptic malignant syndrome; PB, protein–binding; PO, by mouth; PRN, as needed; t 12 , half–life; t.i.d., three times a day; UK, unknown; wk, week; y, year; < , less than.

Quetiapine은 모든 다른 비정형 항정신병 약물처럼 EPS를 덜 일으킨다. 지연이상운동증의 장기간 사용은 결정되지 않았다. 심부정맥 환자 개인에게 지연된 Q-T 간극을 유도하기 때문에 ziprasidone(Geodon)은 주의를 기울여 처방되어야 하며, 심전도를 확인해야 한다. Ziprasidone은 연장된 Q-T 간격 사이에 개인력을 가지거나 Q-T 간격을 연장시키는 것으로 알려진 다른 약의 동시 사용은 금기이다. Quatiapine, clozapine, risperidone, olanzapine, ziprasidone 및 aripiprazole 등을 쓰는 환자는 고혈당증과 다른 당뇨 증상을 관찰해야 한다.

원형약물차트 16-3은 비정형 항정신병 약물, aripiprazole(Abilify)의 특징을 도해하고 있다. 불안증, 환각, 초조, 조증, 혼돈 혹은 우울증, 기타 증상이 발견되면 의료진은 반드시 환자가 복용하는 약물을 체크해야 한다.

간호과정

환자-중심의 협력의 간호

Phenothiazine 및 non-phenothiazine

사정

- 과거력과 투약력을 사정한다.
- 활력징후를 사정한다.
- 투약 전 정신상태, 신장, 눈, 호흡질환 등을 검사하고 매일 검사를 지속해야 한다.

간호진단

- 약물유해효과와 관련된 수면패턴장애
- 과도한 진정효과와 관련된 신체활동의 저하

간호목표

- 1일 6시간 이상의 수면을 유지한다.
- 일상적인 신체활동 양상을 유지한다.

간호중재

- 활력징후를 관찰한다. 기립성 저혈압이 야기될 수 있다.
- 약물을 투여하고 삼킬 동안에 환자 곁에 머무르도록 한다. 일부 환자는 약을 복용하지 않으려고 입 안에 항정신병 약물을 감춘다.
- 접촉성 피부염을 예방하기 위해 액체성분과 피부접촉을 피한다. 액체 약물은 빛으로부터 차단되어야 하고, 과일주스로 희석되어야 한다.
- 위장자극을 줄일 목적으로 음식 또는 우유와 함께 경구투여를 한다.
- Fluphenazine 경구투여 용액은 과일주스 물 혹은 우유로 희석한다. 사과주스와 카페인 음료는 피한다.
- 약이 지방조직을 자극할 수 있으므로 근육주사 시 깊게 투여한다. 정맥내투여는 하지 말라.
- 약물주사 후 30분에, 현저히 감소하거나 증가되는 혈압을 체크한다.
- 동일한 주사기에 heparin, phenobarbital, cimetidine, dimenhydrinate를 혼합하지 말라.
- 포일을 제거하기 전에 냉장고에 30분 정도 약물을 차게 한다.
- EPS를 관찰한다. 급성 근육긴장이상증, 좌불안석증, 가성 파킨슨증후군, 지연이상운동증(그림 16-1 참조). 이들 증상을 즉시 의료진에 보고한다.
- NMS 증상을 평가한다. 체온 증가, 맥박 및 혈압 증가; 근육강직; creatine phosphokinase와 백혈구 수치 증가; 정신상태의 변화; 급성 신부전; 의식의 여러 단계; 창백; 발한; 빈맥;, 심부정맥.
- 소변저류가 발생되기 때문에 소변배출량을 기록한다.
- 혈청당 수치를 모니터링한다.

환자교육

일반

- 처방된 대로 정확하게 약물복용을 환자에게 독려한다. 조현병과 그 외 정신병에서 정신질환은 항정신병 약물로 치료되지 않으나 증상은 경감된다. 약물요법을 따르는 것이 매우 중요하다.
- 충분한 임상효과를 보기 위해서는 약물을 6주 이상 복용해야 한다고 환자에게 조언한다.
- 환자에게 술 혹은 마약성 진통제 같은 다른 중추신경계 억제제와 같이 사용하지 말라고 주의를 준다. 이들 약물은 신체의 억제효과를 강화시킨다.
- 환자에게 약물을 갑자기 중단하지 말라고 조언한다. 용량을 변화시키기 전에 의료진의 조언을 얻어야 한다.
- 일반 약제제의 라벨을 읽도록 환자를 독려한다. 항정신병 약물을 복용할 때 일부는 금기사항이다.
- 흡연은 일부 항정신병 약물대사를 증가시키기므로 금연을 교육한다.
- 자주 양치를 하고 치실 사용으로 좋은 구강위생을 유지하도록 환자를 교육한다.
- 의료진과 가족계획을 소통하도록 환자를 독려한다. 항정신병 약물이 태아에 미치는 영향은 충분히 알려져 있지 않다. 그러나 기형유발효과가 있다.
- 수유기 환자에게는 phenothiazine이 모유로 유입되어 신생아의 졸림과 흔하지 않은 근육운동을 유발할 수 있다고 설명한다.

- 일상적 추적검사의 중요성에 대해 환자에게 주의를 준다.
- 시간에 맞게 검사실시험을 하도록 환자를 독려한다. 약물시작 동안에 3개월 동안 백혈구 수치를 확인한다. 백혈구결핍증 혹은 백혈구 감소가 야기된다. 근육통, 발열, 목통증 등의 증상에 대해 주의를 해야 하는데, 이는 심각한 혈액질환인 무과립구혈증의 징후이다.
- 감염증상은 즉시 의료진에게 알려야 한다고 환자를 교육한다. 특히 clozapine 투여 환자에게는 중요한 문제이다.
- 환자에게 약물사용을 알리는 팔찌를 착용하도록 조언한다.
- 환자에게 수일에서 수주 기간 동안 약물사용 시 진정효과에 내성이 생길 수 있다고 알린다.

부작용

- 운전처럼 위험할 수 있는 상황을 피하라고 환자에게 지시한다.
- 환자에게 EPS에 관해 알리고, 의료진에게 이들 증상을 즉시 보고하라고 알려준다.
- 광과민을 방지하기 위해 직사광선에 노출을 제한하도록 선글라스를 끼고, 피부발진을 방지하기 위해 선스크린을 사용하고, 보호의류를 착용하도록 독려한다.
- 환자에게 기립성 저혈압과 어지럼에 대해 경고한다.
- Chlorpromazine 같은 aliphatic phenothiazine을 복용하는 환자에게 소변 색깔이 핑크빛 또는 적갈색이 될 수 있으며, 이 변색은 무해하다고 교육한다.
- 성적 기능 및 월경과 관련된 변화가 일어날 수 있음을 알린다. 여성 환자는 불규칙한 월경주기 혹은 무월경이 가능하고, 남성은 발기부전과 여성형 유방(유방조직의 커짐)을 경험할 수 있다.
- 만약 구강건조가 있으면 딱딱한 사탕을 권한다. 만약 구강건조가 2주 이상 지속할 때는 의료진에게 상의하라고 조언한다.
- 환자가 극한의 온도와 운동 환경을 피하도록 권장한다.
- 갑작스러운 혈압 감소를 방지하기 위해 앉아있거나 일어설 때 천천히 시행하라고 환자에게 조언한다.

평가

- 1일 6시간 이상의 수면을 유지하고 있으며, 입면 및 수면유지에 어려움이 없음
- 개인의 일상생활에 필요한 활동을 충분히 수행하고 있음

2 항불안제

항불안제(anxiolytics) 혹은 **항불안약물**(*antianxiety drug*)은 기본적으로 불안과 불면증치료에 기본적으로 사용된다. 주요 항불안제군에는 benzodiazepines가 있다. Benzodiazepines이 불안증과 불면증에 처방되기 전에는 barbiturates가 사용되었다. Benzodiazepines는 중추신경계 내의 억제성 신경전달물질인 감마 아미노뷰티르산[gamma-aminobutyric acid(GABA)]의 작용을 조장함으로써 barbiturates보다 더욱 효과적으로 여겨진다. Benzodiazepines는 부작용이 적으며 과용량투여 시에 덜 위험하다. 장기간의 barbiturates 사용은 약물내성과 의존을 유발하고 호흡억제를 야기한다. 현재 barbiturates는 불안증치료에 선택약물이 아니다. Benzodiazepine 유사약물이 불면증치료에 사용된다. 선택적 serotonin 재흡수억제제, Serotonin norepinephrine 재흡수억제제, 삼환계 항우울제, monoamine oxidase 억제제가 여러 불안증 질환치료에 사용된다. 제24장에 이들 약물이 기술되었다. 표 16-3은 benzodiazepines의 승인된 사용을 나열하고 있다.

불안에는 일차와 이차 두 가지 유형이 있다. **일차 불안**은 의학적 조건에 의하거나 약물사용에 의한 것이 아니며, **이차 불안**은 선택된 약물사용과 관련이 있거나 의학 혹은 정신과적 질환과 연관이 있다. 만약 의학적 문제가 심각하고 심한 손상을 야기시키는 경우가 아니라면 이차 불안에 항상 항불안제를 투여해야 하는 것은 아니다. 이러한 경우에 항불안제는 급성 불안발작을 덜기 위해 짧은 기간 동안 사용한다. 증상을 치료하는 이들 약물은 질병을 완치하지는 않는다. 항불안제의 장시간 사용은 권유되지 않는데 약물에 의존하여 수주 혹은 수개월 내에 약물내성이 생기기 때문이다. Phenobarbital을 복용하는 환자의 경우에 2-3개월 내에 약물내성이 생긴다.

1. 비약리학적 조처

불안증의 심한 발작 혹은 공황발작과 같은 일부 증상에는 호흡곤란, 숨막힘, 흉통, 심장두근거림, 어지럼, 졸도, 발한, 떨림, 조절상실에 대한 공포 등을 포함한다. 항불안제를 투여하기 전에 불안증을 감소시킬 목적으로 비약리학적 중재가 사용되어야 한다. 이러한 중재에는 이완요법 정신치료 혹은 지지 그룹 등이 있다.

2. Benzodiazepine계 약물

Benzodiazepine계 약물은 다양한 임상응용이 될 수 있다. 항경련제, 진정수면제, 수술 전 처치약물, 물질중독 금

표 16-3 Benzodiazepines의 승인된 임상응용

처방 사용	약물
불안증	alprazolam(Xanax) chlordiazepoxide(Librium) chlorazepate(Tranxene) diazepam(Ativan)
우울증과 관련된 불안	alprazolam(Xanax) clonazepam(Klonopin) lorazepam(Ativan)
불면증: 단기 사용	estazolam(Prosom) flurazepam(Somnol) quazepam(Doral) temazepam(Restoril) triazolam(Halcion)
발작 및 간질중첩증	clonazepam(Klonopin) clorazepate(Tranxene) diazepam(Valiium)–status epilepticus lorazepam(Ativan)–status epilepticus
Alcohol 금단증상	clorazepate(Tranxene) chlordiazepoxide(Librium) diazepam(Valium) lorazepam(Ativan)
골격근 경련	diazepam(Valium)
수술 전 투약	chlordiazepoxide(Librium) diazepam(Valium) lorazepam(Ativan) midazolam(Versed)

단증상치료제, 항불안제 등으로 사용된다. 대부분의 benzodiazepine계 약물은 주로 심하거나 장시간의 불안치료에 사용된다. 예로는 chlordiazepoxide, diazepam, clorazepate dipotassium, lorazepam, alprazolam 등이 있다. 가장 자주 처방되는 benzodiazepine계 약물은 lorazepam이다. 많은 benzodiazepine계 약물들이 한 가지 이상의 목적으로 사용된다.

Benzodiazepine계 약물은 지질용해성이며 위장관계를 통해 즉시 흡수된다. 그들은 높은 단백결합률(80–98%)을 보인다. Benzodiazepine계 약물은 기본적으로 간에서 대사되고 소변을 통해 배출되는데, 그래서 축적효과를 피하기 위해 간이나 신장질환이 있는 환자에게 용량을 낮추어야 한다. 약물을 끊고 수주에서 수개월이 지나도 소변에서 benzodiazepine 대사물이 추적된다. 그들은 규제물질 schedule IV(CSS IV) 약물이다.

첫 benzodiazepine계 약물인 chlordiazepoxide는 진정효과 때문에 1962년에 널리 사용되게 되었다. 1970년대 초반에 가장 많이 처방된 약물이 diazepam이다. Lorazepam은 benzodiazepine의 원형약물이며, 원형약물차트 16–4에 언급되었다.

약동학 Lorazepam은 높은 지질용해도를 보이며, GI를 통해 흡수가 잘 된다. 약물은 단백결합력이 높고, 반감기가 10–20시간이다. Lorazepam은 CNS의 변연(limbic), 시상, 시상하부 수준에 작용한다. 경구투여 후에 작용개시시간은 15–30분이며, IV에 의해서는 1–5분이다. 대부분 benzodiazepine의 경구투여의 혈청농도는 2시간 후 최대이다. Oxazepam은 3시간에 최고농도를 보인다. 작용시간은 다양하다. 경구투여 시 평균은 2–3시간이며, IV 투여 시에는 가장 긴 작용시간이 1시간이다.

Benzodiazepine계 약물은 3–4개월은 넘지 않게 처방하도록 권유된다. 4개월 이상이 되면 효과가 감소한다. 표 16–4에는 항불안제와 용량, 응용, 고려사항을 나열하고 있다.

3. 기타 항불안제

항불안제 buspirone hydrochloride는(BuSpar)는 serotonin과 dopamine 수용체에 결합한다. **지속적인 사용 후 1–2주까지 효과적이지 않다**. 많은 benzodiazepine계 약물과 관

련 있는 진정의 부작용이 거의 없으며, 신체적, 정신적 의존성도 거의 없다. Buspirone의 가장 흔한 부작용에는 졸림, 어지럼, 두통, 오심, 신경과민, 흥분 등이 있다. 주의: Buspirone은 포도주스와 상호작용을 일으켜 독성을 나타낸다. 이 상호작용을 피하기 위해 buspirone 사용자들은 매일 8온스 정도(약 227g)나 절반 정도의 제한된 양의 포도주스를 마셔야 한다.

간호과정
환자-중심의 협력의 간호

Benzodiazepine계 약물

사정
- 자살생각을 조사한다.
- 환자의 불안반응의 개인력을 획득한다.
- (만약 있다면) 환자지지 시스템을 확인한다.
- 환자 약물 개인력을 확보한다. 가능한 약물간 상호작용을 보고한다.

간호진단
- 부작용과 관련된 지식부족
- 과도한 진정작용과 관련된 손상위험성

계획
- 환자의 불안이 비약리학적 방법, 항불안제 혹은 지지치료에 의해 줄어들 것이다.

간호중재
- 환자의 항불안제 부작용을 관찰한다. 항불안제로 야기되는 대부분의 약제 내성과 신체 및 심리학적 의존을 인지한다.
- 중년보다도 노인, 아동, 쇠약한 환자의 항불안제 용량을 낮추어야 한다는 것을 인식한다.
- 활력징후, 특히 혈압과 맥박을 관찰한다. 기립성 저혈압이 야기된다.
- 환자를 지지하도록 가족을 독려한다.

원형약물차트 16-4

Lorazepam

약물분류	투여경로
항불안제: benzodiazepine 상품명: Ativan 임신범주: D	PO IV
금기	**약물-임상검사-음식 상호작용**
과민반응, CNS 억제, 쇼크, 혼수상태, 협각녹내장, 발작, 알코올중독, 간기능 저하, 임신, 젖산분비 주의: 간 혹은 신장기능이상, 자살충동	약물: 알코올, CNS 억제제와 항경련제와 병용 시 CNS 억제 증가됨; cimetidine은 lorazepam 혈장 수치, phenytoin 수치를 증가시키고, levodopa 효과를 줄인다. 흡연은 항불안제 효과를 줄인다.
약동학	**약력학**
흡수: 위장관에서 즉시 분포: PB: 91% 대사: tⅡ: 12–14h 분비: 소변으로	PO: 개시: UK 최고: 2 H 작용시간: 12–24h IM: 개시: 15–30min 최고: 60–90min 작용시간: UK IV: 개시: 1–5min 최고: UK 작용시간: UK
치료효과/응용	
불안 및 간질중첩증치료; 수술 전 진정; 물질 금단증상치료 작용기전: 특정 benzodiazepine 수용체에 결합하여 GABA 전달을 억제함에 의해 gamma-aminobutyric (GABA) 효과를 증대시킴	
부작용	**유해반응**
어지럼, 메스꺼움, 허약, 혼돈, 시야혼탁, 오심, 구토, 식욕부진, 불안, 환각, 전향기억상실, 수면 관련 행동	고혈압, 저혈압, 서맥, 호흡억제

A, adult 성인; C, child 소아; CNS, central nervous system 중추신경계; d, day 일; GI, gastrointestinal 위장관; h, hour 시간; IM, intramuscular 근육내; IV, intravenous 정맥내; max, maximum 최대; min, minute 분; PB, protein-binding 단백결합; PO, by mouth 경구; tⅡ, half-life 반감기; UK, unknown 모름.

환자교육

일반

- 진정이 흔한 부작용이기 때문에 항불안제를 투여할 때는 운전이나 위험한 기구를 다루지 않도록 환자에게 조언한다.
- 항불안제를 투여할 때는 알코올이나 마약성 진통제 같은 CNS 억제제를 사용하지 말라고 환자에게 경고한다.
- 과도한 스트레스와 불안을 조절하는 법(이완기술, 오래걷기)을 환자에게 교육한다.
- 약효가 나타나는데 1–2주 소요된다고 환자에게 알린다.
- 환자에게 약물요법을 잘 따르고, 금단증상 때문에 약을 장시간 사용 후 갑자기 중단하지 말도록 독려한다. 약을 중단할 때는 용량을 서서히 줄여나가야 한다.

표 16–4 항불안제

일반명(상품명)	투여경로 및 용량	사용 및 고려사항
Benzodiazepines		
alprazolam(Xanax) CSS IV	IR tablet, Orally disintegrating form 성인: PO: 0.25–0.5mg를 하루 3회. 최대 4mg/d. 노인: 0.125–0.25mg를 하루 2회. 최대 4mg/d. ER tablet: 성인: PO 0.5–1mg를 1일 1회 아침에 투여. 노인: 0.5mg/d. 최대 10mg/d	불안장애, 공황장애, 우울증을 동반한 불안에 사용. 부작용은 나른함, 구강건조, 가벼운 현기증. 임신범주: D, PB 90%, tⅡ; 11–16h.
chlordiazepoxide HCl(Librium) CSS IV	불안증: 성인: PO: 5–10mg를 1일 3회/4회 아이: PO: 5mg 1일 2회/4회 급성 alcohol 금단: 성인: PO: 50–100mg를 4시간간격으로, 불안이 사라질때까지. 최 300mg/d.	알코올 금단증상, 불안장애, 긴장에 효과적. 노인에 더 적은 양 사용해야 함. 임신범주: D, PB 96%, tⅡ; 5–30h.
clorazepate dipotassium(Tranxene) CSS IV	성인: PO: 15–60mg/d를 나누어서 사용. 최대 60mg/d. 노인에서 7.5–15mg/d를 나누어서 사용. 최대 60mg/d.	불안장애, 알코올 금단증상, 부분발작에 사용. 알코올이나 CNS 억제제를 함께사용하는 것을 피해야 함. 나른함, 어지럼이 일어날 수 있다. 임신범주: D, PB 98%, tⅡ; 40–50h.
diazepam(Valium) CSS IV	불안증, 근경련, alcohol 금단: 성인: PO: 2–10mg를 1일 2회/4회. 노인: PO: 2–2.5mg를 1일 1회/2회 6개월 미만 PO: 1–2.5mg를 1일 2회/3회 성인: IM/IV: 2–5mg를 필요에 따라 3–4시간 후 반복 수술전 진정: 성인: IV: 5–15mg를 수술 15분 전에 투여	불안, 근육경련, 알코올 금단증상, 간질중첩증의 조정이나 수술 전 안정에 사용. 임신범주: D, PB 99%, tⅡ; 25–50h.
lorazepam(Ativan) CSS IV	원형약물차트 16–4 참조	
oxazepam(Serax) CSS IV	성인: PO: 10–30mg를 하루 3회/4회. 최대 120mg/d. 노인: PO: 10mg 하루 3회. 최대 60mg/d.	불안, 급성 알코올 금단증상에 사용. 임신범주: D, PB 85–95%, tⅡ; 5–15h.
Azapirones		
buspirine HCl(BuSpar)	성인: PO: 처음에 7.5mg 1일 2회. 이후 15–30mg/d를 나누어서 투여. 최대 60mg/d. 노인: PO: 5mg를 1일 2회 투여. 이후 15–30mg/d를 나누어서 투여. 최대 60mg/d.	불안, 불안을 동반한 우울증에 사용. 불안완화 효과가 나타나기까지 수주 필요. 주된 부작용으로 나른함, 어지럼, 두통, 오심. 임신범주: B, PB 86%, tⅡ; 2–4h.
Benzodiazepine 길항제		
flumazenil(Romazicon)	성인: IV: 0.2mg를 15–30초에 걸쳐서 투여. 0.2mg를 1분 간격으로 반복투여. 최대 3mg/h	안정, 마취, 과복용시 부분적 또는 완전히 반대의 benzodiazepine dose 투여. 항정신병약이나 항우울제와 함께 사용은 금기. 임신범주: C, PB 50%, tⅡ; 40–80분.

A, adult 성인; b.i.d., 하루 2회; C, child 소아; CNS, central nervous system, 중추신경계; CSS, Controlled Substances Schedule 규제약물 범주; day 일; ER, extended-release 서방형; h, hour 시; IM, intramuscular 근육내; IR, immediate-release 즉시 방출형; IV, intravenous 정맥내; max, maximum 최대; min, minutes 분; PB, protein-binding 단백결합; PO, by mouth 경구투여, q.i.d., 하루 4회; tⅡ, 반감기; t.i.d., 하루 3회; UK, 모름.

부작용

- 기립성 저혈압으로부터 어지럼을 예방하기 위해 앉은 상태에서 서서히 일어나라고 독려한다.

평가

- 투약의 주의사항 및 부작용에 대해 이해하고 설명함
- 투약 후 손상위험성이 있는 활동을 자제하고 있으며 손상이 나타나지 않음

1) 부작용 및 유해반응

Benzodiazepine계 약물과 관련된 부작용은 진정, 어지럼, 두통, 구강건조, 흐린시야, 드물지만 요실금, 변비 등이다. 유해반응에는 발열, 근육통, 목통증과 같은 증상을 보이는 백혈구감소증, 지속적 사용으로 인한 약물내성, 신체의존 등이 포함된다. 박스 16-2는 benzodiazepine 과량 사용의 치료 가이드라인을 보여 주고 있다.

Benzodiazepine계 약물은 금단증상 때문에 갑자기 중단하면 안된다. 단시간 benzodiazepine 사용에 의한 금단증상은 진정수면제의 경우와 유사하다(불안, 신경증, 불면증, 진전, 식욕부진, 근육경련, 발한). 그러나 이 금단증상은 발생까지 2-10일 정도의 시간이 걸리는 등 천천히 진행되고, benzodiazepine의 반감기에 의존하여 수주간 지속될 수 있다. Benzodiazepine을 중단할 때는 약물용량과 사용기간에 의거, 수일에 걸쳐서 서서히 양을 줄여나가야 한다. 장시간 고용량 benzodiazepine 사용 후의 금단증상에는 편집증, 섬망, 공황장애, 고혈압, 간질중첩증 등을 포함한다. 금단 동안 경련은 항경련제를 동시 사용하여 방지할 수 있다. 호흡억제 때문에 알코올과 다른 CNS 억제제를 benzodiazepine과 동시에 사용하면 안 된다. 담배, caffeine, 교감신경작용제는 benzodiazepine계 약물의 효과를 떨어뜨린다. Benzodiazepine은 기형유발가능성 때문에 임신 동안에는 금기이다.

박스 16-2 과량의 Benzodiazepines에 대한 치료제안

1. 만약 환자가 의식이 있다면 구토제를 투여하고나서 활성화된 charcoal을 투여한다. 만약 환자가 의식이 없으면 위세척(gastric lavage)을 한다.
2. 만약 필요하다면 benzodiazepine 길항제인 flumazenil(Romazicon)을 정맥내에 투여한다.
3. 호흡이 억제된 경우에는 기도를 유지하고, 산소를 공급하며, 활력징후를 체크한다.
4. 심한 저혈압인 경우에는 vasopressor를 IV 한다.
5. 환자를 위해 정신건강상담을 요구한다.

IV, intravenous.

CHAPTER 17

항우울제와 기분안정제

학습목표

- 항우울제의 부작용과 유해반응을 기술한다.
- 항우울제(삼환계 항우울제, monoamine oxidase 억제제, 선택적 serotonin 재흡수억제제, 비정형 항우울제)에 대한 간호중재를 계획한다.

1 항우울제

항우울제는 다음 5가지로 분류된다. (1) **삼환계 항우울제(tricyclic antidepressant, TCA)**, (2) **선택적 serotonin 재흡수억제제(selective serotonin reuptake inhibitor, SSRI)**, (3) **serotonin norepinephrine 재흡수억제제(serotonin norepinephrine reuptake inhibitor, SNRI)**, (4) 여러 신경전달물질에 영향을 주는 **비정형 항우울제(atypical antidepressant)**, (5) **monoamine oxidase 억제제(monoamine oxidase inhibitor, MAOI)** 등이다. TCA와 MAO 억제제는 1950년대에 시판되었으며, 많은 SSRI와 비정형 항우울제는 1980년대에 도입되었다. SSRI와 SNRI는 TCA처럼, 진정, 저혈압, 항콜린성 작용 혹은 심장독성 등을 일으키지 않아서 인기 있는 항우울제이다.

1. 삼환계 항우울제

TCA는 SSRI와 다른 약물보다 효과적이고 저렴해 주요 우울증에 사용된다. Imipramine은 1950년대에 시판된 첫 TCA이다. TCA 작용은 뇌에서 신경전달물질 norepinephrine과 serotonin의 재흡수를 차단하는 것이다. TCA의 임상반응은 약물치료 2–4주 후에 일어난다. 만약 2–4주 후에도 호전이 없다면 항우울제를 서서히 중지하고 다른 약으로 전환한다. 만약 심각한 부작용의 가능성이 있으면 **다약제치료**(*polydrug therapy*), 즉 몇 가지 항우울제나 항정신병 약물을 투여하는 것은 피해야 한다.

TCA는 기분을 향상시키고 일상생활과 활동에 관심을 가지게 하며 불면증에도 효과가 있다. 초조해 하는 우울증 환자에게는 높은 진정작용 때문에 amitriptyline(Elavil), doxepine(Silenor) 혹은 trimipramine(Surmontil)이 처방된다. TCA는 진정작용에서 비롯되는 문제를 최소화하기 위해 주로 밤에 투여한다. TCA를 중단할 때는 오심, 구토, 불안, 안절부절과 같은 금단증상을 피하기 위해 약물을 서서히 줄여나가야 한다. Imipramine hydrochloride(Tofranil)는 야뇨증(enuresis) 치료에 사용되기도 한다.

TCA 약물에는 amitriptyline, imipramine, trimipramine, doxepine, desipramine, nortriptyline, protriptyline 등이 있다. TCA약물 desipramine과 nortriptyline은 imipramine과 nortriptyline의 주요 대사물이다.

약동학 Amitriptyline은 단백결합률이 높다. 반감기는 10–50분이며, 약물축적효과가 나타날 수 있다. Amitriptyline은 기본적으로 소변을 통해 배설된다.

약력학 Amitriptyline은 잘 흡수되지만, 항우울제 효과는 수주가 걸린다. Amitriptyline의 작용개시는 1–4주 걸리며, 최고농도 도달은 2–12시간이다. 부작용을 줄이기 위해 노인에게는 용량을 줄여야 한다.

1) 부작용 및 유해반응

TCA의 부작용에는 기립성 저혈압, 진정, 항콜린성 효과, 심부전, 발작 등이 있다. 기립성 저혈압을 예방하기 위해 서서히 일어나라고 교육해야 한다. 이 군의 항우울제는 histamine 수용체를 차단하므로 초기에 진정작용이 발생하지만 계속 사용하면 효과가 감소한다. TCA는 콜린성 수용체를 차단하기 때문에 빈맥, 소변저류, 변비, 구강건조, 혼탁시야와 같은 항콜린성 효과를 유발한다. TCA의 다른 부작용에는 알레르기 반응(피부발진, 소양증, 반상출혈)과 성기능장애(발기부전, 무월경)가 있다. 대부분의 TCA는 혈액장애(백혈구저하증, 혈소판저하증, 무과립구혈증)를 유발하며 amitriptyline은 추체외로증상(EPS)을 유발하고 clomipramine은 신경악성증후군(NMS)을 유발한다. TCA에 의해 발작역치가 감소하므로 발작 환자는 TCA 용량을 조절할 필요가 있다. TCA의 가장 심각한 유해반응은 고용량에 의한 부정맥과 같은 심독성이다. 치료혈청범위는 100−200ng/mL이다.

2) 약물 상호작용

알코올, 수면제, 진정제, barbiturate계 약물과 함께 복용할 경우 CNS 억제를 야기시킨다. Amitriptyline을 MAO 억제제와 병용투여하면 심혈관계 불안정과 독성 정신병을 유발한다. 항갑상선약물인 amitriptyline을 같이 사용하면 부정맥의 위험을 증가시킬 수 있다.

2. 선택적 Serotonin 재흡수억제제(SSRI)

SSRI는 CNS의 신경말단에서 serotonin 재흡수를 억제하므로 세로토닌성 연접에서 전달을 증강시킨다. 이들 약물은 dopamine 혹은 norepinephrine의 재흡수를 차단하지는 않으며, 콜린성 수용체 및 알파 제1형 아드레날린성 수용체를 차단하지 않는다. SSRI는 TCA보다 우울증치료에 더욱 흔히 쓰이는데 TCA보다 부작용이 덜 하다.

SSRI의 기본적 임상응용은 우울증이다. 강박증, 공황장애, 공포증, 외상후스트레스증후군과 같은 불안증치료에 효과적이다. Fluvoxamine(Luvox)는 아동과 성인의 강박증 치료에 사용된다. SSRI는 식이장애와 약물중독치료에도 사용하고 있으며 그 외 월경전긴장증후군, 편두통예방, 경계성 인격장애 환자의 과격행동의 방지 혹은 최소화 등에도 사용하고 있다.

SSRI에는 fluoxetine, fluvoxamine, sertraline, paroxetine, citalopram, escitalopram 등이 속한다. Fluoxetine(원형약물차트 17−1)은 TCA 치료에 실패한 환자에게 50−60%효과가 있는 것으로 모든 SSRI군에서 가장 흔히 처방되는 항우

원형약물차트 17-1

Fluoxetine

약물분류 항우울제: 선택적 serotonin 재흡수억제제 상품명: Prozac 임신범주: C	**투여경로** PO IV
금기 과민반응, 급성 심근경색, MAOIs 복용 시, 탈수, 모유수유 주의: 자살경향이 있는 심한 우울증, 심한 간 혹은 신장질환, 녹내장, 발작질환, 당뇨병, 저체중 성인	**약물–임상검사–음식 상호작용** 약물: CNS 및 호흡계 억제를 증가시킴. 알코올과 CNS 억제제 병용 시 저혈압효과 증가됨 약초: St. John's wort는 serotonin 증후군 위험을 증대시킴 저혈당증약물의 작용을 증가시킴
약동학 흡수: PO: 잘 흡수됨 분포: PB: 95% 대사: fluoxetine: tⅡ: 4–6d 배출: 주로 소변으로 배출	**약력학** PO: 개시: 2–4 wk 최고: 6–8 wk 작용시간: UK
치료효과/응용 우울감 있든지 혹은 없든지 우울증치료 a; 식욕이상항진증, 강박장애, 공황장애, 월경전불쾌장애. 작용기전: 신경섬유에서 봉쇄되기 때문에 serotonin 및 norepinephrine이 신경세포에서 증가됨.	
부작용 두통, 신경증, 불안, 불면증, 시야혼탁, 동공산대, 진전, 구강건조, 식욕부진, 오심, 설사, 체중 소실, 월경 불규칙, 성기능장애	**유해반응** 발작, 저나트륨혈증, 탈수, 출혈, 골감소증, 자살충동

A, adult 성인; CNS, central nervous system 중추신경계; d, day 일; ECG, electrocadiogram 심전도; GI, gastrointestinal 위장관계; MAOI, monoamine oxidase inhibitor; PB, protein–binding 단백결합; PO, by mouth 경구투여; tⅡ, half–life 반감기; UK, unknown 모름; wk, week 주

표 17-1 항우울제의 부작용

항우울제 분류	항콜린성 효과	진정	저혈압	위장관이상	심독성	발작	불면증/머뭇거림
삼환계 항우울제							
amitriptyline(Elavil)	++++	++++	+++	—	++++	+++	—
clomipramine(Anafranil)	++++	++++	++	—	++++	++	—
desipramine(Norpramin)	+	++	++	—	++	++	+
doxepin(Sinequan)	+++	++++	++	—	++	++	—
imipramine(Tofranil)	+++	+++	+++	+	++++	++	+
nortriptyline(Aventyl)	+	+++	+	—	+++	++	—
protriptyline(Vivactil)	+++	+	++	—	+++	++	+
trimipromine(Surmontil)	+++	++++	+++	—	++++	++	—
선택적 Serotonin 재흡수억제제							
citalopram(Celexa)	+	0	0	++	—	—	+
fluoxetine(Prozac)	—	+	—	+++	—	0/+	++
fluvoxamine(Luvox)	—	++	—	+++	—	—	++
paraxetine(Paxil)	—	+	—	+++	—	—	++
sertraline(Zoloft)	—	+	—	+++	—	—	++
비정형 항우울제							
amoxapine(Asendin)	+++	++	+	—	+	+++	++
bupropion(Wellbutrin)	++	—	0/+	+	+	++++	++
trazodone(Desyrel)	—	+++	++	+	+	+	—
maprotiline(Ludiomil)	+++	+++	+	—	++	+++	—
venlafaxine(Effexor)	0	0	0	0	0/+	+	—
Monoamine oxidase 억제제	—	+	++	+	—	—	++

–, 효과 없음; +, 미약한 효과; ++, 중등도 효과; +++, 강한 효과; ++++ 심한 효과; 0, 데이터 없음.

울제이다.

주의: 많은 SSRI는 포도주스와 상호작용을 일으켜 독성을 유발할 수 있다. 포도주스를 하루 8온스로 제한하거나 절반으로 줄여야 한다.

약동학 Fluoxetine은 높은 단백결합률을 보인다. 반감기는 2–3일이므로 장시간 사용하면 축적효과가 야기될 수 있다. Fluoxeine은 신장에서 대사되고 배설된다.

약력학 Fluoxetine은 흡수가 잘 되지만 약효가 발현하기까지 수주가 필요할 수 있다. 작용개시는 1~4주이고 복용 후 6–8시간 후 최고농도에 이른다.

1) 부작용 및 유해반응

Fluoxetine은 구강건조, 시야혼탁, 불면증, 두통, 신경증, 식욕부진, 오심, 구토, 자살충동 등의 부작용이 흔하다. Fluoxetine은 amitriptyline보다 부작용이 적다(표 17–1 참조).

일부 환자는 SSRI 복용 시 성기능 장애를 경험하게 되어 복용을 중단하는 경우가 있으나 치료효과가 발현되면 부작용이 감소할 수 있다.

3. Serotonin Norepinephrine 재흡수 억제제

Venlafaxine(Effexor)(원형약물차트 17–2)은 1993년에 주요 우울증치료에 입증된 첫 SNRI였다. SNRI는 serotonin과 norepinephrine 재흡수를 억제하여 연접에서 농도를 증가시킨다. SNRI는 주요 우울증에 사용된다. 다른 입증된 적응증으로는 범불안장애와 사회불안장애 등이다. 다른 SNRI에는 duloxetine과 desvenlafaxine을 포함한다. Venlafaxine과 St. John's wort는 serotonin 증후군과 신경악성증후군(Neuroleptic malignant syndrome)의 위험을 증가시킨다.

약동학 Venlafaxine은 흡수가 잘 되고 단백결합률이 27%이며, 반감기는 5시간이다. Venlafaxine은 대부분 소변을 통해 배설된다.

약력학 Venlafaxine은 작용개시시간을 잘 모른다. 중등도 유리정제의 경우 최고작용 도달시간은 2–4시간이며, 확장–유리 정제는 5.5–9시간이다.

1) 부작용 및 유해효과

Venlafaxine의 부작용에는 졸림, 어지럼, 불면증, 두통, 이상행복감, 망각, 흐린시야, 광과민, 사정기능(ejaculation

원형약물차트 17-2

Venlafaxine

약물분류	투여경로
항우울제: serotonin 및 norepinephrine 재흡수억제제 상품명: Effexor 임신범주: C	PO IV

금기	약물-임상검사-음식 상호작용
과민반응, MAOIs 복용 시 CNS 억제, SIADH, 항응고치료, 임신, 모유수유, 소아 주의: 자살경향, 신장기능이상, 협각녹내장, 발작, 저체중, 혈량저하증, 갑상선기능항진증, 최근 MI, 심부전증	약물: CNS에 대한 증가된 효과, 알코올과 CNS 억제제와 병용 시 호흡억제 및 저혈압 야기됨 MAOIs와 병용 시 고혈압위기 및 사망이 야기될 수 있음. cimetidine, haloperidol 병용 시 약물수치와 독성 증가 anticoagulants, aspirin 병용 시 출혈경향 증가 다른 SNRIs, SSRIs, serotonin 수용체 작용제(triptans), amphetamines을 동시 사용 시 serotonin 증후군 위험 증가 및 정신약물 악성증후군 증가됨 약초: St. John's wort가 serotonin 증후군 증가시킴 (빈맥, 고혈압, 혼돈, 경련, 과다반사, 고체온증 등과 함께 생명에 위협 가능성 있음)

약동학	약력학
흡수: PO: 잘 흡수됨 분포: PB: 27% 대사: tⅡ: 5h 배출: 주로 소변으로 배출됨	PO: 개시: UK/ 최고: 2–4h/ 작용시간: UK 서방형: PO: UK/ 최고: 5.5–9h/ 작용시간: UK

치료효과/응용
melancholia를 동반하거나 혹은 안하거나 우울증, 일반불안증, 사회불안증, 공황장애, 외상후스트레스장애 작용기전: 신경섬유에서 봉쇄되기 때문에 serotonin 및 norepinephrine이 신경세포에서 증가됨.

부작용	유해반응
어지럼, 메스꺼움, 신경과민, 두통, 이상행복감, 혼돈, 망각, 시야혼탁, 백내장, 동공산대, 구강 및 안구건조, 치은염, 남성형털과다증, 탈모, 발한, 광과민, 소변정체, 변비, 설사, 체중감소, 오심, 식욕부진, 안압 증가, 사정 기능 이상	서맥, 빈맥, 저나트륨혈증, 출혈, 고혈압, serotonin 증후군, 정신약물 악성증후군, 혈관부종 생명위협: 무과립구혈증, 혈소판감소증, 백혈구감소증, 발작, 자살충동, 심근경색증, 심부전증, Stevens–Johnson 증후군

A, adult 성인; b.i.d., 1일 2회; C, child 소아; CNS, central nervous system 중추신경계; d, day 일; ECG, electrocadiogram 심전도; h, hour 시; IM, intramuscular 근육내; MAOI, monoamine oxidase inhibitor; PB, protein–binding 단백결합; PO, by mouth 경구투여; q.i.d., 1일 4회; SIADH, syndrome of inappropriate antidiuretic hormone; tⅡ, half–life 반감기; UK, unknown 모름; wk, week 주; >, greater than 초과.

dysfunction) 저하 등이 있다. 유해효과에는 저나트륨혈증, 출혈, 고혈압, 혈관부종, 혈액병, 자살충동, Stevens-Johnson 증후군 등이 있다.

4. 비정형 항우울제

비정형 항우울제(atypical antidepressant) 혹은 2세대 항우울제는 1980년대부터 사용되었고 주요 우울증, 반응성 우울증, 불안의 치료제로 사용되고 있다. 이들 약제는 한 가지 이상의 신경전달물질(serotonin, norepinephrine, dopamine)에 영향을 준다. 시판된 첫 비정형 항우울제는 amoxapine(Asendin)이며, 그 외 maprotiline, nefazodone, trazodone이 있다.

Amoxapine과 maprotiline은 약리학적 유사성 때문에 가끔씩 TCA로 간주된다. 비정형 항우울제는 MAO 억제제와 동시에 사용되지 않으며, MAO 억제제를 중단하고 14일 이내는 비정형 항우울제를 사용하지 말아야 한다. Trazodone은 ketoconazole, ritonavir, indinavir와 상호작용 가능성이 있고, trazodone의 농도가 상승하고 유해효과가 나타난다. 표 17-2는 항우울제와 각각의 약물이 어떻게 여러 신경전달물질에 작용하는지 기술하고 있다.

5. Monoamine Oxidase 억제제 (MAOI)

다른 군의 항우울제는 MAOI이다. 효소 MAO는 norepinephrine, dopamine, epinephrine, serotonin을 비활성화시킨다. MAO를 억제함으로써 이들 신경전달물질의 농도를 증가시킨다. 체내 MAO는 MAO-A와 MAO-B가 있다. 이들 효소는 주로 간과 뇌에서 발견되고, MAOI는 비선택적으로 두 유형의 효소를 모두 억제한다. MAO의 억제는 우울증 증상을 완화시킨다. 현재 네 가지의 MAOI(tranylcypromine sulfate, isocarboxazid, selegiline HCl, phenelzine sulfate)가 주로 처방된다(표 17-2).

우울증치료에 있어서 MAOI는 TCA만큼 효과적이다. 그러나 음식과 약물 상호작용으로 인한 고혈압성위기와 같은 유해작용 때문에 단지 1%의 우울증 환자만이 MAOI를 복용한다. 현재 MAOI는 주로 선택되는 항우울제 약물이 아니며, TCA 혹은 2세대 항우울제 약물에 반응하지 않은 환자에게 사용한다. MAOI와 TCA는 병용하지 않아야 한다.

표 17-2 항우울제

일반명(상품명)	응용 및 고려사항
삼환계 항우울제	
amitriptyline HCl(Elavil, Tryptanol)	Malancholia가 있거나 없는 우울증에 사용. 부작용은 나른함, 어지럼, 기립성 저혈압, 입 건조, 변비, 요폐. 임신범주: C, PB 95%, tⅡ: 10–50h.
clomipramine HCl(Anafranil)	강박장애, 우울증에 사용. 낮 동안의 과잉진정을 예방하기 위해 수면 시 사용. 부작용은 떨림, 어지럼, 체중 증가, 구강건조. 임신범주: C, PB 90%, tⅡ: 12–60h.
desipramine HCl(Norpramin)	우울증, ADHD에도 사용. 위장관계 불편감 발생 시 음식과 함께 섭취. 부작용은 나른함, 구강건조, 요폐, 체위성 저혈압. 임신범주: C, PB 80–85%, tⅡ: 6–8h.
doxepin HCl(Sinequan)	퇴행기 우울증, 양극성 장애와 동반된 우울증, 불안에 사용. 임신범주: C, PB 80–85%, tⅡ: 6–8h.
imipramine HCl(Tofranil)	우울증에 사용. 과잉진정을 줄이기 위해 수면 시 사용. 위장관 불편감 발생 시 음식과 함께 섭취. 알코올, CNS 억제제와 함께 섭취를 피해야 함. 부작용은 나른함, 구강건조, 저혈압, 지연된 배뇨. 임신범주: UK, PB 85–95%, tⅡ: 8–15h.
nortriptyline HCl(Pamelor, Aventyl)	우울증에 사용. Imipramine HCl과 유사. 임신범주: C, PB 90–95%, tⅡ: 16–90h.
protriptyline HCl(Vivactil)	우울증에 사용. 적은 진정작용. 자살위험 증가. Imipramine HCl와 유사한 작용. 임신범주: C, PB 90%, tⅡ: 60–98h.
trimipramine maleate(Surmontil)	우울증에 사용. Imipramine HCl과 유사. 임신범주: C, PB 95%, tⅡ: 20–26h.
선택적 Serotonin 재흡수억제제(SSRIs)	
citalopram(Celexa)	우울증, 공황장애, 강박장애에 사용. MAOI 중단 14일후부터 사용 가능. 부작용은 성기능장애, 불면증, 오심, 구강건조. 임신범주: C, PB 80%, tⅡ: 35h.
fluoxetine HCl(Prozac)	원형약물차트 17–1 참조
paroxetine HCl	우울증, 강박장애에 사용. 신장애, 간장애, 노인에게는 적은 양을 주어야 함. 부작용은 어지럼, 불면증, 두통, 오심, 구강건조, 진전, 체위성 저혈압이 있음. 임신범주: D, PB 95%, tⅡ: 24h.
sertraline HCl(Zoloft)	주요 우울증에 사용. MAOI나 TCA와 함께 사용하는 것은 금기. 위장관불편감 발생 시 음식과 함께 섭취. 소변이 분홍–빨강–갈색이 될 수 있음. 임신범주: C, PB 98%, tⅡ: 24h.
fluvoxamine(Luvox)	강박장애, 사회불안장애에 사용. 신장애, 간장애 환자는 사용금기. 임신범주: C, PB 80%, tⅡ: 25–35h.
escitalopram(Lexapro)	우울증, 범불안장애에 사용. 임신범주: C, PB 80%, tⅡ: 25–35h.
vilazodone(Viibryd)	주요 우울증에 사용. 주된 부작용은 어지럼, 불면증, 설사, 오심, 구강건조, 성욕감퇴. 임신범주: C, PB 96–97%, tⅡ: 25h.
비정형(Heterocyclic or Second–Generation) 항우울제	
amoxapine(Asendin)	불안을 동반한 우울증, 반응성 우울증에 사용. MAOI와 함께 사용 금기. 부작용은 나른함, 어지럼, EPS, 체위성 저혈압, 식욕 증가, 요폐. 임신범주: C, PB >90%, tⅡ: 8h.

표 17-2 항우울제-계속

일반명(상품명)	응용 및 고려사항
maprotiline(Ludiomil)	Amoxapine과 같음. 취침시간에 투여 가능. 임신범주: B, PB 88%, tⅡ: 27-58h.
trazodone(Desyrel)	우울증에 사용. 진정효과의 위험을 줄이기 위해 잠들기 전 사용. 나른함, 현기증, 체위성 저혈압, 구강건조가 나타날 수 있음. 위장관 불편감 발생 시 음식과 함께 섭취. 임신범주: C, PB 85-95%, tⅡ: 5-10h.
Norepinephrine 및 Dopamine 재흡수억제제(NDRIs)	
Bupropion(Wellbutrin)	우울증, 계절성 우울증, 니코틴 금단증상에 사용. 발작의 위험성 증가할 수 있음. 발작의과거력이 있는 사람에게는 피해야 함. 임신범주: B, PB 84%, tⅡ: 8-24h.
기타 항우울제	
mirtazapine(Remeron)	우울증, 불안, 불면증에 사용. Norepinephrine과 serotinin neurotransmitter를 모두 증가시킴. 항콜린성 작용은 적음. 임신범주: C, PB 85%, tⅡ: 20-40h.
Serotonin 및 Norepinephrine 재흡수억제제	
desvenlafaxine(Pristiq)-extended-release tablet	우울증, 죄책감, 무가치함, 불안에 사용. 신장애나 간장애가 있는 경우 용량 조절. 심혈관계 효과나 진정효과는 없음. 임신범주: C, PB 30%, tⅡ: 11h.
duloxetine(Cymbalta)	주요 우울증, 당뇨병성 말초신경병증, 섬유근육통, 범정동장애, 근골격계 통증, 골관절염에 사용. MAOI 중단 14일 후에 사용 가능 임신범주: C, PB 90%, tⅡ: 12h.
venlafaxine(Effexor)	원형약물차트 17-1 참조
Monoamine Oxidase 억제제 (MAOIs)	
isocarboxazid(Marplan)	TCA로 치료하기 힘든 우울증에 사용. 치즈, 사워크림, 와인, 맥주, 무화과, 멸치, 새우, 바나나, 초콜릿 등의 특정 음식과 특정 약물(TCA 등)을 피해야 함. 임신범주: C, PB UK, tⅡ: 2.5h.
phenelzine(Nardil)	우울증에 사용. 특정 음식과 약물(isocarboxazid와 같음)을 피해야 함. 임신범주: C, PB UK ,tⅡ: 12h.
tranylcypromine sulfate(Parnate)	우울증에 사용. 특정 음식과 약물(isocarboxazid와 같음)을 피해야 함. 임신범주: C, PB 90%, tⅡ: 2.5h.
selegiline HCl(Emsam, Eldepryl)	주요 우울증에 사용. 낮은 용량에서는 금지해야 할 음식 없음. 임신범주: C, PB 85-90%, 반감기는PO에서 10h, transdermal에서 2-20.5h.
기분안정제(Mood stabilizers)	
lithium citrate(Eskalith, Lithobid)	원형약물차트 17-1 참조
carbamazepine(Tegretol)	양극성 장애와 동반된 급성 조증 또는 조증 상태와 우울 상태의 혼합상태에 사용. 골수억제 환자에게 금기 임신범주: D, PB 76%, tⅡ: 25-65h.
divalproex(Valproate, Depakote)	주요 우울증, 양극성 장애, 조증, 긴장간대발작, 편두통 예방에 사용. 임신범주: C, PB 90%, tⅡ: 6-16h.
lamotrigine(Lamictal)	주요 우울증, 부분발작, 긴장간대발작에 사용. 임신범주: C, PB 55%, tⅡ: 25-30h.

A, adult 성인; adol, adolescent 청소년; b.i.d., 1일 2회; C, child 소아; CNS, central nervous system 중추신경계; d, day 일; EPS, extrapyramidal syndrome, 추체외로증후군; GI, gastrointestinal 위장관; h, hour 시; h.s., at bedtime 잠들 때; IM, intramuscular 근육내; maint, maintenance 유지; MAOI, monoamine oxidase inhibitor; max, maximum 최대; PB, protein-binding 단백결합; PO, by mouth 경구투여; q.i.d., 1일 4회; tⅡ, half-life 반감기; TCA, 삼환계 항우울제; UK, unknown 모름; y, year 년; <, less than 미만; >, greater than 초과.

6. 약물과 음식 상호작용

일부 약과 음식은 MAOI와 치명적인 작용을 일으킨다. CNS 흥분제 혹은 교감신경작용제(예, phenylephrine과 pseudoephedrine을 포함하는 혈관수축제와 감기약)와 같은 약물이 MAOI와 같이 투여되면 고혈압성위기(hypertensive crisis)를 초래한다. Tyramine을 함유하는 음식(치즈, 크림, 요거트, 커피, 초콜릿, 바나나, 건포도, 이탈리아 녹색콩, 간, 식초에 절인 음식, 소시지, 간장, 효모, 맥주, 적포도주)은 교감신경작용제 유사효과로 인해 고혈압성위기를 야기할 수 있다. 그러므로 자주 혈압을 확인하고 환자가 피해야 할 음식과 일반약 사용에 대한 교육이 필요하다. 고혈압성위기와 관련된 위험 때문에 자주 처방되는 약물은 아니다.

간호과정
환자-중심의 협력의 간호

항우울제

사정
- 활력징후와 질병력을 사정한다. TCA는 심혈관질환과 고혈압이 있는 환자에게 금기이다.
- 소변량(>1500mL/d), BUN, 혈청 크레아티닌과 간효소를 사정한다.
- 우울에 대한 과거력을 사정하고 자살경향을 확인한다.
- 투약력을 사정한다. 중추신경계 억제제는 중독효과를 유발한다. 항우울제는 항콜린성 유사 증상을 야기하기 때문에 녹내장이 있다면 금기이다.
- 자연운동이상증과 고열, 근육경직, 빈맥, 심부정맥 등을 포함하는 항정신병 약물 악성증후군의 징후를 사정한다.

간호진단
- 약물에 대한 비경험과 관련된 지식부족
- 적절한 약물 사용과 관련된 건강유지능력향상가능성

간호목표
- 처방된 약물의 필요성, 작용, 부작용, 용법 등에 대해 설명한다.
- 자살경향이 나타나지 않는다.

간호중재
- 우울증의 징후와 증상을 사정한다. 기분변화, 불면증, 활동의 관심결핍
- 활력증후를 사정한다. 기립성 저혈압과 고혈압성 위기가 발생할 수 있다.
- 항콜린성 유사증상을 사정한다. 구강건조, 심박수 증가, 소변저류 혹은 변비, 주 2-3회 체중을 체크한다.
- 현저한 우울증이 있을 때 환자의 자살경향을 모니터링한다.
- 항경련제를 복용 환자의 발작 양상을 사정한다. 항우울제는 발작역치를 낮추기 때문에 항경련제 용량 조정이 필요하다.
- 음식과 약물 상호작용을 관찰한다. 교감신경계 작용제 유사 약물과 tyramine 함유 음식은 MAOI를 복용할 때는 고혈압성 위기를 야기할 수 있다.
- 고혈압위기를 예방하기 위해 삼가야 할 음식 리스트(치즈, 적포도주, 맥주, 간, 바나나, 요거트, 소시지 등)를 제공한다.

환자교육

일반
- 처방한 대로 약을 복용하도록 교육한다. 순응도가 중요하다.
- 치료시작 후 1-2주까지는 약물의 충분한 효과가 명백하지 않음을 환자에게 알린다.
- 투약 약속을 지키도록 환자를 독려한다.
- 중독효과 때문에 알코올 혹은 중추신경계 억제제의 소비를 하지 말라고 주의를 준다.
- MAOI와 SSRI 같은 항우울제와 많은 약초제품들이 상호작용을 할 수 있음을 환자에게 알린다. 약초는 중단하거나 항우울제 용량은 조절될 필요가 있다.
- 약물농도가 안정화되기까지 운전과 위험한 기계작업에 하지 않도록 교육한다.
- 약복용을 갑자기 중단하지 말도록 환자에게 조언한다. 투약중단은 의료진에 의해 점차적으로 줄이도록 계획되어야 한다.
- 임신계획이 있다면 약물의 기형유발효과에 대해 상의하도록 환자를 독려한다.
- 위장관계에 불편감이 발생하면 음식을 섭취한다.

부작용
- 진정효과로부터 위험을 줄이기 위해 취침 전에 복용하도록 한다. 일시적인 부작용에는 오심, 졸림, 두통과 신경증 등이 있다.

평가
- 처방된 약물의 필요성, 작용, 부작용, 용법 등에 대해 설명함.
- 자살에 대한 부정적인 느낌을 표현하고 자살 시도 등의 양상이 나타나지 않음.

1) 부작용 및 유해반응

MAOI의 부작용에는 CNS 흥분(초조, 불안, 불면증), 기립성 저혈압, 항콜린성 효과들을 포함한다.

2 기분안정제

기분안정제(mood stabilizer)는 양극성 정동장애 치료에 사용된다. Lithium은 이 질환치료에 사용된 첫 약물이었다. 일부는 Lithium을 **항조증(*antimania*)** 약물이라고 불렀

고, 이 약은 양극성 질환에서 비롯되는 조증행동을 조절하는 데 효과적이다. Lithium은 진정효과를 가지지만 일부 기억소실과 혼돈을 초래한다. 이 약은 과다행동을 조절한다. 만약 환자가 Lithium 복용을 중지하면 조증행동이 다시 나타난다. Lithium(Lithobid), carbamazepine(Tegretol), valproic acid 혹은 divalproex(Depakote, Valproate), lamotrigine(Lamictal)은 현재 양극성 질환에 쓰이는 초기 선택 약물이다.

Lithium(원형약물차트 17-3)의 치료혈청범위는 0.5-1.5로, 혈청 lithium 농도가 1.5-2 이상일 때는 독성을 보인다. 혈청 lithium 농도는 치료농도가 얻어질 때까지 2주에 1회 조사되어야 하고, 유지농도에서는 매달 검사해야 한다. Lithium은 나트륨을 배출하는 경향이 있기 때문에 혈청나트륨의 농도가 관찰하고 이뇨제를 사용하는 환자에게서는 lithium을 주의 깊게 사용해야 한다.

약동학 95% 이상의 lithium은 위장관으로 흡수된다. Lithium의 평균 반감기는 24시간이다. 그러나 노인에게서는 반감기가 36시간까지 될 수 있다. 이 약의 긴 반감기 때문에 약물축적작용이 일어난다. Lithium은 간에서 대사되고, 대부분의 약이 변하지 않은 상태에서 소변으로 배출된다.

약력학 Lithium은 양극성 정동장애의 안정화를 시키는 데 처방된다. 작용개시는 빠르나 복용 5-6일이 되기 전에는 원하는 효과를 얻기 힘들다. 증가된 나트륨섭취는 신장배설을 증가시키기 때문에 나트륨섭취는 면밀히 관찰될 필요가 있다. 소변배

원형약물차트 17-3

Lithium

약물분류 기분안정제 상품명: Eskalith, Lithane, Lithonate, Carbolith, Lithizine 임신범주: D	**투여경로** PO IV
금기 간 및 신장질환, 임신, 수유, 심한 심혈관질환, 심한 탈수, 저나트륨혈증, 어린이 <12y 주의: 갑상선질환, 발작질환	**약물-임상검사-음식 상호작용** 약물: thiazide 이뇨제, methyldopa, haloperidol, NSAIDs, 항우울제, carbamazepine, 칼슘통로차단제, spironolactones, ACE 억제제, sodium bicarbonate, phenothiazines 등과 병용 시 lithium 농도가 증가됨 Theophylline, aminophylline과 병용 시 lithium의 배출 증가될 수도 있음 SSRIs 및 SNRIs과 함께 사용 시 serotonin 증후군 위험 증가 항당뇨병 약물과 병용 시 고혈당증 증가 Caffeine이 lithium 농도를 증가시킴 Amphetamine 이 조증 위험을 증가시킴 임상검사: 소변과 혈액당 수치를 증가시킴 단백질: 혈청나트륨배출을 줄임 음식: 나트륨섭취를 증가시킴; lithium이 나트륨배출을 야기함 약초: St. John's wort, kava kava 및 valerian 사용은 신경독성을 야기함
약동학 흡수: PO: 잘 흡수됨 분포: PB: UK 대사: tⅡ: 21-30h 배출: 대부분 변하지 않은 상태로 소변으로	**약력학** PO: 개시: UK 최고: 2-4h 작용시간: 24h
치료효과/응용 양극성 정신병, 조증치료 작용기전: 근육과 신경세포에 이온수송 변화; serotonin에 대한 수용체 감수성 증가	
부작용 두통, 기억손상, 시야혼탁, 금속성 미각, 충치, 무기력, 어지럼, 진전, 불분명 발음, 구강건조, 식욕부진, 구토, 설사, 다뇨증, 탈수, 저혈압 복통, 근육쇠약, 불안	**유해반응** 요실금 및 변실금, 고혈당증, 저나트륨혈증, 단백뇨, 다뇨증, 백혈구혈증, 신속성 생명위협: 심장부정맥, 발작, 심정지, serotonin 증후군, 항정신약제 악성증후군

A, Adult 성인; C, child 어린이; d, day 일; h, hour 시간; max, maximum 최대; NSAIDs, nonsteroidal antiinflammatory drugs 비스테로이드성 항염증약물; PB, protein-binding 단백결합; PO, by mouth 경구; q.i.d., four times a day 1일 4회; SR, sustained-release 서방형; t.i.d., three times a day 1일 3회; tⅡ, half-life 반감기; UK, unknown 모름; <, less than 미만; >, greater than 초과; Canadian drug name 캐나다 약물명.

출의 증가는 체액소실과 탈수를 유발할 수 있다. 1–2리터의 적절한 수분섭취는 매일 유지되어야 한다.

Carbamazepine(Tegretol), lamotrigine(Lamictal), divalproex/valproic acid와 같은 항경련제는 일부 환자에서 lithium 대신에 사용되었다. 이들 약은 11장에 더 논의되어 있다. 항정신병 약물인 olanzapine(Zyprexa), ziprasidone(Geodon), aripiprazole(Abilify) 등은 급성 조증과 양극성 질환의 혼합 에피소드 치료에 증명되었다.

Lithium의 부작용(구강건조, 목마름, 소변증가, 체중증가, 들뜬기분, 금속성미각, 손과 발목의 부종 등)은 환자에게 짜증스러울 수 있다. 임신기간 동안 복용 시 선천성 기형을 유발할 수 있다. Lithium과 NSAID는 병용 투여하지 않는다. 특히 심장의 동방결절증후군이 있는 환자에게 처방되면 안 된다. 만약 환자가 장기간 lithium을 복용할 경우에는 갑상선 기능을 결정하기 위해 검사실소견이 면밀히 조사되어야 한다. 소변배출과 BUN과 혈청 크레아티닌 및 간효소 수치가 정상범위 내인지 여부를 평가하기 위해 환자의 간 및 신장 기능을 관찰하고 독성에 대해 평가한다. 처음에는 매주, 그 이후에는 1–2개월마다 혈청 농도를 사정한다. 급성조증치료혈청농도는 1–1.5, 유지를 위해서는 0.5–1.5 독성의 징후 증상을 보이는 혈청 수치는 1.5–2이고, 지속적인 오심과 구토, 심한 설사, 보행장애, 흐린시야, 이명 등이 있다. 2–3.5에서는 과도하게 희석된 소변의 배출, 진전의 증가, 근육자극, 정신운동지체, 정신혼돈 등 독성징후 증상이 있다. 3.5 혹은 그 이상 농도는 생명에 위협이 되고, 의식이 나빠지며, 안구 진탕, 발작, 혼수, 무소변, 심장부정맥, 심근경색증, 심혈관계 허탈 등의 결과가 초래된다. 만약 이들 증상이 나타나면 즉시 투여를 중단한다.

간호과정

환자-중심의 협력의 간호

Lithium 사용을 위한 환자교육

- 처방을 잘 이행하도록 교육한다. 투약 중단 시 조증 증상이 다시 발현될 수 있음을 교육하고 치료에 대한 애착, 혈청검사와 추후 병원 방문의 중요성 등에 대해 교육한다.
- 일반약을 복용하기 전에 환자를 의료진에게 문의하도록 한다.
- 안정된 lithium 농도가 확립될 때까지 운전을 하거나 위험할 가능성이 있는 기계 작업에 관여하지 말라고 환자에게 경고한다.
- 적절한 수분섭취를 유지하도록 충고한다. 초기에는 2–3 리터/일, 유지 상태에서는 1–2 리터/일. 더운 날씨에는 수분섭취를 증가시켜야만 한다.
- 위장관계 자극을 줄이기 위해 식사와 함께 복용하도록 교육한다.
- 치료시작 후 1–2주 될 때까지 약물의 효과가 명백하지 않을 수 있다는 것을 환자에게 알린다. 매일 처방된 lithium 용량을 복용하는데 대한 순응도(compliance)는 양극성 질환 환자의 주요 문제이다. 환자가 감정적으로 안정되면 더 이상 약이 필요하다고 믿지 않으므로 환자는 lithium 복용을 중지한다.
- 선천성 기형 유발의 위험이 있으므로 특히 임신 첫 3개월 동안의 약물 복용에 대해 의료진과 상의하도록 한다.
- 약복용에 대한 인식표 를 소지하도록 격려한다.
- Caffeine 제품을 피하도록 환자에게 알린다. 이는 양극성 질환의 조증부분을 악화시킬 수 있기 때문이다.
- 나트륨 섭취의 적절량을 유지하고, 속성 식이요법(crash diets)를 피하도록 조언한다.
- 독성증상 발현 시 즉시 병원을 방문하도록 교육한다 ; 초기증상에는 설사, 졸림, 식욕 감소, 근육약화, 오심, 구토, 불분명 발음, 떨림(trembling) 등이 있고, 후기 증상에는 흐린시야, 혼돈, 소변증가, 경련, 심한 떨림, 불안정함(unsteadiness) 등이 있다.

PART 06

항균 및 항감염 약물

CHAPTER 18

Penicillins과 Cephalosporins

학습목표

- 항박테리아제의 작용기전을 설명한다.
- 항생제 사용에 따른 내성 발생에 대해 설명한다.
- Penicilline의 작용, 부작용과 용법 등에 대해 설명한다.
- Cephalosporin의 작용, 부작용과 용법 등에 대해 설명한다.
- Penicilline과 cephalosporin 투여에 따른 간호과정을 적용한다.

1 항박테리아제

1. 항박테리아제/항생제

항박테리아(antibacterials), **항미생물제(antimicrobials)**, 항생제라는 용어가 혼용되어 사용하고 있지만 그 의미에는 다소 차이가 있다. 항박테리아제와 항미생물제는 박테리아의 성장을 억제하거나 박테리아와 다른 **미생물(microorganisms**, 바이러스, 곰팡이, 원생동물, 리케차 등을 포함한 미생물)을 죽이는 물질이다. 항생제라는 용어는 한 종류의 미생물이 다른 미생물을 죽이거나 성장을 억제하기 위해 생성되는 화학물질을 일컫는다. 일반적으로 항박테리아제와 항생제는 혼용하여 사용한다.

항박테리아제는 천연자원에서 얻어지거나 제조된다. 3,500년 전에는 감염을 치유하기 위해 곰팡이가 핀 빵(moldy bread)을 사용하였다. 1928년에 영국의 박테리아학자 Alexander Fleming은 박테리아 배양접시에 핀 곰팡이가 또 다른 미생물인 박테리아의 성장을 억제한다는 것을 발견하였다. 이 박테리아는 Penicillium notatum으로 penicillin(페니실린)이라고 불렀다. 1939년에 Howard Florey는 Fleming의 발견을 더욱 확장시켜 penicillin이 상품화될 수 있도록 분리하였다. 2차세계대전 동안 penicillin이 널리 유용하게 사용되었고 1945년에 시판되었다. 합성항박테리아제인 sulfonamide는 1935년에 도입되었다.

세균발육억제약물(bacteriostatic drug)은 박테리아의 성장을 억제하고, 반면에 **살균제약물(bactericidal drug)**은 박테리아를 죽인다. 일부 항박테리아제(tetracycline과 sulfonamide)는 세균발육을 억제하는 효과가 있고, 반면에 다른 항박테리아제(penicilline과 cephalosporin)는 살균효과가 있다. 약물용량과 혈청농도에 의존하여 일부 약물은 세균발육억제와 살균작용 둘 다 있다.

좁은 치료지수(therapeutic index)를 가진 약물(예, aminoglycoside계 약물)은 약물이 원하는 효과를 위한 치료범위 내에 있는지를 결정하기 위해 혈청농도를 모니터링해야 한다. 만약 혈청최고농도가 너무 높다면 약물독성이 발생할 수 있고, 만약 혈청농도가 치료범위보다 낮다면 대상 미생물을 죽일 수 있는 적절한 농도의 항생제가 투여되지 못한 것일 수 있다.

1) 항박테리아작용의 기전

미생물의 성장을 억제하거나 파괴하는 데 대한 항박테리아작용의 5가지 기전은 (1) 세포벽합성 억제, (2) 막투과성 변화, (3) 단백합성 억제, (4) 박테리아의 ribonucleic acid (RNA)과 deoxyribonucleic acid(DNA)의 합성 억제, (5) 세포 내 대사 방해이다(표 18-1).

약동학 항박테리아제는 충분한 농도로 박테리아 세포벽을 통과할 수 있을 뿐만 아니라 박테리아세포의 결합부위에 친화성을 가져야만 한다. 약물이 결합부위에 남아있는 시간은 항박테리아 작용의 효과를 증대시킨다. 이 시간적 요인은 약물의 약동학에 의해 조절된다. 항박테리아제는 작용부위에 충분한 농도를 유지하기 위해 긴 반감기를 가지므로 빈번한 약물투여가 요구되지는 않는다. 몇몇 약물(예, oxacillin, ceftriaxone, cefoperazone, cefprozil, cloxacillin, nafcillin, clindamycin)을 제외하고 대부분의 항박테리아제는 단백결합률이 높지 않다. 네 번째에서 다섯 번째 반감기를 지난 후에 항박테리아제의 항정상태(steady state)가 유지되고 주로 소변을 통해 체외로 배출된다.

약력학 작용부위의 약물농도 혹은 약물의 노출시간이 박테리아 제거에 중요한 역할을 한다. 항박테리아 약물은 미생물의 성장을 멈추는 데 필수적인 최소효과농도(miniml effective concentration, MEC)를 획득하는 데 사용된다. 많은 항박테리아제는 약물투여 기간 동안 약물농도가 MEC를 지속적으로 상회할 때 병원균에 대해 살균효과를 보인다. 항박테리아제는 병원균 종류, 감염부위와 숙주면역상태에 따라 사용기간이 달라진다. 일부 심한 감염에서는 지속적 투여 요법이 간헐적인 약물투여보다 더욱 효과적인데, 그 이유는 지속적 농도와 약물에 노출되는 일정한 시간을 가질 수 있기 때문이다. 하루 한 번 투여(예, aminoglycosides, macrolides, fluoroquinolones)로 병원균을 제거할 경우 대부분의 경우에 유해반응(이독성, 신독성)을 일으키지는 않는다. 하루 한 번 혹은 두 번 약물 투여의 쉬운 순응도는 약물요법에 대한 환자의 의지를 증가시킨다. 그림 18-1은 약물투여의 세 가지 방법의 효과를 보여 주고 있다. 약물용량은 MEC를 상회하여 머무를 때 효과적이다.

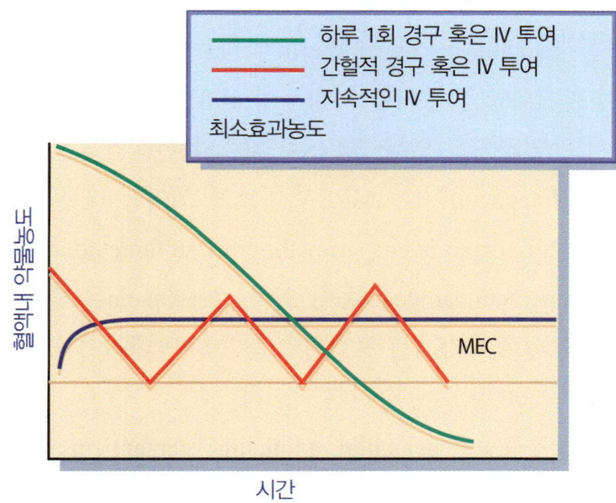

그림 18-1 농축된 약물투여의 효과

2) 신체방어

신체방어와 항박테리아약물은 감염과정을 중지시키기 위해 같이 작용한다. 감염에 대한 항바이러스약제의 작용은 약물뿐만 아니라 숙주의 방어기전에 의존한다. 나이, 영양, 면역 글로불린, 백혈구, 순환과 같은 인자들은 감염과 싸우는 신체능력에 영향을 미친다. 노인과 영양상태가 나쁜 경우는 감염에 취약하다. 만약 숙주의 신체방어기전이 적절하지 못하면 약물치료가 효과적이지 않다. 순환이 완전하지 않으면 항박테리아 약물의 분포가 적절하지 못할

표 18-1 항박테리아제의 작용기전

작용	효과	약물
세포벽합성 억제	멸균효과 세포벽 효소파괴 세포벽합성 효소억제	penicillin cephalosporins bacitracin vancomycin
막투과도 변화	정균항생제 혹은 살균제 효과 막투과도 증가 세포 성분의 소실로 인해 세포 용해를 야기함	amphotericin B nystatin polymyxin colistin
단백합성 억제	정균항생제 혹은 살균제 효과 정상세포에 영향 없이 단백합성을 억제 단백합성단계를 억제	aminoglycosides tetracyclines erythromycin lincomycin
박테리아 RNA 및 DNA 합성 억제	박테리아의 RNA 및 DNA 합성 억제 핵산과 핵산합성에 필요한 효소에 결합	fluoroquinolones
세포대사 억제	정균효과 세포내의 대사 단계를 방해함	sulfonamides trimethoprim isoniazid(INH) nalidixic acid rifampin

수 있다. 또한, 감염과의 전투에 필요한 **면역글로블린**(IgG와 IgM 등)과 다른 면역계에서의 인자는 영양상태가 나쁜 경우에 고갈될 수 있다.

3) 항박테리아제에 대한 저항

박테리아는 어떤 항박테리아제에 대해 민감하거나 저항성을 보인다. 박테리아가 약물에 민감할 때 병원균이 억제되거나 파괴된다. 만약 박테리아가 항박테리아제에 저항을 보이면 항박테리아제를 투여에도 불구하고 병원균이 계속 성장한다. 박테리아의 저항성은 자연적[**선천적 저항(inherent resistance)**]이거나 획득되는 것이다. 자연적 혹은 선천적 저항은 항박테리아제에 사전 노출 없이 일어난다. 예를 들어 그람음성균인 *Pseudomonas aeruginosa*는 선천적으로 penicillin G에 저항성을 보인다. **획득형 저항성(acquired resistance)**은 항박테리아제에 노출된 경험에 의해 획득된다. *Staphylococcus aureus*는 penicillin G에 민감하지만, 반복 노출은 약에 대해 저항성을 획득하게 할 수 있다. 미생물에 의해 생산되는 효소인 베타-락타메이스(penicillinase, 베타락탐고리를 가수분해하는 특성을 나타는 효소)는 이들의 penicillin 저항성 발생을 담당한다. 베타-락타메이스는 penicillin G를 대사시켜 약물을 비효과적으로 만든다.

항생제에 대한 저항은 중요한 문제로 1980년대 초 제약회사들은 충분한 항생제가 있다고 판단하고 항바이러스제와 항진균제를 개발하는데 집중하였다. 그 결과 1980년대에 새로운 항생제가 거의 개발되지 못했다. 지금은 제약회사들이 새로운 항생제를 개발하고 있으나, 항생제에 대한 내성이 지속적으로 발생하고 있다. 내성 발생의 유형은 박테리아가 번식하면서 일부 돌연변이가 일어나고, 마침내 돌연변이된 박테리아가 약물의 영향에서 살아남는 형태와 돌연변이된 박테리아종은 더욱 두꺼운 세포벽을 형성한다는 것이다.

대형 의료기관에서는 박테리아에서 약물저항성을 보이는 경향이 있다. 세균의 돌연변이종이 발생하며 게다가 그들에게 한 때 잘 들었던 항생제에 대해서도 저항이 증가한다. 환자가 병원에 입원했을 동안에 얻는 감염을 **의료관련 감염(nosocomial infection)**이라 한다. 이들 감염의 많은 부분은 약물저항성 균에 의하고 환자를 장기간 입원하게 되는 요인이 된다.

항생제 저항의 또 다른 문제는 박테리아가 그들의 유전적 지시(instruction)를 다른 종에 전달할 수 있다는 것이다. 다른 박테리아종도 항생제 내성을 가지게 되는 것이다. 박테리아는 항생제 내성을 거치면서 더욱 폭력적이고 난폭한 박테리움이 된다(예, *S. aureus, enterococci*). Methicillin(Staphcillin)은 S. aureus에 대항하여 1959년에 개발된 첫 penicillinase 저항 penicillin이었다. 1968년에, S. aureus 종이 methicillin에 저항을 나타내게 되었다. 높은 수준의 저항을 보이는 박테리아는 methicillin-resistant *Staphylococcus aureus*(MRSA)로 알려졌으며, methicillin뿐만 아니라 모든 penicillin과 cephalosporin계 약물에 내성을 나타낸다. 병원에서만 발견되던 저항성이 1981년도에는 지역사회에서도 발견되고 있다. MRSA 치료의 선택약물은 vancomycin(Vancocin)이다. MRSA 치료에 쓰이는 다른 약에는 linezolid, daptomycin, trimethoprim/sulfamethoxazole, doxycycline, clindamycin 등이 있다. Telavancin은 당펩티드 항감염제로 MRSA를 포함한 그람음성 박테리아를 치료하기 위해 2009년도에 승인된 약이다.

많은 장구균종은 penicillin, ampicillin, gentamicin, streptomycin, vacomycin에 내성을 가진다. 또한, vancomycin-resistant *enterococcus faecium*(VREF)은 면역력이 약한 환자를 사망에 이르게 할 수 있는데 최근 병원 내 VREF의 유병률이 증가하고 있다. 많은 연구자들과 제약회사들은 항생제에 대한 박테리아의 저항문제를 극복하기 위해 새로운 종류의 항생제를 연구하고 있다. 항생제의 한 종류인 oxazolidinone계 약물은 1988년에 한 제약회사에 의해 발견되었다. 그 중 linezolid는 MRSA, VREF, penicillin-resistant Streptococci에 대해 효과적이다. 두 가지 streptogramin 항박테리아제로 구성된 Quinupristin/dalfopristin(Synercid)는 VREF에 의한 생명의 위협이 되는 감염과 S. aureus 및 Streptococcus pyogenes에 의한 세균혈증(bacteremia) 치료에 30:70 비율로 혼합하여 IV로 사용한다. 항세균 저항을 공격하는 또 다른 수단은 박테리아의 항생제 저항 기전을 무력화시키는 약을 개발하는 것이다.

항생제 오용은 오늘날의 큰 문제이고 이로 인해 항생제 저항이 증가하고 있다. 연구에 의하면 병원에서 23-37.8%가 항생제를 투여받으며, 이 중 50%가 비적절하게 항생제를 투여받는 것이다. 항생제가 불필요하게 투여되는 경우, 혹은 바르지 않게 투여되는 경우(예, 용량투여를 빠뜨린다

표 18-2 항박테리아제에 대한 일반적 유해반응

유형	고려사항
알레르기 혹은 과민반응	약에 대한 알레르기 반응은 미약하거나 심하다. 미약한 반응의 예로는발진, 소양증 및 두드러기이다. 심한 반응의 예로는 아나필락시스 쇼크이다. 아나필락시스는 혈관허탈, 후두부종, 기관지수축, 심정지 등의 결과가 초래된다. 호흡곤란이아나필락시스의 가장 빈번한 초기 증상이다. 심한 알레르기 반응은 20분 내에 발생한다. 미약한 알레르기 반응은항히스타민제로 치료된다. 아나필락시스는 epinephrine, 기관지확장제, 항히스타민제를 필요로 한다.
균교대증	균교대증은 항생제 치료 동안 몸의 정상균무리(normal flora)에 이상이 야기되어 이차 감염이 일어나는 것을 말한다. 균교대증은 구강, 호흡기계, 장, 비뇨생식계 혹은 피부에서 야기된다. 비록 세균(예, , , staphylococci)이 공격적으로 되지만, 진균감염은 자주 균교대증이 된다. 약을1주 미만으로 투여할 때에는 균교대증이 드물다. 광범위 항생제 사용 시 빈도가 증가한다. 구강진균감염증 시 nystatin이 빈번하게 사용된다.
기관독성	간과 신장이 약물대사와 배설에 관여된다. 항세균제는 이들 기관에 손상을 줄 수 있다. 예를 들어, aminoglycosides는산독성과 이동석을 야기한다.

든지 충분한 용량요법을 하지 않은 경우)는 항생제에 내성이 발생할 수 있다. 많은 사람들이 바이러스감염 때 항생제를 "요구"하기 때문에 이에 대한 교육이 필요하다. 항생제는 바이러스에 대해 효과가 없다. 그러나 바이러스감염은 신체면역력이 저하되어 있으면 지속되고, 더욱이 박테리아감염이 촉진된다. 간호사는 약물저항을 예방하기 위해 적절한 항생제 사용에 대해 환자를 교육시켜야 한다.

교차저항(cross resistance)은 penicillin과 cephalosporin처럼 유사한 작용을 가진 항박테리아제 약물 사이에 야기된다. 특정 세균에 항박테리아제의 효과를 확신하기 위해 배양과 감수성 혹은 항생제 민감도 검사가 행해져야 한다. **배양과 민감도 검사**(*culture and sensitivity test, C & S*)는 샘플(예, 혈액, 객담, 면봉으로 모은 샘플)에 존재하는 감염성 미생물을 검출하고 어떤 약물이 균을 죽이는지 알아낸다. 감염을 일으킨 균은 배양에 의해 결정되고, 균이 민감한 항생제는 민감도에 의해 결정된다. 이 방법에 의해 여러 항생제에 한 가지 균이 민감한지 혹은 저항을 하는지를 결정된다. 다수 항생제 치료(매일 수종의 항생제의 사용)는 세균저항성 발생을 지연시킨다.

4) 항생제 병용

항생제 병용은 특별히 조절이 힘든 감염을 제외하고는 일반적으로 처방되거나 투여되어서는 안 된다. 박테리아감염 시 항상 한 가지 약물을 사용하는 것이 성공적이다. 몇몇 감염이 지속되거나 원인 모르게 발생하거나 한 가지 항생제로 치료가 성공적이지 못할 때는 병용 치료를 권한다. 항생제를 병용할 때 결과는 부가적, 강화적 그리고 길항으로 나타날 수 있다.

5) 항박테리아제에 대한 일반 유해반응

항박테리아제와 관련된 세 가지 주요 유해반응은 알레르기(과민)반응, 기회감염, 기관독성이다. 표 18-2는 이들 유해반응을 기술하고 있고, 환자의 모든 요구용량을 나타내고 있다.

6) 좁은 범위 항생제와 광범위 항생제

항박테리아제는 좁은 범위(협범위)와 광범위 항생제로 구분한다. **협범위 항생제**는 기본적으로 한 유형의 세균에 효과적이다. 예를 들어, penicillin과 erythromycin은 그람양성균에 의한 감염에 대해 사용한다. **광범위 항생제(tetracycline** 및 cephalosporin계 약물)는 그람양성 및 그람음성 세균에 모두 효과적이다. 협범위 항생제는 선택적이기 때문에 광범위 항생제보다 특정 균에 대해 더욱 효과적이다. 광범위 항생제는 공격한 세균이 민감성 검사(Culture and sensitivity testing)도 규명되지 않을 때 감염치료에 자주 사용된다.

2 Penicillin계 약물과 Cephalosporin계 약물

1. Penicillin계 약물

Penicillin은 곰팡이 penicillium으로부터 얻어지는 천연 항박테리아제인데, 이차세계대전 동안 군대에 도입되었으며 많은 군인들의 생명을 구했다. 1945년에 광범위하게 사용되었고 기적의 약물로 알려졌다. Penicillin의 발전은 상처와 심한 호흡감염 환자의 생존률 향상에 기여하였다.

Penicillin의 beta-lactam 구조는 세포분열과 세포합성에 필수적인 박테리아효소를 억제함으로써 박테리아세포벽합성을 억제한다. 세포용해로 박테리아는 죽는다. Penicillin은 살균제 및 정균제인데 이는 약과 용량에 의존한다. Penicillin G는 기본적으로 살균제이다.

Penicillin계 약물은 주로 beta-lactam 항생제로 불린다. 박테리아는 penicillin을 또한 cephalosporin계 약물 같은 다른 beta-lactam 약물을 비활성화시키는 다양한 효소를 생산한다. Beta-lactamase는 penicillinase라고도 불리며 penicillin을 공격한다.

Penicillin G는 경구 및 주사로 투여하는 첫 penicillin이었다. 경구투여를 하면 약 1/3 용량만 흡수된다. 주사로 투여하는 penicillin G는 치료적 혈청 페니실린 농도를 취하는데 있어 효과적이다. 방수(aqueous) penicillin G는 짧은 작용시간을 가지며, 근육주사는 방수약 용액이기 때문에 주사부위에 통증을 야기한다. 그 결과, 장시간작용형의 penicillin의 형태인 procaine penicillin은이 생성되어 약의 활성이 확장되었다. Penicillin의 procaine은 주사에 의한 통증을 줄인다.

Penicillin V는 경구투여한 2/3 용량이 위장관에서 흡수되지만 penicillin G보다 덜 강력한 항박테리아제이다. Penicillin V는 생물학적 테러의 무기로 사용되는 탄저병과 미약에서 중등도 감염에 대해 효과적이다.

처음에 penicillin은 과도하게 사용되었다. 처음에는 포도상구균염의 치료에 도입되었지만 수년이 지난 후 박테리아 효소 penicillinase가 penicillin을 파괴하기 때문에 penicillin G와 V에 대해 저항성을 나타내는 포도상구균의 돌연변이종이 생겼다. 이는 penicillin G와 V에 저항을 나타내는 감염에 대항하기 위해 penicillin과 유사한 구조의 새로운 광범위 항생제의 개발을 이끌어내었다. 위장내의 음식은 페니실린 V의 흡수를 많이 변하게 하지 않으므로 음식섭취 후에 약을 투약해야 한다. Amoxicillin은 음식에 의해 영향을 받지 않는 페니실린이다.

1) 광범위 항생제 Penicillin(Aminopenicillins)

광범위 항생제 penicillin은 그람양성균과 그람음성균 모두를 치료하는 데 사용된다. 그러나 모든 세균에 대해 광범위하게 효과적이지는 않다. 일부 그람음성 박테리아(*Escherichia coli*, *Haemophilus influenza*, *Shigella dysenteriae*, *Proteus mirabilis*, *Salmonella*)에 대하여 광범위 항생제는 효과적이다. 그러나 이들 약물은 penicillinase 저항이지 않다. 그러나 그들은 beta-lactamase에 의해 즉시 비활성화되고, *S. aureus*에 대해 비효과적이다. 이들 군의 예로는 ampicillin(Omnipen), amoxicillin(Amoxil) 등이 있다(표 18−3). Amoxicillin은 성인과 아동에게 가장 흔히 처방되는 penicillin 유도체이다.

2) Peicillinase 저항 Pencillin계 약물

Peicillinase 저항 pencillin계 약물(antistaphylococcal penicillins)은 페니실린분해효소를 생산하는 세균를 치료하는데 사용된다. Dicloxacillin은 이들 항생제의 경구용 약물이다. Nafcillin과 oxacillin은 IM과 IV 약물이다. 이 군의 약물은 그람음성 세균에 대해 효과적이지 않고, 그람양성균에 대해서는 penicillin G보다 덜 효과적이다. 원형약물차트 18−1은 광범위 항생제인 penicillin amoxicillin과 penicillinase 저항 penicillin dicloxacillin의 유사성과 차이점을 비교하고 있다.

3) 확장된−범위 Penicillin계 약물(항녹농균 Penicillin계 약물)

항녹농균 Penicillin계 약물은 광범위 penicillin계 약물이다. 이 군의 약물은 그람음성균이고, 치료가 어려운 그람음성 간균인 *Pseudomonas aeruginosa*에 대해 효과적이다. 이들 약물은 또한 *Proteus spp.*, *Serratia spp.*, *Klebsiella pneuromniae*, *Enterobacter spp.*, *Acinetobactor spp.*와 같은 다수의 그람음성 미생물에 대해 유효하다. 항녹농균 penicillin은 penicillinase 저항은 아니다. 그들의 약리작용은 aminoglycoside와 유사하지만, 그들은 독성이 덜하다. 표 18−3은 네 가지 범주의 penicillin 유형 항박테리아제를 기술하고 있다.

4) Beta-Lactamase 억제제

광범위 항생제(예, amoxicillin)를 beta-lactamase 억제제와 동시에 사용할 때, 이 복합약(예, amoxicillin-clavulanic acid[Augmentin])은 박테리아의 beta-lactamase를 억제하여 항생제 효과를 가능하게 하고 항균작용을 확대시킨다. 세 가지 beta-lactamase 억제제인 clavulanic acid, sulbactam, tazobactam가 있다. 이들 억제제는 단독으로는 투여하지

표 18-3 항박테리아제: Penicillins

일반명(상품명)	응용 및 고려사항
기본 Penicillins	
penicillin G procaine(Crysticillin, Wycillin)	중등도 정도의 심한 감염. 긴 작용시간을 보이는 천천히 IM 흡수 임신범주: B; PB: 60%; tⅡ: 0.5-1h
penicillin G benzathine(Bicillin L-A)	주사 투여 시 장시간작용 penicillin. 류마티스성 열의 예방목적으로 사용됨 임신범주: B; PB: 60%;tⅡ: 0.5-1h
penicillin G sodium/potassium(Pfizerpen)	하기도감염치료. 고용량 사용 시 전해질모니터링. 주사용액이 투명함. 임신범주: B; PB: 45-68%; tⅡ: 20-30min
penicillin V potassium(Veetids)	상기도감염치료. 산-안정 및 penicillin보다 덜 활성화 G는 일부박테리아에 작용. 신부전증 시에 추천되지 않음. 식사 후 투약하기. 임신범주: B: PB: 75-89%; tⅡ: 0.5h
광범위 Penicillins	
amoxicillin(Amoxil) amoxicillin-clavulanate(Augmentin)	하기도감염, 중이염, 부비동염, 피부감염 및 배뇨감염치료 임신범주: B: PB: 17-30%; tⅡ: 1-1.5h
ampicillin(Principen)	하기도감염치료. 첫 광범위 penicillin. 그람음성 및 그람양성균에 효과적. Penicillin 알레르기가 있는 사람들은 ampicillin에도 알레르기가 있음. 하기도감염: B: PB: 15-28%; tⅡ: 1-1.5h
ampicillin-sulbactam(Unasyn)	Ampicillin과 동일. Streptococcus pneumonia, 원내 폐렴(nosocomial pneumonia), 피부감염 및 임질치료 Sulbactam은 beta-lactamase를 억제하고 스펙트럼을 넓힌다. 임신범주: B: PB: 28-38%; tⅡ: 1-2h
Penicillnase 저항 Penicillins	
dicloxacillin sodium(Dynapen)	원형약물차트 18-1 참조.
nafcillin(Nallpen)	Penicillin G 저항성 Staphylococcus aureus에 매우 효과적이다. 위산에 매우 취약하기 때문에 경구투여는 권장되지않는다. 임신범주: B; PB: 70-90%; tⅡ: 0.5-1.5h
oxacillin sodium	뼈, 관절, 피부의 감염에 있어 penicillin 저항성 staphylococcus에 효과적임 임신범주: B; PB: 89-94%; tⅡ: 0.5h
Extended-Spectrum Penicillins	
carbenicillin indanyl(Geocillin)	Pseudomonas aeruginosa 및 Proteus 종에 의한 감염을 치료하기위해 개발된 첫 penicillin-유사약물. 다량의 나트륨을 함유함. 심부전증 관련 고혈압 환자에게 매우 주의해야 한다. 임신범주: B; PB: 30-60%; tⅡ: 1h
piperacillin-tazobactam(Zosyn)	심한 충수돌기염, 피부감염, 폐렴 및 beta-lactamase-생성 박테리아치료 Tazobactam는 beta-lactamase 억제제임. 임신범주: B; PB: 30%; tⅡ: 0.7-1.5h
ticarcillin-clavulanate(Timentin)	Clavulanic acid는 ticarcillin을 beta-lactamse 효소로부터 파괴되는 것을 막아준다. 패혈증 및 하기도, 요로, 피부, 뼈 및 관절 감염을 치료함. 임신범주: B; PB: 45-65%; tⅡ: 1h

A: Adult 성인; C, child 소아; d, day 일; GI, gastrointestinal 위장관; h, hour 시; IM, intramuscularly 근육내; IV, intravenously 정맥내; max, maximum 최대; NB, new born 신생; NSS, normal saline solution 생리식염수; PB, protein-binding 단백결합; PO, by mouth 경구; tⅡ, half-life 반감기; UK, unknown 모름; UTI, urinary tract infection 요로감염; y, year 년; >, greater than 초과; <, less than 미만.

않지만, amoxicillin, ampicillin, piperacillin 혹은 ticarcillin과 같은 beta-lactamase 민감 penicillin을 같이 투여한다. 현재 시판되는 복합 약제는 다음과 같다.

- **경구투여 사용**: amoxicillin-clavulanic acid
- **경구외 투여 사용**: ampicillin-sulbactam(Unasyn), piperacillin-tazobactam(Zosyn), ticacillin-clavulanic acid(Timentin)

약동학 Amoxicillin은 위장관계에 잘 흡수되고, 반면에 dicloxacillin은 부분적으로만 흡수된다. 단백결합률은 두 약물 간에 차이가 있는데, amoxicillin은 20%이고, dicloxacillin은 높은 결합력을 보인다(95%). 높은 단백결합률을 가진 약물을 dicloxacillin과 함께 사용하면 약물독작용이 생긴다. 두 약물은 모두 반감기가 짧다. Amoxicillin 60%는 소변으로 배출되고, dicloxacillin은 담즙과 소변으로 배출된다.

원형약물차트 18-1

Amoxicillin 및 Dicloxacillin

약물분류	투여경로
amoxicillin: 광범위 penicillin dicloxacillin: Penicillinase 저항 penicillin 상품명: amoxicillin: Amoxil dicloxacillin: Dynapen 임신범주: B	PO IV
금기	**약물-임상검사-음식 상호작용**
amoxicillin/dicloxacillin: penicillin에 과민, 천식, 염증성 장질환, pseudomembranous colitis, 궤양성 대장염 amoxicillin: mononucleosis 주의: amoxicillin/dicloxacillin: cephalosporins에 과민반응 amoxicillin: 신장기능이상	약물: amoxicillin/dicloxacillin: aspirin, allopurinol, probenecid와 병용 시 효과 증가; 구강 항응고제와 병용 시 효과 증가; methotrexate 효과 증가; tetracycline, erythromycin 병용 시 효과 감소 임상검사: 혈청 AST, ALT, BUN 및 creatinine 증가; PT, INR 증가 음식: 산성 과일 혹은 주스와 함께 복용 시 효과 감소
약동학	**약력학**
흡수: PO: amoxicillin: >80% 위장관 dicloxacillin: 35-76% 위장관 분포: PB: amoxicillin: 20% dicloxacillin: 95-99% Metabolism: tⅡ: amoxicillin: 1-1.5h dicloxacillin: 0.5-1h 배출: amoxicillin: 70% 소변으로; clavulanate: 30-40% 소변으로 dicloxacillin: 담즙 및 소변으로	amoxicillin: PO: Onset: 0.5h 최고: 1-2h 작용시간: 6-8h dicloxacillin: PO: 개시: 0.5h 최고: 1h 작용시간: 4-6h
치료효과/응용	
amoxicillin: 호흡기감염, 비뇨기계 감염, 중이염, 부비동염치료 dicloxacillin: 포도알균감염치료 작용기전: amoxicillin/dicloxacillin: 세포벽합성 억제; 살균	
부작용	**유해반응**
amoxicillin/dicloxacillin: 오심, 구토, 설사, 발진, 구내염, 발작, 위막대장염 amoxicillin: 부종, 불면증, 실어증 dicloxacillin: 복통, 장내가스	amoxicillin/dicloxacillin: 균교대증(질염) 생명위협: amoxicillin/dicloxacillin: 혈액이상, 혈소판감소증, 호중구결핍증, 용혈성 빈혈, 골수억제, Stevens-Johnson 증후군 amoxicillin: 호흡곤란 dicloxacillin: 호산구증, 무과립구증, 혈관부종, 간독성

A, Adult 성인; ALT, alanine aminotransferase; AST, aspartate aminotransferase; BUN, blood urea nitrogen 혈액요소질소; C, child 소아; d, day 일; GI, gastrointestinal 위장관; h, hour 시; PB, protein-binding 단백결합; PO, by mouth 구강; tⅡ, half-life 반감기; >, greater than 초과.

약력학 Amoxicillin과 dicloxacillin은 penicillin 유도체이고 살균제이다. 이들 약물은 세포벽합성을 억제하고 세포용해를 유발한다. Amoxicillin은 항박테리아제에 대한 저항성을 감소시켜 amoxicillin 파괴를 방지하는 clavulanic acid와 함께 혹은 단독으로 생산된다. Clavulanic acid의 첨가는 amoxicillin 작용을 강화시킨다. Amoxicillin-clavulanic acid 약물은 amoxicillin trihydrate는 유사한 부작용 및 유해반응뿐만 아니라 유사한 약동학과 약력학을 가진다. Probenecid를 amoxicillin 혹은 dicloxacillin과 같이 사용 시 혈청 항박테리아제 농도는 증가한다. Amoxicillin의 효과는 erythrmycin과 tetracycline과 함께 사용 시 감소한다. Amoxicillin과 dicloxacillin의 작용개시, 혈청최고농도시간, 작용시간은 유사하다.

5) 부작용 및 유해반응

Penicillin의 투여로 인한 흔한 유해반응은 과민반응과 **중복감염(superinfection)**이다(표 18-2 참조). 오심, 구토, 설사는 흔한 위장관장애이다. 발진은 미약에서 중등도 과민반응의 지표이다. 심한 알레르기 반응은 아나필락시스 쇼크(anaphylactic shock)을 유발한다. 심한 알레르기 반응의 임상적 양상에는 후두부종, 천명(stridor)이 있는 심한 기관지수축, 저혈압 등이 있다. 알레르기 반응은 penicillin 투여받는 환자의 5-10%에서 발생한다. Penicillin의 첫 번째와 그 다음 투여에서 밀접한 모니터링은 필수적이다.

6) 약물 상호작용

광범위 페니실린(amoxicillin, ampicillin)은 경구용 피임약의 효과를 감소시킨다. 칼륨보충제는 칼륨 penicillin G 혹은 V를 투여했을 때 혈청칼륨농도를 증가시킬 수 있다. IV 용액에 penicillin과 aminoglycoside를 섞는다면 두 약물 모두 작용이 비활성화된다.

2. Cephalosporin계 약물

1948년에 *Cephalosporium acremonium*이라 불리는 곰팡이가 Sardinia 해변의 바닷물에서 발견되었다. 이 곰팡이는 그람양성과 그람음성 박테리아에 대해 활성화되고 beta-lactamase에 대해 저항성을 보인다. 1960년대 초에 Cephalosporin계 약물을 임상적 효과를 보며 사용되었다. 수많은 균에 대해 cephalosporin이 효과를 가지기 위해 그들 분자들이 변화되었고 반합성약물이 생산되었다. 페니실린처럼 cephalosporin은 beta-lactam 구조를 가지며, 세포벽 합성에 필수적인 박테리아의 효소를 억제한다. 세포에 용해가 일어나고 사멸시킨다.

1) 1세대, 2세대, 3세대, 4세대 Cephalosporin

Cephalosporin계 항생제는 주요 항생제군으로 이들 약물은 페니실린처럼 살균제이다.

Cephalosporin계 약물은 4군이 개발되어 왔고, **세대**(*generation*)로 표현한다. 각 세대는 넓은 스펙트럼의 박테리아에 효과를 나타낸다(표 18-4).

모든 cephalosporin이 beta-lactamase에 의해 영향을 받는 것은 아니다. 1세대 cephalosporin은 beta-lactamase에 의해 파괴되지만, 모든 2세대 cephalosporin은 이 효소에 영향을 받지 않는다. 3세대 cephalosporin은 beta-lactamase에 대해 저항을 나타낸다. 대부분의 3세대와 4세대 cephalosporin계 약물(예, azobactam, imipenem-cilastatin)은 패혈증(sepsis)과 그람음성 bacilli에 의한 감염을 치료하는 데 효과적이다. Cephalosporin계 약물, ceftazidime과 cefepime은 aztreonam과 imipenem-cilastatin은 *Pseudomonas aeruginosa*에

표 18-4 4세대 cephalosporins의 작용

세대	작용
1	그람양성균(연쇄상구균 및 대부분의 포도알균)에 대해 효과적임. 대부분의 그람음성균(대장균, *Klebsiella*, *Proteus*, *Salmonella*, *Shigella*)에 대해 효과적임.
2	제1세대와 동일한 효과. 다른 그람음성 박테리아(*H. influenza*, *Neisseria gonorrheae*, *Neisseria meningitis*, *Enterobacter spp*. 그리고 몇몇 혐기성 세균)에 대해 광범위한 작용을 가짐
3	제1 및 제2세대와 동일한 효과. 또한 그람음성균(*Pseudomonas aeruginosa*, *Serratia spp*. 및 *Acinetobactoer, spp*).에 효과 있음. 그람양성균에 효과가 미약함.
4	제3세대와 유사함. 대부분의 beta-lactamase 세균에 대해 저항. 제3세대보다 더 범위가 넓은그람양성에 작용. *E.coli*, *Klebsiella*, *Proteus*, 연쇄상구균, 일부 포도알균 및 *P. aeruginosa*

표 18-5 기타 Beta-lactam 항생제

일반명(상품명)	응용 및 고려사항
aztreonam(Azactam)	하기도, 비뇨계, 피부 및 질의 그람음성 감염치료. 그람양성균에효과적이지 않음. 기타 항생제와 병용 가능. 임신범주: B; PB: 56-60%; tⅡ: 1.7-2.1h
imipenem-cilastatin(Primaxin)	패혈증 및 하기도, 비뇨계, 피부, 뼈및 관절의 심한 감염의 치료. 를 포함하는 대부분의그람음성 세균에 대해 효과적. 임신범주: C; PB: 20-40%; tⅡ: 1h
meropenem(Merrem)	Cephalosporins와 유사한 carbapenem 항생제를 포함하는 대부분의 그람음성 세균 및 합병증의 충수돌기염, 복막염, 뇌수막염, 연부조직 감염에 대해 효과적. 임신범주: B; PB: 2%: tⅡ: 1.2h

A, adult 성인; C, child 소아; d, day 일; h, hour 티; IM, intramuscular 근육내; IV, intravenous 정맥내; max, maximum chleo; min, minute 분; PB, protein-binding 단백결합; PO, by mouth 경구; tⅡ half-life 반감기; UK, unknown 모름; y, year 년; >, greater than 초과.

효과적이다. 표 18-5는 다른 미분류 beta-lactam 항생제를 나열하고 있다.

페니실린에 알레르기를 보이는 사람 중 약 10%의 사람이 cephalosporin에 대해 알레르기를 보이는데, 왜냐하면 두 가지 군의 약물들이 유사한 분자구조를 가지기 때문이다. 만약 페니실린에 알레르기를 가진 사람이 cephalosporin을 복용한다면 가능성이 낮더라도 cephalosporin에 대해 생길 수도 있는 알레르기에 대해 관찰하여야 한다.

단지 몇몇 cephalosporin계 약물만이 경구투여가 가능하다. 이들 약물에는 cephalexin(Keflex), cefadroxil(Duricef), cefaclor(Ceclor), cefuroxime axetil(Ceftin), cefuroxime sodium(Zinacef), cefdinir(Omnicef), cef-tibuten(Cedax) 등이 있다. 원형약물차트 18-2는 ceftriaxone(Rocephin)과 관련된 약물자료를 기술하고 있다.

약동학 Cefazolin은 IM과 IV로 투여되고 cefaclor는 경구투여된다. Cefazolin의 단백결합능이 cefaclor보다 크다. 각 약물의 반감기는 짧고, 소변으로 60−80% 약물이 변하지 않은 상태로 배설된다.

약력학 Cefazolin과 cefaclor는 박테리아세포벽합성을 억제하고 살균작용을 나타낸다. Cefazolin의 IM과 IV 사용에 있어서, 작용개시시간은 대부분 투여 후 즉시이며, 최고농도시간은 5−15분이다. Cefaclor의 경구투여의 최대농도 도달시간은 30분−60분이다.

이들 약물과 probenecid를 동시에 투여할 경우에 cefazolin이나 cefaclor의 소변배출이 줄어들고 작용이 증가한다. 만약 tetracycline 혹은 erythromycin을 동시에 투여하면 cefazolin이나 cefaclor의 작용이 감소한다. 이 약들은 특히 고용량을 사용할 때에는 단백뇨나 당뇨에 대한 위양성(false-positive) 결과를 초래할 수 있다.

표 18-6은 cephalosporin계 약물을 세대별로 약물, 용량, 고려사항을 나타내고 있다.

2) 부작용 및 유해반응

Cephalosporin에 대한 부작용 및 유해반응에는 고용량투여에 의한 위장관장애(오심, 구토, 설사), 혈액응고시간(출혈 증가), 기존의 신장장애가 있었던 환자의 신독성 등이 포함된다.

원형약물차트 18-2

Ceftriaxone

약물분류	투여경로
ceftriaxone: 3세대 cephalosporin 상품명: Rocephin 임신범주: B	PO IV
금기	**약물−임상검사−음식 상호작용**
Cephalosporins에 과민, 담낭질환, 위장막결장염, 출혈, calcium 염스 IV 실시 시. 주의: penicillins에 과민; vitamin K 결핍, 항응고제	약물−임상검사−음식 상호작용 약물: loop 이뇨제, aminoglycosides, calcium 염, vancomycin과 병용 시 신독성 증가; 항응고제와 병용 시 출혈 증가 임상검사: AST, ALT, ALP, LDH 증가시킴. PT 및 INR 증가시킴
약동학	**약력학**
흡수: IM, IV 분포: PB: 85−95% 대사: tⅡ:6−9h 배출: 소변	IM: 개시: UK/ 최고: 1.5−4h/ 작용시간: UK IV: 개시: 즉시/ 최고: 30min/ 작용시간: UK
치료효과/응용	
호흡, 배뇨, 뼈, 관절, 피부감염; 중이염; 수술 감염 예방, 패혈증, 임질, Klebsiella pneumoniae, E. coli, Streptococcus pneumoniae 및 S. aureus 작용기전: 박테리아세포벽합성 억제, 세포사 유발; 살균효과	
부작용	**유해반응**
식욕부진, 오심 , 구토, 설사, 고창(위장자내공기참), 발진, 홍조, 발한, 소화불량, 복부통증, 발열, 소양증, 두통, 어지럼, 허약, 부종	균교대감염, 코피, 혈관부종, 가슴두근거림, 담도폐쇄, 담석증, 혈뇨 생명위협: 발작, 아나필락시스, 무과립구증, 재생불량빈혈, 백혈구감소증, 혈소판감소증, 호중구결핍증, 범혈구감소증, 위막성 대장염, Stevens−Johnson 증후군

A, Adult 성인; ALT, alanine aminotransferase; AST, aspartate aminotransferase; BUN, blood urea nitrogen 혈액요소질소; C, child 어린이; d, day 일; GI, gastrointestinal 위장관계; h, hour 시; PB, protein−binding 단백결합; PO, by mouth 경구; tⅡ, half−life 반감기; >, greater than 초과.

표 18–6 항세균제: Cephalosporins

일반명(상품명)	응용 및 고려사항
1세대	
cefadroxil(Duricef)	비뇨계 감염, beta–용혈 연쇄상구균감염 및 포도알균 피부감염 GI를 통해 잘 흡수, 음식에영향 받지 않음. 임신범주: B; PB: 20% tⅡ: 1–2h
cefazolin sodium(Ancef)	중이염, 피부, 뼈 및 호흡계 혹은 비뇨계를 포함하는 감염 임신범주: B; PB 85%; tⅡ: 1.5–2.5h
cephalexin(Keflex)	GI를 통해 충분히흡수되는 산에 안정한 첫 cephalosporin 중이염, 피부, 뼈, 호흡계 혹은 비뇨계를 포함하는 감염. 임신범주: B; PB: 5–15%; tⅡ: 1h
2세대	
ampicillin(Principen) cefotetan(Cefotan)	*Pseudomonas aeruginosa*를 제외하고 일부 그람음성 세균에효과적. 임신범주: B; PB: 75–90%; tⅡ: 3–4.5h
cefoxitin sodium(Mefoxin)	심한 감염 및 패혈증. 임신범주: B; PB: 65–95%; tⅡ: 45min–1h
cefprozil monohydrate(Cefzil)	*Staphylococcus aureus*을 포함하는 그람양성 간균에 대해 효과적. 신장기능이 나쁠 시에 용량을 50%까지 낮추어야 한다. 임신범주: B; PB: 36%; tⅡ: 1–1.3h
cefuroxime(Ceftin, Zinacef)	Cefamandole과 유사. 뇌수막염, 패혈증치료에 효과적, 심흉 처치 및 외과적 예방에 사용. 임신범주: B; PB: 33%; tⅡ: 1.5h
3세대	
cefdinir(Omnicef)	새로운 3세대 cephalosporin. 중이염, 급성 부비동염, 만성 기관지염, 인두염 및 편도염, 피부감염에 효과적임. *Haemophilus influenzae*, *Streptococcuspyogenes*, *Neissera gonorrhoeae* 및 많은 종류의 장내 그람양성 간균에 효과적임. 임신범주: B; PB: 60–70%; tⅡ: 1.7h
cefixime(Suprax)	상부 기관지감염, 중이염 및 질염에 사용. *Streptococcus pyogenes*, *Streptococcus pneumonia*와 *Haemophilus influenzae*, *Neissera gonorrhoeae*를 포함하는 그람음성 간균에 효과적임. 임신범주: B; PB: 65–70%; tⅡ: 3–4h
cefoperazone(Cefobid)	호흡기, 비뇨기 및 여성 생식기 감염에 사용됨. 녹농균에 매우 효과적임. 임신범주: B; PB: 80–90%; tⅡ: 2h
cefotaxime(Claforan)	중이염, 호흡기 및생식기 감염에 사용됨. 음식물이 약물흡수를 촉진함. 임신범주: B; PB: 22–33%; tⅡ: 3h
cefpodoxime(Vantin)	중이염, 호흡기 및 비뇨기감염에 사용됨. 음식은 약물의 흡수를 강화함. 임신범주: B; PB: 22–33%; tⅡ: 3h
ceftazidime(Fortaz)	*Pseudomonas spp.*에 아주 효과적임. 임신범주: B; PB: <10%; tⅡ: 1.5–2h
ceftriaxone(Rocephin)	원형약물차트 18–2 참조
ceftizoxime sodium(Cefizox)	호흡기, 비뇨기, 피부, 뼈 및 관절 감염에 사용. 수술예방에 사용됨. 임신범주: B; PB: 30%; tⅡ: 1.7h
ceftibuten(Cedax)	만성 기관지염, 인두염 및 편도염에 사용됨. 그람양성 및 그람음성균에 효과적임. *H. influenzae*, *Streptococcus pneumoniae* 및 *Streptococcus pyogenes*에 효과적임. 임신범주: B; PB: 65%; tⅡ: 2–2.5h
cefditoren pivoxil(Spectracef)	만성 기관지염, 인두염, 편도염, 피부감염 및 기타 미약에서 중등도 세균감염에 사용됨. 임신범주: B; PB: 88%; tⅡ: 1.6h
4세대	
cefepime(Maxipime)	3세대 cephalosporins과 유사함. 대부분의 beta–lactamase 생성균에저항함. 폐렴, *E. coli*, *Klebsiella*, *Proteus*, 연쇄상구균, 일부 포도알균 및 *P. aeruginosa*에 효과적임. 3세대보다 더 광범위한 그람양성균에 효과적임. 임신범주: B; PB: 16–19%; tⅡ: 2–2.3h

A: Adult 성인; b.i.d., two times a day 1일 2회; C, child 소아; d, day 일; GI, gastrointestinal 위장관 ; h, hour 시; IM, intramuscularly 근육내; IV, intravenously 정맥내; max, maximum 최대; mo, month 달; PB, protein–binding 단백결합; PO, by mouth 경구; tⅡ, half–life 반감기; UK, unknown 모름.

3) 약물 상호작용

약물 상호작용은 일부 cephalosporin계 약물과 알코올에 의한다. 예를 들어, cefamandole 혹은 cefoperazone을 투여받는 동안 알코올 섭취는 홍조, 어지럼, 두통, 오심, 구토, 근육경련 등을 일으킨다. 요산배설촉진제를 같이 사용할 때는 cephalosporin의 배출을 촉진하므로 혈청농도를 증가시켜야 한다. 요산배설촉진제는 재흡수를 억제하여 요산의 소변으로의 배출속도를 증가시키는 약이다.

간호과정
환자-중심의 협력의 간호

항박테리아: Penicillin과 Cephalosporin 계통의 약물

사정

- Penicillin 혹은 cephalosporin에 대한 알레르기를 평가한다. Amoxicillin에 과민반응을 보이는 환자는 어떠한 penicillin도 복용해서는 안 된다. 심한 알레르기 반응이 일어난다. Penicillin에 알레르기를 보이는 환자의 작은 부분은 cephalosporin 약물에 민감할 수 있다.
- 혈액검사 결과를 확인하고 특히 간효소를 주목한다. Alkaline phosphatase, alanine aminotransferase 혹은 aspartate aminotransferase의 증가를 보고한다.
- 소변배출을 기록한다. 만약 배출량이 적절하지 않으면 (<30mL/h 혹은 600mL/d), 약물이나 약용량을 바꿀 필요가 있다.

간호진단

- 투약과 관련된 불이행
- 항생제 투약과 관련된 지식부족

간호목표

- 처방에 따라 약물 복용을 이행한다.
- 항생제 투약에 따른 주의사항을 설명한다.

간호중재

- 항생제 치료시작 전에 감염 균(역시 C&S으로 알려진)의 검사실 배양과 항생제 감수성 검사를 수행한다.
- 고용량의 항생제를 장기간 사용한 환자에게서 균교대증의 징후와 증상을 모니터링한다. 징후와 증상에는 구내염, 생식기 분비물(질염), 항문 혹은 생식기 소양증을 포함한다.
- penicillin 약물에 대한 환자의 알레르기 반응을 검사한다. 발진과 같은 미약한 증상에서 호흡곤란이나 아나필락시스와 같은 심각한 증상들이 포함된다.
- 심각한 알레르기 반응에 대비하기 위해 epinephrine을 준비한다.
- 병합투여는 aminoglycoside의 작용을 감소시키기 때문에 고용량 혹은 광범위 penicillin G와 aminoglycoside를 병용하지 않는다ㅑ.
- 고용량의 penicillin을 투여했다면 출혈 위험성에 대해 교육한다. 혈소판응집(응고) 감소가 나타난다.
- 제약회사의 매뉴얼에 따라 적절한 용액에 항생제를 희석한다.

환자교육

일반

- 처방된 항생제를 반드시 모두 투약하도록 교육한다. 만약 일부만을 복용한다면 향후에 항박테리아제에 대해 내성이 생긴다.
- Penicillin에 알레르기가 있는 환자는 약물인식 팔찌나 목걸이를 착용하고 알레르기를 명시하는 카드를 지니고 다녀야 한다. 환자는 건강 과거력을 말할 때 의료진에게 반드시 penicillin 알레르기를 보고해야 한다.
- 아동의 손이 닿지 않도록 약을 보관하고, 보호(childproof) 용기를 사용한다.
- 투약 시 발생할 수 있는 부작용이나 유해작용을 보고하도록 환자에게 알린다.
- 수분섭취를 격려한다. 수분은 체온을 내리고 약을 배출하는 데 도움이 된다.
- 씹는 정제는 삼키기 전에 반드시 씹거나 부수어야 한다고 아동의 보호자에게 주의를 준다.
- Penicillin을 투여하는 동안 필요 시 추가적인 형태의 피임을 하라고 조언한다.

식이

- 위장자극을 피하기 위해 음식물과 같이 약을 복용하도록 조언한다.

평가

- 처방된 약물을 용법에 따라 모두 투약함.
- 항생제 투약에 따른 주의사항(식이, 수분섭취, 보관방법 등)을 설명함.

CHAPTER 19

Macrolides, Tetracyclines, Aminoglycosides, Fluoroquinolones

학습목표

- Erythromycin의 약동학 및 약력학을 기술한다.
- 환자교육을 포함한 tetracycline을 투여받는 환자에게 간호과정을 적용한다.
- Aminoglycosides 투여와 관련된 이독성 및 신독성을 인지하는 데 있어 간호사의 역할을 설명한다.
- Aminoglycosides의 최대농도와 최저농도에 관하여 설명한다.
- Fluoroquinolone(quinolone)을 처방받는 환자를 위한 교육을 계획한다.
- 각 약물의 범주에 대한 간호중재를 비교한다.

이 장에서는 macrolides(erythromycin, clarithromycin, azithromycin, dirithromycin), lincosamides, glycopeptides, ketolides, tetracyclines, glycylcyclines, aminoglycosides, fluoroquinolones(quinolones), lipopeptides를 포함하는 항박테리아제를 다룬다. Macrolides, lincosamides, tetracyclines는 기본적으로 **정균제(bacteriostatic**, 세균의 성장을 억제)이며, 투여량과 표적이 되는 병원체에 따라 **살균제(bactericidal)**가 될 수 있다. Glycopeptides, aminoglycosides 및 fluoroquinolones 등은 살균제이다.

1 Macrolides, Lincosamides, Glycopeptides, Ketolides

이 약물들은 구조의 차이는 있지만 항균효과 스펙트럼이 penicillin과 유사하다. penicillin의 대체용 또는 penicillin에 알레르기가 있는 사람에게 사용한다. 환자가 penicillin에 과민하면 erythromycin이 자주 처방된다.

1. Macrolides

Macrolides는 **광범위 항생제**(*broad-spectrum antibiotics*)로 azithromycin(Zithromax), clarithromycin(Biaxin), erythromycin(E-Mycin)이 있다. Macrolides는 50S 리보솜 소단위에 결합하여 세균의 단백합성을 억제한다. 낮은 용량과 중간 용량에서는 정균효과가 있고, 고용량에서는 살균효과가 있다. Macrolides는 근육주사 시 너무 아프기 때문에, 주로 경구 또는 정맥투여한다. 불필요한 통증(정맥염)을 피하기 위해 정맥 투여는 서서히 이루어져야 한다.

erythromycin은 위산에 의해 파괴되므로, 산 내성 염(예, ethylsuccinate, stearate, estolate)을 erythromycin에 첨가하여 위장내에서 용해를 줄이고, 장에서 흡수되도록 한다. 음식은 산에 저항하는 macrolides의 흡수를 방해하지 않는다. 표 19-1은 macrolides의 투여경로, 사용 및 고려사항을 기술하고 있다.

Macrolides는 대부분의 그람양성균과 많은 그람음성균에 효과적이며, 치료하는 동안 저항균이 발생할 수 있다. Macrolides는 경증에서 중증도의 호흡계 부비동, 위장관계, 피부와 연조직의 감염, 백일해, 성병에 사용된다. Erythromycin은 mycoplasma 폐렴 및 Legionnaire병의 치료에 사용된다. Biaxin XL은 7일간 지속될 수 있는 장시간 유리 정제의 clarithromycin이다. Azithromycin은 상부 및 하부 호흡기감염, 성병과 합병증이 없는 피부감염에 사용된다. 원형약물차트 19-1은 azithromycin의 약리학적 작용을 기술하고 있다.

약동학 Erythromycin은 주로 십이지장에서 즉시 흡수된다. Azithromycin은 위장관계에서 불완전하게 흡수되고, 단지 37%만이 전신에 도달한다. Azithromycin은 정맥내투여가 가능하지만, 식염수 또는 5% dextrose 용액에 희석시킨 후 간헐적으로 투

표 19-1 항박테리아제: Macrolides, Lincosamides, Glycopeptides, Ketolide 및 Lipopeptide

일반명(상품명)	투여경로	사용 및 고려사항
Macrolides		
azithromycin(Zithromax)	원형약물차트 19-1 참조	
clarithromycin(Biaxin)	PO	상기도 및 하기도 감염, 피부 및 연조직 감염, *H-pylori*, mycobacterial species, 그람양성 및 그람음성균. 지속적 설사초래. 임신범주: C; PB: 65-75%; tⅡ: 3-6h
erythromycin base(E-Mycin)	PO	중등도~중증 감염(예, 폐렴사슬알균폐렴, 급성 골반염증질환, 장아메바증, Legionnaires병, 클라미디어감염). 지속적 설사 초래. 임신범주: B; PB: 73-81%; tⅡ: PO: 1-2h; IV: 3-5h
erythromycin stearate(Erythrocin Stearate)	PO	
Fidaxomicin(Dificid)	PO	Clostridium difficile-관련 설사 치료. GI 출혈 야기 가능, GI 폐쇄 및 간효소 증가. 임신범주: B; PB: UK; tⅡ: UK
Lincosamides		
clindamycin(Cleocin)	PO/IM/IV	심한 감염 시 사용. 캡슐 형태로 사용. 물을 충분히 섭취해야 함. 심각한 위막성 대장염 야기. 임신범주: B; PB: 92-94%; tⅡ: 2-3h
lincomycin(Lincocin)	IM/IV	심각한 대장염 야기. IV 투여 시 충분히 희석. 임신범주: B; PB: 72%; tⅡ: 4-6h
Glycopeptides		
vancomycin HCl(Vancocin)	IV	*S. aureus* 저항감염 및 penicillin 알레르기가 있는 환자의 심장수술 시 예방목적으로 사용. 유해효과에는 혈관허탈, 이독성, 신독성 및 red man 증후군 등. 임신범주: B(oral)/C(IV); PB: 55%; tⅡ: 4-8h
telavancin(Vibativ)	IV	MRSA, 합병증이 있는 피부 및 피부구조의 감염치료. 유해반응에는 청각소실, 빨간목증후군, 혈액장애 등. 임신범주: C; PB: UK; tⅡ: 4-8h
Ketolides		
telithromycin(Ketek)	PO	지역사회 획득 폐렴 치료. 심각한 간독성 및 중증 근무력증 악화. 임신범주: C; PB: 60-70%; tⅡ: 10h
Lipopeptides		
daptomycin(Cubicin)	IV	합병증이 있는 피부 및 피부구조의 감염치료. 그람양성 박테리아 및 S. aureus 저항성 감염의 광범한 치료. 임신범주: B; PB: 92%; tⅡ: 8h

원형약물차트 19-1

Azithromycin

약물분류	투여경로
항균 macrolide 상품명: Zithromax, AzaSite 임신범주: B	PO IV
금기	**상호작용**
과민반응, 서맥, 저칼륨혈증, 저마그네슘혈증 주의: 간기능이상, 유즙생성, 신기능이상	약물: digoxin, cyclosporine, warfarin의 효능 증가; penicillins, clindamycin의 효능 감소
약동학	**약력학**
흡수: PO: 37% 흡수 분포: PB: 51% 대사: 반감기 68h 배설: 담즙 및 소변으로 약간 배출	PO: 개시: 1h 최고: 2.5-5h 작용: 24h IV: 개시: UK 최고: UK 작용: UK
치료효과/사용	
그람양성 및 일부 그람음성균; penicillin 과민 환자; 상기도감염, 임질 및 피부감염 치료. AzaSite는 세균성 결막염에 사용. 작용기전: 단백합성단계 억제; 정균제 혹은 살균제 효과	
부작용	**유해반응**
시야혼탁, 두통, 어지럼, 메스꺼움, 피로, 식욕부진, 오심, 구토, 설사, 이명, 복통, 소양증, 발진	균교대증, 질염, 두드러기, 구내염; 청력 소실, 탈수, 혈관부종, 발작. 생명위협: Stevens-Johnson 증후군, 간독성, 아나필락시스

여하여 정맥염 혹은 주사부위의 작열감을 예방한다. Azithromycin 500mg은 250-500mL 용액에 희석하고 erythromycin 1g은 200-1000mL에 희석시킨다. Macrolides는 담즙, 대변, 소변으로 배출된다. 단지 소량만이 소변으로 배출되기 때문에 신기능저하 환자에게 사용 가능하다.

약력학 Macrolides는 박테리아 단백합성을 억제한다. Erythromycin의 경구용 약물의 작용개시는 1시간이고, 최고농도 도달시간은 4시간이며, 작용시간은 6시간이다. 새로운 macrolides는 긴 반감기를 가지고 있어, Clarithromycin은 1일 2회, Biaxin은 1일 1회 투여된다. Azithromycin은 40-68시간의 반감기를 가지고, 5일 동안 한 번 복용한다.

1) 부작용 및 유해반응

Macrolides의 부작용과 유해반응은 경미한 위장 장애, 설사, 복부 통증이 가장 흔하다. 마크롤라이드는 광범위 항생제이기 때문에 중복감염이 일어날 수 있다. azithromycin의 부작용으로 결막염이 발생하면 콘택트렌즈 착용을 금한다. Erythromycin과 azithromycin을 다른 간독성 유발 약물(acetaminophen, phenothiazine, sulfonamide)과 병용하여 고용량으로 투여할 때 **간독성(hepatotoxicity)**이 생기나, 약을 중단하면 간손상은 회복될 수 있다.

2) 약물 상호작용

Macrolides는 theophylline, carbamazepine 및 warfarin의 혈청농도를 증가시킨다. 이 약물들을 macrolides와 함께 투여할 시 혈청농도를 면밀히 조사하여야 한다. 심한 독작용을 피하기 위해 erythromycin은 다른 macrolides와 같이 사용하지 말아야 한다. 제산제와 동시에 투여하면 azithromycine의 최고농도를 낮추는 효과가 있다.

2. Lincosamides

lincosamides는 박테리아 단백질 합성을 억제하고, 약물 용량에 따라 정균제 및 살균제 작용을 모두 가진다. Clindamycin(Cleocin) 및 lincomycin(Lincocin)이 있으며, clindamycin은 *Staphylococcus aureus* 및 혐기성 균을 포함하는 그람양성균에 더욱 효과적이다. Clindamycin은 lincomycin 보다 위장관계에서 더욱 흡수가 잘되고, 높은 혈청농도를 유지하며, 효과가 뛰어나고 독작용도 덜 발생한다. 표 19-1은 lincosamides의 목록을 나타내고 있다.

간호과정
환자-중심의 협력의 간호

항박테리아제: Macrolides

사정
- 활력징후와 소변량을 사정하여 비정상 소견을 보고한다.
- 간기능 검사 결과를 확인한다.
- 환자가 현재 복용하는 약물에 대한 정보를 사정한다.

간호진단
- 손상된 피부를 통한 박테리아 침투와 관련된 감염 위험
- Azithromycin 부작용과 관련된 손상된 조직 통합성의 위험

간호목표
- 환자의 감염이 조절되어 염증반응이 제거된다.

간호중재
- Azithromycin 투약 전에, 감염부위에서 검체를 채취한 후 배양과 감수성 검사를 진행한다. 항생제는 검체 채취 후 투약한다.
- 활력징후, 소변량 및 검사 결과, 특히 간효소를 모니터링한다.
- 식전 1시간 혹은 식후 2시간에 경구 azithromycin을 투여한다. 충분한 양의 물을 마시고, 주스를 마시면 안 된다. 만약 위장관 불편감을 느끼면 음식과 같이 투여한다. 씹는 정제는 반드시 씹어야 하며, 삼켜서는 안 된다.
- IV azithromycin은 약제 안내문에 표시된 대로 적절한 용액에 희석한다.
- 제산제는 Azithromycin 투여 2시간 전 또는 2시간 후에 사용한다.

환자교육

일반
- 환자에게 처방된 항생제를 모두 복용하도록 교육한다. 모든 항균제(항생제)치료에 약물이행도가 가장 중요하다.

부작용
- 환자에게 유해반응(오심, 구토, 설사, 복통, 가려움증), 부작용을 보고하도록 격려한다.
- 중복감염(약물치료 후 나타나는 이차 감염)의 징후에 대해 교육한다. 구내염 혹은 장염이 중복감염으로 일어날 수 있다.
- 묽은 대변이나 설사가 발생하면 보고하도록 환자에게 말한다.

평가
- 중복감염을 포함한 감염의 징후와 증상이 없다.

1) 부작용 및 유해반응

오심, 구토, 구내염, 설사, 호흡곤란, 발진이 나타날 수 있다. 심한 유해반응에는 위막성 결장염 및 아나필락시스 쇼크가 있다.

3. Glycopeptides

Vancomycin(Vancocin)은 균의 세포벽 합성을 억제하고 황색포도알균, 폐렴알균 등 그람양성균으로 인한 심각한 감염에 주로 사용된다. Vancomycin은 세균이 다른 항생제에 내성이 있을 때 자주 사용되고 MRSA 감염 치료에 가장 효과적인 약물이다.

Telavancin(Vibativ)는 선택성 그람양성 박테리아 및 피부 감염을 치료하며, vancomycin의 반합성 유도체로 MRSA에 대해 살균효과를 나타낸다. Telavancin은 1일 1회 투여한다.

약동학 Vancomycin은 포도알균성 소장결장염 및 Clostridium difficile에 의한 항생제 관련 위막성 결장염 치료를 위해 경구로 투여되는데, 전신으로 흡수되지 않고 대변으로 배설된다. Vancomycin은 MRSA에 의한 심한 감염, 패혈증 그리고 다른 항생제에 잘 듣지 않거나 항생제에 저항이 있는 뼈, 피부, 하기도감염 시에 정맥투여한다. vancomycin 500mg인 경우에는 D5W, NS 혹은 LR 100mL에, 1g인 경우 200mL에 희석하여 10mg/min 속도로 혹은 최소 60분에 걸쳐 투여한다. Vancomycin은 IV 시에 소변으로 배설되고, 30%의 단백결합율, 6시간의 반감기를 가진다.

1) 부작용 및 유해반응

Vancomycin은 **이독성**을 야기하므로 약물치료 동안 청력을 자주 사정한다. 부작용에는 오한, 어지럼, 발열, 발진, 오심, 구토, 주사부위 정맥염 등이 포함된다. vancomycin을 매우 빠른 속도로 정맥주입하면 히스타민이 체내에 대량 분비되어 나타나는 *red man* 증후군이 야기된다. 이 증상은 홍조와 함께 저혈압, 얼굴, 목, 몸체, 상지에 붉은 반점을 포함한다. 다른 유해효과에는 호산구증, 호중구결핍증, Stevens-Johnson 증후군 등을 포함한다. 요독증으로 진전되는 신독성을 일으킨다.

2) 약물 상호작용

Dimenhydrinate(Dramamine)은 vancomycin과 병용 시 이독성을 가릴 수 있다. Vancomycin을 furosemide, aminoglycosides, amphotericin B, colistin, cisplatin 및 cyclosporine과 병용 시 신독성 및 이독성이 증가한다. Vancomycin은 methotrexate의 배설을 방해하여 methotrexate의 독성을 증가시킨다.

4. Ketolides

Ketolides로 알려진 항생제 종류 중 첫 번째인 telithromycin(Ketek)은 호흡기 감염 치료제이다. 이 약물은 Streptococcus pneumoniae 및 Haemophilus influenza로 인한 지역획득 폐렴 치료에 사용한다.

약동학 Telithromycin은 경구약으로, 위장관에 잘 흡수되며 대변과 소변으로 배설된다.

약력학 Telithromycin는 세균의 리보솜 50S 소단위의 RNA 부위에 결합하여 균의 단백합성을 방해하여 균을 살균한다. 최대 작용시간은 1시간이다.

1) 부작용 및 유해반응

Telithromycin의 부작용 및 유해반응은 시각장애(흐린시야와 복시), 두통, 현기증, 미각변화, 오심, 구토, 설사, 간기능부전 등이다.

2 Tetracycline

Tetracycline은 1948년에 Streptomyces에서 추출되어 그람양성 및 그람음성 박테리아와 많은 다른 세균들(mycobacteria, 리케차, spirochetes, 클라미디아)에 대해 효과가 있는 첫 광범위 항생제다. Tetracycline은 세균의 단백질 합성을 억제하여 정균작용을 한다.

Tetracycline은 Mycoplasma pneurmoniae, Helicobacter pylori에 의한 궤양, 콜레라, 라임병을 치료하는 데 효과적이다. 때로 여드름에 저용량으로 표면 또는 경구 투여한다.

Tetracycline은 IM 및 IV 투여가 가능하지만 자주 경구용으로 처방된다(원형약물차트 19-2). Tetracycline의 IM 투여는 주사부위에 통증을 유발하고 조직자극을 주며, IV 경로는 심한 감염 시 선택된다. 새로운 경구용 doxycycline, minocycline은 신속히 그리고 완전히 흡수된다. 이 약은 칼슘이나 철 같은 금속 이온과 결합하기 때문에 우유나 철분제제와 함께 투약하지 않는다. 칼슘과 철은 약물 흡수를 감소시킨다. 표 19-2는 tetracycline 약물과 투여경로, 사용 및 고려사항을 기술하고 있다. Tetracycline계 약물들은 단시간작용, 중간시간작용, 장시간작용에 따라 구분된다.

1. 부작용 및 유해반응

tetracycline은 심각한 유해 반응이 거의 없다. 오심, 구토, 설사와 같은 위장관 장애가 비교적 흔하나 음식과 함께 복용하도록 한다. **광과민(photosensitivity)**을 유발할 수 있으므로 환자는 햇빛에 직접 노출되는 것을 피해야 한다. 기형유발 때문에 임신 첫 3개월에는 금기이다. 이 약은 영구치를 영구적으로 황갈색으로 변색시키므로 8세 이하에게는 투여하지 않는다. 신독성은 고용량의 tetracycline과 다른 신독성 유발약을 같이 사용하면 야기된다. Tertacycline이 신체의 균무리(flora)를 파괴하기 때문에 **중복감염**

원형약물차트 19-2

Doxycycline

약물분류	투여경로
항균제: tetracycline 상품명: Vibramycin, Vibra-Tabs 임신범주: D	PO IV

금기	상호작용
과민반응, 아황산염 과민반응, 임신, 심한 간질환 또는 신장질환 주의: 신장기능이상 및 간기능이상, 저칼륨혈증, 서맥, 양자펌프억제제 치료, 모유수유	약물: digoxin 및 warfarin 작용 증가. Sucralfate, antacids, iron, calcium, magnesium 및 zinc와 같이 사용 시 doxycycline 흡수 억제. 경구피임약 및 ciprofloxacin의 효과 감소. 검사: 혈청 potassium 농도 감소 음식: 유제품이 약물 흡수 감소시킴

약동학	약력학
흡수: PO: 100% 흡수 분포: PB: 23-93% 대사: 반감기 14-24h 배설: 소변 및 담즙	PO: 개시: 1-2h 최고: 2-4h 작용: 12h IV: 개시: Rapid 최고: 0.5-1h 작용: 12h

치료효과/사용
흔하지 않는 그람양성및 그람음성균에 의한 감염, 호흡계 및 피부감염 혹은 질환, 클라미디아감염, 임질, 매독, 리케차 감염 그리고 성인에서 장미진(rosacea)과 연관된 염증성 구진(papules) 및 농포(pustules). 기전: 단백합성억제; 정균제 혹은 살균제

부작용	유해반응
오심, 구토, 설사, 발진, 고창(위창자 내 공기 참), 복부불편, 두통, 광과민, 소양증, 가슴쓰림, 색 시각변화, 치아변색	균교대증, 심한 광과민, 혈관부종, 과혈당증, 고혈압 생명위협: 혈액이상, 간독성, 뇌내 고혈압, 위막성 대장염, Stevens-Johnson 증후군

표 19-2 항박테리아제; Tetracyclines 및 Glycylcycline

일반명(상품명)	투여경로	사용 및 고려사항
단기작용 Tetracycline		
tetracyline(Sumycin)	PO	그람양성 및 그람음성 세균에 의한 감염, 호흡계 및 피부질환, 클라미디아감염, 임질, 매독 및 리케차 감염. 임신범주: D; PB: 65%; tⅡ: 6-12h
중간작용 Tetracycline		
demeclocycline HCl (Declomycin)	PO	그람양성 및 그람음성 박테리아. 심한 광과민 야기. 임신범주: D; PB: 65-91%; tⅡ: 10-15h
장시간작용 Tetracyclines		
doxycycline hyclate (Vibramycin)	원형약물차트 19-2 참조.	
minocycline HCl(Minocin)	PO/IV	박테리아감염 및 여드름 치료. 음식과 함께 복용. 임신범주: D; PB: 55-88%; tⅡ: 11-26h
Glycylcyclines		
tigecycline(Tygacil)	IV	합병증이 온 피부 및 복부 내 감염. 가장 최신약. 임신범주: D; PB: 71-89%; tⅡ: 42h

(superinfection)발생율이 비교적 높으므로 간호사는 이차 감염의 징후를 항상 관찰해야 한다.

2. 약물 상호작용

제산제(Maalox 및 기타 약물)와 철분 함유 약물, 칼슘 함량이 높은 우유와 약물은 tetracycline 흡수를 억제한다. 약물 상호작용을 피하려면 tetracycline과 적어도 2시간 차이를 두고 투여해야 한다. 지질용해 tetracycline(doxycycline과 minocycline)은 우유제품 또는 음식을 섭취할 때 위장관에서 흡수가 더욱 잘 된다.

tetracycline은 경구용 피임약, Penicillin과 함께 사용 시 이들 약의 효과를 감소시킨다. Tetracycline을 aminoglycoside와 같이 투여하면 신독성 위험이 증가한다.

3 Glycylcycline

Tigecycline(Tygacil)은 tetracycline의 합성 유사체로, 세균 내 단백질 합성을 차단함으로써 정균작용을 한다. 적응증은 합병증이 온 피부감염, 복부내감염이다.

약동학 Tigecycline은 IV 투여하는데, 초기에 loading dose 100mg을 30-60분에 걸쳐 투여하고 이후에 50mg을 q12h로 투여한다. Tigecycline의 단백결합의 범위는 71-89%이고, 반감기는 42시간이다. 약물은 담즙, 대변, 소변을 통해 체외로 제거되는데, 담즙배출이 일차 경로이다.

약력학 Tigecycline은 30S 리보솜 소단위에 결합하여 세포를 죽인다. 이 약제는 그람양성과 그람음성 박테리아에 대해 광범위작용을 한다.

1. 부작용 및 유해반응

tigecycline의 많은 부작용은 tetracycline과 유사하며, 가장 흔한 부작용은 오심, 구토, 복부통증, 설사이다. 드물게 위막성 결장염(pseudomembranous colitis)이 일어나고, 다른 부작용으로는 광과민, 두통, 어지럼, 불면증, 고혈압, 저혈압, 빈혈, 백혈구감소증, 혈소판감소증, 고혈당증, 저칼륨혈증, BUN 상승, 간효소 증가 등이 야기된다.

2. 약물 상호작용

경구용 피임약은 tigecyline과 동시에 투여하면 효과가 떨어진다. Warfarin 농도는 tigecycline과 함께 투여하면 증가되어 출혈을 야기한다.

간호과정
환자-중심의 협력의 간호

항박테리아제: Tetracycline계 약물

사정

- 활력징후와 소변배설량을 사정한다.
- 신기능, 간기능 검사결과를 체크한다.
- 식사 섭취 및 환자가 현재 복용하는 약에 대한 개인력을 사정한다.

간호진단

- 호흡기로 박테리아 침투와 관련된 감염 위험
- 질병의 부정으로 인한 약물요법의 불이행(비순응도)
- Tetracycline의 유해효과와 관련된 피부손상 위험
- 영양불균형: 오심, 구토와 관련된 신체요구량보다 저하됨

간호목표

- 감염이 조절되어 염증반응이 제거된다.

간호중재

- tetracycline 투여 전에, 감염부위에서 검체를 채취한 후 배양과 감수성 검사를 진행한다. 항생제는 검체 채취 후 투약한다. 적절한 흡수를 위해 식사 1시간 전 혹은 2시간 후에 tetracycline을 투여한다.
- 간과 신장의 기능을 위한 검사결과를 모니터링한다.
- 활력징후와 소변배설량을 기록한다.

환자교육

일반

- Tetracycline은 빛과 열에 의해 변성되어 독성화되므로 보관시 빛과 열을 차단하도록 설명한다.
- Tetracycline 병에 적힌 유효기간을 확인하도록 조언한다. 유효기간이 지난 tetracycline은 신독성을 일으킨다.
- 임신 계획중인 여성 환자의 경우 기형유발효과가 있으므로 약물을 피하도록 한다. 영구적인 영구치 변색 때문에 8세 이하는 tetracycline을 피하도록 부모에게 주의를 준다.
- 처방된 tetracycline을 모두 복용하도록 격려한다.

부작용

- 외출 시 햇빛차단제와 보호의류를 착용하도록 한다.

- 중복감염의 징후를 보고하고, 경구 피임약의 효과가 저하되기 때문에 추가적인 피임법을 사용하도록 조언한다.
- 구강궤양을 방지하거나 경감하기 위해 하루에 수차례 효과적인 구강위생하도록 교육한다.

식이

- 유제품, 철, 제산제를 피하고, 식사 1시간 전 또는 2시간 후에 한 컵 가득 담긴 물로 복용한다. 만약 위장관불편이 발생하면 비유제품 음식과 함께 복용한다.

평가

- 감염증상, 부작용이나 유해효과가 없다.

4 Aminoglycoside

Aminoglycoside는 세균 단백질합성을 억제하며, 주로 호기성 그람음성균에 사용된다. Streptomycin은 한때 널리 사용했으나, 현재는 내성을 가진 많은 균주의 출현과 이독성 발생으로 결핵 치료에 한해 사용한다.

Aminoglycoside는 위장관을 통해 흡수되지 못하며 뇌척수액으로 들어가지 못한다. 어린이의 혈액뇌장벽을 통과하지만, 성인의 혈액뇌장벽은 통과하지 못한다. 그래서 일부 aminoglycoside계 약물을 제외하고 기본적으로 IM, IV로 투여한다. Neomycin은 수술 전 장을 멸균하기 위해 경구 투여한다. Paromomycin은 기생충 감염 치료를 위해 경구 투여한다.

gentamicin, tobramycin, Amikacin은 녹농균 감염에 사용되며, Amikacin은 gentamicin과 tobramycin에 박테리아 저항이 있을 때 사용된다. 원형약물차트 19-3은 gentamicin의 약리학적 작용을 기술하였다.

약동학 Gentamicin은 IM과 IV로 투여하며, 짧은 반감기로 1일 3-4회 투여한다. 이 약물은 변하지 않은 채로 소변으로 배설된다.

약력학 Gentamicin은 임신범주 G에 포함된다. 작용개시는 신속하고, 최고작용은 1-2시간이다. 원하는 혈액농도를 확보하기 위해 aminoglycoside계 약물은 대개 IV 투여한다. 규칙적인 혈액검사를 통해 치료약물농도를 모니터링한다.

1. 부작용 및 유해반응

심각한 유해반응에는 이독성과 신독성이 있다. 신장기능, 약물용량 그리고 연령은 aminoglycoside계 약물치료로부터 환자가 신독성을 나타내는지 결정하는 요인이 된다. 의료진은 환자의 청각, 균형 그리고 소변 배설의 변화를

원형약물차트 19-3

Gentamicin Sulfate

약물분류 항박테리아제: aminoglycoside 임신범주: D	**투여경로** IM/IV TDM: 최대: 5–8mcg/mL; 최저: 0.5–2mcg/mL
금기 과민반응, 심한 콩팥질환, 임신 및 위막성 대장염 주의: 신질환, 신경근육질환	**상호작용** 약물: loop 이뇨제와 병용 시 이독성 증가, methoxyflurane; amphotericin B, polymyxin, cisplatin, furosemide, vancomycin과 병용 시 신독성 증가 검사: BUN, 혈청 AST, ALT, LDH, bilirubin, creatinine 증가; 혈청 potassium 및 magnesium 감소
약동학 흡수: IM, IV 분포: PB: 0–30% 대사: 반감기 2h 배설: 변하지 않는 상태로 소변으로 나옴	**약력학** IM/IV: 개시: 신속 최대: 1–2h 작용: 6–8h
치료효과/사용 그람음성균(예, Pseudomonas aeruginosa, Proteus)에 의한 심한 감염; 골반염증질환치료; methicillin 저항 Staphylococcus aureus(MRSA) 감염에 효과적. 작용기전: 박테리아 단백질합성 억제; 살균효과	
부작용 식욕부진, 오심, 구토, 발진, 감각이상, 시각이상, 두통, 혼돈, 우울, 진전, 이명, 청력 소실, 소양증, 근육경련 혹은 허약증, 광과민, 탈모, 관절통	**유해반응** 빈뇨, 두드러기, 두근거림, 중복감염, 말초신경병증, 후두부종, 저칼륨혈증, 저망간혈증, 저나트륨증 생명위협: 이독성, 신독성, 혈소판감소증, 무과립구혈증, 신경근육차단, 간손상

표 19-3 항박테리아제; Aminoglycosides

일반명(상품명)	투여경로	사용 및 고려사항
amikacin sulfate (Amikin)	IM/IV	기타 aminoglycoside에 저항하는 균을 포함하는 그람음성균에 대해 효과적. 호흡기계, 뼈, 관절, 피부 및 연부조직 감염에 사용. 청력 소실, 간독성 및 신독성 모니터링. 임신범주: C; PB: 0–10%; tⅡ: 2–4h
gentamicin sulfate	원형약물차트 19–3 참조	
kanamycin sulfate (Kantrex)	IM/IV	간성혼수에 경구투여. *Pseudomonas aeruginosa*를 제외한 그람음성균에 사용. 청력 소실과 신독성 모니터링. 임신범주: D; PB: 10%; tⅡ: 2h
neomycin sulfate (Myciguent,Neo–Fradin)	PO	장내세균 감소 및 수술 전 장 멸균. E.coli에 의한 피부감염 및 설사에 사용. 임신범주: C; PB: 0–30%; tⅡ: 3h
streptomycin sulfate (Steptomycin)	IM:	결핵에 사용. 이독성이 큰 문제. 임신범주: D; PB: 35%; tⅡ: 2–3h
tobramycin sulfate (Nebcin)	IM/IV	녹농균에 가장 효과적. 청력 소실 및 신독성 모니터링. 임신범주: D; PB: 10%; tⅡ: 2–3h

평가해야 한다. 장시간 aminoglycoside 약물사용은 중복감염을 야기한다. 표 19–3은 aminoglycoside계 약물과 투여경로, 사용 및 고려사항을 나타내고 있다.

2. 약물 상호작용

Warfarin(Coumadin) 같은 항응고제 효과는 aminoglycoside와 동시 투여 시 증가할 수 있다. Erythromycin과 aminoglycoside를 투여할 때 이독성의 위험이 증가한다.

간호과정
환자-중심의 협력의 간호

항박테리아제: Aminoglycosides

사정

- 활력징후와 소변배설량을 기록하고, 향후 활력징후와 소변배설량을 비교한다.
- 신기능 및 간기능 검사결과를 확인한다.
- 신장 혹은 청각 질환과 관련된 과거력을 사정한다.

간호진단

- 박테리아 침범과 관련된 감염 위험
- aminoglycosides 부작용과 관련된 조직손상의 위험
- 음식 섭취 불능으로 인한 신체요구량보다 적은 영양불균형
- 신독성 유해반응과 관련된 비효율적인 말초조직 관류 위험

간호목표

- 감염증상이 조절되고 염증반응이 제거된다.

간호중재

- Aminoglycosides 투여 전에, 감염부위에서 검체를 채취한 후 배양과 감수성 검사를 진행한다.
- 섭취량과 배설량을 체크한다. 소변량은 최소 600mL/d 이어야 하고, 소변량이 줄어들면 즉시 보고한다. 매일 소변검사 실시하여 단백뇨, casts, 혈액세포 검출여부를 체크한다.
- 청각소실을 체크한다.
- 검사결과를 확인하고 기본 결과와 비교한다. 비정상 결과를 보고한다.
- 활력징후를 확인한다. 체온이 떨어졌는지 확인한다.
- 정맥투여 시, gentamicin은 NSS 혹은 5% dextrose 50–200mL에 희석하여 30–60분에 걸쳐서 투여한다.
- 치료약물 모니터링 검사를 실시한다. Gentamicin 최고농도는 5–8mcg/mL, 최저농도는 0.5–2mcg/mL 이어야 한다.
- 중복감염 징후와 증상인 구내염, 생식기 분비, 항문 혹은 생식기 가려움증을 모니터링한다.

환자교육

일반

- 수분섭취를 제한하지 않는다면 환자로 하여금 수분섭취를 증가하도록 격려한다.

부작용

- Aminoglycoside 부작용인 오심, 구토, 진전, 이명, 가려움증, 근육경축을 보고하도록 교육한다.
- 햇빛에 노출되는 동안 햇빛을 차단하고, 보호의류를 입도록 환자에게 조언한다.

평가

- 감염증상과 부작용이 없다.

5 Fluoroquinolones(Quinolones)

Fluoroquinolone은 세균의 DNA 합성에 필요한 DNA gyrase를 억제하며, 그람양성과 그람음성 세균에 살균효과가 있다. 최초로 개발된 Naldixic acid(NegGram)는 비뇨기계 감염 치료로 제한되었다. 비뇨기계, 뼈, 관절감염, 기관지염, 폐렴, 위장관염, 임질의 치료에 유용하다. 표 19-4는 여러 가지 fluoroquinolone계 약물을 나열하고 있다.

Ciprofloxacin(Cipro)과 norfloxacin(Noroxin)은 그람양성 및 *Pseudomonas aeruginosa*를 포함하는 그람음성균에 작용하는 광범위 항생제이다. Norfloxacin은 비뇨기감염에, Ciprofloxacin은 비뇨기감염, 하부호흡기계, 피부, 연조직, 뼈, 관절감염에 사용된다.

원형약물차트 19-4는 levofloxacin과 관련된 약물 정보를 나열하고 있다. Levofloxacin의 사용은 비뇨기감염에 국한되지 않는다.

Levofloxacin은 주로 지역획득 폐렴 같은 호흡기 문제, 만성 기관지염, 급성 부비동염, 비뇨기감염 그리고 합병증 없는 피부감염 치료에 사용된다.

Moxifloxacin은 1일 1회 경구 또는 비경구투여가 가능하며, 다른 fluoroquinolone계 약물이 효과적인 감염증에 처방된다. Moxifloxacin은 폐렴균에 대해 levofloxacin보다 더 효과적이고, 일부 포도알균과 장내구균에 효과적이지만 VREF에 효과가 없다. 표 19-4에 fluoroquinolones계 약물이 제시되어 있다.

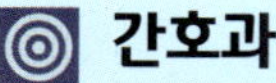

간호과정
환자-중심의 협력의 간호

항박테리아제: Fluoroquinolones

사정
- 활력징후와 소변배설량을 기록한다. 향후 활력징후와 소변배설량을 비교한다.
- 신기능 검사 결과를 사정한다.
- 약물과 식이력을 사정한다.

간호진단
- 박테리아 침투와 관련된 감염 위험
- 약물 유해작용과 관련된 손상된 조직 통합성의 위험
- 약물요법의 중요성에 대한 이해 부족으로 인한 약물요법 불이행

간호목표
- 감염이 조절되고 염증반응이 제거된다.

간호중재
- 항생제 사용 전에 감염부위에서 검체를 채취한 후 배양과 감수성 검사를 진행한다.
- 섭취량과 배설량을 관찰한다. 소변배설량은 최소 750mL/d 이어야 한다. 수분은 결정뇨를 예방하기 위해 하루 2000mL 이상으로 섭취한다. 소변의 pH는 <6.7 이어야 한다.
- 활력징후를 기록하고, 비정상 소견을 보고한다.
- 검사결과, 특히 BUN과 혈청 creatinine을 체크한다.
- 제산제와 철분 투여 2시간 전 또는 후에 levofloxacin을 투여한다. 한 컵 가득 물을 먹도록 하고, 위장 장애가 나타나면 음

표 19-4 항박테리아제; Fluoroquinolones (Quinolones) 및 미분류 약물

일반명(상품명)	투여경로	사용 및 고려사항
Fluoroquinolones		
ciprofloxacin HCl(Cipro)	PO/IV	하기도, 신장, 뼈, 관절, 피부의 감염. 임신범주: C; PB: 20-40%; tⅡ: 4h
levofloxacin(Levaquin)	원형약물차트 19-4 참조	
moxifloxain(Avelox)	PO/IV	부비동염, 기관지염, 지역획득 폐렴 및 피부감염. 연쇄상구균 폐렴에 대해서는 levofloxacin보다 4-8배 강함. 부작용은 다른 fluoroquinolones과 유사. 임신범주: C; PB: 30-50%; tⅡ: 12h
norfloxacin(Noroxin)	PO	급만성 요로 김염. Fluoroquinolone군 중에 가장 강력한 약물. 음식물이 약물흡수를 억제할 수 있음. 임신범주: C; PB: 10-15%; tⅡ:3-4h
ofloxacin(Floxin)	PO	호흡계, 비뇨계 감염, 전립선염, 피부감염. 음식과 함께 복용 금지. 중복감염 유발. 과다한 햇빛 피하기. 임신범주: C; PB: 32%; tⅡ: 4.5h
Unclassified Drugs		
chloramphenicol	IV	심한 감염에 사용. 약물이 독성을 나타낼 수 있다. 악성 빈혈 유발. 임신범주: C; PB: 50-60%; tⅡ: 4-5h
quinupristin/dalfopristin (Synercid)	IV	Vancomycin 저항 Enterococcus faecium에 효과적. Staphylococcus aureus 및 Streptococcus pyogenes에 의한 피부감염에 사용. 투여 부위에 정맥염 유발. 임신범주: B; PB: UK; tⅡ: 1-3h

식과 함께 투여한다.

- Levofloxacin 정맥투여는 적절한 용량의 용액에 희석하여 60분 이상 투여한다.
- 중복감염 징후와 증상인 구내염, 검은 혀, 항문/생식기 분비물 및 가려움증을 확인한다.
- 동시에 투여될 때에 혈청 theophylline 농도를 관찰한다. Levofloxacin은 theophylline 농도를 증가시킨다. 중추신경계 흥분증상인 신경증, 불면증, 불안, 빈맥을 모니터링한다.
- 혈당을 관찰한다. Levofloxacin은 경구용 혈당강하제 효과를 증가시킬 수 있다.

환자교육

일반

- 매일 6–8잔의 수분을 섭취하도록 교육한다. 카페인 제품을 피하도록 독려한다.

부작용

- 약물을 복용하는 동안 혹은 약물안전성이 확보될 때까지 졸림 때문에 위험한 기계류를 작동하거나 자동차 운전을 피하도록 환자에게 지시한다.
- 광과민은 fluoroquinolone의 부작용이므로, 태양에 노출될 때 선글라스를 사용하고 햇볕 차단 및 보호의류를 사용해야 한다.
- 어지럼, 오심, 구토, 설사, 복부팽만, 복부경련, 이명, 발진 그리고 매우 드문 건파열과 같은 부작용을 보고하도록 격려한다.

평가

- 정상범위 내에 체온이 회복되고 더 이상 감염의 징후가 없다.

약동학 Levofloxacin은 위장관에 잘 흡수되고, 50%의 낮은 단백결합, 6–8시간의 반감기를 가진다. Levofloxacin은 변하지 않은 채로 소변으로 배설된다.

약력학 Levofloxacin은 DNA gyrase를 억제함으로써 세균 DNA 합성을 저해한다. 음식은 약물의 흡수 속도를 느리게 하므로 공복에 복용한다. Levofloxacin은 경구용 혈당강하제, theophylline, caffeine의 효과를 증가시킨다. 제산제와 철 약물은 fluoroquinolone의 흡수를 줄인다. Levofloxacin은 0.5–1시간의 개시시간을 가지고 최고농도시간은 1–2시간이다.

원형약물차트 19-4

Levofloxacin

약물분류	**투여경로**
항박테리아제: quinolone, fluoroquinolone 상품명: Levaquin 임신범주: C	PO IV
금기	**상호작용**
심한 신장질환, 다른 quinolones 약물에 과민, 중증근무력증, 임신 및 모유수유 주의: 발작질환, 신기능이상, 어린이 <14 y, 고령자, theophylline 치료, 탈수, 심부전증	약물: 경구용 혈당강하제 및 theophylline, caffeine의 효과 증가. 제산제, 철분과 병용 시 약물흡수 감소. Warfarin 효과 증가 검사: AST, ALT 증가. 출혈시간 지연
약동학	**약력학**
흡수: PO: 좋음 분포: PB: 24–38% 대사: 반감기 6–8h 배설: 변하지 않은 채로 소변에 나옴	PO: 개시: 0.5–1h 최고: 1–2h 작용: UK
치료효과/사용	
중등도에서 중증 하기도감염, 신장, 뼈 및 관절 감염, 탄저병, 봉와직염, 기관지염, 폐렴, 배뇨관염, PID, 임질, Staphylococcus aureus, 연쇄상구균 작용기전: 박테리아 DNA 합성에 필요한 DNA gyrase 억제; 살균효과	
부작용	**유해반응**
오심, 구토, 설사, 복통, 위창자 내 공기 참(고창), 두통, 시야혼탁, 어지럼, 피로, 불안, 혼돈, 우울, 불면증, 허약, 악몽, 진전, 발진, 홍조, 이명, 광과민, 건염, 드물게 건 파열	가슴두근거림, 균교대증, 부종, 혈액이상, 아나필락시스, 고칼륨혈증, 저혈압, 혈관부종, 말초신경병증 생명위협: Stevens–Johnson 증후군, 간독성, 신독성, 뇌병증, 발작, 위막성 결장염, 심부정맥, 자살충동

6 Lipopeptides

Daptomycin은 *lipopeptides*라는 새로운 항생제 분류의 최초 약물이다. Daptomycin은 세균막에 결합하여 막전이의 신속한 탈분극을 야기하고, 단백질 DNA와 RNA 합성을 억제함으로써 살균작용을 한다.

그람양성균에 의한 합병증이 온 피부감염, 포도알균 감염에 의한 세균혈증 그리고 MRSA에 의한 감염성 심내막염 등에 사용된다.

약동학 Daptomycin은 4mg/kg/day 용량으로 정맥투여한다. 1 바이알 500mg을 생리식염수 10mL에 희석한 후 10분간 그대로 둔다. 정확한 희석을 위해 바이알을 부드럽게 회전시키고 생리식염수 50~100mL에 추가 희석한 후 30분 이상 투여하고, dextrose 용액으로는 희석하지 않는다. 단백결합은 92%, 반감기는 8시간이다. Daptomycin은 신장을 통해 배설된다.

약력학 Daptomycin 유효 농도는 5.9mcg/mL인데, 세 번째 투여에 의해 확보된다.

1. 부작용 및 유해반응

Daptomycin 부작용에는 고혈압, 저혈압, 빈혈, 감각이상, 어지럼, 불면증, 통증 혹은 배뇨 시 작열감, 오심, 구토, 설사, 변비, 창백 등이 있다. 심한 유해반응에는 흉통, 저칼륨혈증, 고칼륨혈증, 고혈당증, 저혈당증, 출혈, 골격근파괴 등이 있다.

2. 약물 상호작용

Daptomycin을 statin과 병용투여할 때 골격근의 파괴위험이 증가하고, Warfarin과 병용 사용하면 출혈이 증가한다.

7 미분류 항박테리아제

Chloramphenicol, spectinomycin 및 quinupristin/dalfopristin 같은 항생제들은 주요 약물분류에 포함되지 않는다. Chloramphenicol은 세균 단백합성을 억제하여 정균작용을 하며, Chloramphenicol의 독작용에는 혈액이상증이 있어 심각한 감염치료에만 사용된다. Quinupristin/dalfopristin(Synercid)은 세균 단백합성을 억제하며, vancomycin 저항성 *Enterococcus faecium*(VREF) 패혈증 및 *S. aureus* 및 *S. pyogens*에 의한 피부감염에 효과적이다. 말초정맥으로 약물 투여 시 통증, 부종 및 정맥염이 발생된다.

CHAPTER 20

Sulfonamides

학습목표

- Sulfonamide와 sulfadiazine의 유사점과 차이점을 비교한다.
- Sulfonamide계 약물의 약동학을 설명한다.
- Trimethoprim–sulfamethoxazole을 복용하는 환자에게 간호과정을 적용한다.

1 Sulfonamide계 약물

Sulfonamide는 감염성 질환 치료의 새로운 시대를 열었다. 그람음성균과 그람양성균에 대한 폭넓은 작용으로 감염으로 인한 사망률을 크게 감소시켰다. Sulfonamide는 세균 성장에 필수적인 엽산을 억제하여 세균의 성장을 저해한다. 사람은 엽산을 합성하지 않고 음식을 통해 획득하므로, sulfonamide는 인체의 정상세포에 영향을 주지 않고 세균의 성장만 선택적으로 억제한다.

초기에 Sulfonamide는 매우 효과적이었으나 여러 가지 요인으로 사용이 크게 줄었다. Penicillin의 사용과 효과가 증가되고, 일부 sulfonamide에 대한 박테리아 저항성이 생겨났다. Sulfonamide는 penicillin 과민환자의 대체약물, 비뇨기계 감염, 귀감염과 신생아의 눈감염에 예방 목적으로 사용된다. Sulfonamide는 E. coli에 약 90% 효과가 있어 대장균에 의한 비뇨기감염 치료에 자주 선택되고, 뇌수막염 치료에 유효하다. Sulfonamide는 바이러스와 곰팡이에 효과가 없다.

약동학 Sulfonamide는 위장관을 통해 잘 흡수되고 신체조직과 뇌에 잘 분포된다.

약력학 위장관으로 잘 흡수되기 때문에 경구투여한다. 안연고 또는 안약으로 사용되며, 화상치료를 위해 크림 제형(silver sulfadiazine[Silvadene]과 mafenide acetate[Sulfamyon])으로 사용한다.

Sulfadiazine은 penicillin에 과민한 류마티스열 환자의 연쇄상구균 감염의 예방적 치료에 유용하다. Sulfadiazine은 소변에 잘 안 녹아 수분과 물을 충분히 섭취하지 않으면 신장에 손상을 줄 수 있는 결정질을 일으킨다. 초기 sulfonamide(예, sulfadiazine)는 소변에서 낮은 용해도와 결정질을 초래하지만, 최신 sulfonamide는 높은 용해도로 인해 소변 결정질 형성과 신장 손상은 거의 없다. 표 20–1은 sulfonamide를 기술하고 있다.

표 20–1 항박테리아제: Sulfonamides

일반명(상품명)	투여경로	사용 및 고려사항
단기작용		
Sulfadiazine(Microsulfon)	PO	전신감염에 사용. 단시간 및 중시간 작용. 하루 2L 이상의 수분 섭취. 임신범주: C; PB: 38–48%; tⅡ: 17h
중기작용		
Sulfasalazine(Azulfidine)	PO	궤양성 대장염, 크론병, 류마티스성 관절염(일부 경우)에 사용. 대변 Clostridium 및 E. coli 감소. 음식섭취 후 복용. 부작용에는 오심, 구토, 혈액 동반 설사. 임신범주: B(거의 만삭 시: D); PB: 99%; tⅡ: 6h
trimethoprim–sulfamethoxazole(Bactrim, Septra)	원형약물차트 20–1 참조	

1. 부작용 및 유해반응

Sulfonamide는 안전한 약물이지만 몇 가지 유해반응은 심각하다. 유해반응에는 소변에 형성되는 결정, 아나필락시스 반응, 오심, 구토 등이 있다. 흔하지 않지만 장기간 고용량을 사용하면 용혈성 빈혈, 악성 빈혈, 백혈구 및 혈소판 감소와 같은 혈액 이상을 초래할 수 있다.

2. Trimethoprim 및 Sulfamethoxazole

Trimethoprim은 세균의 엽산 합성을 방해하는 항균제로, 합병증이 없는 요로감염에 사용한다. 1970년대에, sulfonamide 내성을 방지하고 많은 균에 대해 더 나은 항균 반응을 유도하기 위해 sulfonamide sulfamethoxazole(중간작용 sulfonamide)와 병용하였다. 복합항생제인 trimethoprim-sulfamethoxazole(TMP-SMZ[Bactrim, Septra])이 요로감염 치료제로 사용된다.

TMP-SMZ는 요로감염, 장감염, 하부호흡기감염, 중이염, 전립선염, 임질 치료에 사용하고, 후천성면역결핍증 환자의 폐포자충증 폐렴 예방에 사용된다. 소변 결정을 예방하기 위해 수분섭취를 권장한다. 원형약물차트 20-1은 TMP-SMZ의 약리작용을 기술하고 있다.

약동학 TMP-SMZ는 위장관에서 흡수가 잘되고 단백결합율은 중간정도이다. 반감기는 8-12시간으로 1일 2회 투여한다. 변하지 않은 대사물로 소변으로 배출된다.

약력학 TMP-SMZ는 여러 국가에서 일반적으로 co-trimoxazole로서 알려져 있다. Trimethoprim은 비-sulfonamide 항생제이나, 약물 병용으로 활성을 증대시켰다.

TMP-SMZ는 경구 또는 IV 투여한다. 경구투여 시 작용개시는 중간 정도이며, IV 투여 시 작용개시는 신속하다. TMP-SMZ는 경구용 혈당강하제인 sulfonylurea와 동시에 투여 시 저혈당 반응을 증대시키고, 경구용 항응고제의 작용을 증가시킨다.

1) 부작용 및 유해반응

TMP-SMZ의 부작용에는 경한 발진에서 중등도 발진, 식욕부진, 오심, 구토, 설사, 구내염, 결정뇨(crystalluria), 광과민 등이 있다. 심각한 유해반응은 드물지만 무과립구혈증, 악성 빈혈, 알레르기성 심근염(allergic myocarditis)이 생명을 위협하는 질환으로 보고된다.

원형약물차트 20-1

Trimethoprim-Sulfamethoxazole (TMP-SMZ)

약물분류 항박테리아제: sulfonamide 상품명: Bactrim, Septra 임신범주: C	**투여경로** PO IV
금기 심한 신장 혹은 간질환, sulfonamides에 과민반응, 거대 적아구성 빈혈 혹은 엽산-결핍성 빈혈, 임신, 모유수유, 신생아 주의: 영양실조, 갑상선저하증, 고령자	**상호작용** 약물: Warfarin과 병용 시 항응고 증가; 경구 혈당강하제와 병용 시 저혈당 증 증가, ACE 억제제와 potassium 보존이뇨제는 potassium 농도 증가, digoxin 농도 증가, phenytoin과 methotrexate 독성 증가 검사: BUN, 혈청 creatinine, AST ALT, ALP 증가
약동학 흡수: PO: 잘 흡수됨 분포: PB: 44%, TMP; 70%, SMZ; 태반 통과 대사: 반감기 TMP; 8-10h, SMZ; 6-12h 배설: 대사물로 소변으로 배설	**약력학** PO: 개시: 0.5-1h 최고: 1-4h 작용: UK IV: 개시: 즉시 최고: 0.5-1h 작용: UK
치료효과/응용 요로감염, 중이염, 기관지염, 연쇄상 폐렴구균, Pneumocystis carinii, Klebsiella, Escherichia coli, 방광염 치료 작용기전: 엽산합성 및 핵산의 단백합성 억제; 살균효과	
부작용 식욕부진, 오심, 구토, 설사, 복통, 발진, 구내염, 피로, 우울증, 두통, 어지럼, 불면증, 광과민	**유해반응** 생명위협: 발작, 백혈구결핍, 혈소판결핍, 골수억제 증가, 용혈성 빈혈, 재생불량성 빈혈, 무과립구혈증, 혈관성 부종, 고칼륨혈증, 저나트륨혈증, 결정뇨, 위막성 결장염, Stevens-Johnson 증후군, 신부전증

간호과정
환자-중심의 협력의 간호

항박테리아제: Sulfonamide

사정

- 소변량(>600mL/d), 혈청 BUN(정상, 8–25mg/dL)과 creatinine(정상, 0.5–1.5mg/dL)을 확인함으로써 신기능을 사정한다.
- 환자의 과거력을 사정한다. Co-trimoxazole과 같은 sulfonamide계 약물은 심한 신질환 또는 간질환 환자에게 금기이다.
- sulfonamide 과민 여부를 확인한다. 알레르기 반응에는 발진(rash), 피부탈락(skin eruption), 가려움 등이 있다. 심한 과민반응에는 다형홍반 혹은 박탈피부염이 있다.
- 현재 복용 중인 약에 대한 개인력을 사정한다. 경구용 혈당강하제(sulfonylurea)와 sulfonamide를 동시에 투여하면 혈당강하작용이 증가한다. Sulfonamide를 warfarin과 같이 사용하면 항응고작용이 증가한다.
- 기본적 검사소견, 특히 CBC 결과를 사정한다.

간호진단

- 삽입된 카테터와 관련된 감염 위험
- Sulfonamide와 관련된 광과민의 비효율적인 보호
- 장시간 고용량의 sulfonamide 투약과 관련된 소변 배설 저하

간호목표

- 감염증상이 조절되고 사라진다.

간호중재

- 충분한 물과 함께 투여한다. 충분한 물섭취는 결정뇨와 신장결석을 예방한다.
- 섭취량과 배설량을 기록한다. 소변량이 최소 1200mL/d이어야 결정뇨 위험을 줄인다.
- 활력징후를 모니터링하고, 체온이 떨어졌는지 확인한다.
- 생명을 위협하는 빈혈을 야기할 수 있는 혈액학적 반응을 관찰한다. 초기 징후는 목통증, 자반(purpura), 백혈구 및 혈소판 감소 등이다. 환자의 CBC 및 기본 결과와 비교한다.
- 중복감염의 징후와 증상을 체크한다. 증상에는 구내염, 흑모설(furry black tongue), 항문 혹은 생식기의 분비물 및 가려움증 등이 있다.

환자교육

일반

- 결정뇨를 예방하기 위해 sulfonamide를 복용하는 동안 충분한 물을 섭취하도록 권장한다.
- 임신 후기 3개월 동안 sulfonamide를 복용하지 않도록 조언한다.
- 제산제는 sulfonamide의 흡수를 줄이므로 함께 복용하지 않도록 교육한다.
- 교차민감 때문에 한 가지 sulfonamide에 알레르기를 나타내면 다른 sulfonamide를 피하고, 의료진의 하락을 받으라고 환자에게 주의를 준다.

자가투여

- 충분한 물과 함께 식사 1시간 전 혹은 2시간 후에 sulfonamide를 복용하도록 교육한다.

부작용

- 약물에 의한 혈액질환의 결과인 멍과 출혈에 대해 보고하도록 지시한다. 규칙적으로 혈구세포수를 모니터하도록 조언한다.
- 광과민반응을 예방하기 위해 선글라스를 착용하고, 직사광선을 피하고 햇빛차단제를 바르고 옷을 입도록 주의를 준다.

평가

- 더 이상 감염증상이 없으며, 혈액검사결과가 정상이다.

CHAPTER 21

항결핵제, 항진균제, 펩티드, Metronidazole

학습목표

- 항결핵제 중 일차약물과 이차약물의 예를 각각 제시하고 효과를 비교한다.
- 항진균제의 차이를 구별한다.
- Polyene의 사용에 대해 설명한다.
- 항결핵제, 항진균제 및 펩티드 약물의 유해반응을 구별한다.
- 항결핵제, 항진균제 및 펩티드 약물을 복용하는 환자의 간호과정을 적용한다.
- Metronidazole의 부작용 및 유해효과를 기술한다.

이 장에서 다루는 약물은 모두 다른 범주로 분류되지만, 각각 질병을 유발하는 유기체들을 죽이거나 억제하는 작용을 한다.

1 결핵

결핵(*tuberculosis*)은 **결핵균**(*mycobacterium tuberculosis*)에 의해 발생한다. 결핵균은 전형적으로 폐를 침습하지만 다른 신체 부위, 특히 뼈로도 침입할 수 있다. 느리게 성장하는 균은 병원체 주변에 벽을 만들어 고립시키는 면역반응 세포를 활성화시키고, 이때 균은 결정(tubercle)이라는 공간 내부에 숨어서 휴지기를 보낸다. 이러한 균은 평생 휴지기에 있을 수도 있고 면역계가 약해졌을 때 다시 활성화될 수도 있다. 활성화되었을 때 결핵은 감염성이 상당히 높으며 오염된 가래를 통해 전파된다. 결핵의 증상은 식욕부진, 기침, 가래, 발열, 밤에 땀을 흘리거나, 체중감소 및 가래에서 결핵균의 양성반응 등이다.

2 항결핵약물

비경구약물인 streptomycin이 결핵 치료에 사용된 첫 번째 약이다. isoniazid(INH)는 결핵균에 효과적인 첫번째 경구용 약물이다. Isoniazid는 결핵 세포벽의 합성을 억제하고 세포내 효소생성에 사용되는 pyridoxine(비타민 B_6)을 차단하는 살균제이다. Isoniazid 처방 시 pyridoxine결핍과 말초신경증을 예방하기 위해 pyridoxine을 같이 처방한다. 결핵치료에 사용되는 약물에는 **항미코박테리아 약물**(*anti-mycobacterial agents*)과 **항결핵 약물(antitubercular drugs)**이 있다.

예방적 항결핵요법은 결핵환자와 접촉한 개인, **인간면역결핍바이러스(human immunodeficiency virus, HIV)**검사나 결핵피부검사에 양성반응인 사람에게 적용한다. 어떤 사람이 결핵을 진단받으면 가족들은 보통 예방차원의 isoniazid를 6개월에서 1년 정도 복용한다. 인간면역결핍바이러스 양성 환자이면서 결핵피부검사 양성 환자들은 rifampin과 pyrazinamide로 2개월동안 예방차원의 치료를 받는다. 원형약물차트 21-1에 isoniazid에 대한 정보가 있다.

결핵 약물요법은 대부분의 다른 감염과는 다르다. 미코박테리아의 세포벽은 항생제 침투에 저항력이 있다. 결절안에 고립되어 있는 미생물에 약물이 도달하기 위해서 치료는 반드시 6~12개월 동안 지속되어야 한다. 환자가 전염성이 없어지고 증상이 없다고 해도 이 기간동안 반드시 치료를 계속해야 한다. 다약제 내성균 감염이 생긴 경우에는 24개월 동안 치료해야 한다.

결핵에 대한 약물요법의 두 번째 특징은 최소한 2개, 때로 4개 이상의 항생제를 동시에 투여해야 한다는 점이다. 6~24개월의 치료 기간 동안 서로 다른 약물 조합이 사용될 수 있다. 미토박테리아는 느리게 성장하며 내성이 흔하기 때문에 여러 약물을 이용한 치료가 필요하다. 오랜 치료기간 동안 여러 약물을 사용하고 조합을 바꾸는 것은 내성 발생의 가능성을 낮추고 치료의 성공률을 높일 수 있다. 치료요법은 초기 단계(2개월)와 이후 단계(4~7개월)로 나눈다. 총 치료계획은 6~9개월이며 항결핵제의 효과를 보고 결정한다. 표 21-1에서 결핵치료를 위한 다양한 약물 조합을 보여준다.

약동학 Isoniazid는 위장관으로 잘 흡수되며 IM으로 투여할 수 있다. 매우 낮은 단백결합률을 가지고 있으며, 1-4시간 정도의 반감기를 가진다. Isoniazid는 간에서 대사되며, 약의 75%는 소변으로 배출된다.

약력학 Isoniazid는 결핵균의 세포벽 합성을 억제하며, 보통 다른 항결핵성 약들과 같이 처방된다. Isoniazid는 PO 또는 IM으로 투여했을 때 최고시간과 작용시간이 같다. isoniazid의 유해효과인 말초신경증의 발병률을 줄이기 위해 pyridoxine이 같이 처방된다. isoniazid와 phenytoin을 같이 복용하면 phenytoin 효과가 감소하고, 제산제는 isoniazid의 흡수를 막는다.

항결핵약은 두 가지로 분류할 수 있다. 하나는 주로 사용되는 일차 약물로, 독성이 덜하고, 효과가 좋다. Rifapentine은 rifampin의 유사제인데, 최근에 나온 일차 결핵약으로, rifampin은 매일 복용하나 rifapentine은 일주일에 두 번만 복용한다. 이차 약물은 독성이 더 높고 덜 효과적이며 내성이 생겼을 때 사용한다. 일차약물과 이차약물은 표 21-2에 설명되어 있다.

1. 부작용 및 유해반응

isoniazid, rifampin, streptomycin의 유해반응으로 간독성, 두통, 조혈장애, 손발저림, 위장장애 및 안구독성 등이 있다. Isoniazid는 고혈당증, 고칼륨혈증, 저인산혈증 및 저칼슘혈증 등을 일으킬 수 있다. Rifampin은 체액을 오렌지색으로 변화시키고 소프트 콘택트렌즈를 영구적으로 변색시킨다. Ethambutol 복용 환자들은 어지럼이나 혼란, 환각이나 관절통증을 겪을 수 있다. Streptomycin은 이독성이나 시신경독성, 뇌병증, 혈관부종, CNS억압, 호흡 억제, 신장독성, 간독성이 있다.

원형약물차트 21-1

Isoniazid

약물분류 항결핵 상품명: INH, Nydrazid, Isotamine 임신범주: C	**투여경로** PO/IM
금기 심각한 신장과 간 질환, 알코올중독, 당뇨망막병증	**상호작용** 약물: 알코올과 rifampin, cycloserine 및 phenytoin과 병용 시 효과 증가. 알루미늄 제산제를 먹는 동안 위장관흡수 감소. 검사: AST, ALT, 빌리루빈 증가
약동학 흡수: PO: 잘 흡수된다. 분포: PB: 10% 대사: 반감기 1-4h 배설: 소변으로 75%	**약력학** PO: 개시: 0.5h 최고 :1-2h 작용: 6-8h IM: 최고: 1-2h 작용: 6h
치료효과/사용 결핵 예방 및 치료. 작용방법: 세균의 세포벽 합성 억제	
부작용 졸음, 떨림, 발진, 흐린시력, 감광성, 이명, 어지럼, 메스꺼움, 구토, 구강건조, 변비	**유해반응** 정신병적인 행동, 말초신경병, 비타민 B6 결핍, 고혈당 생명위협: 경련, 저혈소판증, 무과립구증, 간독성

표 21-1 결핵 치료를 위한 투약요법

단계	예1	예2	예3	예4
제1단계 (2 개월)	isoniazid, rifampin	isoniazid, rifampin, pyrazinamide	isoniazid, rifampin, streptomycin	isoniazid, rifampin, pyrazinamide, kanamycin 또는 ciprofloxacin
제2단계 (4-7개월)	isoniazid, rifampin	isoniazid, rifampin, etahmbutol	isoniazid, rifampin, capreomycin 또는 cycloserine	isoniazid, rifampin, ethambutol, streptomycin 또는 kanamycin 또는 ciprofloxacin 또는 clarithromycin 또는 capreomycin

간호과정

환자-중심의 협력의 간호

항결핵제

사정

- 결핵감염에 대한 과거력을 사정한다. PPD검사 결과, 흉부방사선 사진과 결과, 항결핵제에 대한 알레르기 반응 등을 확인한다.
- 환자의 병력을 사정한다. 심각한 간질환 환자의 경우에 대부분의 항결핵제는 금한다.
- 간효소, 빌리루빈, 혈청 BUN/creatinine을 확인한다. 향후 검사결과와 비교한다.
- 말초신경증 징후와 증상에 대해 평가한다(무감각이나 극도의 따끔거림).
- 항결핵약 요법에서 streptomycin이 포함되어 있다면 환자의 청각 변화를 평가한다.

간호진단

- 부적절한 초기 대응과 관련된 감염 위험
- 항결핵제의 유해반응과 관련된 감각지각 장애
- 항결핵제의 부작용과 관련된 피부손상 위험
- 항결핵제 부작용인 말초신경증과 관련된 손상 위험
- 약물과 관련된 지식 부족

간호목표

- 항결핵제를 복용 2–3개월 후에 실시한 가래검사에서 결핵균은 음성이다.

간호중재

- isoniazid는 식전 1시간이나 식후 2시간에 투약한다. 음식은 흡수율을 낮춘다.
- 말초신경증을 예방하기 위해 pyridoxine을 isoniazid와 같이 처방한다.
- 간효소 수치를 모니터링한다. 특히 환자가 isoniazid, rifampin 또는 streptomycin 등을 처방받았다면 간효소 증가는 간독성을 나타낸다.
- 결핵균 확인을 위한 가래검체는 이른 아침에 수집한다. 보통 아침에 가래를 연속 세 번 뱉어 검사실로 보내며, 몇 주 동안 반복한다.
- Isoniazid와 ethambutol을 복용하는 환자에게 시력검사를 시행한다.
- 약물요법 이행의 중요성을 강조한다.

환자교육

일반

- isoniazid와 같은 항결핵제는 식전 1시간이나 식후 2시간에 복용하도록 설명한다.
- 항결핵제를 처방받은 대로 복용하도록 지시한다. 약물요법

표 21–2 항결핵약물

일반명(상품명)	투여경로	사용 및 고려사항
일차약물		
ethambutol HCL (Myambutol)	PO	활동성 결핵. 신기능 감소시 투여량 감소. 백혈구감소증과 혈소판감소증 유발. 임신범주: B; PB: 20–30%; tⅡ: 3–4h
isoniazid(INH, Nydrazid) pyrazinamide PZA	PO	결핵 초기단계. 액체상태로 복용. 광과민이나 혈관성 부종, 간기능상실, 혈소판감소증 등 유발. 임신범주: C; PB: 5–10%; tⅡ: 평균 9–10h
rifabutin(mycobutin)	PO	결핵; AIDS환자의 미코박테륨 아비움 복합체 감염 예방. 임신범주: B; PB: 85%; tⅡ: 평균 45h
rifampin(rifadin)	PO	활동성 결핵. Neisseria menigtidis를 포함한 선택적인 그람양성 및 그람음성 박테리아 감염. 간효소 모니터링. 임신범주: C; PB: 80%; tⅡ: 13h
rifapentine(priftin)	PO	결핵치료를 위해서는 투약 간격이 최소 72시간. anticoagulant, anticonvulsant or digoxin과 병용 시 독성 주의. 경구용 피임약 금지. 임신범주: C; PB: 95%; tⅡ: 13h
streptomycin sulfate	IM	isoniazid와 rifampin 혹은 isoniazid와 ethambutol과 조합. 임신범주: D; PB: 15%; tⅡ: 1h
Second-Line Drugs		
aminosalicylate sodium	PO	이차 결핵약. 폐결핵, 기타 결핵 치료. 다른 항결핵약과 조합. 식후 복용. 임신범주: C; PB: 15%; tⅡ: 1h
capreomycin(capastat)	IM	결핵균에 효과. 다른 항결핵약과 조합. 단독사용 시 비효과적. 일차 약물에 내성이 생긴 결핵치료에 효과적. 청력감퇴 초래. 말초신경증에 대비하여 pyridoxine 투여. 임신범주: C; PB: UK; tⅡ: 4–6h
ethionamide(Trecator SC)	PO	결핵균에 효과. 일차 치료 실패 시. pyridoxine 투여. 당뇨병, 알코올중독, 간질환 환자는 주의. 임신범주: C; PB: 30%; tⅡ: 2–3h
기타 이차약물		
Kanamycin, amikacin, ciprofloxacin, ofloxacin은 다른 항결핵제와 조합하면 결핵간균에 효과적이다.		

이행은 필수이다.
- 항결핵제를 복용하는 동안 제산제를 복용하지 말라고 교육한다. 제산제는 약의 흡수를 저하시키고, 알콜은 간독성의 위험을 증가시킨다.
- 가래검사를 시행하고, 정기적으로 진료받도록 조언한다.
- 임신을 계획 중인 환자에게 ethambutol과 rifampin 복용 시 의료진과 상의하도록 한다.

부작용
- 환자에게 마비나 저림, 타는 듯한 느낌이 들 때 보고하라고 한다.
- 광과민증의 위험을 예방하기 위해 직접적으로 햇빛을 쐬는 것을 피하게 한다.
- Rifampin 복용 시 소변, 배설물, 침, 가래, 땀, 눈물이 붉은 오렌지색으로 바뀌지만 무해하다고 알려준다. 소프트 콘텍트 렌즈도 영구적으로 변색된다.
- 시력문제를 예방하기 위해 ethambutol을 1일 1회 복용하도록 한다. Ethambutol을 나눠서 복용하면 시력문제가 발생할 수 있다.

평가
- 3개월간 항결핵제를 복용한 후 실시한 가래검사에서 결핵균은 음성이다.

3 항진균제

진균에 의한 감염을 **진균증**(*mycosis*)이라고 한다. 표재성 진균증은 감염된 사람과의 접촉으로 생긴다. **피부진균**(*dermatophytes*)이라고 알려진 진균은 점막, 털, 손톱, 수분이 있는 피부 등의 외피계와 관련된 진균증을 일으킨다. 항생제 치료 후에 정상세균총에 미생물의 과잉성장 또한 표재성 진균증을 일으키며, Candida albicans에 의한 구강 칸디다증, 질칸디다증은 이 경우가 많다. 전신성 진균감염은 폐, 중추신경계, 소화기관 등의 내부장기를 침범한다. 보통 먼지나 흙 또는 동물의 배설물을 흡입함으로써 감염된다.

진균감염은 **기회감염** 여부로 분류될 수 있다. **기회감염**(**opportunistic infection**)은 보통 면역이 약해져 있거나 쇠약한 사람들 혹은 항생제, 코르티코이드(corticosteroid), 항암화학요법 또는 다른 면역억제제를 복용하고 있을 때 발생한다. 칸디다류의 균들은 보통 입, 피부, 장, 질 등의 한 부분인 정상세균총인데, 몸의 방어체계에 문제가 생겨 균의 과성장을 허용할 때 생긴다. 다른 기회감염성 감염들에는 aspergillosis, cryprococcosis 및 mucormycosis 등이 있다. Sporotrichosis, blastomycosis, histoplasmosis, coccidioidomycosis와 같은 비기회감염은 누구나 걸릴 수 있다.

항진균제(**antifungal drug, antimycotic drug**)가 진균 감염에 사용된다. 전형적으로 **항진균제**는 균의 민감성과 용량에 의존하여 진균 성장을 저지하거나 죽인다. 항진균제는 표 21-3과 같이 분류된다.

1. Polyenes

1) Amphotericin B

폴리엔(polyene) 항진균제인 amphotericin B는 심각한 전신성 감염에 사용한다. 폴리엔 항진균제는 진균 세포막에 붙어서 채널을 열어 세포의 투과성과 세포내 구성물, 특히 칼륨의 누출을 증가시킨다.

약동학 Amphotericin B는 단백결합률이 높고, 긴 반감기를 가지고 있으며, 약의 5% 정도만이 소변으로 배설된다. 신장질환은 amphotericin B의 배설에 영향을 주지 않는다.

약력학 Amphotericin B는 위장관계로 흡수되지 않기 때문에 전신감염을 치료하기 위해서는 저용량으로 정맥 투여한다.

부작용 및 유해반응

Amphotericin B의 부작용과 유해반응에는 붉어짐, 열, 오한, 메스꺼움, 저혈압, 손발저림 및 혈전정맥염 등이 있다. Amphotericin B는 독성이 강하며, 신장독성과 전해질의 불균형, 특히 저칼륨혈증, 저마그네슘혈증 등을 일으킬 수 있다. 소변량과 혈중요소 및 혈청크레아티닌 농도를 면밀히 관찰한다.

2) Nystatin

Nystatin(mycostatin)은 폴리엔 항진균제로, Candida 감염을 치료하기 위해 구강 또는 국소적으로 투여된다. 이 약은 서스펜션, 크림, 연고 및 질정의 형태로도 사용 가능하다. Nystatin은 위장관으로 거의 흡수되지 않기 때문에 장관칸디다증(intestinal candidiasis)치료에 경구투여한다. Nystatin은 흔히 칸디다증(candida)에 감염된 입에 서스펜션 형태로 사용한다. 환자는 입안에서 액체를 움직여 구강점막에 접촉하게 하고 몇 분 후에 액체를 삼키도록 교육한다. 만약 인후에 감염되었다면, nystatin을 삼키기 전에 가글하도록 한다.

약동학 Nystatin은 흡수가 잘 되지 않으며, 변하지 않은 채로 배설된다.

약력학 Nystatin은 진균 세포막의 투과성을 증가시킴으로 진균 세포가 불안정해지고 내용물이 배출되도록 한다. 서스펜션이든 알약이든 작용개시는 빠르다. 질정이나 크림의 작용개시는 대략 24시간 정도이다.

2. Azole group

Azole계는 칸디다증(candidias), 콕시디오이드진균증(coccidioidomycosis), 히스토플라즈마증(histoplasmosis) 및 파라콕시디오이데스진균증(paracoccidioidomycosis) 등에 효과적이다. Ketoconazole은 최초의 효과적인 항진균제로 경구로 흡수한다. Fluconazole과 itraconazole도 azole 약물로, 전신성 진균감염에 사용된다. Azole계는 오직 IV로만 투여하는 amphotericin B와 caspofungin과는 달리 경구 복용할 수 있다. Azole계 약물인 fluconazole은 원형약물차트 21-2에 설명되어 있다.

Azoles계는 진균의 세포막에 필수적인 ergosterol 형성에 관여하는 cytochrome p450을 억제한다. Ergosterol은 진균 세포막의 주요 sterol이기 때문에 세포의 투과성과 누출이 증가한다. 많은 azoles계 약이 칸디다증과 백선감염을 치료하기 위해 국소제제(질정, 연고, 크림, 용액)로 사용된다.

표 21-3 항진균제

일반명(상품명)	투여경로	사용 및 고려사항
Polyenes		
amphotericin B(Fungizone)	IV	아스페르길루스증, 분아균증, 콕시디오이데스진균증, 크립토코크스증 등 다양한 전신감염. 많은 복용량은 신장독성 초래. 저칼륨혈증 발생. 임신범주: B; PB: 90%; tⅡ: 24h
nystatin(mycostatin)	PO	칸디다 감염. 임신범주: C; PB: UK; tⅡ: UK
Azoles		
fluconazole(Diflucan)	원형약물차트 21-2 참조	
itraconazole(sporanox)	PO	다양한 전신감염, 분아균증, 히스토플라스마증. 임신범주: C; PB: 99%; tⅡ: 34-42h
ketoconazole(nizoral)	PO	candida spp, 히스토플라스마증, 분아균증 및 다른 감염. 전신감염치료는 1-6개월 간 지속. 위장관불편감 시 음식과 복용. 임신범주: C; PB: 84-99%; tⅡ: 2-8h
miconazole nitrate(Monistat)	질내투여	뇌수막염, 방광염, 질 감염. 임신범주: C; PB: 92%; tⅡ: 24h
voriconazole(Vfend)	PO/IV	아스페르길루스증. 임신범주: C; PB: 92%; tⅡ: 6h
posaconazole(noxafil)	PO	면역억제환자의 aspergillus와 칸디다감염 예방. 임신범주: C; PB: 98%; tⅡ: 35h
Antimetabolites		
flucytosine(ancobon)	PO	amphotericin B와 병용하면 독성, 치료효과 증가. 단독으로 사용하면 내성이 생긴다. 임신범주: C; PB: 2-4%; tⅡ: 3-6h
Echinocandins		
castopofungin(cancidas)	IV	aspergillus 감염. 임신범주: C; PB: 97%; tⅡ: 9-11h
micafungin(mycamine)	IV	식도칸디다증과 골수이식 환자의 칸디다감염 예방. 위장관 불편감, 두통, 간수치 증가. 임신범주: C; PB: 99%; tⅡ: 14-17h
anidulafungin(eraxis)	IV	식도칸디다증, 칸디다혈증, 다른 칸디다감염. 임신범주: C; PB: 99%; tⅡ: 30-60min
Antiprotozoals		
atovaquone(mepron)	PO	경증에서 중증도의 pneumocystis carinii 폐렴. 임신범주: C; PB: 99%; tⅡ: 2-3d
tinidazole(Tindamax)	PO	giardiasis, 장아메바증, trichomoniasis 및 박테리아성 질증 임신범주: D(임신 1기) 및 C(임신 2기, 3기); PB: 12%; tⅡ: 12-14h
기타 항진균제		
griseofulvin(Fulvicin)	PO	머리백선증, 몸백선증 및 완선. 임신범주: C; PB: UK; tⅡ: 9-24h

원형약물차트 21-2

Fluconazole

약물분류	**투여경로**
항진균제 상품명: diflucan 임신범주: C	PO/IV
금기	**상호작용**
과민반응 주의: 임신	약물: warfarin 복용 시 PT 증가. oral sulfonyureas와 병용투여 시 저혈당 가능성 증가. Phenytoin, cyclosporine 및 haloperidol 수치 증가. Cimetidine 및 rifampin과 병용 시 fluconazole 농도 감소.
약동학	**약력학**
흡수: PO: 위장관계로 잘 흡수 분포: PB: 12% 대사: 반감기 20–50h 배설: 소변	PO: 개시: UK 최고: 1–2h 작용: UK Vag: 개시: UK 최고: UK 작용: UK
치료효과/사용	
칸디다 감염과 cryptococcal 뇌수막염 치료. 작용방법: 진균세포막의 투과성 증가	
부작용	**유해반응**
PO: 식욕부진, 메스꺼움, 구토, 설사 (대용량으로), 위경련, 발진, 두통 질: 발진, 작열감	알려진 바가 없다.

3. 항대사물질

항대사물질인 flucytosine은 선택적으로 진균세포를 관통하여 작용하며, 진균의 DNA와 RNA 합성을 방해하는 항대사물질인 fluorouracil로 전환된다. 이 약은 위장관계로부터 잘 흡수된다. Flucytosine은 amphotericin B와 같은 다른 항진균제와 조합해서 사용된다.

4. Echinocandins

Echinocandins은 진균 세포벽의 필수 구성성분의 생합성을 억제하여 진균의 성장과 생식을 방해한다. Caspofungin(cancidas)이 *candida*와 *aspergillus* 감염치료에 사용된다. 이 약은 위장관에서 흡수되지 않기 때문에 정맥투여한다. 흔한 부작용은 정맥주사부위의 정맥염과 간효소 수치(AST와 ALT)의 증가이다.

간호과정
환자–중심의 협력의 간호

항진균제

사정

- 심각한 신장 또는 간질환 병력이 있는지 사정한다.
- 간효소, BUN, 빌리루빈, 혈청 크레아티닌의 검사결과를 확인하고 향후 검사결과와 비교한다.
- 이전에 사용한 항진균제를 확인한다.
- 기준이 될 활력징후를 기록하고 향후 활력징후와 비교한다.

간호진단

- 열악한 건강 행태와 관련된 감염 위험
- 항진균제의 유해작용과 관련된 소변 배설 장애
- 항진균제의 부작용과 관련된 체액량 부족

간호목표

- 진균 감염이 해결된다.

간호중재

- 진균 종류를 확인하기 위해 배양검사를 시행한다.
- 환자의 소변량을 모니터한다. 많은 항진균제는 신장독성을 일으킬 수 있다.
- 검사결과를 확인하고 기본 수치들과 비교한다(BUN, serum creatinine, ALP, ALT, AST, bilirubin, electrocytes).
- 활력징후를 기록하고 기준 활력징후와 비교한다.
- 항진균제의 부작용과 유해효과를 관찰한다: 메스꺼움, 구토, 두통, 정맥염, 전해질불균형의 징후와 증상(amphotericin B로 인한 저칼륨혈증).

환자교육

일반

- 처방받은 대로 약을 복용하라고 설명한다. 약물을 너무 빨리 중단하면 재발할 수 있다.

- 혈청 간효소, BUN과 크레아티닌, 전해질의 검사 결과를 모니터한다.
- Ketoconazole을 복용하는 환자에게 술을 먹지 말라고 설명한다.

자가투여

- Nystatin(mycostatin) suspension의 복용법을 교육한다.

부작용

- Amphotericin B나 ketoconazole, flucytosine은 시력변화, 졸음, 어지럼, 무기력을 유발할 수 있으므로 위험한 장비 조작이나, 오토바이를 타는 것은 피하도록 교육한다.
- 항진균제의 부작용을 보고하도록 격려한다.

평가

- 감염의 징후와 증상이 없다.

4 Peptides

Peptides는 세균 세포막 기능을 방해한다.

1. Polymyxins

Polymyxins은 항균제 초기 약물이나, 신장독성 때문에 사용하지 않는다. Polymyxin B는 세균의 세포막을 간섭하여 균을 사멸한다. 대부분의 그람음성균, 녹농균, *escherichia coli*, *Klebsiella spp*, *Shidella spp*에 효과적이다.

결장에서 작용하고 배설되는 colistin을 제외하면 polymyxins은 경구투여 시 흡수되지 않는다. Polymyxins을 근육주사하면 환자에게 고통을 주기 때문에 천천히 정맥으로 투여한다. polymyxins 투여경로, 사용 및 고려사항은 표 21-4에 기술되어 있다.

1) 심한 유해효과

polymyxins의 높은 혈청 농도는 신장독성과 신경독성을 유발할 수 있다. 신장독성의 경우 BUN, 혈청 크레아티닌 수치가 상승하고, **신경독성**의 징후나 증상은 **감각이상**, 현기증이다. 신장독성, 신경독성은 약을 중단하면 회복된다.

2. Bacitracin

Bacitracin은 폴리펩티드 구조를 하고 있으며, 세균 세포벽 합성을 억제하고, 세포벽막에 손상을 준다. 약은 정균제 또는 살균제로 작용한다. Bacitracin은 위장관에서 흡수되지 않고 경구투여 시 대변으로 배설된다. 대부분의 그람양성균, 몇몇 그람음성균에 효과적이다. 일반의약품인 bacitracin 연고는 피부에 사용할 수 있다.

1) 부작용 및 유해반응

Bacitracin 부작용은 홍조, 발진, 메스꺼움과 구토이다. 심각한 유해반응에는 신장손상과 이독성이 있다. 두드러기에서 과민증까지의 경증에서 중증의 알레르기 반응이 일어날 수 있다.

3. Metronidazole

Metronidazole(FLAGYL)은 감수성있는 세균의 DNA 기능을 손상시킨다. 이 약은 주로 위장관과 관련된 다양한 장애를 치료할 때 사용된다. 장 아메바증, 트리코모나스증, 염증성 장 질환, 혐기성 감염, 세균성 질염 치료에 처방되며 결장 수술 전에 예방목적으로 사용된다. Metronidazole은 헬리코박터 파일로리를 치료하기 위해 다른 약제와 함께 사용한다. 표 21-5에는 metronidazole과 관련된 데이터가 들어 있다. 이 약물은 알코올과 만나면 disulfiram 반

표 21-4 항진균제

일반명(상품명)	투여경로	사용 및 고려사항
Peptides		
Bacitracin(BaciiM, Baci-RX)	국소연고 안연고	피부감염에 사용하는 국소연고제. 안염을 위한 안연고 임신범주: C; PB: < 20%; tⅡ: UK
colistimethate sodium(Coly-Mycin M)	IM/IV	녹농균 감염. 임신범주: C; PB: UK; tⅡ: 2-3h
Additional Antibacterial Agents		
metronidazole(Flagyl, MetroGel)	PO/IV	다른 항생제를 사용할 수 없거나 효과가 없는 심각한 그람음성 감염 치료. 임신범주: B; PB: 10%; tⅡ: 6-8h

응(안면홍조, 심각한 두통, 빈맥, 심계항진, 저혈압, 호흡곤란, 발한, 어눌한 말, 복부경련, 오심, 구토)을 일으킨다. Metronidazole을 복용하는 환자는 알코올과 알코올이 함유된 약물을 치료가 끝난 후 적어도 48시간은 피해야 한다.

1) 부작용 및 유해반응

Metronidazole의 부작용과 유해반응에는 현기증, 두통, 혼돈, 우울, 안절부절못함, 무기력증, 불면증 등이 있다. Metronidazole을 고용량으로 복용한 환자는 어둡고 붉은 갈색의 소변을 볼 수 있으며, 입이 마르거나 금속 맛, 쓴 맛을 느끼고, 위장관계 불편 등이 발생한다. 무감각, 비충혈, 성욕감퇴, 배뇨곤란, 실금 및 ECG 변화 등이 발생할 수 있다.

CHAPTER 22

항바이러스제, 항말라리아제, 항기생충제

학습목표

- 항바이러스제 및 항말라리아제의 사용에 대해 설명한다.
- 항바이러스제, 항말라리아제 및 항기생충제의 작용을 구분한다.
- 항바이러스제, 항말라리아제 및 항기생충제의 부작용과 유해반응을 비교한다.
- 항말라리아제를 복용하는 환자에게 간호과정을 적용한다.

1 바이러스

바이러스는 생존하기 위해 건강한 세포로 들어가서 그 세포의 DNA와 RNA를 이용하여 더 많은 바이러스를 생산한다. 바이러스 성장주기는 바이러스의 복제에 관여하는 숙주세포의 효소와 기질에 의존한다. 바이러스 감염에는 인플루엔자(독감), 헤르페스 바이러스감염증, 바이러스성 간염 등이 있다.

1. 바이러스 감염

'**플루**(*flu*)'라고 불리기도 하는 인플루엔자는 감염성이 매우 높은 바이러스 감염병으로, 코와 목 및 폐에 영향을 준다. 이 바이러스는 계절적 특징을 보이며, 가을에서 봄 사이에 더 유행한다. 인플루엔자는 A, B, C의 세 가지 항원타입을 가지고 있다. 인플루엔자 A는 중등도에서 중증의 감염을 유발한다. 인플루엔자 B는 어린이에게서 경한 감염을 유발한다. 인플루엔자 C는 인간에게서 거의 발견할 수 없다. 이러한 바이러스감염은 기침, 재채기 또는 대화 중에 몸 밖으로 배출되는 감염된 체액들을 통해 쉽게 퍼진다. 비말(droplets)은 사람의 호흡기로 들어가서 증상이 나타나기 24시간 전부터 복제를 시작한다. 보통 인플루엔자는 고열, 두통, 피로, 근육통과 함께 갑작스럽게 발병한다. 인후염, 마른기침, 묽은 콧물, 위약감, red watery eyes, 오한 및 광선공포증이 발생할 수 있다.

Herpesviruses는 감염을 일으키는 거대한 바이러스이다. 단순포진 바이러스 1형(Herpes simplex virus type1, HSV-1)과 2형(HSV-2), **수두**(*chickenpox*) 및 **대상포진**(*shingles*)으로 더 잘 알려진 수두 대상포진 바이러스(Varicella-zoster viruses, HIV-3, VZV), Epstein-Barr virus(HHV-4 또는 EBV), 거대세포바이러스(cytomegalovirus, HHV-5, CMV) 등이 있다. HSV-1은 보통 뉴런 속에서 자라는 잠복기가 있으며, 일차적으로 눈, 구강, 입술 감염이 원인이 된다. HSV-2는 생식기 감염의 원인이 되며, 증상으로는 보통 작은 고름 또는 물집이 터지거나 열, 두통, 권태감, 근육통, 따끔거림, 가려움, 성기부분의 통증이 수반되기도 한다. HSV-2는 말초신경에서 천추의 후근절로 이동하며 휴면기가 되고, 신경근으로 돌아가 피부에 언제든지 재활성화가 될 수 있으며 휴면기동안 계속 증식한다.

수두-대상포진 바이러스는 수두와 대상포진의 원인이 된다. 수두는 매우 감염성이 높은 바이러스성 감염병으로, 전신에 소양성의 수포와 열을 유발한다. 대상포진은 고통스러운 수포성 발진으로 신경세포에서 휴면상태가 될 수 있다. 이전에 수두에 감염된 사람이 나이가 들거나 면역계가 약해지면 VZV가 재개하여 휴면상태의 바이러스가 있던 신경세포가 있는 피부를 따라 발병한다. 발진뿐 아니라 환자에게 열, 권태감, 근육통이 생길 수 있다.

Epstein-Barr virus는 보통 열, 편도염, 목의 림프절의 확장되는 감염성 단핵구증(infectious mononucleosis)을 유발한다. EBV는 림프구, 상피세포, 근육세포 속에 있고 잠복기를 가진다.

Cytomegalovirus(HHV-5 또는 CMV)는 세계적으로 매우 흔한 감염병이다. 대부분의 사람들은 면역시스템이 손상된 경우(예, 아기 또는 장기이식을 받은 사람)가 아니면 CMV에 대한 치료가 필요하지 않다. CMV는 침이나 소변과 같은 체액, 임산부로부터 태아에게 전파된다.

B형 간염(HBV)은 B형 간염 바이러스에 의해 유발되는 간에 생기는 심각한 감염병이다. HBV는 혈액, 정액, 질액을 포함하는 모든 체액에서 발견되며, 보통 바늘에 찔리는 손상, 성접촉, 출산을 통해 감염된다. 증상으로는 식욕부진, 구토, 설사, 황달, 권태감, 근육통이 있다.

바이러스성 감염병은 보통 바이러스가 자기복제를 한 후에야 발견된다. 바이러스는 경증에서 중증 감염을 일으킨다. 급성 바이러스감염의 징후 및 증상에는 두통, 약한 발열, 오심, 구토, 설사, 근육통, 피로 그리고 기침이 있다.

2 백신

백신은 천연두, 수두, 볼거리, 광견병, 인플루엔자와 같은 질병에 대한 면역력을 키우고 질병을 예방하기 위해 고안된 약리학적인 예방책이다. 인플루엔자 바이러스는 매년 유전적인 구조를 바꾸기 때문에 백신도 해마다 바뀐다. 그러나 인플루엔자 백신은 바이러스의 변화하는 유전구조에도 불구하고 여전히 면역계의 항체생성을 증진시킨다. 인플루엔자 백신 접종 후에는 대부분의 사람들은 높은 항체역가 레벨을 가지며, 유사한 바이러스를 막아준다. 플루백신을 만드는데 달걀이 사용되므로 플루 백신이 투여되기 전에 달걀 알레르기에 대한 검사가 필요하다. 건강한 어린이와 성인에게서 인플루엔자 백신의 성공률은 65-90%이다. 노인의 경우 백신은 60% 정도 효과적이지만, 여러 건강문제를 가지고 있는 경우 60%보다 더 낮다.

3 항바이러스 비-HIV 약물

항바이러스제는 바이러스감염의 전파를 막거나 지연시키기 위해서 사용된다. 항바이러스제는 세포 안에서 바이러스의 핵산합성을 방해함으로써 바이러스의 자기복제를 막는다. 인플루엔자 A, B, herpes species, cytomegalovirus(CMV), 인체면역결핍바이러스(HIV)와 같은 다양한 바이러스에 대해 효과적인 항바이러스제가 있다. 비-HIV 항바이러스제는 표 22-1에 있다. Interferon alfa-2a 및 2b는 B형, C형 간염 바이러스를 치료하기 위해 사용된다.

1. 비분류 항바이러스제

amantadine hydrochloride와 rimantadine hydrochloride는 인플루엔자 A에 사용되나, 항바이러스제로 분류되지 않는다. amantadine은 파킨슨병을 치료하기 위해 사용되었는데, 후에 인플루엔자 A에 효과가 있다는 것이 밝혀졌다. Amantadine과 rimantadine 모두 인플루엔자 B에는 효과가 없다. 또 다른 비분류 항바이러스제에는 CMV 망막염에 사용되는 cidofovir, AIDS 환자들의 HIV 망막염과 herpes simplex infection 치료에 사용되는 foscarnet(Foscavir), herpesvirus에 사용되는 vidarabine(Vira-A)가 있다.

1) 부작용 및 유해반응

Amantadine의 부작용과 유해반응은 불면증, 우울증, 불안, 혼란, 운동실조와 같은 중추신경계 문제, 기립성 저혈압, 무기력, 현기증, 불명료한 언어와 같은 신경학적 문제 및 식욕부진, 오심, 구토, 설사와 같은 위장기능장애가 있다. Rimantadine의 중추신경계 부작용은 amantadine보다는 덜 발생한다.

2. 국소 항바이러스제

herpes simplex viruses 치료에는 국소적 항바이러스제인 idoxuridine(Herplex Liquifilm), Penciclovir(Denavir), trifluidine(Viroptic)이 사용된다.

3. Neuraminidase 억제제

Neuraminidase 억제제는 활동성 감염 치료에 사용된다. Zanamivir(Relenza)와 oseltamivir phosphate(Tamiflu)는 증상이 나타난 지 48시간 내에 사용하면 인플루엔자 발병 기간을 7일에서 5일로 줄이는 것으로 보고되었다. 이 약들은 neuraminidase 활동을 억제하고 인플루엔자 A, B 바이러스에 효과적이나 flu 예방접종 대체제는 아니다.

표 22-1 비-HIV 항바이러스제

일반명(상품명)	투여경로	사용 및 고려사항
전신성 비-HIV 항바이러스제 비분류 항바이러스제		
amantadine HCl	PO	인플루엔자 A 예방. 위장관으로 잘 흡수. 임신범주: C; PB: UK; tⅡ: 11-15h
cidofovir(Vistide)	IV	AIDS 환자의 CMV 망막염 치료. 신장손상유발. 임신범주: C; PB: UK; tⅡ: 17-65h
foscarnet(Foscavir)	IV	헤르페스바이러스(HSV-1,HSV-2,VZV)와 CMV 망막염치료. 신장손상과 고인산혈증 유발. 임신범주: C; PB: UK: tⅡ: 3-7h
rimantadine HCl(Flumadine)	PO	인플루엔자 A 바이러스 예방 및 치료. 복용량은 보통 간이나 신장의 심한 손상을 가진 환자인 경우 감소. 임신범주: C; PB: 40%; tⅡ: 13-65h
Influenza virus vaccine (FLUCELVAX, Flublok)	IM	Flublok은 인플루엔자 subtype A, B 예방. 인플루엔자 유행 초기에 삼각근에 근육 주사. 임신범주: C; PB: UK; tⅡ: UK
telbivudine(Tyzeka)	PO	만성 HBV 치료. 임신범주: B; PB 3.3%; tⅡ: 49-49h
adefovir dipivoxil(Hepsera)	PO	만성 HBV 치료. 임신범주: C; PB: <4%; tⅡ: 7.5h.
entecavir(Baraclude)	PO	만성 HBV 치료. 임신범주: C; PB: 13%; tⅡ: 128-149h.
Purine Nucleosides		
acyclovir(Zovirax)	원형약물차트 22-1 참조	
famciclovir(Famvir)	PO	herpes zoster와 HSV-1 치료. 임신범주: B; PB: <20%; tⅡ: 2-3h
Varicella-zoster immune globulin(-VariZIG)	IM	대상포진의 노출 후 예방약. 임신범주: C; PB: UK; tⅡ: 22-30d
ganciclovir sodium(Cytovene)	IV	면역력이 약화된 환자들의 CMV 전신감염 치료. 임신범주: C; PB: 1-2%; tⅡ: 2.5-6h
ribavirin(Virazole)	에어로졸 PO	영아와 어린이의 respiratory syncytial virus 감염과 C형 간염 치료. 임신범주: X; PB: NA; tⅡ: 44h
valacyclovir HCl(Valtrex)	PO	herpes zoster(shingles)와 재발되는 genital herpes를 유발하는 VZV에 효과적. 신장기능을 모니터. 수분섭취 증가. 부작용으로 위장장애와 두통. 임신범주: B; PB: 14-18%; tⅡ: 2.5-3.5h
valganciclovir(Valcyte)	PO	AIDS 환자의 망막염 CMV 감염 세포 치료. 바이러스의 DNA 합성 방해. 백혈구감소증, 혈소판감소증, 골수 감소 및 무형성 빈혈 유발. 임신범주: C; PB: 1-2%; tⅡ: 18h
Neuraminidase Inhibitors		
oseltamivir phosphate(Tamiflu)	PO	급성 단순 인플루엔자 A, B.치료. 플루증상 48시간 이내 시작. 식사와 관계없이 복용할 수 있다. 부작용으로 일시적인 메스꺼움, 구토. 임신범주: C; PB: 3%; tⅡ: 1-2h
zanamivir(Relenza)	흡입기	인플루엔자 A, B 및 H1N1 인플루엔자 치료. 플루증상 48시간이내 시작. 전신으로 20%미만 흡수. 임신범주: C; PB: <10%; tⅡ: 12min
국소 비-HIV 항바이러스제		
penciclovir(Denavir)	국소	재발 herpes labialis(구순포진, cold sores)치료. 임신범주: B; PB: UK; tⅡ: UK
trifluridine(Viroptic)	안약	일차적으로 단순포진바이러스으로 인한 각결막염. 임신범주: C; PB: UK; tⅡ: 12min

4. 감마 글로불린

감마 글로불린(IgG)은 혈액 속 항체에 풍부하다. IgG는 바이러스가 숙주세포로 침투하는 것을 막음으로써 바이러스에 대한 수동면역력을 준다. IgG는 바이러스의 공격을 막기 위해 감염의 초기단계 동안 투여된다.

Human immune globulin(Gamastan)은 근육주사로 투여된다. 일회 투여로 거의 2-3주 동안 면역이 형성되므로, 첫 투여 2-3주후에 반복한다. 즉각적으로 면역 글로불린 수치가 증가해야 되는 환자에게는 정맥투여용 면역 글로불린(Gamimune N)을 사용한다.

5. 퓨린 뉴클레오시드

합성 퓨린 뉴클레오시드 항바이러스제는 바이러스의 핵산합성 단계를 방해하는데, ribavirin(Virazole), acyclovir(Zovirax), famciclovir(Valtrex)가 있다. 이 약은 herpes simple viruses(HIV-1, HIV-2), herpes zoster(shingles), varicella-zoster virus(chikenpox) 및 CMV에 효과적이다. Valganciclovir(Valcyte)는 ganciclovir의 전구약물이며, 에이즈환자의 CMV 망막염 치료에 효과적이다.

분무형태로 투여하는 Ribavirin은 어린이의 respiratory syncytial virus(RSV) 감염, 노인의 인플루엔자 A, B 바이러스에 의한 호흡기감염을 치료하는 데 사용된다.

1) Acyclovir

Acyclovir는 항암제로 개발되었는데, 후에 HSV-1, herpes zoster(shingles) 및 CMV 뿐만 아니라 특히 HSV-2에 효과적이라는 것이 발견되었다. acyclovir를 효과적인 항바이러스 화합물로 전환하는데 필요한 바이러스-생성효소(thymidine kinase)의 부족으로 인한 내성이 보고되었다. 원형약물차트 22-1에 acyclovir에 대한 약물 정보가 있다.

약동학 Acyclovir는 용량에 따라 천천히 흡수되어 신체와 장기조직에 넓게 분포된다. 약의 절반은 뇌척수액으로 들어간다. Acyclovir의 10-30%는 단백결합하고 반감기는 2-3시간이다. Acyclovir는 소변으로 그대로 배설된다.

약력학 Acyclovir는 DNA의 바이러스 합성을 억제하여 복제를 방해한다. 경구약의 작용개시는 알려져 있지 않으며, 정맥주사의 경우 작용시간이 빠르다.

Probenecid는 acyclovir의 효과를 증대시킬 수 있고, aminoglycoside 또는 amphotericin B와 병용하면 신독성 가능성이 증가한다.

Valacyclovir(Valtrex)는 acyclovir로 전환되어 대상포진 통증을 감소시키고, acyclovir(59일)보다 치료기간을 단축시킨다(40-43일).

Famciclovir(Famvir)는 valacyclovir 이전에 개발된 항바이러스제로, acyclovir와 똑같이 acute herpes zoster에 효과가 있다.

Ganciclovir(Cytovene, Vitrasert)는 herpesviruses와 CMV를 치료하는 데 효과적이나, 심각한 유해반응이 있다.

2) 부작용과 유해반응

Acyclovir와 ganciclovir의 부작용과 유해반응에는 오심, 구토, 설사와 같은 위장장애가 있다. Acyclovir는 두통, 어지럼 및 혈뇨를 야기시키며, 드물게 불면증, 우울증 및 저혈압도 일어날 수 있다. BUN 및 혈청 creatinine 수치 증가는 신장 이상으로 야기되나, 일시적이다.

Ganciclovir는 혈소판감소증 및 과립구감소증을 야기시키기 때문에 주로 면역저하 환자의 중증 전신 CMV 감염에 처방되어야 한다.

원형약물차트 22-1

Acyclovir Sodium

약물분류 항바이러스제 상품명: Zovirax 임신범주: B	**투여경로** PO IV
금기 Hypersensitivity (과민증), 중증 신장 또는 간 질환 Caution: 전해질불균형, 탈수증, 발작장애, 모유수유중인 여성, 어린이	**상호작용** 약: aminoglycosides, probenecid, interferon과 복용 시 신장독성 증가. Phenytoin의 효과 감소. 검사: AST, ALT, BUN 수치 상승
약동학 흡수: PO: 천천히 흡수　분포: PB: 10-30% 대사: 반감기 PO: 2.5-3h　배설: 소변, 모유	**약력학** PO: 개시: UK　최고: 1.5-2h　작용: 4-8h IV: 개시: 신속　최고: 1-2h　작용: 4-8h
치료효과/사용 HSV-1, HSV-2 (생식기) 치료 작용기전: 바이러스의 DNA 합성 방해	
부작용 오심, 식욕부진, 구토, 탈수증, 두통, 떨림, 불안, 무기력, 발진, 가려움증, 출혈시간 연장, IV 부위의 정맥염	**유해반응** 두드러기, 빈혈증, 결정뇨, 이상 감각, 생명위협: 신경장애, 발작, 신독성(복용량이 많은 경우), 혈소판감소증, 백혈구감소증

4 항바이러스 HIV 약제

인간면역결핍바이러스(HIV)는 AIDS를 야기시킨다. HIV는 retrovirus이다. 레트로바이러스 약에는 (1) 역전사효소 억제제, (2) 단백질 분해효소 억제제가 있다. 역전사효소 억제제에는 delavirdine(Rescriptor), didanosine(Videx), lamivudine(Epivir), nevirapine(Viramune), stavudine(Zerit) 및 zidovudine(Retrovir, AZT)이 있으며, 이 약들은 바이러스 복제를 억제한다. Zidovudine은 첫번째 retrovirus 약제이며, 바이러스 역전사효소를 억제하여 DNA 합성을 막고, T_4 림프구가 초기에 증가하도록 한다.

단백질 분해효소 억제제에는 indinavir(Crixivan), nelfinavir(Viracept), ritonavir(Norvir) 및 saquinavir(Invirase)가 있다. 이 약물은 레트로바이러스(HIV-1 및 HIV-2)의 복제를 억제한다. 단백질 분해효소 억제제와 역전사효소 억제제의 병용 투여는 인식하지 못한 바이러스 수준을 크게 감소시키고, HIV약의 내성을 줄이는데 도움이 된다.

간호과정
환자-중심의 협력의 간호

항바이러스제: Acyclovir

사정
- 중증 신장 또는 간 질환 환자의 진료기록을 확인한다.
- 전혈구검사(CBC)와 활력징후를 확인하여 향후 결과와 비교한다.
- 기준이 될 검사결과(BUN, 혈청 크레아티닌, 전해질)를 사정하고 향후 결과와 비교한다.
- 기준이 될 활력징후와 소변량을 사정하고 비정상 결과는 보고한다.

간호진단
- 병원균의 노출을 피하는 것에 대한 불충분한 정보와 관련된 감염 위험
- 항바이러스제의 유해반응(잇몸증식증, 골수 억제)과 관련된 손상 위험
- 항바이러스제의 유해반응(발진, 가려움증)과 관련된 손상된 피부통합성 위험
- 항바이러스제 미경험과 관련된 지식 부족

간호목표
- 바이러스감염의 증상이 감소한다.

간호중재
- 환자의 CBC를 확인하고, 비정상 결과를 보고한다(백혈구감소증, 혈소판감소증, 낮은 헤모글로빈과 헤마토크릿 수치).
- 다른 검사결과(BUN, serum creatinine, 간효소)를 모니터링하고 기준자료와 비교한다.
- 소변량을 기록한다. Acyclovir와 같은 항바이러스제는 신장기능에 영향을 미칠 수 있다.
- 혈압과 같은 활력징후를 주시한다. Acyclovir와 amantadine은 기립성 저혈압 초래한다.
- 부작용의 징후와 증상을 관찰한다.
- acyclovir와 같은 항바이러스제의 고용량과 장기간 사용으로 인한 중복감염을 확인한다.
- 처방대로 경구용 acyclovir를 투여한다. 경구약은 식사시간에 복용할 수 있다.
- 항바이러스제는 정맥투여 시 적당한 양의 용액에 희석시킨 후, 60분 동안 투여한다. 절대 acyclovir를 bolus로 투여하지 않는다.

환자교육

일반
- 약물치료를 위해 충분히 hydration(수화)하고, 소변배설량 증가를 위해 적절한 수분 섭취를 유지한다.
- 생식기 헤르페스 환자에게 성적인 금욕 또는 콘돔을 사용하여 감염이 전파되지 않도록 교육한다. 생식기 헤르페스 여성 환자에게 의료인이 권고한 대로 Pap test를 받도록 교육한다. 자궁경부암은 생식기 단순포진 환자들에게 더 흔하다.
- Zidovudine 복용 환자는 혈구검사를 직접적으로 모니터링해야 한다.

부작용
- 환자에게 하루에 여러 번 구강위생을 철저히 하도록 권한다. 잇몸비후는 항바이러스제의 장기적인 사용 때문에 생길 수 있다.
- 환자에게 소변배설량 감소와 어지럼, 불안감, 혼란과 같은 중추신경계의 변화와 같은 유해반응에 대해 보고하게 한다.
- 기립성 저혈압으로 인한 어지럼이 있는 환자는 앉은 자세에서 일어날 때 천천히 일어나라고 경고한다.
- 환자에게 항바이러스제와 관련된 어떠한 부작용이라도 보고하도록 한다(오심, 구토, 설사, 출혈시간 연장, 발진, 두드러기, 월경 이상).

평가
- 부작용 없이 증상이 완화된다.

5 항말라리아제

말라리아는 말리리아 원충(Plasmidium)에 감염된 암컷 학질모기에 물리는 것으로 시작된다. 인체 숙주 안으로 들어온 말라리아 원충은 조직단계와 적혈구단계를 거친다. **조직단계(tissue phase**, 신체조직의 침투)는 사람에게서 임상적 증상을 야기하지는 않지만, **적혈구단계(erythrocytic phase**, 적혈구 침투)에서는 오한, 발열 및 발한증상을 일으킨다. 잠복기는 10−35일이며, 감기증상이 뒤따른다.

말라리아 치료는 *Plasmodium* 유형과 생체주기에 따라 다르다. 1820년부터 1940년대 초기까지 유일한 말라리아 치료제는 quinine이었다. 이후에 개발된 합성 항말리아치료제는 quinine과 비슷한 효과를 가지며, 독성이 거의 없다. 약물저항 말라리아 발병 시에는 항말라리아 약물의 병용투여가 치료효과를 증가시킨다. Chloroquine은 말라리아 치료에 자주 처방되는 약이며, 만일 이 약에 내성이 있다면 다른 항말라리아제가 처방된다.

말라리아 퇴치의 세 가지 방법은 질병예방, 급성 감염의 치료, 재발예방이다. 많은 합성 항말라리아제(chloroquine, primaquine)가 예방적으로 사용되고, Chloroquine과 mefloquine은 급성 말라리아 감염 때 흔히 사용된다. Mefloquine HCl 및 atovaquone/proquanil의 합성약물은 chloroquine 저항성 P. falciparum 치료에 사용된다. Chloroquine과 hydroxychloroquine은 어린이에게 독성이 있으며, 심지어 사망을 초래하므로 약용량을 주의깊게 모니터링해야 한다. 원형약물차트 22−2는 chloroquine에 대한 약물 데이터를 나타내고 있다.

약동학 Chloroquine은 위장관으로 잘 흡수된다. 첫 두 번의 투여로 부여 용량 효과가 생긴다. 이 약은 긴 반감기 때문에 다음 용량은 6시간후에 투여하고, 세 번째 및 네 번째 투여는 24시간, 48시간 후에 투여하고, 이후 2일 동안은 1일 1회 투여한다. Chloroquine은 간에서 대사되어 활성형 대사물로 바뀌고 소변으로 배설된다.

약력학 Chloroquine은 단백합성을 억제함으로써 말라리아 원충 성장을 억제한다. 약물은 경구 혹은 IM 모두 가능한데, 작용개시는 신속히 일어난다. 최대효과는 경구투여 시에 늦어진다. 약물 작용시간은 매우 긴데, 수일에서 수주 간 지속된다.

1. 부작용 및 유해반응

일반적 부작용과 유해반응에는 위장 장애, 8번 뇌신경 증상(quinine 및 chloroquine), 신기능 손상(quinine) 및 심혈관 반응(quinine)이 있다.

원형약물차트 22-2

Chloroquine HCl

약물분류 항말라리아제 상품명: Aralen HCl 임신범주: C	**투여경로** PO
금기 과민반응, 신질환, 건선 주의: 알코올중독; 간기능이상; G−6−PD 결핍; GI, 신경학적(발작, 청력 소실) 및 혈액학적 질환	**상호작용** 약물: Digoxin, 신경근 차단제 작용 증가; 제산제 및 연하제와 병용 시 흡수 감소 검사: 간효소 증가; RBC, Hgb, hct 감소
약동학 흡수: GI에서 잘 흡수됨 분포: PB: 50−65% 대사: 반감기: 1−2 개월 배설: 소변으로 서서히	**약력학** PO: 개시: 신속 최고: 1−2h 작용: 일−주
치료효과/사용 급성 말라리아 치료; 말라리아 예방 작용기전: 말라리아 원충의 pH를 상승시켜 원충 성장 억제	
부작용 식욕부진, 오심, 구토, 설사, 복부통증, 피곤, 소양증, 두통, 신경증, 시야 손상, 불면증, 광과민, 머리카락 변색	**유해반응** ECG 변화, 저혈압, 정신병, 발작 생명위협: 무과립구혈증, 재생불량성 빈혈, 혈소판감소증, 이독성, 심혈관허탈

표 22-2 항말라리아제

일반명(상품명)	투여경로	사용 및 고려사항
chloroquine HCl(Aralen HCl)	원형약물차트 22-2 참조	
hydroxychloroquine sulfate (Plaquenil sulfate)	PO	Chloroquine의 대체요법. 말라리아 치료 시 다양한 용량으로. Primaquine에 대한 보조요법. 위장 장애를 줄이기 위해 음식과 같이 투여. 임신범주: C; PB: 45%; tⅡ: 32–50d
mefloquine HCl	PO	급성 말라리아의 예방 및 치료. 임신범주: C; PB: 98%; tⅡ: 10–21d
primaquine phosphate (Primaquine)	PO	Pneumocystis carinii 폐렴 뿐만 아니라 Plasmodium vivax, P. ovale 및 P.falciparum에 의한 말라리아 치료. 과립구결핍증 초래. G-6-PD 결핍 환자에게서 용혈성 빈혈 초래. 임신범주: C; PB: UK; tⅡ: 3.7–9.6h
pyrimethamine(Daraprim)	PO	말라리아 예방에 사용. Chloroquine 저항성 P. falciparum 감염. Quinacrine, quinine 혹은 chloroquine과 함께 사용. 임신범주: C; PB: 80–87%; tⅡ: 80–123h
quinine sulfate(Qualaquin)	PO	Chloroquine 저항 말라리아에 대해 병용 치료. 임신범주: C; PB: 70%; tⅡ: 8–21h
병합 항말라리아 약제		
atovaquone/proguanil (Malarone)	PO	말라리아 예방 경구약물. Chloroquine 저항 종에 효과적. 임신범주: C; PB: 99%/75%; tⅡ: 2–3d/12–20h
artemether/lumefantrine (Coartem)	PO	약물민감성과 약물저항성 Plasmodium falciparum에 의한 말라리아에 사용. 핵산과 단백합성 억제. 유해반응은 안구진탕, wheezing, 저칼륨혈증, 혈액이상 및 간비대증. 임신범주: C; PB: 95%/99%; tⅡ: 2–3h/3–6d

표 22-2는 흔히 처방되는 항말라리아제의 투여경로, 사용 및 고려사항을 나타내고 있다. Mefloquine 유해반응에는 심한 불안, 불안증, 지남력소실, 우울, 환각 및 자살충동이 있다.

간호과정
환자-중심의 협력의 간호

항말라리아제

사정

- quinine 혹은 chloroquine 복용환자의 청력을 사정한다.
- 시력변화를 확인한다.

간호진단

- 말라리아 병원체 노출 예방에 대한 불충분한 지식과 관련된 감염 위험
- 발열 및 과도한 발한과 관련된 손상된 피부통합성 위험
- 영양 불균형의 위험: 구토, 설사 등 부작용과 관련된 신체요구량보다 적음
- 흐릿한 시야 부작용과 관련된 시력 손상의 위험
- 항말라리아제 미경험과 관련된 지식 부족

계획

- 말라리아 증상이 완화된다.

간호중재

- 환자의 신장 및 간 기능을 소변배설량(>600mL/d) 및 간효소로 모니터링한다. 항말라리아약물은 간에서 처음 농축되므로 만약 환자가 적당량 이상의 술을 마시거나 간질환을 앓고 있다면 간효소를 관찰하여야 한다. 신기능저하는 항말라리아제 유해반응이다.
- 환자의 간효소가 증가하거나 신기능검사가 비정상일 경우에 보고한다.

환자교육

일반

- 말라리아 위험국가를 여행하려는 여행자는 여행 전과 여행 중, 그리고 돌아온 후 예방적 항말라리아약을 투여할 것을 권장한다.
- 위장장애가 있다면 경구용 항말라리아약은 음식과 같이 또는 식사 시 복용하도록 한다.
- 말라리아 위험지역으로부터 돌아온 사람에게 말라리아 증상이 있는지 모니터한다.
- Chloroquine 또는 hydroxychloroquine 복용 환자에게 시력변화가 생기는 경우 즉시 알리도록 교육한다.
- 환자에게 많은 양의 술을 마시지 않도록 주의를 준다.

부작용

- 환자에게 식욕부진, 오심, 구토, 설사, 복통, 소양증, 시각이상 및 어지럼 등의 증상을 보고하도록 조언한다.

평가

- 정상 체온으로 떨어지고 발한, 부작용이 없다.

6 항기생충약물

기생충(helminth)은 숙주 조직에 서식하며 가장 흔한 감염부위는 장이다. 다른 감염부위는 림프계, 혈관 및 간이다.

기생충에는 (1) 촌충, (2) 흡충, (3) 장선충(회충), (4) 조직침투선충(조직침투 회충 및 사상충) 등이 있다. 기생충은 오염된 음식, 매개곤충 혹은 직접 피부를 관통함으로써 사람 숙주로 들어온다. 촌충은 몸에 분절이 있고, 오염된 음식을 통해 사람에게 들어간다. 촌충에는 *Taenia solium*, *Tenia saginata*, *Diphyllobothrium latum*, *Hymenolepis nana*의 4종이 있다. 분절의 촌충은 머리와 조직에 부착하는 갈고리 또는 빨판을 가진다. 흡충은 편평하며, 분절이 없는 기생충으로, 숙주에 기생한다. 흡충에는 *Fasciloa hepatica*, *Fascilopsis buski*, *Paragonimus westermani*, *Schistosoma*의 4종이 있다. 4종의 선충이 장조직에 기생하는데, *Ascaris lumbricoides*, *Necator americanus*, *Enterobius vermicularis*, *Strongyloides stercoralis* 및 *Trichuris trichura*이다. 2종의 선충은 조직침투를 하는데, *Trichinella spiralis* 및 *Wuchereria bancrofti*이다. 돼지회충 혹은 *T. spiralis*는 **선모충증(trichinosis**, *T. spiralis*의 유충을 함유하는 돼지고기를 생것 혹은 덜 익혀 먹어서 생김)을 야기하는데, 근육 생검으로 진단한다. 회충이 존재하더라도 돼지고기를 충분히 익히면 이 기생충은 파괴된다.

1. 부작용 및 유해반응

항기생충약물의 흔한 부작용은 위장관불편으로, 식욕부진, 오심, 구토 및 종종 설사 및 위통 등이 나타난다. 항기생충약물과 관련된 신경학적 부작용은 어지럼, 허약, 두통, 졸림이 있다. 약물은 단기간(1–3일) 사용하기 때문에 유해반응은 잘 일어나지 않으나, 선상충과 돼지 기생충 치료에 사용하는 thiabendazole은 예외이다. 만약 환자가 간질환이 있으면 thiabendazole을 피해야 한다.

표 22-3 항기생충약물

일반명(상품명)	투여경로	사용 및 고려사항
bithionol(Bitin, Lorothidol)	PO	흡충에 효과적. 약물 저항 혹은 유해반응으로 praziquantel을 투여받을 수 없는 환자의 Paragonimus, Fasciola 치료
diethylcarbamazine(Hetrazan)	PO	국소적 pulmonary eosinophilia 혹은 로아사상충증 치료. CDC에서 연구용 약물로만 사용가능함.
ivermectin(Stromectol)	PO	광범위 항기생충 약제. 기생충의 마비 유발. 여러 진드기에 대해 매우 효과적. 임신범주: C; PB: UK; tⅡ: 16–28h
praziquantel(Biltricide)	PO	소고기, 돼지고기 및 어류 조충 치료; 혈액 흡충; 간, 폐 및 장 흡충. 임신범주: B; PB: 80–85%; tⅡ: 0.8–1.5h
pyrantel pamoate(Pin-X)	PO	거대회충, 갈고리충 및 요충 치료. 임신범주: C; PB: UK; tⅡ: UK

CHAPTER 23

요로질환 약물

학습목표

- 요로방부제 및 항감염제 약물군을 비교한다.
- 요로방부제 및 항감염제 약물의 부작용 및 유해반응을 기술한다.
- 요로진통제, 요로자극제 그리고 요로 항경련제 사용을 구분한다.
- 요로방부제 및 항감염제를 투여받는 환자에게 간호과정을 적용한다.

요로장애의 대부분은 요도관의 미생물 감염인 **요로감염(urinary tract infection, UTI)**에 의해 발생한다. 요로감염은 신우신염과 같은 상부요로감염 또는 방광염, 요도염, 전립선염 등의 하부요로감염으로 발생할 수 있다. **요로방부제/항감염제(urinary antiseptics/antiinfectives)**는 신장과 방광에서 세균의 성장을 방지하지만 전신감염에는 효과가 없다. 요로방부제/항감염제는 낮은 용량에서는 정균(bacteriostatic, 박테리아 성장을 억제) 효과가 있고 고용량으로 투여될 때 **살균효과(bactericidal**, 박테리아를 죽이는) 가 있다.

이 장에는 요로방부제/항감염제, **요로진통제(urinary analgesics**, 요로의 통증과 화끈함을 약화), **요로자극제(urinary stimulants**, 요도근의 근육을 증가시키는 작용제) 및 요로 항경련제/항무스카린성 약물이 제시되어 있다.

하부요로감염인 **급성 방광염(acute cystitis)**은 짧은 요도 때문에 여성 환자에서 자주 발생하며, 가임기 여성, 노인 여성, 어린 소녀들에게서 더 흔하다. 급성 방광염은 일반적으로 대장균에 의해 발생하며, 다른 원인균에는 *Staphylococcus saprophyticus* 및 그람음성 *Klebsiella*, *Proteus* 및 *Pseudomonas*가 있다. 방광염 증상은 배뇨 시 통증과 화끈함, 빈뇨와 절박뇨가 있다. 일반적으로 항균제/항생제 치료를 시작하기 전에 소변배양을 실시한다.

상부요로감염인 **급성 신우신염(acute pyelonephritis)**은 일반적으로 가임기 여성, 노인 여성, 어린 소녀들에게서 흔하다. 대장균이 가장 일반적인 원인균이며, 증상은 오한, 고열, 옆구리 통증, 배뇨 시 통증, 빈뇨와 절박뇨, 농뇨이다. 소변의 세균수는 100,000박테리아/mL를 초과한다. 심한 경우, 환자는 입원을 해서 정맥(IV)용 항생제를 투여받는다.

요로감염에 가장 일반적으로 사용되는 약물은 nitrofurantoin(Macrodantin), trimethoprim-sulfamethoxazole(Bactirm, Septra), nalidixic acid(NegGram), norfloxacin(Noroxin) , ciprofloxacin(Cipro)과 같은 fluoroquinolones이다. 치료는 선택한 약물을 이중 용량으로 3일 동안 투여하거나, 단일 용량으로 7일~14일 동안 투여한다. Nitrofurantoin 원형약물인 fosfomycin tromethamine(Monuol)은 단일 용량으로 요로감염에 효과적이다. 다른 요로감염 치료제에는 경구 amoxicillin/clavulanic acid(Augmentin) 및 경구 3세대 cephalosporins(cefixime, cefpodoxive proxetil 혹은 ceftibuten)이 있다. 중증 UTI에는 일반적으로 정맥요법 후에 경구약물요법이 권장된다.

1 요로방부제/항감염제 및 항생제

요로방부제/항감염제는 요로감염의 치료로 제한된다. 약물은 신세뇨관, 방광에서 박테리아의 성장을 감소시킨다. 일반적으로 약물을 투여하기 전에 소변검사와 소변 배양검사를 시행한다. 요로방부제/항감염제에는 nitrofurantoin, methenamine, trimethoprim 및 fluoroquinolones가 있다.

1. Nitrofurantoin

Nitrofurantoin(Macrodantin)은 UTI 치료에 처음 처방된 약이다. 약물용량에 따라 정균 또는 살균작용을 하고, 많은 그람양성균과 대장균과 같은 그람음성균에 효과적이다. 급성 및 만성 요로감염 치료에 사용된다. Nitrofurantoin 약물 정보는 원형약물차트 23-1에 제시되어 있다.

약동학 Nitrofurantoin는 위장관에서 잘 흡수되며, 일반적으로 위장관장애를 감소시키기 위해 음식과 함께 복용한다. 제산제와 같이 복용하면 흡수가 감소된다. Nitrofurantoin 단백결합이 적당한 수준이다. 신장기능이 정상일 때 약물은 빠른 속도로 배설되지만, 비뇨기장애 시 혈청에 축척된다.

약력학 Nitrofurantoin은 예방목적으로 저용량 투여될 경우 정균효과가 있으며, 고용량 투여는 살균효과가 있다. Nitrofurantoin은 대장균, Neisseria, 연쇄상구균, 포도상구균 등과 같은 그람양성 및 그람음성균에 대하여 효과적이지만, 녹농균, Proteus 및 일부 Klebsiella에 는 효과가 없다. 개시 및 작용 지속시간은 알려져 있지 않다. 최대 효과는 흡수 30분 후에 발생한다. 호흡곤란, 가슴통증, 기침, 발열, 오한 등의 갑작스러운 증상이 발병하면 환자는 의료진에 문의해야 한다. 증상은 약물을 중단 후에 완화된다.

Nitrofurantoin의 간호과정은 다른 요로방부제/항감염제에 적용할 수 있다.

2. Methenamine

소변 pH가 5.5 미만인 경우에 Methenamine(Hiprex)은 살균효과가 있다. 그람양성과 대장균 및 녹농균같은 그람음성균에 효과가 있으며, 만성 요로감염에 처방된다. 결정뇨의 발생 가능성 때문에 sulfonamides와 함께 복용하면 안된다. 이 약은 위장관에서 쉽게 흡수되며, 약물의 약 90%는 그대로 소변으로 배설된다. Methenamine는 산성 소변에서 암모니아와 포름알데히드를 형성하므로 소변을 산성화하는 것이 중요하다. 크랜베리주스(하루 한잔), 아스코르브산, 염화암모늄은 소변의 pH를 낮출 수 있다.

간호과정
환자-중심의 협력의 간호

요로 항감염제: Nitrofurantoin

사정

- 요로감염, 요실금 또는 기타 요로질환 과거력을 확인한다.
- 요로감염의 징후와 증상을 사정한다.
- 장기치료 환자의 전혈검사 결과를 정기적으로 모니터링한다.
- 소변 배양 검사결과를 모니터링한다.

원형약물차트 23-1

Nitrofurantoin

약물분류 요로항균제 상품명; macrodantin 임신범주, B	**투여경로** PO
금기 과민증, 중등도에서 중증의 신장손상, 핍뇨, 무뇨, 1개월 미만 영아, 임신 말기 주의: 비타민 B 결핍, 전해질불균형, 당뇨병	**상호작용** 약물: Probenecid와 병용 시 신독성 야기, 제산제의 흡수 감소; fluoroquinolones의 효과 감소; 경구용 피임약 효과 감소
약동학 흡수: 위장관에서, 음식물로 흡수 증진됨 분포: PB; 20% −60%, 태반통과, 모유로 배출 대사; 반감기 20분 배설; 대부분 소변으로 배설, 담즙으로 소량	**약력학** PO: 개시; UK 최고: 30분 작용: UK
치료효과/사용 급성 및 만성 요로감염 치료 작용기전; 박테리아효소 및 대사 억제, 세균세포벽 합성 저해	
부작용 식욕부진, 오심, 구토, 복통, 녹/갈색 소변, 설사, 발진, 소양증, 오한, 현기증, 두통, 졸음, 혼란, 우울증, 탈모의 갈색 변색, 안진	**유해반응** 중복감염, 혈관부종, 말초신경병증, 용혈성 빈혈, 재생불량성 빈혈, 혈소판감소증, 무과립구증 생명위협: 아나필락시스, 간독성, 스티븐슨-존슨 증후군

- 신장과 간기능을 사정한다.
- 소변의 pH를 확인한다. pH 5.5로 유지하되, 소변을 알칼리화 하지 않는 것이 좋다.

간호진단

- 요로 염증과 관련된 급성 통증
- 병원균의 침입 방지에 대한 부족한 지식과 관련된 감염 위험

간호목표

- 10일 이내에 요로감염의 징후와 증상이 없어진다.

간호중재

- 환자의 소변량과 요비중을 모니터링한다. 무뇨 및 핍뇨 환자에게 요로방부제를 처방할때는 배설량을 주의깊게 살피고, 소변량 감소 시 즉시 보고한다.
- 요로감염을 치료약물을 투여하기 전에 원인균 확인을 위해 소변배양을 시행한다.
- 요로방부제 부작용 및 유해반응을 관찰한다. 말초신경병증(저림, 사지마비)은 신부전 또는 nitrofurantoin의 장기 사용으로 발생할 수 있다. 말초신경병증은 비가역적이다.

환자교육

일반

- 알약을 부수거나, 캡슐약을 열지 않도록 교육한다.
- 경구 nitrofurantoin 복용 후 입안을 잘 헹구도록 한다. 약물은 치아를 훼손시킬 수 있다.
- 제산제는 약물의 흡수를 방해할 수 있으므로 제산제 복용을 피하도록 교육한다.
- 환자에게 투여 전에 서스펜션을 잘 흔들고, 얼지 않도록 보관한다.
- 졸음을 유발할 수 있으므로 투여 후 운전이나 위험한 기계를 작동하지 않도록 한다.
- 여성 환자에게 임신을 확인한 즉시 의료진에게 보고하도록 조언한다.

식이

- 위장 불편감을 최소화하기 위해 음식과 함께 복용하고 수분 섭취를 증가하도록 교육한다.

부작용

- 소변색이 갈색으로 변할 수 있으나 무해하다고 알려준다.
- 구내염, 항문생식기 분비물, 가려움증 같은 2차 진균 또는 세균 감염(중복감염)의 징후를 보고하도록 한다.

Methenamine

- 산성 소변으로 유지하기 위해 크랜베리주스를 마시고, 자두 또는 비타민 C를 먹도록 한다. 우유와 일부 야채와 같은 알칼리성 식품은 소변의 pH를 증가시킬 수 있다. 요로방부제가 효과적이기 위해서는 소변의 pH가 5.5 이하이어야 한다.

Fluoroquinolones

- 현재 어지럼이 있는 경우에는 약을 복용하는 동안 위험한 기계 작동, 운전을 하지 않도록 한다.
- 제산제는 약물의 흡수를 방해하기 때문에 음식과 함께 약을 복용하고 제산제는 피한다.
- 약물이 소변을 갈색으로 변하게 할 수 있으나 무해하다고 알려준다.
- 중복감염 또는 이차 진균/세균 감염의 징후를 보고하도록 교육한다.
- 햇빛에 과도하게 노출되는 것을 피하도록 한다.

평가

- 소변볼 때 요로감염의 증상인 작열감, 통증이 없다.

3. Trimethoprim 및 Trimethoprim–Sulfamethoxazole

Trimethoprim(Proloprim)은 trimethoprim 내성 유기체 발생을 예방하기 위해 일반적으로 sulfonamide, sulfamethoxazole(일반적으로 *TMP/SMX*라고 불림)과 조합하여 사용하지만, 요로감염에 단독으로 사용할 수 있다. 이 약의 조합은 대부분의 그람양성균과 그람음성균에 대해 느린 살균효과가 있다. Trimethoprim은 급성과 만성 요로감염의 치료와 예방에 사용된다. Trimethoprim의 반감기는 일반적으로 8–11시간이지만, 신기능장애가 있는 환자에게서는 더 길다.

4. Fluoroquinolones(Quinolones)

Fluoroquinolones는 하부요로감염에 효과적이며, norfloxacin(Noroxin), ciprofloxacin hydrochloride(Cipro), Nalidixic acid(NegGram), ofloxacin이 있다. Norfloxacin, ciprofloxacin 및 ofloxacin은 넓은 범위의 UTI에 효과적이다. 약물의 반감기는 보통 2–8시간이지만, 신기능장애 환자에서는 연장된다. 표 23–1은 요로방부제/항감염제의 투여경로, 사용 및 고려사항이다.

표 23-1 요로방부제 및 요로 항감염제

일반명(상품명)	투여경로	사용 및 고려사항
fosfomcyin tromethamine (Monurol)	PO	여성의 합병증이 없는 UTIs. 대부분의 그람음성 및 그람양성균에 살균효과. 부작용은 두통, 설사 등. 임신범주: B; PB; 0%; tⅡ; 3–8.5h
methenamine hippurate (Hiprex, Urex)	PO	만성 UTIs, 소변 산성 유지(<pH5.5). Sulfonamides와 병용 금지. 결정뇨 유발. 충분한 수분 공급. 위장관 자극 시 식사와 함께 투여. 임신범주: C; PB; UK; tⅡ; 4h
nitrofurantoin(Macrodantin)	원형약물차트 23-1 참조	
trimethoprim(Proloprim)	PO	남성과 여성의 급 · 만성 UTIs 치료와 예방. 과용량은 GI upset유발. Sulfamethoxazole(Bactrim)와 조합. 임신범주: C; PB; 45%; tⅡ; 8–10h
ertapenem(Invanz)	IM/IV	재발성 UTIs, 급성 골반감염, 당뇨 발 감염 예방. 그람양성균과 그람음성균에 효과. 설사, 메스꺼움, 두통 발생. 임신범주: B; PB; 95%; tⅡ; 4.5h
Sulfonamides		
trimethoprim-sulfamethoxazole(TMP-SMZ, Bactrim, Septra)	원형약물차트 30-1 참조	심각한 요로감염과 중이염에 효과적. 임신범주: C; PB; 44–70%; tⅡ; 6–12h
Quinolones(fluoroquinolones)		
ciprofloxacin(Cipro)	PO/IV	광범위 항균효과. 요로감염, 피부 및 연조직, 뼈, 관절 및 탄저병 감염. 발작장애 환자 경우에 주의. 음식 없이 복용가능. 광과민성 발생. 임신범주: C; PB; 20–40%; tⅡ; 4h
nalidixic acid(NegGram)	PO	급성 및 만성 요로감염. 약물내성 발생 가능. 전립선액에는 분포하지 않는다. GI 불편 시 음식과 함께 복용. 광과민성 발생. 발작 또는 심한 두통 발생 시 보고. 임신범주: C; PB; 93%; tⅡ; 1–2.5h
norfloxacin(Noroxin)	PO	급성 및 만성 요로감염. Quinolone군에서 가장 강력한 약물. 음식은 약물흡수 억제. 임신범주: C; PB: 10–15% tⅡ: 3–4h
ofloxacin	PO	요로감염, 하기도 감염, 피부감염. 두통, 현기증, 불면증 유발, 임신범주: C; PB: UK; tⅡ: 4–8h
기타		
aztreonam(Azactam)	IM/IV	그람음성균에 의한 요로감염. 하부호흡기감염과 패혈증에 유용. 임신범주: B; PB: 56–60%; tⅡ: 1.5–2h
imipenem/cilastatin sodium (Primaxin)	IV	심각한 요로감염. 하기도, 뼈 및 관절의 감염. 패혈증 및 심내막염. 임신범주: C; PB: imipenem 20%/cilastatin 40%; tⅡ: 1h
polymyxin B SO4	IV	요로감염과 정체도뇨로 인한 bacteriuria 예방에 효과적. 신독성 유발 가능. 신장기능 모니터(BUN, 혈청 크레아티닌). 임신범주: B; PB: UK; tⅡ: 4–6h

1) 부작용 및 유해반응

Nitrofurantoin 부작용은 (1) 식욕부진, 구역, 구토, 설사, 복통 등의 위장장애, (2) 호흡곤란, 가슴통증, 발열, 기침 등의 호흡기 반응이 있다.

Methenamine은 메스꺼움, 구토, 설사를 포함한 위장관계 부작용이 있으며, 대용량 복용 시 방광경련과 결정뇨가 발생할 수 있다.

Trimethoprim은 위장관 증상(메스꺼움과 구토를 포함)과 피부문제(발진과 가려움증 포함)를 일으킨다.

Nalidixic acid 부작용에는 두통, 현기증, 실신(기절), 말초신경염, 시각장애, 발진이 있으며, cinoxacin과 norfloxacin 부작용에는 오심, 구토, 설사, 두통, 시각장애가 있다.

2 요로진통제

1. Phenazopyridine

azo 염료인 Phenazopyridine hydrochloride(Pyridium)는 거의 40년 동안 하부요로감염의 증상인 통증, 작열감, 빈뇨와 절박뇨를 완화시키기 위해 사용된 요로진통제이다. 약물은 위장관 장애, 용혈성 빈혈, 신독성, 간독성을 일으킬 수 있다. 소변은 염료에 의해 무해한 붉은 오렌지색으로 변색될 수 있다. Phenazopyridine은 포도당 소변검사에 영향을 미치므로 포도당 수치를 검사하기 위해서는 혈액검사를 해야 한다.

3 요로자극제

신경인성 방광(신경계의 병변에 의해 야기되는 장애), 척수손상(마비, 편마비), 심한 두부손상으로 인해 방광기능이 감소되거나 소실되었을 때, 배뇨를 자극하기 위해 부교감신경자극제를 사용할 수 있다. 일차 선택약물인 bethanechol chloride(Urecholine)는 **직접작용 부교감신경자극제**로 알려진 소변자극제이다. 약물은 배뇨를 자극하기에 충분히 강한 수축력이 있는 배뇨근(detrusor urinal muscle)의 긴장을 증가시켜 방광의 긴장도를 증가시킨다.

4 요로 항경련제/항무스카린성 약물

감염이나 손상으로 인한 요로 경련은 요로 평활근에 직접 작용하는 **항경련제**에 의해 완화될 수 있다. 이 약물군(dimethyl sulfoxide[DMSO], oxybutynin[ditropan] 및 flavoxate[urispas])은 비뇨계 또는 위장관이 폐쇄되거나 녹내장 환자에게는 금기이다. 항경련제는 **항무스카린성 약물**, 부교감신경차단제, 항콜린성 약물과 같은 효과가 있다.

부작용은 구강건조, 심장박동 증가, 현기증, 장팽만, 변비 등이 있다. Tolterodine tartrate(Detrol)는 잦은 배뇨를 유발하는 과민성 방광에 사용하는 항무스카린성 약물/항콜린성 약물이다. 이 약은 긴박한 요실금을 감소시키며 항경련제/항무스카린성 약물과 부작용이 같다. 항경련제/항무스카린성 약물을 복용하는 환자는 소변정체, 심한 현기증, 흐린시력, 심계항진과 혼돈이 올 수도 있다. 환자는 열탈진을 피하기 위해 더운 환경에 주의해야 한다. 표 23-2는 요로진통제, 자극제 및 항경련제/항무스카린성 약물을 설명한다.

표 23-2 요로진통제, 자극제 및 항경련제

일반명(상품명)	투여경로	사용 및 고려사항
요로진통제		
phenazopyridine HCl (Pyridium)	PO	만성 방광염에서 배뇨 시 고통과 작열감 완화. 적갈색의 오렌지색 소변. 항생제와 동시에 복용 가능. 증상만 치료. 임신범주: B; PB: UK; tⅡ: UK
요로자극제		
bethanechol Cl (Urecholine)	PO SC	저긴장성 방광이나 무긴장성 방광 치료. 명치 통증, 복부경련, 오심, 구토, 설사, 고창 유발. 기립성 저혈압 유발. 임신범주: C; PB: UK; tⅡ: UK
요로 항경련제		
dimethyl sulfoxide(DMSO, Rimso-50)	Bladder instillation	방광염 치료. 방광에 투여하여 15분 정도 유지. 항염증, 마취 및 정균작용. 72시간 동안 호흡과 피부에서 마늘 맛과 냄새가 날 수 있음. 임신범주: C; PB: UK; tⅡ: UK
Flavoxate HCl(Urispas)	PO	요로 경련에 사용. 녹내장 환자 금지. 부작용으로 오심, 구토, 구강건조, 졸음, 흐린 시야 유발. 임신범주: B; PB: 50-80%
oxybutynin Cl(Ditropan)	PO	요로 경련과 과활동성 방광에 사용. 심장, 신장, 간 및 전립선에 문제가 있는 환자 금지. 부작용으로 졸림, 흐린 시야, 구강건조 유발. 임신범주: B; PB: UK; tⅡ: 2-5h
mirabegron(Myrbetriq)	PO	과활동성 방광 치료. 임신범주: C; PB: 71%; tⅡ: 50h
항무스카린성 약물/항콜린성 약물		
tolterodine tartrate (Dentrol, Detrol LA)	PO	빈뇨과 긴급뇨 감소시킴으로 과활동성 방광 조절. 협각녹내장 환자금지. 구강건조 흔함. 임신범주: C; PB: 96%; tⅡ: 20-35h
trospium chloride (Sanctura, Sanctura XR)	PO	무스카린성 수용체 길항제. 과활동성 방광 치료. 임신범주: C; PB: 50-85%; tⅡ: 20-35h
solifenacin succinate (VESIcare)	PO	무스카린성 수용체 길항제. 과활동성 방광 치료. 임신범주: C; PB: 98%; tⅡ: 55h
darifenacin hydrobromide (Enablex)	PO	무스카린성 수용체 길항제. 과활동성 방광 치료. 임신범주: C; PB: 98%; tⅡ: 13-19h

PART 07

면역계 약물

CHAPTER 24

HIV-AIDS 관련 약물

학습목표

- 인간면역결핍바이러스(HIV)의 생활주기를 기술하고, HIV 치료제의 약리학적 작용을 바이러스 생활주기와 연관하여 설명한다.
- HIV 전파의 위험인자를 규명한다.
- 항레트로바이러스치료제의 6가지 분류를 기술하고, 각 군의 약물 예를 열거한다.
- 약물관리와 이행에 있어 간호사의 역할을 논의한다.
- 기회감염의 예방적 치료를 설명한다.
- 임신 중 모체-태아의 HIV 감염 전파를 방지하는 약물치료에 대해 설명한다.
- 의료진의 HIV 노출위험에 대해 논의하고, 노출위험 및 유형을 권장사항과 연관한다.
- HIV 감염 환자를 간호하는 데 있어서 교육을 포함하여 간호과정을 적용한다.

1981년 후천성면역결핍증후군(AIDS)은 미국에서 처음으로 보고되었고, 새로운 항바이러스 개발에 대한 필요성이 제기되었다. 항바이러스제는 몇 가지 다른 기전에 의해 AIDS의 원인 즉 인간면역결핍바이러스(HIV)의 성장을 느리게 한다. 이런 약물에 대한 내성이 주요 임상적 문제이며, HIV-AIDS의 약물치료는 아직 성공적이지 않다.

1 HIV 감염: 병태생리

HIV는 RNA 레트로바이러스로, 사람의 세포 안에 살지 않는 한 생존하고 복제할 수 없다. HIV는 인간의 **면역반응(immune response)**에서 결정적인 역할을 하는 CD4+T 세포를 파괴한다. HIV에 의한 CD4 세포의 파괴는 면역결핍을 초래한다.

정상 CD4 세포 수는 800-1200cell/mm3이다. 초기 감염 후에 신속한 바이러스 복제가 일어나고, 말초혈액에서 높은 바이러스가 검출된다(바이러스 부하, viral load). 그에 상응하는 CD4 세포 감소가 면역반응을 유발하여, CD4 세포의 대체와 HIV 항체의 생성을 초래한다. 바이러스 부하는 면역반응이 일어나면서 떨어진다. 최근에 HIV에 감염된 사람들의 증상은 경증에서 중증(열, 피로, 인두염, 근육통 또는 관절통, 림프절병증, 두통, 야간발한)까지 다양하며, HIV 노출 후 2-12주 동안 경험한다. 이 기간을 **급성 레트로바이러스 증후군**, **급성 혈청변환증후군** 또는 **초기 *HIV* 감염**이라고 부른다. 이 단계에서의 증상은 일시적인 독감과 유사하여, 극소수의 사람들만 이 시기에 HIV감염을 진단받는다. 또한 감염되면 양성 HIV 검사결과가 나오기까지 평균 10-14일이지만, 일부에서는 3-4주간 혈청변환이 일어나지 않는다. 거의 모든 환자가 6개월 이내에 혈청변환을 한다. 감염과 양성 반응 사이의 시간 지연을 '**윈도 피리어드(*window period*)**'라고 한다. 이러한 이유 때문에, HIV 감염위험이 있으면서 음성 판정을 받은 환자는 3개월 후에 다시 검사를 받아야 한다(the close of the window period). HIV가 강하게 의심되면 HIV RNA 정량검사가 진행되며, 높은 바이러스 부하는 HIV로 진단한다.

시간이 지나고 치료를 받지 않을 때, HIV 감염은 일반적으로 CD4 세포의 점진적인 감소와 함께 느리게 진행된다. AIDS는 HIV 감염의 진행을 의미하는 진단이며, 1993년 AIDS 감시 사례 정의는 CD4 세포가 <200cells/mm3이거나 전체 림프구의 <14%인 환자가 포함된다. 기회감염의 위험은 CD4 수가 200cells/mm3 이하로 떨어졌을 때 증가한다.

2 HIV 생애주기

HIV 생애주기의 단계는 그림 24–1과 같다. (1) **결합(binding)**과 **융합(fusion)**: HIV는 CD4 수용체에 붙거나 CD4–T림프구 표면의 두 co-receptor 중 하나에 붙음으로써 생애주기를 시작한다. 바이러스는 숙주세포와 함께 융합한다. 융합 후 바이러스는 숙주세포 안으로 RNA와 유전물질을 방출한다. (2) **역전사(reverse transcription)**: **역전사효소(reverse transcriptase, RT)**는 단일가닥 HIV RNA를 이중가닥 HIV DNA로 전환한다. (3) **통합(integration)**: 새로 형성된 HIV DNA는 **integrase**라고 불리는 HIV 효소가 숙주세포의 DNA에 숨겨서 숙주세포의 핵으로 들어간다. 통합된 HIV DNA는 *provirus*라고 불린다. (4) **전사(transcription)**: 숙주세포가 활성화될 수 있는 신호를 수신할 때, provirus는 RNA polymerase라고 불리는 숙주의 효소를 사용하여 HIV 유전물질 복사뿐만 아니라 mRNA라는 짧은 가닥의 RNA를 만든다. mRNA는 HIV 단백질의 긴 사슬을 만들 수 있는 청사진으로 사용된다. (5) **조립(assembly)**: protease라 불리는 HIV 효소가 HIV 단백질의 긴 사슬을 잘라 더 작은 개별 단백질로 만든다. 작은 HIV 단백질이 HIV RNA의 유전물질의 사본과 함께 새로운 바이러스 입자가 조립된다. (6) **분화(budding)**: 새로 조립된 바이러스는 숙주세포에서 밖으로 밀고 나간다. 분화 동안 새로운 바이러스가 세포의 바깥막 일부를 훔친다. 외피역할을 하는 이 막에는 HIV glycoproteins라고 불리는 당단백질이 있다. 바이러스가 CD4와 co-receptor에 결합하는데, HIV glycoprotein이 필요하다. 미성숙 바이러스는 감염된 세포로부터 나온다. (7) **성숙(maturation)**: protease는 HIV 단백질 사슬을 잘라 개별 단백질로 만드는 것을 끝낸다. 새롭게 복제된 HIV는 다른 세포를 감염시키러 이동할 수 있다.

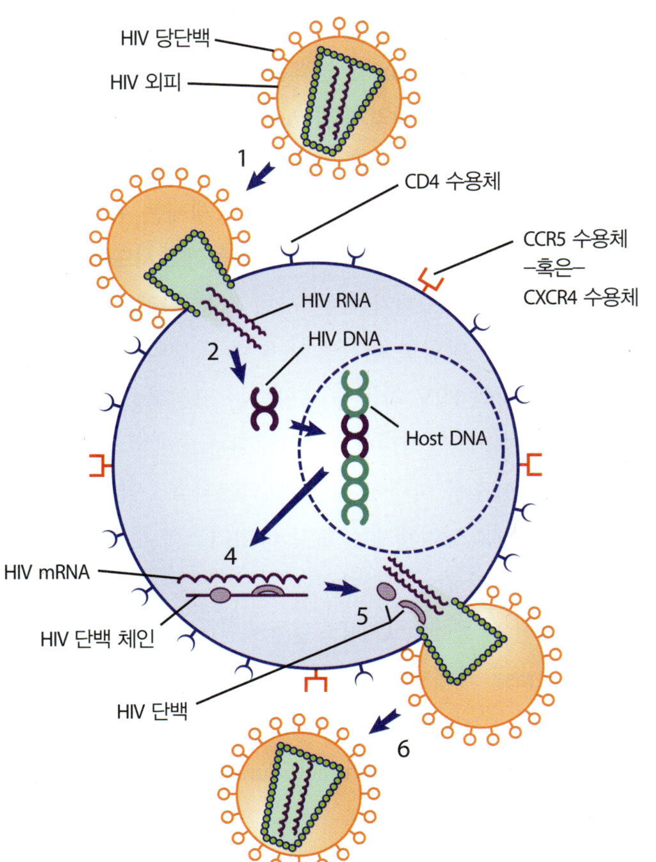

그림 24-1 인간면역결핍바이러스의 생애주기.(이미지 출처: 미국립보건원, NIH)

3 HIV 전파

HIV는 혈액, 정액, 질분비물 및 모유와의 밀접한 접촉을 통해 전파된다. 바이러스는 주로 (1) 성적인 접촉(구강, 질 및 항문 성교 포함), (2) 직접 혈액접촉(공용 주사바늘로 정맥주사, 약물 공유, 면도기와 같은 오염된 개인위생용품 공유, 수혈), (3) 엄마에서 아이로(모체–태아 순환을 통하거나 출산 도중 직접적인 혈액접촉이나 모유) 전파된다. 이러한 유형에는 실수로 주사침에 찔린다던가 기증받은 정액으로 한 인공수정이나 장기이식이 포함된다. HIV는 가벼운 접촉(포옹과 같은), 감염자가 만진 물건에 접촉한다던가 함께 운동을 한다고 해서 감염되지는 않는다. 고위험 대상자들은 콘돔없는 성관계를 하는 사람, 다수의 성관계 파트너가 있는 사람(환자와 환자의 파트너들 모두), 바늘이나 약물을 공유하여 정맥내 마약 투여자 그리고 HIV 감염여성에게서 태어난 영아이다. 어머니에서 아이로의 전파(mother-to-child transmission, MTCT) 위험률은 25% 이나, 항레트로바이러스 치료(ART)를 하면 1–2%로 감소한다.

4 임상검사

약물치료를 시작하고, 효능을 검사하며 치료를 바꾸는 시기를 결정하기 위해 **CD4 T–세포 수**, 혈장 HIV RNA 정량분석(혹은 viral load[VL]검사) 그리고 HIV 내성검사를 진행한다.

CD4 T-세포 수는 면역기능의 중요한 지표로, 기회감염의 가능성을 예측하지만, HIV 복제 속도를 측정할 수는 없다. 바이러스 부하(VL)는 혈액 내 HIV RNA양을 측정하는데, HIV RNA 수치는 바이러스의 복제속도, ART 치료 반응 정도를 보여주므로, CD4 T-세포 수치보다 정확한 예측변수라고 할 수 있다.

1. HIV 내성검사

항레트로바이러스약의 저항성은 치료의 실패와 약물에 내성을 지닌 바이러스의 위험으로 이끈다. 약물에 저항성을 가진 HIV 균주를 찾는 것은 비효과적인 약물치료를 예방하는 데 중요하다. 유전자형 내성검사는 약물저항성과 관련된 HIV의 유전자 코드에 생긴 돌연변이를 찾아낸다. 표현형 검사는 환자의 HIV가 특정 항레트로바이러스약제가 존재할 때에도 복제가 가능한지를 검사하는 방법이다. 유전자형 내성검사는 ART 시작 여부에 관계없이 치료를 시작하기 전에 하도록 추천된다.

5 치료목표

항레트로바이러스치료(ART)의 가장 중요한 목표는 HIV 관련 유병률과 사망률 감소, 수명 연장, 삶의 질 향상, 면역기능 회복과 보존, 혈장 HIV 바이러스 부하 최대억제 증진, HIV 감염 전파 예방이다.

6 항레트로바이러스치료 적응증

시작과 진행 중인 항레트로바이러스약제 치료를 포함한 HIV management에 대한 추천은 새로 올라온 임상적 자료와 전문가의 의학적 의견에 따라 가이드라인이 빠르게 변화한다. 가이드라인은 모든 HIV 감염자에게 ART를 추천한다. 추천의 정도는 CD4 세포 수에 기초하여 다양하다. 그러나 CD4 숫자에 관계없이 ART는 HIV에 감염된 임신한 여성들에게 강하게 추천된다. HIV 관련 신경병증, HIV와 B형 간염의 동시감염과 같은 AIDS-defining 질환 과거력이 있는 사람들에게서 추천된다. 그리고 혈청 불일치 결합에서도 추천된다.

치료 옵션의 증가와 치료되지 않은 HIV 감염이나 조절되지 않은 바이러스혈증의 더 나은 이해와 함께 ART에 대한 조기 치료가 고려되고 있다. ART로 HIV를 억제하는 것은 HIV 감염 코호트 연구에서 심혈관계, 신장질환, 간질환, 신경학적 합병증, 암과 관련 있는 염증과 면역의 활동을 억제한다. 치료가 시작된다면 약물은 적용할 수 있는 유전자형 저항성 검사, co-morbidities(간질환, 신기능장애, 우울증), 가능한 약물-약물 상호작용, 임신상태 및 시작에 대한 환자의 의지와 준비에 기초하여 선택된다. 투약 준비를 평가할 때 용량요법, 알약부하, 투여빈도, 식품제한, 부작용 및 환자의 일상생활을 포함한다. 투약을 시작하기 전에 복용이행을 향상시키는 방법(알람, 약물계획서)과 잠재적인 약물부작용 관리 계획을 검토해야 한다. 환자들은 약물복용을 95% 이상 이행해야 약물내성 발생 가능성을 줄일 수 있음을 교육받아야 한다.

7 항레트로바이러스약물의 분류

항레트로바이러스약물에는 **역전사효소억제제(reverse transcriptase inhibitors)**, **단백분해효소억제제(protease inhibitors)**, **진입(융합)억제제[entry (fusion) inhibitors]**, **CCR5 길항제(CCR5 antagonists)** 및 **integrase 억제제(integrase inhibitors)**가 있다. 역전사효소억제제는 **뉴클레오시드/뉴클레오티드(NRTI) 유사체**와 **비뉴클레오시드(NNRTI)** 유사체로 나뉜다. 20개가 넘는 서로 다른 항레트로바이러스약이 있으며, 다양한 약제들이 하나 이상의 약물분류에서 두 개 이상의 HIV 약물을 포함하는 고정복용량 복합치료법에 유용하다. 단백분해효소억제제는 수백만 명의 HIV 감염자들의 예후를 바꾸어 놓았다. 역전사효소억제제와 결합한 단백분해효소억제제는 혈장 바이러스를 찾을 수 없을 정도의 수준까지 감소시켰다.

가장 최신 약물에는 CCR5 길항제인 maraviroc(Selzentry), integrase 억제제인 raltegravir(Isentress)와 dolutegravir(Tivicay) 그리고 뉴클레오시드 역전사효소억제제인 etravirine(Intelence)와 rilpivirine(Edurant)이 있다.

1. 항레트로바이러스약

Zidovudine 단일요법이 진행된 HIV 환자의 생명 연장에 효과가 있다고 밝혀진 1980년대 이래로 더 많은 발전이 이루어졌다. 새로운 약들은 복용이행을 쉽게 만들었다(보다 편리한 투약을 위한 알약 개수 감소, 투약 빈도와 알약 부담을 줄이는 제형 변경, 한 알약에 2~3개의 약물이 조합된 복합 투여 형태). 다른 개선으로는 효능 증가, 부작용 감소(위장 효과 감소) 및 ritonavir을 사용한 단백분해효소억제제 부스팅(boosting)이 있다.

HIV 감염을 치료하기 위한 표준 치료는 ART이며, 다음 조합이 선호된다.

- Efavirenz(NNRTI)/tenofovir(NRTI)/emtricitabine(NTRI)
- Ritonavir-boosted atazanavir(PI) 및 tenofovir(NRTI)/emitricitabine(NRTI) 병용
- Ritonavir-boosted darunavir(PI) 및 tenofovir(NRTI)/emitricitabine(NRTI) 병용
- Raltegravir(Integrase 억제제) 및 tenofovir(NRTI)/emtricitabine(NRTI) 병용

2. 뉴클레오시드/뉴클레오티드 역전사효소 억제제

뉴클레오시드와 뉴클레오티드 역전사효소 억제제에는 Zidovudine(Retrovir), didanosine(VIDEX), stavudine(Zerit), lamivudine(Epivir), abacavir(Ziagen), tenofovir(Viread), emtricitabine(Emtriva)이 있다. 고정용량복합제품에는 Combivir(lamivudine/zidovudine), Trizivir(Abacavir/lamivudine/zidovudine), Epzicom(abacavir/lamivudine), Atripla(efavirenz/emtricitabine/tenofovir), Truvada(emtricitabine/tenofovir), Complera(rilpivirine/emtricitabine/tenofovir)가 있으며, Tenofovir(Viread)는 nucleotide 유사체이다.

ART의 기초인 NRTI는 HIV 바이러스 RNA-dependent DNA polymerase를 간섭함으로써 바이러스 복제를 억제한다. tenofovir/emtricitabine(임신한 환자는 zidovudine/lamivudine)가 ART 초기 치료에 주로 선택되는 NRTI 약물이다.

didanosine을 제외한 NRTI는 최적의 효과를 위해 음식과 함께 복용하고, Didanosine은 최적의 흡수를 위해 식전이나 식후 2시간 후에 복용한다. abacavir을 제외한 NRTI는 신기능이 감소된 환자(creatinine 청소율<50mL/min)에게는 용량을 조절한다. 고정용량 NRTI 복합제도 신기능이

원형약물차트 24-1

Zidovudine

약물분류 뉴클레오시드 역전사효소억제제 상품명: ZDV, AZT, Retrovir 임신범주: C	**투여경로** PO IV
금기 생명을 위협하는 zidovudine 알레르기 주의: 골수손상, 신장과 간기능장애, 간혈류 감소	**상호작용** 약물: Ganciclovir, probenecid, valproic acid 농도 증가/유해반응 증가시킬 수 있음. Rifampin은 농도를 감소시킬 수 있음. 검사: ALT, AST 증가
약동학 흡수: PO: 66–70% 분포: PB: 25–38%, BBB통과, 태반통과, peak serum levels: 30–90min 대사: 반감기 0.5–3h; 간에서 일차통과효과 증가 배설: 소변으로 63–95%	**약력학** 해당사항 없음
치료효과/사용 HIV 감염 환자; 산모-태아 HIV 전파 예방. 작용기전: 바이러스 역전사효소 억제	
부작용 하지 저림, 통증, 복통, 발진, 위장불내성, 열, 인후통, 두통, 소양증, 근육통, 연하곤란, 관절통, 불면증, 혼돈, 정신상태변화, 손톱의 청갈색줄	**유해반응** 오심, 구토 빈혈(피부창백, 피로, 쇠약), 중성구 감소(열, 오한, 인후통), 경련

감소된 사람에게는 복용을 피한다. 위장관 부작용(오심, 설사, 복통)은 일시적이고, 치료를 시작한 지 2주 내에 호전된다.

NRTI는 미토콘드리아 독성에 따른 신진대사의 이차 변화와 관련이 있다. 합병증에는 말초신경병증, 근육병증, 췌장염, 지방위축증이 있다. 지방위축증 또는 사지, 얼굴, 엉덩이의 지방 감소는 장기간 NRTI 복용과 관련이 있다. NRTI와 관련된 젖산산증과 간지방증으로 인한 사망은 드물다. NRTI는 약물 상호작용이 드물다. 위장관 부작용과 미토콘드리아 독성은 tenofovir에서 일어날 가능성은 거의 없으며, tenofovir의 가장 심각한 부작용은 드물게 일어나는 신장독성이다.

NRTI 복용이행은 1일 1회 복용(abacavir, didanosine, emtricitabine, lamivudine, tenofovir)과 고정용량 복합약물(Combivir, Truvada)로 향상될 수 있다.

원형약물차트 24-1은 zidovudine, 원형약물차트 24-2는 tenofovir의 약리학적 정보를 제공한다.

3. 비뉴클레오시드 역전사효소억제제

비뉴클레오시드 역전사효소억제제에는 efavirenz(Sustiva), delavirdine(Rescriptor), nevirapine(Viramune), rilpivirine(Edurant), etravirine(Intelence)이 있다. NNRTI는 작용부위 가까이 결합되어 있어, 효소 분자 내의 구조적 변화를 야기한다. 효소는 더 이상 핵산과 결합할 수 없고, 바이러스 DNA를 구성할 수 없다. NNRTI는 대부분의 PI에 비해 알약 부담이 적다는 것이다. 주요 단점은 NNRTI 내성 바이러스의 유병률이 높고 약물 상호작용을 일으킨다는 점이다..

NNRTI에서 처음 처방하는 약인 Efavirenz는 어지럼, 진정, 악몽, 다행감, 집중저하를 포함하는 중추신경계 독성이 높게 나타날 수 있으므로 우울증이 있는 환자나 정신질환의 과거력이 있는 환자에게는 주의 깊게 사용되어야 한다. Efavirenz는 atripla의 성분으로 투여되며, 공복에 취침 시 1일 1회 또는 약물 과다 흡수를 방지하기 위해 저지방 식사와 함께 투여한다.

Nevirapine은 임신(특히 첫 3개월 동안)중이거나, 임신을 계획 중이거나, 효과적이고 일관적인 피임을 하지 않는 성인 환자에게 대체제로 사용된다. Nevirapine은 심각한 발진과 간독성의 위험이 있다. Delavirdine은 항바이러스 활동에 가장 효과가 적어 시작요법으로는 추천하지 않는다.

Etravirine은 NNRTI와 다른 antiretroviral 약제에 저항이 있는 HIV 치료 경험자에게 사용하는 첫 번째 약물이다.

원형약물차트 24-2

Tenofovir

약물분류	투여경로
뉴클레오티드 역전사효소억제제(NtRTI) 상품명: Viread 임신범주: B	PO
금기	**상호작용**
주의: 신장과 간 기능장애	약물: acyclovir, ganciclovir, valganciclovir가 tenofovir의 용량과 유해반응 증가 검사: triglycerides, AST, ALT, ALP 증가
약동학	**약력학**
흡수: PO: 25–40% 분포: PB: <7%, 최대혈청농도: 36–84min 공복 ; 음식물 존재 시 96–144min 대사: 가수분해되어 세포내에서 tenofovir으로 전환 후, 인산화되어 활성형 tenofovir diphosphate으로 됨. 배설: 변하지 않고 소변으로 70–80% 배출	해당사항 없음
치료효과/사용	
HIV 감염 환자 치료; 만성 B형 간염 치료 작용기전: 바이러스 HIV 복제에 필요한 바이러스 효소인 reverse transcriptase 억제	
부작용	**유해반응**
설사, 오심, 구토, 고창, 불면증, 어지럼, 우울, 발열	젖산 산증, 지방증을 동반한 간비대

etravirine은 fosamprenavir/ritonavir, atazanavir.ritonavir, 기타 NNTRI, carbamazepine, phenobarbital, rifampin과의 조합을 포함하는 많은 약물과 상호작용을 한다.

일반적인 부작용은 발진(치료의 첫 6주 동안), 설사, 오심, 피로, 복통, 말초신경병증, 두통, 고혈압을 포함한다. Etravirine은 생명을 위협하고 치명적인 피부반응(예를 들어, S-J syndrome)과 관련이 있다.

원형약물차트 24-3은 efavirenz의 약리학적 정보를 제공한다.

4. 단백분해효소억제제

단백분해효소억제제(*protease inhibitors*, PI)를 기반으로 하는 치료(한 개나 두 개의 PI에 두 개의 NRTI를 더한 것)는 지속적인 바이러스 억제, 면역기능 향상, 환자의 생명을 연장시킴으로써 HIV 감염 치료에 획기적이다. 여기에는 Lopinavir/ritonavir(Kaletra), atazanavir(Reyata), fosamprenavir(Lexiva), tipranavir(Aptivus), darunavir(Prezista), saquinavir(Invirase), indivavir(Crixivan), ritonavir(Norvir), nelfinavir(Viracept)가 있다. 프로테아제는 HIV 비리온들의 마지막 조립을 담당한다. 긴 폴리펩티드 고리는 최종 HIV 단백질을 생산하기 위해 프로테아제에 의해서 쪼개져야만 한다. 항프로테아제(PI)는 새 viron의 최종 조립(assembly)을 위해 신생 단백질을 자르는 데 사용되는 효소인 protease의 활성을 억제함으로써 바이러스 조립을 타겟으로 HIV 생활주기의 마지막에 작용해 미성숙하고, 손상이 있으며, 비감염적인 바이러스 조각들을 만들고 내보내게 한다.

PI 기반 요법을 선택하는 것은 복용 빈도, 음식과 액체 요구, 알약 부담, 잠재적인 약물 상호작용, 부작용 등을 고려해야 한다. PI 초기치료 시, 위장관 부작용(오심, 구토, 설사)은 복용이행에 부정적인 영향을 줄 수 있다. 콜레스테롤과 중성지방 수치가 의미있게 증가하는 대사이상, 지방 이상분포 및 인슐린 저항성 당뇨는 PI 사용과 관련이 있다. ART 시작단계에서 선호되는 PI인 atazanivir는 인슐린 저항성이 보고되지 않았고, 콜레스테롤과 중성지방을 상승시킬 가능성이 더 적다. 대사이상은 심근경색과 고혈압을 포함한 심혈관계 질환의 명확한 위험요소이므로 생활양식 교정, 금연, 운동 및 심장위험요인 관리가 만성 PI 기반 치료를 위해 필요하다.

PI의 내약성과 효과는 약동학 촉진(pharmacokinetic

원형약물차트 24-3

Efavirenz

약물분류 비뉴클레오시드 역전사효소억제제(NNRTI) 상품명: Sustiva 임신범주: D	**투여경로** 주의: CNS 유해반응을 최소화하기 위해 취침 시 투여 PO
금기 efavirenz에 생명을 위협하는 알레르기가 있는 경우, midazolam, triazolam, ergot alkaloids을 사용 중 주의: 정신병, 약물남용환자; 간손상; 경련질환	**상호작용** 음식: 간/중추신경계 유해반응 때문에 알코올은 피함; 고지방음식은 흡수를 증가시킴
약동학 흡수: PO: 고지방음식 증가 분포:PB: >99%, 넓게 분포(뇌척수액에서 발견) 대사: 반감기 40-55h; 간에서 대사 최고농도 3-5h 배설: 대변으로 16-41%, 소변으로 14-34%	**약력학** 해당사항 없음
치료효과/사용 적어도 두 개의 다른 항레트로바이러스약물과 병용하여 HIV-1 감염치료 작용기전: 역전사효소에 결합하여 HIV-1 복제를 포함하여 RNA-dependent와 DNA-dependent DNA polymerase의 활동 차단	
부작용 발진; CNS 효과(어지럼, 불면, 비정상적인 꿈, 집중력장애, 건망증, 발작, 환각, 불안, 행복감); 오심, 설사	**유해반응** 응집반응, 알레르기 반응, 경련, 간부전, 신경병증, 자살, 비정상적 시야

boosting)이라고 불리는 방안에서 다른 약물과 병용함으로써 강화되었다. 소량의 "촉진제"를 첨가하면 복용 간격을 줄이고 PI의 혈장 농도를 높일 수 있다. ritonavir는 약동학에서 boosting효과를 위해 소량 사용된다. 이약은 약의 대사 효소를 억제함으로써 같이 투여된 PI의 혈중 레벨을 최대화시켜서 복용빈도와 알약 부담을 줄이고 바이러스 저항성을 극복하게 한다. 촉진 요법은 덜 복잡하기 때문에 환자들은 더 잘 따르고 견딜 수 있다.

원형약물차트 24-4는 atazanavir의 약리학적인 정보를 보여 준다.

5. 진입억제제(Entry Inhibitors)

진입억제제는 바이러스 핵산이 T4 림프구 안으로 들어가는 것을 막는다. enfuvirtide(Fuzeon)는 HIV 유입에 필요한 단계인 숙주의 혈장막과 바이러스막의 융합을 차단한다. 다른 항레트로바이러스제와는 기전이 매우 다르기 때문에 다른 약물군에 저항하는 환자들은 enfuvirtide의 효과에 민감하다. 그러나 enfuvirtide는 제조에 비용이 많이 들고 피하주사를 통해 1일 2회 투여하기 때문에 사용이 제한적이다. 98%의 환자가 주사부위 반응(피하결절, 발적)을 경험하며, 오심, 설사, 피로는 흔한 부작용이다.

6. CCR5 Co-수용체 길항제

이 분류의 유일한 약제인 maraviroc은 CCR5-tropic HIV가 면역세포에 진입하기 위해 필요한 CCR5 co-receptor를 억제해 바이러스의 복제를 막는다. 최소 두 개의 다른 antiretroviral 약제와 조합됐을 때, 대부분의 antiretroviral 약제에 저항성을 가진 환자의 50%에서 효과적이다.

maraviroc은 바이러스 복제와 여러 antiretroviral 치료에 저항성이 있는 HIV 감염환자에게 다른 antiretroviral 약과 조합해서 처방된다. 이 약은 기침, 열, 상기도감염, 발진, 복통, 어지럼의 부작용이 가장 빈번하게 보고되고 있다. 간질환과 심장질환, 기립성 저혈압의 과거력이 있는 환자에게 투여할 때 주의해야 한다.

7. Integrase Inhibitor(통합효소 억제제)

이 약은 HIV 감염 치료제 중 가장 최신 약물군 중 하나이다. HIV는 바이러스의 DNA 가닥을 인간의 염색체에 삽입시키는 데 integrase를 필요로 한다. raltegravir와 dolutegravir는 HIV 증식에 필요한 효소인 integrase를 방해한다.

원형약물차트 24-4

Atazanavir

약물분류 단백분해효소억제제 상품명: Reyataz 임신범주: B	**투여경로** PO
금기 atazanavir과민반응, alfuzosin, ergot derivatives, lovastatin, midazolam(경구), rifampin, simvastatin 복용 환자 주의: 전도장애환자(PR 간격연장), B형 간염, C형 간염, 혈우병 A 혹은 B	**상호작용** 약물: azole 항균제, clarithromycin은 수치와 유해반응 증가; 제산제, carbamazepine, H_2차단제, 양성자 억제제 rifampin은 수치와 효과 감소. 검사: 콜레스테롤, 중성지방, 혈당 간기능검사, 상승 음식: 음식과 함께 복용 시 생체이용률 증가.
약동학 흡수: PO: 음식과 함께 복용 시 빠르게 흡수 분포: PB: 98%, 최고농도는 2-3h에 도달 대사: 반감기 7-8h(ritonavir 추가 투여 시 9-18h) 배설: 일차적으로 대변으로 제거(70%); 소변(13%)	**약력학** 해당사항 없음
치료효과/사용 다른 항레트로바이러스약제와 병용으로 HIV-1 감염치료. 작용기전: HIV protease를 억제하여 미성숙된 HIV 조각을 만들어냄.	
부작용 발진, 오심, 기침	**유해반응** 고혈당, 당뇨, 황달

이 약은 성인의 HIV 감염 치료를 위해 최소 두 개나 세 개의 다른 antiretroviral제와 혼합요법으로 사용한다. raltegravir의 일반적인 부작용은 오심, 두통, 설사, 열이며, 근육병증 또는 횡문근융해증을 앓고 있는 환자에게 투여할 때는 주의가 필요하다. dolutegravir의 흔한 부작용은 불면증과 두통이다. 통합효소억제제는 1일 2회 투여한다.

표 24-1은 항레트로바이러스제의 투여경로, 참고사항을 제시하였다. 약물 상호작용에 관한 정보는 표 24-2에 있다.

표 24-1 항레트로바이러스약제

이름	투여경로	참고사항
뉴클레오시드 역전사억제제 (NRTIs)		
abacavir(ABC)(Ziagen) Trizivir(with ZDV+3TC) Epzicom(with 3TC)	PO	음식과 무관하게 복용. Alcohol dehydrogenase에 의해 대사. 반감기 1.5h 신장으로 배설. CLcr<50mL/min 환자는 Trizivir 및 Epzicom 금기. 부작용: 과민반응(만약 HLA-B*5701 이 양성이면 과민반응에 대한 위험 때문에 금지); 증상은 발열, 발진, 오심, 구토, 근육통, 피로, 식욕부진; 호흡기계 증상은 목통증, 기침, 호흡곤란, 간지방증을 동반한 젖산산증
didanosine(DDL)(VidexEC)	PO	식사 30분전 또는 2시간 후에 복용. 반감기 1.5h. 신장으로 배설. 신기능저하 환자에게 용량조절 필요 부작용: 췌장염, 말초신경병증, 오심, 간지방증을 동반한 젖산산증(드뭄), 심근경색 위험, 망막 변화, 시신경염, 인슐린저항성 당뇨
emtricitabine(FTC)(Emtriva) Atripla(with EFV+TDF) Truvada(with TDF) Complera(with TDF and RPL)	PO	음식과 무관하게 복용. 반감기 10h. 신장으로 배설; 신기능저하 시 용량조절. CLcr<50mL/min 환자는 Atripla/Comlpera 금지. CLcr<30mL/min 환자는 Truvada 금지. 부작용: 간지방증을 동반한 젖산산증(드뭄), 색소 과다 침착, 피부변색
lamivudine(3TC)(Epivir) Combivir(with ZDC) Epozicom(with ABC) Trizivir(with ZDV+ABC)	PO	음식과 무관하게 복용. 반감기 5-7h 신장으로 배설; 신기능저하 시 용량 조절 CLcr<50mL/min 환자는 Combivir, Trizivir 금지. 부작용: 최소한의 독작용, 간지방증을 동반한 젖산산증(드뭄).
stavudine(d4T)(Zerit)	PO	음식과 무관하게 복용. 반감기 1h. 신장으로 배설, 신기능저하 시 용량조절. 부작용: 말초신경병증, 지방이상증, 췌장염, 고지혈증, 빠르게 진행되는 상행 신경근쇠약증(드뭄), 간지방증을 동반한 젖산산증(드뭄).
tenofovir(TDF)(Viread) Atripla(with EFV + FTC) Truvada(with FTC) Complera(with FTC and RPL)	PO	반감기 17h. 신장으로 배설; 신기능저하 환자에게 용량조절. CLcr<50mL/min 환자는 Atripla/Complera 금지 CLcr<30mL/min 환자는 Truvada 금지. 부작용: 무력증, 두통, 설사, 오심, 구토, 고창, 신기능장애, 골연화증, 간지방증을 동반한 젖산산증(드뭄)
zidovudine(AZT, ZDV) (Retrivir) Combivir(3TC 함께) Trizivir(3TC+ABC 함께)	PO/IV	음식과 무관하게 복용. 반감기 1.1h. 신장으로 배설, 신기능저하 시 용량조절 필요 CLcr<50mL/min 환자는 Combivir, Trizivir 사용 금지. 부작용: 골수억제, 대구성빈혈, 중성구 감소증, GI불편, 두통, 불면증, 무력증, 간지방증을 동반한 젖산산증(드뭄).
비뉴클레오시드 역전사효소억제제 (NNRTIs)		
delavirdine(DLV)(Rescriptor)	PO	음식과 무관하게 복용. 시토크롬 P450에 의해 대사. 반감기 5.8h. 소변/대변으로 배설. 부작용: 발진, transaminase 증가, 두통
efavirenz(EFV)(Sustiva) Atripla(with TDF+FTC)	PO	공복 시 복용, 고지방/고칼로리음식은 약물농도 증가시킴. 시토크롬 P450에 의해 대사. 반감기 40-55h Sustiva: 신기능장애 시 용량 조절 필요 없음. CLcr<50mL/min 환자는 Atripla 금지 부작용: 발진, transaminase levels 증가, 어지럼, 혼란, 발작, 환각, 다행감을 포함한 CNS 증상
etravirine(ETR) (Intelence)	PO	고칼로리 식사는 약물농도 상승시킴: 시토크롬 P450에 의해 대사: 반감기 41 +/- 20h. 신기능장애 환자에게 용량조절 필요 없음 부작용: Stevens-Johnson syndrome을 포함한 발진, 오심
rilpivirine(RPL)(Edurant) Complera(FTC, TDF와 병용)	PO	음식과 함께 복용. 반감기 50h 부작용: 발진, 우울, 두통, 불면
nevirapine(NVP)(Viramune, Viramune XR)	PO	음식과 무관하게 복용. 시토크롬P450에 의해 대사. 반감기 25-30h 부작용: Stevens-Johnson syndrome을 포함한 발진, 간염

표 24-1 항레트로바이러스약제 –계속

이름	투여경로	참고사항
단백분해효소억제제(PIs)		
atazanavir(ATV) (Reyataz)	PO	음식과 함께 복용. 제산제 .금지. CYP450 3A4억제제와 기질. 반감기 7h. 간기능저하 환자에 용량조절 필요 부작용: 고빌리루빈혈증, PR 간격 연장, 고혈당, 지방분포이상, 혈우병환자의 출혈 위험 증가
darunavir(DRV)(Prezista)	PO	음식과 함께 복용. CYP450 3A4억제제와 기질. 반감기 15h. 간기능저하 환자에게 용량조절 필요 부작용: 발진, 설사, 오심, 두통, transaminase 증가, 고혈당, 지방분포이상, 혈우병환자의 출혈위험 증가, 고지혈증.
fosamprenavir(fAPV)(Lexiva)	PO	정제: 음식과 상관없음. 경구용 서스펜션: 음식과 함께 복용. CYP450 3A4억제제와 기질. 반감기 7.7h, 간기능저하 환자에게 용량 조절 필요 부작용: 발진, 설사, 오심, 구토, 두통, 고지혈증, transaminase 증가, 고혈당증, 지방분포이상, 혈우병 환자에서 출혈경향 증가
indinavir(IDV)(Crizivan)	PO	비-부스터: 식전 1시간 혹은 식후 2시간 복용; RTV 경우: 식사와 같이 혹은 식사 하지 않고 복용. CYP450 3A4 억제제와 기질. 반감기 1.5-2h. 간기능저하 환자에게 용량조절 필요 부작용: 신장결석, GI 불편, 오심, 고빌리루빈혈증, 두통, 쇠약, 시야혼탁, 어지럼, 발진, 금속성 미각, 혈소판감소증, 탈모, 용혈성 빈혈, 고지혈증, transaminase 증가, 고혈당, 지방 분포이상, 혈우병 환자의 출혈 증가
lopinavir/ritonavir(LPV/r) (Kaletra)	PO	정제를 식사와 상관없이 복용; 경구용 용액의 경우 음식과 함께 복용. CYP450 3A4억제제와 기질. 반감기 5-6h 부작용: GI 불편, 오심, 구토, 설사, 쇠약, PR간격 연장, 췌장염, 고지혈증, trasaminase 수치 상승, 고혈당, 지방분포이상, 혈우병 환자의 출혈 증가
nelfinavir(NFV)(Viracept)	PO	음식 또는 스넥과 같이 복용. CYP450 3A4억제제와 기질. 반감기 3.5-5h 부작용: 설사, 고지혈증, transaminase 증가, 고혈당, 지방분포이상, 혈우병 환자의 출혈 증가
ritonavir(RTV)(Norvir)	PO	음식과 같이 복용. 반감기 3-5h CYP450 3A4 잠재적 억제제 부작용: GI 불편, 오심, 구토, 설사, 감각이상, 간염, 쇠약증, 미각이상, 고지혈증, 고혈당증, 지방분포이상, 혈우병 환자의 출혈 증가
saquinavir(SQV)(Invirase)	PO	식후 2시간 내 복용. CYP450 3A4억제제와 기질. 반감기 12h 부작용: GI 불편, 오심, 설사, 두통, 고지혈증, transaminase 증가, 고혈당, PR간격 연장, 지방분포이상, 혈우병 환자의 출혈 증가
tipranavir(TPV)(Aptivus)	PO	음식물과 함께 복용. CYP450 3A4 유도제와 기질. 반감기 6h 부작용: 간독성, 발진, 고지혈증, 고혈당, 지질분포이상, 혈우병 환자의 출혈 증가
진입억제제(Entry Inhbitor)		
enfuvirtide(T20)(Fuzeon)	피하	상온에서 vial로 보관; 사용 후 내장 보관하며 24시간 내에 사용 반감기 3.8h 부작용: 국소 주사부위 반응(통증, 발적, 경화, 결절, 낭, 소양증, 반상출혈), 세균성 폐렴 발생률 증가, 과민반응(발진, 발열, 오심, 구토, 오한, 저혈압, transaminases 증가)
CCR5 길항제(CCR5 Antagonists)		
maraviroc(MRV)(Selzentry)	PO	신기능부전 시 농도 증가(CrCL<50); 주의약물 병용 시 조절(상호작용). 음식과 상관없이 복용. 반감기 14-18h 부작용: 발열, 상기도감염, 기립성 저혈압, 간독성, 발진, 기침, 복통, 어지럼
인터그레이스 억제제(Integrase Inhibitors)		
raltegravir(RAV)(Isentress)	PO	음식과 무관하게 복용. 고지방식이가 흡수 증가시킴. 반감기 8h 신기능 혹은 간기능장애 시 조절 필요 없음 부작용: 오심, 구토, 두통, 설사, 발열, 총콜레스테롤 증가, 피로, 표피괴사, S-J 증후군
dolutagravir(Tivicay)	PO	음식과 무관하게 복용. 고지방식이가 흡수 증가시킴. 반감기 14h 신기능 혹은 간기능부전 시 조절 필요없음. 부작용: 두통, 불면증, 발진

표 24-2 약물 상호작용

HAART와 관련 있는 약물 상호작용은 HIV 환자를 치료하는 입장에서 도전적 이슈가 된다. 초기치료에 사용되는 약물은 약물 상호작용과 관련이 있다. 동반된 이환질병의 동시치료와 기회감염의 예방 및/혹은 치료는 향후 약물 상호작용의 위험을 증가시킨다.

뉴클레오시드 역전사효소억제제(NRTIs)
NRTIs는 CYP450계에 대사되지 않기 때문에 약물 상호작용은 최소한으로 야기된다.

비-뉴클레오시드 역전사효소억제제(NNRTIs)
이 군의 약물들은 CYP3A4를 통해 폭넓게 대사되므로 약물 상호작용이 잘 일어나며, CYP3A4의 유도제 또는 억제제로 작용한다. Efavirenz와 nevirapine은 CYP3A4의 유도제로, delavirdine은 억제제로 작용한다.

단백분해효소억제제
모든 단백분해효소억제제는 CYP3A4의 강력한 억제제이며, 약물 상호작용을 초래한다. 동일한 시스템에 의해 대사되는 약물의 수치는 현저하게 증가하여 유해효과 발생률을 증가시킨다. ritonavir는 이 군에서 가장 강력한 CYP3A4 억제제이다.

CCR5 길항제
CCR5 길항제는 CYP3A의 기질이다. 강력한 CYP3A 억제제의 존재하에 농도가 현저히 증가하고, CYP3A 유도제의 존재하에 농도가 감소하므로 이들 약물을 사용 시에는 농도조절이 필요하다.

Integrase 억제제
Integrase 억제제 raltegravir는 UDP-glucoronosyltransferase 효소(UGTIA1)에 의해 조절되는 glucouronidation에 의해 기본적으로 제거된다. UGTIA1 효소의 강력한 유도제는 raltegravir의 농도를 많이 감소시킨다.

8 항레트로바이러스치료에 있어서 간호사의 역할

치료 초기에 환자의 생리적 요구, 심리사회적 요구와 문해력에 대한 철저한 사정이 필요하다. ART 시작 이후에는 약물치료의 부작용, 복용이행 및 복용이행에 영향을 주는 사안들을 사정한다. 환자들은 약물부작용과 새로운 증상의 발현을 혼동할 수 있으므로, 주의깊은 후속사정으로 추가적인 건강관리나 약물투여의 요구를 찾아낼 수 있다.

복용이행 문제는 모든 약물치료에서 공통적으로 발생하지만 ART는 환자가 95% 이상의 복용이행을 요구하기 때문에 더 큰 어려움이 있다. 복용불이행은 HIV 바이러스의 복제와 잠재적인 약물내성을 일으킬 수 있다. 복용이행을 높이기 위해 다양한 전략을 환자와 논의한다. 약물 투약통, 휴대전화나 모바일 기기의 알람, 투약 '지도'그림, 복용일기는 유용한 도구이다. 친구, 가족 구성원 및 개인적인 지지 시스템은 환자가 복용을 이행하는 데 도움을 줄 수 있다. 간호사는 환자에게 투약교육, 신뢰관계 형성 및 환자와 파트너십 구축할 수 있는 충분한 시간을 제공함으로써 복용이행을 촉진시킬 수 있다.

간호사정 시 약물을 복용하지 못한 이유를 포함해야 한다. 일반적으로 낙인, 까먹음, 아픔, 부작용, 복용해야 할 때 약이 없는 것, 약물의 가격, 건강보험의 분실 및 약국에 갈 교통수단의 부재가 있다. 만약 복용이행에 영향을 주는 인자가 확인되었다면 환자와 HIV 관리제공자와 함께 개별적인 계획을 수립한다.

환자교육에는 약물의 목적, 복용 스케줄, 음식과 액체 제한, 추천 음식 및 약물 보관법이 포함되어야 한다. 일상생활 중 약물 복용 또는 복용한 약물을 추적하기 위한 약물 달력을 사용하는 것을 포함한다. 환자사정, 환자교육, 환자와의 옹호자가 되는 것 외에도 간호사는 추가적인 검사나 연구가 필요한 문제들에 대해 알아야 한다. HIV/AIDS 환자들의 개인적인 요구 때문에 환자의 협력을 증가시키기 위한 방안에 대한 연구가 필요하며 방법을 알아야 한다.

간호과정
환자-중심의 협력의 간호

항레트로바이러스 요법

사정

- 환자의 과거력을 수집한다. HIV 질병의 진행과 관련된 징후와 증상, 생리적, 사회심리적 요구를 사정한다. 의학적 처치와 심리사회적 지지를 위해 의뢰한다.
- 모든 처방약, 일반 판매약, 약초제품을 포함한 약물의 조정을 수행한다. 불법약물과 다른 비처방약물의 사용을 사정한다.
- 영양결핍과 잠재적인 약물-식품 상호작용을 사정하기 위해 영양 과거력을 수집한다. 만약 환자가 지방장애나 당뇨 위험이 있다면 치료적 생활방식 변화가 필요한지 사정한다.
- 학습할 준비와 선호하는 교육방법(글, 말, 그림)을 사정한다.

간호진단

- HIV와 AIDS에 관한 지식 부족과 관련된 부적절한 건강 자기관리

- 인지된 HIV 진단의 낙인과 관련된 두려움
- 식욕저하, 잦은 배변과 관련된 영양 불균형
- HIV 진단과 관련된 비효율적인 대처
- 손상된 면역계와 관련된 감염 위험성
- 복잡한 약물복용과 관련된 비효율적 건강 자기관리
- 약물의 상호작용에 대한 지식 부족
- 질병 진행과 치료 결과에 대한 지식 향상과 관련된 강화된 건강관리 준비도
- 투약 관리와 관련된 지식 부족

간호목표
- 환자의 CD4 수치가 증가한다.
- 이차 감염을 겪지 않는다.
- 의학적 치료와 환자의 요구와 신념에 맞는 영적, 정신적 지지에 참여한다.
- 새로운 증상이나 부작용 발현 시 즉시 보고한다.
- 약물요법을 이행하고 이행과 관련된 어려운 점을 말한다.

간호중재
- 환자가 선호하는 방법으로 약물 및 투약시간표에 대한 정보를 제공하여 치료요법 준수에 대해 교육한다.
- 손씻기와 건강관리방법을 알려준다.
- CD4수치 감소 또는 viral load 증가를 보이는 검사결과를 모니터하고 의료진에게 알린다.
- PAP 검사나 안과, 치과검사, 나이나 위험요소가 있다면 대장내시경 포함한 건강검진을 받도록 한다.
- 필요시 영양상담을 받도록 의뢰한다.
- 필요시 환자에게 환자가 영적, 정신적인 도움을 받도록 의뢰한다.

환자교육

일반
- HIV가 면역계에 손상을 주는 방법에 대해 설명한다.
- HIV 전파 양상과 다른 사람에게 전파를 막는 방법을 설명한다.
- 일반적인 감정반응에 대해 설명한다.
- 건강수칙의 준수에 대한 모니터링의 필요성을 설명한다.
- 감염노출의 위험을 줄이기 위한 예방지침을 강조한다.
- 상기도감염이나 인플루엔자의 예방 또는 최소화하는 방법에 대해 조언한다(손씻기, 사람 많은 곳 피하기, 인플루엔자 및 예방접종 시행).
- 가임기 환자 경우, 태아로의 전염을 줄이기 위해 향후 임신 관리에 대한 정보를 제공한다.
- 환자가 선호하는 학습방법으로 개별 약물치료계획을 제공한다.
- 특정 약물(OTC 포함), 음식, 약초가 항레트로바이러스제와 상호작용할 수 있음을 설명한다.
- 계획에 환자/가족 파트너십을 구축한다.

자기 관리
- 환자가 정확한 약을 정확한 용량으로 정확한 시간에 복용하도록 도움을 준다.
- 투약계획이 방해받지 않고 적절한 약의 공급이 중요하다는 것을 환자에게 설명한다.
- 약을 삼키지 못하는 소아 환자의 경우 삼키는 방법을 알려준다.

부작용
- 환자의 증상을 의사에게 즉시 말하도록 한다.
- 가능한 약물 부작용과 최소화하기 위한 전략을 설명한다.

식이
- 환자가 다양한 음식을 먹고, 날달걀이나 날생선을 먹지 않으며, 육류를 알맞은 온도로 조리하여 먹도록 조언한다.
- 환자에게 부작용을 최소화하는 방법을 조언한다(예, 음식과 함께 특정 약물 복용).
- 설사의 관리를 위해 바나나, 밥, 사과소스, 토스트를 먹도록 조언한다.

평가
- CD4 수치가 증가하고 이차 감염 징후가 없다.
- 약물이행과 관련된 어려운 점을 말로 표현한다.

9 기회감염

HIV 감염이 진행될수록, 환자는 감염과 약해진 면역체계 때문에 **기회감염(opportunistic infection)**이라고 불리는 암에 더욱 취약해진다. HAART 요법의 발견으로 기회감염의 발병률이 급격히 감소했으나, 여전히 기회감염은 HIV 감염자의 이환율과 사망률의 주요 원인으로 남아 있다. 기회감염의 예방과 치료는 여전히 중요하다.

가장 일반적인 HIV와 관련된 기회감염은 다음과 같다.

- 세균감염: 결핵, 세균성 폐렴, 패혈증
- 원충감염: 톡소포자충증(Toxoplasmosis), 크립토스포리디움증(Cryptosporidiosis), 리슈만편모충증(Leishmaniasis)
- 진균감염: 주폐포자충(Pnumocystis jiroveci) 폐렴, 칸디다증(Candidiasis), 크립토코쿠스증(Cryptococcosis)
- 바이러스감염: 거대세포바이러스, 단순포진, 대상포진

- HIV 관련 악성종양: 카포시육종(Kaposi sarcoma), 림프종, 편평상피세포종

10 HIV에 직업적 노출과 노출 후 예방

HIV에 피부를 통한 노출 후의 치료법은 **노출후예방(postexposure prophylaxis, PEP)**으로 불린다. 많은 PEP 요법을 사용할 수 있으며, 환자가 4주간의 치료를 완료할 가능성과 내약성 정도가 다양하다. 기본 PEP와 확장된 PEP 요법은 표 24-3에 설명되어 있다. 잠재적 HIV노출에 대한 PEP는 사건 발생 수시간 이내에 시작되어야 하고, 4주간 지속되어야 한다. PEP 요법을 받는 보건의료인 중에서 17-47% 정도 부작용을 보고하였다. 가장 흔한 부작용은 오심, 거북함, 피로감이다.

표 24-3 기본 및 확장된 노출후 예방요법

요법	약물요법
기본	zidovudine(Retrovir) + lamivudine(Epivir), Combivir zidovudine: 300mg b.i.d. 혹은 200mg t.i.d. lamivudine: 300mg once daily 혹은 150mg b.i.d. Combivir: 1 tablet b.i.d. zidovudine + emtricitabine(Emtriva) zidovudine: 300mg b.i.d. 혹은 200mg t.i.d. emtricitabine: 200mg 1일 1회 tenofovir(Viread) + lamivudine tenofovir: 300mg 1일 1회 lamivudine: 300mg 1일 1회 혹은 150mg b.i.d. tenofovir + emtricitabine, Truvada tenofovir: 300mg 1일 1회 emtricitabine: 200mg 1일 1회 Truvada: 1일 1정제
확장	Basic regimen + lopinavir/ritonavir(Kaletra) Kaletra: 400/100=2 정제 b.i.d.

PART 08

항신생물 약물

CHAPTER 25

항암제

학습목표

- 세포주기 특이적 및 세포주기 비특이적 항암제를 구분한다.
- 항암제 투여 환자에 대한 적절한 간호중재를 학습한다.
- 알킬화제, 항대사제, 항암 항생제, 호르몬 및 생물요법제(biotherapy drugs)의 사용 및 고려사항을 비교한다.
- 간호사가 화학요법제에 노출되는 것을 피하는 방법에 대해 논의한다.
- 항암제 관련 교육을 포함한 환자 중심의 협력간호를 적용한다

암은 비정상적인 세포가 걷잡을 수 없이 자라 몸의 다른 부위로 퍼져나갈 수 있는 질환군이다. DNA는 체내 세포에서 효소와 단백질 합성에 필수적인 정보를 전달하는 유전물질로, 대부분의 암은 세포 내 DNA 손상으로 발생한다. 일부 암은 유전되지만 대부분은 정상세포 유전자의 손상 또는 소실로 발생한다(돌연변이). 악성종양이 발생하려면 하나 이상의 돌연변이가 필요하다. 그러므로 암발생은 완료에 몇년이 걸릴 수도 있는 다단계 과정이다.

암세포를 파괴하는 약물은 **항암제**(*anticancer drugs*), **암화학요법제**(*cancer chemotherapeutic agents*), **항종양제(antineoplastic drugs)**, **세포독성치료제(cytotoxic therapy)** 등 여러 다른 이름으로 불린다. 화학요법은 암 치료 시 단독 또는 다른 방식(예, 방사선, 수술, 생물학적 반응 조절제)과 병용할 수 있다. 2종류 이상의 항암제를 같이 쓰는 병용화학요법(combination chemotherapy)은 일부 암 치료에 효과적이다. 항암제는 암을 완치할 수 없을 때 수개월~수년 동안 조절 목적으로 투여하거나, 암을 더 이상 조절할 수 없을 때 관련 증상 완화 또는 삶의 질 향상을 위해 사용할 수 있다. 이것을 **완화치료**(*palliative treatment*)라고 한다.

1 유전, 감염, 환경, 식이에 의한 영향

암은 유전질환이다. 유전자는 정상적 세포 활동에 필수적인 세포의 단백질 생성과 기능에 대한 지침을 제공한다. 다양한 방식으로 생기는 유전적 결함이 복구되지 못하면 세포는 비정상적 특성과 조절 불가한 성장을 한다. 2,000개 이상의 유전자가 암 형성에 관여한다. 유전성이 입증된 암에는 유방암, 난소암, 전립선암, 자궁내막암, 대장암, 췌장암, 그리고 악성 흑색종이 있다. 암은 그 외 환경, 생활방식, 바이러스, 그리고 식이에 의해 발생할 수도 있다.

유전자는 여러 가지 방법으로 세포가 암에 걸리게 한다. **원종양유전자**(*proto-oncogenes*)는 세포 성장, 분열 및 사멸(apoptosis) 조절에 관여하는 정상유전자이다. 원종양유전자의 돌연변이가 종양유전자이다. 비정상 종양유전자는 세포성장 조절단백질에 영향을 주고, 조절되지 않는 세포분열을 촉진한다. 종양억제(tumor suppressor, TS)유전자(항종양유전자)는 세포 증식을 멈추도록 신호를 보내고 종양유전자 작용을 멈추게 한다. 만약 TS유전자가 손실되거나 기능을 상실하면 세포는 통제 불가능한 분열을 한다. 다른 유전자들은 DNA 손상을 복구한다. 이들 DNA 복구유전자가 손상되면, 돌연변이가 고쳐지지 않은 상태로 다음 딸세포에게 전달된다. 충분한 세포 돌연변이가 일어나고 암이 발생하기까지 많은 시간이 걸리므로 노인에게 더 흔하다.

많은 바이러스가 암 유발과 관련있다. 사람유두종바이러스(human papilloma virus)는 침습성 자궁경부암을, HIV는 림프종과 항문 또는 생식기 암을 유발한다. Epstein-Barr 바이러스는 중앙아프리카의 Burkitt 림프종 환자 대부분에게서 발견되며, 비인두암 발병과도 관련있다. 간암은 B형 또는 C형 간염 바이러스와 관련있다. 암 발병과 관련있는 다른 바이러스로 사람 T세포 림프친화

바이러스 1형(HTLV−1), 사람 T세포 림프친화 바이러스 2형(HTLV−2) 및 Kaposi 육종 관련 헤르페스바이러스가 있다.

세균 중 위장의 *Helicobacter pylori*는 위암 발생과 관련 있다.

암 유발과 관련된 환경 요인으로 담배, 식이, 감염원, 화학물질, 과도한 햇빛 노출 및 방사선이 있다.

2 세포주기 비특이적 및 세포주기 특이적 항암제

항암제는 세포복제를 방해하여 세포사멸을 유발하며, 세포에 대한 작용에 따라 분류한다. **세포주기 비특이적 약물(cell-cycle nonspecific drug, CCNS)**는 G0기를 포함한 세포주기의 모든 단계에 작용하는 약이다. **세포주기 특이적 약물(cell-cycle specific drug, CCS)**은 세포주기의 특정 단계에 작용하는 약이다. CCS 약물은 빠르게 성장하는 암세포에 가장 효과적이다. 일반적으로, CCNS 약물에는 알킬화제(일부 알킬화제는 CCS임), 항암 항생제 및 호르몬이 포함된다. CCS 약물에는 항대사제 및 vinca alkaloid가 포함된다. 그림 25−1은 일부 항암제 종류와 그들의 가장 효과적인 세포주기 단계를 보여준다.

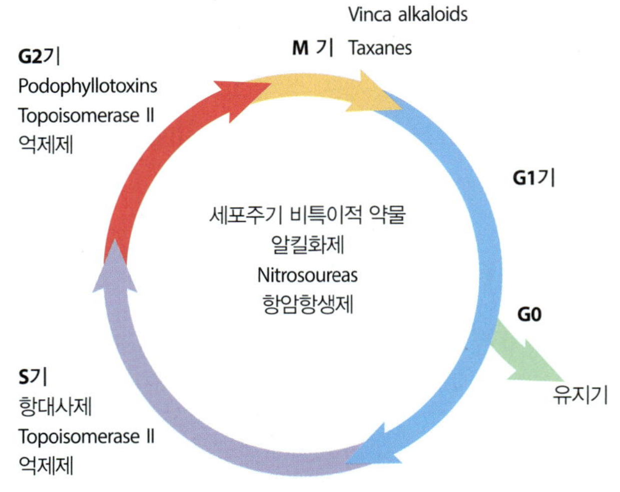

그림 25-1 항암제 종류 및 가장 효과적인 세포주기 단계(phase).

3 항암 화학요법

항암제는 선택적이지 않으므로, 암세포와 정상세포 둘 다 영향을 받는다. 항암제 부작용은 정상세포 독작용과 크게 관련있다. 항암제가 효과적인 이유는 정상세포는 스스로 회복하고 계속 성장할 수 있는 반면 암세포는 회복 능력이 떨어지기 때문이고, 부작용도 대부분 일시적이다. 화학요법은 대개 다른 부위로 퍼지거나 여러 부위에 있는 암 또는 너무 커서 다른 수단(예, 수술)으로 제거할 수 없는 암에 대해 전신 투여된다. 가장 일반적인 화학요법 투여경로는 IV 주입이지만, 경구, 근육내, 피하, 복강내, 뇌실내(척수강내), 흉막내, 방광내, 동맥내 또는 국소를 포함한 다른 경로도 있다.

일부 암(예, Hodgkin 림프종, Burkitt 림프종, 고환암)은 항암제로 치료된다. 다른 암(예, 유방암, 결장암)은 우선 수술로 제거하고, 몸에 남은 나머지 암 제거를 위해 항암제를 사용한다. 이를 **보조요법(adjuvant therapy)**이라 한다. 때로는 신보조 **화학요법(neoadjuvnt chemotherapy)**으로 항암제를 우선 투여하여 큰 암을 위축시킨 뒤 수술로 제거한다. **완화 화학요법(palliative chemotherapy)**은 진행된 병과 관련된 증상(예, 통증, 호흡 곤란)을 완화하고 삶의 질을 향상시키는 데 사용한다.

화학요법 투여는 특정 프로토콜에 의해 가이드된다. 치료 기간은 악성 종양의 유형과 정도, 화학요법 유형 및 예상 부작용 그리고 정상 세포 회복에 필요한 시간에 의해 결정된다. 화학요법은 일반적으로 암세포는 파괴되고 정상세포 회복 가능성을 증가시키기 위해 주기(cycle)로 주어진다. 화학요법 기간, 빈도 및 cycle 횟수는 종양 유형과 크기, **전이(metastasis)** 여부 및 환자 상태에 따라 결정된다. 화학요법은 약물 단독 또는 병용으로 구성되며, 각 치료 기간은 수분~수일로 다양하고, 프로토콜에 따라 매주, 격주 또는 매월 반복된다(박스 25−1).

1. 병용 화학요법

보통 병용요법이 암세포 사멸 효과가 더 커서 단독요법은 잘 사용하지 않는다. 화학요법은 세포주기의 모든 단계에서 암세포를 죽일 수 있을 때 가장 효과적인데 동시에 두 가지 이상의 항암제를 사용하면 이런 효과가 나타날 가

박스 25-1 항암제 분류*

분류	약물
알킬화제	
Mustard 가스 유도체	nitrogen mustard(mechlorethamine), chlorambucil, cyclophosphamide, ifosfamide, melphalan, temozolomide
Nitrosoureas	camustine, lomustine, streptozocin
알킬화-유사제	altretamine, carboplatin, cisplatin, dacarbazine, oxaliplatin, thiotepa
Alkyl Sulfonates	busulfan
항대사제	
엽산길항제	methotrexate(MTX), pemetrexed, trimetrexate
Pyrimidine 유도체	azacitidine, capecitabine(Xeloda®), cytarabine, decitabine, floxuridine, fluorouracil(5-FU), gemcitabine(Gemzar®), nelarabine
Purine 유도체	cladribine, clofarabine, fludarabine, 6-mercaptopurine(6-MP), thioguanine
Ribonucleotide Reductase 억제제	hydroxyurea, 2-deoxycoformycin
식물 알칼로이드	
Vinca Alkaloids	vinblastine(Velban®), vincristine(Oncovin®), vinorelbine(Navelbine®)
Antimicrotubules 혹은 Taxanes	docetaxel, paclitaxel(Taxol®)
Podophyllotoxins	etoposide, teniposide
Camptothecan 유도체	Irinotecan, Topotecan
Retinoids	bexarotene, thalidomide
항암 항생제	bleomycin, dactinomycin(Actinomycin D), daunorubicin, doxorubicin(Adriamycin), epirubicin, idarubicin, mitomycin, mitoxantrone, valrubicin
호르몬, 호르몬 길항제 및 효소	
Androgens	testolactone, progesterone
호르몬 길항제 및 효소	aminoglutethimide, anastrozole, bicalutamide, exemestane, flutamide, fulvestrant, goserelin, histrelin, letrozole, leuprolide, megestrol, mitotane, nilutamide, raloxifene, toremifene, tamoxifen(nonsteroidal antiestrogen)
기타	
효소	L-asparaginase, pegaspargase
백신	재조합 백신 (Gardasil® 및 Cervarix®)
높은 주의를 요하는 약	모든 항암제들이 모든 투여경로에 있어서 높은 주의를 요한다.

* 단 클론 항체와 표적치료는 26장을 참고하고, 생물학적 치료는 27장을 참고하시오

능성이 높다.

세포사멸을 극대화하기 위해 CCS와 CCNS 약물을 병용하는 경우가 많다. 약물 병용 시 상승효과를 볼 수 있는데, 각 약물마다 작용 기전이 다르고 용량제한적 독성도 달라야 한다. 병용요법은 약물저항을 감소시키고, 암세포 파괴를 증가시키는 장점이 있다(표 25-1).

2. 일반적 부작용 및 유해반응

항암제는 빠르게 성장하는 정상세포(예, 피부, 모발)에 악영향을 주며, 위장관, 점막, 골수 및 생식기계 세포에도 유해반응을 일으킨다. 골수 세포(백혈구, 혈소판, 적혈구)가 크게 줄어드는 **골수억제(myelosuppression)**를 유발한다. 항암제 투여 후 혈구세포 수가 최저일 때를 **최악의 순간(nadir)**이라 부르는데, 대체로 치료 7-10일 후에 나타난다(표 25-2).

3. 외래진료와 가정에서의 항암치료

정맥주사(IV) 투여 중 간호사가 직업적으로 화학요법제 노출을 최소화하려면 다음 주의사항을 따라야 한다.

- 화학요법 취급 시 투여 경로에 관계없이 유해약물 검사를 받은 파우더없는 일회용 장갑(nitrile, polyurethane, neoprene)을 사용한다.

표 25-1 항암제 병용요법의 예

일반명(상품명)	두문자어(ACRONYM)*	사용
doxorubicin(Adriamycin), bleomycin, vinblastine, dacarbazine	ABVD	Hodgkin 림프종
fluorouracil(5-FU), doxorubicin/hydroxydoxorubicin(Adriamycin), cyclophosphamide(Cytoxan)	FAC*	유방암, 전립선암
cyclophosphamide(Cytoxan), doxorubicin/hydroxydoxorubicin(Adriamycin), methotrexate	CAM	전립선암
cyclophosphamide(Cytoxan), epirubicin, fluorouracil(5-FU)	CEF	유방암
cyclophosphamide(Cytoxan), doxorubicin/hydroxydoxorubicin(Adriamycin), vincristine (Oncovin), prednisone, rituximab(Rituxan)	CHOP+rituximab (CHOP+R)	비Hodgkin 림프종
etoposide, leucovorin, fluorouracil(5-FU)	ELF	식도암, 위암
folinic acid(leucovorin), fluorouracil(5-FU), irinotecan	FOLFIRI	대장암
folinic acid(leucovorin), fluorouracil(5-FU), oxaliplatin	FOLFOX	대장암
gemcitabine(Gemzar), capecitabine(Xeloda)	GEMCAP	췌장암
idarubicin(Idamycin), cytarabine(ARA-C), etoposide(VP-16)	ICE	급성 골수성 백혈병
mechlorethamine, vincristine(Oncovin), procarbazine, prednisone	MOPP	Hodgkin 질병
melphalan, prednisone	MP	다발성 골수종
mitomycin C(Mutamycin), vinblastine(Velban), cisplatin(Platinol)	MVP	소세포폐암
paclitaxel(Taxol), carboplatin	PC	비소세포폐암
docetaxel(Taxotere), doxorubicin(Adriamycin), cyclophosphamide	TAC	재발성 유방암
vinblastine(Velban), bleomycin(Blenoxane), cisplatin(Platinol)	VBP	고환암

*두문자어는 특정 프로토콜(예, ABVD[Adriamycin, bleomycin, vincristine, dacarbazine], FAC[fluorouracil, Adriamycin, cyclophosphamide])에 사용된 화학요법 약물명에 근거함. 일반명과 상품명 모두 두문자어로 사용됨.

표 25-2 항암제의 일반적 유해반응

유해반응	간호 및 고려사항
골수억제	
적혈구 감소 (빈혈)	피로, 호흡곤란, 저혈압, 심박수증가, 호흡수 증가, 핍뇨, 청색증 등 사정. 휴식 기간 계획. 처방대로 산소공급. 호흡이 용이하도록 침대 머리를 들어 올림. 통증이 산소 소비를 증가시키면 통증 중재를 제공. 화장실에 갈 때 도와줌. 정신 상태 변화를 모니터링. 빈혈은 황산제1철 또는 RBC 주입으로 치료. RBC 생성을 자극하기 위해 Erythropoietin 투여.
백혈구 감소 (호중구감소증)	백혈구 감소에 따라 감염위험이 커짐. 감기나 감염이 있는 방문객은 조심(예, 마스크 착용)하거나, 환자 방문을 피함. 일반적 감염 증상(통증(인후통), 부종, 발적, 발열, 고름) 등이 있으면 의료진에게 보고. 의료진과 방문자는 환자와 접촉 전후에 손 세척. 체온을 가릴 수 있는 약물복용 피함. 체온 38.3℃ 이상이면 의료진에게 보고. 적절한 배양액(예, 혈액, 소변, 객담)을 모으고, 항생제 요법 시작. 국소 감염 사정. 호흡음 청진. WBC 수 모니터링. 집락자극인자(colony-stimulating factor, 예: filgrastim) 투여는 WBC 생성 증가시킴.
혈소판 감소증	혈소판 감소 징후인 점상출혈, 멍, 잇몸출혈, 코피 발생 사정 및 의료진에게 보고. 소변, 대변 및 구토에서 잠복출혈 사정. 혈소판 수와 출혈 시간 모니터링. 주입 부위에 압력을 가함. 혈소판 수혈 필요할 수 있음. 출혈 유발 약(예, aspirin)과 침습적 시술(예, 주사, 요로 카테터 삽입, 직장 온도) 피함.
위장 장애	
식욕부진	식욕부진은 일부 항암제에 의한 빈혈, 통증, 피로, 쓴맛과 관련 있음. 고칼로리 및 고단백질 음식을 소량 자주 먹을 것. 휴식기간 계획. 통증조절에 주목. 딱딱한 캔디나 아이스 칩이 쓴 맛에 도움이 된다.
오심 및 구토	항암제는 흔히 chemoreceptor trigger zone(CTZ)를 자극하여 오심과 구토를 유발. 오심, 구토 유발 요인: 위장 자극; 가슴, 배 혹은 뇌 부위의 방사선 조사 효과; 불안; 변비; 통증; 전해질 불균형; 다른 약물들. 항암치료 전과 동안 및 후에 항구토제 제공. GI 장애 사정 후 적절한 약물 투여. 소음, 자극 및 냄새 최소화. 구강 케어 자주할 것.
설사	설사 3유형; 삼투성(흡수 장애), 분비성(세균감염, 종양) 혹은 삼출성(항암제로 인한 이차성). 설사 유발 항암제: 알칼화제, 항암항생제, 항대사제. 설사는 다른 약(예, 항생제); 동반 질환(예, Crohn 병); 위관 영양 등에 의해 발생 가능. 정상 배변습관 사정. 전해질 불균형과 탈수 모니터링. 적절한 지사제(예, 항생제, 항콜린성 약제, 진경제, psyllium, kaolin, pectin, octreotide) 투여. 섭취량과 배출량 모니터링.

표 25-2 항암제의 일반적 유해반응—계속

유해반응	간호 및 고려사항
점막염 (구내염)	많은 항암제는 구강점막 변화 초래. 보통 치료시작 2–14일 사이 발생. 미각 변화, 조직 부종, 발적, 통증, 구강 건조, 구강 점막의 흰 반점이나 코팅 여부 등 사정. 점막염은 경증~중증까지 다양함. 증상적 치료: 자주 구강 세척, 국소마취제, 항생제, 항진균제, 타액 대체 및 진통제 등. 알코올 성분 함유 시판용 구강 세척액 피할 것. 부드러운 칫솔 추천. 아이스칩이 통증에 도움됨.
기타	모든 항암제들이 탈모 부작용 있는 것은 아님. 약에 따라서 머리카락이 가늘어지거나, 원형탈모 또는 완전한 탈모가 됨.
탈모	신체 모든 털이 영향을 받음. 탈모가 점진적(항암요법의 매 주기마다 진행됨)이거나 빠를 수 있음. 항암요법이 완전히 끝나면, 체모 재발육됨. 체모 질감은 바뀜. 치료전 탈모 가능성과 이에 대한 대비(가발, 모자, 두건 등)를 논의할 것. 신체 이미지 변화에 대한 우려를 사정.
피로	피로 요인: 항암치료, 수면장애, 정서 장애, 우울, 골수 억제, 감염, 통증 혹은 전해질 불균형 등. 피로 유발 조건(예, 수면부족, 통증, 수면) 해결.
불임	불임이 생기면, 영구적일 수 있음. 치료전 상담 필요.

- IV 항암제 투여 시 가운(일회용, 불투과성, 보푸라기 없는)을 착용한다.
- 에어로졸에 노출될 위험이 있으면 국립 산업 안전 보건원이 인증한 호흡기가 필요하다. 수술용 마스크는 적절한 호흡 보호 기능을 제공하지 못한다.
- 항암치료 시행 또는 체액 처리 시 액이 튈 위험이 있으면 안면보호대 또는 마스크와 안면보호대를 함께 사용한다.
- 항암제 투여 후 장갑이 오염되거나 구멍이 난 경우 교체한다.
- 세포독성 약물은 흡입, 피부 또는 점막 접촉, 섭취 등으로 우연히 흡수될 수 있으므로 다음 지침을 따라야 한다:

1. 별도의 작업 구역에서 항암제를 준비하고 준비하는 동안 유출을 방지하기 위해 플라스틱으로 된 흡수 패드를 사용한다.
2. 항암제 투여 전과 후에 손을 씻는다.
3. 항암제 투여 중에는 손-입 또는 손-눈으로의 접촉을 피한다.
4. IV 튜브 연결 및 사용 후 분리하는 방법은 기관 정책을 참조한다.
5. 이전 48시간 동안 항암제를 투여받은 환자의 체액(예: 소변, 대변, 구토) 처리 시 장갑을 착용한다.
6. 항암제 유출 또는 노출 시 기관 정책을 참조한다.

4 알킬화제(alkylating agents)

항암제 중 가장 큰 그룹 중의 하나가 **알킬화제**이다. 알킬화제는 DNA 가닥의 교차결합, 비정상적 염기쌍, DNA 가닥의 끊어짐을 유발하여 세포분열을 방지한다. CCNS로 분류되어 세포주기의 다양한 여러 단계에서 암세포를 죽이지만, G0기의 암세포에 대해서 가장 효과적이다. 알킬화제는 많은 암에 효과적인데, 급성 및 만성 백혈병, 림프종, 다발성 골수종 및 고형암(예, 유방, 난소, 자궁, 방광 및 위장)이 포함된다. 알킬화제는 몇 가지 그룹으로 나뉜다. Mustard gas 유도체(예, cyclophosphamide(Cytoxan®)), ethylenimine(예, thiotepa). alkylsulfonates(예, busulfan), triazines(예, dacarbazine), nitrosoureas(예, carmustine), 금속염(예, cisplatin). Nitrosureas는 혈액뇌장벽을 통과하여 뇌종양 치료에 효과적인 유일한 약이다(표 25-3).

알킬화제의 부작용에는 오심, 구토, 출혈성 방광염, 탈모, 골수억제(빈혈, 백혈구감소증, 혈소판감소증), 이차 악성 종양 및 불임증 등이 있다. 주요 용량 제한 독성은 혈액세포와 비뇨기계통에서 발생한다. 일반적인 유해반응은 표 25-2에 있다.

1. Cyclophosphamide

암치료에 처음으로 도입된 알킬화제인 mechlorethamine(nitrogen mustard)은 2차세계대전 중 임상에 사용되었다. Mechlorethamine은 Hodgkin 병에 화학요법 일부로 투여되며, 특히 다른 병용약물에 저항성을 보일 때 사용된다. 이 약물은 심각한 수포성 물질로 조직 침투 시 조직괴사를 일으킨다. cyclophosphamide는 nitrogen mustard 유도체로 경구, 흉막 내, IV로 투여된다. 환자는 투약 시 출혈성 방광염 예방을 위해 수분을 잘 공급받아야 한다. MESNA(2-mercaptoethane sulphonate sodium)는 cyclophosphamide 고용량 사용 시 생기는 방광 독성 대사체를 비활성화시켜 방광 손상을 최소화할 목적으로 병용하는 세포보호제(cytoprotectant)이다.

약동학 위장관에서 잘 흡수되어 경구투여된다. 반감기와 단백결합은 중등도(60% 미만)이다. 간에서 대사되며, 소변으로 50% 미만이 비대사체로 배설된다.

약력학 초기 항암제로 유방암, 백혈병, 림프종, 다발성 골수종, 난소암, 망막모세포종 및 신경모세포종 등을 치료하는 화학요법 프로토콜에 여전히 쓰인다. 약물 상호작용이 있으므로 환자는 복용 중인 모든 약을 보고해야 한다.

2. 부작용 및 유해반응

부작용 중 출혈성 방광염은 고용량 투여 시 발생하는 심각한 문제이다. 고용량 투여 환자는 치료 동안 심근병증과 SIADH(syndrome of inappropriate antidiuretic hormone secretion, 항이뇨호르몬 부적절분비증후군)에 대해 사정해야 한다. 또한, 피부나 손톱 변화(검게 변함)를 일으킨다(원형약물차트 25–1).

간호과정
환자–중심 협력간호

알킬화제; cyclophosphamide

사정

- 약물 상호작용을 피하기 위해 처방약, 일반약, 제산제, 식이보충제, 비타민 및 약초제를 포함한 자세한 약물 투여력을 조사한다.
- 환자의 신체상태에 대한 기본적인 정보를 얻는다. 여기에는 키, 몸무게, 활력징후, 임상검사결과, 요산, 전해질, 간과 신장검사, 심폐사정, 피부평가, 매일 활동상태(즉, 일상생활의 활동

표 25–3 항암제: 알킬화제

일반명(상품명)	투여경로	사용 및 고려사항
Nitrogen Mustards		
Chlorambucil	PO	림프구성 백혈병, 림프종, 유방암, 난소암. PB: 99%; tⅡ: 1.5h
cyclophosphamide(Cytoxan) Ifosfamide	IV	원형약물차트 25–1 참조. 고환암, 림프종, 폐암, 육종. 출혈성 방광염 예방위해 요로보호제 mesna 추가. PB: 69–75%; tⅡ: 7–15h(고용량)
mechlorethamine (Mustargen)	IV, 강내(Intracavitary), 국소투여	Hodgkin병, 고형암, 폐암에 의한 흉막 삼출. Chlorambucil과 부작용 유사함. tⅡ: 1min
melphalan(Alkeran)	IV	다발성 골수종, 흑색종, 유방암, 난소암, 고환암. PB: 30%; tⅡ: 1.5h
temozolomide	PO	난치성 역형성 성상세포종. PB: 15%
Nitrosoureas		
carmustine(BiCNU, BCNU)	IV	Hodgkin병, 다발성 골수종, 흑색종, 뇌종양, 유방암, 폐암 치료. tⅡ: 15–30min
lomustine(CeeNU, CCNU)	PO	진행성 Hodgkin병, 뇌종양. PB: 50%; tⅡ: 1–2d
streptozocin	IV	췌장세포암, 폐암, Hodgkin 질병, 대장암 치료. tⅡ: 30–45min
Alkyl Sulfonates		
busulfan(Myleran)	PO, IV	골수세포성 백혈병. 백혈구 면밀히 관찰. 골수이식 준비제. tⅡ: 2.5h
알킬화제 유사제		
altretamine (Hexalen)	PO	난소암, 유방, 자궁경부, 결장, 자궁내막, 두경부 및 폐암, 림프종 치료. PB: 6%; tⅡ: 2–6h
carboplatin	IV, 복강내	반복되는 난소암. 골수 이식 준비제. PB: 0%; tⅡ: 2–6h
cisplatin(Platinol)	IV, 복강내	난소암, 고환암. 보조치료제. 방광암, 두경부암, 자궁내막암 치료. 이독성; 환자 30%에서 발생. PB: >90%; tⅡ: 58–75h
oxaliplatin(Eloxatin)	IV	전이성 대장직장암. 5–FU 및 leucovorin과 병용. 난소암, 두경부암 및 악성 흑색종에 사용. PB: >90%; tⅡ: 20–40d
dacarbazine(DTIC)	IV	전이성 악성 흑색종, 육종, 신경아세포종, 난치성 Hodgkin병. PB: 5–10%; tⅡ: 5h
thiotepa(Thioplex)	IV, 강내, 방광	완화요법, 특히 유방암 및 난소암. tⅡ: 1.5–2h

능력, 수면-휴식 주기), 영양상태, 기저질환의 증상의 유무 및 현재 혹은 과거의 약물과 치료에 대한 사항 등이 포함된다.

- 치료초기, 치료 동안에 특정시간간격(수주에서 수개월)으로 임상검사결과를 사정한다. 적혈구, 백혈구 혹은 혈소판 수치가 사전에 결정한 수치보다 낮아지면 약물투여를 중단한다.
- 폐기능검사, 흉부방사선검사와 신장 및 간 기능 검사를 치료 동안 실시해야 한다.
- 체온을 평가한다. 체온이 섭씨 1 혹은 2도 변한다면 감염의 징후이다.

간호진단

- 화학요법의 부작용과 질병 상태와 관련된 감염 위험
- 화학요법에 의한 출혈성 방광염과 관련된 소변배출감소
- 방광 내부층과/혹은 골수억제에 대한 화학치료의 효과와 관련된 출혈 위험
- 화학요법 프로토콜과 관련된 지식 부족

간호목표

- 환자는 백혈구, 적혈구 및 혈소판이 원하는 범위 내에 있으며 감염이 일어나지 않는다.
- 환자는 영양상태를 유지한다(적절한 수분섭취와 배설, 충분한 칼로리 섭취, 안정된 몸무게)
- 환자는 출혈성 방광염이 나타나지 않는다.
- 환자/가족/간병인은 화학요법과 관련된 부작용과 유해반응이 나타나면 즉시 보고한다.
- 환자는 부작용을 견딜 수 있고 생명에 지장이 없을만한 수준으로 조절된다.

간호중재

- 세포파괴 산물의 배출을 촉진하고 출혈성 방광염의 위험을 줄이기 위해 하루에 수분을 최소 2리터를 마시도록 환자를 독려한다.
- 혈뇨, 빈뇨, 배뇨장애 징후와 증상을 모니터링하고, 밤 동안 약물이 방관 내 축적되는 것을 막기 위해 하루 중 일찍 투여하도록 환자를 교육한다.
- 화학요법의 안전한 관리, 준비, 투여 및 조제를 위해 기관 지침을 따른다. 항암제가 직접 피부, 눈 및 점막에 닿는 것을 피한다.

원형약물차트 25-1

Cyclophosphamide

약물분류 알킬화 약물, 상품명: Cytoxan, 임신범주: D	**투여경로** PO, IV
금기 과민성, 심각한 골수억제 주의: 임신, 간 또는 신질환	**상호작용** Digoxin농도 줄임. thiazide 이뇨제와 병용 시 백혈구감소증 연장됨. Barbiturates 작용, chloramphenicol 반감기, 항응고제 효과 증가시킴. Doxorubicin(Adriamycin)의 심장근육병증을 악화시킴. 병용 시 allopurinol, probenicid, colchicine, phenothiazines, 요오드화 칼륨, imipramine, warfarin, succinylcholine, corticosteroids, phenytion, sulfonamides 작용과 독성이 변함. 마늘, 은행, 인삼, 에키네시아, St. John's wort, kava kava, 포도씨와 병용 시 주의. 겨우살이, 황기와 병용 금지; 함암제 효과 감소. vitamin A와 병용 시 작용과 독성이 변함. 요산, 정제 단백 유도체, mumps, Canadida와의 양성 반응이 억제될 수도 있음; Papanicolaou 검사(Pap smear)가 위양성이 나올 수 있음.
약동학 흡수: PO: 잘 흡수됨, 분포: PB: <60% 대사: tⅡ: 3–12h, 배설: 25–40% 소변(비대사체)으로; 5–20% 대변으로	**약력학** PO/IV: 개시: 7일, 최고: 10–14일, 지속: 21일 Nadir(백혈구, 호중구, 혈소판이 최저치인 시점): 7–14d
치료효과/사용 유방, 폐, 난소암; 백혈병; 림프종, 다발성 골수종, 면역억제제 작용기전: DNA 알칼화에 의해 DNA 합성을 억제하여 단백합성을 방해함	
부작용 오심, 구토, 설사, 체중감소, 혈뇨, 탈모, 발기부전, 불임, 난소섬유화, 두통, 어지럼, 피부염	**유해반응** 출혈성 방광염, 이차성 종양, 골수억제 생명위협: 백혈구감소증, 혈소판감소증, 심장독성(매우 고용량에 의해), 간독성(장기간 사용 시)

Note: 항암제는 체중에 근거하여 용량을 정하고 mg/kg 혹은 mg/m²으로 처방한다. 약물 프로토콜, 암 종류 및 단계, 나이, 기능 상태, 동반 이환(예, 심장병)에 근거해서 용량을 정한다.

- 자극과 정맥염 때문에 IV 부위를 자주 모니터링한다.
- 감염, 출혈, 빈혈 징후는 즉시 보고하도록 환자에게 충고한다.
- 적절한 피임법 적용이 중요하다는 것을 교육한다.
- 구내염때문에 부드러운 칫솔을 사용하며, 양호한 구강위생상태에 대해 환자에게 설명한다.
- 탈모 가능성을 환자에게 설명한다. 가발, 부분가발, 스카프 혹은 두건을 권한다.

평가

- 환자의 백혈구, 적혈구 및 혈소판이 원하는 범위 내에 있으며 감염이 일어나지 않음.
- 환자는 영양상태를 유지함(적절한 수분섭취와 배설, 충분한 칼로리 섭취, 안정된 몸무게)
- 환자는 출혈성 방광염이 나타나지 않음.
- 환자/가족/간병인은 화학요법과 관련된 부작용과 유해반응이 나타나면 즉시 보고함.
- 환자는 부작용을 견딜 수 있고 생명에 지장이 없을만한 수준으로 조절됨.

5 항대사제(antimetabolites)

항대사제는 체내 천연 대사체와 유사하지만, 대사과정을 방해하고 효소합성을 억제한다. 이들은 CCS로 분류되고, 세포주기의 S기(DNA 합성 및 대사)에 항암효과를 나타낸다. 이들은 약물이 방해하는 물질에 따라 분류한다. 엽산 길항제(예, methotrexate, pemetrexed), pyrimidine 길항제(예, fluorouracil), purine 길항제(예, 6-mercaptopurine), adenosine deaminase 길항제(예, fludarabine), ribonucleotide reductase 억제제(예, hydroxyurea)가 있다.

항대사제는 급성 및 만성 백혈병, 골수형성이상증후군(myelodysplastic syndrome, MDS), 유방암, 두부 및 경부암, 폐암, 골육종 및 림프종 치료에 사용한다. 이 중, fluorouracil(5-FU)과 floxuridine은 CCS뿐 아니라 CCNS로 고려된다.

Methotrexate는 MTX로 명명되는데, 엽산 길항제로서 암과 비암(예, 류마티스성 관절염, 건선)에 사용된다. 또한, MTX는 자궁외임신의 유산 유도에 사용된다. MTX는 단백질과 DNA 합성에 필요한 엽산의 대체제로 작용한다. MTX 고용량 투여 환자는 약물 유해반응으로부터 세포를 구조하기 위해 leucovorin을 투여해야 한다(leucovorin rescue).

많은 약물이 MTX와 상호작용이 있다. 단백결합약물(예, aspirin, phenytoin)이 MTX 독성을 증가시킨다. NSAID는 MTX 농도를 증가시키고 연장시킨다. Cotrimoxazole(Bactrim®)과 pyrimethamine은 MTX 수치를 증가시킨다. Penicillin, COX-2 억제제 및 OTC 약초제는 MTX와 상호작용을 일으키므로 복용 시 치료진에게 알려야 한다(표 25-4).

일반적 부작용으로 골수 억제(빈혈, 백혈구감소증, 혈소판감소증), 구내염, 오심, 구토, 탈모, 간 및 신장 기능 이상 등이 있다. 주요 용량 제한 독성은 조혈 및 위장관계에서 발생한다(표 25-2).

1. Fluorouracil

Fluorouracil(5-FU, Adrucil)은 유방, 위, 간, 췌장 및 피부암 등 치료의 주축이다.

약동학 고형암 치료에는 IV 주사하며, 표재성 기저 세포암(superficial basal cell carcinoma)에는 국소투여한다. 단백결합률은 10% 미만이며, IV 경로의 반감기는 10-20분이다. 소변으로 소량이 배설되며, 80%가 폐를 통해 CO2로 배설된다.

약력학 DNA와 RNA 합성에 필수적인 효소 활성을 차단한다. 치료지수가 낮고, 단독 또는 다른 항암제와 병용한다. 혈액-뇌장벽을 통과한다. 작용지속시간은 30일이다.

1) 부작용 및 유해반응

5-FU 부작용은 다른 항암제와 유사하여 식욕 저하, 오심, 구토, 설사, 구내염, 탈모, 광과민, 피부색소침착 증가, 발진 및 홍반 등이 있다. 구내염은 독성 조기 징후이며, 담당 의사에게 보고해야 한다. 골수 억제는 약물치료 시작 후 4-8일 정도에 나타난다.

간호과정
환자-중심 협력간호

항대사제: Fluorouracil

사정

- 약물 상호작용을 피하기 위해 처방약, 일반약, 제산제, 식이보충제, 비타민 및 약초보조제 등 현재 복용 중인 모든 약의 투여력을 조사한다.

- 환자의 신체상태에 대한 기본정보를 얻는다. 키, 몸무게, 활력징후, 임상검사(CBC, 요산, 전해질, 간 및 신장 검사결과, 심폐검사, 섭취 및 배출량, 피부평가, 일상생활상태[즉, ADLs 수행 능력], 수면-휴식 주기), 영양상태, 기저 질병 증상 유무 및 현재와 과거 약물과 치료 등이 포함된다.
- 치료시작, 치료 동안 특정 시간간격(수주에서 수개월)의 임상검사를 사정한다.
- 약물치료 전과 동안의 신장기능 및 체온을 사정한다.

간호진단

- 골수억제와 관련된 감염 위험
- 화학요법의 위장관 부작용과 관련된 영양불균형 및 통증(점막염증/구내염) 위험
- 화학요법에 의한 광과민 또는 설사와 관련된 피부손상 위험
- 화학요법 프로토콜과 관련된 지식 부족

간호목표

- 환자의 백혈구, 적혈구 및 혈소판이 원하는 범위 내에 있으며 감염이 일어나지 않는다.
- 환자는 영양상태를 유지한다(적절한 수분섭취, 배설, 칼로리 섭취, 안정된 몸무게).
- 환자/가족/간병인은 화학요법과 관련된 부작용과 유해반응이 나타나면 즉시 보고한다.
- 환자는 부작용을 견딜 수 있고 생명에 지장이 없을만한 수준으로 조절된다.

간호중재

- 혈관외유출에 주의하여 IV 위치를 자주 모니터링한다. 발견 시 얼음팩을 대고 의료진에 알린다.
- 화학요법의 안전한 관리, 준비, 투여 및 조제를 위해 기관 지침을 따른다.

표 25-4 항암제: 항대사제

일반명(상품명)	투여경로	사용 및 고려사항
엽산길항제		
methotrexate (MTX)	IV, IT, IM	고형암, 육종, 융모암, 백혈병. 고용량에서 수분섭취 잘하고, leucovorin(구조약) 투여; 약물배설 중 용해도 위해 소변 pH를 7.0로 유지. PB: 50%; tⅡ: 8–15h
pemetrexed	IV	중피종과 비소세포성 폐암 치료위한 다중표적 항엽산제. PB: 81%; tⅡ: 3.5h
trimetrexate	IV	*P. carinii* 폐렴 대체약; AIDS, 대장암 치료. PB: 86–94%, tⅡ: 11–13h
Pyrimidine 유사체		
azacitidine	SC, IV	만성 골수 단핵구성 백혈병 치료. tⅡ: 41min
capecitabine (Xeloda®)	PO	고형암, 육종, 융모암, 백혈병. 고용량에서 환자는 수분섭취 잘 해야 함; 약물배설 중 용해도 위해 소변 pH를 7.0로 유지. PB: 50%; tⅡ: 8–16h
cytarabine	IV, IT	급성 백혈병 및 림프종. 장기이식 후 면역억제제로 사용. 다른 함암제와 병용 가능. PB: 15%; tⅡ: 1–3h
floxuridine	동맥내	전이성 결장암 및 간암. tⅡ: 20h
5-fluorouracil	원형약물차트 25-2 참조	
gemcitabine (Gemzar®)	IV	진행성/전이성 췌장선암, 비소세포폐암 및 방광암. 세포주기의 S기에 작용. 백혈구 및 혈소판수 모니터링; tⅡ: 1–10h
nelarabine	IV	난치성/재발성 T세포 림프구성 백혈병/림프종 치료. PB: <25%; tⅡ: 30min–3h
Purine 유사체		
cladribine	IV	털세포 백혈병, 만성 림프구 백혈병 치료. PB: 20%; tⅡ: 5.4h
clofarabine	IV	난치성/재발성 소아 림프구성 백혈병. PB: 47%; tⅡ: 105min
fludarabine	PO, IV	다른 알킬화제에 안듣는 만성 림프구 백혈병; 저등급 비Hodgkin 림프종. tⅡ: 9h
6-mercaptopurine	PO	급성 림프구성 백혈병에 1952년 처음 사용. 면역억제제. 유해반응; 간독성, 고요산증. PB: 19%; tⅡ: 45min
thioguanine	PO	급,만성 골수성 백혈병. 장시간 작용. tⅡ: 2–11h
Ribonucleotide Reductase 억제제		
hydroxyurea	PO	흑색종, 저항성 골수성 백혈병, 난소암. 장시간 작용. tⅡ: 3–4h
pentostatin	IV	알파-interferon에 잘 듣지 않는 털세포 백혈병. 매우 긴 작용시간. tⅡ: 6h

- GI 부작용을 고려하여 수분 섭취와 배출 및 영양섭취를 모니터링한다.
- 5-FU가 투여된 정맥을 따라 색소 침착을 평가한다.
- 감염, 출혈, 빈혈 징후는 즉시 보고하도록 환자에게 충고한다.
- 생리식염수로 2시간마다 입을 헹구고 소량의 음식을 자주 먹도록 계획한다.
- 양호한 구강위생을 위해 부드러운 칫솔로 양치질을 하도록 환자를 교육한다.
- 대변 횟수와 양을 기록하며 항문 주위 피부상태를 모니터링한다.
- 광과민의 징후와 증상에 대해 환자/가족에게 교육한다.
- 적절한 피임법 적용이 중요하다는 것을 교육한다.
- 탈모 가능성을 환자에게 설명한다. 가발, 부분가발, 스카프, 두건을 권한다.

평가

- 환자의 백혈구, 적혈구 및 혈소판이 원하는 범위 내에 있으며 감염이 일어나지 않음.
- 환자는 영양상태를 유지함(적절한 수분섭취, 배설, 칼로리 섭취, 안정된 몸무게).
- 환자/가족/간병인은 화학요법과 관련된 부작용과 유해반응이 나타나면 즉시 보고함.
- 환자는 부작용을 견딜 수 있고 생명에 지장이 없을만한 수준으로 조절됨.

6 항암항생제

항암항생제(**antitumor antibiotics**; bleomycin, dactinomycin(actinomycin-D), daunorubicin, doxorubicin[Adriamycin], mitomycin, Mitoxantrone)는 단백질과 RNA 합성을 억제하고, DNA에 결합하여 분절을 만든다. 항암항생제는 anthracycline과 기타 약물을 포함한 여러 종류가 있다. G2기에 주로 작용하는 bleomycin을 제외하고 CCNS 약물로 분류된다. 항암항생제는 백혈병을 비롯한 다양한 암 및 많은 고형 암에 사용된다(표 25-5).

유해반응은 탈모, 오심, 구토, 구내염 및 골수억제 등 다른 항암제와 유사하다. bleomycin과 plicamycin을 제외한 항암항생제는 수포를 형성한다.

1. Doxorubicin

Doxorubicin은 많은 암 치료에 사용되며, 많은 유도체(예, epirubicin, idarubicin) 개발을 이끈 중요한 원형약물이다. 그러나 심각한 심장독성이 있으므로 주의해야 한다.

약력학 Doxorubicin은 다른 항암제와의 병용요법으로 유방암, 난소암, 폐암, 방광암, 백혈병 및 림프종 등을 치료한다. doxorubicin 치료 전 환자의 심장 기능을 검사하며, 심장독성 방지를 위해 dexrazoxane(Zinecard)을 세포보호제로 투여할 수 있다.

표 25-5 항암제: 항암항생제

일반명(상품명)	투여경로	사용 및 고려사항
bleomycin	IV	편평상피세포암, 고환암(vinblastine, cisplatin과 병용), 림프종. 골수억제가 적게 발생. 심한 유해반응은 아나필락시스. 장시간작용. PB: 1%; tⅡ: 2-5h
dactinomycin (Actinomycin D)	IV.	고환암, Wilms 암, 융모암, 횡문근육종. 첫 24시간 동안 오심, 구토 발생. 장시간작용. PB: 80-90%; tⅡ: 36h
daunorubicin	IV	백혈병, Ewing 육종, Wilms 암, 신경아세포종, 비Hodgkin 림프종. 장시간작용. PB: 80%; tⅡ: 19h
doxorubicin (Adiamycin)	원형약물차트 25-3 참조.	
epirubicin	IV	유방, 폐, 림프계, 위 및 난소암. 전이성 결절-양성 유방암; 항암치료 보조요법. 유방암에 cyclophosphamide, 5-FU와 병용(CEF); cyclophosphamide, MTX, 5-FU 병용(CMF)보다 생존률 우수. 유해반응; 골수억제, 심장독성(doxorubicin보다 덜함), 혈관외유출괴사. Doxorubicin과 효능유사. PB: 77%; tⅡ: 33h
idarubicin	IV	급성 단핵구 백혈병, 고형암. Daunorubicin 또는 doxorubicin보다 강력. 발포제(vesicant), CBC 모니터링. 소변이 붉을 수 있음. PB: 97%; tⅡ: 22h
mitomycin	IV	유방, 위, 췌장의 파종성 선암. 두경부, 자궁경부, 폐암에도 사용. 체온과 CBC 모니터링. tⅡ: 12min
mitoxantrone	IV	급성 비림프구성 백혈병; 유방암에 사용. 발진, 호흡곤란, 저혈압, 안면부종, 청색 소변, 공막/피부색 변화 가능. 심한 간기능부전 유발(전신 청소율 감소로). PB: 95%; tⅡ: 1.5-13d
valrubicin	방광내	방광암 치료. 빈뇨, 절박뇨, 배뇨장애, 혈뇨, 방광통 유발가능. PB: >99%.

1) 부작용 및 유해반응

일부 항암항생제는 기관독성을 일으킨다. Bleomycin은 폐섬유화로 진행되는 폐렴을 유발한다. Doxorubicin 외 daunorubicin과 idarubicin 역시 심장독성을 일으킨다(원형약물차트 25-2).

간호과정
환자-중심 협력간호

항암항생제: Doxorubicin

사정

- 약물 상호작용을 피하기 위해 처방약, 일반약, 제산제, 식이보충제, 비타민 및 약초보조제 등 현재 복용 중인 모든 약의 투여력을 조사한다.
- 환자의 신체상태에 대한 기본정보를 얻는다. 키, 몸무게, 활력징후, 임상검사(CBC, 요산, 전해질, 간 및 신장 검사결과, 심폐검사, 섭취 및 배출량, 피부평가, 일상생활상태[즉, ADLs 수행 능력], 수면-휴식 주기), 영양상태, 기저 질병 증상 유무 및 현재와 과거 약물과 치료 등이 포함된다.
- 치료시작, 치료 동안 특정 시간간격(수주에서 수개월)의 임상검사를 사정한다.
- 매주 체온, CBC, 감별계수, 혈소판 수를 사정한다.

간호진단

- 골수억제와 관련된 감염 위험
- 화학요법의 심장독성과 관련된 심장관류저하 위험
- 화학요법의 수포형성과 관련된 피부손상 위험
- 화학요법과 관련된 지식 부족

간호목표

- 환자의 백혈구, 적혈구 및 혈소판이 원하는 범위 내에 있으며 감염이 일어나지 않는다.
- 환자의 심장기능 및 피부상태에 이상이 없다.
- 환자/가족/간병인은 화학요법과 관련된 부작용과 유해반응이 나타나면 즉시 보고한다.

간호중재

- IV 부위를 자주 확인한다. Doxorubicin은 효과가 즉시 명백하게 나타나지 않는 심한 수포형성 약제이다. 약물은 직경이 큰 관을 사용하여 신속히 IV 약물투여를 실시한다. 혈구세포

원형약물차트 25-2

Doxorubicin

약물분류 항암항생제, 상품명: Adriamycin, 임신범주: D	**투여경로** IV
금기 임신, 중증 심장질환. 치료 전 심장상태와 심장박출률 검사. 평생 누적 선량을 550mg/m2 넘지 말 것. (환자가 이전에 흉부방사선 받았거나 cyclophosphamide 투여 중이라면 450mg/m2). Dexrazoxane은 심장 손상 예방 혹은 감소에 도움이 됨.	**상호작용** CCB, paclitaxel(Taxol)와 mitomycin과 병용 시 심장독성 증가. digoxin, phenytion 농도저하. Cyclophosphmide은 심장독성 및 출혈위험 증가. Mercaptopurine과 병용 시 간독성 증가. Mercaptopurine, barbiturates와 병용 시 doxorubicin의 혈장 제거율 증가. heparin 또는 5-FU와 병용 시 침전 생김. α-interferon과 병용 시 5-FU의 대사 제거율 감소로 독성 증가. cyclosporine과 병용 시 장시간의 신독성 발생. Zidovudine(Retrovir)과 병용 금지; doxorubicin 효과 감소. ECG 변화. 요산 증가. 녹차가 항암작용을 증가시키므로 의료진에게 보고. 포도씨, 마늘, St.John's wort와 조심해서 사용.
약동학 흡수: IV, 분포: PB: 80-90%, 대사: tⅡ: 3-30h 배출: 40% 담즙, 5% 소변으로	**약력학** IV: 개시: 7-10d, 최고: 14d, 작용시간: 21d Nadir: 10-14d(doxorubicin)
치료효과/사용 유방암, 방광암, 난소암 및 폐암; 백혈병; 림프종, 연조직/골육종 작용기전: DNA 및 RNA 합성 억제; 면역억제작용 가짐	
부작용 구내염, 식욕부진, 오심, 구토, 설사, 발진, 탈모, 강력한 소포제, 발적(flare)반응 유발. 오심/구토가 용량의존적으로 투여 1-3시간 후 발생. 소변색이 48시간까지 변함(핑크에서 빨간색). 이전에 방사선 조사받은 피부에 방사선 회상(radiation recall) 유발.	**유해반응** 식도염; 빈혈; 특히, 미국 흑인에게서 손톱, 혀 혹은 구강점막에 과다색소침착, 기형, 돌연변이, 암발생. 생명위협: 혈소판감소증, 백혈구감소증, 심장독성, 울혈성 심부전, 심전도 변화, 심한 골수억제, 아나필락시스.

수와 검사실 수치를 모니터링한다.
- 혈관외유출이 일어나면 즉시 약물주입을 중지한 후, 작은 주사기로 IV 장치에서 잔여 발포제를 제거하고 나서 장치를 제거한다. 주사부위를 조사하고 의료진에게 알린다.
- 화학요법의 안전한 관리, 준비, 투여 및 조제를 위해 기관 지침을 따른다.
- 소변색 변화(핑크색에서 적색)를 모니터링한다.
- 감염, 출혈, 빈혈 징후는 즉시 보고하도록 환자에게 충고한다.
- 수분섭취와 배설 및 영양섭취를 모니터링하고, 소량의 음식을 자주 먹도록 계획한다.
- 환자에게 심장기능이상 징후와 증상(호흡곤란, 두근거림, 사지부종)을 교육하고, 발생 시 의료진에 보고하게 한다.
- 탈모가 일어나며 치료 완료 후 수개월 안에 머리카락이 다시 자란다고 교육한다.
- 이전에 방사선치료를 받은 피부로 불리는 "radiation recall"에 대해 교육한다.
- 적절한 피임법 적용이 중요하다는 것을 교육한다.

평가
- 환자의 백혈구, 적혈구 및 혈소판이 원하는 범위 내에 있으며 감염이 일어나지 않음.
- 환자의 심장기능 및 피부상태에 이상이 없음.
- 환자/가족/간병인은 화학요법과 관련된 부작용과 유해반응이 나타나면 즉시 보고함.

7 식물 알칼로이드(plant alkaloids)

천연 성분인 **식물 알칼로이드**는 CCS이며, 세포주기 중 M기의 세포분열을 차단한다. **Vinca alkaloids**(예, vinblastine, vincristine(Oncovin®), vinorelbine)는 페리윙클(협죽도과 식물) 식물에서 얻어진다. 항미세소관제(antimicrotubules)인 taxane군(예, docetaxel, paclitaxel(Taxol®))은 태평양 연안 북서부에서만 자라는 주목나무(yew tree)의 침엽과 나무껍질로부터 얻어진다. 이 천연자원의 부족으로 인해 paclitaxel의 반합성 유도체인 docetaxel이 개발되었다. podophyllotoxins(예, etoposide, teniposide) 및 camptothecan 유도체(예, irinotecan, topotecan)는 topoisomerase 효소를 방해하여 암세포의 세포자연사(apoptosis)를 유도한다. 몇몇 retinoid 유도체(예, bexarotene, thalidomide)는 암치료에 제한적 역할을 한다(표 25-6).

유해반응에는 백혈구결핍증, 과민반응, 부분~완전 탈모, 변비, 오심, 구토, 설사 및 정맥염 등이 있다. 이들 약은 말초신경에 손상을 주며, 가역적 혹은 비가역적 신경독성을 유발한다. 신경독성 증상으로 근력저하, 감각이상, 손가락과 발가락의 아린감(stocking/glove 증후군), 변비, 운동 불안정 등이 있다. 다른 유해반응으로 심부건반사소실, 근력약화, 관절통 및 골수억제 등이 있다. Docetaxel은 체액 정체를 일으킨다(표 25-2 참조).

1. Vincristine

Vincristine(Oncovin)은 페리윙클 식물로부터 개발되었고, 1960년대 소아 윌름스종양 치료에 FDA 승인을 얻었다.

약동학 IV로만 투여하며, 반감기는 19-155시간, 단백결합율은 ~75%이다. 간에서 주로 대사된다.

약력학 급성 및 만성 백혈병, Hodgkin 병, 비Hodgkin 림프종, 신경아세포종, 육종, 윌름스종양, 유방암, 폐암 등을 치료한다. 작용 개시는 수분 후에 시작되고, 치료효과는 수일이 걸린다.

1) 부작용 및 유해반응

몇 약물과의 상호작용이 있다. 환자는 복용하는 일반약과 약초제품을 모두 보고해야 한다. Vincristine과 L-asparaginase, digoxin, phenobatbital, 칼슘통로차단제 및 mitomycin과 병용 시 심각한 상호작용이 일어난다.

간호과정
환자-중심 협력간호

식물 알칼로이드: Vincristine

사정
- 약물 상호작용을 피하기 위해 처방약, 일반약, 제산제, 식이보충제, 비타민 및 약초보조제 등 현재 복용 중인 모든 약의 투여력을 조사한다.
- 환자의 신체상태에 대한 기본정보를 얻는다. 키, 몸무게, 활력징후, 임상검사(CBC, 요산, 전해질, 간 및 신장 검사결과, 심폐검사, 섭취 및 배출량, 피부평가, 일상생활상태[즉, ADLs 수행 능력], 수면-휴식 주기), 영양상태, 기저 질병 증상 유무 및 현재와 과거 약물과 치료 등이 포함된다.
- 치료시작, 치료 동안 특정 시간간격(수주에서 수개월)의 임상검사를 사정한다.
- 매주 체온, CBC, 감별계수, 혈소판 수를 사정한다.

- 말초신경병증 징후, 심부건반사 소실, 족하수(발처짐, foot drop), slapping gait 및 보행장애를 사정한다.
- 장기능을 모니터링한다. 자율신경병증은 변비와 마비성 장폐색증(paralytic ileus)을 초래한다. Vincristine과 마약성 진통제 사용은 변비 위험을 증가시킨다.
- 급성 기관지연축을 모니터링한다.

간호진단

- 골수억제와 관련된 감염 위험
- 화학요법의 신경병증 부작용과 관련된 변비 위험
- 약물의 급속 주입에 의한 기관지 경련과 관련된 비효율적 호흡양상
- 화학요법의 신경병증 부작용과 관련된 손상 위험
- 항암요법과 관련된 지식 부족

간호목표

- 환자의 백혈구, 적혈구 및 혈소판이 원하는 범위 내에 있으며 감염이 일어나지 않는다.
- 환자는 적절한 장기능을 유지하고 신경병증이 생기지 않는다.
- 환자/가족/간병인은 화학요법과 관련된 부작용과 유해반응이 나타나면 즉시 보고한다.

간호중재

- 말초신경병증, 심부건반사 소실, 감각이상, 수족하수(foot and wrist drop), 보행장애 징후를 모니터링한다. 환자에게 증상을 교육하고 발생 시 의료진에게 신속시 보고하게 한다.
- IV 부위를 자주 체크한다. Vincristine은 심한 수포형성제이다. 약물은 큰 관으로 신속히 IV 투여한다. 혈구세포수를 모니터링한다.
- 혈관외유출이 일어나면 즉시 약물주입을 중지한 후, 작은 주사기로 IV 장치에서 잔여 발포제를 제거하고 나서 장치를 제거한다. 주사부위를 조사하고 의료진에게 알린다.
- 화학요법의 안전한 관리, 준비, 투여 및 조제를 위해 기관 지침을 따른다.

표 25-6 항암제: 식물 알칼로이드

일반명(상품명)	투여경로	사용 및 고려사항
Vinca Alkaloids		
vinblastine (Velban)	IV	고환암, 유방암, 신장암, 림프종, 림프육종, 신경아세포종 치료. 투여 전 CBC(Complete blood cell count) 체크. PB: 75%; tⅡ: 25h
vinblastine (Oncovin)	IV	유방암, 폐암, 자궁경부암; 다발성 골수종, 육종, 림프종, 윌름스종양 신경학적 문제 사정, 병용요법으로 Hodgkin병 치료에 사용; MOPP(mechlorethamine, vincristine, procarbazine, prednisone). 척수강내 투여 금지. PB: 75%; tⅡ: triphasic 2–85h(원형약물차트 25–4 참조)
vinblastine (Navelbine)	IV	진행성 절재불가능한 비소세포폐암(NSCLC)을 가진 거동가능 환자의 1차치료제. 4기 NSCLC 환자는 단독 또는 cisplatin과 병용. 3기 NSCLC는 cisplatin과 병용. tⅡ: 27–43h
Antimicrotubules/Taxnes		
docetaxel (Taxotere)	IV	진행성 또는 전이성 유방암, 세포의 유사분열 억제. Paclitaxel(Taxol)보다 독성은 낮으나 항암효과는 더 높음. 백혈구와 혈소판 수 모니터링. tⅡ: 11h
paclitaxel (Taxol)	IV	전이성 난소암과 유방암, 활력징후와 심전도 모니터링. 장기간 작용(3wk).. 최고작용은 11일. PB: 80–90%; tⅡ: 5–17h
Podophyllotoxins		
etoposide (VP–16, Vepesid)	IV	고환암, 소세포폐암. 빠른 IV 주입 부작용으로 저혈압 유발하므로 천천히 주입(30–60min). 골수억제가 용량제한 독성. PB: wide variation; tⅡ: 6–12h
teniposide (VM–26, Vumon)	IV	급성 림프구성 백혈병, 신경아세포종, 비Hodgkin 림프종, 빠른 IV 주입 부작용으로 저혈압 유발하므로 천천히 주입(30–60min). PB >95%; t½: 5h
Camptothecan 유도체		
irinotecan (Camptosar, CRT–11)	IV	결장암, 직장암. 초기(투여 24시간 이내)와 후기 설사 유발. 장 기능(지사제 없이)이 다음 화학요법 전 최소 24시간 유지되어야 함. PB >90%; t½: 6h
topotecan	IV, PO	난소암, 폐소세포암, GI 독성, 골수억제. PB> 35%; tⅡ: 2–3h
Retinoids		
bexarotene	PO	피부 T세포 림프종. 선천성 기형 유발. 임신부 투여금지. PB >99%; tⅡ: 7h
thalidomide	PO	다발성 골수종과 나성결정홍반(erythema nodosum leprosum)과 연관된 피부병변. 기형유발로 1960년대 FDA 승인금지. 임산부에게 절대 투여금지. PB 55–65%; tⅡ: 5–7h

- 수분섭취량과 배출량 및 영양섭취량을 모니터링한다.
- 드레싱 교환과 침습적 조작 동안 엄격하게 의학적 무균상태를 유지한다.
- 화학요법의 안전한 관리, 준비, 투여 및 조제를 위해 기관 지침을 따른다.
- 감염, 출혈, 빈혈 징후는 즉시 보고하도록 환자에게 충고한다.
- 완전한 탈모가 일어나며 치료 완료 후 수개월 안에 머리카락이 다시 자란다고 교육한다.
- 적절한 피임법 적용이 중요하다는 것을 교육한다.
- 변비를 줄이기 위해 고섬유음식, 적절한 액체섭취 및 적절한 운동을 독려한다.

평가

- 환자의 백혈구, 적혈구 및 혈소판이 원하는 범위 내에 있으며 감염이 일어나지 않음.
- 환자는 적절한 장기능을 유지하고 신경병증이 생기지 않음.
- 환자/가족/간병인은 화학요법과 관련된 부작용과 유해반응이 나타나면 즉시 보고함.

8 지방소체(liposomal) 화학요법

화학요법제 수송의 최신 방법으로 항암제를 **리포좀**(*liposome*)이라는 합성 지방 소구체(globule)로 감싼 제형이다. 지방 코팅은 화학요법제가 체내에 더 오래 남아있게 돕고, 부작용(예, 탈모, 오심, 심장 독성)을 줄이며, 치료 효과를 연장시킨다. 캡슐화 형태의 doxorubicin, daunorubicin 및 cytarabine은 지방소체 화학요법의 예이다.

9 호르몬제

호르몬은 진정한 화학요법제로 간주되지 않지만 암 치료에 여러 종류의 호르몬 제제가 사용된다. corticosteroids, 성호르몬, 항estrogens, aromatase 억제제, 성선자극호르몬 분비호르몬(gonadotropin-releasing hormone) 유도체 및 항androgens 등이 포함된다.

1. Corticosteroids

Corticosteroids(glucocorticoids)는 항염증제로 암성장과 관련된 염증과정을 억제한다. 정확한 작용 기전은 모르지만, 세포 표면의 steroid 특이적 수용체를 차단한다. 이 차단작용은 암성장을 지연시킨다. Prednisone, dexamethasone 및 hydrocortisone은 악성 뇌종양에 의한 뇌부종 감소에 도움을 준다. Cortisone 약은 환자에게 웰빙(well-being) 및 다양한 정도의 다행감(euphoria)을 준다. Cortisone 유도체는 부작용이 많은데, 체액 저류, 칼륨 소실, 감염위험 증가, 혈당 상승, 지방분포 증가, 근육 약화, 출혈 경향 증가 및 다행감 등이 있다.

2. 성호르몬(sex hormone)

성호르몬(예, estrogen, androgen) 또는 호르몬 유사제는 호르몬 의존성 암(예, 전립선암, 유방암)의 성장 지연에 사용된다. Estrogen 요법은 남성 전립선암 진행 및 여성 호르몬 의존성 유방암 성장을 늦추는 완화치료이다. Estrogen 약물은 암 성장을 억제하며 1년까지 암 관해를 유도할 수 있다. 약물은 diethylstilbesterol, ethyl estradiol, chlorotrianisene 및 포합 estrogen 등이다.

Progestin은 유방암, 자궁내막암 및 신장암 치료에 사용된다. 이 약물들(hydroxyprogesterone, medroxyprogesterone, megestrol)은 암조직을 위축시킨다. 유해반응으로 체액 저류와 혈전 장애가 있다.

Androgen은 폐경 전 여성의 진행성 유방암 치료에 사용된다. 이 남성호르몬은 암 퇴행을 촉진한다. androgen 요법을 장시간 시행하면 체모 성장, 낮은 톤 목소리, 근육 성장 같은 남성적 이차 성징이 나타난다. Tamoxifen과 fulvestrant 같은 항estrogen은 estrogen 수용체 양성(ER+)인 유방암 치료에 사용된다. Tamoxifen은 폐경 전과 후 여성 모두의 암 재발 예방 효과가 입증되었으나, 적지 않은 부작용(일과성 열감(hot flash), 월경불순, 피로, 두통, 오심 및 구토 등)이 있다. 남성이 tamoxifen 복용 시 두통, 발기부전 및 성욕 저하가 있다. Tamoxifen은 여성 자궁암 발병 위험을 증가시킨다.

선택적 *estrogen* **수용체 조절제**(SERMs)는 암 성장을 늦추는 항estrogen과 유사 작용을 하지만, tamoxifen에 비해 부작용이 적다. 현재 사용 중인 SERM으로 raloxifene과 toremifene 등이 있다. 새로운 세대의 SERM이 재발성 유방암 예방, 폐경기 뼈 소실 감소와 심혈관 질환 위험 감소 등 효과의 평가 중에 있다(원형약물차트 25-3).

원형약물차트 25-3

Vincristine

약물분류	투여경로
식물(vinca) 알칼로이드, 상품명: Oncovin, 임신범주: D	IV
금기	**상호작용**
척수강내 투여 시 치명적; 방사선치료 환자에게 포트를 통해 간으로 투여 금지. 과민반응. Charcot-Marie-Tooth 증후군 환자에게 투여 금지. 주의: 임신, 간 혹은 신장질환, 신경-근 질환 혹은 감염	mitomycin과 병용 시 급성 치명적인 기관지수축 유발. L-asparaginase는 vincristine의 간 청소율 감소. Vincristine은 digoxin, phenytoin 효과를 줄임. Digoxin 농도 및 환자의 발작 여부 체크. pH가 3.5-5.5 유지하도록 용액을 희석시키지 않음.. 저나트륨혈증, 고요산혈증, 빈혈, 백혈구감소증, 혈소판감소증 유발 가능.
약동학	**약력학**
흡수: IV, 분포: PB: 75% 대사: 간, tⅡ: 첫 단계, 5min; 두 번째 단계, 21/4h; 최종 단계, 85h, 배설: 80% 대변으로; 10-20% 소변으로	혈구수 감소, IV: 개시: 7d, 최고: 10-14d, 지속: 21d Nadir: 7-10d
치료효과/사용	
급성 백혈병, Hodgkin 병, 비Hodgkin 림프종, 신경아세포종, 횡문근육종, Ewing 육종, 윌름스종양, 다발성 골수종, 급성 및 만성 백혈병, 유방암, 폐암 작용기전: 세포주기의 M기에 작용하여 유사분열억제	
부작용	**유해반응**
말초신경병증, 심부근반사 소실, 정맥염, 변비, 경련, 오심, 구토, 근육약화, 가역적 탈모	감각소실, 저혈압, 시각장애, 안검하수, 장폐색, SIADH, 저나트륨혈증, 고요산혈증, 혈관외유출로 인한 심한 국소반응, 발열 생명위협: 장괴사, 발작, 혼수, 급성 기관지수축, 골수억제

SIADH, syndrome of inappropriate antidiuretic hormonesecretion 항이뇨호르몬부적절분비증후군

3. 성선자극호르몬분비호르몬 유도체

황체호르몬분비호르몬(LH-RH) 작용제(예, leuprolide, goserelin)는 뇌하수체로부터 난포자극호르몬(follicle-stimulating hormone)과 황체호르몬(luteinizing hormone) 분비를 억제한다. 초반에 testosterone 수치가 증가되지만 장기간 사용 시 뇌하수체는 이 자극에 덜 민감해져서 androgen과 estrogen 생산이 줄어든다.

4. 항안드로겐제(antiandrogens)

항안드로겐제(예, flutamide, nilutamide, bicalutamide)는 전이된 호르몬-반응 전립선암 치료에 유용하다. 이들은 전립선암세포의 androgen 수용체에 결합하여 dihydrotestosterone 작용을 차단한다.

5. Aromatase 억제제

폐경기 여성은 난소에서 estrogen을 생산하지 않지만, androgen에서 estrogen으로 전환이 된다. Aromatase 억제제는 말초의 이 전환을 차단하여 폐경기 estrogen 수치를 낮추고 암 성장을 억제한다. 이 약은 폐경기 여성 또는 난소를 제거한 폐경 전 여성의 호르몬 민감성 유방암 치료에 사용된다. Anastrozole, letrozole 및 exemestane 등이 있다. 폐경기 여성의 호르몬 반응성 전이형 유방암에 tamoxifen 사용 전에 이 약물 사용이 증가하고 있다(표 25-7).

10 기타 화학요법제

이 분류에는 기전이 명확하게 알려지지 않은 다수의 항종양제가 포함된다(표 25-7).

1. 백신

B형 간염 백신은 간암 원인인 B형 간염 바이러스 감염을 예방하고, Gardasil과 Cervarix는 자궁경부암 원인인 HPV 감염을 예방하는 재조합 백신으로, 9-26세 여성에게 접종한다. Cervarix는 성기 사마귀의 원인인 HPV 6, 11형을 예방하기 위해 9-26세 남성에게 접종한다.

표 25-7 항암제: 호르몬, 호르몬 길항제 및 기타 약제		
일반명(상품명)	**투여경로**	**사용 및 고려사항**
Androgens		
testolactone(Teslac)	PO	폐경 여성의 유방암 완화요법. 혈청칼슘농도 모니터링. 남성적 이차성징.
호르몬 길항제		
aminoglutethimide (Cytadren)	PO	부신종양, 이소성 ACTH 생성종양 치료. 부신 활성 억제. 유방암 치료. 일반적으로 치료는 3개월 지속. PB: 20–25%; tⅡ: 7–15h
anastrozole(Arimidex) bicalutamide(Casodex)	PO	폐경 여성의 진행성 유방암. 설사, 두통, 열성 홍조, 통증, 고혈압 및 호흡곤란 유발. PB: 40%; tⅡ: 50h
exemestane(Aromasin)	PO	진행성 전이성 전립선암. tⅡ: 5.8d
flutamide(Eulexin)	PO	폐경기 여성의 진행성 유방암. 전립선암. tⅡ: 24h
fulvestrant(Faslodex)	IM	전이성 전립선암. 보통 항암제와 병용. PB: 95%; tⅡ: 5–10h
goserelin(Zoladex)	SC	폐경 여성이 항estrogen제 사용 후 진행된 호르몬수용체–양성 전이성 유방암 치료. PB: 99%; tⅡ: 40d
histrelin implant(Vantas)	피하 이식	진행된 전립선암 치료. 팔 피부 아래 작고 얇게 이식; 12개월간 유효하고 이후 교환이 필요함. PB: 70%; tⅡ: 3h
letrozole(Femara)	PO	전이형 전립선암. 합성 황체호르몬 분비 유도체임. 유방암과 자궁내막증에도 사용. 여성형 유방, 유방 부종, 열감 유발. tⅡ: 4–6h
leuprolide(Lupron, Viadur)	IM SC	폐경 여성의 진행성 유방암. Estrogen 생합성 감소. Megestrol 및 aminoglutethimide보다 더 효과적. tⅡ: 2d 전립선암 성장 지연. 매일(Lupron) 또는 3–4개월 간격으로 투여(Lupron Depot). 자궁내막증 치료. Benzyl alcohol 알레르기 있으면 과민반응 나타남. 임신 시 금기(태아손상 위험 큼). tⅡ: 3h
megestrol(Megace)	PO	유방암과 자궁내막암의 진행성 암종 완화요법. 식욕 증가로 체중 상승 유도. tⅡ: 15–20h
mitotane(Lysodren)	PO	수술 불가능한 부신겉질암의 완화요법. 유해반응; 출혈성 방광염, 저요산혈증, 고콜레스테롤혈증. 활력징후 체크. tⅡ: 20–160d
nilutamide(Niandron)	PO	전립선암. 성욕 저하 유발. 간기능 체크 필요. tⅡ: 24–72h
tamoxifen(Nolvadex)	PO	폐경 여성의 림프절이 양성인 진행성 유방암의 완화요법. Estrogen 수용체에 estradiol과 경쟁. DNA 합성 감소. tⅡ: 7d
raloxifene(Evista)	PO	선택적 estrogen수용체 조절제(SERM). 원래 폐경 여성 골다공증 치료제. 유방암 위험 감소, tamixifen보다 부작용 적음. PB: 95%; tⅡ: 27h
toremifene(Fareston)	PO	폐경 여성의 진행성 유방암. 항estrogen제. PB: >99%; tⅡ: 5d
기타 효소		
asparaginase(Elspar)	IV	급성 림프구성 백혈병. 다른 항암제와 병용. 부작용; 췌장기능저하. PB: 30%; tⅡ: 8–30h(IV)
pegaspargase(Oncaspar)	IV	급성 림프모구백혈병. G1기에 작용하는 CCS. DNA, RNA, 단백합성 억제. tⅡ: 1.4–5.2d
백신		
B형 간염(Engerix–B)	IM	첫 항암 백신. B형 간염 및 그로 인한 간세포암 같은 심각한 결과 예방.
Gardasil	IM	4가 사람유두종바이러스(papillomavirus) 6, 11, 16, 18형 재조합 백신. 9–16세. 6/11(성기사마귀), 16/18형(자궁경부암) 관련 질병 예방.
Cervarix	IM	자궁경부암 및 가장 흔한 암 전단계를 일으키는 HPV 예방

CHAPTER 26

표적항암치료

학습목표

- 표적항암치료제 작용기전을 표준화학치료제와 비교한다.
- 다양한 표적항암치료 유형들을 적응증, 부작용 및 유해작용, 투여경로 및 간호 책임과 관련하여 분류한다.
- 표적항암치료법 사용과 부작용에 대해 환자/가족/보호자에게 초점을 맞춘 교육계획을 개발하고 평가한다.

표적 치료(targeted therapy)는 전통 항암화학요법과 달리, 정상 세포에 존재하지 않거나 훨씬 적은 양으로 존재하는 암세포의 수용체, 효소, 경로, 다른 단백질 같은 생물학적 특징을 이용한다. 그래서 표적 치료는 기존 치료법보다 작용기전과 효과가 더 구체적이다. 미국국립암연구소(NCI)는 표적 치료를 종양 성장과 진행에 관여하는 특정 분자를 방해하여 암 성장과 확산을 차단하는 약물 또는 기타 물질로 정의한다. 주목할 점은 표적 치료는 (거의 모든 세포 DNA를 손상시키는) 전통 세포독성 화학요법과 달리 특정 분자가 표적이 된다는 것이다. 표적치료의 특이성을 높이려면 암세포 표적이 충분한 양인지를 판별하는 추가 검사가 필요하다. 예를 들어, 모든 유방암 세포가 trastuzumab(Herceptin®)의 분자 표적을 가지고 있지 않으며, 모든 백혈병 세포가 imatinib(Gleevec®)의 분자 표적을 가지고 있지 않다. 특정 분자 표적량이 충분하지 않은 암은 표적 치료에 반응하지 않는다.

1 병태생리

1. 정상세포 성장조절

1) 세포분열에 대한 유전자적 조절

세포주기 중 유사분열(M)기로 진행하려면 세포주기 체크포인트라는 감시 시스템을 통과해야 한다. 이 때 비정상 세포가 발견되면 세포자연사(apoptosis)라는 과정을 거쳐 제거되지만, 그렇지 못하면 비정상적 분열을 계속하여 암의 원인이 된다. 이러한 세포주기 조절을 위해서는 많은 인자들이 필요한데, 초기에는 일반 인자들에 의해 세포주기 진입 여부가 결정된다.

신호전달(signal transduction)은 세포 외부의 사건, 조건 및 물질들이 세포 분열 여부 결정에 영향을 주거나 지정된 세포 기능 수행을 허용하게 하는 통신 수단이다. 세포분열을 촉진하는 신호 물질들 중 일부는 효소, 부착 단백질, steroid 호르몬 그리고 세포 간 물리적, 화학적, 전기적 작용 등이다. 그림 26-1은 신호전달경로에 상호 연결되는 세포의 여러 부분을 보여 주는데, 이 부분들이 활성화되면 세포분열을 촉진하는 단백질들의 유전자 발현을 활성화시킨다. 이 경로는 수용체에 결합하는 성장인자, 특정 약물과 세포막의 상호작용, 부착 단백질의 존재, 이온 이동(특히 나트륨과 칼슘)의 변화, 리간드 결합 및 기타 세포 간 상호작용에 의해 활성화될 수 있다. 이 중 한 신호전달 경로라도 활성화되면 세포 내의 tyrosine kinase 양이 증가한다.

Tyrosine kinase(TK)는 **인산화**로 알려진 인산기(PO4) 결합 과정을 통해 다른 물질들을 활성화시키는 효소군으로 여러 종류가 있다. 그 중 일부는 오직 특정 유전자 변이를 표현하는 암세포에서만 발현된다. 어떻게 신호전달경로가 활성화되는지 관계없이 그 결과, 경로 내 다양한 전사인자를 활성화하여 신호를 전파하는 TK 수치는 증가한다.

세포분열의 **전사인자(transcription factor)**는 핵에 들어

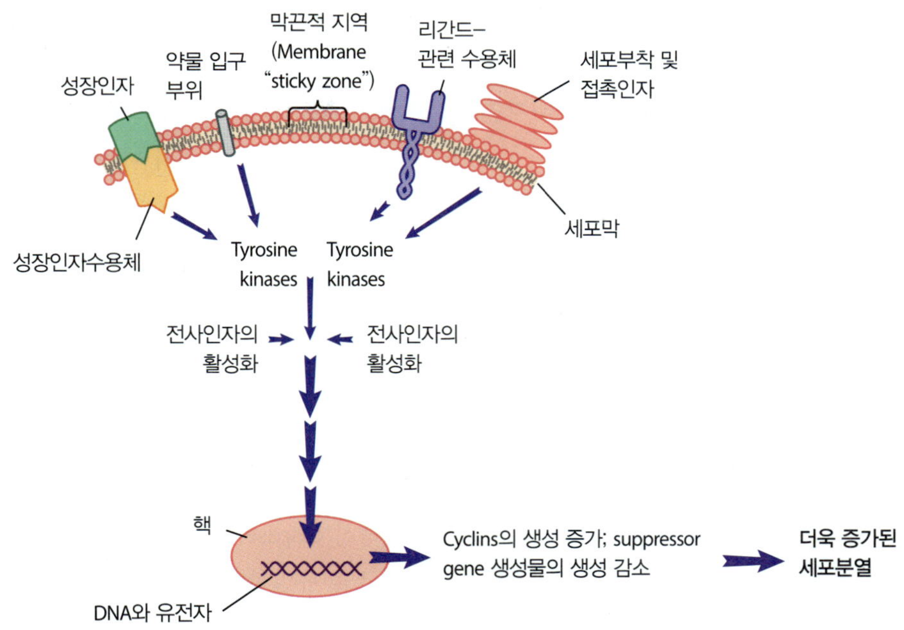

그림 26-1 세포분열을 촉진하는 신호전달체계 경로의 단순 그림

가 세포에 유사분열이 필요하다는 신호를 보내는 물질이다. 다양한 종류의 물질이 전사인자로 작용한다. 전체 반응은 세포분열을 촉진하는 종양유전자 산물(cyclin) 발현 증가와 세포분열을 억제하는 억제유전자 산물 발현이 감소되는 쪽으로 일어난다. 세포는 세포분열이 필요하고 자원이 충분하다는 유사분열 신호에 반응하면 G0기에서 벗어나 G1기로 진입한다. 일단 세포가 G1기로 진입하면 특정 cyclin 존재가 다음 단계 진행 여부를 결정한다(그림 26–2).

Cyclin은 세포의 세포주기 진행을 활성화시키고 촉진시키는 단백질 종류 중 하나이다. Cyclin은 oncogene(종양유전자)의 산물이며, 대부분은 인산기가 cyclin 구조에 결합하면 활성화된다(cyclin에서 인산기 제거(탈인산화) 시 **cyclin** 활성 억제). Cyclin을 활성화시키는 kinase를 *cyclin-dependent kinase*(CDK)라 한다. CDK는 cyclin과 결합한 복합체를 형성하여 세포분열을 완료하는 기전을 시작한다. 정상세포에서 cyclin 생성 종양유전자들은 억제유전자에 의해 조심스럽게 조절되어 세포분열은 필요할 때, 필요한 정도로만 일어난다.

세포주기 각 단계마다 발현되는 cyclin과 CDK의 양과 종류는 다양하다. 이러한 cyclin과 CDK 종류와 각 주기별 차이는 세포가 한 주기에서 다음 주기로 넘어가는 것을 결정한다. 알려진 많은 cyclin들 중, D 그룹이 가장 잘 알려져 있다.

G1기에서 세포분열 주기에 진입하고 시작하는 공통 신호는 Cyclin-D와 적절한 CDK가 결합한 Cyclin-D/CDK 복합체 형성이다(그림 26–2).

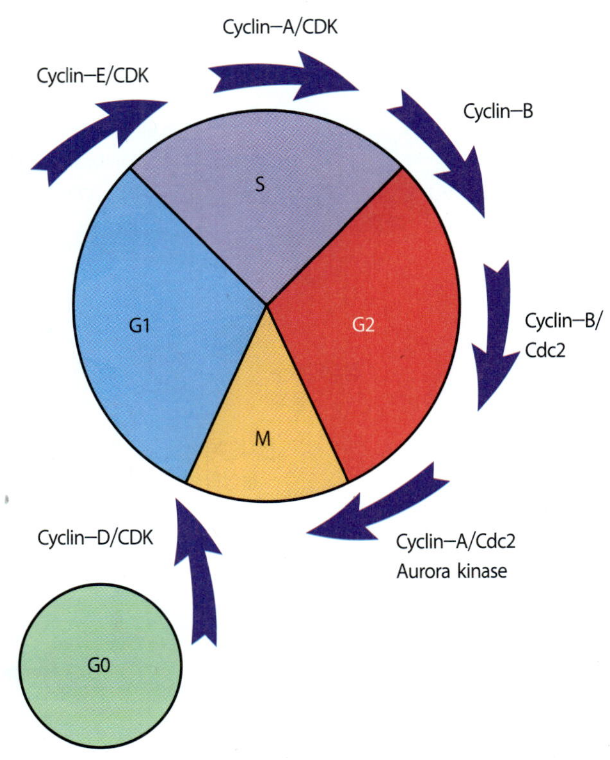

그림 26-2 세포주기를 통한 진행을 촉진하는 cyclin 활성

정상 세포에서는 세포분열이 필요할 때 그 과정이 잘 조절된다. 억제유전자가 합성한 단백질은 세포분열이 일어나려면 종양유전자 발현이 얼마나 필요한지를 결정하지만, 과도한 세포분열로 이끌지는 않는다.

세포분열이 필요하지 않을 때, 성장인자 억제제와 다른 세포의 세포막 주변에서 pro-cell-division 신호전달경로를 억제하는 신호를 보낸다(그림 26-3). 억제 결과 TK와 pro-cell-division 전사인자는 감소하고, 억제유전자 활성이 증가하여 종양유전자에 의해 생성되는 cyclin과 CDK 합성은 억제된다. 억제유전자는 모든 세포에 존재하지만, 특정 억제유전자는 특정 조직에 더 활발하게 작용한다. 예를 들어, BRCA1 억제유전자는 유방, 난소, 비뇨기계 조직에서 높은 활성도를 보인다. Tp53 억제유전자는 그 특성이 가장 잘 파악된 유전자 중 하나로 이 유전자 산물은 많은 세포의 세포주기로의 진입과 진행을 제한한다. 억제유전자 산물이 없다면 종양유전자는 계속 과발현되어 조절되지 않는 불필요한 세포분열이 일어난다.

2) 세포사멸에 대한 유전적 조절

세포분열이 가능한 정상조직에서는 손상된 세포와 오래된 세포가 세포자연사(apoptosis) 신호에 반응하여 조직과 장기가 건강한 최적 기능 세포만을 유지하기 위한 세포사멸이 프로그램되어 있다. 최적 기능을 하는 장기 유지는 세포분열과 세포자연사의 균형에 달려 있다.

세포자연사 신호는 텔로미어(telomere, 말단소체) DNA가 손실된 노화 세포에서 나온다. 텔로미어 DNA는 각 염색체 끝부분에 존재하는 특별한 DNA로 신발끈이 풀리는 것을 막기 위한 플라스틱 팁과 같다. 텔로미어 DNA는 각 염색체 내 이중 DNA 가닥을 온전히 유지시키는 기능을 한다. 세포분열할 때마다 텔로미어 DNA는 짧아진다. 세포가 수명을 다하면 염색체를 보호하던 텔로미어 DNA는 닳아 없어지므로 정상 DNA는 풀어지고 조각난다.

이 과정은 유전적 신호 및 기타 세포 내 신호를 촉발하여, 특히 caspase 9 같은 자가효소 작용을 통한 세포내 자기파괴를 유발한다. 활성화된 caspase 9은 더 다양한 종류의 caspase 효소를 급격히 활성화시키는 연쇄반응을 일으킨다. 이 효소들은 세포 내부 구조물들을 분해하고 세포막을 용해한 뒤 백혈구에 의해 작은 조각으로 분해시켜 몸에서 제거한다.

세포자연사는 *Tp53*(tumor protein 53) 억제유전자를 포함하는 여러 유전자 산물에 의해 조절된다. 세포가 노화되거나 DNA 손상을 받게 되면 Tp53 유전자가 발현되어 세포사멸을 겪거나 세포주기 진행이 억제된다.

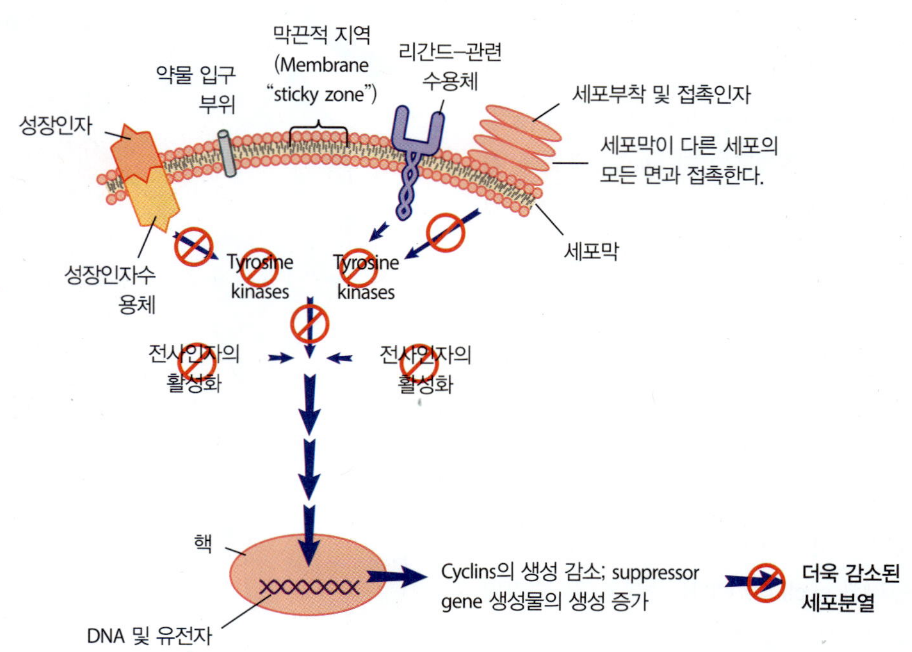

그림 26-3 세포분열을 감소시키는 신호전달체계의 외부 신호

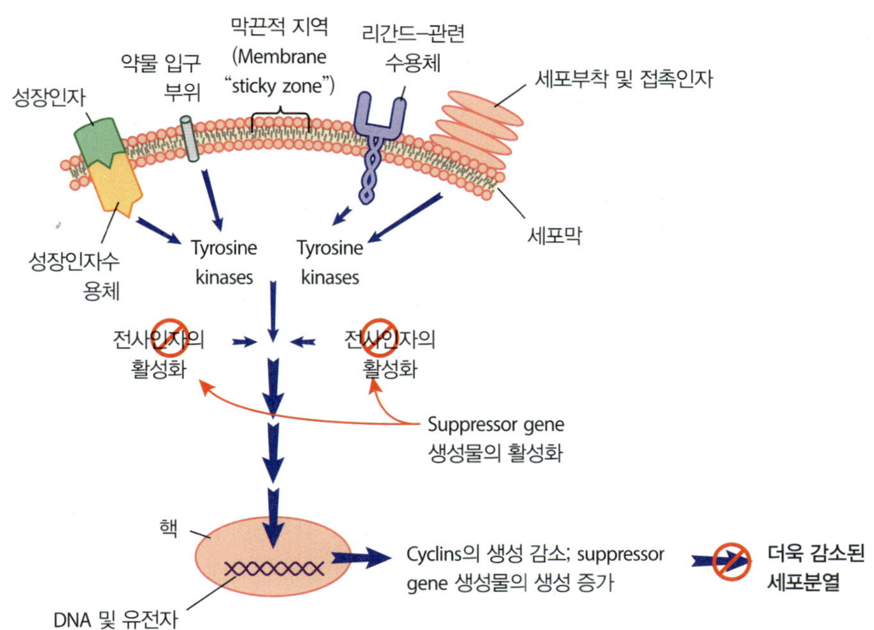

그림 29-4 세포분열을 감소시키는 신호전달체계의 suppressor gene 활성

3) 성장조절과 암

세포성장의 유전적 조절 상실. 외부나 내부 환경이 유전자에 손상을 입히면 정상세포는 암세포가 된다. 종양유전자 손상으로도 정상세포에서 암이 생기지만, 일반적으로 하나 이상의 억제유전자 손상으로 더이상 종양유전자 발현을 조절할 수 없을 때 암이 발생한다. 종양유전자가 과도하게 발현되면 cyclin과 CDK가 과잉 생성되어 불필요한 세포분열이 일어난다.

세포자연사 소실. DNA 손상 결과로 인한 억제유전자 돌연변이는 억제유전자를 비활성화시켜 종양유전자 활성을 조절하지 못하게 한다. Tp53 유전자 같은 일부 억제유전자들도 세포자연사를 조절한다. 암세포는 세포자연사를 조절하는 억제유전자의 비활성화로 인해 세포자연사 신호에 반응하지 않는다. 이들은 세포자연사에 내성 생긴 세포불멸사라는 특징을 가진다. 세포분열에 대한 조절 부족과 세포자연사 상실이라는 복합 효과로 인해 암세포는 세포분열과 세포자연사 간의 균형을 잃고, 연속적인 암세포 분열을 촉진하게 된다.

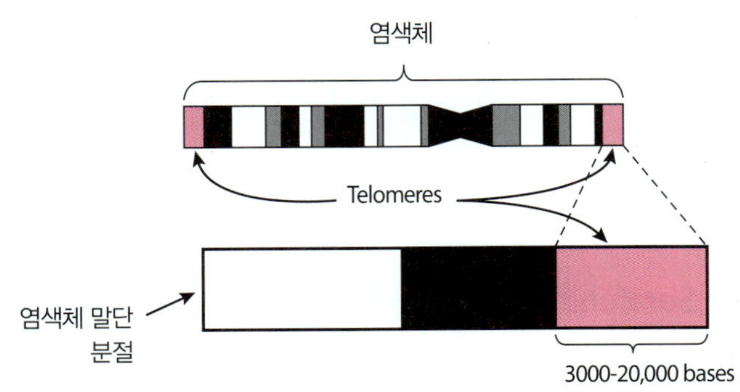

그림 26-5 Telomeric DNA를 가진 염색체와 telomeric DNA를 가진 염색체 말단 분절

2 표적치료제

표적치료제는 암치료에 있어 비교적 새로운 접근법이다. 이들은 다른 방식으로 암세포 성장과 분열을 방해하여 작용하며, 신호전달 억제제로 널리 알려져 있다. 표적치료제는 일반적으로 암세포 표면 수용체를 막고, tyrosine kinase 활성을 막아, 세포신호전달을 방해하고, 암세포에 대한 면역체계의 공격을 자극하고, 세포자연사를 유도함으로써 암세포 분열을 억제한다. 약물들은 단독 또는 전통 화학요법이나 방사선요법과 병용한다. 일부 약은 집에서 편하게 경구투여가 가능하다. 모든 표적치료제는 고위험군으로 분류된다.

최근 특정 암세포 표적을 신속히 식별함으로써 표적치료제 개발이 증가했다. 이 장에서는 1년 이상 사용된 치료제에 초점을 맞출 것이다.

표적치료제는 가장 일반적인 작용기전에 따라 분류한다(표 26-1). 일부 표적치료제는 한 가지 이상의 작용기전을 가진다. 이 장에서는 tyrosine kinase 억제제, multikinase 억제제, 표피 성장인자/수용체 억제제, proteasome 억제제, 혈관신생 억제제, 단일클론항체를 다룬다. 표적치료는 단일클론항체(MoAb)와 소분자(small-molecule) 억제제의 2 범주로 나눈다.

1. Tyrosine Kinase 억제제

다양한 기전으로 tyrosine kinase를 억제하는 **tyrosine kinase inhibitor(TKI)**들 중 현재 가장 대표적으로 imatinib(Gleevec)과 dasatinib(Sprycel)이 있다(표 26-1) (원형약물차트 26-1). HER2 양성 유방암에 승인된 lapatinib(Tykerb)도 포함된다.

TKI는 특정 유형의 tyrosine kinase만 직접 억제한다. 억제되는 TK는 많은 세포(정상 및 암)에 존재하는 SRC kinase와 아주 특정 유형인 BCR-ABL tyrosine kinase이다. 그림 26-1에서 제시한 세포막 수용체는 tyrosine kinase를 활성화시켜 세포분열을 촉진하는 신호전달경로를 작동시킨다. TKI는 세포막 수용체에 결합하지 않는 비수용체 kinase 억제제로, 대신 tyrosine kinase 분자에 직접 작용한다.

SRC kinase는 많은 종류의 세포에서 세포분열을 촉진시키는 신호전달경로와 연관되어 있다. BCR-ABL tyrosine kinase는 "필라델피아 염색체"를 형성하는 염색체 구조 재배열에 의해 특정한 유전자 변이를 가진 암세포에서만 발현된다. 이 변이는 만성 골수성 백혈병(Chronic myelogenous leukemia, CML) 세포에 많으며, 일부 다른 암세포 유형에도 있다. 이 효소가 활성화되고 발현되면 강력한 세포분열 촉진 신호전달경로가 켜져 암세포 증식을 유도한다. TKIs는 tyrosine kinase 활성을 방지하여 신호전달경로의 추가 활성을 억제하고 암세포 증식을 막는다. 이 작용은 병을 조절할 수는 있지만, 제거하지는 못한다.

1) Dasatinib(Sprycel)

CML과 급성 림프성 백혈병(acute lymphocytic leukemia, ALL)에 승인되었다.

약동학 경구제로 위장관에서 직접 흡수되고, 식사와 상관없이 복용한다. 제산제가 흡수를 늦춘다. 간 CYP450 3A4 효소에 의해 광범위하게 대사된다.

약력학 CML 세포에서 발견되는 BCR-ABL tyrosine kinase에 가장 특이적으로 표적 작용한다. 이 약물은 TK의 ATP 결합 장소를 막아, TK 활성화를 막는다. BCR-ABL TK 활성화 부족은 신호전달경로의 추가적 활성화를 억제하여 암세포 증식을 막는다. Philadelphia 염색체 유전자 돌연변이를 발현하는 암세포에게 가장 강력한 효과가 있는 약물이다.

부작용과 유해반응. 전해질 불균형, 특히 저인산/칼슘 혈청농도를 유발하므로 인산이나 칼슘 보충이 필요할 수 있다. 심전도상 이상, 특히 QT 간격 연장이 발생한다. 따라서 저칼륨혈증, 저마그네슘혈증, 오랜 QT 증후군 가족력 등, QT 간격 증가 위험성이 있는 환자는 누구나 사용을 조심해야 한다. 최대 50% 환자에게서 체액저류가 발생했고, 빈혈, 혈소판감소증, 호중구감소증 같은 혈액 부작용은 비교적 흔하게 발생한다.

약물 상호작용. CYP3A4 효소억제제는 dasatinib 대사를 감소시켜 독성을 증가시킨다. clarithromycin, atazanavir, itraconazole, nefazodone, triazolobenzodiazepine도 dasatinib의 혈청농도를 강하게 증가시킨다.

CYP3A4 효소유도제는 반대로 dasatinib 약효를 줄인다. aminoglutethimide, barbiturates, carbamazepine, dexametasone, griseofulvin, modafinil, nafcillin, phenytoin, rifampin 등이 있다. 제산제, H_2차단제, PPIs 도 dasatinib 효과를 감소시킨다.

Dasatinib는 astemizole, terfenadine, cyclosporine, fentanyl, quinidine, tacrolimus, 맥각 알칼로이드 등의 CYP3A4 효소계로 대사받는 다른 약물의 대사를 방해한다.

2. Multikinase 억제제

Multikinase 억제제(multikinase inhibitor, MKI)는 암세포와 암세포 혈관계에서 특정 kinase 활성을 직접 억제한다(kinase가 암세포 분열 촉진 신호전달경로 활성화 단백질을 포함한 다른 단백질들 활성화 효소임을 기억하라).(표 26-1)

1) Sorafenib(Nexavar)

Sorafenib는 췌장암, 대장암, 비소세포성 폐암에서 가장 흔히 발견되며, 유전자 변이에 의해 활성화되는 serine/threonine 및 수용체 tyrosine kinase를 특별히 표적으로 하

표 26-1 암치료를 위한 표적치료법

일반명(상품명)	투여경로	사용 및 고려사항
Tyrosine Kinase 억제제(TKIs)		
dasatinib(Sprycel)	PO	만성 골수성 및 급성 림프구성 백혈병 치료에 승인. 정제를 부수거나 나누지 않음; 정제가 부서졌으면 장갑 끼고 처리. 제산제는 약 투여 2시간 전이나 2시간 후 복용; H_2차단제 및 PPI 피함. PB: 95%; tⅡ: 3–5h
Imativib(Gleevec)	PO	필라델피아 염색체 양성 CML 승인, 전이성 악성 GIST, ALL 및 MDS에 사용 승인. 임신 및 수유 여성 피함. PB: 95%; tⅡ: 18–40h
Multikinase 억제제(MKIs)		
sorafenib(Nexavar)	PO	간세포암 및 진행성 신장세포암에 사용. PB: 99.5%: tⅡ: 25–48h
sunitinib(Sutent)	PO	GIST 및 진행성 신장세포암(RCC). PB: 90%; tⅡ; 40–60h, 주 대사체 tⅡ; 80–110h
표피 성장 인자/수용체 억제제(Epidermal Growth Factor/Receptor Inhibitors, EGFRIs)		
cetuximab(Erbitux)	IV	대장암 및 두경부암. 주입조절장치 사용해 IV 주입만 하고 bolus나 IV push 금지. 흔들거나 희석금지. 다른약 혼합금지. 첫투여 30–60분 전, H_1차단제 투여. tⅡ: 41–214h
erlotinib(Tarceva)	po	비소세포폐암(NSCLC) 및 췌장암. PB: 93%; tⅡ: 36h
gefitinib(Iressa)	PO	NSCLC 승인. 설사 조절 안 되면, 14일까지 투약중지 가능; PB: 90%; tⅡ: 48h
panitumumab (Vectibix)	IV	EGFR–발현 암 치료: 결장직장, 폐, 유방, 방광, 췌장, 신장, 두경부. 주입조절장치 사용하여 IV 주입만 하고 bolus나 IV push 금지. 투여 전후 생리식염수로 라인 세척. 다른 약과 혼합 투여금지. 수유 여성 피함. tⅡ: 7.5d
trastuzumab (Herceptin)	IV	EGFR2 과발현 유방암에 사용(HER2/neureceptor). IV push나 bolus 금지. 발열, 오한, 호흡 억제, 심한 과민반응 등 주입 관련 반응 모니터링. 호흡곤란이나 심한 저혈압 시 중단. tⅡ: 25d
혈관 내피 성장 인자/수용체 억제제(Vascular Endothelial Growth Factor/Receptor Inhibitors, VEGFRIs)		
bevacizumab (Avastin)	IV	전이된 유방암, 대장암, 비소세포폐암(NSCLC), 신세포암(RCC)에 승인. 주입조절장치 사용하여 IV 주입만 하고 bolus나 IV push 금지. 0.9% 생리식염수로만 혼합 투여, 절대 dextrose 용액 혼합 금지. 바이알에 남은 것은 무조건 버릴 것. 제품에 보존성분은 전혀 없음. tⅡ: 11–50d
Proteasome 억제제		
birtezomib (Velcade)	IV	외투세포림프종(MCL) 및 다발성 골수종 치료. 정상세포 회복 위해 연속 투여 사이에 최소 72시간이 지나야 함. 3–5초에 걸쳐 IV bolus 후 식염수 흘려줌. 각 바이알에 0.9% NaCl 3.5 mL를 주입하여 최종 농도 1 mg/mL 되도록 재구성. 최종 제품은 투명, 무색 용액이어야 함. PB: 83%: tⅡ: 9–15h
Angiogenesis 억제제		
temsirolimus (Torisel)	IV	진행성 RCC 승인. 준비동안 약 차광. 각 투약 시작 30분 전 diphenhydramine 25–30mg IV 혹은 유사 항히스타민제 전처치. IV 투여 전 희석 2번 필요. 초기 희석을 위해 공급된 희석액만 사용. 5micron 이하 크기의 구멍의 in–line polyethersulfone 필터와 주입 펌프 사용. Polyethlylene–lined 투여 세트로만, 30–60min에 걸쳐 투여. tⅡ: 17–20d
단일클론항체		
alemtuzumab (Campath)	IV	만성 림프구성 백혈병(CLL) 치료. 주입조절장치 사용하여 2시간 걸쳐 IV 주입만 하고 bolus나 IV push 금지. 투여–관련 반응 모니터링. 첫 투여 30분 전, 용량 증량 및 필요에 따라 diphenhydramine과 acetaminophen 사전 투여. 3~4등급 투여반응 나오면 투여 중지. tⅡ: 12d
Ibritumomab tiuxetan(Zevalin)	IV	B–세포 NHL 치료. 방사성 의약품 취급, 조제, 투여 시 주의 요함. rituximab 투여되지 않은 한 In–111 ibritumomab tiuxetan 및 Y–90 ibritumomab tiuxetan 투여 금지. 혈소판 수가 100,000/mm3 미만인 경우 Y–90 ibritumomab tiuxetan 투여 금지. tⅡ: 30h
rituximab(Rituxan)	IV	난치성/재발성, 저등급 혹은 난포성 CD20–양성 B–세포 NHL. IV push나 bolus 금지. 투여 30분 전 diphenhydramine, acetaminophen, 가능하면 corticosteroids 투여. 투여 중 심한 저혈압, 호흡곤란 및 심혈관계 주입–관련 반응 면밀히 관찰. 다른 약들과 혼합 금지. tⅡ: 31.5–52.6h
I–131tositumomab (Bexxar)(방사능 면역 치료제)	IV	난치성 CD20–양성, 난포성 NHL. 최소 1 및 2단계 24시간 전, 갑상선 보호제 투여. 쥐(murine) 과민반응 환자 금기. 30분 전, 경구 diphenhydramine 및 acetaminophen을 전투여. 방사성 의약품 취급, 조제, 투여 시 주의 요함. tⅡ: 8.5d

CML, chronic myelogenous leukemia; ALL, acute lymphocytic leukemia; GIST, gastrointestinal stromal tumors 위장관 간질 종양; PPIs, proton pomp inhibitors; MDS, myelodysplastic syndrome 골수이형성 증후군

원형약물차트 26-1

Imatinib

약물분류 Tyrosine kinase 억제제, 상품명: Gleevec, 임신범주: D	**투여경로** PO
금기 가임 혹은 임산부 혹은 모유 수유 환자; 심한 심부전 혹은 신장 질환 환자; 중등도~심한 간질환이 있으며 동시에 다른 간독성 화학요법제 투여받는 환자; 심한 호중구결핍증, 빈혈 혹은 혈소판감소증	**상호작용** CYP450 3A4억제제(ketoconazole, amiodarone, 역전사바이러스 단백분해효소억제제 등)은 imatinib 대사 감소하여 유해작용 증가. CYP450 3A4유도제((barbiturates, carbamazepine, dexamethasone 등)는 약물 효과를 감소. CYP450 2D6에 의해 대사되는 약(timolol, morphine 유도체, dextromethorphan, flecainide, TCAs, paroxetine, venlafaxine, risperidone, clozapine, haloperidol 등)의 혈중농도를 높임. St. John's wort는 imatinib 혈중농도 및 효과 줄임. acetaminophen과 병용 시 acetaminophen 독성 증가. NSAID, warfarin과 병용 시 고혈압 증가, 출혈 증가. 간효소 및 bilirubin 수치 변할 수 있음. 자몽주스는 imatinib 농도 증가시킴.
약동학 흡수: 생체이용률 98%. 안정상태농도는 1–2일에 달성. 분포: 95% PB이며, 광범위한 분포. 대사: 간 CYP450 3A4 및 CYP2D6효소에 의해 주로 대사; tⅡ 18시간, 주 대사체 tⅡ 40시간 배설: 주로 대변	**약력학** 경구흡수는 빠르고, 식사에 영향받지 않으므로 음식과 함께 복용 가능하고 물 한잔 가득 마심; 약물은 물이나 사과주스에 녹여 먹을 수 있음.
치료효과/사용 백혈병, GIST 및 MDS 승인 작용기전: Imatinib은 Abl, PDGF, SCF 및 c-Kit에 특이적인 tyrosine kinase의 ATP 결합부위를 경쟁적으로 억제하여 특정 tyrosine kinase 활성화를 방해함. 이 작용은 혈소판 유래 성장 인자(platelet-derived growth factor, PDGF) 및 줄기세포 인자(SCF) 매개 세포 반응을 억제함. 이는 암세포분열을 억제시키고, 세포자연사를 유도함. 이 작용은 다운 스트림 EGFR-TK 매개 신호전달경로의 차단, 세포주기 정지 및 혈관생성 억제를 초래함.	
부작용 부종, 체액정체, GI 자극, 오심, 구토, 호중구결핍증, 혈소판감소증 및 간독성	**유해반응** 알레르기 반응, 중증 호중구감소증, 감염위험 증가, 과다 출혈 위험을 증가시키는 중증 혈소판결핍증, 간/신장기능부전.

GIST, gastrointestinal stromal tumors 위장관 간질 종양; MDS, myelodysplastic syndrome 골수이형성 증후군

는 multikinase 억제제이다. 또한 이 표적을 과발현하는 간세포암 및 신세포암에도 사용한다.

약동학 고지방식사와 함께 복용 시 흡수와 생체이용률이 억제되는 경구제이다. 주로 간 CYP3A4에서 대사된다. 99.5%가 단백결합되어 약 3시간만에 혈장 최고치에 도달한다. 대변이나 소변으로 배설되며, 반감기는 25–48시간이다.

약력학 Raf kinase, 혈관내피성장인자(VEGF) 수용체인 VEGFR-2와 3, 혈소판 유래 성장인자 수용체(PDGFR), kit 수용체 tyrosine kinase(KIT), fms 유사 tyrosine kinase 3(FLT-3)와 RET을 억제한다. Cytokine이나 성장인자가 이러한 tyrosine kinase 수용체를 활성화하면 단백질-kinase 매개 연속반응이 시작되어 조절불가능한 세포증식이 유도된다. Sorafenib으로 이러한 신호전달경로를 억제하면 암세포 증식이 감소된다. 또, 이 약은 혈관신생에 관여하는 핵심 receptor tyrosine kinase인 두 VEGF 수용체(VEGFR-2 및 3)를 특이적으로 억제한다. 그 결과 암세포의 혈관형성이 억제된다. 이 항암 작용은 약물이 체내에 남아있을 때만 발생하며, 치료 종료 시 암은 다시 자란다.

부작용 및 유해반응. 부작용이 많다. 고혈압은 매우 흔하며 탈모, 소양증, 피부건조, 박탈피부염, 여드름, 홍조, 수족증후군 등을 일으킬 수 있으며, 모두 치료 첫 6주 이내에 발생한다. 다른 부작용으로 체중감소, 오심/구토, 설사, 거식증, 변비, 복통, 점막염, 연하곤란, 식사곤란, 경한 백혈구감소증과 혈소판감소증 등이 있으며, 더 심한 부작용으로 췌장염, 성기능장애, 심근경색등이 있을 수 있다.

약물 상호작용. Sorafenib 대사효소 억제제 병용 시 sorafenib 농도가 증가하지 않지만, 대사효소 유도제 병용 시 sorafenib 농도 및 효과가 감소된다. 이들에는 rifampin, phenytoin, phenobarbital, carbamazepine, dexamethasone 등이 있다. Sorafenib은 rapaglinide, amiodarone, ibuprofen, loperamide, irinotecan, propofol, warfarin의 혈중농도를 증가시킨다.

2) Sunitinib(Sutent)

Sunitinib는 80개 이상의 tyrosine kinase를 억제하여 특히 투명세포 신장세포암(Clear cell renal cell carcinoma(RCC)), 위장 기질 종양(gastrointestinal stromal tumor, GIST) 등 종양의 성장 퇴행을 초래한다.

약동학 식사 상관없이 잘 흡수되는 경구제이다. 90%가 단백결합하고, 6-12시간에 최대 혈중농도에 도달한다. 주로 간 CYP3A4에 의해 대사되고, 대변 통해 배설된다. 반감기는 40-60시간이고, 주요 대사체 반감기는 80-110시간이다.

약력학 PDGFR, VEGFR1, 2, 3 및 기타 다양한 Receptor tyrosine kinase(RTKs)를 억제하여 암세포 증식이 억제되고 혈관형성이 감소한다. 특히 모발, 피부 등 정상조직에 부작용이 있다.

부작용 및 유해반응. Sunitinib이 억제하는 kinase 종류가 다양하므로 여러 종류의 부작용과 유해효과가 있다. 심혈관계: 고혈압, 말단부종, 좌심실부전, QT 간격연장, 정맥혈전증, 소화기계; 오심/구토, 설사, 위염, 소화불량, 신경 및 근육계; 피로, 마비, 두통, 어지럼, 말초신경병증, 무기력증, 사지통, 근육통, 등통, 간: 간효소 수치 증가와 피부, 공막의 황달과 동반되는 간기능 악화, 피부계; 피부탈색, 발진, 건조, 수족증후군, 내분비계; 갑상선기능저하증, 부신기능부전, 호흡기계; 가벼운 호흡곤란, 기침 등을 유발한다.

약물 상호작용. CYP3A4 효소 억제제는 sunitinib 혈중 농도와 활성 증가 및 부작용을 증가시킨다. Sunitinib 배설 촉진 및 효과 감소 약물로는 rifampin, phenytoin, phenobarbital, carbamazepine, dexamethasone 등이 있다.

3. Epidermal Growth Factor/ Receptor 억제제

표피 성장인자/수용체 억제제(EGFRIs)에는 erlotinib, gefitinib, panitumumab과 cetuximab이 있다. 대부분의 EGFRI는 궁극적으로 tyrosine kinase을 억제하지만 TKI보다 훨씬 간접적으로 억제한다. 세포막 성장인자수용체는

원형약물차트 26-2

Erlotinib

약물분류	투여경로
표피 성장 인자/수용체 억제제, 상품명: Tarceva 임신범주: D	PO
금기	**상호작용**
가임 여성, 임산부 혹은 수유기 여성; 호흡기계통 기저질환 환자(폐섬유증 일으킴); 혹은 탈수 혹은 간기능이상(환자신부전증 위험 높음) 소화성 궤양 혹은 게실염 과거력이 있는 환자에게 사용주의(GI천공 위험 증가)	erlotinib 혈중농도, 유해반응, 독작용 증가시키는 약물들; ketoconazole, atazanavir, clarithromycin, nefazodone, troleandomycin(TAO) 등. Erlotinib 효과를 줄이는 약물; rifampicin, phenytoin, carbamazepine, phenobarbital, H_2 blocker, PPIs 등. Erlotinib은 INR 및 출혈 위험 증가시킴. 자몽주스는 erlotinib 농도 증가, 유해반응 위험 증가시킴. St. John's wort은 erlotinib 농도 감소, 효과를 줄임. 담배는 erlotinib 농도 감소시킴.
약동학	**약력학**
흡수: 생체이용률 60%, 분포: 93% PB. 안정상태농도 7-8일만에 도달. 대사: 간(CYP3A4 및 CYP1A2 효소) 배설: 주로 대변으로	식전 1시간 혹은 식후 2시간 공복에 약물투여(음식물과 같이 복용 시 부작용 위험 증가). 매일 식간 일정 시간에 복용. 구강흡수는 적절히 빠르고, 음식물 섭취로 증가됨. 높은 위 산도는 구강흡수 억제
치료효과/사용	
비소세포폐암 및 췌장암치료에 승인. 작용기전: Erlotinib은 EGFR-tyrosine kinase의 활성화를 선택적으로 억제.	
부작용	**유해반응**
설사 및 피부 반응	눈 변화(염증, 각막 천공), GI 천공, 피부 낙설(desquamation), 신부전, 간부전

tyrosine kinase를 활성화시켜 세포분열을 촉진하는 신호전달경로를 작동시킨다(그림 26−1 참조). EGFRI는 표피 성장인자 수용체의 다른 부위에 결합하여 활성을 차단하여 tyrosine kinase 활성화를 막는다. 그 결과 세포분열을 촉진하는 신호전달경로가 억제되어 세포분열은 강력히 제한된다(표 26−1)(원형약물차트 26−2).

일부 EGFRI들은 심각하거나 치명적인 유해반응에 대한 박스형 경고가 붙어있으므로 처방자는 이 약물이 엄격한 기준을 충족하고 발생가능한 부작용의 심각한 특성을 이해하는 환자에게만 처방되는지 확인해야한다.

간호과정
환자-중심 협력간호

암치료를 위한 Tyrosine kinase 억제제와 multikinase 억제제

사정

- 약물 상호작용을 피하기 위해 처방전, OTC 약물, 제산제, 영양보충제, 비타민류, 약초 등을 포함한 현재의 약물치료에 대한 목록을 포함한 자세한 약물 투여력을 조사한다.
- 처음 표적치료를 하기 전과 치료 중에 환자 신체정보와 같은 기본정보를 조사한다. 키, 몸무게, 활력징후, lab 결과(CBC, 요산, 전해질, 간검사, 신장검사, 심장 관련 검사, 섭취량과 배설량) 등을 포함한다.
- CBC, 요산, 전해질, 간기능검사, 신장기능검사와 같은 검사를 치료시작과 치료 동안에 일정한 간격(주-월)을 두고 시행한다.

간호진단

- 표적치료와 관련된 지식 부족
- 골수억제와 관련된 감염 위험
- 표적치료와 관련된 전해질 불균형 위험

간호목표

- 환자/가족/간병인은 표적치료와 관련된 부작용이나 유해반응에 대해 보고한다.
- 환자가 부작용을 견딜 수 있으며, 삶에 위험을 주지 않을 정도로 조절한다.
- 환자는 감염되지 않는다.
- 환자의 수액이나 전해질균형은 정상범위 내로 조절된다.

간호중재

- 첫 한 달간은 한 주 간격으로, 두 번째 달에는 격주로, 그 다음에는 2-3달에 한 번씩 백혈구 분획검사와 혈소판을 포함한 전혈구 검사를 시행해야 한다.
- 특히 인산이나 칼슘농도와 같은 전해질은 치료시작시부터 종료 8주까지 관찰해야 한다. 수치가 낮을 때에는 보충이 필요하기 때문이다.
- 혈압은 치료 중 최소 1주, 간/신장 기능은 1달, 심박출계수는 분기 간 격으로 검사한다.
- 수술, 쇼크, 외상, 감염과 같은 스트레스에 노출된, sunutunib을 투여 중인 환자에서는 부신기능을 감시한다.
- 발적, 통증, 부종이나 물집을 동반하는 손발바닥 홍반성 감각이상의 증상을 알아보기 위해 손과 발을 감시한다.
- 표적치료의 안전한 조작, 준비, 투여, 조제에 있어 병원의 방침을 따른다.
- 위장장애를 최소화하기 위해 환자에게 imatinib을 섭취 시 음식을 섭취하거나 최소한 240mL의 물을 섭취하도록 교육한다.
- 특히 열, 오한, 인후염, 부종, 체중 증가, 숨참 등 부작용, 유해반응을 보고하게 한다.
- 흑색변, 커피색 출혈, 쉽게 발생하는 출혈, 멍과 같은 출혈증상을 보고하도록 한다.
- 위장통, 복통, 피부나 눈의 황색화, 흑색뇨, 일반적이지 않은 피로와 같은 간기능저하 증상을 즉시 보고하도록 한다.

평가

- 환자/가족/간병인은 표적치료와 관련된 부작용이나 유해반응에 대해 보고함.
- 환자가 부작용을 견딜 수 있으며, 삶에 위험을 주지 않을 정도로 조절함.
- 환자는 감염되지 않음.
- 환자의 수액이나 전해질균형은 정상범위 내로 조절됨.

1) Gefitinib(Iressa)

Gefitinib는 표피 성장인자 수용체−tyrosine kinase(EF-GR-TK)를 선택적으로 억제하는 합성 anilinoquinazoline으로, 국소 또는 진행된 전이성 비소세포 폐암에 주로 사용된다.

약동학 위장관을 통해 천천히 흡수되어 60%가 체내 순환에 도달한다. 간 CP3A4 효소에 대사되어 주로 대변을 통해 배설되며, 반감기는 48시간이다.

약력학 선택적으로 EGFR-TK를 억제하여, EGFR-TK와 연관된 신호전달경로를 막아 세포주기 진행을 막고 혈관신생을 억제한다.

부작용 및 유해반응. 결막염, 비정상적 속눈썹 성장, 발진(약 43%), 낮은~중등도 오심/구토, 설사, 여드름, 가려움증, 식욕부진, 간효소수치 증가 등이 나타난다.

약물 상호작용. CYP3A4 효소억제제(dasatinib 대사억제) 영향을 받아 독성 위험이 증가한다. Gefitinib 약효 감소 약물에는 carbamazepine, phenytoin, phenobarbital, rifampin이 있다. 이 약은 산성에서 효과가 가장 크므로 H_2억제제, PPI 복용 시 활성도가 저하된다. Warfarin 병용 시 출혈 위험이 증가하므로 INR 결과에 따라 warfarin 투여량을 조절한다.

2) Panitumumab(Vectibex)

완전히 사람단백질로 이루어진 단일클론항체이다(표 26-2, 이 장 항체 부분에서 설명). 주로 EGFR을 발현하거나 과발현하는 진행성 전이성 대장암에 주로 사용된다.

약동학 정맥주입하며, 작은 면역글로불린으로 대변으로 배설된다. 반감기는 7.5일이다.

약력학 악성 세포에서 과발현될 때 EGFR에 강하게 결합한다. 이 약은 정상세포와 암세포 모두에서 EGFR에 특이적으로 결합하여 보통 수용체에 표피 성장인자를 부착하는 리간드(팔) 형성을 막아 EGFR-TK가 활성화되지 않고 신호가 전달되지 않게 된다. 다른 작용으로는 세포성장억제, 세포자연사 촉진, 전염증성 cytokine 및 혈관성장인자 생성 감소 등이 있다. 또한, panitumumab이 EGFR에 결합하면 수용체가 세포 내로 흡수되어 수용체 활성화 작용제와의 결합을 방해한다. EGFR 발현 종양에서만 이 약을 사용할 수 있다.

부작용 및 유해반응. 피부문제와 독성에 대한 박스형 경고가 있다. 증상은 치료 첫 2주 이내에 나타나며 홍반, 여드름 형태의 발진, 소양증, 각질, 발진, 피부 균열, 여드름, 건성 피부, 손발톱주위염, 손톱이상 등이 있다. 전해질불균형(특히 저마그네슘혈증, 저칼슘혈증)도 일어난다. irinotecan과 병용 시 심각한 설사가 일어난다. 혈관부종 및 아나필락시스를 포함한 심각한 주입반응이 저혈압 및 기관지 경련과 함께 발생한다. 이 반응은 드물지만 주입 전반에 걸쳐 면밀히 모니터링해야 한다.

약물 상호작용. 일반적 약물 상호작용과 관련은 없어보이나, 다른 EGFRI와 병용 시, 부작용과 유해반응은 상가적이고 더 심할 수 있으므로 다른 항암제와 병용은 권장되지 않는다.

3) Cetuximab(Erbitux)

부분적으로 사람단백질로 구성된 단일클론항체(표 26-2 참조)호, 주로 대장암과 두경부암에 사용된다.

약동학 정맥주입하며, 3주째 투여 시 정상상태에 도달한다. 반감기는 길어서 41-213시간, 평균 97시간이다.

약력학 30% 쥐단백질을 포함한다. 정상세포와 암세포 모두에서 EGFR에 특이적으로 결합하고, 보통 수용체에 표피 성장인자를 부착하는 리간드 형성을 방지한다. 그 결과 EGFR-TK는 활성화되지 않아 신호가 전달되지 않는다. 다른 작용으로 세포성장억제, 세포자연사 유도, 염증성 cytokine 및 혈관 성장인자 생성 감소, EGFR 내재화 등이 있다. Cetuximab은 암세포를 다른 화학요법제 및 방사선치료에 더 취약하게 만든다. 이 약물은 Wild-type K-RAS oncogene이나 EGFR을 과발현하는 암세포 퇴행에 가장 효과적이다.

부작용 및 유해반응. 초기 주입반응에 대해 박스형 경고를 하지만, 심각한 반응이 나중에 주입하는 동안 보고되기도 한다. 증상으로 기도수축, 천명, 목쉼, 두드러기, 저혈압을 포함한 급격한 기도 폐색 및 머리, 흉부 상부, 등의

표 26-2 표적 암치료의 접미사

접미사	의미
mab	단일클론항체
momab	쥐단백으로만 구성
imab	쥐단백(-30%)보다 사람단백이 더 많음(>60%)
zumab	대부분의 사람단백질(95% 이상)과 일부 쥐단백(<5%)으로 이루어짐
umab	사람단백으로만 이루어짐
inib	Tyrosine kinase 억제제
zomib	Proteasome 억제제

피부 변화가 있을 수 있다. 여드름형 발진은 환자 90%에서 치료 첫 2주에 주로 발생한다. 대부분은 치료종료 후에도 최소 28일 동안 발진이 계속된다.

약물 상호작용. Panitumumab과 동일하다.

4) Trastuzumab(Herceptin)

Trastuzumab은 단일클론항체로 이 수용체를 과발현하는 암세포 표면의 HER2 단백질과 결합한다. HER2수용체는 구조적으로 EGFR과 연관된다. HER2수용체는 유방암, 난소암, 대장암 일부에서 과발현된다. 이 수용체가 과발현되면 암세포 증식과 혈관신생이 증가한다. Trastuzumab은 HER2 수용체 과발현을 입증한 유방암, 난소암, 대장암에 화학요법제와 함께 가장 흔히 사용된다.

약동학 매주 정맥 주입되며, 반감기는 평균 25일이나, 치료종료 후 최대 18주까지 혈중에 존재한다. 대부분의 단일클론항체처럼 대변으로 천천히 배설된다.

약력학 대부분 인간화 단일클론항체로 특히 HER2 수용체를 과발현하는 암세포 증식을 억제하며, 또한 암세포 수용체와 이 약의 결합은 면역세포, 특히 NK cell과 단핵구 공격을 통한 암세포 사멸을 증가시킨다.

부작용 및 유해반응. 단독 사용 시 울혈성 심부전으로 나타나는 심근병증에 대한 박스형 경고가 있다. 그 위험은 다른 심독성 유발 약물(anthracycline, cyclophosphamide)과 병용 시 증가한다. 초기 주입 중 두통, 어지럼, 저혈압, 발열, 오한, 오심이 나타날 수 있으나, 초기 주입 후 재발하지 않는다. 다른 부작용으로 두통, 근육통, 식욕 감퇴가 있다.

약물 상호작용. 다른 항암제의 골수억제효과를 증가시킬 수 있다.

4. 혈관 내피 성장인자/수용체 억제제

1) Bevacizumab(Avastin)

사람단백질로 구성된 단일클론항체(표 26-1 참조)로, 혈관 내피 성장인자(VEGF)에 결합하여 VEGF와 내피세포표면 수용체인 VEGFR-1(Flt-1), VEGFR-2(Flk-1/KDR)의 결합을 막는다. VEGF는 혈관신생에 아주 중요하다. 암세포에서 VEGF 발현 증가는 미세혈관밀도 증가, 종양 성장, 전이, 불량한 예후와 관련있다.

약동학 2-3주에 한 번씩 정맥 주입하며, 반감기는 약 20일(11-50일), 정상상태에 도달하기까지 100일 정도 걸린다.

약력학 이 수용체를 과발현하는 암의 VEGFR에 결합하여 VEGF와 VEGFR의 결합을 경쟁적으로 억제하여 종양혈관 감소, 종양괴사 유발, 전이 진행 억제로 이어진다.

부작용 및 유해반응. 수술 후 위장관 천공, 상처 벌어짐, 상처 치유 장애, 출혈 및 누공 생성 등을 박스형 경고하므로 주요 수술 후 28일 이내 투여금지이다. 고혈압이 흔한 부작용이다. 다른 부작용으로 호중구감소증, 혈소판감소증을 포함한 조혈억제가 있다. 단백뇨는 36% 환자에서 보이며, 드물게 신증후군이 발생한다. 대장암 및 비소세포폐암 환자에 투여 시 혈전색전증, 심부정맥혈전증 위험성이 증가한다.

약물 상호작용. 관련된 특별 상호작용은 없으나 비슷한 약리 기전의 약물들, 특히 전통 화학요법제와 병용 시 독성 상가 효과를 유발한다.

간호과정
환자-중심 협력간호

암치료를 위한 EGFRIs와 VEGFRIs

사정

- 약물간 상호작용을 피하기 위해 처방전, OTC 약물, 제산제, 영양보충제, 비타민류, 약초 등을 포함한 현재의 약물치료에 대한 목록을 포함한 자세한 약물 과거력을 조사한다.
- 처음 표적치료를 하기 전과 치료 중에 환자의 신체정보와 같은 기본정보를 조사한다. 키, 몸무게, 활력징후, lab 결과(CBC, 요산, 전해질, 간검사, 신장검사, 심장 관련 검사, 유입과 유출) 등을 포함한다.
- CBC, 요산, 전해질, 간검사, 신장검사와 같은 검사를 치료 시작과 치료 동안 일정한 간격(주-월)을 두고 시행한다.

간호진단

- 표적치료와 관련된 지식 부족
- 골수억제와 관련된 감염 위험
- 표적치료와 관련된 전해질 불균형의 위험

간호목표

- 환자/가족/간병인은 표적치료와 관련된 부작용이나 유해반응에 대해 보고한다.
- 환자/가족/간병인은 표적치료와 관련된 부작용 위험을 최소화하는 전략을 말로 표현한다.

- 환자는 감염이 일어나지 않는다.
- 환자의 체액과 전해질은 정상수치 안에서 조절된다.

간호중재

- 단일클론항체 정맥주사 시 소생도구를 근처에 갖다 놓고, 투여 첫 15분간 환자 곁에 있다. 그 후, 주입 동안 15–30분 간격으로 활력징후를 측정하고 주사 완료 후 1시간 동안에도 체크한다.
- 전해질은 치료 동안과 종료 후 8주 동안 관찰하고, 특히 인산이나 칼슘수치를 주의 깊게 확인하고, 부족 시에는 보충한다.
- 표적치료의 안전한 조작, 준비, 투여, 조제에 있어 병원방침을 따른다.
- 흉통이나 뇌졸중 증상(예, 의식변화, 편측운동장애, 얼굴, 팔, 다리의 무감각, 근력약화, 간질 등), 심각한 복통, 부종 등이 있을 때 즉시 의료인에 알리도록 교육한다.
- 유해반응과 심각한 부작용의 증상, 특히 열, 오한, 인후통, 부종, 체중 증가, 숨참 등의 증상이 있을 때는 보고하도록 한다.
- 흑색변, 커피색 출혈, 쉽게 발생하는 출혈, 멍과 같은 출혈 증상을 보고하도록 한다.
- 거품뇨(소변 내 단백질 시사) 발생 시 의료인에게 알리도록 한다.
- 가임기의 여성에서는 치료 중이나 치료 완료 후 12개월까지 임신을 피하도록 한다.

평가

- 환자/가족/간병인은 표적치료와 관련된 부작용이나 유해반응에 대해 보고함.
- 환자/가족/간병인은 표적치료와 관련된 부작용 위험을 최소화하는 전략을 말로 표현함.
- 환자는 감염이 일어나지 않음.
- 환자의 체액과 전해질은 정상수치 안에서 조절됨.

5. Proteasome 억제제

1) Bortezomib(Velcade)

가장 일반적인 proteasome 경로의 일부인 26S proteasome 억제 작용을 한다(표 26–1 참조). **Proteasome**은 세포질이나 세포핵에 있는 거대 단백질 복합체로, 단백질 발현을 조절하고 세포 내 손상되거나 오래된 단백질을 분해한다. 이 작용은 세포기능 활성화 또는 억제에 매우 중요하다. 이 체계는 세포주기 진행 매개 물질(특히 종양유전자 산물과 cyclin)의 발현, 억제유전자(특히 Tp53), 세포자연사 신호를 보내는 단백질 발현을 조절한다. Proteasome이 암세포와 정상세포 모두 존재할지라도, 암세포가 proteasome 억제 시 더 영향을 크게 받아 암세포 분열을 억제하고 세포자연사를 증가시킨다. Bortezomib은 **외투세포 림프종(mantle-cell lymphoma)**, 다발성 골수종에 가장 많이 사용된다.

약동학 IV bolus하며, 80% 이상 단백결합하여 심근을 포함한 조직 대부분에 분포한다. 반감기는 9–15시간이며, 간 CYP3A4, CYP2C19, CYP1A2 효소에 대사된다.

약력학 Bortezomib은 26S proteasome 활성을 억제하여 세포주기 checkpoint 활성 증가, 세포증식 억제, 세포자연사에 대한 세포신호 반응성 증가를 일으킨다. 전체 결과는 암세포 증식 억제와 세포자연사 증가이다.

부작용 및 유해반응. 가장 흔한 부작용은 오심, 구토, 식욕부진, 복통, 변비, 설사, 미각저하이며, 대부분 말초신경병증이 새로 시작하거나 감각소실과 기립성 저혈압을 포함한 기존 말초신경병증의 악화를 경험한다. 다른 일반적 부작용으로 두통, 불면, 발진, 가려움, 등통, 관절통, 뼈통, 근경련, 호흡기 부작용(호흡곤란, 기침, 폐렴) 및 무기력증, 미열도 비교적 흔하며, 중등도~심한 혈소판감소증, 빈혈, 백혈구감소증 또한 치료 중 발생한다.

드물지만 심각한 심폐 부작용(울혈성 심부전 발생 또는 악화, 좌심실기능 저하, 폐렴)도 있다.

추가적 신경 부작용으로 불안, 피로, 두통, 무기력, 어지럼, 불면, 시야흐림 등이 있다. Bortezomib 투여 환자에서 **가역적 후백질뇌병증 증후군(reversible posterior leukoencephalopathy syndrome, RPLS)**이 발생할 수 있다. RPLS는 발작, 고혈압, 두통, 무기력, 혼동, 시각 장애(실명 포함) 또는 다른 신경 이상을 동반한 가역적 신경질환이다.

Bortezomib이 암세포를 급격히 죽이므로 고칼륨혈증과 고인산혈증을 동반하는 종양용해증후군이 발생할 수 있다. 이것은 치료 시작 시 종양 크기가 큰 환자에서 더 잘 발생한다.

약물 상호작용. CYP3A4 효소 억제제는 bortezomib의 부작용을 심화시키고, CYP3A4 효소 유도제는 약효를 떨어뜨린다.

6. 혈관신생억제제

1) Temsirolimus(Torisel)/sirolimus

Temisirolimus과 그 활성 대사체인 sirolimus는 이 계열의 대표 약물이다. 이들의 표적물질은 mammalian target of rapamycin(mTOR)으로 알려진 protein kinase이다. 이 약물들이 FKBP-12라 불리는 세포내 단백질에 결합하여 복합체를 형성하면 직접 mTOR 활성을 억제한다. mTOR 억제는 VEGF 농도를 크게 감소시킨다. 또한, 특히 신장세포암에서 mTOR 억제로 인해 다양한 프로-세포분열 신호전달 경로가 방해받는다. 이 약은 주로 진행성 신장세포암 조절에 사용된다.

약동학 Temisirolimus는 정맥주입하며, 간 CYP3A4에 의해 광범위하게 대사되어 sirolimus를 포함한 5개 활성 대사체를 만든다. Temisirolimus 반감기는 17시간, sirolimus 반감기는 54시간이다. 이 약과 대사체들은 대변으로 배설된다.

약력학 temisirolimus와 대사체들은 세포내 단백질에 결합하여 복합체를 형성하여 신장세포암에 존재하는 mTOR라는 protein klnase를 억제한다. 억제 결과 신장세포암은 혈관을 잃게 된다. mTOR 억제는 또한 cyclin D 생산을 감소시켜 세포주기 진행을 막는다.

부작용 및 유해반응. Temisirolimus 과민반응이 흔하며 전처치가 추천된다(간호과정 참조). 고혈당은 이 약 치료 중 흔하며(89%), 경구 고혈당약이나 인슐린이 필요할 수 있다. 다른 흔한 부작용으로 두통, 불면증, 오심, 구토, 요통, 관절통, 근육통, 점막염과 설사 등이 있으며, 발진, 가려움, 손발톱장애, 피부건조, 여드름, 상처회복 이상 같은 피부증상도 나타난다.

호흡기계 부작용으로 간질성 폐렴이나 간질성 다른 폐질환이 있고, 간기능장애나 신기능장애도 있다. 심혈관계로 부종, 흉통, 고혈압, 정맥혈전증, 혈전정맥염 등이 있다.

약물 상호작용. CYP3A4 효소 억제제는 temsirolimus의 심한 부작용 위험을 증가시키고, CYP3A4 효소 유도제는 약효를 떨어뜨린다.

ACEI 또는 ARB를 복용 중인 환자는 이 약 치료 중 얼굴이나 상기도에 혈관부종 발생위험도가 증가한다. 이 약과 sunitinib 병용요법은 홍반성 구진반점성 발진과 통풍/연조직염 같이 입원이 필요한 피부독성을 나타낸다. 인플루엔자, 홍역, 볼거리, 풍진, 소아마비, BCG, 황열병, 수두, 티푸스 같은 생백신은 이 약 치료 동안 피해야 한다.

7. 단일클론항체(monoclonal antibodies)

현재 암 치료에 사용되는 모든 단일클론항체는 경구는 안 되고, 정맥투여한다. 암치료를 위한 이상적인 표적항원은 암세포에 특이적이고, 암세포 표면에 위치하고 혈류로 유출되지 않아야 하며, 갯수가 많고, 암세포 생존에 기여해야 한다.

단일클론항체 치료는 특이적으로 표적 항원을 발현하는 종양세포를 표적으로 한다. 단일클론항체 부작용은 면역체계 활성화, 표적항원 위치, 단일클론항체 종류와 연관된다. 일부 단일클론항체는 암세포를 화학요법에 민감하게 만들고 화학요법 내성을 극복하게 한다.

단일클론항체가 하나의 고유한 항원만을 인식하여 암세포의 특정 표적항원에 결합하면 암세포는 다음 기전들에 의해 비활성화되거나 파괴된다.

- 세포성장신호 전달 같은 항원의 정상 생물 활동을 직접 방해하여 암세포 성장 차단.
- 결합된 단일클론항체가 면역계의 식세포, T세포, NK세포들을 모아 표적세포를 파괴하는 cytokine을 방출하는 항체의존 세포매개 세포독성(ADCC) 촉진.
- 보체 의존성 세포독성(CDC)을 개시함으로써 보체계를 활성화하여 항체결합 세포의 면역 시스템 파괴 향상.
- 직접적으로 세포자연사 유도.
- 완전 인간항체에서 전체 항체는 오직 인간 항체 단백질 서열만을 포함하도록 설계되었다. 인간항체는 보통 접미사 “umab”으로 명명됨(표 26-2 참조).

마우스 단일클론항체는 마우스에서 유래한다. 마우스 항체는 인체에서 매우 반감기가 짧고, CDC와 ADCC 시스템 반응을 이끌어내는 것이 인간 항체만큼 효과적이지 않으며, 마우스 항체를 무력화시키고 종양에 대해 효과적이지 않게 만드는 인간 항-마우스 항체(HAMA) 개발을 야기할 수 있다. 마우스 항체는 보통 접미사 "momab"으로, 키메라 단일클론항체는 접미사 "ximab"으로 끝나고 인간과 마우스 단백질 서열 (일반적으로 70% 인간과 30% 마우스)을 모두 포함한다.

"zumab"으로 끝나는 인간화 단일클론 항체는 인간 및 유전자 마우스 서열을 포함하지만 키메라 단일클론 항체보다 더 많은 인간 서열을 포함하므로 키메라로 간주되지 않는다(일반적으로 90–95% 인간 및 5–10% 마우스).

단일클론항체 명명 시 접미사를 통해 조성뿐만 아니라 표적이 무엇인지도 알 수 있다. 단일클론항체 일반명에 u가 있다면, 표적은 종양세포이다. 단일클론항체는 비결합형일 수도 있고, 다른 항암제(예, 항암화학제, 독소, 방사선동위원소)와 결합하고 있을 수도 있다. 항체결합 약제가 특정 종양세포를 표적으로 삼더라도 근처의 건강한 세포에 부정적인 작용을 할 수 있다(특히 방사선동위원소 사용 시). 만약 특정 표적항원이 정상세포에도 발견된다면 이 세포들에도 손상을 줄 것이다.

현재 암 치료에 사용되는 4개의 주요 단일클론항체는 alemtuzumab, ibritumomab tiuxetan, rituximab 및 tositumomab 이다(표 26–1 참조) (원형약물차트 26–3).

1) Alemtuzumab(Campath)

Alemtuzumab는 세포표면의 CD52 항원에 작용하는 비결합 인간화 단일항체이다. CD52는 대부분의 B와 T림프구, 상당수 단핵구, 대식세포, NK세포, 일부 과립구, 줄기세포, 성숙한 정자에서 관찰된다. 정상세포도 이 항원을 발현할 수 있지만 이 항체 파괴작용 시 암세포가 더 민감하다. 이 약은 만성 림프구성 백혈구 치료에 가장 많이 사용된다.

약동학 정맥 주입되며 반감기는 12일, 안정상태는 약 6주에 도달한다. 모든 단일클론항체는 표적세포표면에 결합하여 표적세포를 파괴시키기 때문에 그 잔해는 혈액을 통해 간으로 이동하여 대변 통해 배설된다

약력학 CD52 표면항원을 발현하는 백혈구 세포에 결합하여 항체 의존성 용해를 일으킨다. T세포 전림프구성 백혈병 세포가 가장 민감하고, 단핵구와 단핵구성 백혈병은 유사한 양의 항원을 발현함에도 불구하고 내성이 있다. 비결합 단일클론항체로써 세포자연사 신호 유도와 보체나 T세포와 같은 기전 활성화에 의존하여 표적세포를 공격하고 죽인다. 또한 TNF, IL–6, INF-γ 방출과 연관이 있다.

부작용 및 유해반응. 주사거부반응이나 범혈구세포감소증과 관련 없는 가장 흔한 부작용은 피로이다. 중증도에 따라 용량 중단 또는 감소가 필요할 수 있는 심한 골수 억제에 대해 박스형 경고를 한다. 이 억제는 표준세포독성 화학요법을 받는 환자에게서 더 심할 수 있다. 추가적으로 열, 오심, 오한, 혈압변화, 고혈당, 저산소증과 같은 주사반응이 흔하고, 항히스타민제나 acetaminophen 사전투약을 자주 필요로 한다.

약물 상호작용. 이 약과 상호작용하는 약물은 특별히 보고된 바가 없으나 비슷한 약리 기전의 약물과의 병용은 독성을 증대시킨다.

원형약물차트 26-3

Rituximab

약물분류	투여경로
단일클론항체, 상품명: Rituxan, 임신범주: C	IV
금기	**상호작용**
가임 여성, 임신 중 혹은 수유기 여성; 과거 B형 간염 환자; 활성형 세균/바이러스 감염상태; 중등도~심한 신장, 간, 그리고/또는 심장질환; 또는 이미 존재하는 폐섬유종 환자	약물: 항고혈압제와 병용 시 저혈압 강화. 골수억제작용을 가진 다른 약과 병용 시 골수억제가 강화되어 감염 및 출혈 위험 커짐. 백신효과 저하.
약동학	**약력학**
흡수: IV주사 후 100% 생체이용률 분포: 세포외액 및 골수를 거쳐 이차적으로 림프조직(일차적으로 비장). 대사: 대변에 세포잔해 나옴.	항체가 B–림프구의 CD20 세포표면항원에 특징적으로 결합
치료효과/사용	
CD 20–양성 비Hodgkin 림프종(NHL), 중등도~심한 류마티스성 관절염(저용량) 작용기전: CD20–양성 림프구 및 림프종 세포에 결합해 보체의존 세포독성, 항체의존 세포독성 및 세포자연사 유발.	
부작용	**유해반응**
골수억제, 종양 용해증후군, 저혈압, 야간 발한, 관절 및 근육통, 두통, 주사부위 통증	주입반응 휴면 바이러스의 재활성, 폐섬유증, 심장부정맥, 심부전

2) Ibritumomab tiuxetan(Zevalin)

Ibritumomab tiuxetan은 결합형 마우스 단일클론항체이다. Ibritumomab은 항체이고, tiuxetan은 Indium-111이나 Yttrium-90이 결합할 수 있는 linker-chelater이다. Rituximab처럼 이 약물 조합은 CD20 세포표면항원을 발현하는 인간 B 림프구에 특이적으로 결합한다. CD20 세포표면 단백질을 발현하는 B-세포형 비호지킨 림프종에 가장 많이 사용된다.

약동학 정맥주입하며 물리적 반감기는 64시간이고, 방사능 감지에 결정되는 생물학적 반감기는 30시간이다. 신장을 통해 약간 배설되기도 하지만, 주로 대변으로 배설된다.

약력학 이 약은 B 림프구와 림프종 세포의 CD20 항원에 결합하면서 결합된 방사선핵종인 Y-90에 의해 방출되는 베타선에서 발생한 자유 라디칼은 표적세포와 주변세포에 손상을 준다. 세포손상은 세포분열을 방지하고 세포사를 일으킨다.

부작용 및 유해반응. 발열, 오심, 오한, 혈압변화 같은 주입반응에 대한 박스형 경고문이 있다. 심한 주입반응 시 약을 중단해야 한다. 덜 심하면 항히스타민제와 acetaminophen과 같은 사전투약으로 조절한다. 이 약의 추가 박스형 경고는 심각한 혈구감소증, 심각한 피부, 피부점막 반응, 임신 중 투여 시 태아 손상과 이차 악성 종양이다. 모든 단일클론항체처럼 심각한 골수억제를 유발하여 용량 중단이나 감소가 필요할 수 있고, 표준세포독성 화학요법을 받는 환자에서 더 심하게 일어난다. 주입반응이나 골수억제와 관련없는 부작용은 오심, 구토, 설사, 복통, 기침, 발진, 가려움, 두드러기가 있다.

약물 상호작용. 다른 항응고제, 항혈소판제와 병용 시 출혈 위험을 증가시킨다. 다른 특별한 상호작용은 없으나 비슷한 약리 효과의 약물과 병용 시 독성을 증가시킨다.

3) Tositumomab(Bexxar)

Tositumomab는 iodine-131과 결합된 마우스 단일클론항체이다. 이 약도 CD20 세포표면항원을 발현하는 인간 B 림프구에 특이적으로 결합한다. Rituximab에 반응하지 않는 B세포 비호지킨성 림프종에 주로 사용된다.

약동학 정맥주입하며, 485mg 투여 시 중간 혈액 청소율은 68.2mg/시간, 평균 반감기는 67시간이다. 131I 반감기는 8일이고, 소변으로 배설된다.

약력학 CD20 양성 림프구와 림프종 세포에 대한 방사선요법의 우선적 표적화와 항체결합의 면역학적 효과를 병합한 세포독성을 유도한다. 항체 작용은 보체 매개 세포용해, 항체 의존 세포독성, 세포자연사 유도를 포함한다. 방사능은 항체로 표지된 세포뿐 아니라 항체가 결합하지 않거나 표적항원을 발현하지 않는 인접 세포에도 작용한다(교차파괴효과). 이러한 작용은 함께 순환하는 CD20 양성 림프구와 림프종 세포의 지속적 고갈을 초래한다.

부작용 및 유해반응. 과민반응(아나필락시스), 중증 골수억제, 태아손상에 대해 박스형 경고를 한다. 이 약 특유의 부작용과 유해반응에는 무기력, 두통, 저혈압, 오심, 구토, 복통, 설사, 갑상선기능저하증, 기침, 호흡곤란, 흉막삼출, 폐렴 등이 있다. 방사선 면역요법과 연관된 독성은 급성, 지연, 장기로 나뉜다. 급성 독성 중 발열, 경직, 피로, 두통과 오심이 가장 흔하며, 저혈압과 알레르기는 덜 흔하다. 지연 독성으로 호흡곤란, 발열, 감염징후, 염증, 배뇨통, 발진, 관절통, 골수억제 등이, 장기 독성으로 골수형성이상, 급성백혈병, 이차성 종양, 갑상선기능저하증이 있다. 다른 단일클론항체처럼 이 약은 심각도에 따라 용량 중단이나 감소를 필요한 심각한 골수억제를 유발하며, 세포독성 화학요법 환자에서 더 심하다. 또한, 발열, 오심, 오한, 혈압변화, 고혈당, 저산소증 같은 주입반응도 흔하며, 항히스타민제나 acetaminophen 사전투약이 필요하다.

약물 상호작용. Ibritumomab tiuxetan과 동일하다.

간호과정
환자-중심 협력간호

암치료를 위한 Proteasome 억제제, 혈관신생 억제제 및 단일클론항체

사정

- 약물과의 상호작용을 피하기 위해 처방전, OTC 약물, 제산제, 영양보충제, 비타민류, 약초 등을 포함한 현재의 약물치료에 대한 목록을 포함한 자세한 약물 과거력을 조사한다.
- 처음 표적치료를 하기 전과 치료 중에 환자의 신체정보와 같은 기본정보를 얻는다. 키, 몸무게, 활력징후, lab 결과(CBC, 요산, 전해질, 간검사, 신장검사, 심장 관련 검사, 섭취량과 배설량) 등을 포함한다.
- CBC, 요산, 전해질, 간기능검사, 신장기능검사와 같은 검사를 치료시작과 치료 동안 일정한 간격(주-월)을 두고 시행한다.

간호진단
- 표적치료와 관련된 지식 부족
- 골수억제와 관련된 감의 위험
- 표적치료와 관련된 전해질 불균형의 위험

간호목표
- 환자/가족/간병인은 표적치료와 관련된 부작용에 대한 위험을 최소화하는 전략을 말로 표현하고 나타날 시 보고한다.
- 환자는 감염이 나타나지 않는다.
- 환자의 수액이나 전해질균형은 정상범위 안으로 조절된다.

간호중재
- 간기능과 신장기능을 치료 동안 최소 한 달에 한 번 검사한다.
- 표적치료약물의 관리, 준비, 투여, 조제에 있어 병원 정책을 따른다.
- 흑색변, 커피색 출혈, 쉽게 발생하는 출혈, 멍과 같은 출혈증상을 보고하도록 한다.

Bortezomib
- 세포용해증후군 증상(소변배출량 감소, 고칼륨혈증, 고혈압)을 검사하고 수분공급을 한다.
- 환자나 가족에게 경련, 두통 지속, 시야감소, 혈압증가 등의 증상은 즉시 보고하도록 한다.

Temsirolimus/Sirolimus
- 소생도구를 근처에 두고 주사 첫 15분 동안 환자 곁에 있는다. 그 이후 주사 동안 활력징후는 15-30분마다 체크하고, 주사 완료 후 1시간 동안에도 체크한다.
- 호흡기계 독성 발생여부 확인을 위해 흉부 X-선 검사를 주기적으로 한다.
- 얼굴, 입술, 혀의 부종이 있을 시 즉시 가까운 응급실에 방문하도록 한다.

단일클론항체
- 환자에게 심각한 골수억제와 감염의 증상이나 징후에 대해 교육하고 모니터링한다.
- 배설량과 혈청 포타슘 수치를 면밀히 감시하고, 세포용해증후군 증상을 체크한다.

평가
- 환자/가족/간병인은 표적치료와 관련된 부작용에 대한 위험을 최소화하는 전략을 말로 표현하고 나타날 시 보고함.
- 환자는 감염이 나타나지 않음.
- 환자의 수액이나 전해질균형은 정상범위 안으로 조절됨.

CHAPTER 27

생물학적 반응조절제

학습목표

- 생물학적 반응조절제의 작용기전을 표준화학요법제와 비교한다.
- 여러 유형의 생물학적 반응조절제를 적응증, 부작용 및 유해반응, 투여경로, 간호책임과 관련하여 구별한다.

생물학적 반응조절제(biologic response modifier, BRM)은 신체면역계를 강화시키는 데 사용되는 약물 종류이다(또 다른 면역자극제는 표적치료제인 단일클론항체이며, 제26장에서 다루고 있다). **재조합 DNA(recombinant DNA**, 대량의 인간단백질을 생산하는 유전공학 과정)와 하이브리도마 기술(hybridoma technology, 마우스를 사용하여 단일클론항체를 대량 생산하는 과정)은 BRM의 상업적 대량생산을 이끈 두 발전이다(그림 27-1). 인터페론(Interferon, α, β γ), 집락 자극 인자(colony-stimulaing factor), 인터루킨(interleukin) 및 단일클론항체가 BRM이다. 단일클론항체를 제외하고 생물학적 반응조절제는 면역계 세포에 의해 생산되는 복합단백질이다(그림 27-2). BRM 투여 시 면역력이 손상되므로 다른 약 및 약초 병용이 가능한지 체크해야 한다.

BRM의 세 가지 기능이 확인되었다; 숙주 면역기능 강화(면역조절), 암 활성을 파괴하거나 억제(세포독성/세포증식억제), 줄기세포 분화 촉진(기타 생물학적 효과; 그림 27-2 참조).

인터페론, 집락자극인자(erythropoietin 자극제, 과립구 집락자극인자, 과립구 대식세포 집락자극인자, thrombopoietin 성장인자) 및 인터루킨-2, 다수의 단일클론항체가 FDA에 승인되었다(26장 참조).

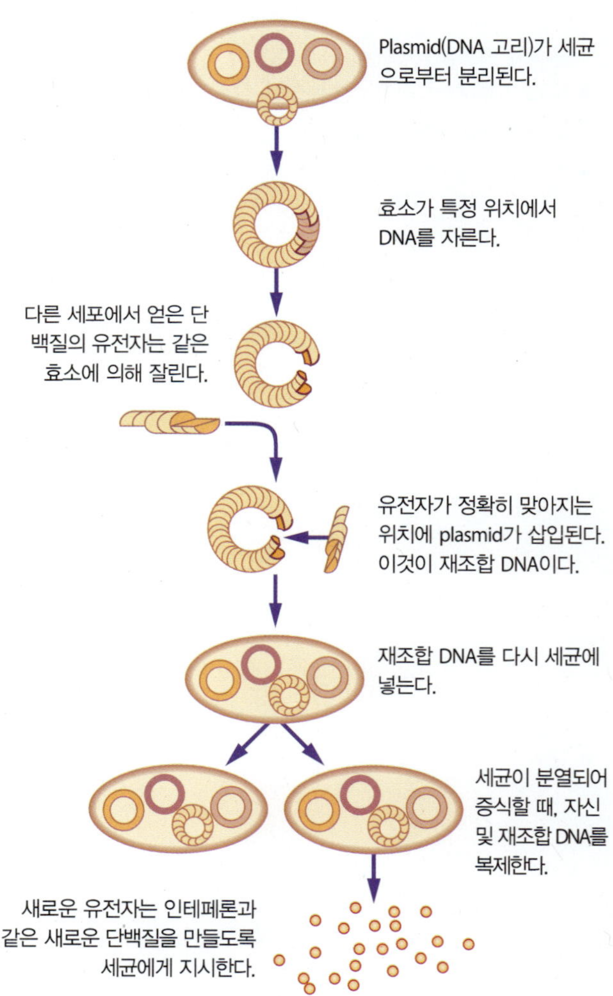

그림 27-1 **재조합 DNA(Recombinant DNA)**

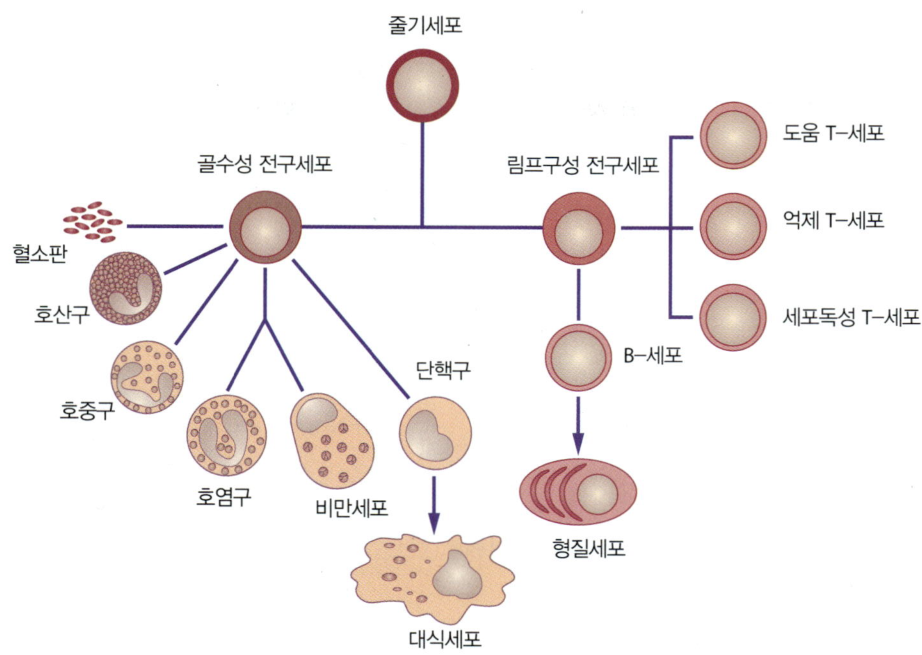

그림 27-2 면역계의 세포들

1 Interferon(IFN)

Interferon은 1950년대에 처음 발견된 천연 단백질이다. α, β 및 γ IFN, 세 유형이 확인되었다. 각 유형은 면역계의 다른 세포에서 생성된다. 세 유형 모두 재조합 DNA 기술로 생성된다. Ⅰ형 IFN은 α 및 β를 포함하며 효과 세포의 α- 또는 β-세포표면수용체에 선택적으로 결합한다. Ⅱ형 IFN은 IFN-γ이며, 다른 세포표면수용체에 결합한다. I 및 II 유형 IFN의 공통 능력은 (1) 면역계를 조절하여 침입 미생물에 대한 저항 증가, (2) 세포증식 감소이다. 그러나 각 IFN은 특정 기능도 있다.

1. Interferon α(IFN-α)

B-세포, T-세포, 대식세포(단핵구 일종, 면역계의 주요 식세포) 및 null 세포가 바이러스나 암세포에 반응하여 IFN-α를 생성한다. IFN-α는 항바이러스, 항증식 및 면역조절기능 즉, 세포내 바이러스 DNA 증식억제, 암세포증식억제 및 NK 세포활성 향상을 의미한다.

각 제품별 사용은 표 27-1에 적혀 있다. 임상적으로 IFN-α는 비Hodgkin 림프종(중간등급), 피부 T-세포 림프종, 다발성 골수종, 신장세포암, 방광암 및 유암종(carcinoid, 암유사질환) 치료에 사용된다. IFN-α의 낭포내 주입은 낮은 단계의 방광암에서 성공적이다. 복강내 IFN-α 투여는 난소암, IFN-α의 병변내투여는 흑색종 및 기저세포암치료에 적용된다. IFN-α-n3는 IFN-α-2b와 같은 수용체에 결합하는 인간백혈구유래 인터페론이다. 난치성 또는 재발성 외부 첨규콘딜롬의 병변 내 치료에 FDA 승인되었다.

2. Interferon β(IFN-β)

IFN-β는 다발성 경화증 치료에 사용된다. 특히, 이 IFN은 (1) 억제 T-세포 활성 향상, (2) 염증성 cytokine 생성 감소, (3) 항원제시 감소, (4) 중추신경계로 림프구 이동을 억제한다.

3. Interferon γ(IFN-γ)

(1) 중증 악성 골화석증 진행 지연, (2) 만성 육아종 질환 관련의 심한 감염 빈도와 중증도 감소, (3) 만성골수성 백혈병과 신장세포암 환자를 치료한다. IFN-γ-1b는 (1) 대식세포 산화 대사 증가, (2) 항체의존 세포독성(ADCC) 증강, (3) 자연살해세포 활성화, (4) Fc 수용체(항체 위의)와 주요 조직적합성 항원(HLA)를 강화시킨다. 악성 골화석증은 뼈 과증식을 일으키는 파골세포의 결함과 식세포 산화 대사 결함이라는 두 결함이 특징인 선천성 질환으

로 IFN-γ−1b로 개선될 수 있다. 만성 육아종 질환은 침입 미생물을 죽이는 효소 결함과 연관된 백혈구 기능의 유전적 오류이다.

약동학 IFN-α의 체내 흡수율은 80%이고, 간에서 대사되며 신장으로 배설된다. 최고혈청농도는 투여 4−8시간 후에 도달한다. IFN-α는 SC, IM, IV가 가능하나 SC, IM가 선호된다. IFN-α−n3, −β 및 −γ는 항암제로 사용되지 않으므로 더이상 언급하지 않는다.

1) 부작용 및 유해반응

IFN-α의 주된 부작용은 유행성 감기증상(오한, 열, 피로감, 권태감, 근육통)이다. 이 외, 위장관, 신경, 심폐기능, 신장, 간, 혈액, 피부계통 부작용들이 있다.

위장관 부작용으로 경미한 오심, 설사, 구토, 식욕부진, 미각변화, 구강건조증이 있다.

신경계 부작용은 가역적이며(약복용 중지 후) IFN-α 투여 시 70%에서 발생한다. 경한 혼동, 졸림, 과민성, 집중력 저하, 발작, 일시적 실어증(일시적인 말하는 기능 상실), 환각, 피해망상, 정신병 등이 있다. IFN-α 투여 환자에서 우울증, 자살사고, 자살시도 발생 시 투여 중단이 필요하다.

심폐기능 부작용은 복용량과 관련있고, 고령과 기저 심장질환 환자에서 더 빈번하다. 빈맥, 창백, 청색증, 비특이적 심전도 변화, 드물게 심근경색증, 기립성 저혈압이 있다.

신장과 간 부작용은 복용량과 관련있고, 증상이 적거나 거의 없다. 요소질소(BUN), 크레아틴 수치, 단백뇨, 간세포효소 수치 상승 등이 나타난다.

혈액학적 부작용은 가역적이며, 복용량과 관련있다. 호중구감소증, 혈소판감소증 등이 있다. 피부계통 부작용에는 몸통과 사지의 반구진성 발진, 소양증, 주사부위 과민증, 낙설, 탈모증이 있다.

2) 투여

IFN-α, 마우스 면역글로불린, 제품의 임의 성분에 과민반응이 있는 환자에게 IFN-α 투여는 금기이다. 심한 심장 · 신장 · 간질환자와 발작 장애나 중추신경계 장애 환자도 주의깊게 사용해야 한다. 제조사는 적절한 의사의 관리 하에 만 18세 이상만 사용할 것을 권한다. 가임기 여성은 IFN-α가 혈중 estradiol과 progesterone 농도에 영향을 주므로 투여 동안 피임해야 한다.

IFN 치료 중 주기적인 일반혈액검사(CBC)와 간기능검사를 받는 것이 좋다. 제조사들은 치료 계속 또는 중단 여부를 최소 6개월 이상 IFN 치료 후에 결정할 것을 권한다. 환자는 심각한 부작용을 줄이기 위해 IFN 치료, 특히 악성흑색종 치료 중 수분을 잘 공급해야 한다. 심각한 부작용 발생 시 50% 용량 감소 또는 중단을 고려해야 한다. 화학요법제 또는 방사선 치료와 동시 또는 사전 치료 시 IFN-α 효과와 독성이 증가될 수 있다.

표 27−1 생물학적 반응조절제: Interferons

일반명(상품명)	투여경로	사용 및 고려사항
interferon α−2a(Roferon−A)	SC, IM	털세포백혈병, 만성골수성백혈병, 첨규콘딜롬 및 AIDS−관련 Kaposi 육종치료. 피로, 통증, 동통, 발열, 오한 및 두통 같은 감기 증상 유발. tⅡ: 2−3h
interferon α−2b(Intron A)	SC, IM	털세포백혈병, 악성 흑색종 수술 위한 보조요법, 비Hodgkin 림프종, 첨규콘딜롬, AIDS 관련 Kaposi 육종, 비악성 만성 B형 간염 및 C형 간염. 감기 유사증상, 피로, GI 증상(오심, 구토, 설사) 유발. 낮은 혈액세포수. CBC, AST, ALT, ALP, LDH 모니터링. tⅡ: 2h
interferon γ−1b(Actimmune)	SC	만성 육아종 치료. 감기 유사 증상유발. tⅡ: 0.5−6h
interferon α−n3(Alferon N)	사마귀에주사	재발형 첨규콘딜롬 치료. 감기 유사 증상 유발. CBC, AST, ALT, ALP, LDH 모니터링. tⅡ: 6−8h
interferon β−1b(Betaseron)	SC	다발성 경화증 치료. 감기 유사 증상 유발. tⅡ: 8min−4.3h

AIDS, acquired immunodeficiency syndrome 후천성면역결핍증; ALT, alanine aminotransferase; ALP, alkaline phosphatase; AST, aspartate aminotranferase; CBC, complete blood count; LDH, lactate dehydrogenase

2 집락자극인자

조혈 집락자극인자(hematopoietic colony-stimulating factor, H-CSF)는 골수줄기세포의 성장, 성숙, 분화를 자극하거나 조절하는 단백질이다. CSF는 재조합 DNA 기술로 제조된다.

CSF가 종양세포를 직접 파괴하는 것은 아니지만 다음 이유로 암치료에 유용하다; 1) 치료 후 호중구감소증을 감소시켜 감염 위험, 발생, 기간을 줄인다. 2) 고용량 약물 전달을 가능하게 한다. 골수억제는 화학요법의 용량제한독성이다. 고용량은 생명을 위협하는 잠재적 부작용들 때문에 투여될 수 없는데, 집락자극인자는 골수억제독성을 최소화하여 고용량 약 전달이 가능하다. 3) 골수이식 후에 골수 회복시간 단축. 4) 대식세포나 과립구의 종양, 바이러스, 곰팡이 파괴 능력 향상 5) 골수억제 화학요법 후 중증 혈소판감소증 예방.

CSF는 질병이나 치료로 인한 이차적 호중구감소증 환자에 사용되며, IV 및 SC 모두 가능하다. FDA 승인 CSF는 erythropoietin 자극제, 과립구 CSF, 과립구 대식세포 CSF, thrombopoietin 성장인자이다.

1. Erythropoietin 자극제

Erythropoietin 자극제(Erythropoietin-Stimulating Agent, ESA)에는 epoetin 알파(Procrit, Epogen), darbepoetin 알파(Aranesp)가 있다. **Erythropoietin**은 신장에서 생성되는 당단백질로, 저산소증에 반응하여 적혈구 생성을 자극한다. 특히 erythropoietin은 골수에서 적혈구전구세포(순환 적혈구가 될 모세포)의 분리와 분화를 자극한다. 임상시험 정밀조사 결과 암환자가 혈색소농도를 12g/dL 이상 올리기 위해 ESA를 받을 때, 적혈구 수혈보다 사망률이나 심각한 심혈관 사건이 증가하는 것으로 나와서, ESA는 조심스럽고도 지시대로 사용해야 한다. Procrit은 현재 만성신부전(CRF), zidobudine(AZT) 치료 받는 HIV 감염자, 항암화학요법, 수술 받는 환자의 빈혈 치료에 FDA 승인을 받았다. Aranesp는 CRF로 인한 빈혈과 비골수성 악성종양에 FDA 승인을 받았다. 빈혈 환자의 ESA 사용은 적혈구 수혈의 필요성과 빈도를 감소시킨다.

약동학 ESA는 IV push 또는 SC로 투여된다. CRF 환자의 순환 반감기는 4–13시간이다. Procrit의 혈장농도는 최소 24시간 동안 검출된다. CRF 환자에 procrit을 SC 주사 시 최고혈청농도에 5–24시간 이내 도달한다. IV 투여된 반감기는 CRF 환자보다 CRF가 없는 정상인에서 20% 정도 더 짧다.

1) 부작용 및 유해반응

표적 헤모글로빈 농도는 12g/dL를 절대 넘어서는 안 되는데, 사망률과 심각한 심혈관 문제, 암성장률을 크게 증가시키기 때문이다. ESA에 대한 헤모글로빈 반응과 용량 조절에 대한 주의 깊은 감시는 안전 치료에 필수적이다.

Erythropoietin 부작용은 고혈압, 두통, 관절통, 오심, 부종, 피로감, 설사, 구토, 흉통, 주사부위 피부반응, 무력감, 현기증, 발작, 혈전, 알레르기 반응이다. ESA는 보통 내약성이 우수하며, 심각한 알레르기나 과민증은 나타나지 않았다. CRF 환자의 초기치료 시 혈색소가 증가 하면 혈압이 상승하였다. 투석하는 CRF 환자의 25%에서 고혈압약을 시작하거나 증량했다. 혈압 상승은 혈색소 증가와 관련있어 보이므로 2주 내 혈색소 수치가 4점 이상 상승 시 ESA 감량을 권고한다. 비슷하게 혈색소 증가는 혈액투석을 받는 환자에서 혈관내 응고(인공신장과 연결된 부분의 혈관) 확률을 높일 수 있다. 인공신장 응고를 막기 위해 ESA 치료를 받는 환자는 헤파린 용량을 증가할 필요가 있다. 임상시험 동안 ESA 치료를 받는 CRF 환자에서 발작이 발생하였다.

2) 투여

환자가 ESA에 반응하거나 반응을 유지하지 못하는 경우 다음 상황을 고려하고 평가해야 한다; 1) 철결핍, 2) 기저질환, 염증 또는 악성 과정, 3) 잠혈검사, 4) 기저 혈액 질환, 5) 엽산, 비타민 B12 결핍, 6) 용혈, 7) 알루미늄 독성, 8) 낭성 섬유성 골염(부갑상선기능항진으로 인한 이차적인 섬유성 낭종과 결절 형성)

ESA 투여는 (1) 조절되지 않는 고혈압, (2) 포유류 세포 유래 제품에 대한 과민반응, (3) 인간 알부민, polysorbate 과민반응 환자에 금기이다. erythropoietin요법 중에는 철 저장 상태도 평가해야 한다. Transferrin 포화도는 20% 이상이어야 하고, ferritin은 100ng/mL 이상이어야 한다. 철분 보충제는 erythropoietin-stimulated erythropoiesis를 지원하기 위해 transferrin 포화도를 증가시키고 유지하는 데 사용될 수 있다. 알려진 ESA 약물 상호작용은 없다.

ESA 제조;

1. 흔들면 당단백이 변성되어 생물학적으로 비활성화되므로 흔들지 않는다.
2. 유리병을 2–8℃에 보관하고 얼리지 않는다.
3. Procrit 단일용량 바이알에는 보존제가 없으므로 사용하지 않는 약은 즉시 폐기해야 한다. 다중 용량 바이알에는 보존제가 있으므로, 2–8℃에 보관해야 하며, 첫 사용 후 21일 후 폐기해야 한다.
4. Aranesp는 차광한다.

2. 과립구 집락자극인자

재조합 DNA 기술은 인간 과립구에 대한 집락자극인자를 생산할 수 있다. G-CSF의 상업적으로 이용가능한 두 형태는 filgrastim(Neupogen)과 pegfilgrastim(Neulasta)이다. **과립구 집락자극인자(granulocyte colony-stimulating factor, G-CSF)**는 단핵구, 섬유모세포(미성숙한 섬유 생산세포), 내피세포(심장내강, 혈관, 림프관을 이루는 세포)에 의해 생성되는 당단백질이다. 골수 내에서 호중구 생성을 조절한다(원형약물차트 27–1).

1) Filgrastim

약동학 2상 호중구 반응이 나타난다. 초기 반응은 투여 24시간 이내에, 2번째 피크는 화학요법에 의한 혈구 **최저값(nadir)**에 이어 나타난다. 호중구 증식에 의한 증가는 투약 시작한지 4–5일 후에 나타나지만, 그 시기는 골수억제요법 종류와 투약량, 환자 기저질환, 과거 치료력에 따라 다르다. 정상인과 암환자 모두 G-CSF 반감기는 3.5시간, 청소율은 약 0.5–0.7mL/min/kg이다.

부작용 및 유해반응. 부작용은 오심, 구토, 골통증, 탈모, 설사, 호중구감소증, 열, 점막염, 피로, 식욕부진, 호흡곤란, 두통, 기침, 피부발진, 흉통, 전신적 무력감, 인두염, 위염, 변비, 비특이적 통증이 있다. 이 중 골통증은 유일하게 G-CSF요법에 일관된 반응이며, 골수 팽창과 관련있다. 골통증은 경증~중등도이며, 비마약성 진통제로 잘 조절되며, 고용량 IV 시 저용량 SC보다 더 자주 발생한다. 드물게 비장파열이 일어나는데, 좌상복부통증 및/또는 어깨끝통증 호소 환자는 비장비대나 파열을 평가해야 한다. 패혈증 환자에서 드물게 성인 호흡곤란 증후군을 유발하고, 겸상적혈구빈혈 환자에서 겸상적혈구위기를 일으킬 수 있다.

투여. G-CSF는 화학요법에 대한 급속 분열하는 골수세포의 민감성때문에 화학요법 투여 24시간 전후 동안 투여 금지이다. G-CSF는 빠르게 분열하는 세포증식을 자극하여

원형약물차트 27-1

Filgrastim과 Pegfilgrastim

약물분류 과립구 집락자극인자 상품명: Neupogen, G–CFS, Neulasta, 임신범주: C	**투여경로** IV, SC
금기 대장균–유래 단백질 과민증; 세포독성화학요법 24시간 전후. 주의: 임신, 수유; 어린이 안전성 미확립.	**상호작용** 젖산, LDH(젖산탈수소효소), alkaline phosphatase 증가; WBC 및 호중구 수 증가 약물, 음식 상호작용 없음
약동학 흡수: 잘됨, 대사: tⅡ: 2–3.5h; Neulasta: 15–80h, 배설: 소변	**약력학** IV/SC: 개시: 24h, 최고: 3–5d, 지속: 4–7d
치료효과/사용 환자 감염 발생을 줄이기 위해 다음 적응증에 승인됨; (1) 골수억제 항암화학요법, (2) 급성 골수성 백혈병에 대한 유도 또는 통합 항암화학요법, (3) 암에 대한 골수이식, (4) 자가이식에 사용되는 말초혈액 전구세포 수집과 치료(줄기세포 동원 치료), (5) 중증 만성 호중구감소증; 고형 종양 및 혈액 악성 종양 모두에 대한 화학요법 보조. 작용 기전: 호중구 생성 증가 및 식균작용 향상.	
부작용 오심, 구토, 골격근 통증, 탈모, 설사, 열, 피부발진, 식욕부진, 두통, 기침, 흉통, 인후통, 변비	**유해반응** 호중구결핍증, 호흡곤란, 비장비대, 건선, 혈뇨 생명위협: 혈소판결핍증, 심근경색증, 패혈증 환자의 성인호흡곤란증후군(ARDS), 비장파열

화학요법제에 의한 파괴를 일으킬 수 있다. G-CSF는 SC와 IV로 투여한다.

2) Pegfilgrastim

약동학 Filgrastim은 신장으로 배설된다. Pegfilgrastim은 filgrastim의 pegylated된 형태이다(**pegylation**은 polyethylene glycol[PEG]를 다른 분자에 첨가하는 과정). Pegfilgrastim은 분자량이 커져서 신장으로 쉽게 배설되지 않는다. 신장 배설률 감소는 이 G-CSF를 체내에 더 오래 머물게 하여 주사 횟수를 낮춘다. Filgrastim은 최대 2주동안 매일 IV나 SC하는데, pegfilgrastim은 화학요법 한 주기에 1회만 투여한다.

Pegfilgrastim은 임상적으로 유의한 열성 호중구감소증과 관련된 화학요법을 받는 비골수성 악성종양 환자의 감염 및 열성 호중구감소증 발병률을 줄이는데 FDA 승인을 받았다.

부작용 및 유해반응. filgrastim과 유사하며 가장 빈번한 부작용은 골통증이다.

조제. 보관 및 관리. 보존제 없는 무색 약품으로 차광하고, 2–8℃에서 냉장보관한다. 오직 1회 사용하고, 사용하지 않은 약은 폐기해야 한다.

3. 과립구–대식세포 집락자극인자

과립구–대식세포 집락자극인자(granulocyte-macrophage colony-stimulating factor, GM-CSF) 또는 **sargramostim**은 조혈전구세포의 생존, 복제 발현 및 분화(성숙)를 돕는 성장인자 그룹에 속한다. 과립구 대식세포 경로에서 부분적으로 전구(모)세포 세포 분열 및 분화를 유도한다. GM-CSF는 G-CSF와 달리 골수단핵구, 거대핵세포, 적혈구 전구세포의 증식을 촉진하는 다중계통 인자이다. 활성화된 T 세포, 내피 세포, 섬유아세포는 생체 내에서 GM-CSF를 생성한다. GM-CSF 상품은 재조합 DNA 기술로 생산되며, FDA로부터 (1) 급성 골수성 백혈병(AML)에서 화학요법 유도 후 골수재건 유도 및 지원, (2) 자가 및 동종 골수이식(BMT) 모두 사용, (3) 자가 말초혈액 전구세포 동원, (4) BMT 실패 또는 지연 이식 치료에 사용승인받았다(원형약물차트 27–2).

약동학 비호지킨성 림프종, 급성 림프구성 백혈병, 호지킨병 환자가 자가 BMT 후 GM-CSF 투여는 골수이식을 촉진하고, 항생제 사용 기간을 줄이며, 감염 및 입원 기간을 줄인다.

1) 부작용 및 유해반응

부작용으로 발열, 점막 장애, 무력, 불편감, 패혈증, 오심, 설사, 구토, 식욕저하, 간손상, 탈모, 발진, 말초부종, 호흡곤란, 혈액이상, 신기능 장애, 중추신경계 장애가 있다. 기존 흉막 또는 심낭 삼출 환자에게는 체액저류를 증가시킬 수 있어 주의해서 투여해야 한다. GM-CSF 투여로

원형약물차트 27-2

Sargramostim

약물분류 과립구–대식세포 집락자극인자 상품명: Leukine, 임신범주: C	**투여경로** IV, SC
금기 최종 방사선치료 후 12시간 이내 또는 화학요법 후 24시간 이내; 골수내 과도한 골수모구세포백혈병; GM–CSF 및 효모–유래 제품 과민반응. 주의: 임신, 수유, 심부전; 어린이 안전성 미확립	**상호작용** 약: Lithium 및 steroid가 작용을 증가시킴 임상검사: WBC 및 혈소판, bilirubin, creatinine 및 간효소 증가시킴
약동학 흡수: IV: 흡수 좋음, 대사: tⅡ: 2h, 배설: 소변으로	**약력학** IV, SC: 개시: 7–14d, 지속: 투여 1주일 후 기본 WBC
치료효과/사용 동종골수이식에서 골수 성장과 발육 가속화 및 순환혈구 활성 증가시킴. 작용기전: 호산구, 대식세포, 단핵구 및 호중구 생성과 기능 활성 증가	
부작용 일반적으로 잘 견딤; 설사, 피로, 오한, 허약, 주사부위 국소 자극; 말초부종, 발진	**유해반응** 늑간/심낭 삼출, 오한, 위장관 출혈, 호흡곤란

폐순환 내 과립구가 격리되어 호흡곤란을 일으키므로, 기저 호흡기 질환자는 GM-CSF 주입 중 또는 직후 특히 조심해야 한다. 호흡곤란 시 용량을 절반 줄이거나 중단한다.

GM-CSF 주입 중 상심실성 부정맥이 관찰되어 기저 심장질환자는 주의해서 투여해야 한다. GM-CSF 투여 시 신장과 간 기능부전으로 혈청 크레아티닌, 빌리루빈, 간기능 검사 수치 증가가 발생한다. 이 수치들이 증가하면 GM-CSF 투여량을 감소 또는 중단해야 한다.

GM-CSF 치료는 골수 또는 말초혈액에 백혈병 골수세포가 과도하게 존재하는 환자(>10%)와 GM-CSF, 효모 유래 제품 또는 제품의 모든 성분에 과민반응이 있는 환자에게 금기이다.

빠르게 분열하는 조혈전구세포가 세포독성 화학요법이나 방사선요법에 민감하므로 GM-CSF는 화학요법 전후 24시간 이내 또는 방사선요법 전후 12시간 이내 투여 금지이다.

GM-CSF는 명백한 지시(즉, 이익이 위험보다 큰 경우)에만 임신부나 요양 환자에게 투여한다. 발암, 돌연변이성 또는 생식 효과는 밝혀지지 않았고, 약물 상호작용도 충분히 평가되지 않았으나, GM-CSF의 골수증식 효과를 강화하는 리튬과 코르티코스테로이드는 주의해서 사용해야 한다.

2) 투여

GM-CSF는 정맥주입 또는 피하주사한다. 제조사는 심각한 거부반응, 모세포(미숙한, 암세포 가능한) 출현 혹은 질병 진행 시, 용량 감소 또는 중단을 권장한다. 백혈구 증가증으로 인한 합병증 가능성을 피하려면 ANC(절대호중구수, absolute neutrophil count)가 >20,000 cells/mm^3 인 경우 치료를 중단해야 한다.

4. 혈소판 성장인자

Oprelvekin(Neumega®)은 상업적으로 이용 가능한 혈소판 성장인자(thrombopoietic growth factor)인 재조합 인간 인터루킨-11이다. 이 제품은 재발 가능한 중증 화학요법-유도 혈소판감소증을 예방한다. 제조사에 따르면 Oprelvekin은 거핵세포 및 혈소판 생성을 자극한다. 이 효과로 기능적 및 형태적으로 정상 순환 혈소판을 만든다.

Neumega는 중증 혈소판감소증 위험이 높은 비골수성 악성 종양 성인 환자에서 골수억제 항암화학요법 후 혈소판 수혈 필요성을 감소시키는 데는 쓰이나, 골수소멸성(이식) 화학요법에는 쓰지 않는다. 효능은 과거에 화학요법을 받아 심각한 혈소판감소증을 경험한 환자들에게 가장 분명하다. 그러나 임상에서 심각한 체액 저류 가능성으로 인해 사용이 제한된다.

약동학 허벅지, 복부, 엉덩이, 상완에 피하주사하는데, 화학요법 종료 6-24시간 후에 시작한다. 14일간 매일 SC 시 용량 의존적으로 혈소판 수가 증가한다는 연구 결과가 있다. 혈소판 수는 Neumega 투여 후 5-9일 사이에 증가하기 시작한다. 혈소판 수는 투여 중단 후 최대 7일동안 증가하여 14일 이내에 기준선으로 돌아온다.

동물시험에 따르면, Neumega는 혈청에서 빠르게 제거되어 관류가 높은 기관으로 분포된다. 대부분 대사된 후 주로 신장으로 배설된다. 과민력이 있으면 금기이고, 심부전 환자는 신중하게 투여해야 한다.

1) 부작용 및 유해반응

부작용으로 심각한 체액 저류, 심혈관질환, 안질환, 심각한 과민반응이 있다. 말초부종, 운동성 호흡곤란, 기존 흉막 삼출, 복수, 심낭 삼출로 인한 체액저류는 약 중단 후 회복 가능하다. 약 10% 환자에서 일시적 심방부정맥(세동 또는 조동)이, 그 외 심실부정맥도 발생한다. 이런 부정맥들은 체액 저류, 고령, 기저 심장질환과 관련있어 보인다. 환자 약 1.5%에서 유두부종과 일시적 시야흐림이 나타났고, 아나필락시스 포함 과민반응도 발생하므로, 기관지협착이나 아나필락시스 징후가 있다면 약을 중단해야 한다.

Neumega와 이뇨제를 포함한 약물 상호작용이 저칼륨혈증 위험을 증가시킨다. 임상검사결과 이상에는 혈장 부피 증가(체액 저류), 혈청 단백(albumin, transferrin, 감마 글로불린) 감소, 혈장 fibrinogen 증가와 관련된 헤모글로빈 감소가 포함된다.

2) 환자 정보

Neumega 조제, 정확한 용량, 적절한 주사 방법에 대한 의료진의 지침을 환자가 완전히 이해할 때까지 자가 투여를 시도해서는 안 되며 주사 부위를 문지르면 안 되고, 매일 같은 시간에 투여한다. 주의: 동시에 ESA, G-CSF, Neumega를 투여 가능하다. 각각 다른 부위에 주사한다.

3 Interleukin-2

인터루킨들은 림프구에서 만들어지는 단백질의 한 그룹이다. 림프구에서 만들어지는 호르몬 유사 당단백이기 때문에 lymphokines라고도 한다. 이들 중 가장 널리 연구된 것이 interleukin−2(IL−2)이다.

1976년 처음 정의된 IL−2는 재조합 DNA 기술을 통해 aldesleukin(Proleukin)으로 상업적 생산이 된다. Proleukin은 전이성 신세포암과 전이성 흑색종 치료에 FDA 승인을 받았다.

약동학 Proleukin은 IV 주입 또는 피하주사하며, 신속히 혈관 밖 세포 밖 공간에 분포되며, 신장으로 배설된다. 빠른 청소율로 혈청 내 반감기가 짧아서 자주 짧은 시간 내에 주입한다.

1) 부작용 및 유해반응

Proleukin은 정상 심폐기능인 환자에게만 투여되는데, 부작용이 심할 수 있기 때문이다. 주된 심각한 부작용은 모세혈관 누출 증후군과 감염이다. **모세혈관 누출 증후군**(*capillary leak syndrome*)은 폐를 포함한 혈관 밖 공간으로 혈장액이 새어나가 혈관 탄력이 떨어지는 것이 특징이다. 이로 인해 저혈압과 필수 장기로의 혈액공급이 감소되어 협심증, 심근경색, 호흡부전, 소화기 출혈, 정신 상태 변화가 발생한다. 호중구 기능 변화로 감염이 일어나는데, 가장 심한 감염은 패혈증과 세균성 심내막염이다. 많은 암환자는 중심정맥관 그람음성균 감염 위험이 있고, 예방적 항생제 치료가 이득이 될 수 있다. 가장 빈번한 부작용으로 저혈압, 오심, 구토, 설사, 정신 상태 변화, 핍뇨/무뇨, 빈혈, 혈소판감소증, 발열, 오한, 동성빈맥, 폐울혈, 호흡곤란, 주사부위 통증, 피로감, 허약, 권태감, 간기능검사 수치 상승 등이 있다. 제조사에 따르면 특정 장기 독성이 발생하면 Proleukin을 영구적으로 중단하고, 다른 독성들에 대한 기준 하에 다시 시작해야 한다.

4 각질세포 성장인자

각질세포 성장인자(keratinocyte growth factor, palifermin)는 Kepivance라는 상품명으로 이용 가능하며, 혈액학적 줄기세포 지원이 필요한 골수독성 치료를 받는 혈액암 환자에서 심각한 구강 점막염 발생률과 기간을 줄이는 데 사용된다.

약동학 Kepivance는 구강점막 같은 상피세포의 각질세포 성장인자 수용체에 결합하여 상피세포의 증식, 분화, 이동을 시작한다. 볼점막을 더 두껍게 하여 구강점막염 발생률 및 지속 시간을 줄이고, 이식 환자의 구강점막염에 대한 아편유사 진통제 사용을 감소시킨다.

1) 부작용 및 유해반응

가장 흔한 부작용은 피부 독성(발진, 홍반, 부종, 소양증)과 구강 독성(혀 비후, 구강/주위 감각 장애, 혀 변색, 미각 변화)이다. 다른 부작용으로 고혈압과 일시적 혈청 리파아제 및 혈청 아밀라아제 상승이 있다. 가장 우려되는 잠재적 부작용은 암성장을 자극할 가능성인데, Kepivance가 각질세포 성장인자를 자극하여 상피세포로 구성된 일부 고형암 성장이 자극될 수 있기 때문이다. 이러한 이유로 이 약은 줄기세포 지원을 필요로 하는 골수독성 화학요법으로 치료되는 혈액암에만 허용된다.

2) 약물 상호작용

Kepivance는 헤파린과 결합하므로 Kepivance 주입 전과 주입 후에 헤파린이 포함된 라인들을 식염수로 세척해야 한다.

간호과정
환자-중심 협력간호

생물학적 반응 조절제(BRM)

사정

- 환자의 신체 상황에 대한 기본적인 지식을 얻는다. 여기에는 신장, 체중, 활력징후, 임상검사결과(전혈구 측정[CBC], 요산, 전해질, 혈중요소질소[BUN], 크레아티닌, 간기능검사), 심폐기능 사정, 섭취량와 배설량, 피부 사정, 매일 활동하는 정도(예를 들어, 평소에 활동할 수 있는 움직임의 능력, 수면주기), 영양상태, 기저 질환의 존재 유무, 현재나 과거에 사용하는 약이나 치료가 포함된다.
- 치료로 인한 백혈구증가증과 혈소판증가증을 피하기 위해 매주 두 번, 치료 시작 전에 CBC(filgrastim, pegfilgrastim, sargramostim, oprelvekin으로)를 사정한다. 기능부전(간효소, BUN, 혈중 크레아티닌)이 있는 환자의 경우 신장과 간기능검

사를 한다. 적혈구생성 자극인자를 통해 적혈구용적과 헤모글로빈, 혈청 ferritin, 혈청 철-transferrin 포화도를 사정한다. 대부분의 환자들에서 철분 보충이 필요하다. 권장 수치는 >100ng/mL의 혈청 ferritin과 >20%의 혈청 철-transferrin 포화도이다. 치료 시작 전에, 특히 치료초기에 혈압을 측정한다.

- 교육수준, 배우고자 하는 열의와 능력, 지지환경, 대처전략, 감정조절 여부, 자기관리능력에 대한 환자의 심리사회적 상태에 대한 정보를 얻는다.
- 피로나 오한, 설사, 무력감과 같은 BRM과 관련된 환자의 징후나 증상을 사정한다. Filgrastim은 기저 심장질환자의 변화에 유의해야 한다. Oprelvekin에서는 말초부종과 심폐기능에 대한 영향을 사정한다. Aldesleukin에서는 저혈압과 호흡곤란을 포함한 모세혈관누출증후군의 징후나 증상을 사정한다.
- 환자/가족/간병인의 피하의 BRM 관리 능력을 사정한다.

간호진단

- 생물학적 반응조절제 부작용과 관련된 영양불균형
- 항암화학요법 부작용과 질병 상태와 관련된 감염 위험
- 항암화학요법 부작용과 관련된 체액량 부족 위험
- 항암화학요법과 질병 상태와 관련된 구강점막 손상
- 생물학적 반응조절제 치료 부작용과 관련된 피로
- 암진단과 알지 못하는 치료 결과와 관련된 불안과 두려움

간호목표

- 환자와 가족은 BRM과 관련된 부작용 보고의 중요함을 이해하고 말로 표현한다.
- 환자와 가족은 옳고 안전한 BRM 투약을 시범보인다.
- 환자와 가족은 BRM과 관련된 부작용을 다루는 방법을 잘 안다.
- 환자는 감염되지 않는다.

간호중재

- 오한이 발생할 때의 환자 체온을 확인한다.
- 세포파괴 산물 배출 촉진을 위해 하루 최소 2L 음료를 마시도록 환자를 격려한다.
- 환자와 가족들에게 BRM 치료의 이론적 근거를 설명한다.
- 집중하기 어렵거나 혼동 혹은 졸림이 있다면 보고하도록 환자에게 조언한다.
- Palifermin은 heparin과 결합하므로 중심정맥관 투여 시 투약 전과 후에 생리식염수로 세척한다.
- 호흡곤란, 심계항진, 감염이나 출혈의 징후를 보고한다.
- 정확한 자가투여 기술을 제공한다.

평가

- 환자와 가족은 BRM과 관련된 부작용 보고의 중요함을 이해하고 말로 표현함.
- 환자와 가족은 옳고 안전한 BRM 투약을 시범보임.
- 환자와 가족은 BRM과 관련된 부작용을 다루는 방법을 잘 알고 있음.
- 환자는 감염되지 않음.

PART 09

호흡기계 약물

CHAPTER 28

상기도질환치료제

학습목표

- 항히스타민제, 충혈제거제, 진해제 및 거담제 약물군을 비교한다.
- 비염, 부비동염 및 인두염을 구분한다.
- 비강충혈제거제의 부작용과 예방방법을 기술한다.
- 감기치료에 사용하는 약물에 대한 간호과정을 적용한다.

상기도감염(Upper respiratory infection, URI)에는 감기, 급성 비염, 부비동염 및 급성 인두염이 있다. 감기는 상기도감염 중 가장 흔한 유형으로, 성인은 연간 2-4회 감기를 앓으며, 어린이는 연간 4-12회 감기에 걸린다. 빈도는 계절에 의존적이고, 겨울에 50% 인구가 감기를 경험하고, 25%는 여름 감기를 경험한다. 감기가 생명을 위협하지는 않지만 육체 및 정신적 불편을 초래하고, 직장과 학업에 영향을 준다.

1 감기, 급성 비염, 알레르기성 비염

일반적으로 감기는 rhinovirus에 의해 발생하고, 코인두도(nasopharyngeal tract)에 주로 영향을 미친다. **급성 비염**은 감기를 자주 동반한다. 급성 비염은 꽃가루 혹은 이물질에 의한 건초열(hay fever)로 흔히 불리는 **알레르기성 비염(allergic rhinitis)**과는 다르지만, 두 경우 모두 코분비물이 증가한다.

감기는 증상 시작 전 1-4일과 감기를 앓는 첫 3일 동안 가장 감염력이 크다. 감염전파는 재채기로 인한 바이러스 분말에 의한 것보다는 오염된 표면을 만진 후, 코 또는 입을 만짐으로써 더욱 자주 발생한다. 감기 증상을 치료하는 데 사용되는 약물에는 항히스타민제, 충혈제거제, 진해제 등이 있으며, 단독 또는 병용투여한다.

감기의 증상에는 **콧물(rhinorrhea)**, 코충혈, 기침 및 점액분비 증가 등이 있다. 만약 감기로 인한 이차적으로 세균감염이 발생하면 감염성 비염이 발생하고, 코분비물은 노란색 혹은 황록색으로 된다.

1. 항히스타민제

항히스타민제(antihistamine)는 H_1차단제 혹은 H_1억제제로, histamine 수용체에 경쟁하여 histamine 반응을 예방한다. Histamine 수용체의 두 유형, H_1 및 H_2는 서로 다른 반응을 야기한다. H_1수용체가 흥분될 때 혈관외 평활근, 예를 들어 비강을 이루는 평활근이 수축한다. H_2수용체를 자극할 때 위산이 증가하여 소화성 궤양(peptic ulcer)이 야기된다(제32장 참조). 항히스타민제는 H_1수용체를 차단함으로써 코인두 분비물을 줄인다.

항히스타민제는 감기약으로 자주 사용되지만, 알레르기성 비염치료에도 사용된다.

1) 1세대 항히스타민제

항히스타민제는 1세대와 2세대로 나뉜다. 대부분의 1세대 항히스타민제는 졸림, 구강건조 및 다른 항콜린성 증상을 일으키나, 2세대 항히스타민제는 항콜린성 효과를 덜 일으키고 졸림유발도 낮다. 많은 일반 감기요법에는 졸림을 유발할 수 있는 1세대 항히스타민제를 사용하므로 이 약을 복용하는 환자는 운전을 하거나 위험한 기계를 작동하지 말아야 한다. 대부분의 항히스타민제의 항콜린성 작용은 구강건조 및 분비물의 억제를 유발하여 감기에 의한 비염을 치료하는 데 유용하다. 또한, 항히스타민제는 코간지러움, 재채기를 유발할 수 있는 가려움을 감소시킨다.

1세대 항히스타민제 diphenhydramine(Benadryl)은 수년

원형약물차트 28-1

Diphenhydramine

약물분류	투여경로
항히스타민제 상품명: Benadryl 임신범주: B	PO IM IV
금기	**상호작용**
급성 천식발작, 심한 간 질환, 하기도질환, 신생아 주의: 협각녹내장, 양성 전립선비대증, 임신, 신생아 혹은 미숙아, 모유수유, 소변정체	약물: 술, 아편유사제, 수면제, barbiturate와 동시 섭취 시에 중추신경계 억제; MAOI 약물과 병용 투여 금지
약동학	**약력학**
흡수: 경구투여: 흡수 좋음 / 분포: PB: 98% 대사: 반감기 2–7h / 배설: 소변으로	PO: 개시: 15–45min / 최고: 1–4h / 작용: 4–6h IM: 개시: 15–30min / 최고: 1–4h / 작용: 4–7h IV: 개시: 즉시 / 최고: 0.5–1h / 작용: 4–7h
치료효과/사용	
알레르기성 비염 및 가려움증 치료; 멀미 예방; 수면제; 진해제 작용기전: H_1수용체를 차단하여 알레르기 반응을 감소시킴; 호흡계, 혈관, 위장관계에 영향을 미침	
부작용	**유해반응**
졸림, 어지럼, 피로, 오심, 구토 소변정체, 변비, 시야흐림, 구강 및 목 건조, 분비 감소, 저혈압, 복통, 설사, 청각장애, 어린이 흥분, 광과민	생명위협: 무과립구증, 용혈성 빈혈, 혈소판감소증

동안 사용되어 왔으며, 감기약으로써 다른 성분과 자주 병용된다. 이 약의 기본적 응용은 비염치료이다. 원형약물차트 28-1은 diphenhydramine의 약리정보를 제공하고 있다.

약동학 Diphenhydramine은 PO, IM 혹은 IV가 가능하다. 위장관을 통해 잘 흡수되지만, 국소적 사용으로 인해 전신흡수는 미미하다. 이 약은 높은 단백결합률(98%)을 보이고, 평균 반감기는 2–7시간으로 간에서 대사되고, 소변으로 대사물이 배출된다.

약력학 Diphenhydramine은 1형 수용체를 차단하여 histamine 효과를 차단한다. 이 약제는 항콜린성 효과를 가지고 폐쇄각녹내장 환자에서는 금한다. 주된 부작용은 졸림으로 때때로 수면유도제로 사용된다. Diphenhydramine은 알코올 마약성 진통제, 수면제 혹은 barbiturate계 약물과 동시투여 시 중추신경계 억제를 유발한다.

대부분 1세대 항히스타민제의 부작용. 1세대 항히스타민제의 가장 흔한 부작용은 졸림, 어지럼, 피로 및 조정운동(coordination)의 저하 등이 있다. 피부발진과 항콜린성 증상(예, 구강건조, 소변저류, 시야흐림, 천명)이 일어난다.

2) 2세대 항히스타민제

2세대 항히스타민제는 진정작용이 거의 없으며, 항콜린 증상을 거의 유발하지 않는다.

2세대 항히스타민제인 cetirizine(Zyrtec), fexofenadine(Allegra) 및 loratadine(Claritin)은 7–15시간 정도의 반감기를 가진다. Astelin은 22시간의 반감기를 가지며, 비강 스프레이로 투여한다. 표 28–1은 알레르기성 비염에 사용되는 1세대와 2세대의 항히스타민제를 기술하고 있다.

표 28–1 알레르기성 비염치료에 사용되는 항히스타민제

일반명(상품명)	투여경로	사용 및 고려사항
1세대 항히스타민제 Alkylamine 유도체		
brompheniramine maleate (Dimetane)	PO/SC/IM/IV	알레르기 치료, 다양한 기침 및 충혈제거제 포함. 임신범주: C; PB: UK; tⅡ: 12–34h
chlorpheniramine maleate (Chlor-Trimeton)	PO	알레르기 비염을 포함하는 알레르기 치료, 코 충혈제거제와 병용 가능. 임신범주: C; PB: 72%; tⅡ: 10–24h
dexchlorpheniramine maleate	PO	알레르기 비염, 아나필락시스 반응 치료를 위해 epinephrine과 함께 사용. 임신범주: B; PB: 72%; tⅡ: 20–24h

표 28-1 알레르기성 비염치료에 사용되는 항히스타민제-계속

일반명(상품명)	투여경로	사용 및 고려사항
Ethanolamnine 유도체		
clemastine fumarate	PO	알레르기 비염 및 두드러기. 임신범주: B; PB: UK; tⅡ: 4–6h
diphenhydramine(Benadryl)	원형약물차트 28-1 참조	
Piperidine 유도체		
cyproheptadine HCl	PO	알레르기 치료(비염, 결막염, 소양증). 흔한 부작용은 졸림, 구강 건조, 어지럼 및 명치불쾌감. 임신범주: B; PB: UK; tⅡ: 1-4h
Piperidine 유도체		
levocetrizine(Xuzal)	PO	알레르기 비염, 만성 두드러기. 흔한 부작용은 졸림, 피로 및 쇠약. 임신범주: B; PB: 91–92%; tⅡ: 8–9h
다른 항히스티민제		
codeine, triprolidine and pseudoephedrine(Triacin–C)	PO	알레르기 비염. 항히스타민제와 충혈제거제와 병용. 임신범주: C; PB: UK; tⅡ: 3h
azelastine and fluticasone(Dymista)	비강 스프레이	계절성 알레르기 비염. 가장 흔한 부작용은 기분 나쁜 미각. 임신범주: C; PB: 88–97%; tⅡ: 8–25h
2세대 항히스타민제		
azelastine(Astelin)	비강 스프레이	알레르기 비염. 두통, 미약한 진정작용, 쓴맛 미각. 임신범주: C; PB: 88%; tⅡ: 22h
cetrizine(Zyrtec)	PO	알레르기 비염 및두드러기. 항콜린성 작용이 거의 없음. 임신범주: B; PB: 93%; tⅡ: 8h
fexofenadine(Allegra) with pseudoephedrine(Allegra–D)	PO	알레르기 비염 및 비루. 진정작용이 적음. 임신범주: C; PB: 60–70%; tⅡ: 14.4h
loratadine(Claritin)	PO	알레르기 비염 및두드러기. 장시간작용 H_1–차단 효과. 임신범주: UK; PB: 97%; tⅡ: 12–15h
deslortadine(Clarinex)	PO	알레르기 비염. 임신범주: C; PB: 82–87%; tⅡ: 27h

2. 비강 및 전신충혈제거제

비강충혈은 감염, 염증 또는 알레르기에 의한 코혈관의 확장으로 액체성분이 조직공간으로 스며들어가 비강의 부종을 야기한다. **비강충혈제거제**는 알파-아드레날린성 수용체를 자극하여 비강점막 내 모세혈관을 수축시키고, 비강점막의 위축과 액체분비의 감소를 초래한다.

비강충혈제거제는 비강 스프레이, 점적약물(drops), 정제, 캡슐 및 액체 형태로 투여된다. 비강 스프레이형 충혈제거제의 빈번한 사용은 내성과 코점막 자극으로 인한 **반동성 비강충혈(rebound nasal congestion)**을 초래한다.

전신충혈제거제(알파-아드레날린성 효능제)는 정제, 캡슐 및 액체형태로 사용하며, 건초열과 급성 코감기(많은 양의 콧물분비)를 포함하는 알레르기성 비염에 사용된다. 전신충혈제거제에는 ephedrine(Ephedrine), phenylephrine(Neo-Synephrine), pseudoephedrine(Sudafed)등이 있으며 흔히 항히스타민제, 진통제 혹은 진해제와 함께 경구용 감기약물로 병용투여된다. 전신충혈제거제의 장점은 비강충혈제거제보다 더 긴 시간 동안 비강충혈을 경감시키는 것이다. 표 28-2는 전신 및 비강 충혈제거제의 종류와 투여경로, 사용 및 고려사항을 나열하고 있다.

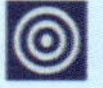

간호과정
환자-중심의 협력의 간호

항히스타민제: Diphenhydramine

사정

- 기본 활력징후를 사정한다.
- 약물 과거력을 사정하여 약물 간 상호작용이 있다면 보고한다.
- 소변배출기능부전의 징후와 증상을 평가한다.
- 약물치료 동안 전혈구(CBC)를 체크한다.
- 심장 및 호흡계 상태를 사정한다.
- 환자가 최근에 먹은 음식, 약물, 스트레스와 관련된 알레르기 반응이 있다면 알레르기원에 노출되었는지 확인하다.

간호진단

- 비강충혈과 관련된 비효과적인 기도청결
- 과도한 발한, 수분소실과 관련된 체액 불균형 위험
- 잦은 기침과 관련된 수면부족

간호목표

- 환자는 비강충혈, 점막 점액분비 및 기침이 줄어든다.
- 환자는 밤에 6–8시간 잔다.

간호중재

- 위장불편을 줄이기 위해 음식과 함께 경구용 약제를 준다.
- 큰 근육에 근육주사한다. 피하주사는 피한다.

환자교육

일반

- 졸림이 발생하거나 약물에 대해서 안정될 때까지 자동차 운전과 다른 위험한 활동을 피하도록 환자에게 주의를 준다.
- 알코올과 다른 중추신경억제제를 피하도록 환자에게 설명한다.
- 처방대로 약을 복용하도록 환자를 격려한다. 만약 혼돈 혹은 저혈압 발생 시 의료인에게 알린다.
- 어지럼 예방약은 증상 발생 30분 전에 복용하도록 하며, 식전과 잠들 때 복용한다.
- 적은 양의 약물이 모유로 들어갈 수 있다고 모유수유 엄마에게 알려준다. 어린이는 항히스타민제 부작용에 더욱 민감하기 때문에 약을 사용하는 동안 모유수유는 권하지 않는다.

부작용

- 어린이는 항히스타민제 효과에 더욱 민감하다고 가족구성원이나 부모에게 알려준다. 악몽, 신경질, 짜증냄 등이 어린이에게 더욱 빈번하다.
- 노인들이 항히스타민제 효과에 더욱 민감하고 혼돈을 자주 경험하고, 배뇨곤란과 통증, 어지럼, 졸림, 구강건조, 코건조, 목건조 등을 더욱 쉽게 느낄 수 있다고 설명한다.
- 구강건조를 일시적으로 완화시킬 목적으로 설탕이 없는 캔디나 껌, 얼음조각 혹은 타액 대체물 등의 사용을 제안한다.

평가

- 환자는 비강울혈, 콧물, 기침이 줄어들었고 밤에 6~8시간 잠을 잤다고 말한다.

1) 부작용 및 유해반응

국소제제에서 부작용은 적게 발생한다. 충혈제거제는 신경증 혹은 불안을 유발할 수 있으나, 신체가 약에 적응되면 이런 부작용은 줄어들거나 사라진다.

비강충혈제거제를 3–5일 이상 사용하면, 비강점막의 수축 대신에 혈관확장이 일어나서 코막힘이 증가하고 반동성 비강충혈을 일으킬 수 있으므로, 간호사는 비강 스프레이와 점적의 사용기간 제한에 대해 교육한다.

알파–아드레날린성 약물(예, 충혈제거제)의 사용으로 혈압과 혈당이 올라갈 수 있으므로, 고혈압, 심장병, 갑상선기능항진증 및 당뇨병 환자에게서 사용을 금하거나, 매우 신중하게 사용해야 한다.

2) 약물 상호작용

다른 약과 충혈제거제를 함께 사용하면 약물 상호작용이 일어날 수 있다. Pseudoephedrine은 베타차단제 효과를 줄이고, MAOI와 동시에 사용 시 충혈제거제는 고혈압 혹은 심부정맥의 가능성을 높인다. 충혈제거제에 의해 불안증, 가슴두근거림이 증가되기 때문에 많은 양의 카페인(커피, 차)을 피하도록 한다.

3. 비강내 스테로이드

비강내 스테로이드는 항염증작용 외에 콧물, 재채기, 충혈과 같은 알레르기 비염치료에 효과적이다. 비강내 스테로이드는 단독 또는 제1형 항히스타민제와 같이 투여된다. 지속적 사용으로 비강점막의 건조가 야기된다. 스테로이드의 전신 효과가 나타나는 경우는 드물지만, 비강내 dexamethasone 사용으로 전신효과가 발생할 수 있으므로 30일

표 28–2 전신 및 비강 충혈제거제(교감신경흥분제)

일반명(상품명)	투여경로	사용 및 고려사항
ephedrine HCl(Primatene)	PO/SC/IM/IV 비강 스프레이	코충혈, 천식치료; 급성 기관지수축, 아편계 약물로 인한 호흡 호전; 저혈압 교정. 알파– 및 베타–아드레날린성 효능제. 임신범주: C; PB: UK: tⅡ: 3–6h
naphazoline HCl(Privine)	비강 스프레이	코충혈 및 알레르기 비염 치료. 반동성 충혈, 일과성 고혈압, 서맥 및 심부정맥 초래. 임신범주: C; PB: UK; tⅡ: UK
oxymetazoline HCl(Afrin)	비강 스프레이	장시간작용 충혈제거제. bid투여. 반동성 충혈 야기 가능. 3–5일 동안만 사용. 임신범주: C; PB: UK; tⅡ: UK
phenylephrine HCl (NEO–Synephrine Nasal)	비강 스프레이	비염에 사용. Epinephrine보다는 덜 강력. 일과성 고혈압 및 두통 야기. 3–5일 동안만 사용. 임신범주: C; PB: UK; tⅡ: 2.5d
pseudoephedrine(Sudafed)	PO	비염치료. Ephedrine보다 CNS 자극 및 고혈압이 적음. 임신범주: C; PB: UK; tⅡ: 9–15h
tetrahydrozoline(Tyzine)	비강 스프레이	비인두 충혈 치료. 임신범주: C; PB: UK; tⅡ: UK

이상 사용하지 않는다. 대부분의 알레르기 비염은 계절성이므로 단기간 사용한다. 표 28-3은 비강내 스테로이드의 투여경로, 사용 및 고려사항을 나타내고 있다.

4. 진해제

진해제(antitussive)는 기침반사를 줄이기 위해 숨뇌(연수)의 기침조절중추에 작용한다. 기침은 기도에 모여있는 분비물이나 어떤 물질들을 제거하기 위한 자연적인 방어기전이다. 만약 기침이 마른기침이고 자극적이라면 진해제가 투여된다. 원형약물차트 28-2는 dextromethorphan과 관련된 약리학적 정보를 나열하고 있다. 진해제의 세 가지 유형에는 비마약성, 마약성, 병합제제 등이 있으며 진해제는 항상 다른 약과 병용되고 있다(표 28-4).

약동학 Dextromethorphan은 시럽, 액체, 씹는 캡슐, 알약 등의 형태로 감기치료에 사용된다. 이 약은 즉시 흡수되어 15-30분에 작용을 나타내며, 단백결합 정도는 알려지지 않았고, 반감기는 11시간이며, 간에서 대사되고 소변으로 배출된다.

약력학 비마약성 진해제인 dextromethorphan은 숨뇌의 기침중추를 억제하지만 호흡을 억제하지는 않는다. 또한, 신체의존성이나 내성을 유발하지 않는다. Dextromethorphan의 작용개시는

표 28-3 비강내 Glucocorticodids

일반명(상품명)	투여경로	사용 및 고려사항
beclomethasone(Beconase AQ, Qnsal)	비강 스프레이	계절성 혹은 지속형 알레르기 및 비알레르기 비염. 임신범주: C; PB: 87%; tⅡ: 15h
budesonide(Pulmicort, Rhinocort)	비강 스프레이	계절성 비염. 천식의 유지 치료. 임신범주: C; PB: 90%; tⅡ: 2.5-3h
dexamethasone(Decadron)	비강 스프레이	알레르기 및 염증. 경구, 정맥내, 눈 및 비강내에 투여. 단기간 치료에 사용하는 steroid. 전신효과가 나타날 수 있음. 임신범주: C; PB: UK; tⅡ: 2-3.5h
flunisolide	비강 스프레이	계절성 비염. Steroid-의존 천식에 사용 가능. 임신범주: C; PB: UK; tⅡ: 1-2h
flunisolide(Flonase, Flovent)	비강 스프레이	계절성 알레르기 비염. 임신범주: C; PB: 91%; tⅡ: 8h
mometasone furoate (Nasonex)	비강 스프레이	계절성 알레르기 비염. 임신범주: C; PB: UK; tⅡ: UK 주의: 비중격을 피해 뿌리고, 부드럽게 들이마심.
triamcinolone(Nasacort AQ)	비강 스프레이	알레르기 비염. 면역억제제와 같이 사용. 임신범주: C; PB: UK; tⅡ: 2-5h

원형약물차트 28-2

Dextromethorphan Hydrobromide

약물분류 진해제 상품명: Robitussin, Sucrets, Benylin DM 임신범주: UK	**투여경로** PO
금기 만성 폐색성 호흡기질환, 만성 습관성 기침(가래 동반), 과민반응, 2세 미만	**상호작용** 약물: MAOIs, SSRIs, SNRIs, 아편유사제, 진정수면제, barbiturates, 항우울제 및 술과 같이 복용 시 효능 및 독성 증가 음식: 포도주스는 독성의 위험 증가시킴
약동학 흡수: PO: 신속히 흡수 분포: PB: UK 대사: 반감기: 11h 배설: 소변	**약력학** PO: 개시: 15-30min 최고: UK 작용: 3-6h
치료효과/사용 마른기침의 일시적 억제, 점액의 점성 억제 작용기전: 숨뇌의 기침중추 억제	
부작용 오심, 어지럼, 졸림, 피로, 진정	**유해반응** 환각(고용량에서)

표 28-4 진해제 및 거담제

일반명(상품명)	투여경로	사용 및 고려사항
아편유사 진해제		
codeine	PO	보통 항히스타민, 충혈제거제/혹은 거담제와 병용. 졸림, 어지럼, 오심, 변비 및 호흡억제 초래. 임신범주: C; PB: 7%; tⅡ: 3–4h
guaifenesin와 codeine(Cheratussin AC, Tussi–Organidin NR)	PO	아편계 진해제가 포함된 감기, 기관지염에 의한 기침 조절에 사용. 임신범주: C; PB: UK; tⅡ: 1–4h
homatropine와 hydrocodone (Tussigon, Mycodone)	PO	기침과 통증완화. Codeine과 부작용 유사. 임신범주: C; PB: UK; tⅡ: 3–4h
비아편유사 진해제		
benzonatate(Tessalon Perles)	PO	호흡억제없이 마른기침 완화. 임신범주: C; PB: UK; tⅡ: UK
dextromethorphan hydrobromide (Benylin DM)	원형약물차트 28–2 참조	
promethazine와 dextromethorphan	PO	기침에 사용. Phenothiazine와 비마약성 진해제 복합. 임신범주: C; PB: 80–93%; tⅡ: 10–14h
거담제		
guaifenesin(Robitussin)	PO	마른기침에 사용. 오심 및 구토 유발. 다른 감기약과 병용 가능. 점액을 묽게 하기 위해 물과 함께 복용. 임신범주: C; PB: UK; tⅡ: 1h
진해제/거담제		
guaifenesin와 dextromethorphan (Robitussin–DM)	PO	마른기침. 임신범주: C; PB: UK; tⅡ: UK

비교적 빠르고, 작용시간은 3–6시간이다. Dextromethorphan을 포함하는 제제는 대부분 하루에 수차례 사용될 수 있다. 만약 약물을 알코올, 아편계 약물, 진정수면제, barbiturate 혹은 항우울제와 같이 사용한다면 중추신경억제를 일으킨다.

5. 거담제

거담제(expectorant)는 기관지분비물을 묽게 하여 기침에 의해 제거되도록 하며 진통제, 항히스타민제, 충혈제거제 및 진해제와 같이 사용하거나 단독으로 사용한다. 가장 흔히 사용되는 거담제로는 guaifenesin이 있다. 수분섭취가 최상의 자연적 거담제이므로 거담제를 복용하는 환자는 점액을 묽게 하기 위해 하루에 최소 8잔의 수분을 섭취해야 한다. 표 28–4에 투여경로, 사용 및 고려사항을 제시하고 있다.

간호과정
환자–중심의 협력의 간호

감기

사정

- 기본 활력징후를 측정한다. 섭씨 37.2–38.3도로 체온이 상승 시 감기에 의한 바이러스감염의 징후가 된다.
- 약물 과거력을 사정하고, 약물–약물 간 상호작용이 있다면 보고한다.
- 심장 및 호흡 상태를 사정한다.

간호진단

- 코충혈과 관련된 비효과적인 기도 청결
- 과도한 발한과 체액 소실과 관련된 체액 불균형 위험
- 만성 기침으로 인한 불면
- 불면과 관련된 피로
- 병원균에 대한 지식부족으로 인한 감염의 위험

간호목표

- 환자는 마른기침에서 회복된다.
- 환자는 이차 세균감염 징후를 보이지 않는다.

간호중재

- 활력징후를 모니터링한다. 충혈제거제를 복용하면 혈압이 상승하거나, 심부정맥이 발생할 수 있다.
- 기관지분비물의 색을 관찰한다. 노란색 혹은 초록색 점액은 기관지감염의 징후로 항생제가 필요하다.
- 기침 억제를 위해 codeine을 사용 시 내성과 신체의존이 생길 수 있음을 환자에게 주의를 준다.

환자교육

일반

- Dextromethrophan을 MAOIs와 동시에 투여 시 저혈압과 고혈압이 일어날 수 있다고 환자에게 알린다.
- 비강 스프레이의 적절한 사용과 "puff" 혹은 짜는 제품의 적절한 사용에 대해 환자에게 교육한다.
- 5–7일간 하루 4–6회, 회당 1 혹은 2 puff 이상 사용하지 않도록 환자에게 알린다. 과사용 시에 반동성 충혈이 생긴다.
- 일반약의 상표를 읽도록 하고 감기약을 복용하기 전에 의료진과 상의하도록 충고한다.
- 감기 바이러스에는 항생제가 도움이 안 된다고 교육한다. 그러나 이차 감염이 발생 시에는 항생제를 처방한다.
- 심장질환, 천식, 폐기종(emphysema), 당뇨 혹은 고혈압의 노인 환자의 경우 일반약을 포함하여 약물 선택에 관하여 의료진과 상의하도록 한다.
- 졸림이 흔하기 때문에 항히스타민제가 포함된 감기약을 복용한 직후에는 운전을 하지 않도록 지시한다.
- 수분은 기침으로 기관지분비물이 쉽게 제거되도록 액화시키므로 환자에게 적절한 수분을 섭취하도록 한다.
- 환자에게 적당한 휴식을 권장한다.
- 감기와 독감 바이러스는 손과 손의 접촉 혹은 오염된 표면을 만짐으로써 전파된다고 환자에게 설명한다.
- 기침을 줄이기 위해 환경오염물질, 향수, 흡연 및 먼지를 피하라고 조언한다.
- 어린이의 손에 닿지 않게 약을 보관하도록 환자와 부모에게 지시한다.
- 1주 이상 지속되는 기침, 흉통, 발열 혹은 두통을 동반하면 병원을 방문하도록 한다.

자가투여

- 코의 점적제와 흡입제 같은 자가투여약물에 대해 환자를 교육한다.
- 환자가 효과적으로 기침하도록, 기침 전에 깊은 숨을 쉬고, 똑바로 선 자세를 유지하도록 격려한다.

평가

- 환자는 마른 기침, 누런 가래, 발열의 증상이 없다.

CHAPTER 29

하기도질환치료제

학습목표

- 만성폐쇄성폐질환과 억제성폐질환을 비교한다.
- COPD와 천식치료에 사용되는 약물군과 치료효과를 구분한다.
- 베타$_2$-아드레날린성 수용체 작용제와 methylxanthine계 약물의 부작용을 비교한다.
- 혈청 혹은 혈장 theophylline 치료농도와 독작용농도를 기술한다.
- COPD와 천식에 대한 leukotriene 억제제, glucocorticoids, cromolyn, 항히스타민제 및 점액용해제(mucolytics)의 치료효과를 비교한다.
- 천식과 억제성폐질환, COPD에 흔히 쓰이는 약물 투여 환자에게 간호과정을 적용한다.

만성폐쇄성폐질환(chronic obstructive pulmonary disease, COPD)과 억제성폐질환(restrictive lung disease)은 하기도에서 발생하는 두 가지 주요 질환이다. COPD는 폐로 들어오는 공기에 대한 기도저항성 증가와 함께 기도폐쇄로 인해 발생한다. 만성 기관지염, 기관지확장증, 폐기종, 천식 등 주요 호흡기질환이 COPD를 일으킨다. 만성 기관지염, 기관지확장증 및 폐기종은 자주 비가역적 폐조직손상을 일으킨다. 급성 천식발작에 의한 폐조직 변화는 정상적으로 가역적이지만, 만약 천식발작이 빈번하고 만성으로 되면 폐조직에 비가역적 변화가 발생한다.

억제성폐질환(restrictive lung disease)은 체액축적 혹은 폐 탄력성 감소의 결과로 총 폐활량이 감소한다. 폐부종, 폐섬유증(pulmonary fibrosis), 폐렴(pneumonitis), 폐암, 흉부기형(척추측만증) 및 흉부근육벽에 영향을 주는 질환들이 억제성 폐질환의 유형이고 원인이다.

1 만성폐쇄성폐질환

천식(asthma)은 기도폐쇄와 관련된 기도벽의 염증질환이다. 스트레스, 알레르겐 및 오염물질 같은 자극에 의해 활성화될 때 기관지기도에 염증과 부종이 일어나서 공기통로가 수축된다. 염증은 자극에 대해 기도의 과민반응을 증대시켜 기관지세포로 하여금 점액분비를 증가시키고, 기도를 폐쇄시킨다. 이 폐쇄는 특히 밤 혹은 이른 아침에 천명, 기침, 호흡곤란, 가슴답답함을 일으킨다.

COPD의 한 종류인 기관지천식은 기관지경련, 천명, 점액분비, 호흡곤란 등이 특징이다. 급성 및 만성 천식의 경우, 증상이 완화될 때 폐조직의 구조와 기능에는 변화가 미미하거나 전혀 없다. 만성 기관지염, 폐기종, 기관지확장증에서는 폐조직 구조에 영구적이고 비가역적 손상이 발생한다.

만성 기관지염(chronic bronchitis)은 흡연이나 만성 폐 감염에 의해 생기는 진행성 폐질환이다. 기관지염증과 과도한 점액분비는 기도폐쇄를 초래하고, 과도한 점액과 기관지 자극으로 인해 기침이 잦다. 청진 시 흡기와 호기 시에 수포음이 들린다. 과탄산혈증과 저산소혈증은 호흡성 산증으로 이어진다.

기관지확장증(bronchiectasis)은 빈번한 감염과 염증으로 인해 생기는 이차 변화로 기관지와 세기관지가 비정상적으로 확장된다.

폐기종(emphysema)은 흡연, 대기오염 또는 폐포를 파괴하는 단백분해효소를 억제하는 알파$_1$-antitrypsin 단백질의 결핍 등으로 인해 발생하는 진행성 폐질환이다. 종말세기관지는 점액으로 막혀 폐포 섬유질과 elastin이 손실된다. 폐포벽이 파괴됨으로써 폐포가 커진다. 공기가 과도하게 팽창된 폐포에 갇히게 되어 산소와 이산화탄소 교환이 비효율적으로 된다.

흡연은 COPD, 특히 만성 기관지염과 폐기종의 가장 흔

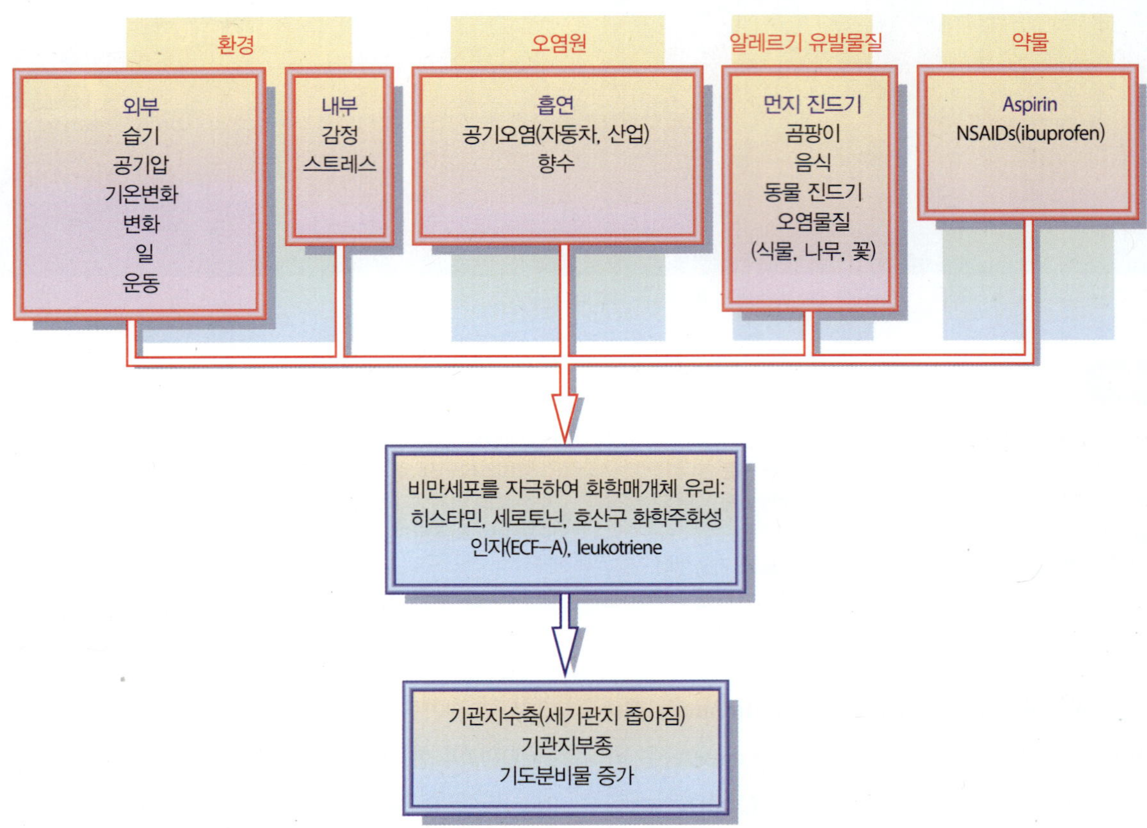

그림 29-1 기관지수축을 유발하는 인자들

한 위험인자이다. COPD의 치료법은 없으나, 대부분의 경우 예방은 가능하다. 흡연이 가장 직접적인 원인이기 때문에 금연은 COPD 진행을 막아주고 질환의 진행을 더디게 해 준다.

1. 기관지천식

기관지천식(bronchial asthma)은 기관지수축으로 인해 천명과 호흡곤란을 초래한다. 기관지수축은 기관지수축반응을 자극하는 외부 혹은 내부 인자에 노출되어 발생한다. 천식발작 촉진요인에는 습도, 기압변화, 온도변화, 흡연, 향수와 배기가스, 스트레스, 흥분, 운동, 동물 진드기, 먼지 진드기, 음식 및 약물(예, aspirin, ibuprofen, 베타-아드레날린성 차단제)에 대한 알레르기 등이 있다.

1) 병태생리학

비만세포는 신체 전반에 걸쳐 결합조직에서 발견되는데, 천식반응 특히 외부인자에 직접 반응한다. 알레르기 항원이 비만세포와 호염구(basophil)에 부착하여 폐의 비만세포에서 항원-항체반응을 일으킨다. 이후 비만세포는 histamine, cytokine, serotonin, 아나필락시스의 eosinophil 화학주화성 인자(eosinophil chemotatic factor, ECF-A)와 leukotrienes와 같은 화학매개체를 유리한다. 화학 매개체는 기관지수축, 점액분비, 염증 및 폐울혈을 자극하고, 이 중 히스타민과 ECF-A는 강한 기관지수축제이다. 기관지 평활근은 세기관지 주위를 나선모양으로 감고 있으며, 매개체에 의해 자극되면 수축한다. 알레르기 항원에 노출되면 기관지과다반응으로 기관지벽의 상피세포 탈락, 점액선 과다증식 및 과분비, 부종과 기관지수축이 생긴다.

그림 29-1는 기관지수축을 유발하는 인자를 보여 준다. 세포신호분자인 cAMP는 많은 세포작용에 관여하며, 기관지확장을 일으킨다. 히스타민, ECF-A, leukotriene이 cAMP 작용을 억제하여 기관지수축을 초래한다. 교감신경작용, 기관지확장제와 methylxanthine은 기관지조직세포에서 cAMP의 양을 증가시킨다.

단시간작용 교감신경작용제는 급성 천식발작에 처음 사용하는 약이다. 교감신경작용제는 cAMP 생성을 촉진하고, 기관지확장을 증대시킨다. 장시간작용 교감신경작용제는 유지에 사용된다.

2 교감신경작용제: 알파- 및 베타$_2$-아드레날린성 효능제

교감신경작용제는 cAMP를 증가시켜 세기관지를 확장시킨다. 알레르기 반응으로부터 아나필락시스에 의한 급성 기관지수축에서는 비선택적 교감신경작용제인 epinephrine(알파$_1$, 베타$_1$, 베타$_2$작용제)은 기관지를 확장시키고 혈압을 올리기 위해 피하로 주사한다.

만성 천식 혹은 COPD와 관련된 기관지수축에는 선택적 베타$_2$-아드레날린성 효능제가 에어로졸 혹은 정제로 투여된다. 이들 약물은 기본적으로 베타$_2$수용체에만 작용하므로 epinephrine보다 부작용이 덜하다.

1. Albuterol

천식에 사용되는 새로운 베타-아드레날린성 약물은 베타$_2$수용체에 더욱 선택적으로 작용한다. 베타$_2$-아드레날린성 약물을 높은 용량 혹은 과사용할 때에 신경증, 진전 및 맥박수 증가와 같은 베타$_1$-반응을 어느 정도 일으킨다. 이상적인 베타$_2$-작용제는 빠른 작용개시, 긴 작용시간 및 적은 부작용을 가진다. Albuterol은 선택적 베타$_2$-약물로 기관지확장을 긴 시간 동안 유지하여 천식을 치료하고 조절하는 데 효과적이다(원형약물차트 7-2는 albuterol과 관련된 약리학적 정보를 보여 준다).

2. Isoproterenol

기관지수축에 사용된 첫 번째 베타-아드레날린성 약물은 isoproterenol(Isuprel)이다. 알파-작용제 작용은 없고, 베타$_1$과 베타$_2$수용체 둘 다를 자극하기 때문에 비선택적 베타작용제라고 한다. 베타$_1$자극은 심박수 증가와 빈맥을 일으키고, 베타$_2$자극은 기관지확장을 일으킨다. Isoproterenol은 에어로졸 흡입기 또는 nebulizer를 이용하여 흡입하거나 심한 천식발작 시에는 정맥으로 투여한다. 이 약물의 작용시간이 짧고 베타$_1$자극과 관련된 부작용이 심해서 좀처럼 처방되지 않는다.

3. 에어로졸 흡입기 사용

베타$_2$-아드레날린성 작용제가 정량흡입기(metered-dose inhaler, MDI) 또는 건조-파우더 흡입기(dry-powder inhaler, DPI)로 투여된다면 흡입기의 올바른 사용과 투여간격을 환자에게 설명해야 한다. 만약 환자가 흡입기 사용후에도 증상이 완화되지 못하였다면 사용방법이 잘못되었거나 용기통이 빈 것이다. 구강에 덜 침착되고 효과적으로 폐에 약물이 전달되기 위해 흡입기에 spacer device를 부착한다. 만약 환자가 흡입기를 적절히 사용하지 못하면 약물이 상기도에 머물게 되고 그 결과, 구강건조와 목자극이 있다.

에어로졸 약물의 과다사용은 내성과 약물 효과를 감소시킨다. 고용량의 경구흡입 교감신경자극제의 반복 사용은 심한 역설적인 기도저항(기관지수축)을 초래한다. 빈번한 약물투여는 진전, 신경과민 및 심박수 증가 등이 나타난다. 표 29-1은 기관지확장제로서 교감신경작용제를 열거하고 있다.

표 29-1 아드레날린성 기관지확장제 및 항콜린성 약물

일반명(상품명)	투여경로	사용 및 고려사항
알파- 및 베타-아드레날린성 작용 약물		
ephedrine sulfate(Primatene) 알파$_1$, 베타$_1$, 베타$_2$	PO/SC/IM/IV	비충혈, 천식, 급성 기관지수축에 사용; 마약 과잉에 의한 호흡 호전; 저혈압위기 교정. 신경증, 빈맥 및 불면증 발생 가능. 임신범주: C; PB: UK; tⅡ: 3h
epinephrine(EpiPen) 알파$_1$, 베타$_1$, 베타$_2$	SC	급성 기관지수축 및 아나필락시스, 혈관부종, 비충혈, 천식 지속상태 치료. 분무기로 자주 사용. 부작용에는 신경증, 진전, 어지럼, 빈맥, 가슴두근거림, 다른 심부정맥을 포함. 임신범주: C; PB: UK; tⅡ: UK
베타-아드레날린성 작용 약물		
albuterol(Proventil HFA, Ventolin HRA) 베타$_2$	inhal PO	급성, 만성천식, 기관지염, 운동-유발성 천식, 구강 작용 개시는 30분이며, 작용기간은 4-6시간(SR 8-12h). 임신범주: C; PB: UK; tⅡ: 4-6h
isoproterenol(Isuprel) 베타$_1$ 및 베타$_2$	inhal	급성 기관지수축, COPD, 비선택적. 베타$_1$은 심박수를 증가시킴. 심박수, 혈압감시 필요. 임신범주: C; PB: UK; tⅡ: 2-5min

표 29-1 아드레날린성 기관지확장제 및 항콜린성 약물-계속

일반명(상품명)	투여경로	사용 및 고려사항
levalbuterol(Xopenex HFA 베타$_2$	inhal	급성 기관지수축 및 운동-유발성 천식 예방에 사용. Albuterol 유도체의 약물. 신속한 흡수 및 짧은 작용시간. 부작용에는 신경증 및 진전을 포함. 임신범주: C; PB: UK; tⅡ: 3.3-4h
metaproterenol sulfate 베타$_1$(some) 및 베타$_2$	PO	급성 기관지수축, 천식 및 COPD. 임신범주: C; PB: UK; tⅡ: UK
formoterol fumarate (Foradil Aerolizer)	inhal	천식 및 운동-유발성 천식 예방. 임신범주: C; PB: UK; tⅡ: 10h
salmeterol(Serevent Diskus) 베타$_2$	inhal	만성 천식 및 운동-유발성 기관지수축. 급성 기관지수축에는 비효과적임. 장시간의 작용시간(12h). 임신범주: C; PB: 94-98%; tⅡ: 5h
terbutaline sulfate(Brethine) 베타$_2$	PO/SC	천식, 급성 기관지염, 급성 기관지수축 및 기흉에 의한 가역적인 기도 폐기종 치료. 과량복용 시 신경증, 진전, 가슴 두근거림, 빈맥 초래. 임신범주: C; PB: 25%; tⅡ: 3-4h
arformoterol tartrate(Brovana) 베타$_2$	inhal	COPD의 장시간 유지 치료. 급성 기관지수축에 효과적이지 않음. 장시간의 작용시간. 임신범주: C; PB: 52-65%; tⅡ; 26h
indacaterol(Arcapta,Neohaler)	inhal	장시간작용 베타$_2$ 아드레날린성 작용제. COPD로부터 공기흐름의 폐색을 치료. 유지 기관지확장제는 매일 동일한 시간에 투여되어야 함. 임신범주: C; PB: 95%; tⅡ: 45.5-126h
항콜린성 약물		
ipratropium bromide (Atrovent HFA)	inhal	천식을 포함하여 COPD와 관련 있는 기관지천식치료. 폐쇄각 녹내장 환자에게 주의해서 사용. 임신범주: B; PB: UK; tⅡ: 1.5-2h
ipratropium with albuterol (DuoNeb)	inhal	베타$_2$-아드레날린성 작용제와 항콜린성 약물병용으로 기관지확장을 일으킴. 이 병용투여로 작용시간 연장됨. 임신범주: C; PB: UK; tⅡ: 2-4h
aclidinium(Tudorza Pressair)	inhal	COPD와 관련 있는 기관지수축의 장시간 치료. 가장 흔한 부작용으로 두통과 비인두염. 임신범주: C; PB: UK; tⅡ: 5-8h
tiotropium(Spiriva Handihaler)	원형약물차트 29-1 참조	

1) 부작용 및 유해반응

Epinephrine의 부작용 및 유해반응에는 진전, 어지럼, 고혈압, 빈맥, 가슴두근거림, 심부정맥 및 협심증 등이 있다.

베타$_2$-아드레날린성 약물(예, albuterenol)과 관련된 부작용에는 진전, 두통, 신경과민, 맥박 증가 및 가슴두근거림(고용량) 등이 있다. 베타$_2$ 작용제는 혈당을 증가시키므로 당뇨병 환자는 glucose 수치를 관찰해야 한다. 베타$_2$작용제의 부작용은 1주 정도 지나면 줄어든다. 지속적 사용은 약물 내성으로 인한 기관지확장 효과를 감소시키므로, 만약 내성이 일어나면 용량을 증가시켜야 한다.

3 항콜린성 약물

Tiotropium(Spiriva)은 COPD로 인한 기관지연축의 치료에 사용되는 항콜린성 약물이다. 이 약물은 HandiHaler 디바이스(건조-파우더 캡슐 흡입기)만으로 흡입투여된다. 캡슐을 열고 나서 즉시 사용하지 않으면 버려야 한다. Handihaler는 따뜻한 물로 세척하고 말려야 한다. Tiotropium의 가장 흔한 유해반응에는 구강건조, 변비, 구토, 소화불량, 복통, 우울증, 불면증, 두통, 관절통 및 말초부종 등이 있다. 원형약물차트 29-1은 tiotropium과 관련된 약리학적 정보를 나타내고 있다.

Ipratropium bromide(Atrovent)는 기관지확장작용에 의해 천식치료에 사용된다. 다른 항콜린성 약물과 달리 ipratropium bromide는 전신효과가 거의 없으며, 에어로졸로 투여된다.

베타작용 흡입제는 ipratropium 사용하기 5분 전에 투여해야 한다. 항콜린성 약물을 흡입용 glucocorticoid 또는 cromolyn과 함께 사용할 경우, 세기관지가 확장되어 steroid나 cromolyn이 기관지에 침착될 수 있도록 ipratropium bromide를 5분 먼저 사용한다.

Ipratropium bromide와 albuterenol sulfate 혼합약물(Combivent)은 만성 기관지염치료에 사용된다. 혼합사용은 단독

원형약물차트 29-1

Tiotropium

약물분류	투여경로
항콜린성 약물 상품명: Spiriva 임신범주: C	구강 흡입
금기	**상호작용**
과민반응, 소아, 청소년 주의: Lactose 과민반응, 협각녹내장, 수유기 여성, 노인	약물: phenothiazines와 병용 시 항콜린성 작용 증가; 위장관운동촉진제의 작용 억제(cisapride, metoclopramide, 부교감신경작용제)
약동학	**약력학**
흡수: PO: 잘 흡수됨 분포: PB: 72% 대사: 반감기: 5–6d 배설: 대사물로 소변으로	흡입:PO: 개시: 30min 최고: 1–4h 작용: 4–24h
치료효과/사용	
COPD와 관련 있는 기관지수축에 사용 작용기전: 기관지평활근 이완; M_3수용체 억제에 의한 기관지 이완	
부작용	**유해반응**
불면, 어지럼, 우울, 두통, 오심/구토, 복통, 변비, 소변정체, 고혈당증, 사지근육경련, 말초부종, 시야혼탁, 구강궤양.	아나필락시스, 혈관부종, 탈수, 고혈당증 생명위협: 심부정맥, 심정지, 역설적 기관지수축

사용보다 더욱 효과적이고, 장시간작용한다. 두 약물은 천식과 폐쇄성폐질환의 평가지표인 FEV1을 증가시키고, 환자의 반응을 증대시킨다. 표 29-2에는 천식 조절을 위한 흡입제를 나열하고 있다.

4 Methylxanthine(Xanthine) 유도체

천식치료에 사용되는 두 번째 기관지확장제는 methylxanthine(xanthine) 유도체인데, aminophylline, theophylline 및 caffeine 등이 있다. Xanthine계 약물은 중추신경계와 호흡계를 자극하며, 관상동맥과 폐혈관을 확장시키고, 이뇨작용을 유발한다.

표 29-2 천식 조절을 위한 흡입제

종류	흡입제	
아드레날린성 작용제		
베타$_1$과 베타$_2$	isoproterenol(Isuprel)	
베타$_2$와 일부 베타$_1$	metaproterenol sulfate(Alupent, Metaprel)	
베타$_2$	albuterol(Proventil, Ventolin) salmeterol(Serevent) arformoterol tartrate(Brovana)	pirbuterol acetate(Maxair) terbutaline sulfate
항콜린성 약물	ipratropium bromide(Atrovent) ipratropium 및 albuterol(Combivent)	
항염증약물		
Cromolyn 및 nedocromil	cromolyn(NasalCrom) nedocromil	
Glucocorticoids (corticosteroids)	beclomethasone(Beconase AQ) dexamethasone(Ducadron) triamcinolone(Nasacort AQ, Kenalog IV) prednisone delayed release tablets(Rayos)	budesonide(Rhinocort Aqua) mometasone furoate(Nasonex) flunisolide fluticasone(Flonase)

1. Theophylline

Theophylline은 phosphodiesterase를 억제하여 기관지, 세기관지 및 폐혈관의 평활근을 이완시키며, 이로 인해 cAMP가 증가되어 기관지확장을 촉진한다.

Theophylline은 낮은 치료지수와 좁은 치료범위(10-20mcg/mL)를 가진다. 심한 유해반응을 피하기 위해 혈청 혹은 혈장 theophylline 농도를 자주 모니터링해야 한다. 독성은 혈청농도가 20mcg/mL 이상 시에 나타난다. 일부 theophylline 약물은 교감신경작용제와 같이 사용할 수 있으나 용량을 조절해야 한다.

Theophylline은 만성 천식과 COPD 환자치료의 일차선택 약물이었으나 심각한 유해반응(예, 심부정맥, 발작, 심폐허탈)과 베타작용제나 glucocorticoid보다 효과가 우수하지 않아 사용이 급격히 저하되었다. Theophylline은 발작질환이나 심장, 신장, 간 질환을 가진 환자에게 사용하지 말아야 한다. 심각한 부작용과 약물 상호작용 때문에 theophylline 치료 환자는 면밀히 관찰되어야 한다.

표 29-3은 theophylline 약물과 투여경로, 사용 및 고려사항을 제시하고 있다.

약동학 Theophylline은 경구투여 후 위장관에서 잘 흡수되지만, 투약 유형에 따라 흡수율이 다양하다. Theophylline은 경구용 액체와 코팅되지 않은 일반 정제일 때 잘 흡수되고, 서방 약물은 서서히 흡수된다. 음식물과 제산제, 많은 양의 수분, 고단백음식은 흡수율을 감소시킬 수 있으며, 많은 용량은 흡수를 느리게 한다.

Theophylline은 간효소에 의해 대사되고, 90% 정도가 신장으로 배설된다. 짧은 반감기로 인해 theophylline은 즉시 신장을 통해 배설되므로 치료 범위를 유지하기 위해서는 용량이 증가될 필요가 있다. 흡연은 theophylline 대사를 증가시켜 반감기를 감소시키므로 용량을 증가시켜야 하고, 노인은 신장기능이 저하되기 때문에 theophylline 용량에 주의하여 약물독성을 피해야 한다.

약력학 Theophylline은 cAMP 농도를 증가시켜 기관지확장을 유발한다. 작용 개시시간은 경구용 약물 시에 30분이고, 서방형 캡슐인 경우 1-2시간이다. 작용시간은 서방형 제제의 경우 8-24시간이고, 다른 경구제제 및 정맥주사제는 약 6시간이다.

1) 부작용 및 유해반응

Theophylline의 부작용과 유해반응에는 식욕감퇴, 오심, 구토, 위산분비 증가로 인한 위통, 장출혈, 신경과민, 어지럼, 두통, 과민성, 심부정맥, 빈맥, 가슴두근거림, 심한 저혈압, 과다반사 및 발작을 포함한다. 유해 중추신경반응(예, 두통, 불안, 신경과민, 불면, 어지럼, 발작)은 어른보다 어린이에서 더욱 심하다. 부작용의 가능성을 낮추기 위해 theophylline을 복용하는 동안 다른 xanthine계 약물을 복용하지 말아야 한다.

Theophylline 독성은 혈청농도가 20mcg/mL 이상일 때 흔히 일어나며 고혈당증, 혈액응고시간 감소 그리고 드물게 백혈구수치 증가를 일으킨다. Xanthine계 약물의 이뇨 효과 때문에 환자는 caffeine 제품(예, 커피, 차, 콜라, 초콜릿)을 피하고, 수분섭취를 증가해야 한다.

aminophylline(theophylline 약물)을 빠르게 IV 투여하면 어지럼, 홍조, 저혈압, 심한 서맥 및 가슴두근거림을 유발하므로, 정맥주입시 주입 펌프를 사용하여 천천히 투여한다.

2) 약물 상호작용

베타차단제인 cimetidine(Tagamet), propranolol(Inderal) 및 erythromycin(E-Mycin)은 간대사속도를 줄여 theophylline 반감기와 효과를 상승시키며, Barbiturate와 carbamazepine(Tegretol)은 theophylline 효과를 감소시키기 때문에 theophylline 용량은 조절되어야 한다. Theophylline은 강심제의 독성위험을 증가시키고, lithium 효과를 감소시킨

표 29-3 Theophylline 약물

일반명(상품명)	투여경로	사용 및 고려사항
aminophylline- theophylline ethylenediamine(Elixophyllin,-Theo-24)	PO/IV	IV는 급성 천식발작 시. IV 사용 시 반드시 희석해야 함. 경구약물은 정제 혹은 elixirs 형태임. 경구 사용 시 GI 불편을 방지하기 위해 음식과 같이 복용. 부작용은 불안, 졸도, 가슴두근거림, 빈맥, 과다호흡, 심부정맥 등 치료범위: 10-20mcg/L. 임신범주: C; PB: 40%; tⅡ: 6.5-10.5h
dyphyline(Lufyllin, Dylix, Neothyl-line)	PO	천식, 만성 기관지염, 폐기종 치료에 사용. Theophylline의 1/10 강도. 구조는 theophylline과 유사하지만, 체내에서 theophylline로 전환되지 않음. 임신범주: C; PB: UK; tⅡ: 2h

다. Phenytoin은 theophylline 농도를 감소시킨다. 만약 theophylline과 베타작용제를 함께 투여한다면 상승효과가 일어나서 심부정맥을 일으킨다.

5 Leukotriene 수용체 억제제 및 합성 억제제

Leukotriene(LT)은 폐에서 염증변화를 일으키는 화학적 매개체이다. Cysteinyl leukotriene은 호산구 이동을 증가시키고 점액분비 및 기도부종을 증가시켜 기관지를 수축시킨다. 수용체 길항제 및 합성 억제제는 leukotriene 조절제로 불리고, 알레르기성 및 환경적 자극에 의해 야기되는 천식의 염증 증상을 감소시키는 데 효과적이다. 이 약은 급성 천식발작치료에는 추천되지 않으며, 운동 유발성 천식에 사용된다. 세 가지 leukotriene 조절제[zafirlukast(Accolate), zileuton(Zyflo CR), montelukast sodium(Singulair]가 사용 가능하다. 이들 약들은 표 29–4에 기술되어 있다.

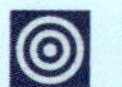

간호과정
환자–중심의 협력의 간호

기관지확장제

사정

- 병력과 약물 개인력을 사정한다. 가능한 약물 상호작용을 보고한다.
- 활력징후를 기록하고 비정상적인 맥박을 기록하고 향후 비교한다.
- 천명, 호흡음 감소, 기침, 객담 생성을 사정한다.
- 저산소증과 과탄산증에 의해 야기되는 혼돈과 불안을 사정한다.
- 수화 정도를 확인한다. 어린이와 노인에서 이뇨는 탈수를 일으킨다.
- 혈청 theophylline 농도를 사정한다(20mcg/mL 이상 농도일 경우에 독성 유발).

간호진단

- 피로와 관련된 비효율적 호흡양상
- 기관지내 분비물 정체와 관련된 비효과적인 기도 청결
- 비효과적인 기도 청결과 관련된 가스교환장애
- 부적절한 경제적 사정과 관련된 약물치료의 비순응도

표 29–4 만성폐쇄성폐질환에 사용되는 항염증약물

일반명(상품명)	투여경로	사용 및 고려사항
Leukotriene Modifiers (급성 천식발작에 사용하지 말기)		
Leukotriene 수용체 길항제		
zafirlukast(Accolate)	PO	만성 천식 예방 및 유지 치료. 기관지와 기도의 염증 감소. 임신범주: B; PB: 99%; tⅡ: 10h
monelukast(Singulair)	원형약물차트 29–2 참조	
Leukotriene Synthesis Inhibitors		
zilleuton(Zyflo CR)	PO	만성 천식 예방 및 유지 치료. 기도염증과 기관지수축 완화. 간독성유발 가능성. 간효소 확인. 임신범주: C; PB: 93%; tⅡ: 2.5h
Goucocorticoids (Corticosteroids)		
비강내 스프레이(제28장 참조)		
Phosphodiesterase–4 억제제		
roflumilast(Daliresp)	PO	심한 COPD의 악화 치료. 흔한 유해반응은 설사 및 체중감소. 중등도에서 심한 간기능손상 시 금기. 임신범주: C; PB: 99%; tⅡ: 17h
복합약물: Glucocorticoid와 베타$_2$ 효능제		
fluticasone propionate와 salmeterol (Advair Diskus, Advair HFA	Inhal DPI Diskus	천식치료; 급성 천식발작 치료에는 사용하지 않음. 만약 충분한 반응이 없으면 fluticasone 용량을 증가. 임신범주: C; PB: 91–98%; tⅡ: 3–8h
fluticasone propionate와 vilanterol (Breo Ellipta)	Inhal	기관지염 혹은 폐기종 같은 COPD의 장시간 유지요법에 사용. 임신범주: C; PB: 93.7–99.6%; tⅡ: 21.3–24h
Cromolyn과 Nedocrimil (급성 천식발작 시 사용하지 말기)		
cromolyn sodium(Gastrocrom)	Inhal MDI	만성 천식과 예방 목적으로 사용. 기관지의 염증을 억제; 기관지확장 효과는 없음. Histamine 유리 방지. 임신범주: B; PB: UK; tⅡ: 80min
nedocromil sodium	Inhal MDI	경증부터 중등도 천식의 유지요법. 항염증작용. 히스타민 유리 억제. 임신범주: B; PB: UK; tⅡ: 2.3h

- 피로, 산소수요와 공급간의 불균형과 관련된 활동 저하

간호목표

- 환자는 2–5일내에 천명이 나아지며 폐 부위가 깨끗해진다.
- 환자는 처방한 대로 경구용 약물과 흡입제를 자가투여한다.

간호중재

- 활력징후를 모니터링한다. 혈압과 맥박이 크게 증가할 수 있다. 심부정맥을 체크한다.
- 적절한 수분을 공급한다. 수분은 분비물을 묽게 하는 데 도움을 준다.
- 약물요법을 모니터링한다. 부작용을 관찰한다.
- 위장관 불편을 감소시키기 위해 식사 후에 약물을 투여한다.
- 치료농도를 유지하기 위해 규칙적인 간격으로 약물을 투여한다.
- 장용성 약물과 서방형 제제, 서방형 캡슐은 부수지 않는다.
- 혈청 theophylline 농도를 체크한다(정상농도는 10–20mcg/mL).

환자교육

일반

- 환자에게 맥박 측정법을 교육한다.
- 용기에 남아 있는 약물의 양을 확인하도록 환자를 교육한다.
- 의료진의 확인없이 일반 약제를 복용하지 않도록 환자에게 교육한다.
- 가임기 여성은 Theophylline 제제를 복용하기 전에 의사와 상담한다.
- 흡연을 하지 않도록 환자를 교육한다.
- 불안을 경감시키는 방법(이완요법, 음악 등)에 대해 의논한다.
- ID 팔찌 혹은 MedicAlert 꼬리표를 차서 천식발작이 있음을 알리도록 교육한다.
- 과격하거나 변화된 행동, 자살충동이 있을 때 의료진에게 알리도록 환자에게 교육한다.

자가투여

- 정확한 흡입기 사용법을 교육한다. 부작용과 내성이 발생할 수 있으므로 과사용에 대해 주의한다.
- 기본 검사결과와 비교하여 맥박수에 어떠한 불규칙이 생기면 의료진에 알리도록 교육한다.

식이

- 고단백, 저탄수화물 식이는 theophylline 배설을 증가시키고 저단백, 고탄수화물 식이는 반감기를 연장시키므로 용량조절이 필요하다.

베타$_2$작용제 흡입기의 정확한 사용

- 플라스틱 마우스피스 쪽으로 약물 용기통을 삽입한다.
- 사용 전에 흡입기를 잘 흔든 후, 마우스피스로부터 캡을 제거한다.
- 입을 통해 숨을 내쉰다. 입을 크게 벌리고 입으로부터 마우스피스를 1–2인치 문다. 혹은 입 안으로 흡입기 마우스피스를 넣는다.
- 입을 열고 입으로 천천히 깊이 숨을 쉬면서 동시에 약물용기통의 윗부분을 한번 누른다.
- 수 초간 숨을 참는다. 입술을 통해 천천히 숨을 내뿜는다.
- 두 번째 용량이 필요하다면 2분 기다리고, 마우스피스 뚜껑을 닫고 흡입기를 흔든 후 사용한다.
- 새로운 흡입기 또는 최근에 사용하지 않았던 흡입기는 사용하기 전에 '시험용 스프레이'를 시행한다.
- 스테로이드와 동시에 사용할 때는 기관지확장제를 먼저 투여한 후, 스테로이드 사용하기 전에 기관지확장제 효과를 확인하기 위해 5분 정도 기다린다.

평가

- 환자는 천명음, 약물부작용이 없다.
- 환자는 올바른 방법으로 경구용 약물 및 흡입제를 투여한다.

Zafirlukast(Accolate)는 LT 수용체 억제제로 작용하여 염증작용과 기관지수축을 줄이며, 경구투여로 신속히 흡수되며 중등도의 긴 반감기를 가지고 있어 하루 두 번 투여한다. Zileuton(Zyflo CR)은 LT 합성 억제제로 염증과정과 기관지수축을 감소시키며, 2.5시간의 짧은 반감기를 가진다. Montelukast(Singulair)는 새로운 LT 수용체 억제제이다(원형약물차트 29–2). LT 수용체 억제제 및 합성 억제제는 급성 천식발작 동안에는 사용하지 않으며 천식발작 예방 및 만성 천식 치료에 사용된다.

간호과정
환자–중심의 협력의 간호

LT 수용체 억제제

사정

- 병력, 약물, 약초 개인력을 조사한다. 약물 간 혹은 약물–약초의 상호작용을 보고한다.
- 향후 비교를 위해 기초 활력징후를 사정한다.
- 천명음, 호흡음 감소 여부, 기침과 객담 배출을 사정한다.
- 저산소증과 과탄산증에 의한 혼돈과 불안을 사정한다.

간호진단

- 기관지내의 분비물 정체와 관련된 비효과적인 기도청결

- 산소공급과 수요간의 불균형과 관련된 활동저하
- 정보에 접할 기회 부족과 관련된 일반약의 상호작용에 대한 지식 부족

간호목표

- 환자는 천명이 없으며 증상이 완화된다.
- 환자의 폐는 2–5일 내에 깨끗해진다.
- 환자는 처방한 대로 약물을 복용한다.

간호중재

- 호흡 횟수, 깊이, 리듬, 유형에 대해 모니터링한다.
- 잡음, 천명음이 있는지 폐음을 모니터링한다.
- 청색증이 있는지 입술과 손톱을 관찰한다.
- 약물치료 효과를 모니터링하고, 부작용을 관찰한다.
- 적절한 수분을 공급한다. 액체는 분비물을 묽게 만든다.
- 간기능검사를 모니터링한다. zafirlukast, montelukast 투여 시 AST 및 ALT는 증가된다.
- 폐 물리요법(가슴 두드리기, 체위배액 등)을 시행한다.

환자교육

일반

- 알레르기 반응이 일어난다면 약물을 중단하고 의료진에게 알리도록 환자에게 교육한다.
- 규칙적인 간기능검사를 모니터한다.
- 홍차, 녹차와 montelukast, zafirlukast를 함께 사용하면 자극이 증가됨을 설명한다.
- 금연하도록 격려한다.
- 불안을 경감시키는 방법(이완요법, 음악)에 대해 상의한다.
- 빈번하거나 심한 천식발작을 하는 환자에게 ID 팔찌를 착용하도록 한다.
- 가임기 여성은 montelukast 복용 전에 의사와 상담하도록 한다.
- 아스피린 민감성을 가진 환자는 기관지수축을 예방하기 위해 아스피린과 NSAID를 같이 사용하지 않도록 한다.
- 최대의 효과를 위해 저녁시간에 LT 수용체 억제제를 복용하도록 한다.

자가투여

- 급성 천식발작 완화를 위해 montelukast를 사용하지 않도록 한다.
- 운동 유발성 기관지경련에는 예방요법의 지속사용과 단시간작용 응급약물을 사용하도록 교육한다.
- montelukast의 일반적인 사용법보다 더 자주 단시간작용 흡입형 기관지확장제가 필요하면 의료진에게 알리도록 교육한다.
- 증상이 없는 기간에도 약물요법을 실시하도록 환자에게 말한다.
- 삼키는 것은 약물흡수에 변화를 주기 때문에 씹는 정제는 철저히 씹도록 환자(특히 어린이)에게 교육한다.

평가

- 환자는 천명없이 호흡하고 약물부작용이 없다.
- 환자는 증상이 없어도 꾸준히 약물요법을 실시하고 있다고 말한다.

원형약물차트 29-2

Montelukast

약물분류	투여경로
기관지확장제: leukotriene 수용체 길항제 상품명: Singulair 임신범주: B	PO
금기	**상호작용**
과민반응, 심한 천식발작, 지속형 천식 혹은 급성 기관지수축 주의: 심한 간질환, 자살충동, 수유, corticosteroid 금단	검사: 비정상 간기능검사(ALT, AST)
약동학	**약력학**
흡수: 잘 흡수됨　　분포: PB: 99% 대사: 반감기: 2.7–5.5h　　배설: 대변, 담즙	PO: 개시: UK　　최고: 3–4h　　작용: 24h
치료효과/사용	
기관지수축 예방 및 천식치료 유지 작용기전: Leukotriene 수용체에 결합하여 평활근수축 및 기관지수축 억제	
부작용	**유해반응**
발열, 두통, 졸림, 메스꺼움, 피로, 불안, 불면, 혼돈, 우울, 비충혈, 기침, 목아픔, 치통, 독감, 호흡곤란, 오심, 구토, 복통, 체중 소실, 발진	혈관부종, 출혈, 혈관염, 간질, 부종 생명위협: 아나필락시스, 자살충동, Stevens–Johnson 증후군

6 Glucocorticoids(Steroid)

Glucocorticoid는 호흡기 질환, 특히 천식치료에 사용된다. 이 약물은 항염증작용이 있으며, 기관지확장제에 반응하지 않는 천식, theophylline 혹은 아드레날린성 약물의 최대용량에도 불구하고 천식발작이 있을 때 사용된다. Glucocorticoid는 베타$_2$작용제와 동시에 사용 시 상승효과가 있는 것으로 여겨진다.

Glucocorticoid는 다음 방법에 따라 투여된다.

- MDI 흡입기: beclomethasone(Beconase AQ, QNASL, Qvar)
- 정제: dexamethazone(Decadron), prednisone, prednisolone 및 methylprednisolone
- IV: dexamethazone(Decadron), hydrocortisone

흡입형 glucocorticoid는 충분한 효과를 나타내기까지 1–4주 소요되기 때문에 심한 천식발작에는 도움이 되지 않는다. 흡입형 glucocorticoid로 유지할 때 천식 환자는 증상 호전과 천식발작의 감소를 보인다. 흡입형 glucocorticoid는 천식증상조절에 있어서, 특히 기관지 과민반응 감소에 있어서는 베타$_2$작용제보다 더욱 효과적이다. 경구용 흡입기 사용은 경구용 전신 glucocorticoid 치료와 관련된 부신억제위험을 최소화한다. 천식이 잘 조절되면 경구용 약물보다 흡입형 glucocorticoid를 더 선호한다.

급성 천식 악화 환자에게는 고용량(20–40mg prednisone, 5일간)의 전신형 glucocorticoids(즉, IV)를 신속하게 투여한다. 용량을 줄여서 1주간 추가치료를 실시한다. 한 번 투여나 단시간사용으로 증상이 조절되면 glucocorticoids는 갑자기 중단해도, 부신기능의 저하는 1–2 주 내에 나타나지 않는다.

심한 천식으로 장시간의 glucocorticoid 치료가 필요할 때, 천식 악화와 부신기능 억제를 예방하기 위해 약물 감량이 필수적이다. 현재, 대부분의 천식환자 치료에 흡입형 glucocorticoids가 더 선호되고 있다.

Glucocorticoids는 위장점막에 자극을 줄 수 있으므로 소화성 궤양을 피하기 위해서는 음식과 같이 투여한다. Glucocorticoids fluticasone propionate 100mcg와 salmeterol 50mcg(Advair Diskus 100/50)을 함유하는 복합약물이 천식 증상치료에 효과적이다. Advair는 매일, 아침에 한 번, 밤에 한 번 투여한다. 이 약물은 갑작스러운 증상에 대한 신속작용흡입제를 대체하는 것은 아니라 기도수축과 염증을 경감하기 위해 사용한다.

1) 부작용 및 유해반응

경구흡입 glucocorticoids 와 관련된 부작용은 전신보다는 국소적(예, 목자극, 목쉼, 구강건조, 기침)으로 나타난다. 구강, 후두 및 인두의 진균감염이 발생하지만, 약물 중단과 항진균제 치료로 호전된다. Candida albicans 감염은 구강 내 약물 침착을 줄이기 위해 흡입기 사용 시 간격을 띄우는 장치(spacer)를 사용하고, 매번 약물투여 후 물로 입과 목을 씻어내고, 매일 따뜻한 물로 spacer를 세척하면 예방할 수 있다.

경구 및 주사용 glucocorticoids 약물은 장기간 사용 시 많은 부작용을 일으키나, 단기간 사용 시 중요한 부작용을 일으키지 않는다. 대부분의 유해반응은 glucocorticoid 치료 2주 후에 나타나며, 가역적이다. 부작용에는 두통, 이상행복감, 혼돈, 발한, 고혈당증, 불면, 오심, 구토, 허약 및 월경 불규칙 등이 있다. 유해반응에는 우울, 소화성 궤양, 골밀도감소, 골다공증 및 정신병 발병 등이다.

장시간 경구 및 정맥투여를 실시할 경우 전해질불균형, 수분저류(주위부종, 하지부종, 달덩이 얼굴, 체중 증가), 고혈압, 피부얇아짐, 자반(purpura), 비정상적 피하(지방) 분포, 고혈당증 및 면역반응 이상 등이 나타난다.

7 Cromolyn과 Nedocromil

Cromolyn sodium(NasalCrom)은 기관지천식의 예방을 위해 매일 투여하고, 급성 천식발작에는 사용하지 않는다. Cromolyn은 기관지확장제의 특성은 없으나, 히스타민 방출을 억제하여 천식을 예방한다. 가장 흔한 부작용은 기침과 나쁜 맛이며, 약물 사용 전후에 물을 마시면 감소한다. 심각한 부작용은 반동성 기관지수축이므로, 갑자기 사용을 중지하면 안 된다. Cromolyn은 흡입으로 투여하며, 베타–아드레날린성 작용제와 xanthine 유도체와 병용한다.

Nedocromil sodium의 작용과 사용은 cromolyn sodium과 유사하다. 항염증작용이 있으며, 비만세포로부터 histamine, leukotrienes 및 다른 매개체들의 분비를 억제한다. 급성 천식발작 동안에는 사용하지 않고, 기관지수축과 급성 천식발작 예방에 사용된다. 흡입 시 불쾌한 맛을 낼 수 있다. Nedocromil은 cromolyn보다 더욱 효과적이다.

표 29-4는 LT 수용체 억제제, LT 합성 억제제, glucocorticoid(비강 스프레이, 에어로졸 흡입, 복합제 및 경구약물, 근육내주사 및 정맥내주사), cromolyn sodium 및 nedocromil sodium을 포함하여 COPD에 대한 항염증약물을 기술하고 있다.

8 점액용해제

점액용해제(mucolytics)는 걸쭉한 점액분비물을 제거하기 위해 액화시키고 덜 끈적하게 하는 것이다. Acetylcycteine(Mucomyst)은 분무화(nebulization)시켜 투여한다. 이 약물을 다른 약과 섞으면 안 된다. 천식 혹은 과민성 기도질환을 가진 환자는 기관지를 폐쇄시키는 분비물이 증가하므로 acetylcycteine을 기관지확장제의 보조치료제로 투여된다(혼합하지 않는다). 기관지확장제는 점액용해제 5분 전에 투여해야 한다. 부작용에는 오심, 구토, 구내염(구강궤양) 및 콧물 등이다.

Acetylcycteine(Mucomyst)은 acetaminophen(Tylenol)의 과용량섭취 후 12-24시간 내에 투여하면 해독제로 사용가능하다. 경구투여 시에는 주스나 청량음료로 희석한다.

PART 10

심혈관계 약물

CHAPTER 30

강심배당체, 협심증치료제, 부정맥치료제

학습목표

- 강심배당체, 협심증치료제, 부정맥치료제의 작용을 구분한다.
- 강심제에 대한 독작용의 징후와 증상을 기술한다.
- 질산염, 베타차단제, 칼슘통로차단제, quinidine 및 procainamide의 부작용과 유해반응을 비교한다.
- 강심배당체, 협심증치료제, 부정맥치료제를 복용하는 환자에게 간호과정을 적용한다.

1 강심배당체

강심제는 A.D 1200년부터 사용되기 시작한 가장 오래된 약 중에 하나이다. 1785년에 영국의 William Withering은 강심제를 신장 및 심장 기능부전에 의한 사지 부종을 경감시키기 위해 사용하여, 심부전치료에 효과가 있음을 알게 되었다. 심근이 약해지고 비대해지면, 심장에서 체순환으로 혈액을 내보내는 능력이 상실된다. 보상기전이 실패하고 말초 및 폐 조직이 울혈되는 상태가 **울혈성 심부전**이다. 심부전의 원인으로는 만성 고혈압, 심근경색, 관상동맥질환, 심장판막질환, 선천성 심장질환 및 동맥경화증 등이다.

심부전은 좌측 또는 우측에 발생할 수 있다. 좌심부전은 좌심실이 폐와 좌심방으로부터 들어오는 혈액을 대동맥을 통해 말초순환으로 충분히 펌프작용을 하지 못하는 것으로, 이로 인해 폐로 많은 양의 피가 역류되어, 환자는 숨가쁨과 호흡곤란을 겪는다. 우심부전은 심장이 체순환에서 우심방으로 들어온 혈액을 충분히 펌프하지 못할 때 발생하고, 그 결과 말초조직에 피가 정체되어 말초부종을 유발한다.

심부전은 **전부하**(*preload*)와 **후부하**(*afterload*)가 증가한다. 전부하 증가는 심실벽의 긴장과 비후의 병리학적 증가 때문에 이완기말에 심실 내에 혈액이 과도하게 채워진 것이다. 후부하 증가는 좌심실로부터 방출될 혈액이 전신 순환계로 가기 위해 극복해야 할 압력이 증가하는 것이다.

천연에 존재하는 **강심배당체(cardiac glycoside)**는 *digitalis*를 포함한 많은 식물에서 발견되며, 강심배당체는 나트륨-칼륨-펌프를 억제하여 세포내 나트륨을 증가시키며, 이는 칼슘유입을 증가시켜 심근섬유가 더욱 효과적으로 수축하게 한다. 강심제는 심근수축력을 증가시키고 더 느리게 박동함으로써 심박출량을 개선시킨다.

심근수축력의 증가는 심박출량의 증가, 전부하 감소, 말초 및 심장으로 혈액공급 증가에 의해 심장, 말초 및 콩팥 기능을 강화시켜 부종을 줄이고 체액배출을 증가시킨다. 그 결과 폐와 사지의 체액저류는 줄어든다.

1. Digoxin

원형약물차트 30-1은 강심배당체 digoxin의 약리학적 정보를 나타내고 있다.

약동학 경구용 정제 digoxin 흡수율은 70%이며, 액체 및 캡슐 형태는 흡수율이 90%이다. Digoxin의 단백결합은 30%이며, 30-40시간의 긴 반감기로 인해 약물축적이 일어난다.

Digoxin의 30%는 간에서 대사되고, 대부분 변하지 않는 채로 50-70%가 신장으로 배설되므로, 신장기능저하는 digoxin 배설에 영향을 미친다.

약력학 심부전 환자에서 심장수축력을 증가시켜 심박출량을 증가시키고, 순환과 조직 혈액공급을 호전시킨다. digixin은 방실결절의 전도를 느리게 하기 때문에 심박수는 느리게 된다. 혈청치료범위는 0.8-2.0ng/mL이다.

원형약물차트 30-1

Digoxin

약물분류 강심배당체 상품명: Lanoxin 임신범주: C	**투여경로** PO IV
금기 심실부정맥, 2도 혹은 3도 심장차단 주의: AMI, 신장질환, 갑상선기능저하증, 갑상선기능항진증, 간기능이상, 서맥, 저칼륨혈증	**상호작용** 약물: quinidine, verapamil과 병용 시 혈청 digoxin 농도 증가; 제산제, colestipol과 병용 시 dogoxin 흡수 저하; thiazide 이뇨제, loop 이뇨제와 병용 시 digoxin 독성위험 증가 검사: 저칼륨혈증, 저마그네슘혈증, 고칼슘혈증 증가
약동학 흡수: PO: 정제 60–70%; 액체 90%; 캡슐 90–100% 분포: PB: 20–30% 대사: 반감기30–40h 배설: 70% 소변에; 30% 간대사	**약력학** PO: 개시: 30min–2h 최고: 2–6h 작용: UK IV: 개시: 5–30min 최고: UK 작용: UK
치료효과/사용 HF, 심방세동 치료 작용기전: Sodium–potassium ATPase 억제, 심장수축력 증대, 심박출량 및 조직 관류 증가; 심실 속도 감소	
부작용 식욕부진; 오심, 구토, 설사, 복통, 두통, 황녹색 색조가 보이거나 흐릿한 시야, 복시, 눈부심(photophabia), 졸림, 어지럼, 피로, 혼돈	**유해반응** 서맥, 시력장애 생명위협: 방실차단, 심부정맥

표 30–1 강심배당체와 심장수축 촉진 약물

일반명(상품명)	투여경로	사용 및 고려사항
신속작용 디지탈리스		
digoxin(Lanoxin)	원형약물차트 30–1 참조	
Phosphodiesterase 억제제(positive inotropic bipyridines)		
milrinone lactate	IV	HF의 단기 치료: 심장 이식전에 사용될 수도 있음. 심박수 및 혈압 주의깊은 관찰. 임신범주: C; PB: 70%; tⅡ: 1.5–2.5h
강심제 독성에 대한 해독제		
digoxin immune Fab(Digibind)	IV	심각한 강심제 독성치료. Digoxin과 결합하여 복합분자 형성(혈청 digoxin 농도가 >2ng일 경우 강심제 독성 의미). 작용개시: 30min; 작용시간: 3–4d. 임신범주: C; PB: UK; tⅡ: 23h

표 30–1는 강심제의 투여경로, 사용 및 고려사항을 나타내고 있다.

1) 강심제 독성

digoxin의 과량 혹은 축적으로 인해 강심제 독성이 나타난다. 징후와 증상에는 식욕부진, 설사, 오심 및 구토, 서맥, 심실조기수축(PVC), 부정맥, 두통, 무력감, 흐릿한 시야, 혼돈 및 섬망 등이 있으며, 노인에게 독성이 더욱 잘 나타난다. 혈청 digoxin 농도는 면밀히 관찰되어야 한다.

2) 심장/강심배당체의 해독제

Digoxin immune Fab(ovine, Digibind)는 심한 강심제 독성 치료에 사용된다. 이들 약은 digoxin과 결합하여 복합분자를 형성하여 소변으로 배설되므로 digoxin은 세포의 작용부위에 결합할 수 없게 된다.

3) 약물 상호작용

Furosemide와 hydrochlorothiazide 같은 강력한 이뇨제, cortisone 약물은 저칼륨혈증을 초래하여 심근세포에서 digoxin 효과를 증가시킴으로써 강심제 독작용을 유발한다. 칼륨소실이뇨제 또는 cortisone과 digoxin을 함께 투여받는 환자는 저칼륨혈증과 강심제 독성을 피하기 위해 칼륨이 풍부한 음식을 섭취하고 칼륨보충제를 투여해야 한다.

2. Phosphodiesterase 억제제

Phosphodiesterase 억제제는 phosphodiesterase를 억제하여 양성 근육수축 작용과 혈관확장을 일으킨다. milrinone lactate은 일회 박출량(stroke volume)과 심박출량을 증가시키고 혈관을 확장시킨다. 이 약은 정맥투여하고, 48-72시간을 넘기지 말아야 한다. 약물은 심한 심부정맥을 초래하므로 심전도와 심장상태를 면밀히 관찰해야 한다.

2 기타 심부전치료제

혈관확장제, angiotensin-전환효소(ACE) 억제제, angiotensin II 수용체 차단제, 이뇨제(thiazide계 약물, furosemide), spironolactone(Aldactone) 및 일부 베타차단제 등이 심부전에 사용되는 기타 약물들이다.

혈관확장제는 심장으로 정맥혈 유입을 감소시켜 심장충만(cardiac filling), 심실신장, 전부하 및 심장의 산소요구량을 줄인다.

ACE 억제제는 세정맥과 세동맥을 확장시켜 신장혈류를 증가시키고 혈액량을 감소시킨다. 또한 aldosterone 분비를 줄여 나트륨과 체액저류를 감소시킨다.

Valsartan(Diovan) 및 candesartain(Atacand)과 같은 angiotensin II 수용체 차단제는 ACE 억제제에 반응이 없는 심부전 환자에게 사용된다.

이뇨제는 체액량 감소 치료의 일차 선택약물로 신부전 환자에게 digoxin 혹은 기타 약제와 자주 같이 처방된다.

칼륨-보존이뇨제인 spironolacton(Aldactone)은 중등도에서 심한 정도의 심부전치료에 사용하는데, 심부전 시 Aldosterone 분비가 증가되고 Aldosterone은 신장에서 칼륨과 마그네슘 배설을 촉진시키고 나트륨과 수분정체를 증가시킨다. Spironolacton은 aldosterone길항제로 심장에서 Aldosterone의 유해한 효과를 차단한다.

과거에는 베타차단제가 심장수축력을 감소시키기 때문에 심부전 환자에게 금기되었다. 약물용량조절 하에서 베타차단제(carvedilol[Coreg], metoptrolol[Lopressor, Toprol-XL] 및 bisoprolol[Zebeta])는 심장기능을 개선시키는 것으로 밝혀졌다. 초기에 낮은 농도를 투여하고 점차 증량시키며, 효과가 나타날 때까지 1-3개월이 소요된다.

간호과정
환자-중심의 협력의 간호

강심배당체: Digoxin

사정
- 약물과 약초 사용에 대해 사정한다.
- 향후 비교를 위해 기본적인 맥박을 측정한다.
- 강심제 독성의 징후와 증상을 사정한다. 증상이 있을 때 즉시 의료진에게 보고한다.

간호진단
- 감소된 심장 펌프기능과 관련된 심박출량의 감소
- 감소된 심장 펌프기능과 관련된 비효율적인 말초조직 관류
- 심장 건강상태에 대한 위험과 관련된 불안

간호목표
- 환자는 digoxin 복용 전에 매일 맥박을 측정한다.
- 환자는 분당 맥박수가 60회 미만이거나 맥박수가 현저하게 감소될 때 보고한다.
- 환자는 적정한 혈청 칼륨농도를 유지하기 위해 칼륨이 풍부한 음식을 섭취한다.

간호중재
- Digoxin 투여 전에 심첨맥박을 확인하여, 분당 60회 미만이면 약을 투여하지 않는다.
- 심부전의 증상인 말초 및 폐부종의 징후를 확인한다.
- 혈청 digoxin 농도를 모니터한다.
- 혈청 칼륨농도(정상 3.5~5.3mEq/L)를 모니터링하고, 만약 저칼륨혈증이 있으면 보고한다.

환자교육

일반
- 환자에게 약물이행의 중요성을 설명한다.
- 우선 의료진과 상의없이 비처방약물을 복용하지 않도록 한다.
- 약은 어린이의 손이 닿지 않는 곳에 보관하고, 어린이가 쉽게 열 수 없는 약병을 사용한다.

자가투여
- Digoxin 투여 전에 맥박 측정법을 환자에게 교육하고, 맥박수가 60회 미만이거나 불규칙하면 의료진에 알리도록 교육한다.

부작용
- 맥박 60회 미만, 오심, 구토, 두통, 설사 및 복시를 포함한 시각장애 등 부작용을 보고하도록 환자에게 안내한다.

식이
- 신선하거나 말린 과일, 과일주스, 감자를 포함한 채소 같은

칼륨이 풍부한 음식을 섭취하도록 환자에게 조언한다.

평가

- 환자는 분당 맥박수가 60회 이상일 때 약물을 복용하고, 칼륨이 풍부한 음식 5가지를 말로 설명한다.

3 항협심증약물

항협심증약물(antianginal drug)은 **협심증(angina pectoris)**치료에 사용되는 약이다. 협심증은 관상동맥 내에 플라그(plague)에 의한 폐쇄 혹은 혈관경련으로 심근에 혈류 및 산소공급이 감소되어 생기는 급성 흉통이다. 환자들은 협심증 통증을 답답함, 가슴중앙 부위의 압박 및 좌측 팔로 퍼져 내려가는 통증으로 표현한다. 심한 협심증의 경우 목과 좌측 팔로 이행되는 연관통이 흔하다. 협심증 발작은 심근경색으로 진행될 수 있다. 협심증 통증은 대개 수분 정도만 지속된다.

1. 협심증의 유형

협심증에는 세 가지 유형이 있다.

- **전형적(안정형)**: 예측되는 스트레스 혹은 운동으로 인해 발생한다.
- **불안정형(경색 전)**: 활동과 관련없이 더 자주 발생하거나 증상이 더 심해진다.
- **변이형**(prinzmetal, **혈관형**): 휴식 동안 발생한다.

첫 두 가지 유형은 관상동맥의 좁아짐 혹은 부분 폐쇄에 의한다. 변이형 협심증은 혈관경련(vasospasm)에 의해 발생한다. 전형적 및 변이형 협심증을 모두 가진 환자도 흔한 편이다. 불안정형 협심증은 심근경색증을 포함하고 즉시 의학적 중재가 필요한 응급상황이다.

2. 비약물적 협심증치료

약물과 비약물적 치료의 병용은 협심증 발작 조절과 예방에 항상 필요하다. 협심증 발작을 줄이는 비약물적 방법으로는 과식, 흡연, 극심한 날씨 변화, 강도 높은 운동, 감정적 흥분 등을 피하는 것이다. 적절한 영양, 적당한 운동(의료진과 상의한 경우에만), 적절한 휴식 및 이완요법 등이 예방적 요법으로서 사용된다.

3. 항협심증약물의 종류

항협심증약물은 심근에 산소 공급을 증가시키거나 산소요구를 감소시킴으로써 혈류를 증가시킨다. 협심증 치료제에는 질산염, 베타차단제, 칼슘통로차단제 등이 있다. 질산염은 정맥긴장도를 감소시켜 심장의 부담을 줄이고 혈관확장을 촉진하는 것이다. 베타차단제와 칼슘통로차단제는 심장의 부담을 줄여 산소요구를 감소시킨다.

표 30-2에 협심증치료약물의 효과를 나타내고 있다.

불안정형 협심증은 설하 및 정맥 내로 질산염의 투여가 즉각적으로 필요하다. 심장통증이 계속된다면 베타차단제를 정맥내주사하고, 만약 환자가 베타차단제에 반응이 없는 경우 칼슘통로차단제로 대체한다.

1) 질산염

질산염(nitrate)은 1840년에 개발되었고, 협심증을 완화시키는데 사용된 첫번째 약물이었다. 질산염의 주요 작용은 정맥 혈관 확장을 통해 전부하를 감소시키고, 그 결과 심근의 산소 요구량을 낮추는 것이다. 또한, 고용량에서는 동맥과 관상동맥을 확정시켜 심근 혈류 공급을 증가시키는 작용도 한다. 이 약은 심근허혈은 감소시키지만 저혈압을 일으킬 수 있다.

혀밑에서 흡수되는 설하용 nitroglycerin 정제는 다양한 용량이 있으며, 심장통증에는 평균 0.4mg이 처방된다. 만

표 30-2 협심증에 사용되는 항협심증약물의 효과

약물	변이형 (혈관경련형)	전형적 (안정형) 협심증
질산염(Nitrates)	관상동맥이완, 혈관경련감소, 산소공급증가	정맥확장, 전부하 감소, 산소요구량 감소
베타차단제(Beta blockers)	효과 없음	심박동수와 수축력 감소, 산소요구량 감소
칼슘통로차단제(Calcium channel blockers)	관상동맥이완, 혈관경련감소, 산소공급증가	동맥확장, 후부하 감소, 산소요구량 감소. Verapamil, diltiazem은 심박동수와 수축력을 감소시킨다.

원형약물차트 30-2

Nitroglycerin

약물분류 유기질산염 상품명: Nitrostat, Nitro-Bid, Transderm-Nitro patch, NTG, Nitrogard SR 임신범주: C	**투여경로** 설하/SR/IV/연고/패치/흡입
금기 과민반응, 소아, 청소년 주의: Lactose 과민반응, 협각녹내장, 수유기 여성, 노인	**상호작용** 약물: 알코올, 베타차단제, 칼슘통로차단제, 항고혈압제, 아스피린, benzodiazepines, 혈관확장제 함께 사용 시 효과 증가; 헤파린의 효과 감소
약동학 흡수: 설하: 75% 이상 흡수; 연고와 패치: 천천히 흡수 분포: PB: 60% 대사:반감기 1~4분 배설: 간, 소변	**약력학** SL: 개시: 1–3min 최고: 4min 작용: 30min SR Cap: 개시: 20–45min 작용: 8–12h 연고: 개시: 20–60min 최대: 1–2h 작용: 6–8h 패치: 개시: 30–60min 최대: 1–2h 작용: 20–24h IV: 개시: 1–3min 작용: 3–5min
치료효과/사용 협심증 조절 작용기전: 심근의 산소요구량 감소; 혈관확장에 의한 전부하 감소, 간접적으로 후부하 감소	
부작용 메스꺼움, 구토, 두통, 흐린시야, 어지럼, 실신, 허약, 간지럼, 홍조, 혼돈, 창백, 발진, 마른 입, 두근거림, 내성	**유해반응** 저혈압, 반사성 빈맥, 역설적 서맥 생명위협: 순환허탈

약 통증이 사라지지 않거나 악화된다면 119에 연락해야 한다. 설하용 nitroglycerin의 효과는 10분 정도 지속된다. 설하용 정제는 열과 빛에 노출될 때 파괴되기 때문에 공기가 차단되는 유리병에 보관되어야 한다. Nitroglycerin을 투여한 후 환자는 말초혈관확장으로 인해 어지럼, 창백 또는 두통을 경험한다.

설하용 nitroglycerin은 가장 흔히 사용되는 질산염이다. 이 약은 간에 의해 일차통과대사를 거쳐 효과가 줄어들기 때문에 삼키면 안 된다. Nitroglycerin은 국소(연고, 경피패치), 경설, 경구 서방형 캡슐 또는 정제, 에어로졸 스프레이(흡입) 및 정맥내 투여 등 다른 형태로도 사용이 가능하다. 원형약물차트 30-2는 nitroglycerin의 작용을 요약하고 있다.

유기질산염에는 여러 유형이 있다. Isosorbide dinitrate(Isordil)는 설하로 투여될 수 있고 또한 씹는 정제, 즉시-유리 정제, 서방형 정제와 캡슐로도 사용가능하다. Isosorbide mononitrate(Imdur)는 즉시-유리와 서방형 정제 형태로 경구투여된다.

약동학 설하용 nitroglycerin은 즉시 흡수되어 내경동맥과 우심방으로 직접 유입된다. 질산염의 약 40-50%는 위장관으로 흡수되어 간에서 일차통과대사를 거쳐 비활성화된다. 연고와 패치 형태의 nitroglycerin은 피부를 통해 서서히 흡수되고, 소변을 통해 배설된다.

약력학 Nitroglycerin은 혈관평활근에 직접작용하여 이완과 확장을 일으킨다. 심장 전부하(preload)와 후부하(afterload)를 줄이고 심근의 산소요구량을 감소시킨다. 정맥확장으로 심장으로 들어가는 혈액이 감소되고, 동맥확장으로 인해 혈관수축과 저항이 감소된다.

Nitroglycerin의 작용개시는 투여방법에 따라 다르다. 작용개시는 설하 및 정맥내 사용 시 빠르며(1-3분), 경피투여 시는 더 느려진다(30-60분). 경피 nitroglycerin 패치의 작용시간은 약 24시간이므로, 패치는 하루에 한 번 적용한다. 질산염 약물은 사용중지가 없이 지속적으로 투여되면 내성이 생기므로 경피 패치는 밤시간에 반드시 제거하여 8-12시간의 질산염 사용중지 시간을 가져야 하며, 경구 질산염은 하루 12~18시간만 약효가 지속되도록 해야 한다. 표 30-3는 질산염의 종류와 투여경로, 사용 및 고려사항을 나타내고 있다.

부작용 및 유해반응. 두통은 nitroglycerin의 가장 흔한 부작용 중 하나이나, 계속 사용 시 빈도는 줄어든다. Acetaminophen을 사용하여 두통을 경감시키기도 한다. 다른 부작용으로는 저혈압, 어지럼, 허약 및 창백 등이 있다. Nitroglycerin 연고 혹은 경피 패치를 중단할 때는 **심근허혈**

표 30-3 항협심증약물

일반명(상품명)	투여경로	사용 및 고려사항
질산염		
단시간작용		
nitroglycerin(Nitrostat)	원형약물차트 30-2 참조	
장시간작용		
isosorbide dinitrate (Isordil, Sorbitrate)	PO(IR 즉시방출형) 설하 PO(SR 지속방출형)	협심증 발작 예방. 혈압 저하 가능. 전 시간에 걸쳐 내성 발생가능. 두통, 어지럼, 가벼운 두통 및 홍조 발생. 임신범주: C; PB: UK; tⅡ: 1–4h
isosorbide mononitrate(Imdur)	PO: IR PO: SR	협심증 발작 예방. SR 약물이 통증완화와 6시간 약물투약이 없는 시간에 제공되어 약물내성을 줄이고 효과를 증대시킴. 임신범주: C; PB: 5%; tⅡ: 5h
베타-아드레날린성 차단제		
atenolol(Tenormin) (베타$_1$)	PO	협심증과 고혈압치료. 혈압과 심박수 면밀하게 모니터링. 심장 선택성 약물; 베타$_1$수용체 차단. 천식 환자에게 사용. 임신범주: D; PB: 5–15%; tⅡ: 6–7h
metoprolol tartrate (Lopressor, Toprol XL) (베타$_1$)	PO IV	베타$_1$수용체 차단 atenolol과 유사함. 고용량의 metoprolol은 기관지수축을 일으킴. 심박수와 수축력 감소시켜 심장 산소요구량을 줄임. 임신범주: C; PB: 12%; tⅡ: 3–7h
nadolol(Corgard) (베타$_1$ 및 베타$_2$)	PO	협심증과 고혈압 치료. 임신범주: C; PB: 30%; tⅡ: 10–24h
propranolol HCl(Inderal) (베타$_1$ 및 베타$_2$)	PO SR	베타$_1$ 및 베타$_2$차단. 기관지수축 위험으로 더 이상 협심증의 선택약물이 아님. HR, BP, RR 모니터링. 임신범주: C; PB: 90%; tⅡ: 2–6h
칼슘통로차단제		
amlodipine(Norvasc)	PO	협심증과 고혈압 치료. 다른 항협심증약 또는 항고혈압제와 같이 사용가능. 임신범주: C; PB: 93%; tⅡ: 30–50h
diltiazem HCl(Cardizem)	PO	협심증치료. Nifedipine 만큼 저혈압효과가 크지 않음. 신장기능을 모니터링. 임신범주: C; PB: 70–80%; tⅡ: 3.5–9h
felodipine(Felendil XL)	PO	만성 협심증과 고혈압치료. 심장 산소요구량 줄임. 강력한 말초혈관확장제; 심박수와 심근수축력 감소. 임신범주: C; PB: >99%; tⅡ: 10–16h
nicardipine HCl(Cardene SR, Cardnen IV)	PO IV	협심증치료. 단독 또는 다른 항협심증 약과 병용. 고혈압에도 사용됨. 말초부종, 두통, 어지럼, 몽롱함 발생. 임신범주: C; PB: 95%; tⅡ: 2–4h
nifedipine(Procardia, Adalat)	PO	협심증치료. 특히 환자가 질산염 혹은 베타차단제를 복용하는 경우(혈압을 주의 깊게 감시). 강력한 칼슘통로차단제. 임신범주: C; PB: 92–98%; tⅡ: 2–5h
nisoldipine(Sular)	PO	협심증과 고혈압치료. 심장수축력과 혈관평활근수축력 억제. 심박수 및 심박출량 감소. 혈압 감소. 주의: MI 및 HF의 가능성이 있는 환자. 임신범주: C; PB: 99%; tⅡ: 7–12h
verapamil HCl(Calan, Isoptin)	PO	협심증, 심부정맥, 고혈압치료. 말초부종, 변비, 어지럼, 두통 및 저혈압 발생 가능. 임신범주: C; PB: 90%; tⅡ: 3–8h

(myocardial ischemia)에 의한 심한 통증의 반동효과를 방지하기 위해 수주에 걸쳐 용량을 줄여나가야 한다.

약물 상호작용. 베타차단제, 칼슘통로차단제, 혈관이완제 및 알코올은 질산염의 저혈압효과를 상승시킬 수 있다. 정맥내 nitroglycerin 투여는 헤파린작용을 방해할 수 있다.

2) 베타차단제

베타-아드레날린성 차단제는 베타$_1$과 베타$_2$수용체 부위를 차단한다. **베타차단제**는 catecholamine의 작용을 차단함으로써 교감신경계 효과를 줄여 심장박동과 혈압을 감소시키게 된다. 이 약들은 협심증치료제, 심부정맥치료제 및 고혈압치료제로 사용된다. 베타차단제는 심장박동과 심근수축력을 감소시키기 때문에 이로 인한 산소소비요구량을 줄여 흉통을 감소시키므로 안정형 협심증에 가장 효과적이다. 베타차단제는 반사성 빈맥과 흉통의 재발을 피하기 위해 서서히 용량을 줄여야 한다. 표 30-4는 협심증에 가장 흔히 사용되는 베타차단제와 투여경로, 사용 및 고려사항을 나타내고 있다.

약동학 베타차단제는 경구로 잘 흡수된다. Propranolol(Indera)의 반감기는 3-6시간, atenolol(Tenormin)은 6-7시간이며, metoprolol은 3-7시간이다. 이들 약은 간에서 대사되고 배설된다. Atenolol은 경구투여용량의 절반 정도가 위장관에서 흡수되고 나머지는 변화되지 않은 채로 대변으로 배설된다.

약력학 베타차단제는 심근수축력을 감소시키기 때문에 심근의 산소요구는 줄어든다. 그러므로 환자는 산소요구의 감소와 함께 증가된 운동에 견딜 수 있다.

비선택적 베타차단제 propranolol의 작용개시는 30분이고, 최고작용 도달시간은 1-1.5시간, 지속시간은 4-12시간이다. 심장선택적 베타차단제인 atenolol의 작용개시는 60분이며, 최고작용 도달시간은 2-4시간, 지속시간은 24시간이다. 선택적 metoprolol의 작용개시는 15분이며, 지속시간은 6-12시간이다.

부작용 및 유해반응. 비선택적 또는 선택적 베타차단제 모두 심박수를 줄이고 혈압을 낮춘다. 비선택적 베타차단제의 경우 기관지수축, 행동 혹은 정신적 반응, 발기부전(Inderal사용)이 잠재적 유해작용이다.

활력징후는 베타차단제 사용 초기부터 면밀히 관찰되어야 한다. 사용중단 시에 반사성 빈맥 혹은 치명적 심장부정맥 같은 반동성 효과를 방지하기 위해 1주 혹은 2주에 걸쳐 감량되어야 한다.

3) 칼슘통로차단제

칼슘통로차단제(calcium channel blocker, CCB) 혹은 **칼슘차단제(*calcium blocker*)**는 안정형 협심증과 변이형 협심증, 일부 부정맥 및 고혈압의 치료를 위해 사용된다. 칼슘은 심근수축을 활성화시키고, 심장의 작업부하를 증가시키며, 산소를 더욱 필요로 하게 한다. 칼슘통로차단제는 관상동맥경련(변이형 협심증, variant angina)을 이완시키고 말초세동맥을 이완시켜 심장의 산소요구량을 줄인다. 또한, 심장수축력을 감소시키고, 후부하를 감소시키고, 말초저항을 줄이며, 심장의 작업부하를 줄여 심장의 산소요구량을 줄인다. 칼슘통로차단제는 관상동맥을 이완시켜 변이형 협심증에 효과가 있으며, 산소요구량을 줄여 안정형 협심증을 치료한다. 표 30-3는 협심증치료에 사용되는 칼슘통로차단제의 투여경로, 사용 및 고려사항을 나타내고 있다.

약동학 칼슘통로차단제-verapamil(Calan), nifedipine(Procardia), diltiazem(Cardizem)-가 협심증의 장기치료에 효과적으로 사용된다. 칼슘통로차단제의 80-90%는 위장관점막을 통해 흡수된다. 그러나 간을 통한 일차통과대사가 순환기 내의 유리형 약물 이용률을 줄여, verapamil의 20%, diltiazem의 45-65% 및 nifedipine의 35-40%가 생체에 이용가능하다. 세 가지 종류의 약물은 높은 단백결합률을 보이며(80-90%), 반감기는 2-9시간이다.

Nicardipine HCl(Cardene SR), amlodipine(Norvasc), felodipine(Felendil XL) 및 nisoldipine(Sular) 같은 일부 다른 칼슘통로차단제도 사용가능하며, 모두 높은 단백결합력을 보이며, nicardipine은 5시간의 가장 짧은 반감기를 보인다.

약력학 서맥은 verapamil 사용 시 흔한 문제이다. Nifedipine은 가장 강력한 칼슘통로차단제로 관상혈관과 말초혈관의 혈관이완을 촉진하며, 저혈압이 초래된다. 작용개시는 verapamil의 경우 10분이며, nifedipine과 diltiazem의 경우 30분이다. Verapamil의 작용시간은 경구투여 시 3-7시간이며, IV 시 2시간이다. Nifedipine과 diltiazem의 작용시간은 6-8시간이다.

부작용 및 유해반응. 칼슘통로차단제의 부작용에는 두통, 저혈압(nifedipine에 의해 더욱 빈번하며, diltiazem은 덜 빈번하다), 어지럼 및 피부홍조, 말초부종이 있다. 저혈압의 결과 반사성 빈맥이 일어날 수 있다. 칼슘통로차단제에는 간과 심장의 기능에 변화를 초래하므로, 정기적으로 혈청 간효소를 체크해야 한다. 칼슘통로차단제는 협심증을 예방하기 위해 질산염과 같은 다른 협심증치료제와 함께 자주 사용된다.

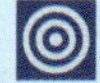

간호과정
환자-중심의 협력의 간호

항협심증약물

사정

- 향후 비교를 위해 기본 활력징후를 측정한다.
- 건강 및 약물에 대한 과거력을 사정한다. 현저한 저혈압, 급성 심근경색증의 경우 nitroglycerin은 금기이다.

간호진단

- 심근 관류저하와 관련된 심박출량 감소
- 지각한 사망위협과 관련된 불안
- 부적절한 관상동맥 관류와 산소부족에 의한 협심증 통증과 관련된 급성 통증
- 심장과 폐의 혈액 관류저하로 인한 산소부족과 관련된 활동장애

간호목표

- 협심증 통증은 nitroglycerin 혹은 다른 협심증치료제에 의해 조절된다.

간호중재

- 활력징후를 측정한다. 저혈압은 대부분 협심증 치료제와 관련 있다.
- 처음 질산염을 복용할 때 환자는 앉거나 누운 자세를 유지한다. 투여 후 환자가 누운 자세와 앉은 자세에서 활력징후를 측정한다. 환자가 일어날때는 천천히 움직인다.
- 설하용 질산염을 투여하기 전에 물을 제공한다. 입안건조는 약물흡수를 방해할 수 있다.
- 정맥내 nitroglycerin의 효과를 관찰하고, 협심증이 지속될 때 보고한다.
- Nitro-Bid 연고는 정해진 양만큼 사용하고, 약물이 피부로 흡수되기 때문에 설압자 혹은 장갑을 사용한다. Transderm-Nitro 패치의 경우 약물 부분을 만지지 않는다.
- 제세동기 심장장치가 있는 가슴부위에 Nitro-Bid 연고나 Transderm-Nitro 패치를 적용하지 않는다. 폭발이나 피부화상이 야기될 수 있다.

환자교육

일반

- 만약 흉통이 있을 시 설하용 nitroglycerin 정제를 투여한다. 만약 통증이 줄어들지 않거나 5분 내에 악화되면 119에 전화한다.
- 환자가 저혈압, 쇠약, 창백을 피하기 위해 nitroglycerin을 투여하는 동안 술을 먹지 않도록 교육한다.
- 만약 흉통이 완전히 제거되지 않는다면 의료진에게 알리도록 환자에게 교육한다. Nitroglycerin에 대한 내성이 생길 수 있다.
- 의료진의 허락없이 베타차단제와 칼슘통로차단제를 중단하지 않도록 환자에게 안내한다. 금단증상(반사성 빈맥 및 통증)이 심할 수 있다.

자가투여

- 설하용 nitroglycerin 정제를 투여하는 방법을 시범 보인다. 신속한 흡수를 위해 혀밑에 정제를 넣고, 찌르거나 얼얼한 감각은 정제가 신선함을 의미한다. 그러나 신약 설하 nitroglycerin 정제는 얼얼한 감각이 존재하지 않을 수 있다.
- 약은 빛이 차단되고 건조한 상태로 보관(스크루캡으로 된 갈색 유리병)하도록 교육한다. 갈색 유리병은 빛을 차단시키며, 스크루캡 뚜껑은 공기 중 습기로부터 약물을 보호하여 약의 효과 저하를 막아준다.
- 환자에게 경피용 Nitro 패치는 하루 한번 보통 아침에 적용하고 피부 부착 부위를 순환한다. 패치는 보통 가슴 부위에 적용하지만, 대퇴와 팔도 사용될 수 있고 털이 있는 부위를 피한다.
- 만약 nitroglycerin이 통증을 완화시키지 못하면 환자에게 병원을 방문하도록 조언한다.

부작용

- Nitroglycerin을 처음 복용 시 흔히 야기되며 30분간 지속되는 두통을 완화시키기 위해 acetaminophen(Tylenol)을 복용할 수 있다고 환자에게 설명한다.
- 설하용 nitroglycerin에 의해 저혈압이 생기면 하지를 높인 상태로 누워있도록 교육한다.
- 환자에게 맥박 측정 방법을 교육한다.
- 베타차단제와 칼슘통로차단제를 복용하는 환자에게 저혈압의 징후인 어지럼과 창백이 나타나면 의료진에 알리도록 교육한다.

평가

- Nitroglycerin 복용 후 가슴통증이 없어졌다고 말로 표현한다.

4 항부정맥 약물

1. 심장부정맥

심장부정맥[cardiac dysrhythmia, 부정맥(arrhythmia)]은 정상 맥박 혹은 심장박동 유형에 있어 일탈을 의미한다. 너무 느린(서맥), 너무 빠른(빈맥) 혹은 불규칙적인 심장박동을 포함한다.

부정맥은 심근경색 이후에 흔히 나타나거나 **저산소증(hypoxia)**, **고탄소혈증(hypercapnia)**, 갑상선질환, 관상동맥질환, 심장수술, 과량의 catecholamine 혹은 전해질불균형 등의 결과로 비롯될 수 있다.

2. 심장의 활동전위

전해질은 심장근육세포막을 통하여 이동이 일어난다. 심장세포 안으로 나트륨과 칼슘이 유입될 때 **탈분극(depolarization**, 심근수축)이 일어난다. 나트륨이 유입되면서 즉각 탈분극이 시작되고, 칼슘이 이후 유입되면서 탈분극이 유지된다. 칼슘유입으로 근형질세망으로부터 세포내로 칼슘분비가 증가되고, 이로 인해 심장이 수축된다. 심근허혈 시 수축은 불규칙하게 될 수 있다.

심장 활동전위는 일시적 탈분극이며, 심근세포의 재분극

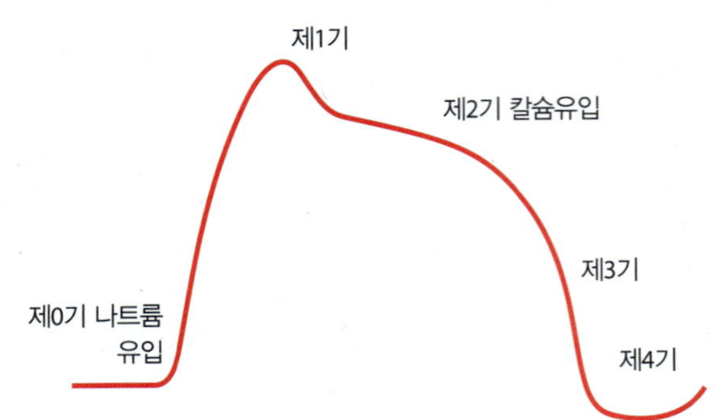

그림 30-1 심박동 동안 심실근육세포의 활동전위

이 뒤따른다. 그림 30-1은 심박동 동안 심실근육세포의 활동전위 그림이다. 제0기는 나트륨이온 유입에 의해 일어나는 신속한 탈분극이다. 제1기는 초기 재분극으로, 나트륨이온 유입의 종결과 동시에 일어난다. 제2기는 고원기(plateau)로, 칼슘이온이 유입되며, 활동전위가 연장되고, 심방과 심실근육수축을 촉진시킨다. 제3기는 칼륨이온유입에 의한 신속한 재분극이다. 제4기는 심장박동 사이의 안정 막전위를 의미한다. 정상적으로 심실 근육에서는 평탄하게 유지되지만, 동방결절(SA node)세포에서는 점진적으로 탈분극을 향해 상승한다. 막전위가 **역치전위**(*threshold potential*)에 도달하면 탈분극이 일어나고, 결국 다음 심정박동이 시작된다.

3. 항부정맥약물 종류

항부정맥약물(antidysrhythmic)은 심장리듬이 정상적으로 회복되도록 작용한다. 박스 30-1은 작용기전에 대해 기술하고 있다.

박스 30-1 항부정맥약물의 약력학

작용기전
- 심장의 베타-아드레날린성 자극의 차단
- 심근 흥분과 수축의 억제
- 심장조직에서 전도속도의 감소
- 심근의 회복(재분극) 시간의 증가
- 자동능(automaticity, 박동 시작을 위한 스스로 탈분극)의 억제

항부정맥약물은 (1) 나트륨(신속)통로차단제 IA, IB, IC, (2) 베타차단제, (3) 재분극을 연장하는 약물, (4) 칼슘(느린)통로차단제의 네 군으로 분류한다. 표 30-4는 종류, 작용 및 적응점을 나타내고 있다. 표 30-5은 흔히 투여되는 항부정맥약물의 투여경로, 사용 및 고려사항을 나타내고 있다.

1) 제 I 형: 나트륨통로차단제

나트륨통로차단제(sodium channel blocker)는 심근세포로의 나트륨 유입을 차단한다. 약물에 대한 반응으로는 심장조직의 감소된 전도속도이다. 제 I A형 약물은 전도속도를 늦추고 재분극을 연장시며(quinidine, procainamide, disopyramide), 제 I B형은 전도속도를 늦추고 재분극을 단축시킨다(lidocaine, mexiletine HCl). 제 I C형은 재분극에 거의 효과가 없으면서 전도속도를 연장시킨다(flecainide).

제 I B형 나트륨통로차단제인 lidocaine은 국소마취제로써 1940년부터 지금까지 사용되고 있으며, 항부정맥작용이 있어 급성 심실부정맥치료에도 사용된다. Lidocaine의 IV의 작용개시는 신속하며, 3분의1 가량이 전신순환에 도달된다.

표 30-4 항부정맥약물의 분류 및 적응점

분류	작용	적응점
Class I 나트륨통로차단제		
IA	전도속도 늦춤. 재분극 지연	심방 및 심실부정맥, 발작성 심방빈맥(PSVT), 상심실부정맥,
IB	전도속도 늦춤. 재분극 단축	급성 심실부정맥
IC	재분극에 뚜렷한 효과 없음. 전도속도 늦춤	생명위협하는 중증의 심실부정맥
Class II 베타차단제		
	칼슘 진입 감소. 전도속도 늦춤 자동능 감소, 불응기 지연	심방세동 및 조동, 빈맥성 부정맥, 심실 및 상심실부정맥
Class III 칼륨통로차단제		
	재분극 늦춤. 활동전위의 지속시간 증가. 불응기 지연	다른 약에 효과가 없는 중증의 심방 및 심실부정맥
Class IV 칼슘통로차단제		
	전도 속도를 늦춤. 수축력 감소, 불응기 지연	상심실성 빈맥, 발작성 상심실빈맥(PSVT) 예방

표 30-5 항부정맥제

일반명(상품명)	투여경로	응용 및 고려사항
Class Ⅰ 나트륨통로차단제 IA		
disopyramide phosphate (Norpace)	PO	한개 혹은 다발성의 심실조기수축(PVC)의 예방과 억제. 심실부정맥에 사용. 항콜린성 증상 가능. 혈청치료농도 3–8mcg/mL. 임신범주: C; PB: 90%; tⅡ: 4–10h
procainamide HCl	PO/IM/IV	심실조기수축(PVCs) 및 심실빈맥 조절. 심근 전도를 늦춰서 심근 흥분억제. 혈청치료농도 4–10mcg/mL, 임신범주: C; PB: 15%, tⅡ: 3–4h
quinidine sulfate,	PO	심방, 심실, 상심실부정맥치료에 사용. 오심, 구토, 설사 및 복통이 흔한 부작용. digoxin과 병용 시 digoxin 농도 증가시킴. 혈청치료농도 2–6mcg/mL. 임신범주: C; PB: 80–90%; tⅡ: 6–7h
나트륨통로차단제 IB		
lidocaine(Xylocaine)	IV	심근경색과 심장수술 뒤에 오는 급성 심실부정맥. 혈청치료농도1.5–6mcg/mL. 임신범주: B; PB: 60–80%; tⅡ: 1.5–2h
mexiletine HCl	PO	Lidocaine 유사체. 급성 및 만성 심실부정맥 치료. GI 불편을 줄이기 위해 음식과 함께 섭취. 흔한 부작용에 오심, 구토, 가슴쓰림, 진전, 어지럼, 신경증. 혈청치료농도 0.5–2mcg/mL. 임신범주: C; PB: 50–60%; tⅡ: 10–12h
나트륨통로차단제 IC		
flecainide(Tambocor)	PO	중증 심실부정맥 치료. PSVT와 PAF 예방. 심인성 쇼크, 2도, 3도 심장차단 혹은 우측 bundle branch 차단이 있으면 금기. 임신범주: C; PB: 40–50%; tⅡ: 12–30h
propafenone HCl (Rythmol)	PO	중증 심실부정맥 치료. 만약 심인성 쇼크, 심장차단, 심한 저혈압, 서맥 혹은 기관지수축이 있으면 금기. 임신범주: C; PB: 85–97%; tⅡ: 5–8h
Class Ⅱ 베타-아드레날린성 차단제		
acebutolol HCl(Sectral) (베타$_1$ 차단제)	원형약물차트 30-3 참조	
esmolol(Brevibloc) (베타$_1$ 차단제)	IV	심방조동 및 세동 조절. 단기간 사용에만. 수술 동안 발생하는 부정맥에 사용. 서맥, 심장차단 및 심부전 발생가능. 임신범주: C; PB: 55%; tⅡ: 9min
propranolol HCl (Inderal, Inderal LA) (베타$_1$과 베타$_2$차단제)	PO IV	심실부정맥, PAT 및 심방 및 심실 이소성 맥박(ectopic beats)에 사용. 천식 환자에 금기. 임신범주: C; PB: 90%; tⅡ: 2–6h
Class Ⅲ 재분극을 연장하는 약물		
amiodarone HCl (Cordarone)	PO	중증 심실부정맥. 초기용량 많고, 이후 시간이 흐름에 따라 감량. 혈청치료농도 1–2.5mcg/mL. 임신범주: D; PB: > 99%; tⅡ: 7–50d
dofetilide(Tikosyn)	PO	재분극 연장하는 선택적 칼륨통로차단제. 심방조동 및 세동에 사용. 신장기능 모니터링. 임신범주: C; PB: 60–70%; tⅡ: 10h
ibutilide(Corvert)	IV	활동전위 연장 심방과 심실 불응기 지연; Q-T 간격 증가. 심방조동 및 세동을 정상 sinus 리듬으로 전환 시 사용. 임신범주: C; PB: 40%: tⅡ: 2–12h
sotalol(Betapace)	PO	베타차단제. Class Ⅱ 혹은 Ⅲ로 분류될 수 있음. 중증 심실부정맥(심실빈맥). 심박수 지연. AV 전도 지연, AV 불응기 지연 및 수축기 및 이완기 혈압 감소. 지속성 심실부정맥치료에 사용. 만약 기관지천식이 있거나 심장 차단이 있으면 금기. Sotalol을 시작하기 전에 저칼륨혈증과 저마그네슘혈증을 교정함. 임신범주: B; PB: 0%; tⅡ: 12h
Class Ⅳ 칼슘통로차단제		
verapamil HCl(Calan, Isoptin)	PO/IV	상심실성빈맥 부정맥치료. PSVT, 협심증 혹은 고혈압 방지. 심인성 쇼크, 2도 혹은 3도 심방심실 차단, 심한 저혈압 혹은 심한 심부전이 있으면 금기. 혈청치료농도: 80–300ng/mL 혹은 0.08–0.3mcg/mL. 임신범주: C; PB: 90%; tⅡ: 3–8h
diltiazem(Cardizem)	IV	PSVT 및 심방세동 혹은 조동. 2도 혹은 3도 심장 차단 혹은 저혈압이 있으면 금기. 임신범주: C; PB: 70–80%; tⅡ: 3–8h
기타		
digoxin(Lanoxin)	PO/IV	심방세동 혹은 조동; 발작성 심방빈맥 재발 방지. 임신범주: C; PB: 30%; tⅡ: >36h
dronedarone(Multaq)	PO	심방세동 혹은 조동. 광과민성과 심한 설사 유발. 심한 심부전 시 금기, 포도와 포도주스 금기. 임신범주: X; PB: 98%; tⅡ: 13–19h
Adenocard	IV	PSVT, Wolff-Parkinson-White 증후군 치료에 사용. 만약 2도, 3도 AV 차단, 심방세동, 조동이 있으면 금기. 임신범주: C; PB: UK; tⅡ: <10sec

2) 제Ⅱ형: 베타차단제

제Ⅱ형의 베타차단제는 전도속도, 자동능 및 불응기(refractory period)를 감소시킨다. 약물로는 propranolol(Inderal), acebutolol(Sectral), esmolol(Brevibloc) 등이 있다. 베타차단제는 부정맥치료에 있어 나트륨통로차단제보다 더 빈번하게 처방된다. 원형약물차트 30-3은 베타차단제인 acebutolol HCl(Secral)과 관련된 약리학적 정보를 보여주고 있다.

약동학 심장 선택적 베타 약물인 acebutolol(Sectral)은 위장관에서 잘 흡수되며, 간에서 대사되고 활동성 대사물로 전환되어 약의 50-60%가 대변을 통해 담즙으로 제거되고, 30-40% 정도가 소변으로 배출된다. 약의 반감기는 3-4시간이나, 대사물의 반감기는 8-13시간이다.

약력학 Acebutolol은 협심증과 고혈압 및 심실부정맥에 처방된다. 부정맥치료제로서 작용개시는 1시간이며, 최고 시간은 4-6시간이고, 작용시간은 10시간이다. 고혈압을 치료하기 위한 작용시간은 20-24시간이다.

3) 제Ⅲ형: 칼륨통로차단제(재분극을 연장하는 약물)

제Ⅲ형 약물은 재분극을 연장시키고, 다른 부정맥치료제에 효과가 없는 중증 심실부정맥 응급치료에 사용된다. Amiodarone(Cordarone)은 불응기를 증가시키고, 활동전위기간(심장세포 활동)을 연장시킨다.

4) 제Ⅳ형: 칼슘통로차단제

제Ⅳ형은 칼슘통로차단제인 verapamil(Calan, Isoptin)과 diltiazem(Cardizem)으로 구성된다. Verapamil은 느린 칼슘통로차단제로, 심근조직의 흥분과 수축력을 감소(음성 근육수축력)시킨다. 방실결절의 불응기를 연장시켜 심실반응을 줄인다. Verapamil은 방실차단 혹은 심부전 환자에게 금기이다.

항부정맥약물의 부작용 및 유해반응. 부정맥치료에 사용된 최초 약물인 quinidine은 많은 부작용이 있다(예, 오심, 구토, 설사, 혼돈, 저혈압). 또한 심장차단과 신경과적, 정신과적 증상을 유발할 수 있다. Procainamide는 quinidine보다 심장억제작용이 덜하다.

원형약물차트 30-3

Acebutolol HCl

약물분류 베타$_1$차단제: 심장 선택전 베타-아드레날린성 차단제 상품명: Sectral 임신범주: B	**투여경로** PO
금기 2도 및 3도 심장차단, 심한 서맥, 심한 심부전, 심인성 쇼크 주의: 주요 수술한 경우, 신장 및 간 기능부전, 당뇨, 갑상선기능항진증, 천식, 기관지염, COPD	**상호작용** 약물: 이뇨제와 병용 시 효과 증가; insulin과 경구용 혈당강하제의 장시간 저혈당 효과; albuterol, metaproterenol, terbutaline과 함께 길항효과 검사: ALT, AST, ALP, ANA titer, BUN, lipoproteins, potassium 수치 상승
약동학 흡수: 잘 흡수됨 분포:PB: 26% 대사: 반감기 3-4h; 대사물: 8-13h 배설: 담즙, 대변 및 소변으로 90-100%	**약력학** PO: 개시 1h 최고: 2.5-3.5h 작용: 10h
치료효과/사용 재발성 안정형 심실부정맥, 협심증 및 고혈압 작용기전: 심장조직에서 베타$_1$-아드레날린성 수용체 차단	
부작용 어지럼, 오심, 구토, 식욕부진, 부종, 두통, 시력장애, 저혈압, 발한, 피로, 불면, 변비, 설사, 발기부전	**유해반응** 갑작스러운 금단으로 인한 가슴두근거림, 서맥, 가슴통증, 고혈당증, 저혈당증, 당뇨병

간호과정
환자–중심의 협력의 간호

항부정맥약물

사정

- 건강 및 약물 과거력을 조사한다.
- 향후 비교를 위해 기본 활력징후와 심전도를 확인한다.
- 향후 비교를 위해 초기 심장효소(aspartate aminotransferase, lactate dehydrogenase, creatine phosphokinase)와 troponin(심장–특이)결과를 모니터링한다.

간호진단

- 심부정맥과 관련된 심박출량의 저하
- 불규칙한 심장박동과 관련된 불안
- 불규칙한 심장박동으로 인한 산소부족과 관련된 활동 지속성 장애의 위험

간호목표

- 환자는 더 이상 비정상적인 동성리듬을 경험하지 않는다.
- 환자는 항부정맥약물의 투여지침을 준수한다.

간호중재

- 저혈압이 발생할 수 있으므로 활력징후를 모니터링한다.
- 약물을 2–3분 동안 또는 처방대로 정맥으로 투여한다.
- 심전도의 비정상적 유형을 관찰하고, 심실조기수축(premature ventricular contraction), P-R 및 Q-T 간격의 증가, QRS(complex)의 넓어짐과 같은 소견을 보고한다. 증가된 Q-T 간격은 torsades de pointes의 위험 요소이다.

환자교육

일반

- 약물이행이 필수적이기 때문에 처방대로 약을 복용하도록 교육한다.
- 각각 약에 대한 특정 투약지침을 교육한다(예, amiodarone의 광과민).

부작용

- 어지럼, 창백, 오심 및 구토를 포함하는 부작용과 유해반응을 의료진에 알리도록 교육한다.
- 술, 카페인, 담배를 피하도록 교육한다.

평가

- 정상 동성리듬을 보이며 항부정맥약물로 인한 부작용과 유해반응이 없다.

CHAPTER 31

이뇨제

학습목표

- Thiazide, 고리 및 칼륨-보존이뇨제의 작용과 사용을 비교한다.
- Thiazide, 고리 및 칼륨-보존이뇨제와 관련된 부작용 및 유해반응을 구분한다.
- Thiazide, 고리 및 칼륨-보존이뇨제와 관련된 환자교육을 포함하는 간호중재를 설명한다.
- Thiazide, 고리 및 칼륨-보존이뇨제를 복용하는 환자에게 간호과정을 적용한다.

이뇨제(diuretics)는 혈압을 낮추고, 심부전과 신장질환 또는 간질환에서 부종(말초 및 폐)을 줄이기 위해 단독 혹은 병용사용된다.

이뇨제는 신장세뇨관에서 나트륨과 수분 재흡수를 억제하여 소변의 흐름이나 **이뇨작용**을 증가시킨다. 나트륨과 수분 재흡수는 신장의 세뇨관 부분(근위, Henle고리 그리고 집합관)에서 대부분 일어난다. 이뇨제는 신세뇨관의 1개 혹은 그 이상의 부분에 영향을 준다. 그림 31-1은 수분과 전해질 재흡수과정과 함께 신세뇨관과 그 부위에 작용하는 이뇨제의 종류를 나타낸 것이다.

매 1.5시간마다 신체의 세포외액(ECF) 전체 양이 배출을 위해 신장(사구체)을 통과한다. 전해질, 약물, 포도당 그리고 단백질 대사노폐물과 같은 작은 입자들이 사구체에서 여과된다. 단백질 및 혈구세포와 같은 큰 입자들은 정상 신기능에서 여과되지 않고 혈액순환에 남는다. 나트륨과 수분이 가장 많이 여과된다.

사구체에서 여과된 나트륨의 99%가 정상적으로 재흡수되는데 나트륨 재흡수의 50-55%는 근위세뇨관에서 일어나고, 34-40%는 Henle 고리에서, 5-10%는 원위세뇨관에서 그리고 집합관에서는 3% 미만이다. **나트륨배출(natriuresis)**은 사구체에 가장 가까이에 있는 세뇨관에 작용하는 이뇨제가 가장 효과가 크다. 이뇨제는 나트륨과 염소의 재흡수를 억제하여 나트륨과 수분배설을 촉진함으로써 **항고혈압(antihypertensive)** 작용을 한다.

1 Thiazides 및 Thiazide-유사이뇨제

Thiazide는 원위세뇨관에 작용하여 나트륨, 염소 및 수분 배출을 촉진한다. Thiazide는 고혈압 및 말초부종치료에 사용된다. 이 약물은 즉각적인 이뇨작용을 일으키지 않기 때문에 중증 신부전 환자에게는 효과적이지 않다. 표 31-1은 thiazide와 thiazide 유사이뇨제의 투여경로, 사용 및 고려사항을 나열해 놓았다.

Thiazide 이뇨제는 일반적으로 신장기능이 정상인 환자에게 사용된다. 신장질환이 있고, creatinine clearance가 30mL/min일 때 thiazide 효과가 급격히 떨어진다. Thiazide는 나트륨, 칼륨 및 마그네슘 소실을 유발하지만, 칼슘을 재흡수한다. 그러므로 **고칼슘혈증**을 일으키는 암환자와 강심제를 복용하는 환자는 위험하다. Thiazide는 당내성에 영향을 미쳐 고혈당증을 일으킬 수 있으므로 당뇨 환자에게 주의해서 사용해야 한다.

Thiazide 약물인 hydrochlorothiazide는 ACE억제제, 베타차단제, 알파차단제, angiotensin II 수용체 차단제 및 중추작용 교감신경억제제와 함께 고혈압치료에 병용으로 사용된다. 원형약물차트 31-1은 hydrochlorothiazide의 약리학적 정보를 나타내고 있다.

약동학 Thiazide는 위장관에서 잘 흡수된다. Hydrochlorothiazide는 중간 정도의 단백결합을 보이며, 반감기는 길기 때문에 야뇨와 수면방해를 방지하기 위해 아침에 복용해야 한다.

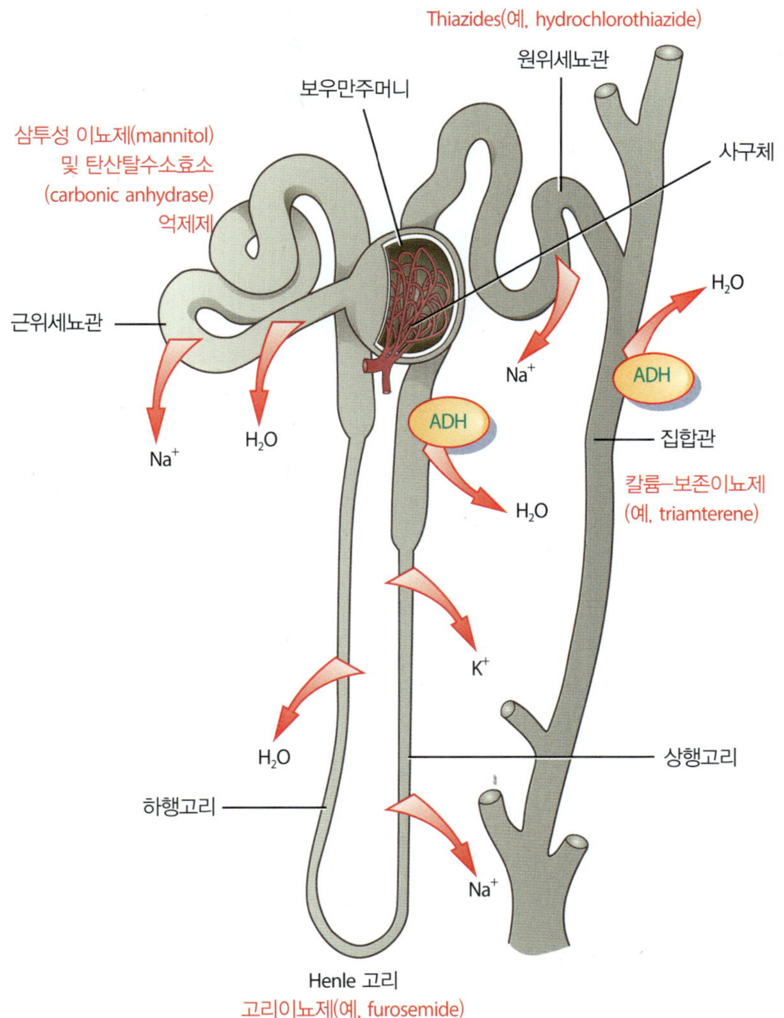

그림 31-1 이뇨제는 신세뇨관의 각 부위에 작용한다. 삼투성과 탄산탈수효소억제제 이뇨제는 근위세뇨관에 작용; 고리이뇨제는 Henle 고리에 작용; thiazide는 원위세뇨관에 작용; 그리고 칼륨-보존이뇨제는 기본적으로 집합관에 작용한다.

표 31-1 이뇨제

일반명(상품명)	투여경로	사용 및 고려사항
Thiazides 단시간작용		
chlorothiazide(Diuril)	PO/IV	고혈압 및 부종 치료. 성인은 IV 투여하지만, 유아 혹은 어린이는 권장되지 않음. 임신범주: C; PB: 20-80%; tⅡ: 1-2h
hydrochlorothiazide(Esidrix, HCTZ)	원형약물차트 31-1 참조	
중간시간작용		
bendroflumethiazide-nadolol 복합제와 같이(Corzide)	PO	심부정맥과 간경화에 의한 고혈압 및 부종 치료. 원형약물 HCTZ와 유사한 효과. 저칼륨혈증, 고혈당증 및 고요산혈증 유발. 임신범주: C; PB: nadolol: 95%, bendroflumethiazide: 95%; tⅡ: nadolol: 10-24h; bendroflumethiazide: 3h
장시간작용		
methyclothiazide	PO	심부정맥과 신장 및 간 기능이상에 의한 고혈압 및 부종치료. 임신범주: B; PB: UK; tⅡ: UK
Thiazides 유사이뇨제		
chlorthalidone(Hygroton, Thalitone)	PO	심부정맥과 신장 및 간 기능이상에 의한 고혈압 및 부종치료. 매우 긴 작용시간(24-72h). 임신범주: B; PB: 75%; tⅡ: 40-60h
indapamide	PO	고혈압 및 부종 치료. 장시간작용 약물. 임신범주: B; PB: 71-79%, tⅡ: 14-18h
metolazone(Zaroxolyn)	PO	고혈압 및 부종 치료. 중간시간작용 이뇨제. 신기능저하 환자에게서 thiazide보다 효과가 우수함. 임신범주: B; PB: 33%; tⅡ: 14h

원형약물차트 31-1

Hydrochlorothiazide

약물분류	투여경로
Thiazide 이뇨제 상품명: HCT, Esidrix 임신범주: B	PO
금기	**상호작용**
무뇨, 전해질소실과 관련된 신부전 주의: 간기능이상, 신기능이상, 당뇨병, 통풍, 전신홍반루푸스	약물: 저칼륨혈증이 있으면, digoxin 독성 증가; aspirin과 병용 시 신독성 초래; steroids와 병용 시 칼륨소실 증가; 항당뇨 효과 감소; NSAID, cholestyramine, colestipol과 병용 시 thiazide 흡수와 효과 감소. 검사: 혈청 칼슘, glucose, 요산 증가; 혈청칼륨, 나트륨, 마그네슘 감소.
약동학	**약력학**
흡수: 위장관에서 신속히 흡수 분포: PB: 65% 대사: 반감기 6–15h 배설: 소변으로	PO: 개시: 2h 최고: 4h 작용: 6–12h
치료효과/사용	
소변배설량 증가 위해; 심부전, 간경화, 신장기능이상에 의한 고혈압 및 부종 치료 작용기전: 신장 원위세뇨관에 작용하여 나트륨 및 수분 배출 증가 및 심박출량 감소; 부종 감소	
부작용	**유해반응**
어지럼, 현기증, 허약, 오심, 구토, 설사, 복통, 고혈당증, 변비, 발진, 광과민, 시야혼탁	심한 탈수, 저혈압, 통풍 생명위협: 심한 칼륨소실, 현저한 저혈압, 재생불량성 빈혈, 용혈성 빈혈, 혈소판감소증, 무과립구증, 신부전

약력학 Thiazide는 염분과 수분의 배출을 촉진하여 혈관내 체액량과 심박출량 감소로 혈압을 낮춘다. Hydrochlorothiazide의 작용개시는 2시간 이내이다. 최고농도 도달시간은 3–6시간으로 길다. Thiazide는 작용시간에 따라 단시간작용(12시간 미만), 중간작용(12–24시간) 그리고 장시간작용(24시간 이상)의 세 가지로 구분한다.

부작용 및 유해반응. Thiazide의 부작용 및 유해반응에는 전해질불균형(저칼륨혈증, 고칼슘혈증, 저마그네슘혈증 및 bicarbonate 소실), **고혈당증**, 고요산증 및 고지혈증이 포함된다. 저칼륨혈증의 징후와 증상을 살피고, 혈청칼륨농도를 면밀히 감시한다. Thiazide가 칼슘과 요산배출을 차단하기 때문에 혈청칼슘과 요산농도를 확인해야 한다. 특히 Thiazide는 높은 혈당수치를 보이는 환자에게 탄수화물 대사에 영향을 미쳐 고혈당증을 초래할 수 있고, 혈청 콜레스테롤, 저밀도지질단백 및 중성지방농도를 증가시킬 수 있다. 다른 부작용에는 어지럼, 두통, 오심, 구토, 변비가 있으며, 드물게 두드러기 및 혈액이상 등이 있다.

금기사항. Thiazide는 신부전에 사용하지 않는다. 심한 신기능저하의 증상에는 **핍뇨(oliguria)**, 혈중요산질소(BUN)와 혈청 creatinine의 증가 등이 있다.

약물 상호작용. Thiazide는 저칼륨혈증을 일으켜 digoxin 작용을 증가시켜 강심제 독성을 일으킨다. 칼륨보충제가 자주 처방되고, 혈청칼륨농도가 모니터링되어야 한다. 또한, thiazide는 고칼슘혈증을 일으켜 digoxin 독성을 나타낸다. 강심제 독성의 징후와 증상(서맥, 오심, 구토, 시야변화)은 보고되어야 한다. Thiazide는 lithium의 작용을 증가시켜 독성을 일으킨다.

2 고리(최고효능)이뇨제

고리 혹은 최고효능이뇨제는 Henle 고리의 두꺼운 상행고리에 작용하여 순환계로 나트륨, 염소의 재흡수를 억제한다. 칼륨, 칼슘, 마그네슘과 함께 나트륨과 수분이 소실된다. 고리이뇨제는 혈당에 영향을 주고, 요산 수치를 증가시킨다. 이 약물은 매우 강력하며, 현저하게 수분과 전해질을 소실시킨다. 이러한 높은 이뇨작용으로 인해 최고효능이뇨제 혹은 칼륨-소실이뇨제라 불린다. 고리이뇨제의 효과는 용량의존적(즉, 용량을 높이며 약물효과와 반응이 증가한다)이다. 이뇨작용에 있어 thiazide보다 강력한(나트륨 재흡수억제는 3배 강하다) 고리이뇨제는 고혈압치료제에서 덜 효과적이다.

Furosemide를 단독 사용 시 수분배설이 효과적이지 않으면 thiazide이뇨제를 추가할 수 있으나, 다른 고리이뇨제를 절대 병용해서 안된다. Furosemide는 보통 아침에 경구투여하거나 즉시 체액을 제거해야만 하는 환자 상태(예, 급성 신부전, 폐부종)일 경우에 정맥투여한다.

Furosemide는 말기 신장질환을 가진 환자와 creatinine 청소율이 30mL/min 미만인 환자에게 자주 처방되는 이뇨제이다.

원형약물차트 31-2는 고리이뇨제인 furosemide의 약리학적 정보를 나열하고 있다.

약동학 고리이뇨제는 위장관에서 잘 흡수되고 단백결합율이 높으며, 반감기는 30분-1.5시간 정도로 다양하다.

약력학 고리이뇨제는 강한 염분 또는 나트륨 소실 효과를 가지고 즉각적인 이뇨작용을 일으킬 수 있고, 혈액량을 줄이고 심박출량과 혈압을 떨어뜨린다. Furosemide는 thiazide 이뇨제보다 매우 강력하기 때문에 혈관이완효과를 일으킨다. 게다가, 이뇨작용 전에 신장혈류가 증가된다.

부작용 및 유해반응. 고리이뇨제의 가장 흔한 부작용은 저칼륨혈증, 저나트륨혈증, 저마그네슘혈증 및 저염소혈증 같은 전해질불균형이다. 기립성 저혈압을 초래할 수 있으며, 혈소판감소증, 피부이상과 일시적 청력소실 등이 드물게 나타난다. 표 31-2은 고리이뇨제와 관련된 생리적 임상검사소견 변화를 나타내고 있다.

약물 상호작용. 고리이뇨제 사용으로 인한 저칼륨혈증은 digoxin 작용을 증가시키고, 강심제 독성위험을 증가시킨다. 환자는 음식 혹은 보충제로 칼륨을 보충하고, 혈청칼륨농도는 면밀히 모니터링한다. 표 31-3에서 네 가지 고리이뇨제의 약리학적 정보를 제시하였다.

간호과정
환자-중심의 협력의 간호

이뇨제: Thiazides

사정

- 활력징후, 체중, 소변배설량 및 혈청 화학검사의 기본적 수치를 조사한다.
- 부종 여부(pitting edema)를 사정한다.

원형약물차트 31-2

Furosemide

약물분류	투여경로
고리이뇨제 상품명: Lasix 임신범주: C	PO IM IV
금기	**상호작용**
심한 전해질불균형, 저체액량, 무뇨, 간성 혼수, sulfonamides에 대한 과민반응 존재 주의: 심부전, 당뇨병, 저혈압, 전신홍반성 루푸스, 통풍, 청각 손상	약물: 알코올과 병용시 기립성 저혈압 증가; aminoglycosides와 병용 시 이독성; 항응고제와 사용 시 출혈 증가; steroids, amphotericin B 및 amiodarone와 병용 시 칼륨소실 증가; digoxin과 저칼륨혈증 시에 강심제 독성 및 심부정맥 증가; lithium 독성 증가; amphotericin B 이독성 및 신독성 증가 검사: BUN, 혈액/소변 glucose, 혈청요산, 암모니아 증가; 칼륨, 나트륨, 칼슘, 마그네슘, 염소 등 수치 감소 약초: 인삼은 고리이뇨제 작용을 감소시킴.
약동학	**약력학**
흡수: PO: 위장관에서 즉시 흡수 분포: PB: 95% 대사: 반감기 30-60min 배설: 소변으로, 일부는 대변으로; 태반 통과	PO: 개시: 60min 이내 최고: 1-4h 작용: UK IV: 개시: 5min 최고: 20-30min 작용: 2h
치료효과/사용	
심부전, 신기능이상, 간경화증에 의한 체액저류/체액 과부하 치료; 고혈압; 급성 폐부종 작용기전: Henle 고리 및 원위세뇨관에서 나트륨과 수분 재흡수억제; 칼륨, 마그네슘, 칼슘 배출.	
부작용	**유해반응**
오심, 설사, 전해질불균형, 어지럼, 복부경련, 변비, 발진, 두통, 허약, ECG 변화, 시야혼탁, 광과민, 근육경련	심한 탈수, 현저한 저혈압, 고혈당, 통풍, 청력소실 생명위협: 신부전, 혈소판감소증, 무과립구증

- 매일 복용하는 약과 약초제제에 대한 과거력을 조사한다. 약물 상호작용을 일으키는 약과 약초(digoxin, corticosteroids, 당뇨병약, gingko, licorice)를 확인한다.

간호진단

- Thiazide의 사용 또는 남용과 관련된 체액부족의 위험
- 신장기능저하와 관련된 소변배설 장애
- 체액정체와 관련된 체액량 과다

간호목표

- 혈압은 정상수치로 회복된다.
- 부종이 감소된다.

표 31–2 고리이뇨제와 연관된 생리적 임상검사소견

생리학적 변화/임상검사 변화	고리이뇨제의 효과
생리학적 변화	
저혈압	ECFV 결핍으로 인해 기립성 저혈압이 생긴다.
이독성	비록 드물지만 이독성이 생기며, ethacrynic acid 사용 시 흔하다. 다른 종류의 이뇨제는 이독성이 생기지 않는다. 주의: Aminoglycoside 같이 이독성을 일으키는 약과 같이 사용하지 않는다.
피부이상	고리이뇨제를 고용량으로 장기간 사용할 때에 과민한 사람에게 소양증, 두드러기, 박리성 피부염 및 자반(purpura)이 나타난다.
광과민성	장시간 햇빛에 노출될 때 일광화상이 생긴다. 환자는 햇빛차단제를 반드시 사용해야 하고, 장시간 햇빛에 노출을 피한다.
체액감소	증가된 소변배출량에 의해 체액소실이 된다.
임상검사 변화	
저칼륨혈증, 저마그네슘혈증, 저나트륨혈증, 저칼슘혈증, 저염소혈증	증가된 소변배설을 통해 칼륨, 마그네슘, 나트륨, 칼슘 및 염소가 체외로 소실된다. 염소는 칼륨과 나트륨에 결합되므로 칼륨과 나트륨과 함께 소실된다.
고혈당증	글리코겐분해 증가는 혈당 상승을 일으킨다. 당뇨 환자가 고리이뇨제를 복용할 때 혈당수치는 주의 깊게 확인해야 한다.
고요소혈증	요산 증가는 통풍환자에게 흔하다.
증가된 BUN 및 creatinine	ECFV소실에 의한 혈액농축은 BUN 및 creatinine 증가를 유발하며, 체액량이 정상으로 될 때 수치는 정상이 된다.
혈소판감소증, 백혈구감소증	혈소판과 백혈구의 감소는 드물지만 면밀히 모니터링되어야 한다.
증가된 지질	고리이뇨제는 고밀도지질단백(HDL) 감소, 저밀도지질단백(LDL) 증가. 지질에 대한 효과와 무관하게, 심부전에 의한 심한 체액정체 환자에게 고리이뇨제는 유용하다.

표 31–3 이뇨제: 고리, 삼투성 및 탄산탈수효소억제제

일반명(상품명)	투여경로	사용 및 고려사항
고리		
bumetanide	PO/IV	신장질환, 고혈압 및 심부전과 관련된 부종치료. Furosemide와 유사한 효과. 임신범주: C; PB: 96%; tⅡ: 1–1.5h
erthacrynic acid(Edecrin)	PO/IV	심한 부종(폐 및 말초). 빠른 작용개시를 나타내는 강력 이뇨제. 고칼륨혈증에 사용. 중간에서 고용량은 이독성을 일으킴. 임신범주: B; PB: 95%; tⅡ: 1–1.5h
furosemide(Lasix)	원형약물차트 31–2 참조	
torsemide(Demadex)	PO/IV	Furosemide와 유사. 임신범주: B; PB: 97–99%; tⅡ: 2–4h
삼투성		
mannitol	IV	핍뇨 치료, ICP하강, 급성 신부전증 예방, 폐쇄각녹내장 치료에 사용. 환자는 효과적인 신기능을 가지고 있어야 함. 강력한 이뇨제. 임신범주: C; PB: UK; tⅡ: 15min–1.5h
탄산탈수효소(Carbonic Anhydrase) 억제제		
acetazolamide(Diamox)	PO/IV	부종, 소발작(Absense seisure) 및 개방각녹내장 치료에 사용. 고혈당증, 고요산혈증 및 고칼슘혈증 초래. 대사성 산증 발생가능. 임신범주: C; PB: 90%; tⅡ: 10–15h
methazolamide(Neptazane)	PO	Dichlorphenamide와 유사. 임신범주: C; PB: 50–60%; tⅡ: 14h

- 혈청 전해질 수치는 정상범위를 유지한다.

간호중재

- 활력징후와 혈청전해질 특히 칼륨, 혈당, 요산 및 콜레스테롤 수치를 모니터링한다. 만약 환자가 digoxin를 복용하고 저칼륨혈증이 일어나면 digoxin 독성이 자주 발생한다.
- 저칼륨혈증의 징후와 증상을 관찰한다(예 근육쇠약, 다리경련, 심부정맥).
- 매일 환자의 체중을 측정한다. 1Kg의 체중 증가는 수분 1리터와 동등하다.
- 체액소실 혹은 정체를 판단하기 위해 소변배설량을 확인한다.

환자교육

일반

- 약물이행의 필요성을 강조한다.
- 야뇨증 때문에 생기는 수면방해를 피하기 위해 아침 일찍 복용하도록 한다.
- 어린이가 손대지 않도록 약을 주의 깊게 보관하도록 한다.
- 일부 약초제품과 상호작용을 일으킬 수 있다고 환자에게 알린다.

자가투여

- 혈압측정법과 기록방법에 대해 환자 또는 가족들에게 교육한다.

부작용

- 환자에게 어지럼은 기립성 저혈압의 결과로 발생할 수 있으므로 누웠다가 일어날 때 천천히 자세를 바꾸도록 알린다.
- 고용량의 hydrochlorothiazide는 혈당을 높일 수 있으므로 당뇨전단계 환자에게 정기적으로 혈당을 체크하도록 조언한다.
- 환자가 광과민이 있을 시 햇빛차단제를 사용하도록 제안한다.

식이

- 환자에게 칼륨이 풍부한 음식(과일, 과일주스 및 채소)을 섭취하도록 교육한다. 칼륨보충제를 처방할 수도 있다.
- 위장관 불편을 피하기 위해 환자에게 음식과 함께 약물을 복용하도록 알린다.

평가

- 혈압과 체중이 감소하고 혈액 전해질 검사 결과는 정상이다.

3 삼투성 이뇨제

삼투성 이뇨제는 근위세뇨관과 헨레고리에서 세뇨관 내 **삼투압(osmolality)**을 증가시켜 물과 전해질(나트륨, 칼륨 등)의 재흡수를 억제한다. 이 약물은 신부전을 예방하고, 뇌압과 안압을 감소시키기 위해 사용된다. Mannitol은 뇌압 및 안압과 같은 응급상황에서 자주 사용되는 강력한 삼투성 칼륨배설이뇨제이다. 또한 mannitol은 항암치료제인 cisplatin과 carboplatin과 같이 사용하여 이뇨작용을 유도하여 부작용을 감소시킬 수 있다.

Mannitol은 가장 흔히 처방되는 삼투성 이뇨제로, 이뇨작용은 정맥투여 후 1–3시간 이내에 일어난다. 표 31–3에서 mannitol에 대해 기술하였다.

부작용 및 유해반응. Mannitol의 부작용과 유해반응에는 체액 및 전해질 불균형, 급속한 체액이동으로 인한 폐부종, 오심, 구토, 빠른 체액손실로 인한 빈맥 및 대사성산증 등이 있다. mannitol의 결정체는 주로 저온에 노출 시 생기므로 바이알을 반드시 따뜻하게 하여 결정체를 녹여야 한다. 만약 결정체가 존재하고 녹지 않았다면 mannitol 용액은 정맥투여를 할 수 없다.

금기사항. Mannitol은 심장질환과 심부전을 가진 환자에게 매우 주의를 요하고, 심부전 또는 신부전이 진행되면 즉시 중단한다.

간호과정
환자-중심의 협력의 간호

이뇨제: 고리이뇨제

사정

- 매일 복용하는 약물에 대해 사정한다. 환자가 고리이뇨제와 상호작용하는 약물을 복용하는지 파악한다(예, 알코올, aminoglycoside, 항응고제, corticosteroid, lithium, amphotericin B, 강심제). Furosemide는 단백결합이 매우 높아서 Warfarin(Coumadin)과 같은 다른 단백결합약물과 경쟁할 수 있음을 인식한다.
- 활력징후, 혈청 전해질, 체중 및 배뇨량의 기본 자료를 사정한다.
- 약물 처방용량과 권장용량을 비교하고 사정한다.

간호진단

- 고리이뇨제의 과도한 사용으로 인한 체액손실과 관련된 체액부족 위험
- 전해질불균형 위험(과도한 고리이뇨제의 사용으로 인한 칼륨소실)

간호목표

- 부종과 고혈압이 감소한다.
- 혈청 전해질 수치는 정상범위를 유지한다.

간호중재

- 체액증가 또는 손실을 판단하기 위해 배뇨량을 모니터링한다. 배뇨량은 최소 30mL/h 혹은 600mL/24h 정도는 되어야 한다.
- 만약 배뇨량이 증가하지 않는다면 의료진에게 알린다. 심한 신장질환이 존재할 수도 있다.
- 체액손실 또는 증가를 판단하기 위하여 환자의 체중을 잰다. 1Kg 손실은 수분 1리터 손실과 동일하다.
- 활력징후를 모니터링한다.
- 과도한 혈압 감소에 주의한다.
- Furosemide는 정맥으로 서서히 투여한다. 빠른 속도는 청력소실을 일으킬 수도 있다.
- 저칼륨혈증의 징후 및 증상(근육쇠약, 복부팽만, 다리경련 및 심부정맥)을 관찰한다.

환자교육

일반

- 수면방해와 야뇨증을 예방하기 위하여 환자에게 furosemide를 아침에 복용하고 밤에는 복용하지 않도록 한다.

부작용

- 체액손실로 인한 어지럼 예방을 위하여 눕거나 앉은 자세에서 서서히 일어나도록 한다.

식이

- 오심이 있다면 furosemide를 음식과 함께 복용하도록 한다.

평가

- 혈청 전해질 수치와 혈압은 정상범위이다..
- 부종이 감소되었고, 소변량이 증가되었으며, 숨쉬기가 편하다고 말로 표현한다.

4 탄산탈수효소억제제

탄산탈수효소억제제(*carbonic anhydrase inhibitor*)인 acetazolamide, methazolamide는 신체의 산-염기 균형유지에 중요한 효소인 탄산탈수효소를 억제한다. 이 약물은 나트륨, 칼륨 및 bicarbonate 배출을 증가시키며, 장시간 사용 시 대사성 산증을 일으킨다.

이 군의 약물들은 개방각녹내장(만성) 환자의 안압을 낮추는 데 사용되지만, 폐쇄각 혹은 급성 녹내장에는 사용하지 않는다. 이뇨, 간질, 고산병 치료 등에 사용된다. 표 31-3는 탄산탈수효소억제제의 약리학적 정보를 나타내고 있다. 이 약은 이뇨제가 필요한 대사성 알칼리증 환자에게 사용한다.

부작용 및 유해반응. Acetazolamide는 체액 및 전해질불균형, 대사성 산증, 오심, 구토, 식욕부진, 혼돈, 기립성 저혈압 및 결정뇨 등을 일으킬 수 있다. 용혈성 빈혈과 신장결석이 발생될 수 있으며, 임신 첫 3개월 동안 금기이다.

5 칼륨-보존이뇨제

칼륨-보존이뇨제(*potassium-sparing diuretics*)는 thiazide와 고리이뇨제에 비해 약한 이뇨제로 사용되거나 다른 이뇨제(예, hydrochlorothiazide, 항고혈압제)와 병용투여한다. 환자가 지속적으로 칼륨-보존이뇨제를 복용할 경우 정기적으로 칼륨농도를 체크해야 한다. 만약 혈청칼륨농도가 5.3mEq/L를 초과하면 환자는 칼륨-보존이뇨제를 중단하고 칼륨이 풍부한 음식을 제한한다.

칼륨-보존이뇨제는 집합관과 원위세뇨관 끝부분에 작용하여 나트륨과 수분은 배출시키고, 칼륨은 보존한다. Aldosterone 길항제인 Spironolactone은 mineralcorticoid 호르몬인 aldosterone의 작용을 억제하여 나트륨-칼륨 펌프를 억제시켜, 칼륨은 보존하고, 나트륨은 배출시킨다.

Amiloride(Midamor), triamterene(Dyrenium) 및 eplerenone(Inspra)이 추가적으로 흔히 처방되는 칼륨-보존이뇨제이다. Amiloride와 eplerenone은 효과적인 항고혈압제이고, Triamteren은 심부전 혹은 간경화로 인한 부종치료에 사용된다. 저용량의 spironolactone과 eplerenone은 만성 심부전에 효과적이다. 혈청칼륨농도를 증가시킬 수 있으므

로 spironolactone, amiloride, triamterene 및 eplerenone은 ACE 억제제와 angiotensin II 수용체 길항제와 병용하면 안 된다. 원형약물차트 31-3은 spironolactone의 약리학적 정보를 제공한다.

칼륨-보존이뇨제는 hydrochlorothiazide 혹은 고리이뇨제와 같은 칼륨-소실이뇨제와 같이 사용하면, 효과도 증대되고 칼륨소실을 예방하는 데 효과적이다. 흔한 이뇨제 병용요법으로는 spironolactone과 hydrochlorothiazide(Aldactazide), amiloride와 hydrochlorothiazide(HCTZ) 그리고 triamterene과 hydrochlorothiazide(Dyazide, Maxzide) 등이다. 표 31-4는 칼륨-소실 및 칼륨-보존이뇨제를 나타냈다.

부작용 및 유해반응. 주요 부작용은 고칼륨혈증이다. 신장에서 칼륨의 80-90%를 배출하기 때문에 신장기능이 나쁜 환자에게 칼륨-보존이뇨제를 투여하는 것은 매우 신중

원형약물차트 31-3

Spironolactone

약물분류 칼륨-보존이뇨제 상품명: Aldactone 임신범주: C	**투여경로** PO
금기 심한 신장 혹은 간질환, 무뇨, 심한 고칼륨혈증 주의: 신장 혹은 간기능저하, 당뇨	**상호작용** 약물: 칼륨보충제와 병용 시 혈청칼륨농도 증가. 항고혈압제와 lithium의 효능 증가. ACEI와 병용 시 혈청칼륨농도 증가하여 생명위협. 검사: BUN, AST, alkaline phosphatase 증가. 혈청나트륨, 염소 감소
약동학 흡수: PO: GI에서 신속히 흡수됨 분포: PB: 90% 대사: 반감기 1.5-2h 배설: 대부분 대사물로 소변으로 배출, 담즙 배출	**약력학** PO: 개시: UK 최고: 2-3d 작용: 2-3일 혹은 그 이상
치료효과/사용 소변배출량을 증가시키기 위해; 심부전, 간경화 혹은 신증후군과 관련된 체액저류/과부하를 치료 작용기전: 원위세뇨관에 작용하여 나트륨과 수분소실을 일으켜 칼륨 정체 유발	
부작용 오심, 구토, 설사, 발진, 어지럼, 두통, 허약, 구강건조, 광과민	**유해반응** 생명위협: 심한 고칼륨혈증, 혈소판감소증, 거대적혈모구빈혈(megaloblastic anemia)

표 31-4 이뇨제: 칼륨-보존 이뇨제

일반명(상품명)	투여경로	사용 및 고려사항
단일 약물		
amiloride HCl(Midamor)	PO	이뇨제-유발 저칼륨혈증; 고혈압, 심부전 및 간경화 치료에 사용. 혈청칼륨농도 모니터링. 임신범주: B; PB: 40%; tⅡ: 6-9h
eplerenone(Inspra)	PO	고혈압 혹은 MI 이후 심부전 치료. 선택적 aldosterone 수용체 차단제로 분류 혈청칼륨농도 모니터링. 임신범주: B; PB: 50%; tⅡ: 4-6h
spironolactone(Aldactone)	원형약물차트 31-3 참조.	
triamterene(Dyrenium)	PO	부종 및 저칼륨혈증 치료. 마그네슘 배출 증가. 심한 고칼륨혈증을 일으켜 생명에 치명적인 심부정맥 유발. 임신범주: C; PB: 67%; tⅡ: 1-2h
복합약물		
amilorid HCl and hydrochlirithiazide(Moduretic)	PO	복합약물은 칼륨배출이뇨제와 칼륨-보존이뇨제를 함유. 고혈압 및 부종 치료. 저칼륨혈증 예방에 사용
spironolactone and hydrochlorothiazide(Aldactazide)	PO	Moduretic과 동일
triamterene and hydrochlorothiazide(Dyazide, Maxzide)	PO	Moduretic과 동일

해야 한다. 배뇨량은 최소 600mL/day를 유지해야 한다. 만약 칼륨-보존이뇨제를 ACE 억제제와 병용투여하면 두 가지 약제 모두 칼륨을 보존하기 때문에 고칼륨혈증이 더 심해지거나 생명에 위협이 된다. 위장관장애(식욕부진, 오심, 구토, 설사, 감각이상 및 손발이상감각)을 일으킨다.

간호과정
환자-중심의 협력의 간호

이뇨제: 칼륨-보존

사정
- 매일 복용하는 약물에 대해 사정한다. 환자가 칼륨보충제나 소금 대용품을 복용하는지 확인한다.
- 활력징후, 혈청전해질, 체중 및 배뇨량을 조사한다.

간호진단
- 과다한 칼륨-보존이뇨제 사용으로 인한 체액소실과 관련된 체액부족의 위험
- 전해질불균형 위험(칼륨-보존이뇨제 과도한 사용으로 인한 칼륨과다)

간호목표
- 체액저류와 혈압이 감소된다.
- 혈청전해질이 정상범위를 유지한다.

간호중재
- Spironolactone의 반감기를 확인한다. 긴 반감기로 약물은 보통 하루 한번 투여하나, 때때로 하루 2번 투여하기도 한다.
- 배뇨량을 모니터링한다. 배뇨량은 증가되어야 하고, 만약 소변배출량이 <30mL/h 혹은 <600mL/day일 때는 보고한다.
- 활력징후를 기록한다. 비정상적인 변화를 보고한다.
- 고칼륨혈증(>5.3mEq/L)의 징후와 증상을 관찰한다. 오심, 설사, 복통, 손발의 감각이상, 다리경련, 빈맥 또는 서맥, 심전도상에서 좁은 T파, 빈뇨는 고칼륨혈증을 의미한다.
- 야뇨증을 피하기 위해 아침에 spironolactone을 복용하고 밤에는 복용하지 않도록 한다.

환자교육

일반
- 오심이 있다면 spironolactone은 음식과 같이 또는 식사 후에 복용하도록 한다.
- 의료진과 상의없이 약을 중단하지 않도록 한다.

부작용
- 약물이 광과민을 일으킬 수 있으므로 직접 햇빛에 노출되는 것을 피하도록 주의를 준다.
- 약물의 가능한 부작용을 보고하도록 한다(예, 발진, 어지럼, 쇠약, 위장관 불편).

식이
- 높은 혈청칼륨농도를 보이는 환자가 칼륨-보존이뇨제를 복용할 경우에 칼륨이 풍부한 음식을 피하도록 한다.

평가
- 소변량이 증가하였고, 혈압은 정상범위이다.
- 혈청칼륨농도가 5.0mEq/L 이하이며, 손발의 감각이상이나 다리경련의 징후가 없다.

CHAPTER 32

고혈압치료제

학습목표

- 여러 범주 고혈압치료제의 약리 작용을 구별한다.
- 교감신경억제제, 직접작용 혈관확장제 및 angiotensin 길항제 등의 부작용과 유해반응을 비교한다.
- 간호중재와 교육을 포함하여 고혈압치료제와 관련된 간호과정을 적용한다.

1 고혈압

고혈압은 수축기 혈압 140mmHg 이상, 이완기 혈압 90mmHg 이상 증가를 말한다. **본태성 고혈압(essential hypertension)**이 가장 흔한 유형이고, 고혈압 환자의 90%를 차지한다. 본태성 고혈압의 정확한 원인은 모르나, 유발요인으로 고혈압의 가족력, 고지혈증, 당뇨, 노화, 스트레스, 과도한 음주, 흡연 및 비만이 포함된다. 고혈압의 10%에서 신장 및 내분비질환과 관련이 있고, 이를 이차성 **고혈압(secondary hypertension)**이라고 한다.

1. 혈압의 선택적 조절

정상혈압은 신장과 혈관에서 조절하고 유지한다. 신장은 체액량을 조절하고, renin-angiotensin-aldosterone계(RAAS)를 조절함으로써 혈압을 변화시킨다. 신장은 나트륨과 수분을 제거하거나 흡수하면서 심박출량과 전신 동맥혈압을 조절한다. 그림 32-1은 RAAS를 나타내고 있다. Renin은 angiotensin II 생성을 촉진하여 aldosterone을 분비시킨다. 나트륨과 수분의 정체는 체액량을 증가시켜 혈압을 올린다.

또한 대동맥과 경동맥동의 압력수용체와 연수의 혈관조절중추에서 혈압조절을 한다. 교감신경말단에서 분비된 norepinephrine과 부신수질에서 분비된 epinephrine은 혈관수축작용을 통하여 혈압을 상승시킨다. 혈압조절에 관여하는 다른 호르몬에는 항이뇨호르몬(ADH), 심방나트륨이뇨펩티드(ANP)호르몬 및 뇌나트륨이뇨펩티드(BNT)호르몬 등이 있다. ADH는 시상하부에서 생성되어 뇌하수체후엽에 저장되고 분비되며, 신장을 자극하여 체액량이 부족할 때 수분을 보유하고 정체시킨다.

2 고혈압의 비약물적 조절

혈압을 낮추는 비약물적 방법에는 스트레스 감소, 운동, 염분제한, 알코올 섭취 감소 및 금연 등이 있으나, 일반적으로 수축기 혈압이 140mmHg 이상이면 **항고혈압약물**이 처방된다.

비약물적 방법에 의해 고혈압이 조절되지 않을 때 고혈압치료제가 처방되지만, 고혈압조절을 위해서는 비약물적 방법과 고혈압치료제가 병용되어야만 한다.

3 고혈압의 약리학적 치료

모든 약은 고혈압 치료 초기 약물로 고려된다. 다른 심혈관 위험인자의 감소와 가장 낮은 유효농도에서 더 적은 수의 약물 사용이 강조된다. 고혈압치료는 부작용을 줄이기 위해 한 가지 이상의 고혈압치료제를 사용하는 경우가 많다.

고혈압치료제는 단독 또는 병용 투여할 수 있는데, 6가지 범주로 분류된다. (1) 이뇨제, (2) 교감신경억제제, (3) 직접작용 세동맥혈관확장제, (4) ACE 억제제, (5) angiotensin II 수용체 차단제, (6) 칼슘통로차단제.

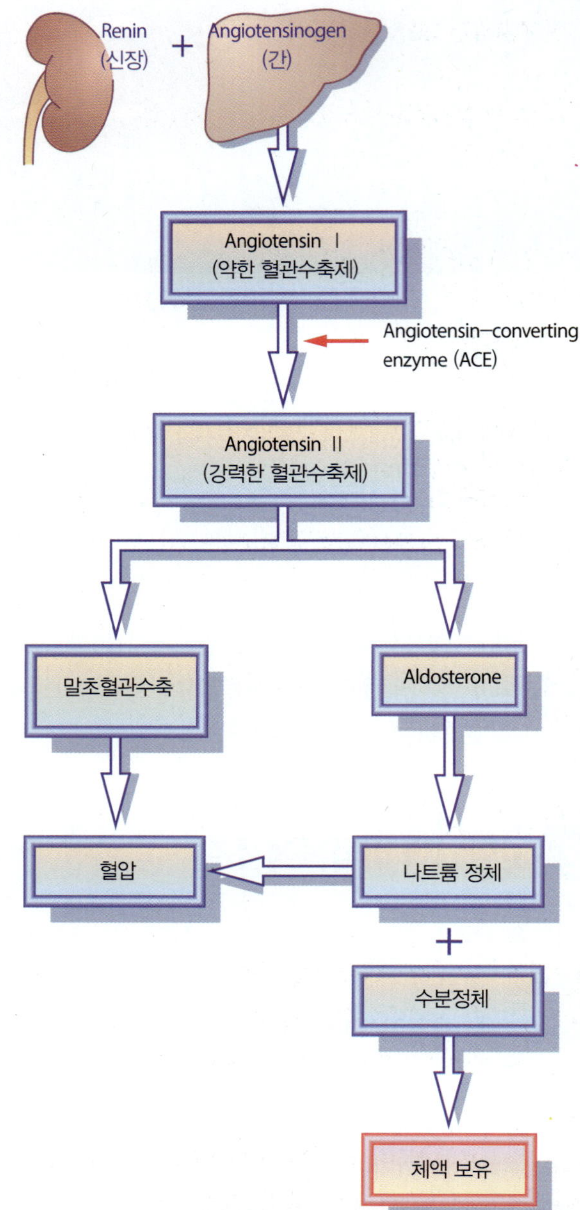

그림 32-1 레닌-안지오텐신-알도스테론계(RAAS). 레닌은 신장의 사구체옆 세포에 존재하는 효소로 혈압이 떨어지면 분비된다. 이 그림은 RAA계의 체액균형과 혈압안정화를 보여 준다.

박스 32-1 Thiazides와 항고혈압제의 약물 및 다른 복합약물

Thiazide와 칼륨–보존이뇨제
- hydrochlorothiazide with spironolactone(Aldactazide)
- hydrochlorothiazide with amiloride(Moduretic)
- hydrochlorothiazide with triamterene(Dyazide, Maxzide)

Thiazide와 베타차단제
- hydrochlorothiazide with bisoprolol fumarate(Ziac)
- hydrochlorothiazide with metoprolol(Lopressor HCT)
- bendroflumethiazide with nadolol(Corzide)
- hydrochlorothiazide with propranolol(Inderide)
- hydrochlorothiazide with timolol(Timolide)
- chlorthalidone(thiazide–like diuretic) with atenolol(Tenoretic)

Thiazide와 ACE 억제제
- hydrochlorothiazide with benazepril(Lotensin HCT)
- hydrochlorothiazide with captopril(Capozide)
- hydrochlorothiazide with enalapril maleate(Vaseretic)
- hydrochlorothiazide with fosinopril(Monopril HCT)
- hydrochlorothiazide with lisinopril(Prinzide, Zestoretic)
- hydrochlorothiazide with moexipril(Uniretic)
- hydrochlorothiazide with quinapril(Accuretic)

Thiazide와 Angiotensin Ⅱ 수용체 차단제
- hydrochlorothiazide with canderartan(Atacand HCT)
- hydrochlorothiazide with eprosartan(Teveten HCT)
- hydrochlorothiazide with irbesartan(Avalide)
- hydrochlorothiazide with losartan(Hyzaar)
- hydrochlorothiazide with olmesartan medoxomil(Benicar HCT)
- hydrochlorothiazide with telmisartan(Micardis HCT)
- hydrochlorothiazide with valsartan(Diovan HCT)

Thiazide와 중추성 알파$_2$효능제
- chlorthalidone with clonidine(Combipres)
- hydrochlorothiazide with methyldopa(Aldoril)

Thiazide와 알파차단제
- polythiazide with prazosin(Minizide)

ACE 억제제와 Calcium 통로차단제
- 표 35–3 참조

Calcium 통로차단제와 Statin 약물의 병용
- amlodipine with atorvastation(Caduet)

1. 이뇨제

이뇨제는 나트륨 배출을 촉진하여 세포외액량을 줄이기 때문에 경증 고혈압치료에서 일차 선택약물로 효과적이다. Hydrochlorothiazide는 과도한 체액량을 줄임으로써 경증 고혈압 조절에 가장 흔히 처방된다. 많은 항고혈압제는 체액저류를 유발할 수 있으므로 이뇨제가 항고혈압제와 함께 투여되는 경우가 많다.

Thiazide 이뇨제는 신기능저하 환자(creatinine 청소율이 30mL 미만)에게 권장되지 않고 Furosemide(Lasix)와 같은 고리이뇨제가 신장혈류를 저하시키지 않기 때문에 자주 권장된다. 고혈압이 RASS 때문이라면 고리이뇨제는 혈청 renin 수치를 증가시키기 때문에 사용하지 않는다. thiazide의 효능을 증가시키기 위해 다른 고혈압치료제와 병용될 수 있다. 박스 32–1은 thiazide와 다른 약과의 병용을 나타내고 있다. 시판되고 있는 많은 약물에는 thiazide 이뇨제와 칼륨–보존이뇨제, 베타차단제, ACE 억제제 또는 angiotensin II 수용체 차단제의 조합이 있다. ACE 억제제는 혈청칼륨농도를 증가시키므로 thiazide 이뇨제와 병용 시 혈청칼륨소실이 최소화된다.

2. 교감신경억제제

교감신경억제제(symaptholytics, sympathetic depressants)는 (1) 베타-아드레날린성 차단제, (2) 중추작용 알파$_2$작용제, (3) 알파-아드레날린성 차단제, (4) 아드레날린성 신경차단제(말초작용 교감신경억제제), (5) 알파$_1$ 그리고 베타$_1$ 아드레날린성 차단제로 구성된다.

1) 베타-아드레날린성 차단제

베타-아드레날린성 차단제는 흔히 베타차단제로 불리며, 고혈압치료제로 사용되거나 이뇨제와 병용된다. 또한, 베타차단제는 협심증치료제와 심부정맥치료제로도 사용된다.

베타-아드레날린성 차단제는 심박수와 수축력 감소로 심박출량을 감소시켜 혈압을 낮추고, renin분비를 감소시켜 항고혈압 효과를 나타낸다.

비선택적 베타차단제에는 베타$_1$(심장)과 베타$_2$(기관지) 수용체를 억제하는 propranolol(Inderal)과 carvedilol(Coreg)이 있다. 심박수는 감소하고 기관지수축이 일어나는데, 이는 부교감신경흥분 때문이다. 심장선택적 베타차단제가 더 선호되는데, 이들은 베타$_2$ 수용체보다 베타$_1$에 주로 작용하고 기관지수축을 덜 일으키기 때문이다. 베타$_1$수용체를 차단하는 심장선택적 베타차단제에는 Acebutolol(Sectral), atenolol(Tenormin), betaxolol(Kerlone), bisoprolol(Zebeta) 그리고 metoprolol(Lopressor) 등이 있다.

그러나 심장선택적 베타차단제가 기관지수축을 완전히 차단하지는 않으므로 폐질환, 천식 환자에게 사용 시 주의가 필요하다.

Hydrochlorothiazide와 베타차단제의 혼합은 정제형으로 함께 생산된다(박스 32-1 참조). 일반적으로 hydrochlorothiazide 용량은 12.5-25mg이며, 이는 평균용량의 절반 수준이다.

베타차단제는 높은 혈청 renin 농도를 보이는 환자의 혈압 감소에 더욱 효과적이다. 심장 선택적 원형약물인 metoprolol(Lopressor)이 원형약물차트 32-1에 기술되어 있다.

2도 혹은 3도 방실차단 또는 동성서맥(sinus bradycardia)을 보이는 환자에게 금기이고, Propranolol(Inderal) 같은 비선택적 베타차단제는 만성폐색성폐질환 환자에게 금기이다.

약동학 Metoprolol은 위장관에 잘 흡수되며, 반감기는 짧고 단백결합률은 낮다.

약력학 심장선택적 베타차단제는 베타$_1$수용체를 차단함으로써 심박수와 혈압을 낮춘다. 비선택적 베타차단제는 베타$_1$과 베타$_2$수용체를 차단하여 기관지수축을 일으킬 수 있다. 베타차단제는 태반을 통과할 수 있고 모유로 분비된다.

원형약물차트 32-1

Metoprolol

약물분류 항고혈압: 베타차단제 상품명: Lopressor, Toprol SR 임신범주: C; D(제2 및 제3 임신 3주기)	**투여경로** PO IV
금기 과민반응, 2도 및 3도 심장차단, 심인성 쇼크, 저혈압, 급성 심부전, 서맥. 주의: 간, 신장 혹은 갑상선기능이상; 천식; 말초혈관질환; 제1형 당뇨병	**상호작용** 약물: 강심제와 병용 시 서맥 증가; 기타 항고혈압제, 알코올, 마취제와 병용 시 저혈압효과 증가; NSAIDs는 베타차단제 효과를 줄임 검사: 간효소 증가
약동학 흡수: PO: 95% 분포: PB: 12% 대사: 반감기 3-7h 배설: 소변으로	**약력학** PO: 개시: 15min 최고: 1.5h 작용: 10-19h IV: 개시: 즉시 최고: 20min 작용: 4-10h
치료효과/사용 고혈압치료 작용기전: 베타$_1$-차단 효과로 혈압 강하 효과를 증대함	
부작용 피로, 쇠약, 어지럼, 오심, 구토, 설사, 정신 변화, 졸림, 두통, 시야혼탁, 광과민, 코막힘, 발기부전, 성욕감퇴, 우울증	**유해반응** 서맥, 혈소판감소증, 저혈당증, 당뇨병 생명위협: 완전한 심장 차단, 기관지경련, 무과립구혈증

경구용 베타차단제의 작용개시는 보통 30분 혹은 그 이하이며, 작용시간은 6-12시간이다. 베타차단제를 정맥주사할 때 작용개시는 즉시이고, 최고농도시간은 20분(경구투여 시 1.5시간과 비교)이며, 작용시간은 4-10시간이다.

부작용 및 유해반응. 부작용과 유해반응에는 맥박수 감소, 현저한 혈압저하와 기관지수축(비선택적 베타$_1$ 및 베타$_2$차단제)이 있다. 베타차단제는 갑자기 투여를 중지하면, 반동성 고혈압, 협심증, 부정맥 및 심근경색증이 나타날 수 있다. 부작용으로 어지럼, 불면, 우울, 피로, 악몽 및 성기능장애를 유발할 수 있다. 표 32-1은 고혈압치료에 사용되는 베타차단제와 투여경로, 사용 및 고려사항을 기술하고 있다.

비선택적 베타차단제는 저혈당에 반응하여 글리코겐을 당으로 전환시키는 간기능을 억제하므로 당뇨병 환자에게 사용 시 주의해야 하고, 심박수 저하는 저혈압 증상을 숨길 수 있다.

간호과정
환자-중심의 협력의 간호

고혈압치료제: 베타차단제

사정

- 환자에게 약물과 약초사용 과거력을 사정한다. 약물-약물 혹은 약물-약초의 상호작용의 가능성이 있다면 보고한다.
- 활력징후를 체크하여, 비정상적 혈압과 서맥을 보고한다.
- 신기능과 간기능 임상검사결과를 사정한다.

표 32-1 항고혈압제: 베타차단제와 중추 알파$_2$ 효능제

일반명(상품명)	투여경로	사용 및 고려사항
베타-아드날린성 차단제		
acebutolol HCl(Sectral) 심장 선택적 베타$_1$	PO	고혈압과 부정맥 치료. 단독사용 혹은 thiazide 이뇨제와 사용. 어지럼, 피로, 저혈압, 서맥, 변비/설사를 포함하는 부작용. 활력징후를 면밀히 모니터링. 임신범주: B(D 임신 2기 및 3기); PB: 10-26%; tⅡ: 3-13h
atenolol(Tenormin) 심장 선택적 베타$_1$	PO	고혈압과 협심증치료. Acebutolol과 유사한 부작용. 임신범주: D; PB: 5-15%; tⅡ: 6-7h
betaxolol HCl(Kerlone, Betoptic-S) 심장 선택적 베타$_1$	PO	고혈압과 녹내장 치료. 안구 내압 감소를 위해 안약으로 사용. 임신범주: C; PB: 50%; tⅡ: 15h
bisoprolol fumarate(Zebeta) 베타$_1$차단제	PO	고혈압과 협심증 치료. 장시간작용 베타$_1$차단제는 맥박과 혈압을 줄임. 임신범주: C; PB: 30-36%; tⅡ: 9-12h
carvedilol(Coreg) 알파차단 비선택적 베타$_1$및 베타$_2$	PO	고혈압 및 울혈성 심부전 치료. 음식이 흡수를 늦춤. 임신범주: C(D 임신 2기 및 3기); PB: 98%; tⅡ: 7-10h
metoprolol(Lopressor) 심장 선택적 베타$_1$	원형약물차트 32-1 참조	
nadolol(Corgard) 비선택적 베타$_1$및 베타$_2$	PO	고혈압과 협심증 치료. Carteolol HCl과 유사. 임신범주: C; PB: 30%; tⅡ: 10-24h
penbutolol sulfate(Levatol) 비선택적 베타$_1$및 베타$_2$	PO	천식 환자에 금기. 임신범주: C; PB: 80-98%; tⅡ: 5h
pindolol(Visken) 비선택적 베타$_1$및 베타$_2$	PO	고혈압과 협심증 치료. 단독 혹은 thiazide 이뇨제와 사용. 임신범주: B; PB: 40-60%; tⅡ: 3-4h
propranolol(Inderal) 비선택적 베타$_1$및 베타$_2$	PO	고혈압, 협심증 및 부정맥 치료. 처음 사용 시 베타$_2$-차단 효과로 인해 기관지수축을 일으킬 수 있음. 임신범주: C; PB: 90%; tⅡ: 3-6h
중추성 알파$_2$ 효능제		
clonidine HCl(Catapres)	PO 경피 패치	고혈압 치료. 장시간작용. 위장관으로 잘 흡수됨. 단독 혹은 thiazide 이뇨제와 사용. 교감신경작용 감소. 졸음, 오심 및 구강건조 일으킴. 임신범주: C; PB: 20-40%; tⅡ: 12-16h
guanfacine HCl(Tenex)	PO	고혈압 치료. 장시간작용. 단독혹은 thiazide 이뇨제와 사용. 임신범주: B; PB: 70%; tⅡ: 17h
methyldopa	PO/IV	단독 혹은 thiazide 이뇨제와 사용. IV 가능. 위장관불편 시 음식과 같이 복용. 임신범주: B; PB: 15%; tⅡ: 1.7h

간호진단
- 혈압의 변화와 관련된 심박출량의 감소
- 많은 약물의 처방비용과 관련된 약물요법의 불이행
- 베타차단제의 부작용과 관련된 성기능장애
- 베타차단제의 미사용과 관련된 지식 부족

간호목표
- 환자의 혈압이 낮아지거나 정상 수치가 된다.
- 환자는 베타차단제 복용의 중요성을 말로 표현한다.

간호중재
- 활력징후 특히 혈압과 맥박을 모니터링한다.
- BUN, 혈청 creatinine, AST 및 LDH의 임상검사결과를 모니터링한다.

환자교육

일반
- 약물처방을 이행하도록 환자를 독려한다. 고혈압치료제의 갑작스러운 중단은 반동성 고혈압을 유발한다.
- 약초는 베타차단제와 상호작용을 유발할 수 있음을 설명한다(마황은 항고혈압 작용 감소, 파슬리는 항고혈압 작용 증가).
- 의료진의 확인없이 일반약을 복용하지 않도록 교육한다. 많은 일반약들은 고혈압 존재 시 혹은 고혈압치료제와 병용 투여시 주의사항을 표기하고 있다.
- 외상 상황 시 매일 복용하는 약(베타차단제와 같은)에 대해 의료진에게 알리도록 한다. 베타차단제에는 쇼크 상태에 대해 신체의 보상효과를 없앤다.

자가투여
- 요골맥박과 혈압 측정법을 교육하고, 비정상 결과는 의료인에게 보고하도록 한다.

부작용
- 고혈압치료제는 어지럼을 유발할 수 있으므로, 누워있거나 앉아 있는 상태에서 일어설 때에 천천히 시행하라고 교육한다.
- 환자에게 어지럼, 느린 맥박, 혈압변화, 심장두근거림, 혼돈 혹은 위장관불편이 있을 시 의료진에게 알리도록 설명한다. 당뇨 환자에게는 저혈당 증상이 나타남을 알려준다. 고혈압치료제는 성기능장애(예, 발기부전)를 유발할 수 있음을 환자에게 알려준다.

식이
- 환자와 가족에게 저염식이, 이완요법, 운동, 금연 그리고 절주(매일 1-2온스)와 같은 혈압을 낮추는 비약물요법에 대해 교육한다.
- 환자에게 변비가 있을 시 의료진에게 보고하도록 하고, 고섬유식이, 대변 연하제, 수분섭취를 증가하도록 한다.

평가
- 부작용 없이 정상 혈압을 유지한다.

2) 중추성 알파$_2$ 효능제

중추성 알파$_2$ 효능제는 알파$_2$ 수용체를 자극하여 교감신경 활성을 감소시킨다. 심박출량을 감소시키고, 혈청 epinephrine, norepinephrine과 renin 분비를 감소시킨다. 또한 말초혈관저항을 감소시키고 혈관확장을 증가시킨다. 베타차단제는 약물치료 중 생기는 서맥과 약물치료중단 시의 반동성 고혈압 때문에 중추작용 교감신경억제제와는 병용하지 않는다.

이 군의 약들로는 methyldopa, clonidine 그리고 guanfacine이 있다. Methyldopa는 고혈압 조절에 널리 사용된 최초 약물 중 하나이다. 고용량에서 methyldopa와 clonidine은 나트륨과 수분을 정체시키므로 흔히 이뇨제와 함께 투여된다. Clonidine은 경피 패치로 사용가능하며, 7일마다 패치를 교환하고, 샤워 동안에 붙여둘 수 있다. Guanfacine은 clonidine과 유사한 효과를 보이며 반감기가 길어서 하루에 한 번 투여한다. 표 32-1은 베타차단제와 함께 중추성 알파$_2$효능제를 나열하고 있다.

부작용 및 유해반응. 알파$_2$작용제의 부작용과 유해반응은 졸음, 구강건조, 어지럼 및 서맥이다. Methyldopa는 간기능부전 환자에게 사용하지 않아야 하고, 정기적으로 혈청간효소를 모니터한다. 이 군의 약들은 반동성 고혈압 위험을 초래하기 때문에 갑자기 약물투여를 중지하면 안 된다. 만약 약물을 즉시 중단할 필요가 있다면 반동성 고혈압 증상을 피하기 위해 다른 고혈압치료제를 처방해야 한다. Guanfacine은 반동성 고혈압이 거의 발생하지 않는다. 임산부나 임신가능성이 있는 환자는 clonidine 사용을 피하고, Methyldopa는 만성 혹은 임신성 고혈압 치료에 자주 사용하나, 태반장벽을 통과하며 약물 소량이 수유기 환자의 모유에 들어간다.

3) 알파-아드레날린성 차단제

이 군의 약은 알파-아드레날린성 수용체를 차단하여 혈관을 확장시켜 혈압을 낮춘다. 알파차단제는 VLDL과

LDL을 낮춰 동맥내 플라그 형성을 줄이고, HDL 농도를 증가시키므로 지질이상환자의 고혈압치료에도 효과적이다. 또한 당대사에 영향을 미치지 않기 때문에 당뇨 환자에게 안전하게 사용되며, 호흡기에도 영향을 미치지 않는다.

선택적 알파$_1$아드레날린성 차단제(prazosin, terazosin, doxazosin)는 혈압을 낮추기 위해 주로 사용되며, 양성 전립선비대증치료에도 사용된다. Prazosin이 자주 처방되며, Terazosin과 doxazosin은 prazosin보다 긴 반감기를 가져 일반적으로 수면 시에 1회 투여한다. Prazosin이 알코올 혹은 다른 고혈압치료제와 같이 사용되면 저혈압상태가 더욱 악화된다. 중추성 알파$_2$효능제처럼 이들 약은 나트륨과 수분 저류를 일으키므로 이뇨제는 사지의 부종을 감소시킬 목적으로 동시에 투여된다.

더욱 강력한 알파차단제(phentolamine과 phenoxybenzamine)는 기본적으로 고혈압위기와 부신수질에서 catecholamine을 과다 분비하는 종양(갈색세포종)으로 인한 중증 고혈압 치료에 사용된다.

약동학 Prazosin은 위장관을 통해 흡수되지만, 많은 양이 일차 통과대사 동안 소실된다. 약물 반감기가 짧아 하루 2회 투여한다. Prazosin은 단백결합률이 높아서, 단백결합률이 높은 다른 약물과 동시투여 시 유해반응에 대해 사정해야 한다.

약력학 선택적 알파-아드레날린성 차단제는 세동맥과 세정맥을 확장시켜 말초저항을 줄이고 혈압을 낮춘다. Prazosin 투여로 심박수는 약간 증가되지만, phentolamine 같은 비선택적 알파차단제를 사용할 경우 혈압이 크게 저하되고 반사적 빈맥을 일으킨다. 급성 고혈압에는 비선택적 알파차단제가 더욱 효과적이고, 본태성 고혈압의 경우 선택적 알파차단제가 더욱 효과적이다. 표 32-2는 선택적 및 비선택적 알파차단제의 약리학적 정보를 나타내고 있다.

부작용 및 유해반응. Prazosin의 부작용은 기립성 저혈압(어지럼, 창백, 불안, 초조, 심박수 증가가 처음 약물 투여 시 나타난다), 오심, 두통, 어지럼, 혈관확장으로 인한 비충혈, 부종 및 체중증가 등이 있다. Phentolamine의 부작용에는 극심한 혈압 감소에 의한 반사성 빈맥, 혈관확장에 의한 비충혈, 위장관불편 등이 있다.

표 32-2 항고혈압제: 교감신경차단제: 알파-아드레날린성 억제제와 말초작용 차단제 그리고 직접작용 혈관확장제

일반명(상품명)	투여경로	사용 및 고려사항
선택적 α-아드레날린성 차단제		
doxazosin mesylate(Cardura)	PO	단독 또는 다른 항고혈압제와 병용. 기립성 저혈압. 두통. 어지럼. 위장관장애 유발. 임신범주: C; PB: 98%; tⅡ:22h
prazosin HCl(Minipress)	원형약물차트 32-2 참조	
terazosin HCl(Hytrin)	PO	단독 또는 다른 항고혈압제와 병용. 어지럼, 두통 유발. 임신범주: C; PB: 90-94%; tⅡ: 9-12h
비선택적 알파-아드레날린성 차단제		
phenoxybenzamine HCl (Dibezyline)	PO	과도한 adrenalin 분비와 갈색세포종과 관련된 고혈압치료. 말초저항감소, 긴 작용시간. 임신범주: C; PB: UK; tⅡ: 24h
phentolamnie(OraVerse)	IM/IV	노르에피네프린과 에피네프린의 혈관의 유출 후 조직괴사 예방과 갈색세포종 진단. 임신범주: C; PB: UK; tⅡ: 20min
아드레날린성 신경차단제 (말초 작용 교감신경차단제)		
reserpine	PO	고혈압 치료. 악몽과 생생한 꿈을 유발. 임신범주: C;PB: 96%; tⅡ: 50-100h
α1-β1-아드레날린성 차단제		
labetalol HCl(Trandate)	PO/IV	고혈압 치료. 단독 또는 thiazide계 이뇨제와 병용. 기립성 저혈압, 심계항진과 실신 유발. 임신범주: C; PB: 50%; tⅡ: 6-8h
직접작용 혈관확장제		
hydralazine HCl	PO/IM/IV	고혈압 치료. 작용시간 짧음. 부종감소 위해 이뇨제, 빈맥 방지위해 β-차단제와 병용 가능. 어지럼, 수전증, 두통, 빈맥과 심계항진 유발. 임신범주: C; PB: 0%; tⅡ: 2-8h
minoxidil	PO	고혈압 치료. 부종감소 위해 이뇨제, 빈맥 방지 위해 베타차단제와 병용. 긴 작용시간. 고혈압이 다시 발생하지 않도록 천천히 중단. 임신범주: C; PB: 87%; tⅡ: 4h
sodium nitroprusside (Nipride, Nitropress)	IV	고혈압성 위기 치료. 강한 항고혈압제. 빛에 분해되므로 용기는 알루미늄 포일로 포장. 24시간이 지나면 유효하지 않음. 약물이 빨갛거나 파란색이면 폐기. 심한 저혈압 유발. 임신범주: C; PB: UK; tⅡ: 2min

원형약물차트 32-2

Prazosin HCl

약물분류	투여경로
고혈압치료제: 알파-아드레날린성 차단제 상품명: Minipress 임신범주: C	PO
금기 신장질환 주의: 협심증	**상호작용** 약물: 다른 항고혈압제, 질산염, 알코올이 저혈압 작용을 증가시킴 검사: 간효소 증가
약동학 흡수: GI: 60% (5%는 순환계) 분포: PB: 95% 대사: 반감기 3h 배설: 담즙 및 대변; 10% 소변으로	**약력학** PO: 개시: 0.5-2h 최고: 2-4h 작용: 10h
치료효과/사용 고혈압치료, 양성 전립선 비대증 작용기전: 알파-아드레날린성 수용체 차단에 의한 말초혈관 확장	
부작용 매스꺼움, 어지럼, 시야혼탁, 이명, 피로, 두통, 우울, 비충혈, 구강건조, 오심, 구토, 설사, 복통, 발기부전, 요실금	**유해반응** 기립성 저혈압, 심계항진, 서맥, 빈맥, 췌장염

약물 상호작용. 말초부종은 prazosin과 항염증약물을 매일 함께 투여 시 더욱 악화된다. prazosin을 니트로글리세린과 함께 투여 시 혈압 감소에 의한 실신이 발생한다. 선택적 알파-아드레날린성 차단제 prazosin이 원형약물차트 32-2에 설명되었다.

4) 아드레날린성 신경차단제(말초작용 교감신경 억제제)

아드레날린성 신경차단제는 강력한 고혈압치료제로서 교감신경 말단에서 norepinephrine 유리를 차단하여 혈압 감소를 초래한다. 이로 인해 심박출량과 말초혈관저항 둘 다 감소한다. Reserpine(가장 강력한 약제)은 심한 고혈압 치료에 사용되며, 기립성 저혈압이 흔한 부작용이므로 환자에게 눕거나 앉아있는 자세로부터 천천히 일어나도록 설명한다. 아드레날린성 신경차단제에는 기립성 저혈압을 일으킬 수 있기 때문에 만성 고혈압치료의 마지막 선택으로 고려된다. Reserpine 사용은 혼란한 꿈과 악몽, 자살충동을 유발한다.

5) 알파$_1$과 베타$_1$아드레날린성 차단제

이 군의 약은 알파$_1$과 베타$_1$수용체 모두를 차단한다. Labetalol(Normodyne)은 알파/베타차단제의 예이다. 알파$_1$수용체의 차단은 혈관을 확장시켜 혈류 저항을 감소시킨다. 알파수용체에 대한 효과가 베타수용체 효과보다 더 강해서, 혈압은 낮아지고 맥박은 적당히 감소한다. 심장의 베타$_1$수용체 차단에 의해 맥박과 방실수축력이 감소한다. 고용량의 알파/베타차단제는 베타$_2$아드레날린성 수용체를 차단할 수 있어서 기도저항을 증가시키므로 심한 천식 환자는 고용량의 labetalol을 복용하면 안 된다. 표 32-2는 두 가지 알파/베타차단제를 나열하고 있다.

간호과정
환자-중심의 협력의 간호

고혈압치료제: 알파-아드레날린성 차단제

사정
- 현재 복용하고 있는 약을 포함한 약물력을 사정한다. 가능한 약물-약물 혹은 약물-약초의 상호작용이 있다면 보고한다.
- 향후 비교를 위해 기초 활력징후와 체중을 측정한다.
- 배뇨량을 확인한다. 만약 감소하였다면(1일 600mL 미만) 보고한다. 왜냐하면 신장질환 있다면 약물은 금기이기 때문이다.

간호진단
- 약물요법과 심장 상태와 관련된 활동 지속성의 위험
- 약물요법과 관련된 지식 부족
- 베타차단제 혹은 다른 약물치료와 관련된 비효율적인 성기능장애

간호목표
- 환자의 혈압은 감소한다.
- 환자는 약물요법을 이행한다.

간호중재
- 활력징후를 모니터링한다. 4주 동안은 prazosin의 치료효과가 충분히 나타나지 않을 수 있다. 갑작스러운 현저한 혈압 하강과 빈맥은 보고한다.
- 팔다리의 수분저류 여부를 매일 확인한다. Prazosin은 나트륨과 수분저류를 일으킨다.

환자교육

일반
- 약물요법을 따르도록 환자를 교육한다. 고혈압치료제의 갑작스러운 중단은 반동성 고혈압을 일으킨다.
- 기립성 저혈압이 나타날 수 있음을 환자에게 교육한다. 기립성 저혈압을 피하기 위해 약은 취침 시 복용한다.
- 환자는 매일 스스로 몸무게를 측정한다. Prazosin은 부종을 일으킨다.

자가투여
- 환자와 가족에게 혈압을 측정하고 기록하는 방법을 교육한다.

부작용
- 어지럼, 불안 및 졸음이 발생할 수 있음을 환자에게 설명하고, 특히 약을 처음 처방받았을때 주의하도록 한다. 이런 증상이 발생하면 의료진에게 알려야 한다.
- 고용량의 약이 처방된다면 발기부전을 일으킬 수 있음을 남성환자에게 알린다. 이 문제는 의료진에게 보고되어야만 한다.
- 아침에 부종이 있으면 보고하도록 환자에게 알린다. 수분정체는 알파차단제의 문제이다.
- 감기, 기침 혹은 알레르기와 같은 일반 약제를 의료진과 상의없이 복용하지 않도록 환자에게 설명한다.

식이
- 의료진에 의해 특별히 지시된 바가 없으면 소금섭취를 줄이도록 환자를 격려한다.

평가
- 환자의 혈압은 감소한다.
- 환자는 빠짐없이 약물을 복용하고 있다고 말한다.

3. 직접작용 세동맥 혈관확장제

혈관확장제는 강력한 고혈압치료제이다. 직접작용 혈관확장제는 동맥의 평활근을 이완시키고 그 결과 혈관확장을 유발한다. 혈관확장제는 뇌와 신장으로 가는 혈류를 증가시킨다. 혈관확장과 함께 혈압은 저하되고, 나트륨과 수분이 정체되어 말초부종이 초래되므로 부종을 줄일 목적으로 이뇨제를 함께 투여할 수 있다.

직접작용 혈관작용제인 hydralazine과 minoxidil은 중등도에서 중증 고혈압에 사용된다. 이들 두 약은 세동맥을 최소한으로 확장시키기 때문에 기립성 저혈압을 거의 일으키지 않으나, 혈관확장과 혈압 감소에 대한 이차반응으로 반사성 빈맥과 renin 분비가 초래될 수 있다. 베타차단제가 세동맥 혈관확장제와 함께 처방되어 맥박을 감소시키고 반사성 빈맥 효과를 억제한다.

급성 고혈압성 응급에 처방되는 Nitroprusside는 동맥 및 정맥에 작용하는 매우 강력한 혈관확장제로 신속히 혈압을 낮춘다. 표 32-2는 직접작용 혈관확장제를 나열하고 있다.

부작용 및 유해반응. Hydralazine은 반사성 빈맥, 두근거림, 부종, 코충혈, 두통, 어지럼, 위장관출혈, 루푸스 유사 증상 및 신경학적 증상(저림, 무감각) 등을 유발한다. Minoxidil은 빈맥, 부종 및 다모증 뿐만 아니라 유사한 부작용을 가진다. 이 약은 협심증 발작을 감소시키기 위해 사용된다. Nitroprusside는 반사성 빈맥, 두근거림, 불안, 초조, 오심 및 혼돈을 유발할 수 있다.

4. Angiotensin-Converting Enzyme(ACE) 억제제

ACE 억제제는 ACE를 억제하여 angiotensin Ⅱ(혈관수축작용)의 형성을 방해하고 aldosterone 분비를 차단한다. Aldosterone은 나트륨 정체와 칼륨배설을 촉진한다. Aldosterone이 차단될 때 나트륨은 물을 따라 배설되고 칼륨은 정체된다. ACE 억제제는 심박출량 혹은 심박수에 거의 효과를 나타내지 않고 말초저항을 감소시킨다(그림 32-1 참조). 이 약은 혈청 renin 수치가 상승된 환자에게 사용할 수 있다.

ACE 억제제는 고혈압치료에 사용하지만, 일부 약은 심부전치료에도 효과적이다. ACE 억제제로는 benazepril(Lotensin), captopril(Capoten), enalapril maleate(Vaso-

표 32-3 항고혈압제: ACE 억제제와 안지오텐신 II 수용체 차단제

일반명(상품명)	투여경로	사용 및 고려사항
안지오텐신 길항제 (ACE 억제제)		
benzepril HCl(Lotensin)	PO	두통, 어지럼, 저혈압, 메스꺼움, 설사 또는 변비 유발. 임신범주: D; PB: 97%; tⅡ: 10h
captopril(Capoten)	PO	심부전과 고혈압 치료. Angiotensin I 이 II 로 전환억제. 마른기침 유발. 칼륨보존. 임신범주: C 및 D; PB: 20-30%; tⅡ: 2-3h
enalapril maleate(Vasotec); enalaprilat(Vasotec I.V.)	PO IV	심부전과 고혈압 치료. Captopril, benazepril과 유사. 최소 5분 이상 시간을 두고 IV 실시. 임신범주: C 및 D; PB: 50-60%; tⅡ: 2-11h
fosinopril(Monopril)	PO	심부전과 고혈압 치료. 말초저항(후부하) 감소, 심박출량 증가. 신장기능저하 때문에 용량 감소 필요하지 않음. 임신범주: D; PB: 97%; tⅡ: 12h
lisinopril(Prinivil, Zestril)	PO	심부전과 고혈압 치료. 일반적으로 이뇨제와 함께 투여. 24시간 지속. 활력징후 모니터. 임신범주: D; PB: 25%; tⅡ: 12h
moexipril(Univasc)	PO	고혈압 치료. 혈장의 리튬 수치를 증가시키고 독성 유발. 임신범주: C 및 D; PB: 50%; tⅡ: 2-9h
perindopril(Aceon)	PO	경증과 중등도 고혈압 치료. 혈관수축 감소. 기침유발. 임신범주: D; PB: 10-60%; tⅡ: 1-10h
안지오텐신 길항제 (ACE 억제제)		
quinapril HCl(Accupril)	PO	심부전과 고혈압 치료. 강력한 ACE 억제제. 전신혈관의 저항감소, 심박출량 증가. 임신범주: C 및 D; PB: 97%; tⅡ: 24h
ramipril(Altace)	PO	심부전과 고혈압 치료. Captopril과 비슷. 24시간 지속. 임신범주: C 및 D; PB: 73%; tⅡ: 2-3h
trandolapril(Mavik)	PO	고혈압 치료. 단독 또는 항고혈압제와 병용. 임신범주: C 및 D; PB: 80%; tⅡ: 6-10h
ACE 억제제와 칼슘차단제의 복합약물		
benazepril with amlodipine(Lotrel)	PO	고혈압 치료
trandolapril with verapamil(Tarka)	PO	고혈압 치료
안지오텐신II 수용체 차단제 (ARBs)		
candesartan(Atacand)	PO	심부전과 고혈압 치료. 환자가 ACE 억제제에 반응하지 않거나 견디지 못할 때 사용. 칼슘통로차단제 amlodipine과 병용 시 효과 상승. 임신범주: C 및 D; PB: 99%; tⅡ: 9h
eprosartan(Teveten)	PO	경증과 중등도 고혈압 치료. ACE 억제제와 관련된 기침을 유발하지 않음. 음식물이 약물흡수를 지연시킬 수 있음. 임신범주: C 및 D; PB: 98%; tⅡ: 5-9h
irvesartan(Avapro)	PO	고혈압 치료. 단독 또는 항고혈압제와 병용. 임신범주: C 및 D; PB: 90%; tⅡ: 11-15h
losartan potassium (Cozaar)	PO	고혈압 치료. 단독 또는 항고혈압제와 병용. 임신범주: C 및 D; PB: 98%; tⅡ: 2h
olmesartan medoxomil (Benicar)	PO	Angiotensin II가 AT1수용체와 결합 차단. 혈관확장 촉진. 말초저항 감소. 임신범주: C 및 D; PB: 99%; tⅡ: 13h
telmisartan(Micardis)	PO	경증과 중등도 고혈압 치료. ACE 억제제와 관련된 기침을 유발하지 않음. 혈관부종 거의 발생하지 않음. 임신범주: C 및 D; PB: 99.5%; tⅡ: 24h
valsartan(Diovan)	원형약물 32-3 참고	
azilsartan(Edarbi)	PO	고혈압치료. 단독 또는 다른 항고혈압제와 병용. 설사와 기립성 저혈압과 같은 부작용이 적음. 임신범주: C 및 D; PB: 99%; tⅡ: 11h
Aldosterone 수용체 길항제		
eplerenone(Inspra)	PO	mineralocorticoid수용체에 Aldosterone 결합. 금기: 혈청 칼륨이 5.5mEq/L보다 많을 때, creatinine 수치가 50mL/min보다 작을 때, 제2형 당뇨병, 칼륨-보존이뇨제 복용. 고혈압, 심부전과 심근경색 후 치료. 임신범주: B; PB: 50%; tⅡ: 4-6h
직접 Renin 억제제		
aliskiren(Tekturna)	PO	경증과 중등도 고혈압에서 사용하는 첫 번째 직접 renin 억제제. 단독 또는 ARB valsartan(Diovan)과 같은 항고혈압제와 병용. 단독치료에서는 고칼륨혈증은 흔하지 않음. 임신범주: C 및 D; PB: 49%; tⅡ: 24h

tec), fosinopril(Monopril), lisinopril(Prinivil, Zestril), moexipril(Univasc), prindopril(Aceon), quiapril(Accupril), ramipril(Altace) 및 trandolapril(Mavik) 등이 있고, 표 32–3에 소개되어 있다.

신기능부전 환자에게는 약용량 감소(fosinopril은 제외)가 필수적이다. 최상의 효과를 위해 공복에 복용해야 하는 moexipril을 제외하고 ACE 억제제는 음식과 함께 투여될 수 있다.

부작용 및 유해반응. ACE 억제제의 주요 부작용은 지속적이고 자극적인 기침이다. 다른 부작용으로는 오심, 구토, 설사, 두통, 어지럼, 피로, 불면, 혈청칼륨과다, 빈맥 등이 있다. 지속적이고 마른기침은 투약을 중단하면 호전된다. ARB가 기침 부작용이 없어 대체된다. 주요 유해반응은 첫 용량투여 시 나타나는 저혈압과 고칼륨혈증이다. 혈관이완 효과 때문에 저혈압이 유발된다. 첫용량 저혈압은 이뇨제를 투여하는 환자에게서 더욱 흔하다. 첫 번째 투여 후 과민반응으로 혈관부종(얼굴, 혀, 입술, 점막, 후두 및 사지부종)이 수시간 내 또는 1주일 안에 발생한다. 혈관부종은 투약중단으로 회복될 수 있다. 후두부종이 발생될 때 epinephrine이 요구된다.

금기. ACE 억제제는 태반으로의 혈류를 감소시키므로 임신기간 동안 금기이다. 이 군의 약은 고칼륨혈증의 위험 때문에 spironolactone(Aldactone) 같은 칼륨–보존이뇨제나 칼륨을 함유하는 염분 대체제와 함께 사용하면 안 된다.

간호과정
환자–중심의 협력의 간호

고혈압치료제: ACE 억제제

사정

- 현재 복용하는 약물과 약초에 대한 약물력을 사정한다. 만약 약물–약물 혹은 약물–약초 상호작용이 있다면 보고한다.
- 향후 비교를 위해 기초 활력징후를 측정한다.
- 혈청단백질, 알부민, BUN, creatinine, 칼륨 및 백혈구 수의 임상검사소견을 확인하고 향후 검사결과와 비교한다.

간호진단

- 약물요법과 관련된 지식 부족
- 고혈압상태와 관련된 불안
- 기립성 저혈압과 관련된 낙상의 위험성

간호목표

- 환자의 혈압이 원하는 범위 내로 조절된다.
- 환자는 심한 부작용을 경험하지 않는다.

간호중재

- 혈압을 모니터링하고, 급작스러운 혈압 감소는 보고한다.
- 신장기능과 관련된 임상검사결과(BUN, creatinine, 단백질), 혈당 수치를 모니터링한다. 주의: 당뇨 환자의 저혈당반응을 주시한다. 소변검사지(dipstick)를 사용하여 아침에 요단백을 체크한다.
- 피멍, 출혈의 발생을 의료진에게 보고한다. 이 현상은 captopril 같은 angiotensin 억제제에 대한 유해반응을 나타내는 것이다.

환자교육

일반

- 의료진에게 알리지 않고 갑자기 captopril을 중단하지 않도록 설명한다. 반동성 고혈압이 발생할 수 있다.
- 의료진과 상의없이 OTC 약물을 복용하지 않도록 설명한다.
- 칼륨으로 된 염분 대체제을 사용하지 않도록 교육한다.
- 임산부나 임신 가능성이 있는 여성은 ACE 억제제 혹은 안지오텐신 II 수용체 차단제를 사용하지 않도록 경고한다.
- 환자로 하여금 천천히 일어나서 기립성 저혈압을 예방하도록 교육한다.

자가투여

- 혈압측정과 기록에 대해 환자와 가족에게 교육한다. 혈압은 차트에 반드시 기록하고, 혈압변화는 보고하도록 한다.

부작용

- Captopril 치료 첫 주 동안 어지럼이 발생할 수 있음을 환자에게 설명한다. 만약 어지럼이 지속될 때는 의료진에게 알려야 한다.
- 출혈이 발생하면 보고하도록 교육한다.

식이

- 식사 20분에서 1시간 전에 captopril을 복용하도록 교육한다. 음식은 captopril 흡수의 35%를 감소시킨다.
- 약물요법 시작 첫 한 달 동안 음식 맛이 경감할 수 있다고 설명한다.
- 고칼륨혈증이 ACE 억제제의 유해효과이기 때문에 환자에게 칼륨 함량이 높은 음식은 피하도록 한다.

평가

- 출혈, 멍, 어지러움 없이 혈압이 원하는 범위로 유지된다.

5. Angiotensin II 수용체 차단제

Angiotensin II 수용체 차단제(ARBs)는 ACE 억제제와 유사하게 aldosterone 분비를 억제하며, RAAS에 작용한다. ACE 억제제는 angiotensin II 형성과정에서 angiotensin-전환효소를 억제하는 반면에, ARBs는 다양한 조직에 분포하는 angiotensin I 수용체로부터 angiotensin II를 차단시키는 것이다. ACE 억제제가 지속적인 마른기침을 유발하나, ARBs는 일으키지 않는다. 임신 동안에 ARBs는 금기이다.

ARBs에는 losartan(Cozaar), valsartan(Diovan), irbesartan(Avapro), candesartan cilexetil(Atacand), eprosartan(Teveten), olmesartan medoxomil(Benicar) 그리고 telmisartan(Micardis)이 있다. 이들 약물은 수용체 부위에서 angiotensin II의 혈관수축 효과를 차단한다. Losartan potassium과 hydrochlorothiazide, valsartan과 hydrochlorothiazide, 다른 약물과의 병용투여는 혈청칼륨의 상승 혹은 소실을 초래하지 않는다. Angiotensin II 수용체 차단제는 고혈압의 일차 치료에 사용된다.

원형약물차트 32-3은 varsartan과 관련된 약리학적 정보를 제시한다.

약동학 Valsartan은 기본적으로 고혈압치료를 위해 처방된다. 복합제제인 Diovan HCT는 valsartan과 저용량의 hydrochlorothiazide를 함유한다. 이들 약은 위장관을 통해 신속히 흡수되고 간에서 일차통과대사를 거쳐서 활성형 대사물로 전환되며, 단백결합률이 높고, 임신기간 동안 투여하지 말아야 한다. 반감기는 6-9시간이며 소변과 대변으로 배출된다.

약력학 Valsartan은 강력한 혈관확장제이며, AT-1수용체에 angiotensin II가 결합하는 것을 차단한다. 최고작용시간은 4-6시간이고, 긴 작용시간(24시간)을 가진다.

6. 직접 Renin 억제제

고혈압치료에 있어 최초로 FDA에서 승인된 직접 renin 억제제는 aliskiren(Tekturna)이다. Aliskiren은 renin에 결합하여 angiotensin I, angiotensin II, aldosterone 농도를 감소시킨다(그림 32-1 참조). 이 약은 경증에서 중등도의 고혈압에 효과적이다.

Aliskiren은 단독으로 또는 다른 항고혈압제와 병용할 수 있다. thiazide 이뇨제 혹은 angiotensin II 수용체 차단제와 동시에 투여 시 효과적으로 혈압을 낮출 수 있다.

원형약물차트 32-3

Valsartan

약물분류 항고혈압: angiotensin II receptor blocker 상품명: Diovan 임신범주: C (첫 임신 3개월); D (2번째 및 3번째 임신 3개월)	**투여경로** PO
금기 과민반응, 임신, 모유수유 주의: 신장 및 간장 손상, 저혈압, 혈량저하, 고칼륨혈증	**상호작용** 약물: 항고혈압제, 이뇨제, MAOIs, 알코올은 저혈압효과 증가; ACE 억제제, 아스피린은 고칼륨혈증과 신기능부전 증가; digoxin, NSAIDs는 신기능장애 증가; lithium은 독성 증가 검사: AST, ALT, ALP, 빌리루빈, BUN, 크레아티닌, Hct, Hgb 증가
약동학 흡수: 신속히 흡수, 25-30% 혈액순환에 발견 분포: PB: 94-95% 대사: 반감기 6-9h 배설: 소변으로 130%, 담즙/대변으로 83%	**약력학** PO: 개시: 2h 최고: 4-6h 작용: 24h
치료효과/사용 고혈압치료 작용기전: 강력한 혈관확장제; angiotensin II-결합 차단	
부작용 어지럼, 기침 (드묾), 시야혼탁, 두통, 설사, 불면, 관절통, 피로	**유해반응** 기립성 저혈압, 저혈당, 고칼륨혈증 생명위협: 신장기능 저하

7. 칼슘통로차단제

느린 칼슘통로는 심근 및 혈관평활근세포에서 발견된다. 유리형 칼슘은 근육수축, 말초저항 및 혈압을 증가시킨다. 칼슘통로차단제는 **칼슘길항제** 및 **칼슘차단제**라 하고, 혈관평활근세포의 칼슘통로를 차단하여 혈관확장을 촉진한다. 큰 중심 동맥인 관상동맥, 대뇌동맥은 말초혈관만큼 칼슘차단제에 민감하지 않다. 칼슘차단제는 단백결합률이 높으나 반감기가 짧다. 표 32-4는 세 종류의 칼슘통로차단제를 나열하고 있다.

Verapamil(Calan)은 만성 고혈압, 협심증 그리고 부정맥 치료에 사용된다. Verapamil과 Diltiazem은 세동맥과 심장에 작용한다. Dihydropyridines는 칼슘통로차단제 중 가장 큰 군으로 7개 약물로 구성되어 있는데, 그 중 6개 약물이 고혈압치료에 사용된다. 칼슘통로차단제인 nimodipine은 지주막하출혈에 동반하는 혈관경련에 의한 허혈성 뇌손상을 예방한다.

Nifedipine은 노인 환자, 낮은 혈청 renin 수치를 가진 환자의 혈압을 저하시킨다. Nifedipine과 verapamil은 강력한 칼슘통로차단제로 반사성 빈맥을 일으킨다.

약동학 Amlodipine은 다른 칼슘통로차단제처럼 단백결합률이 높으며 위장관을 통해 점차적으로 흡수된다. Amlodipine은 반감기가 길기 때문에 하루에 한 번 복용한다.

약력학 Amlodipine은 단독 또는 다른 고혈압치료제와 병용 투여한다. 혈관이완효과 때문에 말초부종이 발생하므로 부종이 있는 환자는 다른 항고혈압제를 복용해야 한다.

보통 베타차단제와 칼슘통로차단제는 심근수축력을 감소시키므로 같이 처방되지 않는다.

부작용 및 유해반응. 칼슘통로차단제의 부작용 및 유해반응에는 홍조, 두통, 어지럼, 발목부종, 서맥 및 방실차단 등이 있다.

표 32-4 항고혈압제: 칼슘통로차단제

일반명(상품명)	투여경로	사용 및 고려사항
Phenylalkylamines		
verapamil(Calan SR, Isoptin SR)	PO	고혈압 치료(SR 제제). 변형 협심증 심부정맥에 사용. 어지럼, 두통, 저혈압, 서맥 및 변비 초래. 임신범주: C; PB: 94%; tⅡ: 3-8h
Benzothiazepines		
diltiazem HCl(Cardizem CD, Tiazac)	PO	고혈압과 협심증 치료(SR 제제); 심부정맥(심방세동) 치료를 위한 IV 제제. 두통, 서맥 및 저혈압 초래. 임신범주: C; PB: 75%; tⅡ: 3-8h
Dihydropyridines		
amlodipine(Norvasc)	PO	약하고 중등도의 고혈압과 협심증 치료. 말초혈관저항 감소(혈관확장). 단독 혹은 기타 항고혈압제제와 병용됨. 임신범주: C; PB: 95%; tⅡ: 30-50h
felodipine(Felendil XL)	PO	고혈압, 심부전증 및 협심증 치료. 강력한 칼슘통로차단제. 홍조, 말초부종, 가슴두근거림, 어지럼 및 두통 초래. 장시간작용. 임신범주: C; PB: 99%; tⅡ: 10-16h
isradipine(DynaCirc CR)	PO	고혈압, 심부전증 및 협심증 치료. 단일 혹은 이뇨제와 병용. 임신범주: C; PB: 95-97%; tⅡ: 5-11h
nicardipine HCl(Cardene SR)	PO IV	본태성 고혈압과 혈관경련성 협심증 치료. 단기간 고혈압치료를 위한 IV 치료. 전신 저항 감소; 심박수와 심박출량 증가. 임신범주: C ; PB: 95%; tⅡ: 2-4h
nifedipine(Procardia XL, Adalat CC)	PO	고혈압과 협심증 치료. 강력 칼슘통로차단제. 어지럼, 현기증. 두통, 홍조, 말초부종, 오심 야기. 단독으로 혹은 이뇨제와 병용. 임신범주: C; PB: 92-98%; tⅡ: 2-5h
nisoldipine(Sular)	PO	고혈압과 협심증 치료. 단독으로 혹은 기타 항고혈압제와 병용. Nifedipine처럼 혈관확장을 유발하지만, nifedipine보다 10배 이상 강함. 임신범주: C; PB: 99%; tⅡ: 7-12h

CHAPTER 33

항응고제, 항혈소판제, 혈전용해제

학습목표

- 항응고제, 항혈소판제, 혈전용해제의 작용을 비교한다.
- 항응고제, 항혈소판제, 혈전용해제의 부작용과 유해반응을 구분한다.
- 항응고제와 혈전용해제에 대한 환자교육을 포함하여 간호과정을 적용한다.

순환계를 유지하고 회복하기 위해 (1) 항응고제, (2) 항혈소판제 (3) 혈전용해제가 주로 사용된다. **항응고제**(*anticoagulant*)는 혈액순환을 막는 혈전(clot) 형성을 예방한다. **항혈소판제**(*antiplatelet*)는 **혈소판응집**(**aggregation**, 혈소판이 응겨붙어 혈전을 형성함)을 차단한다. **혈전억제제**(*clot buster*)로 불린 **혈전용해제**(*thrombolytic*)는 이미 형성된 혈전을 녹인다.

1 병태생리학: 혈전형성

혈전증(*thrombosis*)은 동맥 혹은 정맥 혈관에서 응괴가 형성되는 것이다. 동맥혈전은 혈액정체(순환 감소), 혈관벽의 혈소판응집 또는 혈액응고에 의해 발생한다. 동맥혈은 대개 흰색 응괴(혈소판)와 빨간색 응괴로 구성되고, 그 이후 fibrin 형성과 fibrin 망안에 적혈구가 포획되는 현상이 뒤따른다. 정맥내의 혈액응괴는 fibrin과 함께 적혈구와 결합된 혈소판응집에 의한다. 혈전의 두 가지 형태 모두 혈관에서 비롯되고, 색전(embolus, 혈액흐름을 통해 혈전이 움직임)으로 된다.

혈소판은 혈관 내에서 혈관내피세포의 손상이 없다면 항상 서로 붙지 않는다. 혈소판이 손상된 혈관내피세포 표면에 부착되면, 혈소판응집을 강하게 자극하는 prostaglandin의 생성물인 thromboxane A_2를 합성한다. glycoprotein Ⅱb/Ⅲa 또는 GPⅡb/Ⅲa로 알려져 있는 Fibrinogen에 결합하는 혈소판수용체 단백이 혈소판응집을 촉진한다. Thromboxane A2와 ADP(adenosine diphosphate)는 혈소판수용체 활성을 증가시킨다.

혈전이 혈류의 흐름을 차단할 때 fibrin, 혈소판 및 적혈구가 혈전주위를 싸서 크기와 형태를 형성한다. 혈전이 혈관을 막으면 조직허혈이 발생한다.

정맥혈전은 대개 느려진 혈류 흐름때문에 발생한다. 정맥혈전은 신속히 형성될 수 있다. 작은 조각의 정맥혈전이 떨어져 나와 폐동맥으로 이동하여 폐로 들어가면, 폐에서 부적절한 산소화와 가스교환이 일어난다.

경구용 및 비경구용 항응고제(warfarin 및 heparin)는 주로 정맥혈전 예방에 효과가 있는 반면에 항혈소판약물은 동맥혈전을 예방한다.

2 항응고제

항응고제는 응고를 억제하는데 사용된다. 혈전용해제와 달리 이미 형성된 혈전은 용해시키지 않고, 새로운 혈전형성을 예방한다. 항응고제는 혈전형성 위험이 높은 정맥 및 동맥질환 환자에게 사용된다. 정맥의 문제에는 심부정맥혈전(deep vein thrombosis) 및 폐색전증이 있고, 동맥의 문제로는 관상동맥혈전증, **심근경색** 혹은 인공 심장판막의 존재 및 뇌혈관질환(뇌졸중)이 있다.

1. Heparin

항응고제는 경구 혹은 비경구(피하 및 정맥)로 투여된다. 심부정맥혈전, 폐색전증 혹은 뇌졸중으로 인한 혈전이 발생할 때 신속한 항응고효과를 위해 사용된다. 또한, heparin은 개심수술에서 혈액응고를 방지하고, 파종성혈관내응고(disseminated intravascular coagulation, DIC)를 가진 중증 환자에게 사용된다. DIC는 혈관내에 fibrin 혈전이 형성될 때 발생하는데, 이 혈전들은 단백질과 혈소판을 소모시키고 응고요소를 고갈시켜 과도한 출혈을 일으킨다. heparin의 주된 용도는 폐색전증, 뇌졸중으로 이어질 수 있는 정맥혈전을 예방하는 것이다.

Heparin은 항트롬빈Ⅲ와 결합하여 혈전형성을 방지하는 항응고 반응체계를 촉진시킨다. 트롬빈 작용을 억제함으로써 fibrinogen이 fibrin으로 전환되지 않고 fibrin 혈전형성이 방지된다(그림 33-1).

Heparin은 위장관 점막을 통한 흡수율이 낮으며, 상당 부분이 간효소인 heparin 분해효소에 의해 파괴된다. 헤파린은 경구로 잘 흡수되지 않기 때문에 예방적으로 사용할 때는 피하주사하고, 급성 혈전을 치료하기 위해서는 정맥주사한다. 정맥내 1회 주사하거나 지속 투여를 위한 수액요법으로 투여될 수 있다. Heparin은 응고시간을 지연시키므로, **부분트롬보플라스틴시간(partial thromboplastin time, PTT)**, **활성화 부분트롬보플라스틴시간(activated partial thromboplastin time, aPTT)** 같은 응고인자의 결손을 알아내는데 사용되는 임상검사를 실시하여 헤파린 치료효과를 모니터링한다. Heparin은 혈소판 수를 감소시켜 혈소판감소증을 일으키므로, 헤파린요법동안 출혈이 일어난다면 항응고제 길항제인 protamine sulfate를 정맥투여한다. Protamine sulfate는 항응고제가 될 수 있으나, heparin이 존재하면 heparin 작용을 역전시키는 길항제가 된다. Heparin을 중단하기 전에 경구용 wafarin 요법을 시작한다.

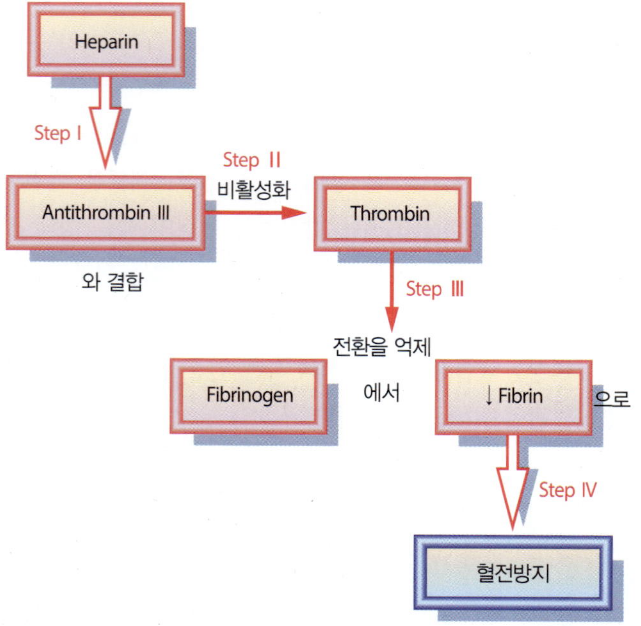

그림 33-1 비경구 항응고제 heparin의 작용

1) 저분자량 Heparin(Low-Molecular-Weight Heparin, LMWHs)

표준 heparin 유도체는 정맥혈전색전증을 예방하기 위해 도입되었다. 표준 헤파린의 저분자량이 항응고제와 동등한 효과가 있다는 연구결과가 있다. 저분자량 heparin은 권장용량에서 더욱 안정적이어서 잦은 aPTT 검사가 필요없다. Heparin은 응고인자 Xa 및 트롬빈을 비활성화시키기 위해 antithrombinⅢ와 결합하여 응고를 방지한다. 저분자량 heparin은 Xa 인자를 비활성화시키지만, thrombin을 비활성화시키는 효과는 덜하다. LMWHs에는 enoxaparin sodium(Lovenox), dalteparin sodium(Fragmin)이 있다.

선택적 인자 Xa 억제제 fondaparinux(Arixtra)는 헤파린, 저분자량 헤파린과 구조적으로 밀접한 항혈전제로 1일 1회 피하주사로 효과적이다.

이 약들은 심부정맥혈전 예방 및 정형외과 혹은 복부수술 후 급성 폐색전증을 예방하는 데 가장 흔히 처방된다. 고관절 및 슬관절치환 항응고치료에는 흔히 enoxaparin을, 복부수술에는 dalteparin을 사용한다. 이 약은 aPTT 검사가 필요 없기 때문에 가정에서 투여될 수 있으나 heparin은 병원에서 투여되어야만 한다. 저분자량 heparin은 약물처방에 따라 하루에 1회 혹은 2회 피하주사하고, 바늘이 부착된 약물이 들어있는 주사기를 사용할 수 있다. 환자 혹은 가족은 대개 복부에 주사하는 피하주사방법에 대해 교육받아야 한다. 평균 치료기간은 7-10일 정도이다. 저분자량 heparin은 보통 수술 후 24시간 이내에 병원에서 투여를 시작한다(표 33-1).

저분자량 heparin의 반감기는 heparin 반감기보다 2-4배 길다. 환자는 저분자량 heparin 혹은 heparin을 투여받는 동안 aspirin 같은 항응고약물을 사용하지 않도록 한다. 저분자량 heparin 과량투여는 드물지만, 만약 출혈이 발생한다면 heparin 혹은 저분자량 heparin의 100unit마다 protamine sulfate 1mg을 항응고 길항제로 투여한다.

표 33-1 항응고제와 항응고제 길항제

일반명(상품명)	투여경로	사용 및 고려사항
항응고제		
Heparins		
heparin sodium	원형약물차트 33-1 참조	
저분자량 Heparins(LMWHs)		
dalteparin sodium(Fragmin)	SC	수술 전 DVT, 혈전색전증 예방. Enoxaparin과 유사. 임신범주: B; PB: <10%; tⅡ: 3-5h
enoxaparin sodium(Lovenox)	SC	혈전색전증, DVT와 폐색전증의 예방과 치료. 유해반응은 출혈. CBC 모니터링. 임신범주: B; PB: UK; tⅡ: 4.5h
경구용 항응고제		
Coumarin		
warfarin(Coumadin)	원형약물차트 33-1 참조	
선택적 인자 Xa 억제제		
fondaparinux(Arictra)	SC	간접적으로 Xa 인자 억제하여 혈전 예방. Heparin과 LMWHs와 밀접한 연관이 있음. 고관절골절, 고관절치환술 및 슬관절치환술 후의 DVT 예방, 폐색전증치료. LMWHs보다 출혈경향이 높음. 긴 작용시간. 임신범주: B; PB: 94%; tⅡ: 17-21h
rivaroxaban(Xarelto)	PO	무릎이나 엉덩이 이식수술, 뇌졸중, 심방세동 및 심방조동을 겪는 환자들에게 PE와 DVT예방. 쉽게 가역적이지 않음. 일상적인 응고 감시 필요없음. 임신범주: C; PB: 92-95%; tⅡ: 5-9h
apixaban(Eliquis)	PO	비판막심방세동 및 심방조동과 관련된 뇌졸중과 혈전증 예방. 규칙적인 응고 감시 필요없음. 임신범주: B; PB: 87%; tⅡ: 5-12h
직접작용 트롬빈억제제: 항응고제 II(정맥주사)		
argatroban(Novastan)	IV	직접적으로 Thrombin 억제. Lepirudin과 같은 효과. 새로운 혈전증의 발생을 막고 헤피린으로 인한 혈소판감소증(Heparin-induced thrombocytopenia, HIT) 치료. 임신범주: C; PB: 54%; tⅡ: 45-52min
bivalirudin(Angiomax)	IV	Thrombin 수용체와 결합하여 thrombin을 억제. 심장조영술을 한 불안정협심증을 가진 환자의 혈전형성 예방. 유해반응은 출혈. 임신범주: B; PB: 0%; tⅡ: 25min
desirudin(Iprivask)	SC	Fibrin 생성, 혈소판응집, 응고인자 XII 활성화를 방해하고 thrombin을 비활성화시킴. DVT 예방. 임신범주: C; PB: UK; tⅡ: 2-3h
lepirudin(Refludan)	IV	직접적으로 트롬빈 억제. HIT에 의한 혈전의 예방 및 치료. 간기능은 정상이어야 함. 유해반응은 출혈. 임신범주: C; PB: UK; tⅡ: 1.3h
dabigatran(Pradaxa)	PO	뇌졸중과 심실세동 예방. 투여 전에 신장기능 사정. 임신범주: C; PB: 35%; tⅡ: 12-17h
항응고길항제		
protamine sulfate	IV	Heparin에 결합하여 중화시킴. Heparin 과다복용의 해독제. 임신범주: C; PB: UK; tⅡ: 7.4min
phytonadione, Vitamin K1(Mephyton)	PO/IM/IV	응고인자들의 간합성 촉진. Warfarin 과다복용의 해독제. 임신범주: C; PB: UK; tⅡ: UK

2) 금기사항

LMWH는 뇌졸중, 소화성 궤양 및 혈액이상 환자에게는 금기이며 눈, 뇌 혹은 척수 수술환자에게 투여해서는 안 된다.

2. 직접 Thrombin 억제제: 비경구 항응고제II

비경구 항응고제는 fibrinogen을 fibrin으로 변환시키는 thrombin 작용을 직접 억제한다. Argatroban(Acova), bivalirudin(Angiomax), lepirudin(Refludan)는 정맥투여하고 Desirudin(Iprivask)는 피하로 투여한다. Bivalirudin은 유리형 thrombin에 결합하여 작용을 억제한다. Dabigatrin(Pradaxa)은 정기적인 응고모니터링을 요구하지 않는 경구용 항응고제이다(표 33-1 참조). 이들 약은 다른 항응고제보다 더욱 비싸다.

3. 경구용 항응고제

Warfarin(Coumadin)은 coumarin 약물계의 경구용 항응고제이다. Wafarin은 간의 응고인자 2, 7, 9, 10에 영향을 주는 비타민 K의 합성을 억제한다. Warfarin은 혈전 정맥염, 폐색전증 및 뇌졸중을 유발할 수 있는 심방세동으로부터 형성된 혈전색전을 예방하는 데 쓰인다. 와파린 치료 시 **prothrombin time(PT)** 검사를 모니터한다. 이 검사는 치료용량에 도달하기 전까지는 항상 약물용량을 투여하기 바로 전에 시행해야 한다. 오늘날 국제표준화비율(international normalized ratio, INR)은 PT 결과를 보고하는 데 가장 빈번하게 사용되는 임상검사이고, 정상 INR은 1.3–2이다. Warfarin 치료를 하는 환자의 경우 INR은 2–3이며, 인공심장판막 혹은 재발하는 전신성 색전증을 가진 환자의 기대 INR은 2.5–3.5이지만 4.5까지 높아질 수 있다.

INR은 약물치료 동안 규칙적으로 모니터링해야 한다. Warfarin은 긴 반감기와 매우 긴 작용시간을 가진다. 약물축적은 외부 혹은 내부출혈을 일으킬 수 있으므로 의료진은 점상출혈, 반상출혈, 검은색 대변 및 토혈에 대해 관찰해야 하고, 가정에서도 동일하게 시행하도록 환자를 교육한다.

Warfarin 과량투여의 해독제는 비타민 K이나 효과를 나타낼 때까지 24–48시간 걸린다. 보통 낮은 용량의 경구용 비타민 K가 INR 5.5를 보이는 환자에게 처방된다. 비타민 K가 과다투여되면 warfarin이 다시 효과를 나타내기까지 1–2주가 걸린다. 급성출혈의 경우에 신선냉동혈장을 수혈한다. 비경구 및 경구용 항응고제(heparin 및 warfarin)는 원형약물차트 33–1에 설명하고 있다.

약동학 Heparin은 위장관을 통해 잘 흡수되지 않고 간효소인 heparin 분해효소에 의해 상당부분 파괴된다. Heparin은 비경구적으로 투여되는데, 예방적 항응고치료를 위해서는 피하주사하고, 즉각적 반응을 위해서는 정맥투여(1회 주사 혹은 지속적 투여)한다. warfarin은 위장관점막을 통해 잘 흡수된다. 음식은 흡수를 지연시키나 억제하지는 않는다.

Warfarin의 반감기는 1–7일인 반면에 heparin의 경우 0.5–2.5

원형약물차트 33-1

Heparin과 Warfarin Sodium

약물분류 항응고제 상품명(warfarin): Coumadin 임신범주: C(heparin) X(warfarin)	**투여경로** Heparin: SC/IV Warfarin: PO
금기 Heparin/warfarin: 출혈장애, 위궤양, 심각한 간이나 신장질환, 혈우병 Wafarin: 혈액이상, 자간, 알코올중독, 출혈, 두부외상 주의: 당뇨병, 백혈병	**상호작용** 약물: Heparin: aspirin, NSAIDs, thrombolytics, probenecid의 효과를 증가시킴. Nitroglycerin, protamine sulfate의 효과를 감소시킴. Warfarin: amiodarone, aspirin, NSAIDs, sulfonamides, thyroid drugs, allopurinol, histamine$_2$ 억제제, 경구용 혈당강하제, metronidazole, miconazole, methyldopa, 이뇨제, 경구용 항생제, vitamin E로 인해 효과가 증가됨. Barbiturates, laxatives, phenytoin, estrogens, vitamins C 및 K, oral contraceptives, rifampin에 의해 효과가 감소됨. 검사: AST, ALT 증가. 음식물: 비타민 K가 많은 식이에 의해 감소.
약동학 흡수: heparin: SC 혹은 IV; warfarin: PO: 잘 흡수됨 분포: PB: heparin:>80%; warfarin: 99% 대사: 반감기 heparin: 0.5–2.5h; warfarin: 1–7d 배설: heparin: 천천히 소변과 세망내피계로; warfarin: 소변과 담즙으로	Heparin: SC: 개시: 20–60min 최고: 2h 작용: 8–12h IV: 개시: 즉시 최고: 5–10min 작용: 2–6h warfarin: PO: 개시: >2d 최고: 1–3d 작용: 2.5–5d
치료효과/사용 heparin/warfarin: 혈액응고 방지 작용기전: heparin: 트롬빈 억제, fibrinogen이 fibrin으로 전환 억제 warfarin: 혈액을 응고시키는 효소인 비타민 K를 간에서 합성 억제함(II(prothrombin), VII, IX, and X)	
부작용 Heparin: 가려움, 타는듯한 느낌, 오한, 주사부위반응 Warfarin: 식욕부진, 오심, 구토, 설사, 복부경련, 발진, 탈모, 열, 구내염	**유해반응** Heparin: 출혈, 반상출혈, 혈뇨, 혈관부종, 골다공증, 뇌졸중, 혈소판감소증. 생명위협: 출혈 Warfarin: purple–toe 증후군. 생명위협: 출혈

표 33-2 비경구와 경구 항응고제의 비교

고려요소	헤파린	와파린(쿠마딘)
투여방법	피하/정맥	주로 경구
약물작용	항트롬빈Ⅲ와 결합, 트롬빈과 응고인자들을 비활성화, 피브린 형성 방지	프로트롬빈과 응고인자 VII, IX와 X를 감소시키는 비타민 K의 합성 방지
적응중	정맥혈전증, 폐색전증, 혈전색전성 합병증 치료(예, 심장수술, 파종성혈관내응고)	심부정맥혈전증, 폐색전증, 일과성 허혈 발작의 치료; 심장판막 예방
금기/주의	혈우병, 소화성 궤양, 심한 고혈압, 심한 간 또는 신장질환, 동맥류	혈우병, 소화성 출혈, 궤양, 혈액이상, 심한 간 또는 신장질환, 급성 심근경색, 알코올중독
임상검사	PTT: 60-70초 항응고제 치료 수준: 1.5~2초 단위 조절 aPTT: 25-30초 항응고제: aPTT: 30-85초	PT:11-15초 항응고제 치료수준: 1.25~2.5초 단위 조절 INR: 1.3-2 항응고제:INR 2-3 인공 심장판막:INR 최대 3.5
부작용/유해반응	출혈, 혈종, 심한 저혈압	출혈, GI 출혈, 반상출혈, 혈뇨
해독제	protamine sulfate: 헤파린 100단위마다 1mg	비타민 K_1 PO/SC/IM/IV:2.5-10mg

시간이다. Warfarin은 긴 반감기를 가지고 단백질에 많이 결합하기 때문에 축적효과를 가질 수 있다. 출혈이 일어날 수 있는데, 특히 다른 높은 단백결합률을 보이는 약물이 warfarin과 동시에 투여된다면 더 잘 발생한다. 신장 및 간질환은 heparin과 warfarin의 반감기를 연장시킨다. Warfarin은 비활성대사물로 대사되어 소변과 담즙으로 배설된다.

약력학 Heparin은 급성 혈전색전증에 투여하고, 혈전형성과 색전증을 예방하며, 작은 혈관에서 다수의 혈전이 생기는 DIC를 치료하는 데 효과적이다. Warfarin은 장기적인 항응고요법에 효과적이다. PT수치는 치료가능한 기준치의 1.5~2배, 또는 INR은 2.0~3.0이어야 한다. PT는 실험실마다, 시약에 따라 다를 수 있기 때문에 INR은 PT사용을 효과적으로 대체하고 있다. 인공 심장판막, 심장판막질환 및 재발성 색전증을 가진 환자는 더 높은 수준의 INR(최대 3.5)이 필요하다. Heparin은 태반을 통과하지 않고, Warfarin은 임신기간 동안 권장되지 않는다.

heparin 정맥투여는 신속하게 작용을 개시한다. 최고작용시간은 수분 내에 도달하고 작용시간은 짧다. heparin을 정맥투여하면, 응고시간은 2-6시간 안에 정상으로 회복된다. heparin피하주사는 지방조직의 혈관을 통해 더욱 천천히 흡수된다. Warfarin은 작용개시시간이 오래 걸리고, 최고농도와 작용시간이 길어 약물이 축적될 수 있다.

표 33-2는 heparin과 warfarin을 비교하여 요약하였다.

부작용 및 유해반응. 출혈은 warfarin의 가장 심각한 유해반응이다. 출혈징후에 대해 면밀히 모니터링하고, PT 또는 INR을 실시해야 한다.

약물 상호작용. Warfarin은 단백결합률이 매우 높기 때문에 약물 상호작용 영향을 받는다. 비스테로이드성 항염증약물인 aspirin, 다른 항염증약물, sulfonamide, phenytoin(Dilantin), cimetidine(Tagamet), allopurinol(Zyloprim) 및 경구용 혈당강하제 등은 warfarin을 대신하여 단백결합부위에 결합함으로써 더 많은 유리형 항응고제를 가능하게 한다. 또한, 수많은 다른 약들이 warfarin의 작용을 증가시켜 출혈을 일으킨다. Warfarin을 복용하는 환자는 aspirin 대신 acetaminophen을 사용한다. 과다한 유리형 약물로 인한 frank bleeding 시에는 비경구용 비타민 K를 투여한다. 표 33-1은 항응고제의 약리학적 정보를 나타낸다.

Rivaroxaban(Xarelto), apixaban(Eliquis)은 Xa 억제제로 불리는 새로운 경구 항응고제이다. 이 약은 일반적인 응고감시를 요구하지 않고, 하루 1회 혹은 2회 투여한다(표 33-1 참조).

4. 항응고억제제

경구용 항응고제를 복용하는 환자의 약 10%에서 출혈이 발생한다. Warfarin 길항제인 비타민 K_1(phytonadione)은 warfarin 과량투여 또는 조절되지 않는 출혈에 사용된다. 보통 1-10mg의 비타민 K_1이 1회 투여되고, 만약 출혈이 조절되지 않으면 신선한 전혈, 신선한 냉동혈장 또는 혈소판을 수혈한다.

간호과정
환자-중심의 협력의 간호

항응고제: Warfarin 및 Heparin

사정

- 중증 알코올중독, 중증 간질환 또는 신장질환 같은 응고에 영향을 주는 건강문제 또는 비정상적인 응고 과거력을 사정한다.
- 현재 환자가 복용하는 약물과 약초의 개인력을 조사한다. 만약 약물-약물 혹은 약물-약초 상호작용이 있다면 보고한다.
- Warfarin을 투여하기 전에 PT 혹은 INR을 반드시 확인한다.

간호진단

- Heparin 혹은 warfarin의 유해반응에 의한 출혈과 관련된 손상의 위험
- 항응고제의 작용 및 부작용과 관련된 지식 부족

간호목표

- 환자의 PT는 기준치보다 1.25-2.5배가 되거나 INR이 2-3이 된다.
- 환자는 과도한 출혈을 일으키지 않는다.
- 환자의 aPTT 수준은 치료범위를 유지한다.

간호중재

- 활력징후를 모니터링한다. 수축기 혈압 감소, 맥박수 증가는 외부 혹은 내부출혈로 인한 체액량의 부족을 나타낼 수 있다.
- 항응고제 투여 전에 warfarin의 PT, INR과 heparin의 aPTT를 모니터링한다. PT는 기준치보다1.25-2.5배가 되어야 하고, INR 경우는 2-3이어야 한다. 혈소판 수치를 모니터링한다(항응고제는 혈소판 수를 감소시킬 수 있다).
- 환자의 구강, 코, 소변 및 피부에 출혈이 있는지 검사한다. 노인의 경우 피부는 얇고 모세혈관은 파괴가 되기 쉽기 때문에 출혈 유무를 더 주의깊게 확인한다.
- 잠혈 확인을 위해 정기적으로 대변검사를 시행한다.
- 약물용량이 증가되거나 출혈징후가 있을 때 사용가능한 항응고 길항제를 준비한다. 신선냉동혈장은 수혈 시에 필요할 수 있다.

환자교육

일반

- 환자는 항응고제를 복용하고 있음을 치과의사에게 알리도록 교육한다.
- 잇몸출혈을 방지하기 위해 부드러운 칫솔모를 사용하도록 환자에게 조언한다.
- 전기면도기를 사용하도록 환자에게 주의를 준다. 면도 시 베인 자국으로부터 출혈은 멈추기 어렵다.
- 의료진의 지시대로 PT 또는 INR과 같은 임상검사를 받도록 한다. Warfarin 용량은 INR에 따라 조절된다.
- 환자에게 이름, 전화번호 및 복용약물이 적힌 의료정보카드 또는 MedicAlert를 가지고 다니도록 교육한다.
- 금연하도록 환자를 격려한다. 흡연은 약물대사를 증가시켜 warfarin 용량을 증가시킨다.
- 비처방약물을 복용하기 전에 의료진에게 확인받도록 환자에게 설명한다. Aspirin은 warfarin의 작용을 증강시키고 출혈을 일으킬 수 있으므로 warfarin과 함께 복용하지 말아야 한다. 환자는 acetaminophen을 사용하도록 한다.
- 약초(마늘, 생강, 녹차, 카모마일 티, 은행, 인삼)는 항응고제와 상호작용을 일으키고 출혈을 증가시킬 수 있음을 설명한다. INR 혹은 PT를 면밀히 모니터링한다.
- 사고나 손상 시 깨끗하고 건조한 흡수가 잘 되는 재료로 적어도 5-10분 강하게 압박하여 외부출혈을 막도록 교육한다.

부작용

- 환자에게 분명하거나 잠재적인 출혈(점상출혈, 반상출혈, 자반, 흑색변, 잇몸출혈, 코피, 가래에 섞인 피)에 대해 보고하도록 교육한다.

식이

- 환자에게 많은 양의 녹색잎이 무성한 야채, 브로클리, 콩류, 콩기름(비타민 K 풍부), 커피, 차, 콜라(카페인), 과도한 음주 및 일부 약초 및 영양보충제(조효소 Q10)를 피하도록 조언한다. 조효소 Q10, 생선기름, 비타민 K가 풍부한 재료들, St. John wart, 인삼 및 비타민 C는, 마늘, 생강, 녹차, 케모마일차, 은행추출물 및 급성 알코올중독은 warfarin의 효과를 감소시킨다.

평가

- 출혈 증상이 없으며, PT 또는 INR 수치는 기대하는 범위 내에 있다.

3 항혈소판약물

항혈소판약물(antiplatelets)은 혈소판응집을 억제함으로써 동맥 내 혈전을 방지한다.

항혈소판약물요법은 주로 예방목적으로 사용되는데, (1) 가족력이 있는 환자의 심근경색증 또는 뇌졸중 예방, (2) 심근경색증 또는 뇌졸중의 재발 방지, (3) 일과성 허혈발작(TIA) 환자의 뇌졸중 예방 등이다.

혈소판응집억제를 위한 장기간의 저용량 aspirin요법

은 효과적이고 저렴한 치료방법이다. Aspirin은 혈소판에서 thromboxane A_2(TxA_2) 합성에 필요한 효소인 cyclooxygenase를 억제한다. 뇌졸중 혹은 심근경색증 가족력이 있는 환자에게서 권장되는 aspirin 용량은 81, 162 혹은 325mg/d이다. Aspirin의 항혈소판 작용은 장기간 지속되므로 적어도 수술 7일전에는 중단해야 한다. 기타 항혈소판약물에는 dipyridamole(Persantine), ticlopidine(Ticlid), clopidogrel(Plavix), anagrelide HCl(Agrylin), abciximab(ReoPro), eptifibatide(Integrilin), tirofiban(Aggrastat) 및 tigagrelor(Brilinta) 등이 있다. Clopidogrel, dipyridamole, ticlopidine은 aspirin과 유사한 효과를 가지지만, 혈소판응집에 영향을 미치는 *adenosine diphosphate*(ADP)억제제[*adenosine diphosphate*(ADP) *antagonists*]로 알려져 있다. Cilostazol(Pletal)은 혈소판응집을 억제하고, 간헐적 파행증(intermittent claudication)에 사용되는 혈관확장제이다. Ticagrelor는 aspirin 75−100mg과 병용하여 유지요법에 이용되며, 100mg 이상의 용량은 피해야 한다. 표 33−3은 항혈소판제의 투여경로, 사용 및 고려사항을 나열하고 있다.

Clopidogrel(Plavix)은 심근경색증 또는 뇌졸중의 이차 발병을 예방하기 위해 자주 사용된다. 이 약은 단독 혹은 aspirin과 함께 처방될 수 있다. aspirin과 plavix를 병용투여하면 혈소판 응집 억제에 더욱 효과적이다. 원형약물차트 33−2는 clopidogrel의 약리학적 정보를 나타내었다.

약동학 Clopidogrel(Plavix)은 즉시 흡수되고 단백결합력이 높다. 반감기는 8시간이므로 보통 하루 1회 투여로 처방된다. 약물대사물은 소변과 대변으로 배설된다.

약력학 Clopidogrel(Plavix)은 ADP가 혈소판 ADP수용체에 결합하는 것을 차단함으로써 혈소판응집을 억제한다. ADP에 의한 매개되는 glycoprotein(GP) Ⅱb/Ⅲa 활성화 자체를 억제하여 혈소판 응집을 방해한다. Plavix는 출혈시간을 연장하므로 수술 5~7일 전부터 중단시켜야 한다. Plavix의 작용개시는 1−2시간이고, 최고시간은 2−3시간이다.

표 33−3 항혈소판제

일반명(상품명)	투여경로	사용 및 고려사항
anagrelide HCl(Agrylin)	PO	선택적으로 혈소판생성 방해. 혈소판응집 방해; 응집 요소 ADP, cAMP, PDEⅢ와 콜라겐에 영향. 유해반응은 HF, 심장 차단, 폐고혈압, 심근병증 포함. 임신범주: C; PB: UK; tⅡ: 3−4d
aspirin, ASA(Bayer, Stanback, Aspergum)	PO	CVA나 MI의 전·후에 혈전증 예방. Aspirin은 소화성 궤양 또는 간기능장애 환자에게 권장하지 않음. 장용성 코팅제는 GI 문제를 감소시킴. 임신범주: D; PB: 76−90%; tⅡ: 15−20분
cilostazol(Pletal)	PO	혈소판응집을 억제하는 혈관확장제. 간헐적파행, 말초혈관질환에 사용. 흡연은 혈중농도 감소. 유해반응은 HF, 빈맥, 대뇌허혈 및 심방세동을 포함. 임신범주: C; PB: 95−98%, tⅡ: 11−13h
clopidogrel(Plavix)	원형약물차트 33−2 참조	
dipyridamole(Persantine)	PO	MI 후 혈전색전증 및 보철장치(심장판막 및 고관절치환)로 인한 혈전색전증 예방.; TIA의 예방; 혈압 모니터링; 임신범주: B; PB: 91−99%; tⅡ: 10−12h
prasugrel(Effient)	PO	혈전성 심혈관질환의 예방. 환자는 aspirin 75~325mg/d을 prasugrel과 같이 복용. 출혈 모니터링. 임신범주: B; PB: 98%, tⅡ: 2−15h
ticlopidine(Ticlid)	PO	뇌졸중 및 thrombin 형성 위험 감소. 간헐적 파행과 겸상적혈구질환 치료. 혈소판감소증 또는 소화성 궤양출혈 등 조혈장애 환자에게는 권장되지 않음. 임신범주: B; PB: 98%: tⅡ: 8−12h
ticagrelor(brilinta)	PO	급성관상동맥증후군의 혈전성 심혈관 문제 예방. 혈소판에 비가역적 효과 없음. Aspirin과 함께 복용. 임신범주: C; PB: 99%: tⅡ: 7h
항혈소판제의 복합약물		
dipyridamole과 aspirin(Aggrenox)	PO	TIA환자의 뇌졸중 예방을 위해 aspirin 및 ER−dipyridamole과 함께 복용
항혈소판: 당단백질(GP) IIb/IIIa 수용체 길항제		
abciximab(ReoPro)	IV	PTCA 전후의 급성심근허혈과 불안정협심증 예방. 두개내출혈을 일으킬 수 있음. 임신범주: C; PB: UK; tⅡ: 10−30분
eptifibatide(Integrilin)	IV	급성 심장증후군(불안정협심증과 non−Q파 심근경색)에 사용, 혈관성형술에 사용. 임신범주: B; PB: 25%; tⅡ: 1.5−2h
tirofiban(Aggrastat)	IV	급성 심장증후군(불안정협심증과 non−Q파 MI)에 사용, 혈관성형술에 사용할 수 있음. 임신범주: B; PB: 65%; tⅡ: 2h

원형약물차트 33-2

Clopidogrel Bisulfate

약물분류 항혈소판제 상품명: Plavix 임신범주: B	**투여경로** PO
금기 뇌출혈, 소화성 궤양, 위장관출혈 주의: 간질환, 수술, 외상으로 인한 출혈, 신장질환	**상호작용** 약물: NSAIDs, 항응고제, 항암제, azole 항진균제, barbiturate와 함께 사용 시 출혈 증가; phenytoin, warfarin, fluvastatin, tamoxifen, tolbutamide, NSAIDs, torsemide의 대사 방해. thrombolytics, probenecid의 효과 증가. Nitroglycerin, protamine sulfate의 효과 감소. 검사: 출혈시간 연장 약초: 생강, 마늘, 은행, feverfew, 녹차는 출혈 증가.
약동학 흡수: 신속히 분포: PB: 94–98% 대사: 반감기 8h 배설: 50% 소변, 50%는 대변	PO: 개시: 1–2h 최고: 2–3h 작용: 3d 혹은 그 이상
치료효과/응용 심근경색과 뇌졸중 예방; 혈관질환 사망 예방 작용기전: 혈소판응집억제, ADP 혈소판 수용체에 ADP가 결합하는 것을 방지함	
부작용 복통, 감기 같은 증상, 오심, 코피, 두통, 피로, 흉통, 설사	**유해반응** 저혈압, 기관지수축 생명위협: 무과립구증, 재생불량성 빈혈, 혈소판감소증

Abciximab, eptifibatide 및 tirofiban은 주로 급성 관상동맥증후군(불안정협심증, 비Q파 심근경색)에 사용되고, 경피적 관상동맥성형술(Percutaneous Transluminar Coronary Angioplasty, PTCA) 시행 전후에 관상동맥 폐쇄 재발을 방지하기 위해 사용된다. 혈관성형술 시 선택약물은 abciximab이다. Abciximab, eptifibatide 및 tirofiban은 fibrinogen이 혈소판 표면의 glycoprotein(GP) Ⅱb/Ⅲa 수용체에 결합하는 것을 차단하기 때문에 glycoprotein(GP) Ⅱb/Ⅲa 수용체 억제제라고 불린다. 정맥투여 후 abciximab의 항혈소판 효과는 24–48시간 지속되고, Eptifibatide와 tirofiban의 경우 항혈소판 효과는 4시간 동안 지속된다.

4 혈전용해제

혈전색전증(thromboembolism, 혈전이나 색전에 의해 정맥, 동맥의 폐색)은 허혈을 일으켜 폐색된 부위의 말단 조직을 괴사시킨다. 혈전이 자연적인 섬유소 용해기전에 의해 분해되려면 약 1–2주가 소요된다. 새로운 혈전이나 색전이 신속히 용해될 수 있다면 조직괴사는 최소화되고 해당부위로 가는 혈류는 더 빨리 회복된다.

혈전용해제(thrombolytics)는 1980년대 초반부터 섬유소 용해기전(혈전의 fibrin을 파괴하는 plasminogen을 plasmin으로 전환)을 촉진하기 위해 사용되었다. 급성 심근경색 후 4시간 이내에 혈전용해제가 투여될 때 혈전이 용해된다. 막힌 동맥으로 인한 괴사를 예방하거나 최소화하고, 입원기간을 줄일 수 있다. 심장우회술이나 관상동맥성형술 시행여부는 혈전용해 치료 후에 결정한다. 혈전용해제는 혈전성 뇌졸중 발생 후 3시간 이내에 투여해야 한다. 이 약물들은 폐색전증, 심부정맥혈전증, 급성 혈전색전증에 의한 비관상동맥폐색 및 혈전성 뇌졸중 치료에 사용된다.

흔히 사용되는 혈전용해제에는 urokinase(Abbokinase), alteplase(tPA, Activase®), reteplase(rPA, Retavase®) 및 tenecteplase TNK-tPA(TNKase)가 있다. Streptokinase와 urokinase는 plasminogen에서 plasmin으로의 전환을 촉진하는 전신작용 효소들이다. 또한, Alteplase는 *tissue plasminogen activator*(tPA)로 알려져 있는데, 혈전–특이적이고, 혈전의 섬유소 표면에 결합하여 plasminogen을 plasmin으로 전환하는 것을 촉진한다. 효소 plasmin은 혈전의

fibrin을 소화시키고, fibrinogen, prothrombin 및 기타 응고인자를 분해한다. 원형약물차트 33-3은 alteplase의 약리학적 정보를 나열하고 있다.

Reteplase는 tPA의 유도체이다. 항응고약물 및 항혈소판 약물은 출혈위험을 증가시키므로 혈전용해효과가 사라질 때까지 사용을 금지한다. 의료진은 치료 전에 이들 약물의 복용 여부를 확인할 필요가 있다.

약동학 Alteplase(tPA)의 상품약은 plasminogen을 plasmin으로 전환하는 효소로 천연 인간 tPA와 동일하다. Alteplase는 처음에는 1회 정맥투여하고, 이후 30분에 걸쳐 투여하고, 다음 60분 동안 주입한다. 총용량 100mg이 권장되는 최대치이다. 더 많은 용량은 두개내 출혈위험이 있다. tPA의 반감기는 5분으로 streptokinase의 반감기보다 짧다. tPA는 매우 비싸나 TNKase 및 reteplase는 비슷하다. alteplase에 대한 알레르기 반응은 anistreplase와 urokinase에 비해 덜 빈번하게 발생한다.

약력학 Alteplase는 plasminogen을 plasmin으로 전환시킴으로써 혈전용해를 촉진하다. Plasmin은 fibrin, fibrinogen 및 Ⅴ, Ⅷ 및 Ⅻ 응고인자를 파괴한다. Alteplase는 streptokinase처럼 저혈압을 유발하지 않는다. Alteplase의 최고작용은 5-10분에 일어나며, 작용시간은 3시간이다.

부작용 및 유해반응. 아나필락시스 반응은 다른 혈전용해제보다 streptokinase에서 더욱 빈번하다. 만약 심근경색 후 관상동맥내 카테터를 통해 약물을 투여한다면, 심근괴사 부위에 재관류부정맥 혹은 출혈성 경색이 일어날 수 있다. 혈전용해 약물의 주요 합병증은 출혈이며, 항혈전용해제인 aminocaproic acid(Amicar)가 plasminogen 활성을 억제하여 출혈을 중지시키는 데 사용된다.

간호과정

환자-중심의 협력의 간호

혈전용해제

사정

- 향후 비교를 위해 활력징후를 사정한다.
- CBC, PT 혹은 INR의 기준치를 혈전용해제 투여 전에 확인한다.
- 과거력 및 약물 개인력을 조사한다. 혈전용해제 사용 금기사항으로는 최근의 뇌졸중, active bleeding, 중증 고혈압 및 항응고치료를 포함한다. 만약 환자가 aspirin 혹은 NSAID를 복용한다면 보고한다. 최근 외상손상 병력, 특히 두부손상이 있는 경우에 금지된다.

원형약물차트 33-3

Alteplase (Tissue Plasminogen Activator[tPA])

약물분류 혈전용해제 상품명: Activase 임신범주: C	**투여경로** IV
금기 내부출혈, 출혈질환, 최근 CVA, 수술 혹은 외상, 세균성 심내막염, 심한 간기능이상, 심한 고혈압, 뇌종양, 두부외상 주의: 심부정맥, 간 혹은 신장질환	**상호작용** 약물: 항응고제, NSAIDs, cefotetan, plicamycin과 함께 사용 시 출혈 증가; nitroglycerin과 같이 투여 시 효과 감소 검사: plasminogen, fibrinogen, hematocrit, hemoglobin 감소
약동학 흡수: IV경우 바로 / 분포: PB: UK 대사: 반감기 30-45min / 배설: 소변	PO: 개시: 즉시 / 최고: 5-10min / 작용: 3h
치료효과/사용 급성 심근경색증, 폐색전증, 급성 허혈성 뇌졸중 후 혈전용해 작용기전: Alteplase는 plasminogen을 plasmin으로 전환 촉진. 효소 plasmin은 혈전의 fibrin을 녹인다. Alteplase는 섬유소용해를 시작한다.	
부작용 출혈, 오심, 구토, 열	**유해반응** 아나필락시스 반응, 후두부종, 혈관부종,; 콜레스테롤 미세색전증 (purple-toe syndrome, 손발가락 괴사, 고혈압, 척수경색, MI, 뇌경색, 장관경색, 횡문근융해) 생명위협: 뇌출혈, 뇌졸중, 심방 혹은 심실부정맥, 폐부종

간호진단

- 과도한 출혈과 관련된 심박출량의 감소
- 불확실한 관상동맥질환 재발에 대한 공포와 관련된 불안
- 심장마비 혹은 뇌졸중 시 이차적으로 오는 혈전 혹은 색전과 관련된 조직 통합성 장애
- 혈전 혹은 색전과 관련된 손상의 위험성

간호목표

- 혈전용해치료에 따른 출혈 징후는 없다.

간호중재

- 활력징후를 모니터링한다. 혈압 감소, 증가된 맥박 수는 혈액 소실을 나타내고 쇼크가 올 수 있음을 보여 준다. 활력징후를 기록하고 변화를 보고한다.
- 구강 혹은 직장에서 활동성 출혈의 증상과 징후를 관찰한다. 출혈은 혈전용해치료의 심각한 합병증이다. 출혈을 중지시키기 위해 aminocaproic acid를 투여할 수 있다.
- 혈전용해치료 후 24시간 동안 active bleeding을 확인하기 위해 첫 1시간 동안은 15분마다, 8시간동안은 30분마다 그리고 매시간마다 환자를 관찰한다.
- 혈전용해와 관련된 알레르기 반응의 징후(소양증, 홍조, 발열, 호흡곤란, 기관지수축, 저혈압 및 심혈관계 허탈 등)를 관찰한다.
- 환자가 혈전용해제를 복용하고 있을 때 aspirin이나 NSAID 투여를 피하고 acetaminophen으로 대체한다.
- 혈전이 용해됨에 따라 재관류 심장부정맥 여부를 확인하기 위해 심전도를 모니터링한다.
- 정맥/동맥 천자를 피한다.

환자교육

일반

- 환자와 가족에게 혈전용해제 치료를 설명하고 지지한다.

부작용

- 어지럼, 가슴 두근거림, 오심, 가려움증 혹은 두드러기와 같은 부작용은 보고하도록 한다.

평가

- 활력징후는 안정되고, active bleeding의 증상 및 징후, 통증이 없다.

표 33-4 혈전용해제

일반명(상품명)	투여경로	사용 및 고려사항
혈전용해제		
reteplase, r-PA(Retavase)	IV	AMI 이후 혈전용해에 사용. 혈전의 fibrin 억제. tPA 유도체(Alteplase). 출혈위험이 적은 t-PA보다 더 효과적. 임신범주: C; PB: UK; tⅡ: 13-16분
tenecteplase, TNK-tPA(TNKase)	IV	AMI와 관련된 사망률 감소. 1회 5초간 투여. 임신범주: C; PB: UK; tⅡ: 11-138min
alteplase(tPA, Activase)	원형약물차트 33-3 참조	
urokinase(Abbokinase)	IV	streptokinase와 같음. Streptokinase보다 알레르기 반응은 적으나 비용은 비쌈. antistreptokinase 항체에 감수성없음. 말초동맥폐색에 사용될 수 있음. 임신범주: B; PB: UK; tⅡ: 10-20min
Plasminogen Inactivators		
aminocaproic acid(Amicar)	PO/IV	과다한 혈전용해작용으로 인한 과다한 출혈억제. 부작용은 기립성 저혈압, 두통, 혈전성 정맥염. 임신범주: C; PB: 0%; tⅡ: 1-2h

CHAPTER 34

항고지혈증약물 및 말초혈관확장제

학습목표

- 항고지혈증약물과 말초혈관확장제의 작용을 설명한다.
- 항고지혈증약물의 부작용과 유해반응을 비교한다.
- 말초혈관확장제의 부작용과 유해반응을 구분한다.
- 항고지혈증약물에 대한 환자교육을 포함한 간호과정을 적용한다.

혈액 내의 지질농도를 유지하거나 낮추고 혈관확장을 촉진하기 위해 여러 약물이 사용된다. 지질단백을 낮추는 데 사용되는 약을 **항고지혈증약(antihyperlipidemics)**이라고 하고, **말초혈관확장제(peripheral vasodilators)**는 혈관수축으로 좁아진 혈관을 확장시킨다.

1 지질단백

지질(콜레스테롤, 중성지방 그리고 인지질)은 혈류로 지방을 운반하는 수송체 단백질의 내부에 결합되어 있다. 혈액 내에 하나 이상의 지질이 과다하게 있는 상태를 **고지혈증(hyperlipidemia)** 혹은 **고지질단백혈증(hyperlipoproteinemia)**이라 한다. 지질단백에는 **고밀도지단백(high-density lipoprotein, HDL)**, **저밀도지단백(low-density pilorotein, LDL)**, **초저밀도지단백(very low-density lipoprotein, VLDL)** 및 chylomicron이 있다. HDL은 '좋은' 지질단백으로 알려져 있고, 가장 작고 밀도가 높은 지질단백으로, 다른 종류보다 더 많은 단백질과 적은 지방을 함유하고 있다. HDL의 기능은 혈류로부터 콜레스테롤을 제거하여 담즙으로 배출하기 위해 간으로 운반하는 것이다. LDL은 나쁜 지질단백으로 알려져 있으며, 혈류 내 콜레스테롤의 50-60%를 포함하고 있다. LDL이 증가될 경우에 동맥경화증과 심장질환 발생의 위험이 크게 증가된다. VLDL은 대부분의 중성지방과 약간의 콜레스테롤을 운반한다. **Chylomicron**은 입자가 가장 크며, 지방산과 콜레스테롤을 간으로 운반하며, 대부분 중성지방이다.

콜레스테롤, 중성지방 및 LDL이 증가할 때 환자는 관상동맥질환의 위험이 높다. 표 34-1은 혈청지방과 위험수준에 따른 검사결과(정상 혈청농도)를 제시하였다.

표 34-1 혈청지질농도

지질	정상 (mg/dL)	심장질환위험수준		
		낮은 위험	중등도 위험	높은 위험 (mg/dL)
Cholesterol	150–200	200	200–400	>240
중성 지방	40–150	나이에 따라 다름	나이에 따라 다름	>190
지질단백				
LDL	<100	100–300	130–159	>160
HDL	>60	50–60	35–50	<35

2 아포지질단백

아포지질단백(apolipoprotein)은 지질단백 내에 존재하며 아포A-1, 아포B와 아포E가 있다. 아포A-1의 주성분은 HDL이다. 아포B의 주성분은 LDL이며, 아포B-100과 아포 B-48의 두 가지 형태로 존재한다. 아포B-100은 LDL 뿐만 아니라 VLDL에도 있으며, LDL 단독보다 관상동맥 질환의 위험에 대한 좋은 지표이다.

3 콜레스테롤 감소를 위한 비약물요법

콜레스테롤 감소를 위해서는 비약물요법을 먼저 시행하는데, 식이에서 포화지방과 콜레스테롤을 줄인다. 총 지방 섭취량은 칼로리 섭취의 30% 혹은 그 이하여야 하며, 콜레스테롤섭취량은 300mg/d이거나 그 이하여야 한다. 환자는 음식 포장에 있는 라벨을 읽고 적절한 음식을 구입하도록 하고, 살코기 특히 닭고기나 생선을 섭취한다.

많은 경우, 식이요법만으로는 혈청 지질 수치를 낮추지 못한다. 혈청 콜레스테롤의 75-85%는 내인성에서 비롯되기 때문에 식이변화만으로는 총 콜레스테롤 수치의 10-30%만 낮춘다.

운동은 콜레스테롤을 낮추고 HDL을 높인다. 노인들에게 좋은 운동은 걷기와 자전거타기이다. 흡연은 LDL을 높이고 HDL을 낮춘다.

만약, 비약물적 방법이 콜레스테롤, LDL 및 VLDL 감소에 비효과적이고 고지혈증이 지속된다면, 혈중 지질농도를 낮추기 위해 항고지혈증약이 처방된다. 환자에게 약물치료가 시작된 후라도 식이변화가 필요하고, 운동이 중요함을 강조해야 한다.

4 항고지혈증약물

항고지혈증약물에는 담즙산제거제인 fibrates(fibric acid), 니코틴산, 콜레스테롤 흡수억제제 및 간의 HMG-COA 환원효소 억제제(statins)가 있다. Statin 약물은 유해반응이 거의 없고 환자에게 잘 반응한다. 첫 항고지혈증약물 중의 하나인 cholestyramine(Questran)은 장내에서 담즙산에 결합하여 LDL 콜레스테롤을 낮추는 약으로 statin 약물의 보조요법으로 사용된다. 이 약은 파우더 형태이고, 물이나 주스에 잘 섞어 사용한다. Colesevelam은 이전의 다른 약물보다 지용성 비타민 흡수에 대해 덜 영향을 미쳐 담즙산 제거약물로 일차적으로 선택된다.

Gemfibrozil(Lopid)는 피브릭산유도체로, LDL 감소보다는 중성지방과 VLDL 농도저하에 더욱 효과가 크다. 이 약물은 단백결합력이 높아 항응고제와 함께 사용하지 말아야 한다. 항응고제는 항고지혈증 약물치료 동안 용량을 낮추어야 하며, INR을 면밀히 관찰해야 한다. Fenofibrate는 gemfibrozil과 작용이 유사하며, 일부는 동일한 부작용을 가진다. 만약 warfarin과 동시 투여한다면 출혈이 일어날 수 있다.

니코틴산 혹은 niacin(vitamin B3)은 VLDL과 LDL을 낮춘다. 니코틴산은 실질적으로 콜레스테롤을 낮추는 데 매우 효과적이지만, 많은 부작용이 있고, 고용량이 요구되기 때문에 약 20% 환자만이 niacin을 복용할 수 있다.

Ezetimibe(Zetia)는 소장의 세포에 작용하는 콜레스테롤 흡수 억제제이다. 음식으로부터 흡수를 차단하여 혈청 콜레스테롤, LDL, 중성지방, apoB 농도를 낮추고, HDL 농도는 약간 상승시킨다. 인체는 더 많은 콜레스테롤을 합성하는 것으로 반응하므로 적절한 효과를 위해 statin이 보통 함께 투여된다(ezetimibe와 simvastatin[Zocor], 상품명은 Vytorin이다).

1. Statins

Statin류는 콜레스테롤 생합성에서 HMG-CoA 환원효소를 억제하기 때문에 HMG-CoA 환원효소 억제제로 불린다. 간에서 콜레스테롤 합성을 억제함으로써 콜레스테롤 농도를 낮추고, LDL을 낮추며, HDL 콜레스테롤은 약간 증가시킨다. 약물복용 후 약 2주 정도 지나서 LDL 콜레스테롤의 감소를 볼 수 있다. Statin류는 관상동맥질환을 낮추고 사망률을 감소시키는 데 유효하다.

현재 statin류에는 여러 약물이 있다. 로바스타틴은 콜레스테롤을 낮추는데 사용된 첫번째 statin으로 수주일 내에 LDL 감소에 효과적이다. 초기 불편함으로 위장관 불쾌감, 두통, 근육경련 및 피로 등이 있다. 모든 statin류는 혈청 간효소를 모니터해야 하며, 백내장이 생길 수 있으므로 매년 안과검진이 필요하다. 치명적일 수 있는 골격근 파괴, 즉

표 34-2 항고지혈증약물

일반명(상품명)	투여경로	사용 및 고려사항
담즙산제거제(Bile-Acid Sequestrants)		
cholestyramine (Questran, Prevalite)	PO	복용 1주안에 LDL이 현저히 감소.120~250mL 액체에 파우더를 잘 섞음. VLDL과 HDL에 효과가 없으나, 중성지방증가. GI 불편감 및 변비 초래. vitamin A, D 혹은 K의 위장관 흡수 감소. 임신범주: C; PB: UK; tⅡ: UK
colesevelam(Welchol)	PO	LDL, cholesterol 감소. 중성지방 약간 상승. 장폐색 시 금기. Statin과 병용 가능. 임신범주: B; PB: UK; tⅡ: UK
fibrates(Fibric Acid)		
fenofibrate(TriCor)	PO	식사와 함께 투여. 혈청 creatinine 농도를 감시해야 함. 임신범주: C; PB: 99%; tⅡ: 20h
gemfibrozil(Lopid)	PO	VLDL 및 중성지방 상승에 사용; LDL 감소, HDL 증가. CPK를 상승시킬 수있으므로 Lovastatin과의 병용은 금기. 임신범주: C; PB: 95%; tⅡ: 1.5h
니코틴산(Nicotinic Acid)		
niacin(nicotinic acid)(Niaspan)	PO	VLDL 및 LDL 치료에 사용; VLDL을 낮추기 위해 하루 권장량보다 용량이 100배 높음. 임신범주: C; PB: <20%; tⅡ: 45min
Cholesterol 흡수억제제		
ezetimibe(Zetia)	PO	소장에서 cholesterol 흡수 차단. 총콜레스테롤, LDL, 중성지방 감소. HDL 증가. 간기능장애 시 주의. 혈청 transaminase 증가시킴. 임신범주: C; PB: 90%; tⅡ: 22h
Statins(HMG-CoA 환원효소억제제)		
atorvastatin calcium (Lipitor)	PO	이상 지질혈증과 고콜레스테롤혈증 치료. 간효소 모니터링. 임신범주: X; PB 98%; tⅡ: 20-30h
fluvastation sodium (Lescol)	PO	총콜레스테롤 및 상승된 중성지방 치료. HDL 약간 상승. 간효소 모니터링. 임신범주: X; PB: 98%; tⅡ: 2.5h
lovastatin(Mevacor)	PO	Cholesterol 합성 억제함으로써 cholesterol 조절. LDL 감소, HDL 약간 상승. 간효소 모니터링. 임신범주: X; PB: 95%; tⅡ: 1-2h
pravastation sodium (Pravachol)	PO	혈청 cholesterol, LDL, VLDL 및 중성지방 감소. HDL 약간 증가. 간효소 모니터링. 임신범주: X; PB: 50%; tⅡ: 1.5-2.5h
rosuvastationcalcium (Crestor)	원형약물차트 34-1 참조	
simvastatin(Zocor)	PO	Lovastatin과 유사. 간효소 모니터링. 임신범주: X; PB: 95%; tⅡ: 2h
pitavastation(Livalo)	PO	LDL 적절한 감소 및 HDL 약간 증가. 골격근 융해의 가능성. 간효소와 근육통 감시. 임신범주: X; PB: 99%; tⅡ: 12h
기타 항고지혈증약물		
icosapent ethyl(Vascepa)	PO	심한 고중성지방혈증(중성지방농도 >500mL/dL), 식이요법에 보조요법으로 사용. 장기간 사용 시 출혈시간 모니터링. 임신범주: C; PB: 99%; tⅡ: 89h
lomitapide(Juxtapid)	PO	고콜레스테롤혈증 치료. 가장 흔한 유해반응은 오심, 구토, 복통 및 설사 같은 GI 질환. 임신범주: X; PB: 99.8%; tⅡ: 39.7h
Omega 3 fatty acids (Lovaza)	PO	고중성지방혈증 치료. 임신범주: C; PB: UK; tⅡ: UK
복합약물		
niacin와 lovastatin (Advicor)	PO	Niacin은 HDL, 중성지방 증가; lovastatin은 LDL 감소. 고콜레스테롤혈증과 지질이상혈증에 사용.
amlodipine와 atorvastatin(Caduet)	PO	칼슘통로차단제와 statin의 복합약물. 고혈압과 지질이상혈증치료에 유용. 약을 분리해서 복용하는 환자에게 유용함.
ezetimibe/simvastatin (Vytorin)	PO	Ezetimibe(Zetia)와 simvastatin(Zocor)의 복합약물. Ezetimibe는 소장에서 cholesterol의 흡수 억제; simvastatin은 간에서 cholesterol 생성 억제.
Ezetimibe와 atorvastatin(Liptruzet)	PO	고지혈증에 사용. ALT 및 AST 증가시킴. 임신범주: X; PB: 90-98%; tⅡ: 14h

횡문근융해증이 생길 수 있는 근육통증이나 근력 감소는 즉시 보고해야 한다.

Statin류는 혈청 콜레스테롤, LDL, VLDL 및 중성지방을 감소시키며, HDL을 약간 상승시킨다. Atorvastatin, lovastatin 및 simvastatin은 다른 스타틴보다 LDL을 낮추는 데 더욱 효과적이다. Statin 약물은 혈압을 낮추고 혈액응고를 감소시키며, 항고지혈증 효과를 올리기 위해 다른 약물과 병용될 수 있다. 예로는 Advicor(lovastatin과 niacin), Caduet(atorvastatin과 amlodipine), Vytorin(simvastatin과 ezetimibe)가 있다. 표 34-2에 약물의 투여경로, 사용 및 고려사항을 설명하고 있다.

항고지혈증약물을 중단하면 콜레스테롤과 LDL 농도가 치료 전 수준으로 되돌아가기 때문에 항고지혈증약물을 복용하는 환자는 낮은 혈청지질농도를 유지하기 위해 일생동안 복용하여야 된다는 사실을 이해해야 한다. Statin 약물을 갑자기 중단하면 세 배 정도의 반동효과를 유발하여 급성 심근경색증(AMI)으로 사망을 초래하기도 한다.

원형약물차트 34-1은 항고지혈증에 자주 처방되는 rosuvastatin의 약리학적 정보를 나열하고 있다.

약동학 rosuvastatin은 10mg 용량에서 LDL을 46% 정도 감소시키며, 단백결합력이 높고 20시간의 반감기를 가지기 때문에 1일 1회 투여한다. 콜레스테롤 생합성이 밤에 더 활발하기 때문에 일부 스타틴류는 저녁에 복용한다.

약력학 rosuvastatin의 지방 감소 효과는 2주 정도 걸린다. Rosuvastatin 투여 후 최고농도시간은 3-5시간이다. 그러나 치료효과가 나타나기까지 2-4주 소요된다. 환자가 고용량의 rosuvastatin 또는 다른 statin을 복용할 때 근육병증과 골격근융해가 일어날 수 있다.

부작용 및 유해반응. Cholestyramine의 부작용 및 유해반응은 변비와 소화성 궤양이다. 변비는 수분, 섬유소 섭취를 증가함으로 감소될 수 있다. 소화성 궤양의 초기징후는 오심, 복부 불편감이고 이후 복통과 팽만이 있다. 위장관 불편감을 피하기 위해 약물을 복용 시 충분한 물을 섭취해야 한다.

니코틴산은 많은 부작용(예, 위장관불편, 피부홍조, 비정상적 간기능[혈청간효소 증가], 고혈당증, 고요산혈증)으로 사용이 줄어들었다. 아스피린과 신중한 약물 정량 사용은 대부분의 환자에게서 관리 가능한 수준으로 부작용을 줄일 수 있었다.

Statin류는 복용량과 관련하여 간효소 수치를 증가시키므로, 약물치료 시작 전에 기본적인 간효소검사를 실시한다. 혈청 간효소 수치가 일시적으로 약간 증가할 경우 정상범위일지라도, 일주일 후에는 재검사해야 한다. 급성 간질환 환자는 statin류를 복용하면 안 된다.

원형약물차트 34-1

Rosuvastatin

약물분류 항고지혈증: HMG-CoA 환원효소 억제제 상품명: Crestor 임신범주: X	**투여경로** PO
금기 활동성 간질환, 임신 주의: 간질환 개인력, 술섭취 증가, 외상, 심한 대사성 당뇨병, 조절 안 되는 발작	**상호작용** 약물: 제산제, phenytoin 및 propranolol과 병용 시 효과 감소. Digoxin과 경구용 피임약의 농도 증가. Macrolide 항생제, 항진균제와 병용 시 효과 상승.
약동학 흡수: 신속 분포: PB: 88% 대사: 반감기 20h 배설: 주로 담즙으로 배출	**약력학** PO: 개시: UK 최고: 3-5h 작용: UK
치료효과/사용 Cholesterol 농도를 줄이고 특히, LDL/중성지방 같은 혈청지질 감소. 작용기전: 간에서 콜레스테롤 형성에 필수적인 HMG-GoA 환원효소 억제.	
부작용 드물다. 두통, 발진/소양증, 변비, 설사	**유해반응** 골격근융해, 근육통, 광과민증, 고혈당증, 간효소 증가

심각한 골격근 유해반응으로 횡문근융해가 있으며, statin류 사용으로 발생되는 것으로 보고되었다. 환자가 설명할 수 없는 근육압통, 근육약화, 특히 열이나 근육통을 동반한다면 즉시 의료진에게 보고하도록 한다. 표 34-2는 항고지혈증약물의 약리학적 정보를 나열하고 있다.

5 말초혈관확장제

말초혈관질환(peripheral arterial/vascular disease, PAD, PVD)은 노인에게 흔한 문제로 감각이상과 사지의 냉증, 간헐적 파행(걸을 때 사지의 통증과 쇠약감이 있지만 안정적일때는 증상이 없음) 및 다리궤양 등을 특징으로 한다. 기본적 원인은 동맥경화증과 고지혈증이며, 이로 인해 죽상동맥경화증이 생기며 동맥은 막히게 된다.

말초혈관확장제는 사지로 가는 혈류를 증가시키므로 정맥 및 동맥혈관의 말초혈관장애에 사용된다. 혈관폐색이나 동맥경화증(버거씨 병)보다는 혈관경련(Raynaud 병)에서 비롯되는 질병에 더욱 효과적이다. Raynaud 병은 추운 곳에 노출되거나 감정적으로 흥분하게 되면 발가락 및 손가락의 혈관경련을 유발한다. 당뇨병 환자의 경우 일반 환자보다 2-4배 가량 PAD가 더 잘 오며, 간헐적 통증 위험에 놓이게 된다.

Papaverine(Para-Time SR)은 직접 작용 말초혈관확장제이다. 알파차단제 prazocin(Minipress)과 칼슘통로차단제 nifedipine(Procardia)도 말초혈관확장제로 사용되고 있다.

고지혈증치료로 스타틴류를 복용하는 PAD 환자는 혈청 지질 감소뿐만 아니라 간헐적 파행이 호전될 수 있다. 또한, 고혈압이 있는 PAD 환자가 항고혈압제인 ramipril(Altace)을 복용하면 두 가지 증상이 좋아진다. 항혈소판제인 clopidogrel(Plavix)와 aspirin은 PAD 증상 감소에 사용된다. cilostazol(Pletal)은 간헐적 파행 치료로 미국 FDA의 승인을 받았다. 실로스타졸은 혈소판 응집을 억제할 뿐만 아니라 혈관 확장을 일으켜 간헐적인 파행 치료에 사용할 수 있는 항혈소판제이다. 은행추출물은 혈관확장과 항산화작용이 있기 때문에 항혈소판제와 같이 간헐적 파행 치료에 사용된다. PAD를 치료에 사용되는 대부분의 약은 완치가 아닌 PAD 증상 경감에 도움을 준다. 원형약물차트 34-2는 cilostazol의 약리학적 정보를 나타내고 있다.

원형약물차트 34-2

Cilostazol

약물분류 직접작용 혈관확장제 상품명: Pletal 임신범주: C	**투여경로** PO
금기 Class III–IV 심부전, 과민반응, 출혈질환, 혈소판감소증 주의: 출혈질환, 간 및 신장질환, 백혈구감소증	**상호작용** 약물: aspirin, cimetidine, clarithromycin, erythromycin, enoxaparin, ticlopidine, warfarin과 병용 시 효과 증가. 음식: 포도 및 녹차가 농도를 상승시킴; 생강 및 은행 추출물이 출혈시간을 연장시킴.
약동학 흡수: 즉시 흡수 분포: PB: 95–98% 대사: 반감기 11–13h 배설: 소변(74%), 대변(20%)	**약력학** PO: 개시: 2–12주 최고: UK 작용: UK
치료효과/사용 말초혈관질환 치료 작용기전: 직접 혈소판응집 억제, 특히 대퇴혈관 확장	
부작용 오심, 구토, 어지럼, 실신, 눈에 출혈, 두통, 복통, 비정상 배변, 말초부종.	**유해반응** 빈맥, 심계항진

간호과정
환자-중심의 협력의 간호

항고지혈증약물(Statins)

사정

- 활력징후와 혈청 화학검사결과(cholesterol, 중성지방, AST, ALT, CPK)를 확인한다.
- 질병의 개인력을 사정한다.

간호진단

- 고지혈증으로 인한 죽상동맥경화증과 관련된 손상된 조직 통합성
- 관상동맥질환 가능성으로 인한 콜레스테롤 수치 상승과 관련된 불안
- Statin류를 경험하지 못함과 관련된 지식 부족

간호목표

- 콜레스테롤 농도는 6–8주 후에 200mg/L 이하로 유지된다.
- 저지방, 저콜레스테롤 및 저복합당분의 음식을 선택한다.

간호중재

- 혈중 지질농도를 statin 치료 후 첫 6개월 동안은 6–8주마다, 이후에는 3–6개월마다 모니터한다. 지질검사를 위해 12–14시간 동안 금식한다. 목표치는 콜레스테롤 200mg/L 이하, 중성지방 150mg/L 이하, LDL 100mg/L 이하, HDL 60mg/L 이상이다.
- 간기능(ALT, ALP 및 gamma-glutamyl transferase[GGT])검사결과를 확인한다.
- 위장관 불편감의 징후와 증상을 관찰한다. 약물복용 시 충분한 물 또는 음식과 같이 섭취하여 일부 위장관 불편감을 경감한다.

환자교육

일반

- 혈중 지질농도를 낮추기 위해서는 약물요법을 준수해야 함을 강조한다.
- 혈중 지질농도가 감소하기까지는 수주 동안 약을 복용해야 함을 환자에게 설명한다.
- 혈중 지질농도 검사는 3–6개월마다 해야 함을 설명한다.
- 의료진이 지시한 대로 혈청 간효소 검사가 필요함을 환자에게 설명한다. Lovastatin, pravastatin, simvastatin은 급성 간질환과 임신에 금기이다.
- 환자에게 매년 안과검진을 받도록 하고, 시력의 변화를 보고하도록 한다.
- Gemfibrozil을 복용하는 환자에게 경구용 항응고제와 병용투여 시 출혈위험이 증가될 수 있으며, 출혈 발생 시 반드시 보고하도록 교육한다. 약물용량을 변경하거나, 다른 항고지혈증약물이 처방될 수 있다.
- 당뇨 환자 또는 당뇨발생 위험 환자가 gemfibrozil을 복용 시에 혈당을 모니터링하도록 한다. 식이변화 또는 인슐린조절이 필요할 수도 있다.
- Nicotinic acid를 복용하는 환자는 위장관불편감을 감소하기 위해 식사와 함께 복용하도록 교육한다.

자가투여

- Cholestyramine/colestipol 파우더는 물 또는 주스에 잘 섞도록 환자에게 교육한다.

Cholestyramine 및 Nicotinic Acid(Niacin)의 부작용

- Cholestyramine 복용 시 변비가 생길 수 있음을 환자에게 설명한다.
- 홍조는 Niacin 투여로 흔히 발생하며, 약물을 지속적으로 사용하면 감소한다고 설명한다. 일반적으로 약물은 저용량으로 시작한다.
- 환자에게 고용량 니코틴산이 혈관확장을 유발하여 어지러움, 창백(실신)이 초래될 수 있음을 설명한다.

Ezetimibe의 부작용

- 환자에게 Ezetimibe가 두통과 위장관 불편감을 유발할 수 있다고 설명한다. 만약 지속된다면, 의료진에게 말하도록 한다.

스타틴류의 부작용

- 혈청 간효소 수치를 정기적으로 모니터하도록 설명한다.
- 환자에게 골격근융해로 인해 발생할 수 있는 설명하기 어려운 근육통 또는 허약은 즉시 보고하도록 교육한다.
- 심각한 반동성 효과가 발생하여 급성 심근경색 및 사망 가능성이 있으므로 환자에게 스타틴을 갑자기 중단하지 않도록 주의를 준다. Statin류를 중단하기 전에 의료진과 상의한다.

식이

- 대부분의 항고지혈증약의 흔한 문제는 위장관 불편감이므로 약물 복용 시 물을 많이 섭취하도록 교육한다.
- 동물성 지방, 콜레스테롤 및 복합 당이 낮은 음식을 섭취하도록 한다.

평가

- 8주 후에 콜레스테롤 수치가 200mg/L 이하, HDL 60mg/L 이상이다.
- 저지방 및 저콜레스테롤 식이를 유지한다.

1. Cilostazol

약동학 Cilostazol은 위장관으로부터 흡수되는 직접작용 혈관확장제로 반감기는 11-13시간이며, 1일 2회 복용한다.

약력학 Cilostazol은 특히 대퇴혈관에서 뚜렷하게 동맥을 확장시킨다. 흔한 유해반응은 두통, 설사 및 비정상 대변이다. 이 약은 2~12주 사이에 개시한다.

부작용 및 유해반응. 어지럼, 빈맥, 심계항진 및 위장관 불편감이다. 표 34-3은 말초혈관확장제의 투여경로, 사용 및 고려사항을 열거하고 있다.

2. Pentoxifylline

Pentoxifylline(Trental)은 혈액점도저하제로, 혈액점도를 줄이고 적혈구의 유연성을 증가시킴으로써 미세순환과 조직관류를 호전시키고, 조직산소화를 증가시킨다. 이 약물은 혈소판과 적혈구의 응집을 억제하고 혈액점도를 줄여서 말초혈관을 통한 혈류를 증가시킨다. Pentoxifylline은 xanthine계열의 유도체이며, 간헐적 파행증 환자, 동맥폐색으로 인한 버거씨 병 환자에게 처방할 수 있다.

과량의 pentoxifylline에 대한 반응에는 피부홍조, 창백, 진정 및 위장관불편감이 있다. 약은 반드시 음식과 함께 복용해야 한다. 니코틴은 혈관수축을 증가시키기 때문에 환자는 흡연을 피해야 한다. 고혈압치료제와 pentoxifylline을 함께 복용하는 환자는 부작용을 예방하기 위해 고혈압치료제의 용량을 줄일 필요가 있다.

표 34-3 말초혈관확장제

일반명(상품명)	투여경로	사용 및 고려사항
직접작용 말초혈관확장제		
ergid mesylates	PO	뇌혈관혈류 증진. 특히, 노인들에게서 인지기술, 자기관리 및 기분 증진. 위장관불편, 기립성 저혈압 야기. 임신범주: X; PB: UK; tⅡ: 2.6–5h
혈액점도 저하제 (hemorrheologic)		
cilostazol(Pletal)	원형약물차트 34-2 참조	
pentoxifylline(Trental)	PO	말초혈관질환에 사용. 간헐적 파행 완화. 뇌관류 저하 환자의 뇌기능 향상. 재발성 일과성 뇌허혈(TIAs) 환자의 뇌졸중 발생 감소. 임신범주: C; PB: UK; tⅡ: 0.5–1.8h

PART 11

소화기계 약물

CHAPTER 35

위장관계 질환 치료제

학습목표

- 구토, 설사 및 변비치료제를 비교한다.
- 항구토제, 구토제, 지사제 및 완하제의 작용과 부작용을 구분한다.
- 항구토제, 지사제 및 완하제를 복용하는 환자에게 간호과정을 적용한다.
- 항구토제, 구토제, 지사제 및 완하제 사용의 금기사항을 구분한다.

구토, 설사 및 변비를 교정하거나 조절하는 데 사용되는 약물에는 항구토제, 구토제, 지사제, 완하제가 있다.

1 구토

구토는 위장 내용물이 압박방출(expulsion)되는 것으로, 원인에는 멀미, 바이러스성 및 박테리아성 감염, 음식 불내성(food intolerance), 수술, 임신, 통증, 쇼크, 일부 약물의 효과(항암제), 방사선치료 및 평형에 영향을 주는 중이(middle ear)의 이상 등이 있다. 메스꺼운 감각인 오심은 압박방출 전에 있을 수도 있고 없을 수도 있다. 구토의 원인은 규명되어야 하는데, 항구토제는 구토의 근본적인 원인을 가릴 수 있으므로, 구토가 탈수와 전해질 불균형을 일으킬 정도로 심하지 않다면 원인이 밝혀질 때까지 사용해서는 안된다.

두 가지 주요 대뇌중추[연수 근처에 위치한 **화학수용체 유발 구역(chemoreceptor trigger zone, CTZ)**과 연수에 위치한 **구토중추(vomiting center)**]가 자극받을 때에 구토를 유발한다(그림 35-1). CTZ는 약물, 독소 및 귀의 전정중추(vestibular center)로부터 대부분의 자극을 받고, 구토중추에 전달한다. 신경전달물질인 도파민은 CTZ를 자극하여 구토중추를 자극한다. Dopamine과 유사성을 가진 levodopa도 CTZ를 자극하여 구토를 유발할 수 있다. 향수, 냄새, 맛, 위점막 자극과 같은 일부 감각 자극은 구토중추에 직접 전달된다. 신경전달물질인 acetylcholine은 구토자극제이다. 구토중추가 자극받으면 운동신경은 횡격막, 전방복근과 위의 수축을 일으키며 반응한다. 성문(glottis)이 닫히고, 복벽이 위로 이동하며 구토가 발생한다.

오심 및 구토가 있을 때에 우선 비약물학적 방법을 사용한다. 비약물학적 방법이 효과가 없을 때는 항구토제를 비약물학적 방법과 함께 시행한다. 항구토제는 크게 비처방약물(항히스타민제, bismuth subsalicylate 및 phosphorated carbohydrate 용액)과 처방약물(항히스타민제, 도파민 길항제, benzodiazepine계 약물, serotonin 길항제, glucocorti-

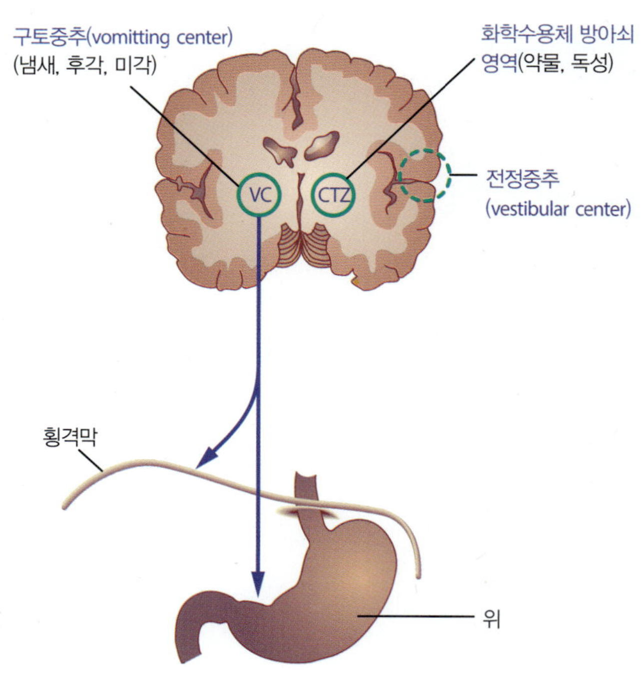

그림 35-1 화학수용체 방아쇠영역과 구토중추

coids, cannabinoids 및 기타 항구토제)로 구분한다.

1. 비약물학적 방법

오심 및 구토를 줄이는 비약물학적 방법에는 연한 차, 탄산음료, gelatin, Gatorade 및 Pedialyte(어린이용) 등이 있다. 크래커와 마른 토스트가 도움이 될 수 있다. 탈수가 심하면 신체의 체액균형 회복을 위해 정맥수액이 필요하다.

2. 비처방 항구토제

비처방 항구토제는 일반약으로 구입이 가능하다. 이 약은 멀미 예방에 주로 사용되며, 항암제, 방사선치료 및 독소에 의한 심한 구토에는 효과가 미미하다. 멀미를 예방하기 위해서는 운송수단에 타기 30분 전에 투여해야 가장 효과적이다.

움직임으로 인해 발생한 오심, 구토 및 어지럼 등을 예방하기 위해 dimenhydrinate(Dramamine), cyclizine hydrochloride(Marezine), dimenhydramine hydrochloride(Benadryl), meclizine hydrochoride(Antivert)같은 선택적 항히스타민 항구토제를 OTC로 구입할 수 있다. 이 약물은 중이의 전정자극을 억제한다. Benadryl은 히스타민 1형(H_1) 수용체에 길항작용을 하여 약물, 곤충 및 음식에 의한 알레르기 반응을 예방하거나 감소시킨다.

항히스타민 항구토제의 부작용은 항콜린 효과와 유사한 졸림, 구강건조, 변비 등이다. 표 35-1에 멀미구토에 사용되는 비처방 항구토제를 나열하였다.

Bisthmus subsalicylate(Pepto-Bismol) 같은 몇 가지 비처방약은 구토를 억제하기 위해 위점막에 직접 작용한다. 이 약물은 액체와 씹는 알약 형태로 판매하고 있으며, 위장장애 혹은 설사에 사용할 수 있다. 인산화 탄수화물(Phosphorated carbohydrate) 용액(Emetrol)은 고삼투성 탄수화물이며, 위장내 pH를 변하게 하여 오심과 구토를 줄이고, 위장의 평활근수축을 줄이기도 하지만, 항구토제로서의 효과는 입증되지 않았다. 이 약에는 많은 당분이 함유되어 있어 당뇨 환자의 경우에는 사용을 피해야 한다.

한때 항구토제는 임신 첫 3기 오심과 구토 치료에 자주 사용되었으나, 태아에 유해하기 때문에 더 이상 사용되지 않고 있다. 임신기간동안 오심과 구토에는 비약물학적 방법을 사용하고, 비처방 항구토제는 피해야 한다. 만약 구토가 점차 심하게 되어 산모와 태아의 안녕이 위협된다면, 비록 약물이 임신범주 C에 속하더라도 trimethobenzamide(Tigan)와 같은 항구토제를 투여해야 한다. 다른 항구토제는 조심스럽게 처방되어야 한다.

3. 처방 항구토제

일반적인 처방 항구토제는 다음과 같이 분류된다. (1) 항히스타민제, (2) 항콜린성 약물, (3) dopamine 길항제, (4) benzodiazepine계 약물, (5) serotonin 길항제, (6) glucocorticoids, (7) cannabinoids(암환자를 위해), (8) 기타 약물들. 이들 중 많은 약들이 구토와 관련 있는 dopamine, histamine, serotonin 및 acetylcholine의 길항제로 작용한다. 항히스타민제와 항콜린성 약물은 주로 구토중추에 작용하며, CTZ와 전정경로의 자극을 감소시킨다. Cannabinoids는 대뇌겉질에 작용한다. Phenothiazine계 약물, 기타 항구토제 및 trimethobenzamide는 CTZ 중추에 작용한다. 약물병용 치료는 화학요법으로 야기된 오심과 구토를 조절하는데 흔히 사용된다. Lorazepam(Ativan), glucocorticoids 및 serotonin(5-HT_3) 수용체 길항제는 병용치료 시 효과가 뛰어나다. Lorazepam, haloperidol 및 glucocorticoids는 항구토제로는 미국 FDA의 승인을 받지 못했으나, 병용요법에 효과적이다.

표 35-1 비처방 항구토제: 항히스타민

일반명(상품명)	투여경로	사용 및 고려사항
멀미		
cyclizine HCl(Marenzine)	PO	오심, 구토 및 멀미의 예방과 치료. 임신범주: B; PB: UK; tⅡ: 13h
dimenhydramine(Dramamine)	PO	주로 멀미의 예방에 사용. 졸림, 어지럼, 구강건조 및 저혈압 발생가능. 임신범주: B; PB: 78%; tⅡ: 3.5h
meclizine HCl(Antivert)	PO	오심, 구토 및 어지럼 예방. 졸림과 구강건조 발생 가능. 임신범주: B; PB: UK; tⅡ: 5-6h

1) 항히스타민약물과 항콜린성 약물

몇 가지 처방 항히스타민약물과 항콜린성 약물이 오심과 구토 치료에 사용된다. 표 35-2는 이들 약물의 종류와 투여경로, 사용 및 고려사항을 기술하고 있다.

부작용 및 유해반응. 부작용은 어지럼, 구강건조, 동공산대에 의한 시야혼탁(blurred vision), 빈맥(항콜린성 약물사용에 의함) 및 변비 등이다. 이들 약물은 녹내장 환자에게 사용하면 안 된다.

2) Dopamine 길항제

이 약물은 CTZ에 있는 dopamine2 수용체를 차단함으로써 구토를 억제한다. 도파민 길항제에는 phenothiazine계 약물, butyrophenone계 약물 및 benzodiazepine계 약물이 있다. Dopamine 길항제의 흔한 부작용은 dopamine 수용체 차단에 의해 발생하는 추체외로 증상(EPS)과 저혈압이다.

표 35-2 항구토제 처방

일반명(상품명)	투여경로	사용 및 고려사항
처방 항히스타민제		
hydroxyzine(Vistaril)	PO/IM	수술 후의 오심, 구토 및 어지럼. 오심 감소 위해 수술 전 마약성 진통제와 같이 투여. 깊은 근육내 투여. 대부분 졸림과 구강건조 발생. 임신범주: X; PB: UK; tⅡ: 14-25h
promethazine(Phenergan)	원형약물차트 35-1 참조	
항콜린성 약물		
scopolamine(Transderm-Scop)	경피 패치	멀미에 사용. 항콜린성 부작용(어지럼, 졸림, 구강건조, 변비). 패치 효과는 3일동안 유지. 3일 이상 사용 시 귀 외 다른 부위에 사용. 디스크/패치 적용 후 손을 씻음. 1번에 1개 이상의 디스크/패치 사용금지. 임신범주: C; PB: <25%; tⅡ: 8h
Dopamine 길항제		
Phenothiazines		
prochlorperazine maleate(Compazine)	경구/직장내 투여	주로 심한 오심 및 구토에 사용. 이차 사용은 불안과 긴장 및 정신병감소. 졸림, 매스꺼움, EPS 및 구강건조 발생. 임신범주: C; PB: 91-99%; tⅡ: 3-7h
promethazine(Phenergan)	원형약물차트 35-1 참조	
Butyrophenones		
droperidol(Inapsine)	IM/IV	수술 및 진단 과정 동안의 오심과 구토 예방. 저혈압, 빈맥, EPS를 유발. 치매 관련 정신병 환자에게 승인되지 않음. 임신범주: C; PB: UK: tⅡ: 2.5h
Benzodiazepines		
lorazepam(Ativan)	PO/IV	항암요법으로 인한 오심 및 구토 예방. 항구토제인 metoclopramide와 함께 사용. 임신범주: D; PB: 91%; tⅡ: 12h
Serotinin(5-HT_3) 수용체 길항제		
dolasetron mesylate (Anzemet)	PO/IV	항암요법 혹은 수술 전의 오심 및 구토 예방. 위와 CTZ에 있는 serotonin 5-HT_3 수용체에 작용. 임신범주: B; PB: 69-77%; tⅡ: 10min
granisetron(Kytril)	PO/IV	항암요법으로 인한 오심 및 구토 예방. CTZ와 구토중추에 작용. 두통발생. 임신범주: B; PB: 65% ; tⅡ: 5-12h
ondansetron HCl(Zofran)	PO/IV	항암요법과 관련된 오심, 구토, 특별히 cisplatin치료에 사용. 임신범주: B; PB: 70-76%; tⅡ: 3-6h
palonosetron(Aloxi)	IV	항암요법으로 인한 오심 및 구토 예방. 임신범주: B; PB: 52%; tⅡ: 40h
Cannabinoids		
dronabinol(Marinol) CSS III	PO	항암요법으로 인한 오심 및 구토 예방. 항암요법 전과 항암요법 후 24시간 동안 사용. AIDS 환자의 식욕자극. 흔한 부작용은 졸림, 어지럼, 구강건조, 사고장애, 다행감. 임신범주: C; PB: 98%; tⅡ: 25-36h
기타		
metoclopramide HCl(Reglan)	IM/I	항암요법 및 수술 후 오심 및 구토 예방. 위 및 장의 배출시간 증가. 술과 CNS 억제제 금지. EPS발생. 임신범주: B; PB: 30%; tⅡ: 4-6h
trimethobenzamide HCl(Tigan)	PO/IM	수술 후 오심 및 구토, 멀미 및 어지럼에 사용. Benzocaine 또는 국소마취제 유사약물에 민감하면 CNS 억제제와 함께 사용 금지. 임신범주: C; PB: UK; tⅡ: 7-9h
aprepitant(Emend)	PO	항암요법으로 인한 오심 및 구토 예방. 임신범주: B; PB: 95%; tⅡ: 9-13h

16장에 EPS와 phenothiazine계 약물이 더 상세히 기술되어 있다.

3) Phenothiazine 항구토제

선택된 piperazine phenothiazine계 약물은 CTZ를 억제하며, 수술, 마취제, 화학요법 및 방사선치료에 의해 발생하는 오심과 구토에 사용된다. 암환자에게 사용할 때, 이들 약물은 주로 처치 전날밤, 처치 당일, 처치 후 24시간 동안 투여한다. 모든 phenothiazine계 약물들이 항구토제로 효과적인 것은 아니다. 항구토제로 처방할 때는 보통 정신장애에 처방될 때보다 약용량이 적다.

Chlorpromazine(Thorazine)과 prochlorperazine edisylate(Compazine)는 정신병과 구토에 모두 사용된 첫 phenothiazine이었다. Promethazine(Phenergan)은 1940년대에 항히스타민약물로 소개된 phenothiazine으로 진정작용이 있으며, 멀미, 오심 및 구토 치료에 사용된다. Promethazine은 항구토제로 가장 자주 처방되는 약이다. 원형약물차트 35-1에 promethazine의 약리학적 정보를 제시하였다.

약동학 Promethazine은 위장관에서 빠르게 흡수되며, 93% 정도 단백결합을 한다. Promethazine은 간에서 대사되고, 소변과 대변으로 배설된다.

약력학 Promethazine은 효과기 세포의 H_1-수용체를 차단하고 histamine 매개반응을 방해한다. 경구 및 IM 투여 후 개시시간은 20분이며, 작용시간은 4-6시간이다. IV promethazine의 작용개시는 3-5분이며, 작용시간은 경구투여와 동일하다.

부작용 및 유해반응. Phenothiazine계 약물은 항히스타민과 항콜린성 작용을 가지고 있다.

Phenothiazine계 항구토제의 부작용에는 중등도의 진정작용, 저혈압, EPS, CNS 효과(안절부절, 허약, 근육긴장이상반응, 초조) 및 미약한 항콜린성 증상(구강건조, 소변저류 및 변비) 등이 있다. 구토치료에 낮은 용량이 사용되기 때문에 부작용 발생은 낮다. Promethazine은 항구토작용 용량에서는 EPS가 비교적 없다. 표 35-2는 phenothiazine계 약물과 다른 항구토제의 약리학적 정보를 기술하고 있다.

4) Butyrophenone계 약물

Haloperidol(Haldol)과 droperidol(Inapsine)은 phenothiazine계 약물처럼 CTZ의 $dopamine_2$ 수용체를 차단한다. 이 약물들은 수술 후 오심과 구토, 독소, 항암화학요법 및 방사선치료와 관련된 오심을 치료하는 데 사용된다. Haloperidol의 항구토제 용량은 정신병 치료용량보다 적

원형약물차트 35-1

Promethazine HCl

약물분류 항구토제: phenothiazine 상품명: Phenergan 임신범주: C	**투여경로** PO/PR/IM/IV
금기 과민증, 협각녹내장, 심한 간질환, 장폐색, 혈액이상, 골수억제 주의: 심혈관질환, 간기능이상, 천식, 호흡기 폐색, 고혈압, 노인과 쇠약 환자	**상호작용** 약물: 다른 CNS억제제, 알코올과 병용 시 CNS억제와 항콜린성 효과 증가; Phenytoin(Dilantion)와 병용 시 발작 역치 감소. 검사: 거짓 임신반응검사.
약동학 흡수: PO: 위장관에서 잘 흡수됨 분포: PB: 93% 대사: 반감기10-14h 배설: 소변과 대변으로	**약력학** PO: 개시: 20min 최고: UK 작용: 4-6h IM: 개시: 20min 최고: UK 작용: 2-8h IV: 개시: 3-5min 최고: UK 작용: 4-6h PR: 개시: 20min 최고: UK 작용: 4-6h
치료효과/사용 멀미, 오심 및 구토 예방 작용기전: H_1수용체 차단; CTZ 억제	
부작용 졸림, 혼돈, 식욕부진, 구강 및 안건조, 시야혼탁, 광과민, 고혈압, 저혈압, 일시적 백혈구결핍증, 소변정체	**유해반응** 추체외로증후군 생명위협: 무과립구증, 호흡억제

다. haloperidol과 droperidol은 장시간 사용 시 EPS가 발생한다. 저혈압이 유발될 수 있으므로 혈압을 모니터해야 한다.

5) Benzodiazepine계 약물

Selected benzodiazepine계 약물은 항암화학요법에 의한 오심과 구토를 간접적으로 조절한다. 이전에는 diazepam(Valium)이 선호되었으나, 요즘은 Lorazepam(Ativan)이 선호된다. Lorazepam은 glucocorticoid와 serotonin 5-HT_3 수용체 길항제와 병용투여하면 구토조절, 진정, 불안 감소를 효과적이다.

6) Serotonin(5-HT_3) 수용체 길항제

Serotonin 길항제는 CTZ의 serotonin 수용체와 상부 위장관의 구심성 미주신경말단을 차단하여 오심과 구토를 억제한다.

Serotonin 길항제인 ondansetron(Zofran), granisetron(Kytril), dolasetron(Anzemet) 및 palonosetron(Aloxi)은 항암화학요법에 의해 발생되는 오심과 구토를 억제하는 가장 효과적이다. Ondansetron(첫 serotonin 길항제), granisetron과 dolasetron은 dopamine 수용체를 차단하지 않기 때문에 EPS를 일으키지 않는다. 이 약물은 경구와 정맥으로 투여하고 수술 전과 후에 오심과 구토를 예방하는데 효과적이다. 흔한 부작용에는 두통, 설사, 어지럼 및 피로 등이 있다.

7) Glucocorticoids(Corticosteroids)

Dexamethazone(Decadron)과 methylprednisolone(Solu-Medrol)은 항암화학요법과 관련된 오심과 구토에 효과적이다. Glucocorticoids는 정맥투여하고 짧은 시간동안만 투여되기 때문에 glucocorticoids와 관련된 부작용은 최소화된다.

8) Cannabinoids

Cannabinoids는 마리화나의 주성분이며, 항암요법으로 인한 오심과 구토 치료에 사용이 허가된 것은 1985년이다. 항암요법을 받은 환자가 다른 항구토제에 듣지 않을 때나 사용할 수 없을 때 처방된다. 이 약은 정신장애가 있는 환자에게 금기이다. Cannabinoids는 후천성면역결핍증(AIDS) 환자에게 식욕 촉진제로 사용된다. Cannabinoid dronabinol(Marinol)이 표 35-2에 기술되어 있다.

Cannabinoid 부작용에는 기분변화, 이상행복감, 어지럼, 두통, 이인증(depersonalization), 악몽, 혼돈, 조화운동불능(incoordination), 건망증(memory lapse), 구강건조, 기립성 저혈압 혹은 고혈압 및 빈맥 등이 있으며, 드물게 우울증, 불안증, 조증정신병 등이 있다.

9) 기타 항구토제

Diphenidol(Vontrol)과 trimethobenzamide(Tigan)은 엄격히 항히스타민약물, 항콜린성 약물 혹은 phenothiazine계로 작용하는 것이 아니기 때문에 기타 약물로 분류된다. 이들 약물은 CTZ로의 자극을 억제한다. Diphenidol은 전정 부위에서 오는 자극을 억제하여 어지럼(vertigo)을 예방한다.

기타 항구토제의 부작용과 유해반응은 졸림과 항콜린성 증상들(구강건조, 심박수 증가, 소변저류, 변비 및 흐린시야)이다. Trimethobenzamide는 저혈압, 설사, EPS(비정상적 불수의적 운동, 자세 불안정 및 근육긴장의 이상)를 일으킨다.

10) Metoclopramide

Metoclopramide(Reglan)는 CTZ의 dopamine 수용체를 차단함으로써 구토를 억제한다. 이 약물은 수술 후 구토, 항암화학요법 및 방사선요법의 치료에 이용된다. 고용량은 진정과 설사를 유발하고, 어른보다 어린이에게서 EPS가 더 잘 발생한다. Metoclopramide는 위장관 폐색, 출혈 혹은 천공 환자에게는 금기이다.

표 35-2는 다른 처방 항구토제와 함께 기타 항구토제를 제시하고 있다.

간호과정
환자-중심의 협력의 간호

항구토제

사정

- 구토 과거력(시작, 빈도, 양, 내용물)을 사정한다.
- 현재의 건강문제를 수집한다. 녹내장 환자는 항구토제를 피해야 한다.
- 향후 비교를 위해 활력징후를 기록한다.
- 치료 전과 동안에 소변검사를 확인한다.

간호진단

- 영양불균형: 음식물 섭취곤란과 관련된 신체요구량보다 적음
- 구토와 관련된 체액량 부족의 위험

간호목표

- 환자는 비약물학적 방법과 혹은 구토를 감소시키는 약물요법을 이행한다.
- 구토의 근본적인 원인이 교정된다.
- 환자는 소량의 음식을 섭취한다.

간호중재

- 활력징후를 체크한다. 심한 구토는 탈수를 일으키고 쇼크와 같은 증상이 발생한다.
- 장음을 청진하여 저활동 또는 과활동 여부를 확인한다.
- 구토 후 구강간호를 시행한다. 환자가 구강위생을 하도록 격려한다.

환자교육

일반

- 필요하다면 약은 밀폐된 상태, 빛 차단된 용기에 보관하도록 환자에게 설명한다.
- OTC 약물을 피하도록 환자에게 알린다.
- 항구토제를 복용하는 동안 알코올을 금지하도록 한다.
- 임신여성에게 기형아 유발 가능성이 있으므로 임신 첫 3개월 동안 항구토제를 피하도록 하고, OTC 혹은 처방 항구토제에 대해 의료진과 상담하도록 한다.

부작용

- 인후통(sore throat), 발열 및 구강궤양(mouth sores) 발생 시 의료진에 알리고, CBC 검사를 실시한다.
- 항구토제는 졸림이 흔히 발생되므로 환자에게 운전이나 위험한 활동을 하지 않도록 교육한다. 졸림이 문제가 되면 약용량을 줄여야 한다.
- 간기능에 문제가 있는 사람이라면 phenothiazine계 약물투여 전에 의료진과 상담하도록 한다.
- 탄산음료, 약한 차, 크래커 및 마른 토스트와 같은 오심과 구토를 줄이는 비약물학적 방법을 환자에게 설명한다.

평가

- 환자는 더 이상 구토를 하지 않고, 소량의 음식을 섭취하였다.

2 구토제

구토제(emetics)는 구토 유발에 사용되는 약물이다. 독성물질을 섭취했을 때 흡수되기 전에 물질을 분출시키기 위해 구토제가 사용된다. 약물을 사용하지 않고 인두 뒷부분에 손가락을 넣어 구토를 유발할 수도 있다.

원인물질이 암모니아, 염소표백제, 염료, 화장실 세척제 혹은 배터리액(battery acid) 이라면 구토를 유발하면 안된다. 이들 물질은 역류되면 식도에 추가 손상을 가져온다. 기도로 내용물이 흡인되는 것을 예방하기 위해 가솔린, 등유, 페인트 신나 및 라이터액을 포함한 석유증류액을 삼킨 경우에도 구토를 하지 말아야 한다. 활성탄은 구토가 금지될 때 사용한다.

1. Ipecac

ipecac(토근)는 많이 감소하였으나 여전히 사용하고 있다. 이 약은 의식이 명료하고 중독 후 60분 이내인 환자에게 사용한다.

ipecac는 매우 강하고 치명적이기 때문에 환자가 약물을 구입할 때 시럽형태로 구입하고 액체추출물을 구입하지 않도록 한다. 가정에서 ipecac을 보관할 때 어린이의 손이 닿지 않아야 한다. ipecac시럽은 연수의 CTZ를 자극하여 구토를 유발하고 위점막에 직접 작용한다. Ipecac은 물과 함께 섭취해야 한다. Ipecac 시럽을 섭취한 후 15-30분

표 35-3 항구토제 처방

일반명(상품명)	투여경로	사용 및 고려사항
구토제		
ipecac syrup(OTC 약물)	PO	독극물 섭취 후 구토 유발. 의식이 명료하고 독성분 섭취 60분 이내인 경우에 투여. 임신범주: C; PB: NA; tⅡ: 2h
흡착제		
charcoal(CharcoAid, CharcoCaps)	PO	독성분/독소의 흡수 촉진. 전신흡수가 되지 않음. 임신범주: C; PB: NA; tⅡ: NA

후에 구토가 발생한다. 구토가 유발되지 않을 때는 환자에게 활성탄같은 협착제 또는 위세척이 필요하다(표 35-3 참조). 식욕이상항진증(bullimia)과 거식증(anorexia nervosa) 환자들은 자주 ipecac를 남용하는 경우가 있는데, 이 경우에 심근병증, 심실세동(ventricular fibrillation) 및 사망을 일으킨다.

3 설사

설사(diarrhea, liquid stool)는 장질환의 증상이다. 원인에는 (1) 음식(매운, 썩은), (2) 대변막힘, (3) 박테리아 혹은 바이러스, (4) 독성물질, (5) 약물반응, (6) 완하제 남용, (7) 소화효소 부족으로 인한 흡수장애증후군, (8) 스트레스와 불안, (9) 장관암, (10) 궤양성 대장염이나 크론병과 같은 염증성 장질환 등이 있다. 설사는 경증에서 중증까지 다양하다. 지사제는 2일 이상 사용하지 않으며, 열이 있는 경우는 사용하지 않는다.

장액에는 물, 나트륨, 칼륨 및 중탄산염이 풍부하기 때문에 설사는 경증 또는 중증 탈수와 전해질불균형을 일으킨다. 중탄산염의 손실은 대사성산증을 초래한다. 설사는 매우 빠르게 진행되므로, 수분과 전해질 손실에 대한 보상능력이 떨어져 있는 어린이와 노인의 경우에는 생명을 위협할 수 있다.

1. 비약물학적 방법

설사의 원인이 규명되기 전에는 비약물학적 치료가 우선 권장된다. 맑은 음료와 경구용 용액(게토레이 등) 및 IV 전해질용액을 사용한다. 지사제는 비약물학적 치료와 자주 병용된다.

2. 지사제

설사를 치료하고 증가된 장운동을 줄이기 위한 여러 가지 **지사제**들이 있다. 일반적으로 설사의 원인에 따라 치료해야 한다. 지사제에는 (1) 아편 및 아편 관련 약물, (2) somatostatin 유사체, (3) 흡착제, (4) 기타 지사제 등이 있다.

1) 아편 및 아편 관련 약물

아편(opiates)은 장운동을 줄여서 연동운동을 감소시킨다. 아편지사제는 알코올, 진정제 또는 신경안정제와 같이 투여될 때 중추신경계 억제를 유발한다. 아편의 작용기간은 약 2시간이다.

Atropine과 diphenoxylate(Lomotil)는 codeine과 같은 아편약물보다 약물의존가능성이 낮다. Difenoxin(Motofen)은 diphenoxylate의 활성 대사물이지만 약효가 더욱 강하다.

원형약물차트 35-2

Diphenoxylate와 Atropine

약물분류	**투여경로**
지사제 상품명: Lomotil 임신범주: C	PO
금기	**상호작용**
중독 및 위막성 장염으로 인한 심한 설사 중증의 간 또는 신장질환, 녹내장, 심한 전해질불균형; 어린이 <2y	약물: 술, 항히스타민제, 아편계 약물, 진정수면제와 병용 시 CNS 억제 증가; MAOIs는 고혈압위기를 증대시킴 검사: 혈청 간효소, amylase 증가
약동학	**약력학**
흡수: PO: 잘 흡수됨 분포: PB: UK 대사: 반감기 3–14h 배설: 대변 및 소변으로	PO: 개시: 45–60min 최고: 2h 작용: 3–4h
치료효과/사용	
장운동을 느리게 함으로써 설사 치료 작용기전: 위장운동 억제	
부작용	**유해반응**
졸림, 어지럼, 변비, 구강건조, 허약, 홍조, 발진, 시야혼탁, 산동, 소변정체	혈관부종 생명위협: 마비성 장폐색, 독성 거대결장, 심한 알레르기성 반응

이들 두 약물은 복통, 장운동 및 과다분비를 줄이기 위해 atropine과 병용한다. Atropine과 diphenoxylate는 급성 설사에 자주 처방되고, atropine과 difenoxin은 비특이적이고 만성 설사에 처방된다. 약물의 장기간 사용은 신체의존성을 유발한다. Diphenoxylate 지사제는 거의 50%가 atropine이어서 약물남용을 줄일 수 있다. 원형약물차트 35-2는 atropine과 diphenoxylate(Lomotil)의 약리학적 정보를 보여주고 있다.

Loperamide(Imodium)는 구조적으로 diphenoxylate와 비슷하나, diphenoxylate와 difenoxin보다는 CNS 억제작용이 덜하다. 이 약물은 일반약으로 구입이 가능하고 설사, 대변량, 장액, 전해질 손실을 감소시킨다.

중증의 간기능장애를 가진 환자는 diphenoxylate, difenoxin, loperamide가 포함된 약물을 사용하지 않는다. 어린이와 노인이 diphenoxylate를 섭취하는 경우에 다른 연령대보다 호흡억제가 쉽게 발생된다.

약동학 Atropine과 diphenoxylate는 위장관계에서 잘 흡수된다. Diphenoxylate는 간에서 대사되고, 대부분 대사산물이 된다. diphenoxylate 반감기는 3시간이며, diphenoxylate 대사산물의 반감기는 3-14시간이다. 약은 대변과 소변으로 배설된다.

약력학 Atropine과 diphenoxylate는 항콜린성 작용(atropine)을 가진 아편작용제이다. 이 약물은 위장관운동을 감소키며, 작용개시는 45-60분이며, 작용시간은 3-4시간이다. 많은 부작용이 atropine으로부터 야기되므로, 심한 녹내장이 있는 환자는 항콜린성 작용이 없는 다른 지사제를 사용해야 한다.

2) 흡착제

흡착제는 위장관벽을 코팅하여 설사를 유발하는 박테리아나 독성물질을 흡수한다. 흡착제에는 kaolin 및 pectin이 있다. 이 약물은 경증에서 중등도 지사제로써 일반약으로 구입가능하고, 다른 지사제와 병용투여된다. Bismuth subsalicylate(Pepto-Bismol)는 주로 박테리아 독소를 흡수하며, 제산제로 사용되기도 한다. Colestipol과 cholestyramine(Questran)은 결장에서 과도한 담즙산으로 인해 발생하는 설사치료에 사용되는 처방약이다. 표 35-4에 지사제로 흡착제의 약리학적 정보를 제시하였다.

간호과정
환자-중심의 협력의 간호

지사제

사정

- 설사 원인을 찾기 위해 바이러스성 또는 박테리아성 감염, 복용약물 및 섭취한 음식을 확인한다.
- 수분과 전해질 손실여부를 확인하고 향후 비교하기 위해 기본적 활력징후를 측정한다.
- 배변의 빈도와 농도를 사정한다.
- 장음을 사정한다. 활동과잉 장음은 장운동 증가를 나타낸다.
- 환자의 마약성 진통제 사용 여부를 확인한다. 마약, 아편이나 아편 관련 지사제를 투여한다면 약물 오남용이 발생된다.

표 35-4 지사제: 아편 및 아편 관련, 흡착제 및 기타 약물

일반명(상품명)	투여경로	사용 및 고려사항
아편 및 아편 관련 약물		
deodorized opium tincture	PO	급성, 비특이성 설사 치료. 독성물질에 의한 설사에는 권장되지 않음. 알코올과 CNS 억제제 복용 금지. 임신범주: C; PB: UK; tⅡ: 2-3h
difenoxin과 atrpine(Motofen)	PO	급성, 비특이성 및 만성 설사 치료. 합성 마약성 진통제 및 atropine 병용 약물. 협각녹내장 환자에게 사용 금지. 구강건조, 홍조 및 빈맥 발생 가능성. 임신범주: C; PB: UK; tⅡ: 12-24h
loperamide HCl(Imodium)	PO	설사치료: 최신 OTC 약물. CNS에 영향 주지 않음. 전신순환에 1% 미만 도달함. 임신범주: C; PB: 97%; tⅡ: 11-24h
흡착제(adsorbents)		
bismuth subsalicylate (Pepto-Bismol, Kapectolin)	PO	설사, 위장장애 치료. OTC 액상 및 정제. 임신범주: C; PB: UK; tⅡ: UK
kaolin-pectin(Kaolin과 Pectin)		설사. 묽은변에 투여. OTC 약물. 임신범주: C; PB: UK; tⅡ: UK
기타		
rifaximin(Xifaxan)	PO	비침투성 *E. coli*에 의한 여행자 설사치료. 임신범주: C; PB: 67.5%; tⅡ: 5-6h

간호진단

- 변비치료제 남용과 관련된 설사
- 영양불균형: OTC 의약품에 대한 오해와 관련된 신체요구량보다 적음
- 설사와 관련된 체액 불균형

간호목표

- 환자는 형태가 있는 변을 본다.
- 환자의 체액이 회복된다.

간호중재

- 활력징후를 기록한다. 빈맥 또는 수축기 혈압이 10–15mmHg 감소하면 보고한다. 아편과 아편 관련 약물이 CNS 억제하므로 호흡을 모니터링한다.
- 배변 빈도와 장음을 확인한다. 약복용 후 장운동이 감소하면 의료진에게 알린다.
- 지속적인 설사로 인한 탈수의 징후와 증상을 확인한다. 수분 보충은 필수적이며, 설사가 지속되는 경우에는 혈청전해질을 확인한다.
- 녹내장, 간질환 또는 궤양성 대장염 환자와 임산부에게는 지사제를 신중하게 투여한다.
- 만약 설사가 48시간 이상 지속되거나 급성 복통이 있으면 약물투여를 중단한다.

환자교육

- 진정제, 신경안정제 또는 다른 마약성 진통제와 함께 사용하지 않도록 교육한다.
- OTC 약물(알코올 성분이 있어 간에 해롭고, loratadine과 loperamide의 반복적 사용은 중요한 상호작용을 일으킨다) 사용을 피하도록 설명한다.
- 환자에게 처방약만을 복용하도록 한다. 약물습관성이 생길 수 있으며, 권장량보다 더 복용하지 않는다.
- 맑은 음료를 마시도록 격려한다.
- 설사가 멈출 때까지 튀긴 음식이나 유제품을 먹지 않도록 한다.
- 지사제 과다사용 시 변비가 올 수 있다고 환자에게 설명한다.

평가

- 환자는 고형의 변을 배변하고, 탈수의 징후와 증상이 없다.

4 변비

변비는 비교적 흔한 불편감이며, 노인의 주된 문제이다. 부족한 수분섭취와 잘못된 식습관이 주된 원인이다. 다른 원인으로는 (1) 분변막힘, (2) 장폐색, (3) 완하제의 만성적인 사용, (4) 하반신 마비와 같은 신경계 장애, (5) 배변신호의 무시, (6) 운동부족, (7) 항콜린성 약물, 마약성 진통제 및 일부 제산제와 같은 약물들이 있다.

1. 비약물학적 방법

비약물학적 방법에는 식이요법(고섬유식이), 물, 운동 및 규칙적인 배변습관 등이 포함된다. "정상" 배변 빈도는 1일 1~3회, 주 3회 사이로 사람마다 크게 다르므로, 간호사는 환자마다 정상 배변 습관을 확인해야 한다. 때때로 완하제가 필요할 수 있지만, 환자는 변비를 예방하기 위해 비약물학적 방법을 사용해야 한다.

2. 완하제

완하제(laxatives)와 **하제(cathartics)**는 대변을 제거하는데 사용한다. 완하제는 대변을 부드럽게 하고, 하제는 부드러운 상태에서 경련통과 함께 수성 대변을 유발하며, 완하제 또는 하제로 작용할지를 결정하는 것은 용량이다. 완하제와 하제 용어는 자주 섞어서 사용하기 때문에 이 장에서는 완하제로 모두 사용한다. 네 가지 형태의 완하제가 있다. (1) 삼투성(식염수), (2) 자극제(접촉 혹은 자극), (3) 부피형성, (4) 연화제(emollients).

완하제는 장폐색, 심한 복통, 충수돌기염 증상이 있거나, 궤양성 대장염, 또는 게실염이 있다면 피해야 한다. 대부분의 완하제는 연동운동을 촉진한다.

1) 삼투성(염류성) 완하제

삼투성 완하제는 장에서 흡수되지 않고 수분을 변에 밀어넣어 변을 부드럽게 만든다. 투여 1~6시간 후에 배변을 유발하며, 수분 및 전해질 결핍을 유발할 수 있으므로 정기적으로 사용하면 안된다. 고용량의 염완하제는 진단과 수술을 위한 장준비에 사용된다. 장준비를 위해 사용되는 다른 완하제로는 전해질이 함유된 polyethylene glycol(PEG)인데, GoLYTELY로 판매되고 있다. 이 약은 3시간에 걸쳐 3–4L의 많은 양의 용액을 섭취해야 하고 냉장보관하면 마시기가 보다 수월하다.

lactulose는 흡수가 안 되어 장으로 수분을 끌어당겨 대변을 부드럽게 하는데 특히 혈청 암모니아를 감소시켜 간경변

증과 같은 간질환에 유용하다. Lactulose와 마찬가지로 glycerin은 대장 내에서 대변에 수분을 증가시킨다. 대변의 수분 증가로 인한 팽창(bulk)은 연동운동과 배변을 증가시킨다.

부작용 및 유해반응. 과도한 마그네슘을 배출하기 위해서는 적절한 신장기능이 요구되므로 신장기능이상 환자는 마그네슘염을 피해야 한다. 과마그네슘혈증은 마그네슘염의 지속적 사용의 결과로 졸림, 쇠약, 마비, 완전 심장차단(complete heart block), 저혈압, 홍조 및 호흡억제와 같은 증상을 일으킨다.

과도한 lactulose 사용에 의한 부작용에는 고창(flatulence), 설사, 경련성 복통, 오심 및 구토 등이 있다. Lactulose는 glucose와 fructose를 함유하고 있어 당뇨 환자는 이 약을 피해야 한다.

2) 자극성 완하제

자극성 완하제(stimulant laxatives)는 장벽을 자극하여 연동운동을 촉진한다. 유형에는 bisacodyl(Dulcolax), senna(Senokot) 및 caster oil(피마자유) 등이 있다. Bisacodyl은 가장 자주 사용되고, OTC로 구입이 가능하다. Bisacodyl과 몇몇 다른 약물들은 진단검사(바륨 관장)전에 장을 비울 목적으로 사용된다. 원형약물차트 35-3에 자극성 완하제 bisacodyl의 약리학적 정보가 기술되어 있다.

피마자유는 소장에 작용하며, 수성 설사를 일으키는 강력한 설사제이다. 작용은 2-6시간 안에 빠르게 일어나기 때문에 잠들 때 복용하면 안 된다.

약동학 자극성 완하제 bisacodyl은 위장관에서 소량 흡수되고, 대변으로 배설되지만, bisacodyl 흡수량이 적기 때문에 일부는 소변으로 배설된다.

약력학 Bisacodyl은 대장을 자극하여 배변을 유발한다.

부작용 및 유해반응. 부작용에는 오심, 경련성 복통, 허약 및 phenolphthalein, senna 또는 cascara의 배설에 의한 적갈색 소변 등이 있다.

장시간 과도한 양의 bisacodyl 사용은 수분과 전해질(특히, 칼륨과 칼슘) 불균형을 일으킨다. 부작용으로는 약한 경련과 설사가 있다.

피마자유는 자궁수축을 유발하므로 임신 초기에는 사용하지 않는다. Senna의 장시간 사용은 신경손상을 일으켜 장의 평활근긴장이 감소될 수 있다. 표 35-5는 삼투성과 자극성 완하제의 투여경로, 사용 및 고려사항을 나열하고 있다.

3) 부피형성 완하제

부피형성 완하제(bulk-forming laxative)는 장으로 물을 흡수하여 대변의 크기를 증가시키고 부드럽게 한다. 이 약물은 비흡수성이며, 작용까지 걸리는 시간이 길기 때문에

원형약물차트 35-3

Bisacodyl

약물분류 자극성 완하제 상품명: Dulcolax 임신범주: C	**투여경로** PO rectal supp
금기 과민반응, 분변매복, 장/담도폐색, 위장출혈, 충수돌기염, 복통, 오심, 구토, 직장치열	**상호작용** 약물: 제산제, 히스타민2차단제, 양성자펌프억제제와 병용시 효과 감소 음식: 우유
약동학 흡수: PO: 최소(5-15%) 분포: PB: UK 대사: 반감기 UK 배설: 담즙과 소변으로	**약력학** PO: 개시: 6-8h 최고: N/A 작용: N/A PR: 개시: 15-60min 최고: N/A 작용: N/A
치료효과/사용 장기간 변비 치료; 진단검사를 위한 장준비 작용기전: 장내 평활근에 직접 작용하여 연동운동 증가	
부작용 졸림, 혼돈, 식욕부진, 구강 및 안건조, 시야혼탁, 광과민, 고혈압, 저혈압, 일시적 백혈구결핍증, 소변정체	**유해반응** 의존성, 저칼륨혈증 생명위협: 강직

신속하고 완전하게 장을 비워야 할 때는 사용하지 않는다. 파우더 형태의 부피형성 완하제는 향이 있고 당분은 없으며, 물 또는 주스 한 컵에 잘 섞은 후 즉시 마신 다음 물 한 컵을 더 마신다. 충분하게 물을 마시지 않으면 장내에서 약이 딱딱해져 장이 막히게 된다.

Polycabophil(FiberCon), polyethylene glycol(MiraLax), methylcellulose(Citrucel) 및 psyllium(Metamucil)이 있으며, 원형약물차트 35-4는 psyllium(Metamucil)의 약리학적 정보를 기술하고 있다.

표 35-5 완하제: 삼투성(염류성), 자극성 및 선택적 염소통로활성제

일반명(상품명)	투여경로	사용 및 고려사항
삼투성: 식염수		
glycerin	Supp.	변비치료. 심장, 신장 혹은 간질환 환자 및 노인, 탈수 환자의 경우 주의. 임신범주: C; PB: UK; tⅡ: 30–45min
lactulose(Cephulac, Chronulac)	PO	변비치료. 암모니아 제거를 위해 간질환에 사용. 바륨 촬영 후 변비에 사용. 흡수가 잘 안됨. 임신범주: B; PB: UK; tⅡ: UK
magnesium citrate(Citroma)	PO	변비치료 혹은 진단과정이나 수술 전에 관장에 사용. 임신범주: B; PB: UK; tⅡ: UK
magnesium hydroxide(milk of magnesia)	PO	변비치료. 아침 혹은 저녁에 한 컵의 물과 같이 복용. 자주 사용 시에는 좋은 신장기능이 필수적. 임신범주: B; PB: UK; tⅡ: UK
magnesium oxide(Mag–Ox)	PO	Magnesium hydroxide와 유사. 신부전증 환자에서 금기. 임신범주: A; PB: UK; tⅡ: UK
sodium biphosphate(Flect Phospho–Soda)	PO 관장	변비치료 혹은 관장 목적으로 사용. 심부전 환자에게 금기. 임신범주: C; PB: UK; tⅡ: UK
자극제		
bisacodyl(Dulcolax)	원형약물차트 35–3 참조	
castor oil(Neoloid, Purge)	PO	진단검사를 위한 장준비에 사용. 강력한 하제 혹은 설사약. 흔히 변비에 추천되지 않음. 임신범주: X; PB: UK; tⅡ: UK
senna(Senokot)	PO	변비치료. Granules, syrup 및 좌약 형태로 사용가능. 장시간 사용 시 체액 및 전해질불균형을 일으킬 수 있음. 고창(flatus) 및 복통 유발. 임신범주: C; PB: UK; tⅡ: UK
선택적 염소이온통로 활성제		
lubiprostone(Amitiza)	PO	성인에서 만성 원인불명의 변비 치료. 임신범주: C; PB: 94%; tⅡ: 0.9–1.4h

원형약물차트 35-4

Psyllium

약물분류	**투여경로**
완하제: 부피형성(bulk forming) 상품명: Metamucil 임신범주: B	PO
금기	**상호작용**
과민반응, 분변매복, 장폐색, 복통, 위장관출혈, 연하곤란, 충수돌기염	약물: 경구 항응고제, aspirin 및 digoxin 흡수의 감소
약동학	**약력학**
흡수: 흡수 안됨 분포: PB: NA 대사: 반감기 NA 배설: 대변으로	PO: 개시: 12–72h 최대: 1–3d 작용: UK
치료효과/사용	
만성 변비치료. 작용기전: 장으로 물을 흡수시켜 부피 형성	
부작용	**유해반응**
식욕부진, 오심, 구토, 복통, 복부팽만, 설사 Psyllium 가루를 흡입하면 묽은 눈, 콧물, 천명 초래	적절한 양의 물을 섭취하지 않으면 식도나 장이 막힘. 생명위협: 기관지수축, 아나필락시스

약동학 Mutamucil은 소화, 흡수가 안되는 물질이며, 물과 섞어 점성이 있는 용액으로 사용한다. 이 약제는 흡수가 되지 않기 때문에 단백결합도 없고 반감기도 없다.

부작용 및 유해반응. 부피형성 하제를 과도하게 사용하면 오심, 구토, 고창(flatus) 혹은 설사가 일어난다. 만약 약을 건조한 형태로 사용하면 경련성 복통이 일어난다.

4) 염소이온통로 활성제

선택적 염소이온통로 활성제(chloride channel activator)는 성인의 원인불명 변비치료에 사용되는데, 소장에 분포하는 염소이온통로를 활성화시켜 장액 분비와 운동을 증가시키는 새로운 종류의 약물이다. Lubiprostone은 물리적 위장관 폐색, Crohn병, 게실염 및 심한 설사 등의 과거력이 있는 사람은 금기이다. Lubiprostone의 유해 반응에는 용량의존으로 보이는 오심, 설사, 두통, 복부팽만, 고창(flatulence) 등이 있다.

5) 배변 연화제

배변 연화제(emollient, *stool softner***)**는 대변이 수분과 지방을 더 많이 흡수하게 한다. 이 약물은 심근경색증 또는 수술받은 환자에게 많이 사용한다. 이 약물은 분변매복(fecal impaction)치료에 사용하는 다른 완하제를 투여하기 전에 사용한다. Senna와 같이 사용하는 docusate calcium(Surfak), docusate sodium(Colace) 및 docusate sodium(Peri-Colace) 등이 있다.

부작용 및 유해반응. mineral oil의 부작용에는 오심, 구토, 설사 및 복부경련통이 있으며, 만약 무기질 오일을 흡입하면 지질 폐렴을 일으킬 수 있으므로 어린이, 노인 또는 쇠약한 환자에게 사용하지 않는다.

금기. 완하제는 위장관의 염증성 질환[충수돌기염, 궤양성 대장염, 장내의 염증으로 진단되지 않은 심한 통증(게실염, 충수돌기염)], 임신, 경련성 결장 혹은 장폐색 등에는 사용하지 않는다. 표 35-6에 완하제의 종류와 투여경로, 사용 및 고려사항 등을 기술하였다.

간호과정
환자-중심의 협력의 간호

완하제: 자극제

사정

- 변비 과거력과 가능한 원인(수분 혹은 액체섭취 부족, 팽창 혹은 섬유질이 부족한 음식, 비활동), 배변 양상 및 전반적 건강상태를 조사한다.
- 향후 비교하기 위해 기초 활력징후를 기록한다.

표 35-6 완하제: 부피형성, 연화제 및 하제

일반명(상품명)	투여경로	사용 및 고려사항
부피형성(Bulk Forming)		
polycarbophil(FiverCon)	PO	변비예방. 급성 비특이성 설사 혹은 과민성 대장증후군과 관련된 설사 치료. 설사인 경우 물을 흡수하여 변의 형태를 갖춤. 변비인 경우 정제를 씹고 물을 충분히 마신다. 임신범주: C; PB: NA; tⅡ: NA
polyethylene glycol(MiraLax, GoLytely)	PO	변비치료. 장준비에 사용. 임신범주: C; PB: NA; tⅡ: NA
methylcelluose(Citrucel)	PO	변비치료. Metamucil과 효능 유사. 최소 250mL 물과 섞은 후 즉시 복용. 임신범주: C; PB: NA; tⅡ: NA
psyllium hydrophilic muchilloid(Metamucil)	원형약물차트 35-4 참조	
연화제: 배변연화제(stool softners)		
docusate calcium; docusate sodium(Surfak, Dialose, Colace)	PO	변비예방. 배변연화제. 소장 및 대장에 작용; 거의 흡수 안됨. 칼슘, 칼륨 혹은 나트륨과 사용 가능. 임신범주: C; PB: NA; tⅡ: NA
연화제: 윤활제(Lubricant)		
mineral oil(Kondremul Plain)	PO	변비와 분변매복 치료. 심장질환자 및 항문 직장 수술 후의 환자에게 유용. Vitamins A, D, E 및 K가 손실되므로 장기간 사용 금지. 임신범주: UK; PB: NA; tⅡ: NA
배설제/대장청결(Bowel preperation)		
polyethylene glycol-electrolyte 용액(GoLYTELY)	PO	위장관검사 전 대장 청결. 임신범주: C; PB: NA; tⅡ: NA

- 신장기능을 평가한다.
- 완하제를 자주 사용하는 환자의 전해질균형을 사정한다.

간호진단

- 배변욕구 무시와 관련된 변비
- 이뇨제 치료와 관련된 수분부족의 위험
- 완하제 과사용(overuse)에 관련된 지식부족
- 사고를 판단하는 능력 부족과 관련된 비효율적인 건강유지

간호목표

- 변비가 완화되고 예방을 위한 비약물적인 방법을 정확히 서술한다.
- 환자는 약물의 작용을 이해하고 약물의 유해반응과 주의사항을 설명한다.

간호중재

- 수분섭취량과 배설량을 모니터한다.
- 수성 설사로 인한 수분과 전해질불균형의 징후와 증상을 보고한다. 습관적인 완하제 사용은 수분 부족, 전해질 손실 및 배변 욕구의 소실 등을 일으킨다.

환자교육

일반

- 수분섭취(만약 금기가 아니라면)를 증가하도록 환자를 격려한다.
- 수분과 전해질 불균형 및 약물의존성을 유발하는 완하제의 과사용을 피하도록 하고, 연동운동을 증가시키기 위해 운동을 권한다.
- 정제는 씹지 말고 삼키도록 교육한다.
- 좌약은 섭씨 30도 미만에서 보관하도록 교육한다.
- 약의 흡수를 증가시키기 위해 물과 함께 복용하도록 교육한다.
- 다른 약을 복용한지 1시간 이내에는 완하제를 복용하지 않도록 교육한다.
- 약을 장시간 사용하지 않도록 환자에게 주의를 준다. 장음이 소실될 수 있다.
- 활동이나 수면을 방해하지 않도록 약을 투여할 때 시간을 잘 계획하도록 한다.

부작용

- 만약 직장출혈, 오심, 구토 또는 경련통이 있으면 약복용을 중단하라고 조언한다.

식이

- 밀기울, 통곡물 및 과일과 같은 고섬유음식을 많이 섭취하도록 환자에게 정보를 준다.

평가

- 변비가 완화되고 운동, 수분섭취, 고섬유식이 섭취에 대해 정확히 설명한다.
- 완하제 복용시 충분한 물과 함께 복용하고, 부작용 3가지 이상을 말로 설명한다.

CHAPTER 36

소화성 궤양치료제

학습목표

- 소화성 궤양의 위험요인을 설명한다.
- 위궤양, 십이지장궤양과 위식도역류와의 차이를 구분한다.
- 소화성 궤양 치료에 사용되는 주요 약물 분류를 열거한다.
- 항콜린성 약물, 제산제 및 히스타민$_2$길항제에 대한 환자교육을 계획한다.
- 항콜린성 약물과 전신 및 비전신 제산제의 부작용을 구분한다.
- 항궤양약물의 교육을 포함하여 간호과정을 적용한다.

소화성 궤양(peptic ulcer)은 식도, 위 혹은 십이지장에서 발생하는 궤양이다. 십이지장궤양은 위나 식도궤양보다 10배 이상 빈번하다. 위 벽세포의 염산분비는 histamine, gastrin, acetylcholine의 영향을 받는다. 소화성 궤양은 염산과 pepsin의 과다분비로 발생하며, 위장관점막이 파괴된다.

위장 점막의 세포는 매일 1~3L의 염산을 분비한다. 이 강산은 음식을 화학적으로 분해하고, 미생물로부터 인체를 보호하지만 위장의 세포를 손상할 수 있다. **위점막(gastric mucosal barrier, GMB)**은 두껍고 끈적하며, 점액물질로 되어 있으며, 점막과 산성 위액 사이의 장벽을 이룬다. 위점막장벽은 위점막 표면의 완성도를 유지하고 부식물질에 대해 방어적 역할을 한다. 두 괄약근[분문부(위의 상부에 위치)와 유문부(위의 하반부에 위치)]이 식도와 십이지장으로 산의 역류를 방지한다. 그림 36-1은 소화성 궤양의 호발부위를 보여 준다.

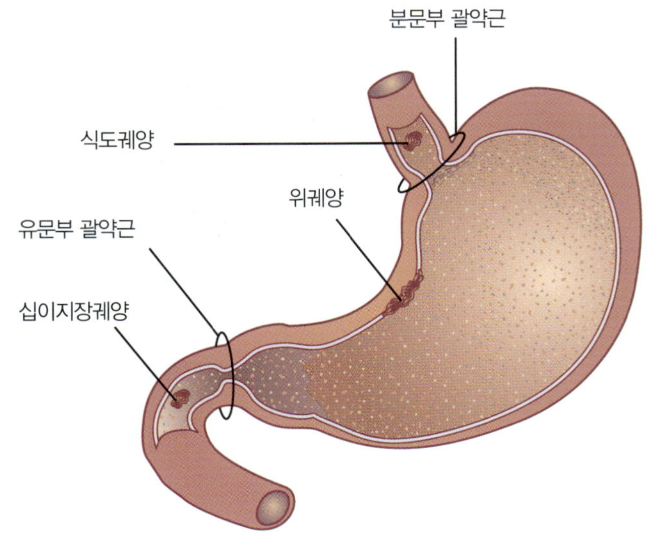

그림 36-1 소화성 궤양의 호발부위

식도 궤양(esophageal ulcer)은 분문부 괄약근의 결함으로 인해 산성 위액이 역류하여 발생하고, **위궤양(gastric ulcer)**은 위점막장벽 파괴로 인해 자주 발생한다. **십이지장궤양(duodenal ulcer)**은 과다분비된 위산이 십이지장으로 유입되어 발생하는데, 원인으로는 위내에서 위산을 중화시키는 완충용액이 불충분하거나, 유문부 괄약근의 결함 혹은 불안정성, 위의 과다운동성 이다. **위식도역류(gastroesophageal reflux disease, GERD)**는 산성 내용물이 위에서 식도로 올라와서 생긴 식도점막의 염증 또는 미란(erosion)이다.

1 소화성 궤양의 위험요인

소화성 궤양의 위험요인에는 기계적 장애, 유전적 영향, 세균, 환경적 요인 및 일부 약물 등이 있다. 궤양의 치료는 4-8주 소요된다. 흉터조직으로 인해 합병증을 일으킨다. 표 36-1은 소화성 궤양의 위험요인과 영향을 나열하고 있다.

소화성 궤양 증상에는 더부룩함, 통증이 있다. 위궤양으로 인해 통증은 식사 30분에서 1.5시간 후에 나타나며, 십이지장궤양 증상은 식사 2-3시간 후에 상복부에 나타나는 갉아먹는 듯하거나 화끈거리는 통증이다. 자극이 적은 음식을 소량씩 자주 섭취하는 것은 통증을 줄여준다. 치료하면 통증은 10일 안에 사라지고, 치료과정은 1-2개월 소요된다.

스트레스성 궤양(stress ulcer)은 심한 외상 또는 대수술(예, 화상, 심장수술)과 같은 위기상황에 발생할 수 있다. 항궤양약물의 예방적 사용은 스트레스성 궤양의 빈도를 줄인다.

1. Helicobacter pylori

그람음성간균인 *Helicobacter pylori*는 소화성 궤양 발생과 관련이 있고, 위염, 위궤양 및 십이지장궤양을 일으킨다. 항궤양 치료 후에 소화성 궤양이 재발하고 aspirin 혹은 ibuprofen과 같은 NSAID에 의해서 궤양이 생기는 것이 아닐 때, 환자는 위점막을 감염시키는 *H. pylroi*의 존재에 대해 검사를 받아야 한다.

H. pylroi 감염치료에는 두가지 이상의 항박테리아제를 동시에 사용하면 치료의 효과가 높아지고 세균이 내성을 갖게 될 가능성이 감소한다. amoxicillin(Amoxil), tetracycline(Achromycin V), clarithromycin(Biaxin), omeprazole(Prilosec), lansoprazole(Prevacid), metronidazole(-Flagyl), bisthmus subsalicylate(Pepto-Bismol) 및 ranitidine citrate(Tritec)가 있고, 7-15일 동안 복용한다. 흔한 치료 프로토콜은 세 가지 약물치료로 metronidazole(혹은 amoxicillin), omeprazole(혹은 lansoprazole) 및 clarithromycin(MOC) 등을 사용한다. 약물요법으로 H. pylroi에 의한 소화성 궤양의 약 90% 이상을 치유할 수 있다.

표 36-1 소화성 궤양의 위험요인

위험요인	영향
기계적 장애	산과 펩신의 과다분비. 부적절한 GMB 점액분비. GMB 저항 손상. 위장의 과다운동. 분문부나 유문부 괄약근의 결함
유전적 영향	위장의 벽세포 수 증가. 산 투과에 대한 점막의 민감성. 과다 acetylcholine 혹은 histamine에 대한 민감성. 외부자극에 의한 염산 과다분비
환경적 영향	Caffeine을 함유한 음식과 음료; 기름진 튀김, 매우 매운 음식; 술. 특히 흡연으로 인한 nicotine. 스트레스 상황
헬리코박터필로리 (*H. pyloi*)	위점막을 감염시켜 위염, 위궤양, 십이지장궤양 유발. 박멸하지 않으면, 소화성 궤양은 매년 자주 발병됨. 일부 환자에게 위축성 위염을 일으킴
약물	비스테로이성 항염증제(NSAIDs), 코르티코스테로이드, potassium salts, 항암제

표 36-2 Helicobacter Pylori를 치료하는 약물

일반명(상품명)	투여경로	사용 및 고려사항
항감염약물		
metronidazole HCl(Flagyl)	PO	H. pylroi를 포함하는 다양한 세균 치료. 다른 약물과 병용 투여
amoxicillin(Amoxil)	PO	H. pylroi치료를 위해 3중 또는 4중요법에 사용
clarithromycin(Biaxin)	PO	H. pylroi 치료를 위해 2중과 3중요법에 사용
tetracycline(Sumycin)	PO	H. pylroi치료를 위해 3중과 사제요법에 사용
양성자펌프억제제 (PPIs)		
omerprazole(Prilosec)	PO	H. pylroi치료를 위해 2중, 3중과 4중요법에 사용
lansorprazole(Prevacid)	PO	H. pylroi치료를 위해 2중, 3중요법에 사용
esomeprazole(Nexium)	PO	H. pylroi치료를 위해
pattoprazole(Protonix)	PO	H. pylroi치료를 위해
raberprazole(Aciphex)	PO	H. pylroi치료를 위해
제산제		
bismuth subsalicylate	PO	H. pylroi치료를 위해 다른 약물과 병용치료 시 사용
bismuth subcitrate potassium	PO	H. pylroi치료를 위해 다른 약물과 병용치료 시 사용

PPI 약물(예, omeprazole, lansoprazole)이 *H. pylroi* 약물 치료요법에 자주 사용되는데, 이 약물은 위산을 만드는 데 필요한 수소-칼륨 ATPase 효소를 억제하여 산의 분비를 억제시킨다. 만약 세 가지 약물치료로 *H. pylroi* 박멸에 실패한다면 항생제 두 종류, PPI 및 bismuth 혹은 $histamine_2$ 차단제를 사용하는 네 가지 약물치료가 권고된다. 표 36-2는 *H. pylroi* 치료제의 투여경로, 사용 및 고려사항을 기술하고 있다.

2. 위식도역류질환

위식도역류질환(gastroesophageal reflux esophagitis, GERD) 또는 역류성 식도염은 산성의 위내용물이 식도로 올라옴으로써 식도점막에 염증이 일어나는 것이다. 주된 원인은 식도괄약근기능 감소 때문이고, 흡연은 이 질환의 진행을 촉진시킨다.

위식도역류의 약물치료는 위내용물을 중화시키고 위산분비를 억제하는 일반적인 궤양치료제가 포함된다. 치료에 쓰이는 약물에는 ranitidine과 같은 $histamine_2$차단제 및 omeprazole과 같은 PPI를 포함한다. PPI는 $histamine_2$차단제보다 신속히 증상을 완화시키고 치유상태를 더 잘 유지하여 재발을 줄인다. 위식도역류의 효과적인 치료는 식도점막의 치유와 환자의 증상을 완화시키지만 지속적인 관리가 필요한 만성 질환이다.

2 소화성 궤양과 위식도역류 치료를 위한 비약물적 방법

약물요법과 더불어 비약물적 방법은 위장관장애 치료의 중요한 부분이다. 담배와 술을 피하는 것이 위액분비 감소에 도움이 된다. nicotine은 하부식도괄약근을 이완시켜 위산 역류를 촉진시킨다. 비만은 위식도역류를 증가시키므로 체중 감소가 증상을 줄이는데 도움이 된다. 위의 문제를 악화시킬 수 있는 뜨겁고, 맵고, 기름진 음식을 피해야 한다. Aspirin을 포함한 NSAID 같은 일부 약은 음식과 함께 복용하거나 용량을 줄여야 한다. steroid는 위궤양을 유발시킬 수 있으므로 음식과 함께 복용한다. 위식도역류 증상을 경감시키기 위해 환자는 침대머리 쪽을 높이고, 자기 직전에 먹지 말고, 헐렁한 옷을 입어야 한다.

3 항궤양약물

항궤양약물(*antiulcer agents*)에는 (1) 미주신경 활동을 줄이는 신경안정제, (2) 콜린성 수용체를 차단함으로써 acetylcholine을 감소시키는 항콜린성 약물, (3) 위산을 중화시키는 제산제, (4) H_2수용체를 차단하는 $histamine_2$차단제, (5) acetylcholine 혹은 histamine 분비와 관련 없이 위산분비를 억제하는 PPI, (6) pepsin 억제제 sucralfate, (7) prostaglandin E_1유도체 misoprostol 이 있다. 현재 유해반응 가능성과 더욱 많은 효과적인 약물들로 인해 신경안정제와 항콜린성 약물은 덜 사용되고 있다. 그림 36-2는 항궤양약물의 작용을 보여 준다.

1. 제산제

제산제(antacid)는 염산을 중화시키고 pepsin 활성을 감소시켜 궤양 치유를 촉진한다. Calcium carbonate는 가장 효과적으로 산을 중화시키지만, 약의 1/3-1/2 정도가 전신으로 흡수되어 산의 반동을 유발한다. 고칼슘혈증과 과거에 milk-alkali 증후군으로 불린 Burnett 증후군이 과도한 calcium carbonate 사용으로 생겼다. 만약 유제품을 calcium carbonate와 함께 섭취한다면 Burnett 증후군은 더욱 심해진다. 알칼리증, 과칼슘혈증, 심한 결정뇨와 신부전증이

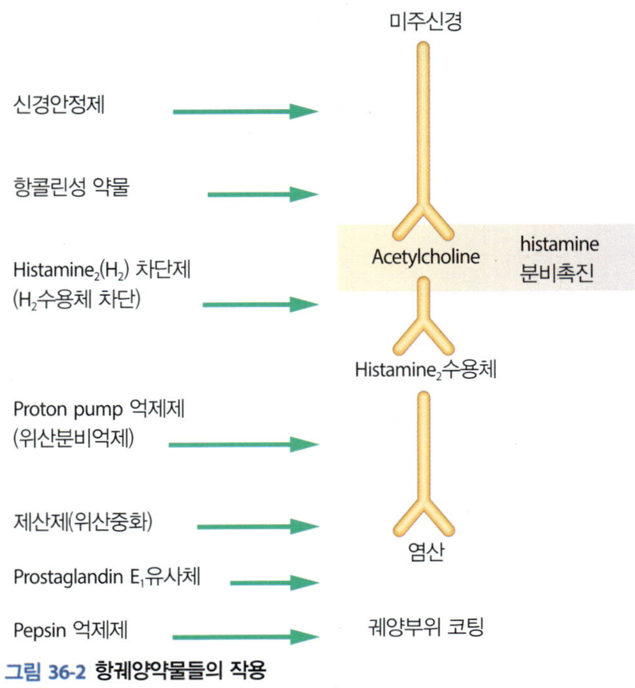

그림 36-2 항궤양약물들의 작용

있는지 확인한다.

비전신성 제산제에는 aluminium(aluminium hydroxide) 및 magnesium(magnesium hydroxide, magnesium trisilicate)과 같은 alkaline염으로 되어 있다. aluminum의 경우에 소량 전신흡수가 일어난다. 수산화마그네슘은 수산화알루미늄보다 중화능력이 더 우수하다. Magnesium 화합물은 설사를 유발하고 aluminium과 칼슘복합물은 장시간 사용 시 변비를 유발한다. Magnesium과 aluminium염의 복합제는 심한 설사나 변비 없이 위산을 중화시킨다. Simethicone은 복부팽만과 불쾌감을 유발하는 가스 생성을 감소시키므로 때로 제산제에 추가된다. 원형약물차트 36-1은 수산화알루미늄의 제산제의 약리학적 정보를 보여 주고 있다.

약동학 Aluminium hydroxide는 염산 중화에 쓰인 첫 제산제 중 하나였다. Aluminium 약물은 높은 혈청 인(phosphate) 농도를 낮추기 위해 자주 쓰인다.

단지 적은 양의 aluminium hydroxide만 위장관을 통해 흡수되고, 인과 결합하여 대변으로 배출된다. 흡수된 소량은 소변으로 배설된다.

약력학 aluminium hydroxide는 위산을 중화시키고 위액의 pH를 증가시켜 pepsin을 비활성화시킨다. 작용개시는 매우 빠르나, 작용시간은 제산제를 음식과 같이 복용하는지 여부에 따라 다양하다. 제산제를 식후에 복용한다면 음식물이 위배출시간을 지연시키기 때문에 작용시간은 최대 3시간이 된다.

이상적인 약물투여 간격은 식후 1–3시간(최대 산 분비는 식후에 나옴)과 잠잘 때이다. 공복에 복용하는 제산제는 십이지장으로 통과하기 전 30–60분 동안 효과가 있다. 씹는 정제는 삼키고 난 후 물을 마셔야 한다. 액상 제산제인 경우 약이 위장으로 확실하게 도달하기 위해 물(50~100mL)과 함께 복용한다. 그러나 100mL 이상의 물은 위배출시간을 단축시키므로 마시지 않는다.

Magnesium염을 함유하는 제산제는 고마그네슘혈증의 위험 때문에 신장기능이 저하된 환자에게는 금기이다. 장시간 aluminium hydroxide의 사용은 저인산혈증, 골다공증, 신장결석 및 골연화증을 유발할 수 있다. 신기능부전으로 인한 과인산혈증에는 인의 농도를 낮추기 위해 aluminium hydroxide를 투여할 수 있으나, 뇌에 aluminium 축적으로 인한 뇌병증을 야기할 수 있다. 표 36-3은 제산제의 투여경로, 사용 및 고려사항을 나열하고 있다.

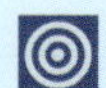

간호과정
환자-중심의 협력의 간호

항궤양약물; 제산제

사정

- 통증의 유형, 기간, 심각성 및 빈도를 사정한다.
- 환자의 신기능을 확인한다.

원형약물차트 36-1

Aluminum Hydroxide

약물분류 항궤양: 제산제 상품명: Amphojel 임신범주: C	**투여경로** PO
금기 알루미늄 약물에 과민한 경우, 저인산혈증 주의: 노인	**상호작용** 약물: Tetracycline, phenothiazine, isoniazid, phenytoin, 강심제, quinidine, amphetamine의 작용을 줄임. Benzodiazephine의 효과를 증대시킴. 검사: 소변 pH 상승.
약동학 흡수: PO: 소량만 흡수 분포: PB: UK 대사: 반감기 UK 배설: 대변; 소변으로 소량	**약력학** PO: 개시: 15–30min 최고: 0.5h 작용: 1–3h
치료효과/사용 위산과다증, 소화성 궤양 및 역류성 식도염 치료; 고인산혈증 감소 작용기전: 위산 중화	
부작용 식욕부진, 변비	**유해반응** 저인산혈증, 골다공증, 신장결석; 장시간 사용은 GI 폐쇄를 일으킴.

- 혈청 인과 칼슘 수치, 수분과 전해질 불균형을 사정한다.
- 약물 개인력을 확인한다. 가능한 약물–약물 상호작용을 보고한다.

간호진단

- 반복적인 매운 음식과 알코올 섭취와 관련된 급성통증
- 제산제의 오용과 관련된 비효율적인 건강 유지
- 잘못된 정보해석과 관련된 지식 부족

간호목표

- 약물치료 중 복통이나 복부의 불편함이 재발하면 알린다.

간호중재

- 제산제는 다른 약의 흡수를 지연시키기 때문에 다른 경구용 약제와 같이 투약하는 것을 피한다. 제산제는 tetracycline, digoxin, quinidine과 결합하여 비활성화시키기 때문에 같이 투약하지 않는다. 제산제는 다른 약을 투여한 후 1~2시간 후에 투약한다.
- 현탁액은 투여 전에 흔들어 투약하고 물을 마신다.
- 전해질과 소변의 pH, 칼슘과 인 수치를 모니터한다.

환자교육

일반

- 통증, 기침 또는 피가 섞인 구토 시 보고한다.
- 약물이 위장에 잘 도달하도록 제산제 복용 후 50mL의 물을 마시도록 한다.
- 식사 1–3시간 후 또는 잠잘 때 제산제를 복용하도록 한다. 식사 중에 제산제를 복용하지 않도록 교육한다.
- 만약 변비 또는 설사가 생기면 의료진에게 보고하도록 하고, 제산제를 변경한다.
- 제산제를 무한정 많이 복용하는 것은 금기라고 경고한다.
- 제산제를 우유와 함께 혹은 비타민 D가 많은 음식과 같이 섭취하지 않도록 경고한다.
- 제산제는 다른 약의 흡수를 방해하기 때문에 다른 경구용 약물 투여 1–2시간 내에 제산제의 복용을 피하도록 설명한다.
- 제산제를 자가처방하여 2주 이상 복용하기 전에 의료진에게 알리도록 한다.
- 이완요법에 대한 정보를 환자에게 준다.

자가투여

- 환자가 올바르게 제산제를 복용하도록 교육한다. 씹는 정제는 잘 씹어야 하고 물을 마셔야 한다. 액상 제산제인 경우 제산제 복용 후 물을 50~100mL 마시도록 한다. 제산제와 물을 많이 마실 경우 위배출시간을 단축시킨다.

부작용

- 위장에 자극을 주는 음식과 음료수를 피하도록 지시한다(고지방 혹은 매운 음식, 카페인 함유 커피와 청량 음료수, 알코올).
- 환자에게 대변에 반점이 생기거나 흰색이 될 수 있다고 설명한다.

평가

- 환자는 복통이나 복부 불편감이 없다.

표 36–3 항궤양약물: 제산제

일반명(상품명)	투여경로	사용 및 고려사항
aluminum	원형약물차트 36–1 참조	
hydroxide(Amphojel, AlternaGEL) calcium carbonate(Tums)	PO	위산과다에 의한 가슴앓이, 산성 소화불량, 식도염, 식도열공탈장 완화. 신장질환 환자의 고인산혈증에 사용. OTC 약물. 용량의 1/3이 GI로부터 흡수됨. 변비 유발. 임신범주: C; PB: 40%; tⅡ: UK
magaldrate(Riopan)	PO	위산과다로 인한 가슴앓이, 위염, 식도염, 소화성 궤양 완화. Aluminum과 magnesium hydroxide를 포함. 낮은 나트륨 함량. Simethicone은 위장내의 가스를 감소시킴. 약물은 최소한으로 흡수. 임신범주: B; PB: UK; tⅡ: UK
calcium carbonate와 magnesium hydroxide(Rolaids, Mylanta, Tums)	PO	가슴앓이, 소화불량, 복부 가스팽창 치료. 임신범주: C; PB: UK; tⅡ: UK
magnesium hydroxide와 aluminum hydroxide(Maalox Caplet, Mylanta Ultimate Strength)	PO	Magaldrate와 동일. Magnesium 함량으로 인해 신장질환자에서 주의. OTC 약물. 임신범주: B; PB: UK; tⅡ: UK
magnesium hydroxide와 aluminum hydroxide with/ simethicone(Mylanta, Maalox)	PO	Magaldrate와 동일. 위장 속의 가스를 줄이는 OTC 약물인 simethicone 포함. 임신범주: B; PB: UK; tⅡ: UK
magnesium trisilicate with/ aluminum hydroxide(Gaviscon)	PO	위산과다로 인한 위장장애 완화. OTC 약물. 임신범주: UK; PB: UK; tⅡ: UK
sodium bicarbonate(Alka–Seltzer Heartburn Relief)	PO	이전에는 위산과다에 사용. 전신흡수되는 단시간작용, 강력한 제산제. 산–염기 불균형 초래. 임신범주: C; PB: UK; tⅡ: UK

2. Histamine$_2$차단제

Histamine$_2$(H_2) 차단제는 위장 및 십이지장궤양 치료에 자주 사용되는 약물이다. 이 약은 벽세포에 있는 H_2수용체를 차단하여 위산분비와 농도를 감소시킨다.

최초의 H_2차단제인 cimetidine(Tagamet)은 위산의 양을 줄이고 산도를 낮추는데 상당히 효과적이다. 짧은 반감기와 짧은 작용시간을 가지며, 4시간 동안 산분비의 약 70%를 막아준다. 소변으로 약물의 50−80%가 대사되지 않은채 배설되기 때문에 신장 기능이 좋아야 하며, 신기능 저하 환자는 약의 용량과 투여횟수를 줄여야 한다. 제산제는 H_2 차단제의 흡수를 감소시키므로 동시에 복용해서는 안된다.

H_2차단제인 ranitidine(Zantac), famotidine(Pepcid), nizatidine(Axid)은 cimetidine보다 더욱 강력하다. 위산분비 차단뿐만 아니라, 원인을 제거함으로써 궤양치유를 촉진한다. 이 약은 cimetidine보다 작용시간은 더 길며, 투여빈도도 적고, 부작용 및 약물 상호작용도 적다. 원형약물차트 36−2는 가장 흔히 사용되는 H_2차단제인 ranitidiner(Zantac)의 약리학적 정보를 나타내고 있다.

약동학 Ranitidine은 cimetidine보다 5−12배 강력하지만, famotidine보다 약하다. Ranitidine은 낮은 단백결합력, 짧은 반감기를 보이며, 간질환의 경우 ranitidine의 반감기는 연장된다. 흡수된 약의 50% 정도가 변하지 않고 소변으로 배출된다.

ranitidine 복용 환자의 70%는 4주 정도, 90%는 8주 정도 지나면 궤양은 완치된다. Zolliger-Ellison 증후군에 고용량 ranitidine이 효과적이나, cimetidine은 비효과적이다.

약력학 Ranitidine은 H_2수용체 부위에서 히스타민을 억제한다. 이 약은 위장 및 십이지장궤양 치료에 효과적이며, 예방적으로도 사용가능하다. 이 약은 역류성 식도염 증상 완화, 주요 수술 후 발생된 스트레스 궤양의 예방, 위산 흡인으로 발생된 흡인성 폐렴 예방에 유용하다.

Ranitidine은 cimetidine보다 긴 작용개시와 작용시간을 가진다. Cimetidine의 작용시간은 단지 4−5시간이므로 하루 3−4회 투여한다.

Famotidine은 cimetidine보다 50−80% 더욱 강력하고, ranitidine보다 5−8배 더욱 강력한다. 이 약물은 십이지장궤양과 Zolliger-Ellison 증후군에 단기간(4−8주)동안 사용한다.

Nizatidine은 12시간동안 야간에 위산분비를 줄일 수 있는 H_2차단제이다. 이 약은 famotidine, ranitidine과 유사하나, 다른 약물의 대사를 억제하지 않는다. 십이지장궤양의 재발을 방지하기 위해 수면 시에 nizatidine 150mg/일 또는 famotidine 20mg/일을 투여한다. 표 36−4는 H_2차단제의 종류, 투여경로, 사용 및 고려사항을 나열하고 있다.

원형약물차트 36-2

Ranitidine

약물분류	투여경로
항궤양: histamine$_2$차단제 상품명: Zantac 임신범주: B	PO IM IV
금기	**상호작용**
과민반응, 심한 신장 혹은 간질환 주의: 임산부, 수유	약물: 제산제와 함께 사용 시 흡수 감소, ketoconazole 흡수 감소, metoprolol과 함께 사용 시 독작용 검사: 혈청 alkaline phosphatase 수치 상승
약동학	**약력학**
흡수: PO: 소량만 흡수됨 분포: PB: UK 대사: 반감기 UK 배설: 대변; 소량은 소변으로	PO: 개시: 15min 최고: 1−3h 작용: 8−12h IM/IV: 개시: 10−15min 최고: 15min 작용: 8−12h
치료효과/사용	
소화성 궤양, 위식도역류, 스트레스성 궤양 예방 및 치료. 작용기전: 벽세포의 histamine$_2$수용체에 histamine을 억제하여 위산분비 억제	
부작용	**유해반응**
두통, 혼돈, 오심, 어지럼, 설사 혹은 변비, 우울, 발진, 시야혼탁, 근육통, 성욕 감소	생명위협: 간독성, 심장부정맥, 혈액이상

부작용 및 유해반응. H_2차단제의 부작용 및 유해반응에는 두통, 어지럼, 변비, 가려움증, 피부발진, 여성형 남성유방, 성욕감퇴, 발기부전 등이 있다. Ranitidine과 famotidine은 cimetidine보다 부작용이 더 적다.

약물과 임상검사 상호작용. Cimetidine은 많은 약물과 상호작용을 한다. 간의 약물대사를 방해함으로써 경구용 항응고제, theophylline, caffeine, phenytoin(Dilantin), diazepam(Valium), propranolol(Inderal), phenobarbital, 칼슘통로차단제 등의 효과를 증대시킨다. Cimetidine은 BUN, 혈청 크레아티닌, 혈청 alkaline phosphatase 등을 증가시킨다. Cimetidine과 ranitidine은 H_2차단효과가 감소될 수 있으므로 제산제와 함께 복용하지 않는다. Ranitidine은 경구용 항응고제 효과를 증가시킨다.

간호과정
환자-중심의 협력의 간호

항궤양약물; Histamine$_2$차단제

사정
- 통증의 유형, 기간, 심각성, 빈도 및 위치를 확인한다.
- 위장관 불편감을 평가한다.
- 정신상태를 확인한다.
- 섭취량과 배설량을 포함한 수분과 전해질불균형을 사정한다.
- 위pH(>5, 바람직함), BUN 및 크레아티닌을 확인한다.
- 약물 복용에 대한 정보를 수집하여 가능한 약물-약물 상호작용을 확인한다.

간호진단
- 과도한 위산 분비와 관련된 급성 통증

간호목표
- 복통은 약물치료 1-2주 후에 감소한다.

간호중재
- 음식물로 인한 산분비를 줄이기 위해 식사 전 또는 수면 시에 약물을 투여한다.
- 노인은 위산분비가 적으므로 약물용량을 줄일 필요가 있다. 대사성 산증을 예방해야 한다.
- 20-100mL 수액에 섞어 정맥투여한다.

환자교육

일반
- 통증, 기침 또는 피가 섞인 구토 시 보고하도록 한다.
- 흡연은 약물 효과를 방해할 수 있으므로 금연하도록 교육한다.
- 효과가 있으려면 처방받은 대로 정확히 약물을 복용해야 함을 상기시킨다.
- 최소 1시간 간격으로 ranitidine과 제산제를 복용하도록 설명한다.
- 환자에게 약물안전성이 확보될 때까지 운전을 하거나 위험한 활동에 참여하지 않도록 주의를 준다.
- 약물에 의한 발기부전과 여성형 남성유방은 가역적임을 설명한다.
- 불안을 감소시키기 위해 이완요법을 환자에게 교육한다.

식이
- 약물치료로 인한 결핍을 피하기 위해 비타민 B_{12}가 풍부한 음식을 먹도록 교육한다.
- 카페인 함유 음료, 알코올 및 향신료(spices)와 같은 위장자극을 일으키는 음식이나 음료를 피하도록 환자에게 주의를 준다.

평가
- 수면 중에 더 이상 통증이 일어나지 않았다.

표 36-4 항궤양약물: Histamine$_2$차단제

일반명(상품명)	투여경로	사용 및 고려사항
cimetidine(Tagamet)	PO IV	소화성 궤양(위장 및 십이지장) 치료, 처음 시판된 H_2차단제. 많은 약물과 상호작용 및 부작용이 있음. 작용시간은 4-6h. 임신범주: B; PB: 20%; tⅡ: 2h
famotidine(Pepcid)	PO IV	활동성 십이지장궤양 치료, 위산분비 억제. Cimetidine보다 더 강한 작용. 임신범주: B; PB: 15-20%; tⅡ: 2.5-4h
nizatidine(Axid)	PO	Famotidine과 동일. 위식도역류성 질환. 식후 혹은 취침 시 투약. 제산제 투여 후 1시간 이내에 투약 금지. 임신범주: B; PB: 35%; tⅡ: 1-2h
ranitidine(Zantac)	원형약물차트 36-2 참조	

3. Proton pump 억제제(양성자 펌프 억제제)

PPI(proton pump inhibitors)는 H^+/K^+−ATPase효소와 비가역적으로 결합함으로써 위산분비를 억제한다. 이 효소는 위의 벽세포에서 위점막 표면으로 산을 분비하는 펌프로 작용한다. 이 약물은 H_2차단제보다 더 효과적으로 산분비를 감소시키고 작용 시간이 길다.

Omeprazole(Prilosec)은 최초로 승인된 약물이며 이후 lansoprazole(Prevacid), rabeprazole(Aciphex), pantoprazole(Protonix), esomeprazole(Nexium) 및 서방형의 경구용 캡슐 약물인 dexlansoprazole(Dexilant)이 개발되었다. 이 약은 위산분비를 억제하는 데 효과적이고, 소화성 궤양과 GERD 치료에 사용된다. Lansoprazole(Prevacid)의 경우, 1주 내에 궤양이 완화된다. Rabeprazole은 위궤양보다 십이지장궤양에 더욱 효과적이나, GERD와 과다분비 질환(Z-E 증후군)에 가장 효과가 뛰어나다. Pantoprazole은 짧은 기간의 미란성 GERD에 처방되고, 정맥용 Pantoprazole은 Z-E 증후군치료에 효과가 있다. Esomeprazole은 omeprazole보다 미란성 GERD치료 성공률이 가장 높다. Omeprazole은 새로운 효소가 합성될 때까지 비가역적으로 H^+/K^+−ATPase 효소를 차단시키는 반면, rabeprazole은 가역적으로 효소를 차단시킨다. Dexlanprazole은 미란성 식도염 및 비미란성 GERD 치료에 처방된다. 고용량의 모든 PPI는 항생제와 병용하여 *H. pylori*를 치료한다. 원형약물차트 36−3은 esoprazole의 약리학적 정보를 나열하고 있다.

약동학 및 약력학 Esomeprazole 작용시간은 24시간이며 짧은 반감기와 높은 단백결합력(97%)을 가진다. PPI는 음식물 섭취에 의해 활성화되므로 아침 식사 20~30분 전에 복용한다. 가능한 부작용에는 두통, 어지럼, 설사, 복통, 발진 등이 있다.

표 36−5는 PPI와 투여경로, 사용 및 고려사항 등을 나타내고 있다.

약물 상호작용. PPI는 digoxin, 경구용 항응고제, 일부 benzodiazepine, phenytoin의 작용의 간 대사를 방해하여 약효를 증대시킨다.

원형약물차트 36-3

Esomeprazole

약물분류	투여경로
항궤양: 양성자펌프억제제 상품명: Nexium 임신범주: B	PO
금기	**상호작용**
과민반응, 임산부, 수유 주의: 간질환	약물: Theophylline 농도 감소, sucralfate는 lansoprazole 생체이용률을 낮춤; ampicillin, ketoconazole, digoxin의 흡수 방해. 음식: 최고농도를 낮춤.
약동학	**약력학**
흡수: PO: GI에서 신속히 흡수 분포: PB: 97% 대사: 반감기: 1.5h 배설: 주로 소변, 담즙과 대변으로 배설	PO: 개시: 2h 최고: 1.5−3h 작용: 24h
치료효과/사용	
위 및 십이지장궤양, 위식도역류질환, 미란성 식도염, .H−pylori와 Zolliger−Ellison 증후군 치료에 사용 작용기전: 벽세포에서 H+/K+−ATPase효소를 차단하여 위산분비를 저해함	
부작용	**유해반응**
두통, 어지럼, 시야혼탁, 피로, 갈증, 구강건조, 식욕증대, 식욕 감소, 오심, 딸꾹질, 설사, 변비, 발진	AST, ALT 증가

표 36-5 항궤양약물: 양성자펌프억제제, Pepsin 억제제 및 Prostaglandin 유사체

일반명(상품명)	투여경로	사용 및 고려사항
양성자펌프억제제(위산분비 억제제)		
esomeprazole magnesium (Nexium)	원형약물차트 36-3 참조	
lansoprazole(Prevacid)	PO	십이지장궤양 및 위궤양, GERD 및 식도염 치료. 임신범주: B; PB: 97–99%; tⅡ: 1–1.5h
omeprazole(Prilosec)	PO	GERD, 식도염, Z-E 증후군 및 H-pylori 치료. 제산제와 복용 가능. 임신범주: C; PB: 95%; tⅡ: 0.5–1.5h
pantoprazole(Protonix)	PO/IV	십이지장궤양, 위궤양, GERD 치료. 임신범주: B; PB: 99%; tⅡ: 3.5–10h.
rabeprazole(AcipHex)	PO	십이지장궤양, GERD, Z-E 증후군 치료. 임신범주: B; PB: 96–98%; tⅡ: 1–2h
dexlansoprazole(Dexilant)	PO	미란성 식도염 및 증상형 비미란성 GERD 치료. 음식 고려 없이 투약할 수 있음. 임신범주: B; PB: 96–98%; tⅡ: 1–2h
Pepsin 억제제		
sucrafate(Carafate)	PO	약(aspirin, NSAIDs)으로 인한 궤양 시 위점막 손상 치료. 5%미만 정도가 위장관에 흡수. 임신범주: B; PB: UK; tⅡ: 6–20h
Prostaglandin analogue		
misoprostol(Cytotec)	PO	NSAID-유발 위궤양 예방. Aspirin을 포함하여 NSAID 치료 중에 사용될 수 있음. 부작용에는 설사, 복통, 복부 가스팽만, 오심, 구토, 변비 및 월경 부정출혈 등이 포함. 짧은 작용시간. 임신범주: X; PB: 85%; tⅡ: 20–40min

4. Pepsin 억제제(점막보호약물)

설탕과 수산화알루미늄의 복합체인 Sucralfate(Carafate)는 펩신 억제제 또는 점막보호제로 분류된다. 이 약물은 진하고 끈적한 액상 물질로 위산분비에 영향을 주는 것은 아니지만, 궤양을 덮어서 산과 펩신으로부터 점막이 손상되지 않게 하고 치유를 촉진한다.

Sucralfate의 용량은 1g이며, 보통 하루 4번(식전과 잠잘 때) 투여한다. 통증을 줄이기 위해 제산제를 추가해야 한다면 sucralfate 투여 30분 전 혹은 30분 후에 투여한다. Sucralfate는 매우 소량만이 위장관으로 흡수되고 변비 외에 유해반응은 거의 없다.

5. Prostaglandin 유사체 항궤양약물

Misoprostol은 프로스타글란딘과 유사한 물질로 위산 분비를 억제하고 위벽을 보호하는 점액 생산을 촉진한다. 고용량의 NSAIDs, corticosteroid를 복용하는 환자의 소화성 궤양을 예방하기 위해 사용된다. 임신범주 X 약물이므로 임신 동안이나 가임여성에게 금기이다.

PART 12

영양과 전해질

CHAPTER 37

비타민 및 미네랄 대체요법

학습목표

- 비타민 보충제 사용 근거를 설명한다.
- 수용성 및 지용성 비타민의 차이를 비교한다.
- 철분의 필요성과 철 성분이 풍부한 음식을 설명한다.
- 철분, 구리, 아연, 크롬 및 셀레늄의 사용을 설명한다.
- 환자교육을 포함하여 비타민과 미네랄 사용과 관련된 간호중재를 기술한다.

비타민과 무기질은 정상 신체기능을 위해 적절한 양이 필요하다. 비타민과 무기질의 과용, 특히 지용성 비타민과 철의 경우 비타민 또는 철 독성으로 이어질 수 있다.

1 비타민

비타민(*vitamin*)은 정상 대사기능과 조직성장 및 치유를 위해 체내에서 소량이 필요한 유기화합물이다. 균형 잡힌 식단에는 신체기능에 필요한 모든 비타민과 무기질을 포함한다. 급격한 신체성장, 임신 또는 수유기간, 쇠약한 질병, 흡수장애(예, 크론병)를 겪는 사람들과 부적절한 식이를 하는 사람(예, 알코올중독자, 노인환자)은 비타민의 섭취를 늘려야 한다. 영양섭취가 부족하거나 영양실조에 걸린 아이들은 비타민 보충이 필요할 수 있다. 유행 또는 제한적인 다이어트를 하는 사람들은 다양한 음식을 먹을 여유가 없거나 선택하지 않는 사람들처럼 비타민이 결핍될 수 있다. 비타민결핍은 세포 및 장기부전을 초래할 수 있으며, 질병의 회복을 더디게 한다.

특정 건강상태에 맞게 광고하는 다량의 비타민을 복용할 수 있는데, 이러한 고용량은 독이 될 수 있으므로 이러한 제품을 복용하기 전에는 의료진과 상담해야 한다. 다량의 지용성 비타민(A, D, E, K)은 독성 효과를 나타낼 수 있고, 다량의 수용성 비타민은 소변으로 제거되어 일반적으로 독성이 없다. 신장결석과 신경손상은 각각 비타민 C와 비타민 B_6의 부작용으로 보고되고 있다. 그러나 비타민 B군이 노인들의 신진대사에 긍정적인 영향을 미친다는 주장도 있다.

1. 지용성 비타민

지용성 비타민(fat-soluble vitamin)에는 A, D, E 및 K가 있다. 이들은 천천히 대사되고 지방조직, 간 및 근육에 상당한 양이 저장될 수 있으며, 소변으로 천천히 배설된다. 과량섭취 시 이러한 비타민은 독성 수준으로 축적될 수 있으며 비타민 과다증을 유발할 수 있다.

1) 비타민 A

비타민 A는 뼈 성장과 상피조직, 피부, 눈, 모발 유지에 필수적이다. 비타민 A는 여드름과 같은 피부질환 치료에 사용되고 있지만 과용량은 독이 된다. 임신기간 동안 과도한 양의 비타민 A(>6,000 IU)는 태아기형을 유발할 수 있다. 근육주사는 급성 환자 또는 위장관흡수불량증후군과 같은 경구투여가 불가능한 환자에게 사용된다. 비타민 A의 우수한 식품원은 노랗고 진한 녹색 잎을 가진 채소류, 버터, 강화우유, 달걀, 간 등이다.

다량의 비타민 A는 비타민A 과다증(hypervitaminosis A)을 유발할 수 있으며, 증상으로 탈모, 피부벗겨짐, 식욕부진, 복통, 무기력함, 오심 및 구토가 있다. 비타민 A 독성을 예방하기 위해서는 건강한 사람의 경우에 복용량이 7,500IU를 넘으면 안 된다. 미네랄 오일, cholestyramine, 알코올, 항고지혈제는 비타민 A 흡수를 감소시킨다.

비타민 A 결핍의 초기징후는 야맹증이며, 각막 건조 및 궤양, 실명으로 이어질 수 있다.

2) 비타민 D

비타민 D는 칼슘 및 인의 대사조절에 주요한 역할을 하고, 장에서의 칼슘흡수에 필요하다. 식이를 통해 섭취한 비타민 D는 소장에서 흡수되며, 흡수에는 담즙산염(bile salts)이 필요하다. 에르고칼시페롤(ergocalciferol)로도 알려진 비타민 D_2는 비타민 D가 첨가된 강화우유, 노른자, 참치, 연어로부터 얻을 수 있다. 비타민 D_3는 자외선 조사에 의한 화학반응으로 피부에서 형성된다. 칼슘과 함께 비타민 D를 섭취하면 골절위험을 줄일 수 있다.

비타민 D의 활성형인 calcitriol은 부갑상선호르몬(PTH)과 calcitonin과 함께 호르몬으로 기능하고, 칼슘 및 인의 대사를 조절한다. 혈중 칼슘수치가 낮으면, 더 많은 비타민 D가 활성화되고, 혈중 칼슘수치가 정상인 경우 비타민 D 활성화는 감소한다.

과도한 비타민 D 섭취(>40,000 IU)는 비타민D 과다증(hypervitaminosis D)과 고칼슘혈증을 유발할 수 있으며, 독성의 초기 증상은 식욕부진, 구역, 구토이다.

3) 비타민 E

비타민 E(토코페롤)는 항산화 성질이 있어 세포구성요소가 산화되는 것과 적혈구용혈을 막는다. 비타민 E 흡수는 담즙산염, 췌장 분비액, 지방에 의존적이다. 비타민 E는 모든 조직, 특히 간, 근육, 지방조직에 저장되고 75%는 담즙을 통해 배설된다.

비타민 E는 식물 종자유, 비정제 곡물시리얼, 달걀, 육류의 간, 아보카도 등에 있으며, 과량 부작용으로는 피로, 허약, 구역, 위장장애, 두통, 유방압통이 나타날 수 있다. 비타민 E는 프로트롬빈 시간을 연장시킬 수 있으므로, Warfarin을 복용하는 환자는 PT를 주의깊게 모니터링해야 한다. 철이 비타민 E의 흡수와 사용을 방해할 수 있기 때문에 동시에 복용하지 말아야 한다.

4) 비타민 K

비타민 K는 네 가지 형태가 있는데, 비타민 K_1(phytonadione)이 가장 활성화된 형태이며, 녹색 잎 채소, 토마토 및 콜리플라워와 같은 식물류, 난황, 간 및 치즈에 들어 있다. 비타민 K_2(menaquinone)는 장관 세균총에 의해 합성되며, 불충분한 섭취 또는 항생제 사용으로 정상 장관세균총이 파괴되면서 결핍상태가 되면 항상성이 지연될 수 있다. 신체는 비타민 K를 충분하게 저장하지 않으면 결핍증이 단 1~2주 만에 발생할 수 있다.

prothrombin과 응고인자 VII, IX, X이 생합성되는 데는 비타민 K에 의존적이다. 비타민 K는 경구 항응고제 과다복용 시 해독제, 응고장애 환자의 치료 목적으로 사용된다.

신생아는 비타민 K 결핍 상태이므로 분만 후 즉시 phytonadione의 1회 투여가 권고되나, 빌리루빈 수치를 상승시킬 수 있어 핵황달 위험이 있는 고빌리루빈혈증을 유발할 수 있다.

2. 수용성 비타민

수용성 비타민(water-soluble vitamin)은 비타민 B 복합체와 비타민 C이다. 수용성 비타민들은 체내에 저장되지 않고 소변으로 쉽게 배설되기 때문에 지속적인 보충이 필요하다. 비타민 B가 풍부한 음식으로는 곡물, 시리얼, 빵 및 육류가 있다. 비타민 B군이 행복감을 촉진시키고, 에너지를 증가시키며 분노와 긴장 및 예민함을 감소시킨다는 보고가 있다. 감귤류 과일과 녹색 채소는 비타민 C가 풍부하다. 과일과 채소를 자르거나 조리하면 많은 양의 비타민 C가 손실된다.

1) 비타민 B 복합체

비타민 B 복합체에는 비타민 B_1(thiamine), 비타민 B_2(ribofloxacin), 비타민 B_3(nicotinic acid 또는 niacin), 비타민 B_6(pyridoxine)가 있으며, 임상에서 특히 알코올중독자에게 흔히 투여하는 비타민이다.

Thiamine 결핍은 다발성 신경염과 각기병, 알코올남용과 관련된 코르사코프증후군으로 진행하는 베르니케뇌증으로 이어질 수 있다. 베르니케-코르사코프증후군은 착란, 안구진탕, 복시, 운동실조(ataxia), 최근기억 상실이 나타나는 심각한 중추신경계 장애이며, 치료하지 않으면 비가역적 뇌손상을 유발할 수 있다. 베르니케-코르사코프증후군의 치료에는 thiamine 정맥주사가 권고된다. 비타민 B_1 또는 티아민은 식물 및 동물성 식품, 특히 도정하지 않은 식품, 건조된 콩 및 땅콩에 풍부하게 들어 있다.

Riboflavin은 비늘피부염, 입꼬리찢어짐, 피부 및 혀의 염증과 같은 피부과적 문제를 위해 투여되며, 밀 배아, 달걀, 치즈, 어류, 호두, 잎이 있는 채소 등 식물성 제품과 육류 제품에 풍부하게 들어 있다.

Niacin은 펠라그라(pellagra)와 고지혈증 완화를 위해 처방되며, 고용량을 사용한다. 그러나 고용량은 위장통증(gastrointestinal irritation)과 혈관확장을 일으켜 홍조(flushing)를 유발할 수 있다. 니아신은 콩, 배아, 육류, 호두, 도정하지 않은 빵과 같이 동물성 및 식물성 식품에 널리 분포한다.

Pyridoxine은 비타민 B_6 결핍 교정, isoniazid(INH)에 의해 유발된 신경염 증상 완화에 사용한다. 비타민 B_6는 핵산, 적혈구 형성, 헤모글로빈의 합성에 필수적인 구성요소이다. 피리독신은 적절한 식이 부족, 선천적 대사장애, INH, penicillamine, cyclosporine(또는 hydralazine)를 포함한 특정 약물에 의해 유발된 비타민 B_6 결핍증에 사용한다. 결핍 증상에는 피부이상증, 구순구각염, 피로, 흥분이 있다.

2) 비타민 C

비타민 C(ascorbic acid)는 소장에서 흡수되고 철 흡수와 엽산 전환에 도움을 준다. 위장관에서 쉽게 흡수되고 체액 전체에 분포한다. 비타민 C의 과도한 복용으로 인해 혈중 비타민 C 농도가 높은 경우 전환되지 않은 채 신장을 통해 배설된다. 비타민 C는 탄수화물대사와 단백질 및 지질 합성, 모세혈관 내피, 결합조직과 조직수복(tissue repair), 뼈의 풋뼈조직(osteoid tissue)의 콜라겐 합성에 필요하다. 비타민 C 결핍증 또는 괴혈병은 과일과 채소 섭취가 부족해서 생긴다. 증상은 피로, 잇몸 출혈 및 기타 출혈증, 치은염, 상처치유 지연으로 나타난다.

3) 엽산

엽산(folic acid, folate, 비타민 B_9)은 정상 DNA 합성 및 적혈구 생산에 필수적인 tetrahydorfolate로 대사된다. 엽산 결핍 증상으로는 식욕부진, 오심, 위염, 설사, 피로, 탈모, 혈액장애(거대적혈모구빈혈, 백혈구감소증, 적혈구감소증)가 있다. 이러한 증상들은 일반적으로 엽산 고갈 2–4달 후까지는 나타나지 않는다.

임신 제1삼분기에 엽산결핍은 태아 중추신경계 발달에 영향을 미쳐, 이분척추(spinal bifida) 또는 무뇌증(뇌형성 결핍)과 같은 신경관 결손(NTD)을 유발할 수 있다. 모든 임신 여성들은 음식을 통해 섭취하는 것뿐만 아니라 매일 400mcg의 엽산보충제를 복용해야 한다. 엽산은 식물성 제품, 특히 녹색 잎 채소 및 시트러스 과일류에 광범위하게 들어 있다.

4) 비타민 B_{12}

비타민 B_{12}는 엽산이 활성형으로 전환하는 데 도움을 주며, DNA 합성에 필수적이다. 활성형 엽산과 함께 비타민 B_{12}는 세포분열을 촉진시키며, 정상 조혈(골수에서의 적혈구 생성)과 신경계 통합성(integrity) 유지, 특히 수초(myelin)에 필요하다.

위의 벽세포는 장에서의 비타민 B_{12} 흡수에 필수적인 내인성 인자(intrinsic factor)를 생산한다. 내인성 인자가 없으면 비타민 B_{12} 흡수가 거의 또는 전혀 되지 않아, 악성 빈혈(내인성 인자 결핍)을 일으킨다. 비타민 B_{12} 결핍은 또한 육류, 생선, 유제품을 소비하지 않는 엄격한 채식주의자, 흡수불량증후군(암, 셀리악병, 특정 약물), 위절제술, 크론병, 간 및 신장질환, metformin이나 PPIs(omeprazole) 복용 시 나타난다. 증상은 하지의 저림이나 아린감(tingling), 쇠약, 피로, 식욕부진, 미각상실, 설사, 기억손실, 기분변화, 치매, 정신증, 거대적혈모구 빈혈이 나타날 수 있다.

2 미네랄

철분, 구리, 아연, 크로뮴, 셀레늄과 같은 다양한 **미네랄(mineral, 무기질)**들이 신체기능을 위해 필요하다.

1. 철

철(iron; ferrous sulfate, gluconate, fumarate)은 헤모글로빈 재합성에 필수적이며, 체내 철분의 60%가 헤모글로빈에 있다. 정상 식이에는 1일 5–20mg의 철분을 포함해야 하며, 철분이 풍부한 음식으로는 간, 살코기, 달걀노른자, 말린 콩, 녹색 채소(예, 시금치), 과일이 있다. 음식과 제산제는 철분 흡수를 늦추고, 비타민 C는 흡수를 빠르게 한다.

임신기간에는 더 많은 양의 철분을 필요로 하지만 임신 제1삼분기에서 과량의 철분은 기형유발영향으로 금기된다. 고용량의 철분은 임신 제2, 3삼분기 때 필요하다.

6개월–2세 사이의 영유아는 체중에 따라 1.5mg/kg의 철분이 필요하고, 성인은 헤모글로빈 재합성을 위해 매일 50mg의 철분이 필요하다. Ferrous sulfate 정제는 325mg인데, 65mg이 철 원소이므로 ferrous sulfate 정제 1알이면 일일 철분섭취량으로 충분하다. 원형약물차트 37-1은 철분에 관한 약리학적 자료를 기술한 것이다.

약동학 철분은 장에서 흡수되어 heme의 형태로 혈장으로 가거나 ferritin의 형태로 저장된다. 음식은 철분 흡수를 25-50% 감소시키지만, 위장장애를 피하기 위해 음식과 함께 철분을 섭취하는 것이 필요하다. 비타민 C를 >500mg 복용하면 철분 흡수를 약간 증가시키는 반면, tetracycline, quinolone계 항생제(ciprofloxacin, levoflaxicin 등), 제산제는 흡수를 감소시킬 수 있다.

약력학 철분 보충제은 주로 철결핍성 빈혈을 교정하거나 조절하기 위해 복용한다. 철결핍성 빈혈 양성 소견은 소구성(microcytic) 저색소성(hypochromic) 적혈구이다. 임상 증상 및 징후로는 피로감, 쇠약감, 가쁜 호흡, 창백함이 있으며, 심각한 빈혈의 경우 위장관출혈이 증가한다.

철분치료의 효력이 발생하기까지는 며칠이 걸리며, 최대 효력은 수 일-수주 동안 나타나지 않는다. 따라서 환자의 증상은 서서히 향상된다. 헤모글로빈과 적혈구용적률(hematocrit) 수치는 3-7일 사이에 상승한다.

철분독성은 아동중독의 심각한 원인이다. Ferrous sulfate 정제 10알(3g)을 한 번에 복용하면 12-48시간 이내에 치명적일 수 있다. 부모님들은 아동의 손이 닿는 곳에 사탕(예, M&M)처럼 보이는 철분 약물을 두지 않도록 주의해야 한다.

2. 구리

구리(*copper*)는 적혈구 및 결합조직의 형성에 필요하다. 구리는 많은 효소의 조효소로서 작용하며, 기능은 신경전달물질인 노르에피네프린과 도파민 생성이다. 과도한 혈중 구리 수치는 윌슨병과 연관되는데, 다량의 구리가 간, 뇌, 각막(brown 혹은 green Kayser-Fleischer ring), 신장에 침착되는 선천적 대사이상이다.

장기간 구리 결핍은 철분보충제로 교정할 수 없는 빈혈, 백혈구수 감소, 포도당불내성(glucose intolerance), 피부 및 모발색소 감소를 일으킨다. 나이가 어린 경우 정신지체(mental retardation)가 나타날 수 있다.

구리의 영양권장량은 1.5-3mg/day이다. 대부분의 성인은 약 1mg/day을 섭취한다. 구리가 풍부한 식품으로는 갑각류(게, 굴), 간, 견과류, 씨앗류(해바라기씨, 참깨), 콩과식물(legumes), 코코아가 있다.

원형약물차트 37-1

철

약물분류 항빈혈제로서의 미네랄 상품명: ferrous sulfate(Feosol, Fer-Iron), ferrous gluconate(Fergon, Fertinic), ferrous fumarate(Feostat, Fumerin) 임신범주: A	**투여경로** PO
금기 용혈성 빈혈, 혈철증(hemosiderosis), 소화성 궤양, 궤양성 대장염 주의: 기관지천식, 철과민증	**상호작용** 비타민 C와 같이 사용 시 효과 증가; tetracycline, 제산제, penicillamine의 효과 감소. 검사: bilirubin 증가; 칼슘 감소
약동학 흡수: PO: 10-30% 장 분포: 단백결합: UK 대사: 반감기 6h 배설: 소변, 대변, 땀	**약력학** PO: 개시: 4d 최고: 7-14d 작용: 3-4개월
치료효과/사용 철결핍빈혈의 예방 및 치료 작용기전: RBC 성장과 헤모글로빈을 통한 산소운반	
부작용 오심, 구토, 설사, 변비, 명치통증; 하제는 치아를 변색시킬 수도 있다.	**유해반응** 이미 존재하는 GI 상태 악화. 창백, 졸림. 생명위협: 철중독(대부분이 어린이) 및 심혈관 허탈, 대사성 산증 독성: 오심, 구토, 설사(tarry stool), 창백, 토혈, 창백, 청색증, 쇼크, 혼수

3. 아연

아연(*zinc*)은 많은 효소반응에 중요하고 정상 성장과 조직재생, 상처치유, 미각 및 후각에 필수적이다. 성인의 권장량은 12–19mg/day이다. 아연이 풍부한 음식으로는 소고기, 양고기, 달걀, 엽채류, 뿌리채소가 있다.

150mg 이상의 과량을 복용하면 구리결핍, 고밀도지단백(HDL) 콜레스테롤 감소, 면역력 약화를 유발할 수 있다. 아연은 tetracycline 흡수를 억제하므로, 아연과 항생제를 같이 처방받은 환자는 항생제 복용 최소 2시간 후에 아연을 복용해야 한다.

4. 셀레늄

셀레늄(*selenium*)은 산화적 손상으로부터 단백질 및 핵산을 보호하는 항산화효소의 조효소로 작용한다. 셀레늄은 비타민 E와 함께 작용하며, 항암효과가 있는 것으로 여겨지며, 200mcg 이하의 용량에서 폐암, 전립선암, 직장암의 위험을 감소시킨다. 200mcg 이상의 과용량은 쇠약감, 탈모, 피부염, 오심, 설사, 복통을 일으키고, 피부와 호흡에서 마늘냄새가 날 수 있다.

셀레늄의 권장량은 40–75mcg(여성은 저용량, 남성은 고용량)이다. 셀레늄이 풍부한 음식으로는 육류(특히 간), 해산물, 달걀, 유제품이 있다.

간호과정
환자–중심의 협력의 간호

항빈혈약, 미네랄: 철

사정
- 환자가 현재 사용하고 있는 약물–약초에 대한 약물을 확인한다.
- 빈혈 과거력이나 빈혈을 야기할 수 있는 건강상의 문제를 확인한다.
- 피로, 근육통, 창백, 가뿐 호흡, 빈맥 및 심부정맥과 같은 철결핍성 빈혈의 증상과 징후에 대해 사정한다.
- 치료 전 및 치료하는 동안에 환자의 RBC 수치, 헤모글로빈, hematocrit, 철분 수치 및 망상적혈구 수를 사정한다.

간호진단
- 철 함유 식품의 부족한 섭취와 관련된 영양 불균형
- 철 식품 공급원에 대한 지식 부족
- 음식 선택과 비타민/미네랄 보충제와 관련된 강화된 의사결정에 대한 준비

간호목표
- 환자는 철분이 많은 음식 이름을 최소 6가지를 말하고 철분이 풍부한 식품을 섭취한다.
- 철결핍성 빈혈환자 혹은 저헤모글로빈혈증 환자는 의료진이 추천하는 철분 대체요법을 따른다.

간호중재
- 충분한 철분을 얻기 위해서는 영양가 있는 음식을 섭취하도록 환자를 격려한다. 철분 보충제는 영양실조, 임신, 비정상적인 월경인 사람이 아니면 굳이 필요 없다.
- 빛이 차단된 용기에 약을 보관한다.
- 철분제제를 근육주사할 때는 피하조직이나 피부에 철분이 새어나와 피부를 자극하거나 염색이 되지 않도록 Z–트랙법으로 주사한다.

환자교육

일반
- 흡수가 잘 되도록, 최소 200mL 주스나 물과 함께 식사 사이에 정제나 캡슐을 복용하도록 권한다. 만약 위장자극이 야기되면 음식과 함께 복용하도록 설명한다.
- 정제 혹은 캡슐은 깨물지 않고 온전한 상태로 삼키도록 조언한다.
- 역류로 식도의 손상을 방지하기 위해 철분제제를 경구투여한 후 30분 동안 몸을 반드시 세운 채로 유지하도록 독려한다.
- 제산제, 우유, 아이스크림 혹은 유제품을 섭취한 후 1시간 이내에 철 정제를 복용하지 않도록 한다.
- 일부 약초(캐모마일, 페퍼민트 등)는 철분과 다른 미네랄의 흡수를 방해한다고 설명한다.
- 변비를 예방하고 경감하기 위해 환자에게 수분섭취, 활동량, 식사량을 늘리도록 독려한다. 서방형의 철분약물은 변비와 위장자극을 줄인다.
- 어린이의 손이 닿는 곳에 철분 약물은 두지 않도록 한다. 만약 어린이가 많은 양의 정제를 복용했다면 구토를 유도하고 즉시 중독센터에 연락한다.
- 철분 중독을 피하기 위해 처방된 약물만 복용하도록 환자를 격려한다. 많은 복합비타민 약물에 철분이 있음을 알린다.
- 빈혈 약물치료는 대체로 6개월 미만이라고 설명한다.

식이
- 저지방육류, 노른자, 건조된 콩, 녹색 채소 및 과일 등과 같은 철이 풍부한 음식을 섭취하도록 상담한다.

부작용

- 치아 에나멜의 변색을 방지하기 위해 액상 철분제는 섭취 시 빨대를 사용하도록 권장한다.
- 약복용으로 인해 대변색이 검은색 혹은 진한 녹색으로 된다고 미리 알린다.
- 오심, 구토, 설사, 창백, 토혈, 쇼크 및 혼수상태 등을 포함하는 독성의 증상과 징후를 알리고 이를 의료진에게 보고하도록 교육한다.

평가

- 환자는 철분이 풍부한 음식 이름을 6가지 이상 말하고 철분이 풍부한 식품을 섭취한다.
- 환자는 의료인이 추천한 철분 대체요법을 이행한다.

CHAPTER 38

수분 및 전해질 대체요법

학습목표

- 삼투압(osmolality)과 장력(tonicity)을 이해한다.
- 정맥투여 용액의 혈청 삼투압과 장력의 정상범위를 설명한다.
- 정맥수액을 구분하여 설명한다.
- 주요 전해질의 기능을 설명한다.
- 주요 세포내 전해질과 세포외 전해질의 차이를 설명한다.
- 칼륨, 나트륨, 칼슘, 마그네슘, 염소의 결핍과 과다의 주요 징후와 증상을 설명한다.
- 칼륨, 칼슘 및 마그네슘 과다를 교정하는 방법을 설명한다.
- 체액불균형 환자에게 간호과정을 적용한다.

수분과 전해질 균형은 항상성 유지에 필수적이다. 수분균형을 위해 섭취량과 배설량은 동등해야 하며, 신체는 균형을 위해 끊임없이 노력한다. 신장은 호흡기, 내분비, 위장관 및 외피계와 함께 수분과 전해질 균형을 조절한다.

체액 성분 중 가장 많은 물은 거의 모든 영양소와 전해질, 미네랄이 용해되는 보편적인 용매로 작용한다. 물은 중년 남성 체중의 약 60%, 신생아 체중의 80%, 노인 체중의 40%를 차지한다.

체액은 세포내액(ICF)과 세포외액(ECF) 구획에 있다. 세포내액 구획에서 물은 세포 안쪽에 있으며, 전체 신체 수분 중 약 2/3가 존재하고, 나머지 1/3의 수분은 세포외액 구획에 있는 세포 밖에 존재한다. ECF 구획은 혈장 내의 수분과 세포 사이 간질액으로 세분할 수 있다. 물은 균형과 항상성 유지를 위해 세포내 구획과 세포외 구획 사이에서 자유롭게 이동한다.

전해질(electrolyte)은 용액에서 이온(전하를 띤 입자)으로 분리되거나 해리되는 물질로, 세포내액과 세포외액에 풍부하다. 전해질은 신경전도, 막의 삼투성, 뼈의 성장 및 재형성을 비롯한 정상 생리학적 기능을 위해 필수적이며, 수분균형과 밀접하게 연관된다. 게다가, 대부분의 전해질은 산-염기평형을 위해 수소이온과 상호작용한다. 항상성 유지를 위해 전해질 균형은 좁은 범위 내에서 유지된다. 많은 질병과 신체 시스템의 변화는 전해질 불균형을 일으키므로, 심각한 후유증이 발생하기 전에 신속하게 교정되어야 한다.

체액의 주요 전해질은 나트륨, 칼륨, 칼슘, 마그네슘, 염소, 인, 황산염, 수소, 중탄산이온과 많은 단백질이다. 세포내액과 세포외액의 전해질농도는 다르다.

1 항상성

항상성(*homeostasis*)과 수분-전해질 균형을 고려할 때 두 가지 원리가 있는데, 첫 번째 원리는 음이온과 양이온이 각 구획 내에서 균형을 이루고 전기적으로 중성을 유지해야 한다는 것이다. 각 구획 내 수분의 양은 일정하게 유지된다. 구획은 수분균형을 유지하기 위해 지속적으로 일하고 중성을 유지하기 위해 이온을 교체 및 교환한다. 두 번째 원리는 체액구획이 삼투 평형상태로 유지된다는 것이다(일시적인 변화는 제외).

구획 간 및 구획 내 수분과 물질이동은 삼투, 확산, 막수송, 정수압, 막투과성, 교질삼투압(혈장단백질)과 물질(이온)의 크기에 따라 조절된다. 용액 내 용질의 수는 **오스몰(osmole)**이라고 하는 측정단위로 표현되며, 특히 **삼투성 용액(osmotic solution)**을 언급할 때 유용하다.

1. 삼투압

삼투압은 혈청에 용해되는 나트륨, 요소(혈액요소질소,

BUN), 포도당 입자의 수를 의미한다. 또한, 소변 kg당 용질의 농도의 측정값이다. 정상 혈청삼투압 범위는 280-300mOsm/kg이다. 입자의 수가 증가함에 따라 용액의 농도도 증가한다. 입자의 농도변화는 물의 이동과 화학작용에 영향을 미친다. 나트륨은 세포외액의 주요 전해질이며, 구획 내 수분을 유지한다.

다음 세 가지 용액농도는 체액의 삼투압에 기초한다.

1. **Iso-osmolar** 용액은 입자(예, 나트륨, 포도당)와 물의 중량 비율이 동일하다.
2. **Hypo-osmolar** 용액은 물보다 적은 입자를 함유한다.
3. **Hyper-osmolar** 용액은 물보다 많은 입자를 함유한다. 혈장/혈청삼투압(순환 체액의 농도)은 혈청 나트륨 농도를 알거나 나트륨, 포도당, BUN 수치를 알면 계산할 수 있다.

체액의 저삼투압은 과도한 물섭취나 과도한 물을 배설할 수 없어 생긴 체액과잉(부종)으로 인한 결과일 수 있다. 체액의 고삼투압은 심한 설사, 소금이나 용질(단백질) 섭취의 증가, 부적절한 수분 섭취, 당뇨, 케톤산증 또는 발한으로 생길 수 있다.

2. 삼투압과 장력

삼투압(*osmolality*)과 **장력**(*tonicity*)은 서로 혼용하기도 하지만 조금 차이가 있다. 삼투압은 용액에서 입자의 농도를 의미하며, 체액과 관련하여 사용한다. 장력(tonicity)은 체액의 삼투압과 비교하여 IV 용액의 상대적인 농도를 설명하는 데 사용되는 일반적인 단어이다.

2 체액교정

1. 일반적 고려

체액균형을 평가할 때는 모든 수분섭취와 손실경로를 고려해야 한다. 수분요구량을 설정하기 위해서 사용하는 일반적인 가이드라인이 있다. 건강한 성인의 권장 수분섭취량은 남성 3.7L, 여성 2.7L 또는 약 30-40mL/kg/d이다. 환자는 매일 다양한 경로로 물을 소실한다. 호흡을 통해 약 350mL, 피부의 발한과 증발을 통해 450mL, 소변 1400mL, 대변을 통해 200mL를 소실한다. 의식하지 못하는 손실(폐, 피부, 대변을 통한 수분소실)은 측정불가능하다. 성인의 최소 소변량은 0.5-1mL/kg/h이며, 70kg 환자의 경우 35-70mL/h이다.

일일 체액요구량은 환자의 나이와 의학적 문제에 따라 다르다. 금식(NPO) 환자가 필요한 체액유지량은 다음과 같이 계산할 수 있다. 전체 체중의 첫 10kg은 4mL/kg/h, 다음 10kg은 2mL/kg/h, 나머지 체중은 1mL/kg/h으로 계산한다. 이 공식을 이용하면 70kg 환자는 110mL/h 또는 2460mL/d의 정맥주사 용액(IVF)가 필요하다.

IVF는 환자의 체액 및 전해질균형, 수분요구량에 기초하여 처방한다. 정맥주사 요법의 목적, 환자의 수분, 전해질, 단백질 요구량, 환자의 체중, 칼로리요구량, 체표면적이 그 외의 중요한 고려사항이다. 질병과 수술은 체액손실량을 증가시키고 체액 및 전해질요구량에 영향을 미친다. 체액 및 전해질불균형을 가진 환자에서 체액 및 전해질요법에 대한 환자의 반응을 지속적으로 평가하고 모니터링하는 것이 중요하다.

2. 정맥주입 용액

세포 외 구간의 **체액량 부족**(*fluid volume deficit*, FVD)으로 인해 간질 및 혈관공간으로부터 체액이 손실된다. 체액 손실을 교정하기 위해 다른 종류와 농도의 IVF를 사용할 수 있다.

3. 정맥주입 용액의 형태

체액교정에 사용되는 IV 용액에는 결정질(crystalloid, 전해질 유무 상관없이), 콜로이드(colloid), 혈액 및 혈액산물(blood and blood product)이 있다.

1) 결정질

결정질(crystalloid)용액은 체액과 전해질을 포함하고 있으며, 모세혈관벽을 자유롭게 이동할 수 있다. 단백질은 포함하고 있지 않으며, 이는 수분이 혈관 내 공간에서 빠져나가는 것을 막는 교질삼투압 유지에 필수적이다. 결정질은 탈수와 전해질 불균형에 이용되며, 단기 유지용액으로 사용된다. 결정질은 콜로이드에 비해 조기에 혈장을 확장시키지만 작용지속시간은 짧다.

결정질 IVF는 혈청삼투압과 비교했을 때 총삼투압에 의해 등장액, 저장액, 고장액으로 분류된다(표 38−1).

- **등장액(isotonic)**은 세포외액(ECF) 또는 혈장과 거의 같은 삼투압을 가진다. 구획 간의 체액 변화를 크게 일으키지 않고 혈관 내 순환하는 (혈장) 체액량을 증가시킬 수 있다. 이들은 주로 수분공급과 세포외액량을 증가시키기 위해 사용된다.
- **저장액(hypotonic)**는 세포외액보다 삼투압이 작아서 물을 혈장으로부터 세포 내 구획인 조직과 세포로 이동시킨다. 저장액의 과도한 투여는 용혈이나 혈압 감소, IVF 부피의 감소를 유발할 수 있다.
- **고장액(hypertonic)**은 세포외액보다 삼투압이 더 크고 혈청보다 용질 농도가 높아 세포와 조직으로부터 물을 끌어당겨 혈장량을 증가시킨다. 고장액을 투여하는 환자는 순환과잉징후를 주의 깊게 모니터해야 한다(ECF량 증가 때문에).

포도당용액(*dextrose solution*)은 수분과 칼로리를 공급하고 혈당수치를 올린다. 포도당용액은 IVF와 약물 간의 호환성이 확인된 후에 IV 약물을 희석하는 데 사용된다. 포도당은 또한 몇 가지 약물의 안정성에 영향을 미칠 수 있으므로, 혼합에 의문이 있으면 반드시 약사와 상의해야 한다. IV 용액에 포도당을 첨가하는 것은 주입된 후 용액의 장력에 영향을 미친다. 5% 포도당용액은 생리식염수나 lactated Ringer's solution에 첨가될 때 고장성이지만, 포도당이 이산화탄소와 물로 신속하게 분해되기 때문에 남은 용액은 등장성이다.

Infusion Nursing Society's Practice Guidelines은 10% 이

표 38−1 정맥용액의 장력

용액의 장력과 삼투압(mOsm/kg)	IVF의 예 및 대략적* 삼투압(mOsm/L)	일반적 적응증 및 사용 시 주의사항
등장성(280–300)	Lactated Ringer's solution(275) Ringer's solution(275) 생리식염수(308) 5% Dextrose water(250) (저장성 및 등장성으로 분류된다. 초기에 등장액이고, 이후 저장액으로 대사된다) Plasma–Lyte(294)	Lactated Ringer's solution은 전해질 공급(balanced electrolyte solution). 신부전증, 알칼리증 환자에게 주의깊게 사용. 간에서 Lactated Ringer's solution이 bicarbonate로 전환됨. **수분공급(Hydration)** 탈수와 나트륨소실 교정. 위장관소실 보충. 혈압이 낮을 때 흔히 사용 Dextrose는 약간의 칼로리 공급 심장질환 혹은 신장질환이 있는 환자에게 주의를 해서 사용: 체액과부하 위험. 알려진 혹은 의심되는 뇌압상승환자에게는 등장액투여 금지
저장성(<280)	0.45% 정상 식염수(154) 0.33% NaCl(103) 2.5% Dextrose water(126)	세포액 보충; 세포 내 탈수 치료(당뇨병성 케톤산증, 고삼투성 고혈당증 상태). 체내 노폐물을 배설할 수 있도록 수분 공급. Dextrose는 약간의 칼로리 제공. 알려진 혹은 의심되는 뇌압상승, 간질환, 쇼크, 외상 혹은 화상 환자(혈관 내 부피 감소)에게 등장액 투여 금지. FVD의 증상을 모니터링. 혈관 부피의 감소로 인한 나빠지는 저체액량 모니터링.
고장성(>300)	3% Sodium chloride(513) 5% Dextrose 및 0.45% 식염수(408) 5% Dextrose 및 생리식염수(560) 5% Dextrose in Lactated Ringer's(525) 10% Dextrose water(505) 50% Dextrose water(2526)	혈청 삼투질농도 증가. 심한 저나트륨혈증 교정. 뇌부종 환자의 뇌압 감소. Dextrose는 약간의 칼로리 공급. 체액 과부하와 폐부종을 야기할 수 있으므로 주의해서 사용. 주입조절기구를 사용하여 천천히 주의해서 투여. 중환자실과 지속적인 모니터링이 가능한 곳에서만 사용. 지속적으로 모니터링한다. FVE의 증상과 전해질 모니터링. 장시간 사용을 피한다. 심장 혹은 신장질환자, 탈수 환자, 당뇨병성 케톤산증 환자 금기. 고농도의 dextrose(>10%)는 중심정맥혈관을 통해서 투여. 완전 비경구영양법으로 아미노산 용액에 첨가.

*정확한 삼투압은 개별 IVF 백에 있는 제조사 라벨을 참고한다.

상의 포도당용액은 중심정맥(central vein)을 통해 투여할 것을 권고한다. 50% 포도당용액은 저혈당 교정을 위해 소량을 말초혈액으로 투여할 수 있다. 포도당은 용액의 pH(3.4–4) 때문에 정맥에 자극을 줄 수 있다. 고장액을 희석하지 않고 말초로 주입한다면 정맥염증, 손상, 혈전증의 위험이 있다. 고장액의 장기간 사용은 전해질 고갈, 혈관 내 부피 증가, 체액과부하, 수분중독 및 폐부종을 야기할 수 있다. 포도당용액의 급속한 주입은 고혈당을 유발할 수 있으며, 이는 삼투성 이뇨와 체액 및 전해질불균형으로 이어질 수 있다. 고장성 정맥용액은 합병증을 지속적으로 모니터링할 수 있는 중환자실에서 투여해야 한다.

나트륨 용액은 다양한 농도와 장력으로 투여가 가능하다. 등장성 용액은 주로 ECF를 확장하기 위한 수분공급과 수혈 중에 사용한다. 등장성 나트륨 용액의 빠른 주입은 고나트륨혈증, 체액량 과다(fluid volume excess, FVE), 전해질 고갈을 유발할 수 있다. 생리식염수는 칼로리를 공급하지 않기 때문에 장기간 사용을 피해야 한다. 저장성 용액은 수분공급과 고삼투성 당뇨 치료에 사용한다. 고장성 용액은 심각한 저나트륨혈증이나 저염소혈증에 사용되며, 과도한 교정을 막기 위해 전해질 수치를 주의 깊게 모니터링하는 것이 중요하다.

2) 콜로이드

콜로이드(교질, colloid)는 너무 커서 모세혈관막을 쉽게 통과하지 못해 혈액 속에 오랫동안 남아 있는 단백질, 녹말 등 큰 분자들이다. 교질삼투압을 증가시켜 체액을 간질공간에서 혈장 내로 당기고 혈장의 부피를 증가시킨다. 이런 용액을 **혈장증량제**라고 하며 특히 화상, 출혈, 수술에 의한 저혈량성 쇼크의 치료에 중요하다. 콜로이드의 구성은 단백질, 탄수화물, 지질을 포함한다. 콜로이드는 일반

표 38–2 일반적인 콜로이드 용액

용액	적응증	간호적용	유해효과 및 금기사항
고분자량 dextran(6% dextran 70 및 75)(합성 콜로이드)	출혈, 화상, 외상에 의한 쇼크 치료. 투여 후 1시간에 최대 부피 증가 효과 정상 신장기능 시, 24시간 내에 증가된 체액 배설됨	18–g 혹은 큰 바늘로 투여 Dextran 용액은 혈액 대용이 아니고, 산소운반기능이 없다. 교차적합검사(cross–matching) 혹은 수혈이 불가능할때 응급으로 사용 가능. 혈액형 및 교차적합검사 검사결과에 영향을 줌. 투여 전에 혈액 샘플을 뽑는 것은 필수. 체액 증가는 hemoglobin과 hematocrit를 희석시킴. 순환기 과부하를 야기하는 체액량 상태 사정. FVE의 증상과 징후 모니터링	현명, 두드러기, 가슴답답함, 오심 및 구토 아나필락시스 반응은 드물다. 그러나 치명적일 가능성은 있음 신장질환, 심부전 및 출혈질환을 가진 경우 금기임
낮은 분자량 dextran 40(6%)(합성 콜로이드)	수술 중의 정맥 및 폐의 색전증의 예방 조기 체액 보충 및 저혈량성 쇼크 치료	고분자량 dextran과 동일.	고분자량 dextran과 동일.
Hydroxyethyl starch(Hetastarch) 6%(알부민과 유사한 합성 중합체)	조기 체액 보충 및 저혈량성 쇼크, 화상 치료 투여 완료 직후 최대 체액량 증가; 24–36시간 동안의 작용. 알부민보다 지속시간이 더 김	0.9%생리식염수와 6%Hetastarch 는 등장액(310 mOsm/L) 7.2% NaCl의 6%Hetastarch는 고장액. 혈액형 및 교차적합검사을 방해하지 않도록 함. 순환계의 과부하를 야기할 수 있는 체액량 상태 사정	심한 아나필락시스 반응은 혈소판기능을 방해하여 출혈시간을 연장시킴 출혈질환과 신장, 심장 및 간질환 환자에게 금기임
Albumin(5% 및 25%) 사람 혈액으로부터 준비됨; 혈액제품으로 간주	혈장량과 조직액 균형 조절. 5% 용액은 등장액. 저혈량증 치료에 사용 25% 용액은 고장액. 일반적으로 수액과 나트륨 제한 환자에게 사용	순환계 과부하를 야기할 수 있는 체액량 상태 사정.	심부전 혹은 심한 빈혈 환자에게 금기. 저혈압과 홍조를 포함하는 유해반응의 위험으로 인해 albumin 투여 최소 24시간 전에 ACEI를 중단.

적으로 입자가 모두 한 크기인 알부민을 제외하고는 크고 작은 입자들을 갖는다. 흔히 사용하는 콜로이드는 표 38-2에 나와 있다.

3) 혈액 및 혈액산물

혈액 및 혈액산물은 전혈과 원심분리를 통해 얻을 수 있는 물질들을 포함한다. 혈액산물은 적혈구농축액(packed RBSCs, PRBCs), 혈장, 혈소판, 동결침전약물(crypoprecipitate)을 포함한다. 혈장은 혈장증량제, 응고인자농축액 및 면역 글로불린으로 추가 처리될 수 있다. PRBC 1단위는 대부분의 혈장과 혈소판은 제거되고 농축된 적혈구가 포함되어 있으며, 부피는 대략 350mL/unit이다. 전혈의 대략적인 부피는 500mL/unit이다. 전혈에 비해 PRBCs 주입의 이점은 주입된 농축세포가 적은 부피로 산소운반용량을 증가시키고 혈액의 다른 성분은 다른 치료로 처리될 수 있다는 것이다. 전혈 1단위는 헤모글로빈을 대략 0.5-1g/dL 상승시키며, 적혈구 농축액 1단위는 적혈구용적(hematocrit)을 3 증가시킨다.

간호과정

환자-중심의 협력의 간호

체액불균형

사정

- FVD 및 FVE 위험이 있는 환자를 파악한다. FVD의 유발요인에는 장시간의 부적절한 수분섭취, 수분섭취가 어려운 상황, 출혈 혹은 외상으로 인한 과다한 소실, GI 소실 등이 있다. FVE의 유발요인에는 심부전, 간질환, 신부전, 과도한 나트륨 섭취, 과다 혹은 빠른 IVF 주입 등이 있다.
- FVD 및 FVE 유발요인을 확인하기 위해 환자의 과거력을 사정한다.
- 활력징후와 일반적인 기본 수치를 사정한다.
- 환자의 검사 결과를 사정한다. 혈장 혹은 혈청 삼투압은 수화상태에 대한 기본 지표이다.
- 몸무게와 신장기능에 근거한 환자의 적정 소변배설량을 확인한다.
- 소변비중(specific gravity, SG)을 확인한다. 정상범위는 1.005-1.030이다.
- 하루동안 처방된 IVF(예, 주입량, 시간당 속도, 용액의 장력 및 전해질 성분)를 확인한다.
- 환자의 평상시 체중을 사정한다.

간호진단

- 체액 소실 그리고/또는 불충분한 수분섭취, 조절기전 장애와 관련된 체액 부족
- 변화된 조절기전, 과도한 수액 또는 나트륨 섭취와 관련된 체액 과다

간호목표

- 환자는 24시간 이상 균형잡힌 섭취량과 배설량을 유지한다.
- 환자는 수화상태를 유지한다
- 환자는 순환계 과부하의 증상이 없다.
- 환자와 가족은 FVD와 FVE와 관련된 요인과 교육내용을 이해했다고 말로 표현한다.

간호중재

일반

- 활력징후를 모니터링하고 기록한다. 중요한 변화를 의료진에 보고한다.
- 매 1-4시간마다 섭취량과 배설량을 측정하고 기록한다.
- 환자가 투여받는 수액 종류를 모니터링한다. 매일 한 종류만의 IVF만을 처방받는다면 체액불균형을 야기할 수 있으므로 보고한다.
- 정맥내장치를 삽입할 때 철저하게 무균술을 사용한다.
- 적어도 매시간마다 정맥내주입을 모니터링한다.
- 같은 시간에 같은 체중계로 동일한 무게의 옷을 입은 상태에서 매일 환자의 몸무게를 측정한다. 1kg의 증가는 체액 1L와 동일하다.

FVD

- 처방된 등장성 IVF를 투여한다.
- 매시간마다 정확하게 섭취량과 배설량을 모니터링한다. 가능하다면 자주 구강섭취를 하도록 격려한다.
- 과도한 목마름(약한 탈수)을 포함한 탈수의 결과인 FVD의 증상과 징후를 모니터링한다. 현저한 목마름, 점막건조, 나쁜 피부탄력, 소변량 감소, 빈맥, 의식상태의 변화 및 약간의 수축기 혈압의 감소는 현저한 탈수의 지표이다.
- 체온상승, 약한 맥박, 빈맥, 저혈압 및 빈호흡를 포함하는 FVD의 활력징후를 모니터링한다. FVD의 다른 증상과 징후에는 평평해진 목정맥, 체중감소, 감소된 피부탄력, 점막 건조, 핍뇨, 농축뇨, 모세혈관재충전의 감소, 창백, 냉감, 피부건조 및 근육허약 등이 있다.
- 매일 FVD와 연관이 있는 검사결과를 모니터링한다. hemoglobin과 hematocrit 상승, 요비중 1.030 이상, 나트륨, BUN, 혈청삼투압 증가. 증가된 BUN을 평가할 때 혈청 creatinine 농도를 확인하는 것은 중요하다.

FVE

- 빈맥, 반동 맥박, 빈호흡, 혈압 상승 및 증가된 맥압을 포함하는 FVE를 나타내는 활력징후를 모니터링하고 기록한다. FVE의 다른 징후와 증상에는 의식상태 변화, 전신부종, 지속적이고 자극성인 기침, 호흡곤란, 기좌호흡(orthopnea), 폐울혈, 줄어든 심음, 피로, 체중증가, 상승된 중심정맥압, 경정맥 팽창 및 소변량 증가 등이 있다.
- BUN, 헤모글로빈, hematocrit, 나트륨, 혈청삼투압, 소변비중 <1.010, creatinine과 알부민 농도 등 FVE와 연관이 있는 검사결과를 매일 모니터링한다.
- 처방된 이뇨제를 투여하고, 수분과 나트륨 제한을 시행한다.

환자교육

- 목마름은 경미한 ECF 부족을 의미한다고 환자에게 설명한다. 경구섭취가 체액보충에 가장 좋은 방법이다. 노인은 목마름을 잘 못 느끼므로 간호사는 노인에게 스케줄에 따라 자주 수액을 공급한다.
- 환자에게 빈번한 구토와 설사는 보고하도록 한다. 수일 혹은 그 이상 지속되는 구토와 설사는 심한 체액과 전해질불균형을 초래한다.
- 환자가 자신의 수분요구에 근거하여 24시간 섭취계획을 세우도록 한다. 수분섭취와 배설을 모니터하도록 환자를 격려한다. 소변 패턴 변화, 피로, 가쁜 호흡, 체중증가(>2 lb/wk 혹은 >5 lb/wk) 혹은 감소, 말초부종 혹은 신발이나 반지가 꽉끼임 등을 포함한 비정상적 소견을 의료진에 보고하도록 교육한다. 환자가 매일 적절한 수분섭취를 하도록 교육한다.

평가

- 균형잡힌 섭취량과 배설량을 유지한다.
- 환자는 탄력있는 피부, 정상 요비중, 의식상태 변화가 없으며 적절한 수화상태를 유지한다.
- 환자와 가족은 치료계획과 기대되는 결과에 대해 말로 표현한다..

3 전해질

1. 칼륨

칼륨(*potassium*, K^+)은 세포 내에 있는 양이온 중 가장 많은 부분을 차지하며, 신경근운동(neuromuscular activity)과 세포대사에 필수적이다. 칼륨은 신경자극의 전도와 전달 및 골격근, 심근, 평활근수축에 필수적이며, 간에서 글리코겐의 저장을 촉진하고, 세포 내 삼투압을 조절하며, 산-염기균형을 유지하는데 중요한 역할을 한다.

칼륨은 세포 내외를 potassium-sodium 펌프를 통해 이동한다. 산-염기 균형은 칼륨 수치에 영향을 미치는데, 산성 상태에서는 칼륨을 세포 밖으로 끌어내고, 알칼리성 상태에서는 칼륨을 다시 세포 내로 넣는 경향이 있다. 칼륨균형을 유지하기 위해 정상 신장기능이 필요하다. 칼륨 배설은 신장에서 알도스테론의 작용에 의해 영향을 받는다. 나트륨 하나가 재흡수되면 칼륨 하나가 신세뇨관에서 분비된다. 혈청 칼륨 농도는 좁은 범위 안에서 유지되어야 한다.

칼륨은 체내에 저장이 거의 되지 않기 때문에 매일 식이를 통한 섭취가 필요하다. 칼륨이 풍부한 음식으로는 참치, 망고, 아보카도, 토마토, 오이, 시금치, 바나나와 같은 채소와 과일이 있다.

1) 저칼륨혈증

저칼륨혈증(hypokalemia)은 혈청 칼륨 수치가 <3.5mEq/L일 때 발생한다. 저칼륨혈증은 섭취부족보다는 과다손실로 인해 발생한다. 세포가 외상, 부상, 수술 또는 충격으로 손상될 때마다 칼륨은 세포에서 혈관으로 누출되어 신장에 의해 배출된다. 칼륨의 세포소실로 칼륨은 혈장에서 세포로 이동하여 세포의 칼륨균형을 회복시킨다. 그 결과, 저칼륨혈증이 발생한다. 주요 칼륨소실은 구토, 설사 또는 이뇨제 사용이 원인이다. 그 외의 원인으로는 화상, 완전비경구영양(Total parenteral nutrition, TPN), 알칼리증, 장기간 완하제 사용, 과도한 감초(licorice) 섭취, corticosteroid 사용, aldosterone 상승, 마그네슘 감소가 있다.

저칼륨혈증은 <3.0mEq/L까지 증상이 없을 수 있어, 심장마비와 사망으로 이어질 수 있는 심각한 저칼륨혈증을 막기 위해서는 조기 징후와 증상을 알아차리는 것이 중요하다. 조기 임상적 특징으로는 피로, 근육약화, 식욕부진, 오심, 구토가 있다. 근육약화는 칼륨 수치가 <2.5mEq/L까지 발생하지 않는다. 약화는 일반적으로 하지부터 시작하여 머리와 체부로 이어지며 마비로 이어질 수 있다. 호흡근 침범은 호흡정지를 유발할 수 있다. 사두근 허약은 가장 조기의 징후일 수 있다. 심각한 징후와 증상으로는 감각이상, 하지경련, 장운동저하, 장폐색, 착란(confusion), 횡문근융해증, 미오글로빈뇨, 심방 및 심실부정맥, 심정지가 있다. 심전도변화는 T파가 평평하게 되거나 반전되고, ST 분절의 하강이 나타난다. 칼륨손실이뇨제 및 cortisone

약물과 같은 특정 약물은 칼륨손실을 촉진하므로 이 약을 복용하는 환자는 칼륨이 풍부한 음식이나 보충제를 통해 칼륨섭취를 늘려야 한다.

2) 고칼륨혈증

고칼륨혈증(hyperkalemia)은 혈청칼륨 수치가 >5.3mEq/L로, 칼륨이 많이 들어 있는 음식이나 보충제를 과도하게 섭취할 때, 특히 환자가 칼륨보존이뇨제를 복용 중일 때 발생할 수 있다. 고칼륨혈증은 주로 심장이나 신경근 증상이 나타나는데, 징후와 증상으로는 초기에는 빈맥이 서맥으로 이어지는 ECG 변화를 포함한 심장부정맥과 얼굴, 혀, 손발의 감각이상 및 오심, 설사, 복부경련과 같은 위장관항진이 있다. 대사성 산증 역시 나타날 수 있다.

관리목표는 과잉의 원인을 제거하고, 칼륨을 세포 내로 이동시키고, 칼륨배설을 증가시키고, 칼륨섭취를 줄이며 추가 발생을 예방하는 것이다. 경미한 고칼륨혈증의 경우에는 일반적으로 칼륨이 풍부한 음식섭취를 제한한다.

2. 나트륨

나트륨(*sodium*)은 세포외액의 주요 양이온이다. 정상 혈청 또는 혈장 나트륨 수치는 135–145mEq/L이다. 나트륨 수치가 <135mEq/L인 경우 **저나트륨혈증(hyponatremia)**이라고 하며, >145mEq/L인 경우 **고나트륨혈증(hyponatremia)**이라고 한다. 나트륨 부족이나 과잉과 관련된 가장 심각한 문제는 대뇌 탈수, 경련, 혼수이다.

나트륨이 풍부한 음식에는 베이컨, 런천미트, 디카페인 커피, 햄, 토마토주스, 피클, 소다크래커가 있다.

나트륨은 대부분의 체액에 있으며, 체액량 균형에 중요한 역할을 하고, 혈장삼투압의 주요 결정요인이다. 나트륨은 염소(Cl^-) 또는 중탄산이온(HCO_3^-)과 쉽게 결합하여 산–염기균형을 촉진시킨다. 나트륨은 신경자극의 전달과 전도를 촉진시키며, sodium/potassium 펌프의 일부이다. 탈분극 동안 세포 내로 나트륨의 급속한 유입이 나타나며, 칼륨은 수분균형과 신경근운동을 위해 세포 밖으로 이동한다. 나트륨이 세포 내로 이동하면 탈분극이 발생한다. 재분극은 세포막이 주로 칼륨에 투과성이 있고, 칼륨이 확산

원형약물차트 38-1

Potassium

약물분류 전해질 상품명: Kaochlor, Kaon Cl, Kay Ciel, Micro K, K Dur 임신범주: A	**투여경로** PO IV
금기 신기능저하 혹은 부전증, Addison 병, 고칼륨혈증, 심한 탈수, 산증, 칼륨보존이뇨제	**상호작용** 약물: 혈청칼륨농도 증가: ACEIs, 칼륨보존이뇨제, NSAIDs, 베타–아드레날린성차단제, heparin 혈청칼륨농도 감소. Thiazide 및 고리이뇨제, amphotericin B, 제산제, insulin, fuluconazole, theophylline 및 하제 주의: 심장 혹은 신장질환, 화상 음식: 과다한 감초 섭취는 저칼륨혈증과 나트륨 저류초래. 염 대체제는 칼륨을 함유.
약동학 흡수: PO: 신속히 흡수됨, 95%가 체액으로 분포: PB: UK 대사: 반감기 UK 배출: 80–90% 소변으로; 10% 대변으로	**약력학** PO: 개시: 30min 최고: 1–2h 작용: UK IV: 개시: 신속 최고: 1–1.5h 작용: UK
치료효과/사용 칼륨부족 교정; 심장과 근육 활성 강화. 위험상황의 환자에게서 저칼륨혈증을 예방; 저칼륨알칼리증 치료. 작용기전: 신경흥분을 전달 및 전도함; 골격근, 평활근 및 심장근육을 수축함.	
부작용 오심, 구토, 설사, 복통, 홍분, 발진(드묾); IV 투여로 인한 정맥염	**유해반응** 고칼륨혈증(신장기능저하가 있는 고령 환자); 핍뇨, ECG 변화(높아진 T파, 넓어진 QRS complex, PR 간격 증가), GI 궤양 생명위협: 심장부정맥, 호흡곤란, 심실세동, 심장지

경사(diffusion gradient)로 인해 세포 밖으로 이동하는 경우에 발생한다.

1) 저나트륨혈증

저나트륨혈증은 나트륨 결핍, 섭취부족 또는 수분획득에 의해 발생한다. 나트륨 결핍은 구토, 설사, 비위관흡인, 화상, 상처배액, 외상, 신부전, 심부전, 부적절한 항이뇨호르몬분비증후군, 고장액 또는 나트륨이 포함되지 않은 IVF의 과도한 사용, 수술, thiazide 이뇨제에 의해 초래된다. 증상은 발생과 결핍 정도에 따라 다르다. 세포 내로 수분이동으로 인한 징후와 증상은 주로 신경근과 위장관에서 나타나는데, 근력약화, 심부건반사 감소, 두통, 무기력, 혼돈(confusion), 경련, 혼수(coma), 복부경련, 오심 및 구토, 빈맥 및 저혈압, 창백함, 점막건조이다. 세포외액 감소(저혈량증)와 관련된 저나트륨혈증 증상으로는 빈맥, 약하고 희미한 맥박, 기립성 저혈압으로 진행되는 혈압감소이다. 세포외액 증가(고혈량증)로 인해 발생한 저나트륨혈증 징후와 증상은 목정맥 확장, 체중 증가, 부종, 혈압 증가이다.

경구 나트륨 대체제는 환자가 할 수 있거나 부족이 경미한 경우 선호된다. 혈청나트륨이 125-135mEq/L인 경우 IV 생리식염수가 혈액의 나트륨을 상승시킬 수 있다. 혈청나트륨이 <120mEq/L인 경우 고장액인 3% 또는 5% 식염수용액이 필요하다.

2) 고나트륨혈증

고나트륨혈증(*hypernatremia*)은 나트륨 과잉, 저류 또는 수분손실로 인해 발생가능하다. 원인으로 과도한 경구 나트륨 섭취, 물섭취 부족, 고장성 경관식이, 고장성 IVF, 고알도스테론증, 쿠싱증후군, 코르티코스테로이드 사용, 급성 신손상 등이 있다. 다른 원인으로는 구토, 설사, 화상, 요붕증, 미네랄로코르티코이드 과다가 있다.

고나트륨혈증의 징후와 증상은 건조하고 끈적끈적한 점막, 붉게 달아오른 건조한 피부, 불안, 체온 상승, 거칠고 마른 부종성의 혀, 오심 및 구토, 신경성 식욕부진증(anorexia), 빈맥, 고혈압, 근육경련, 반사항진(hyperreflexia), 경련, 혼수가 있다.

고나트륨혈증의 관리는 원인과 부족의 심각도에 따라 다르므로 원인의 교정과 함께 나트륨 수치를 자주 모니터링한다. 혈청나트륨이 >145mEq/L으로 상승할 경우 나트륨을 제한하고, 치료에는 IVF와 이뇨제 투여가 포함된다.

3. 칼슘

칼슘(*calcium*)은 세포내액과 세포외액에 거의 동일한 비율로 있다. 혈청 칼슘 수치는 4.5-5.5mEq/L 또는 8.5-10.5mg/dL이다. 칼슘부족(<4.5mEq/L)을 **저칼슘혈증**, 칼슘과다(>5.5mEq/L)를 **고칼슘혈증**이라고 한다. 체내 칼슘의 90% 이상이 뼈와 치아에 존재하고, 나머지는 혈액에 있으며, 혈액에 있는 칼슘의 50%는 단백질, 주로 알부민과 결합하고 있다. 나머지 50%는 이온화된 칼슘(iCa)으로 혈관에서 빠져나와 세포기능을 활성화한다. 혈청 수치는 이온화된 칼슘과 단백결합 칼슘 둘 다 측정한다.

정상 혈청 iCa 범위는 2.2-2.5mEq/L 또는 4.25-5.25mg/dL이다. 칼슘 수치는 산-염기균형과 혈장 알부민 수치의 영향을 받아, 산성일 경우 혈청단백질에서 분리되어 혈청 iCa 수치가 상승한다. 알칼리증인 경우 칼슘은 단백질에 결합하여 iCa가 감소한다. 혈청 알부민이 감소하면 혈청칼슘이 감소하더라도 유리순환칼슘(free circulating calcium)의 농도는 증가한다.

칼슘은 정상 신경과 근육의 수축을 촉진하고 심장의 흥분성에 중요한 역할을 한다. 또한, 칼슘은 정상 세포투과성을 유지하고 프로트롬빈을 트롬빈으로 변화시킴으로써 혈액응고를 촉진하고, 뼈와 치아형성에 필요하다. 칼슘 수치는 부갑상선호르몬과 칼시토닌에 의해 조절된다. 칼슘의 기능은 마그네슘 및 인과 밀접한 연관이 있으며, 칼슘과 인은 반비례 관계이다.

1) 저칼슘혈증

부적절한 칼슘섭취는 칼슘을 뼈에서 유리되어 정상 혈청 칼슘 농도를 유지하도록 한다. 뼈의 칼슘소실 때문에, 칼슘부족이 지속될 경우 병적 골절(pathologic bone fracture)이 나타날 수 있다. 고인산혈증, 급성 췌장염, 광범위한 뼈전이, 부갑상선기능저하증, 알칼리증, 설사, 알코올중독, 영양실조, 고리이뇨제 사용, 비타민 D 결핍, 수혈과다가 저칼슘혈증의 흔한 원인이다.

저칼슘혈증의 징후와 증상은 신경전달와 심장 및 근육기능에서의 칼슘의 역할과 관련있다. 신경학적 신경근 증상은 불안, 과민반응, 테타니, 경련(twitching), 심부건반사 항진, 손발연축, 연축수축(spasmodic contraction), 후두 경련, 경련 등이 있다. Chovostek's sign과 Trousseau's sign 양성은 경직과 관련된 저칼슘혈증의 전형적 징후이다. 심혈관계 특징으로는 심박출량 감소, 부정맥, 심전도상 QT 시간 연장, ST 분절 연장, 심실빈맥(다형성 심실빈맥, torsades de pintes)이 있다. 저칼슘혈증은 digitalis에 대한 반응을 감소시키고, 건조하고 잘 부서지는 손톱, 모발과 피부의 건조함이 있다.

많은 칼슘약물은 경구 또는 IV로 투여가 가능하다. 치료는 원인, 부족의 정도, 환자의 임상적 상태에 따라 다르다. 정맥 칼슘약물은 심한 증상이 있는 환자에서만 사용되어야 한다. 경구 칼슘약물은 정제(tablets), 캡슐, 가루약으로 복용 가능하다. 칼슘약물은 염소, 탄산염, 글루코산염(gluconate), gluceptate, 젖산과 같은 다양한 염과 결합되어 있다. 정맥 칼슘약물은 염화칼슘(CaCl, 10%)과 calcium gluconate(10%)가 이용가능하며, 두 가지 모두 급성 저칼슘혈증과 심장소생술에 사용가능하다. Calcium gluconate는 피하 또는 근육주사가 가능하다. 두 가지 약물 모두 mEq 당 20mg의 기본적인 칼슘을 제공한다. Calcium gluconate는 강심제처럼 심장에 대한 작용이 있는데, 수축기의 수축력을 증가시킨다. 원형약물차트 38-2는 칼슘약물의 약동학과 약력학을 기술한 것이다.

IV용 CaCl은 신장 기능부전이 있을 때 독성이 될 수 있는 알루미늄이 포함되어 있기 때문에 신장기능을 확인해야 한다. IV용 칼슘은 강심제 독성위험을 증가시키기 때문에 강심제 복용환자에게 투여시 주의해야 한다. 농축칼슘용액(10% CaCl) 투여를 위해서는 중심정맥관(central line)이 필요하다. 주입제어장치를 통해 천천히 투여해야 하며, 환자를 자주 모니터링해야 한다. 지나치게 급속한 주입은 심장성 실신과 말초혈관확장으로 인한 저혈압을 유발할 수 있다. 작은 구경의 바늘을 큰 정맥에 사용하는 것은 정맥자극을 최소화한다. 환자는 주입속도가 빠르면 작열감을 호소할 수 있다. IV가 정맥 내에 위치하고 침투되지 않았는지 확인하는 것이 중요하다. 국소혈관외유출(extravasation)은 조직괴사와 피부벗겨짐(sloughing)을 유발할 수 있다.

비타민 D는 위장관에서의 칼슘흡수를 촉진하고 인은 칼슘흡수를 방해한다. pH는 iCa 농도에 영향을 주는데, pH가 감소하면(산성) 단백결합 부위에서 분리되어 유리 iCa는 많아지고, pH가 상승하면(알칼리) 칼슘이 더 많이 단백결합한다.

원형약물차트 38-2

Calcium

약물분류 전해질 임신범주: C 약물형태: 정제, 캡슐, 액상, 주사제	**투여경로** PO IV
금기 신장기능부전, Addison 병, 고칼륨혈증, 신장결석, 강심제 독성, 심실세동 주의: 신기능부전, 신장결석, 탈수, 설사, 호흡성 산증 혹은 호흡부전	**상호작용** 약물: 강심제 독성 증가; digoxin; 칼슘통로차단제, verapamil감소; tetracycline 흡수 감소; thiazide 이뇨제는혈청 슘농도 증가 검사: gastrin, pH 증가; 인, 칼륨 감소
약동학 흡수: PO: 35% 흡수, 비타민 D 필요 분포: PB: UK 대사: 반감기 UK 배출: 20% 소변으로, 70% 대변으로, 일부 타액으로	**약력학** PO: 개시: UK 최고: UK 작용: 2–4h IV: 개시: 신속 최고: UK 작용: 2–3h
치료효과/사용 칼슘부족 혹은 강직증상을 치료하고, 골다공증 예방 작용기전: 신경흥분 전도, 골격근 및 심근수축, 세포투과성 유지; 강한 뼈와 치아 성장 촉진	
부작용 PO: 오심, 구토, 변비, 통증, 졸림, 두통, 근육허약	**유해반응** 고칼슘혈증, ECG 변화(QT 간극 좁아짐), 대사성 알칼로시스, 심장차단, 반동성 과산증 생명위협: 신부전증, 심장부정맥, 심장마비

2) 고칼슘혈증

혈청칼슘 상승은 부갑상선항진증, 악성 종양, 저인산혈증, 과도한 칼슘섭취, 장기간 부동화(immobilization), 다발성 골절, thiazide 이뇨제와 steroid와 같은 약물사용으로 인한 초래된다. 고칼슘혈증의 징후와 증상은 피로, 근육약화, 심부건반사 감소, 혼돈, 기억손상, 신경성 식욕부진, 오심, 구토, 변비, 칼슘으로 구성된 신장결석이 있다. 심전도 변화로는 QT 시간과 ST 분절 감소가 나타나고, 심박수 감소와 부정맥을 보일 수 있다.

4. 마그네슘

마그네슘(*magnesium*)은 세포내액에 가장 풍부하다. 마그네슘부족은 일반적으로 저칼륨혈증 및 저칼슘혈증과 같이 일어난다. 정상 혈청 마그네슘은 1.5−2.5mEq/L 또는 1.8−3mg/dL이다. 마그네슘 부족을 **저마그네슘혈증**, 마그네슘 과다를 **고마그네슘혈증**이라고 한다.

마그네슘은 중추신경계 신경전달의 중요한 매개체로써 신경근 활동의 전달을 촉진하고, 칼륨과 같이 심근(myocardium)의 수축을 촉진한다. 마그네슘은 탄수화물과 단백질 대사와 관련된 많은 효소를 활성화하고, 세포막을 가로지르면서 나트륨과 칼륨 운반을 담당한다.

혈청 마그네슘 결핍은 신경섬유의 시냅스전막(presynaptic membrane)에서의 acetylcholine 분비를 증가시켜 신경근 흥분을 야기하고, 혈청 마그네슘 과다는 신경근에 진정효과를 주어 심부건반사 소실을 초래한다. 저마그네슘혈증의 결과로 심장(심실성)부정맥, 저혈압, 심차단(heart block)이 나타날 수 있다.

저마그네슘혈증은 혈청마그네슘이 1mEq/L에 도달할 때까지 무증상이기 때문에 진단하기 어렵다.

5. 염소

염소(*chloride*)는 세포외액의 주요 음이온으로 산−염기 균형과 위액의 산성도, 세포외액의 삼투압에 중요하다. 정상 혈청염소는 95−108mEq/L이다. **저염소혈증**은 혈청 염소가 감소한 것을, **고염소혈증**은 증가한 것을 의미한다. 혈청삼투압이 증가(>300 mOsm/kg)하면 물에 비례적으로 나트륨이온과 염소이온이 더 많아진다. 나트륨과 염소는 흔히 결합하여 작용한다. 예를 들어, 나트륨저류일 때 염소도 빈번하게 저류되어 수분저류의 증가로 이어진다. 저염소혈증의 임상적 특징은 진전(tremor), 경련(twitching), 느리고 얕은 호흡이다. 심한 염소손실이 있으면 혈압이 감소된다. 고염소혈증의 임상적 특징은 쇠약감, 무기력함, 깊고 빠른 호흡, 무의식이다.

CHAPTER 39

영양지원

학습목표

- 장관영양과 비경구영양의 차이를 설명한다.
- 장관용액의 종류와 차이를 설명한다.
- 장관영양과 비경구영양의 사용 시 발생하는 합병증을 기술한다.
- 장관영양과 비경구영양을 적용받는 환자에게 간호중재를 적용한다.

영양소는 세포성장, 세포기능, 효소활동, 탄수화물-지질-단백질 합성, 근육수축, 상처 회복, 면역력, 위장관 통합성을 위해 필요하다. 부적절한 영양소 섭취는 수술, 외상, 악성종양, 기타소모성 질환을 초래한다. 적절한 영양지원이 없으면 단백질 이화작용, 영양실조, 저하된 장기기능은 위장관, 간, 신장, 심장, 호흡기계에 영향을 미치고, 면역계 기능도 감소된다.

영양상태가 양호한 환자는 주요한 건강문제가 없다면 14일 동안 영양소가 부족해도 보통 잘 견뎌낼 수 있으나, 중환자는 손상된 장기기능, 감염 또는 질병으로 인한 징후가 나타나기 전에 짧은 기간 정도만 버틸 수 있을 것이다. 만약 손상을 입은지 몇시간 안에 영양지원이 시작된다면 중한 외상 및 화상 환자의 경우에는 더 빠르게 회복된다.

구강이나 영양 공급 튜브로 영양을 공급하는 것을 **장관영양(enteral nutrition)**이라고 한다. **비경구영양(parenteral nutrition)**은 쇄골하정맥과 같은 큰 혈관으로 고열량의 영양소를 주입하는 것으로, 완전비경구영양(total parenteral nutrition, TPN), hyperalimentation(HA) 또는 intravenous hyperalimentation(IVH)라고 말한다. 장관영양은 위장관 기능이 필요하지만, TPN은 조절되지 않는 구토, 흡수장애 또는 장폐색과 같이 위장관 기능에 문제가 있는 경우, 경구섭취량이 부족하거나 흡인의 위험이 높을 때, 크론병과 궤양성 대장염이 악화되어 위장관의 휴식이 필요할 때 사용된다. 또한 화상 환자, 광범위한 외상 환자에게는 TPN과 장관영양이 함께 제공되어야 한다. 이는 대사요구량이 위장관을 통해서 제공가능한 열량을 초과하기 때문이다.

1 장관영양

장관영양은 소화, 흡수, 위장관운동과 같은 적절한 소장기능이 필요하다. 위장관운동에 문제가 있는지 간호사는 복부팽만, 장음의 감소 또는 부재를 사정하고 배변여부를 확인한다.

환자가 연하에 어려움을 겪거나 구강으로 식사를 할 수 없는 경우 영양관 또는 장관영양법이 필요하다. 튜브 영양법의 장점은 환자에게 투여하는 장관영양의 양을 정확히 측정하고 기록할 수 있다는 점이다. 비위관(코에서 위로),

표 39-1 영양지원을 위한 방법

장관영양(Enteral nutrition)	비경구영양(Parenteral Nutrition)
• 경구 또는 feeding tube를 이용한 방법 • 위나 소장에 관을 삽입하는 방법(경구섭취 불능 시)	• 쇄골하정맥 등 큰 혈관을 통해 고열량의 영양소를 주입하는 방법 • 완전비경구영양법(total parenteral nutrition, TPN), hyperalimentation(HA) 또는 intravenous hyperalimentation(IVH)라 함 • 조절되지 않는 구토, 흡수장애, 장폐색 등 위장관기능이상 시 제공 • 비경구영양법은 경장영양에 비해 가격이 높음(약 3배 이상) • TPN은 경장영양에 비해 감염률이 더 높음

비십이지장관(코에서 십이지장으로), 비공장관(코에서 공장으로), 위조루술 또는 공장조루술을 포함한 다양한 영양관 경로가 가능하다.

1. 장관영양액

장관영양액은 혼합 제형, polymeric(milk-based and lactose-free)제형, elemental 또는 monomeric제형으로 분류할 수 있다. 장관영양액의 구성성분은 (1) dextrose, sucrose, lactose, starch, dextrin 형태의 탄수화물(단당류가 빠르게 흡수될 수 있다), (2) 원형 그대로의 단백질, 가수분해된 단백질, 아미노산 형태, (3) 옥수수기름, 콩기름, 홍화씨기름 형태의 지질이다. 모든 장관영양에는 충분한 수분이 필수적이다.

혼합 제형은 액체 형태이며 환자 영양요구량에 따라 개별적으로 준비된다. 종종 이유식에 액체를 첨가해서 사용하는데, 음식의 입자가 너무 크면 튜브가 막힐 수 있다.

polymeric 제형은 가장 흔한 장관영양 제제이다. 이 제제에는 단백질, 탄수화물 및 지질의 다양한 혼합물이 포함되어 있다. 위장관계의 기능은 완전하나 전반적으로 영양부족 상태인 환자에게 이용된다. 제품으로 Ensure, Osmolite가 있으며, 1mL에 1kcal의 열량을 제공한다.

특성화된 제형은 특정 질병을 치료하기 위해 만들어진 것이다. 예를 들면, 당뇨 환자에게 Glucorna and Diabetic Resource와 같은 제품은 탄수화물이 낮고 지질이 높으며 젖당이 함유되지 않아 매우 도움이 된다. NutriHep은 낮은 지질함유 제품으로 젖당이 함유되지 않아 간질환자에게 추천된다. Pulmocare 또는 Respalor은 탄수화물이 낮고 지질 함유량은 높아 호흡기계 질환자에게 주로 처방된다. Nepro와 Novasource Renal은 저지방 아미노산, 수용성 비타민이 있어 신장질환자에게 사용된다.

몇몇의 위장관기능부전에서는 elemental 또는 monomeric제형이 효율적이다(예, Peptinex DT). 이 제형의 영양소는 소장에서 빠르게 흡수되나, 다른 장관영양액에 비해 비싸다.

2. 합병증

장관영양이 제공될 때 충분한 수분이 제공되지 않는다면 탈수가 나타날 수 있다. 일부 장관영양액은 고장성 용액으로 혈청 내 삼투압을 유지하기 위해 세포에서 물을 뺏을 수 있다.

흡인성 폐렴은 장관영양의 주요한 합병증으로 의식이 없거나 누워있는 환자에게 일어날 수 있다. 침대의 머리를 30-45도로 높이고, 간호사는 장관영양을 제공하기 전에 위 내용물을 흡인하여 잔여량을 측정하고 적어도 4시간 간격으로 장관영양을 제공한다.

또 다른 주요한 문제는 설사인데, 빠른 속도로 주입되거나 높은 열량의 용액, 영양불량, clostridium difficile, 약물로 인해 발생할 수 있다. 설사는 장관영양액의 주입속도를 줄이거나 용액 희석 또는 변경, 중단, 수분 섭취 증가, 식이섬유가 포함된 장관용액으로 교정된다.

간호과정
환자-중심의 협력의 간호

장관영양

사정

- 영양공급 튜브가 안전하게 자리잡고 있는지 확인한다.
- 발생가능한 위장관장애(오심, 복통, 설사)를 포함하여 장관영양에 대한 환자의 적응 정도를 사정한다.
- 소변배설량을 확인하고 향후 비교를 위해 기록한다.
- 향후 비교를 위해 기준이 될 환자의 몸무게를 확인한다.
- 장음을 듣는다.
- 기준이 될 검사결과를 사정하고, 향후 검사결과와 비교한다.

간호진단

- 부적절한 수분 섭취 또는 과도한 수분 소실과 관련된 체액량 부족
- 장관영양 성분과 관련된 설사
- 코위관을 통한 장관영양공급과 관련된 흡인의 위험
- 영양 흡수 불가능 혹은 경구투여에 대한 내성과 관련된 신체요구량보다 부족한 영양불균형

간호목표

- 장관영양(특히, 비위관 경로)을 제공하는 동안 흡인되지 않는다.
- 장관영양을 통해 적절한 영양공급을 받는다.

간호중재

- 장관영양 시행 전에 위 잔여량을 확인한다. 이전에 공급한 양의 50% 이상 남았다면 위배출이 지연된 것이므로 의료진에게 알린다. 보통 위잔여량은 0-100mL이다.

- 지속적인 주입일 경우에는 매 2–4시간마다 위 잔여량을 체크한다. 만약 잔여량이 50mL 이상이면 30분에서 1시간 동안 주입을 멈추고 다시 확인한다.
- 튜브로 영양을 공급하는 동안 침대머리를 30에서 45도 각도로 높인다. 만약 침대의 머리를 올리는 것이 금기라면 환자의 체위를 우측으로 한다.
- 처방된 방법으로 장관영양을 시행한다.
- 영양공급 튜브를 물로 씻는다: 간헐적 영양공급 시에는 제공 전과 후에 30mL, 지속적 영양공급일때는 4시간마다, 약물투여 전과 후에 30mL. 만약 튜브가 막히면 따뜻한 물이나 콜라로 씻어낸다.
- 설사와 같은 장관영양의 유해효과를 모니터링한다.
- 튜브를 통해 액상 약물을 투여할 경우, 약물삼투압을 500mOsm까지 희석한다.
- 활력징후를 모니터링하고, 비정상적 소견은 보고한다.
- 하루 동안 추가의 물을 투여하여 탈수를 예방한다.
- 몸무게 증가 혹은 소실을 확인하기 위해 환자의 몸무게를 재고, 기준 몸무게와 비교한다. 환자는 동일한 체중계와 동일한 의복을 입고 매일 동일한 시간에 몸무게를 측정해야 한다.
- 매일 feeding bag을 교체하고, 오래된 용액에 새로운 용액을 첨가하지 않는다.

평가

- 환자가 장관영양을 받는 동안 흡인의 징후가 없었으며, 몸무게가 증가한다.

2 비경구영양

1. 완전비경구영양

완전비경구영양(total parenteral nutrition, TPN)은 비경구 또는 IV로 완전한 영양소를 제공하는 방법이다. TPN은 고삼투성의 글루코스, 아미노산, 비타민, 전해질, 미네랄, 미량 원소를 주입하는 것이다. 주요 수술을 받은 환자 또는 심한 화상 환자, 영양결핍이 심각한 환자에게 적용된다.

TPN에서 dextrose의 평균비율은 25%이다. 이렇게 높은 농도의 glucose가 단백질과 지질 약물과 섞이게 된다. 지질 약물은 열량을 올려주고 지용성 비타민의 이동 매개체 역할을 한다. 비타민과 전해질은 주입 전에 넣어준다. 전해질은 주로 환자의 혈청전해질 수준에 따라 주입 전에 즉시 넣어준다. 높은 glucose 농도는 말초정맥을 자극하기 때문에 TPN은 쇄골하정맥 또는 내경정맥 또는 PICC와 같은 중심정맥을 통해서 주입되어야 한다.

장관영양은 패혈증의 위험을 줄이고, 위장관기능을 유지하며, 비용이 저렴하기 때문에 TPN 시작 전에 장관영양을 먼저 고려해야 한다.

2. 합병증

TPN과 관련된 합병증은 카테터 삽입과 TPN 주입과 관련된다. 공기색전증을 예방하기 위해 모든 중심정맥 라인에는 용액백과 튜브를 교환할 때 완벽하게 잠겨질 수 있는 클램프가 있어야 한다. IV tube를 교환하고 삽입된 부위를 소독할 때에 엄격한 무균술은 필수적이다. 장갑, 마스크, 항균성 연고가 필요하다. 가수분해된 단백질이 있는 고장성의 dextrose는 효모와 박테리아 성장을 증가시키므로, 용액은 냉장보관하고 24시간 이내에 주입해야 한다.

고혈당은 TPN이 시작될 때 주로 20% 이상의 고장성 dextrose 용액 때문에 발생하지만, TPN 주입속도가 너무 빨라도 나타날 수 있다. 인슐린을 TPN 용액에 섞는 것이 피하로 insulin을 주사하는 것보다 더 효과적이다. 높아진 glucose 농도에 췌장이 적응할 수 있도록, TPN을 시작하는 첫 24시간 동안에는 보통 1L의 용액이 제공된다. 필요한 2.5–3L에 도달할 때까지 매일 500–1000mL씩 증량한다.

갑작스러운 TPN 중단은 저혈당의 원인이 될 수 있다. Glucose 수치가 낮아진 후에도 insulin 농도는 그대로 유지되므로 저혈당 상태를 초래한다. TPN을 중단한 이후에 등장성 dextrose 용액을 12–24시간 동안 주입하거나, TPN 중단하기 전에 TPN 주입속도를 시간당 점차적으로 줄이는 것이 저혈당의 가능성을 낮춰준다.

TPN 용액과 tube는 24시간마다 반드시 교환되어야 한다. 드레싱은 기관의 정책에 따라 48–72시간마다 교환한다.

간호과정
환자–중심의 협력의 간호

완전비경구영양(TPN)

사정

- 향후 비교를 위한 기준이 될 활력징후를 확보한다.
- 기준이 될 체중을 확인한다.

- 검사결과를 사정한다. 초기 검사결과는 향후 비교 시에 유용하다.
- 소변배설량을 확인하고 비정상적 소견을 보고한다.
- TPN 용액의 라벨을 읽고, 처방과 비교한다.
- TPN 주사 부위에 홍반, 누출 및 부종이 있는지 사정한다.

간호진단

- 과도한 수액주입 또는 신장기능이상 또는 고삼투성 TPN 용액으로 인한 삼투성 이뇨작용과 관련된 체액량 불균형의 위험
- 영양공급의 변화와 관련된 영양불균형의 위험
- 고농도 glucose를 함유한 TPN 용액과 관련된 감염 위험
- subclavian line 삽입으로 발생한 합병증과 관련된 비효과적인 호흡 양상
- TPN요법과 관련된 지식 부족

간호목표

- 환자의 영양요구량은 TPN으로 충족된다.
- 감염징후는 없다.

간호중재

- 활력징후를 체크하고 변화를 보고한다.
- 체중을 측정하고 기준 체중과 비교한다.
- 검사결과를 모니터링하고 특히 전해질, 단백질 및 glucose와 같은 항목의 이상소견을 보고한다.
- 섭취량과 배설량을 측정한다.
- 감염 혹은 열성 상태를 파악하기 위해 체온변화를 모니터링한다. 드레싱 교체 및 용액병이나 백 교체 시 무균술을 사용한다.
- 정기적으로 혈당을 측정한다.
- 사용하지 않은 TPN 용액은 냉장고에 보관한다.
- TPN 속도를 모니터링한다. 60-80mL/h로 시작하고, 고혈당증을 피하기 위해 처방된 수준까지 서서히 상승시킨다.
- TPN이 투여되어야 하는 다음 시간 전에 주입이 끝났다면 dextrose 10%를 연결한다.
- 공기색전증을 피하기 위해 용액 백/튜브를 교환하는 동안 튜브를 완전히 닫는 클램프 없으면, 환자에게 valsalva meneuver(심호흡하고 멈춘 다음 숨을 참는다)를 시행하도록 한다. valsalva meneuver은 부정맥을 유발할 수 있으므로 심장을 모니터링해야 한다.
- 과수화 증상과 징후(기침, 호흡곤란, 목정맥 충혈 혹은 수포음)를 확인한다.
- 매일 튜브를 교환하고, 첫 10일 동안은 드레싱을 매일 교환하고, 이후 48시간마다 교환한다(기관에 따라 다르다).
- TPN 라인으로 채혈, 약물 투여, 중심정맥압을 측정할 경우 결과가 정확하지 않을 수 있으므로 금한다.

평가

- TPN 요법 시행 후 활력징후는 안정적이며 감염의 증상이 없다.
- 환자의 전해질, 단백질 및 glucose 농도는 정상범위를 유지한다.
- 환자의 체중이 증가한다.
- 환자와 가족은 TPN 치료의 목적과 가능한 합병증에 대해 말로 표현한다.

3 Transitional 영양공급: 비경구에서 장관

비경구영양에서 장관영양으로 변경하는 이행기의 첫 단계는 25-40mL/hr 정도의 낮은 투여속도로 적은 양의 장관영양액을 주입하여 환자의 위장관 적응도를 확인한다. 장관영양액의 속도를 8-24시간마다 25-40mL/hr씩 증량하고, 비경구영양은 적정량 감량한다. 비경구영양은 장관영양으로 환자 영양요구량의 75-80%에 도달하면 중단한다.

PART 13

눈, 귀, 피부 관련 약물

CHAPTER 40

눈 및 귀질환 치료제

학습목표

- 눈과 귀질환 치료 약물군을 분류한다.
- 선택된 각 약물군의 작용기전, 투여경로, 부작용 및 유해반응, 금기사항을 설명한다.
- 눈과 귀질환 치료제와 관련된 간호과정을 기술한다.

1 눈질환 치료제

1. 진단 염색약(diagnostic stains)

진단 염색약(표 40-1)은 병변이나 이물질 위치, 안구건조 상태, 콘택트렌즈 오착용으로 인한 눈의 변화 상태를 파악하기 위해 자주 쓰인다. 통증이 있으면, 염색약을 국소마취제와 병용할 수 있다. 환자들에게 염색약이 **눈물관(lacrimal duct)**으로 흘러 코 분비물을 염색시키거나 소프트 콘택트렌즈를 변색시킬 수 있음을 알리고 콘택트렌즈는 투약 전 제거해야 한다. 처치 후 염색약은 생리식염수로 씻어내고, 콘택트렌즈는 1시간 뒤에 착용한다.

2. 국소마취제(topical anesthetics)

국소마취제는 다양한 눈시술과 종합 눈검사에 사용된다. proparacaine과 tetracaine이 점안제로 가장 많이 사용된다.

각막마취는 1분 안에 이루어지고, 약 15분간 지속된다. 눈깜빡반사(blink reflex)의 일시적 소실로 각막상피가 건조해질 수 있으므로 보호를 위해 패치로 눈을 덮어준다. 그러나 패치로 인해 회복이 더디어질 수 있어 감각과 눈깜빡반사가 돌아오면 제거한다.

눈마취제는 환자 스스로 투약하지 않으며, 반복 투여도 엄격한 감시하에서만 가능하다.

3. 항감염제(antiinfectives)

항감염제(표 40-2)는 가장 흔한 감염질환인 **결막염**을 비롯하여 안검염, 산립종(콩다래끼), 박테리아성 또는 진균성 내안구염, 맥립종(다래끼), 감염성 각막염 및 포도막염 등 여러 눈감염질환에 많이 쓰인다.

간호사는 투약 전 환자의 이전 알레르기 반응 여부를 파악해야 한다. 국소 항감염제의 부작용으로 비감염성 결막염과 국소적인 피부 및 눈 자극이 있다.

표 40-1 눈질환 진단 염색약

진단 염색약	사용 목적
플루오레세인(Fluorescein sodium) (Fluorescite®)	각막상피세포의 결함을 보기 위함 각막흠집과 병변에서 밝은 노란-초록색 형광 나타냄
로즈 벵갈(Rose Bengal)	결막조직의 결함과 건조를 보기 위함 결함이 분홍-자색으로 염색됨 찌르는 듯하고 약한 조직독성으로 사용에 제한
리사민 그린(Lissamine green)	결함이 녹색으로 염색됨 조직 독성이 없고 찌르는 듯한 통증이 없어 Rose Bengal을 대체함

표 40-2 눈 항감염제

일반명(상품명)	투여경로	사용 및 고려사항
항균제(항박테리아제)		
chloramphenicol	안용액 또는 안연고	다른 항생제에 듣지 않는 심한 눈감염에 사용. 그람양성 및 음성균에 효과적. 박스형 경고(Boxed Warning: FDA의 가장 심각한 경고): 국소투여로 골수억제, 사망 가능 눈이 정상으로 보여도 최소 48h동안 계속 치료
ciprofloxacin	안용액 또는 안연고	세균성 결막염 및 각막궤양에 사용.
erythromycin	*C. trachomatis*에 의한 클라미디아 결막염 혹은 신생아 안염: 경구 *N. gonorrhoeae* 또는 *C. trachomatis*에 의한 신생아 안염: 안용액 신생아: 안연고	*Chlamydia trachomatis*에 의한 클라미디어 결막염 및 *C. trachomatis* 혹은 *Neisseria gonorrhoeae*에 의한 신생아 안염. 장기간 사용하면 후천적 과민반응 발생 가능.
gentamicin (Garamycin Ophthalmic, Gentak)	안용액 또는 안연고	안검염, 안검결막염, 세균성 결막염, 각막궤양, 누낭염, 각막염, 각막결막염 및 급성 마이봄선염. *N. gonorrhoeae*에 의한 신생아 안염 이독성(8번 뇌신경 독성), 영구적일 수 있음.
levofloxacin	안용액	세균성 결막염 및 각막궤양 (맥립종(다래끼), 누낭염(눈물주머니염) 및 마이봄선염은 전신치료 필요)
silver nitrate 1%	안용액	*N. gonorrhoeae*에 의한 신생아 안염 예방
sulfacetamide (Bleph-10)	안용액	결막염, 각막궤양, 클라미디어 결막염 보조요법. PABA와 화농성 배액 시 sulfonamide 효과가 감소하므로 안약 점안 전 삼출물 제거.
tobramycin	안용액 또는 안연고	외부 눈감염에 사용.
tetracycline	안용액 또는 안연고	정균작용; 신생아 안염 예방에 silver nitrate의 대체약물로 사용
세 가지 항생제 안연고 (neomycin, polymyxin B, bacitracin)	안연고	많은 그람양성 및 음성 세균에 효과 있는 복합 항생제로 사용. 10일 초과 사용 금지.
항진균제		
natamycin	안용액	일시적으로 찌르는 듯한 통증 혹은 시야 혼탁.
항바이러스제		
idoxuridine (IDU)	안용액 또는 안연고	거대세포바이러스(cytomegalovirus) 및 단순포진 각막염 치료 냉장 보관; 붕산 혼합 금지. 1주 안에 반응이 없으면 치료 중단
trifluridine (Viroptic)	안용액	HSV-1 및 HSV-2에 의한 헤르페스 눈병 및 각결막염 치료

* 전신흡수를 예방하기 위해 내측 눈의 끝을 누르고 천천히 투여하며 치료 동안 콘택트렌즈 금지.
HSV, herpes simplex virus 단순포진바이러스; PABA, paraaminobenzoic acid

4. 항염증제(antiinflmmatories)

눈 염증은 NSAIDs와 *corticosteroid*와 같은 항염증제(표 40-3)로 치료한다. 염증이 세균이나 진균감염에 의한 이차적 결과라면 항생제나 항진균제를 함께 사용하고 바이러스 감염인 경우 항염증제는 금기이다.

알레르기로 눈염증이 생겼을 때는 항히스타민제와 비만세포안정제를 쓴다. 항히스타민제는 히스타민이 조직의 히스타민 수용체에 작용하지 못하게 막는다. 눈 항히스타민제로는 emedastine, epinastine이 있다. 눈 비만세포안정제로는 cromolyn, nedrocromil ophthalmic이 있으며, 두가지 효과를 모두 가지는 약으로 azelastine, epinastine, ketotifen, olopatadine이 있다. 이들의 가장 흔한 부작용으로 작열감, 두통, 찌르는 듯한 통증이 있다.

표 40-3 눈 항염증제

일반명(상품명)	투여경로	사용 및 고려사항
비스테로이드성 항염증약물(NSAIDs)		
diclofenac (Voltaren Ophthalmic)	안용액	백내장 수술 후 염증 및 눈부심 치료. 출혈 증가 및 치유 지연. 각막염 및 IOP 상승 위험 증가.
flubiprofen (Ocufen)	안용액	수술 중 축동 방지에 사용. 출혈 증가 및 치유 지연.
ketorolac tromethamine (Acular)	안용액	알레르기성 결막염에 의한 가려움증 완화 및 백내장 수술 후 염증 조절
suprofen	안용액	수술 중 축동 방지에 사용. 출혈 증가 및 치유 지연.
부신피질호르몬제(Corticosteroids); 바이러스 감염 시에는 사용 피할것.		
dexamethasone (Maxidex)	안 현탁액 또는 안연고	포도막염; 결막, 각막과 눈꺼풀 염증과 알레르기 치료 미약한 찰과상과 상처에는 추천하지 않는다. 치유 지연 가능.
medrysone	안 현탁액	결막, 각막 및 눈꺼풀 알레르기, 화상 및 염증치료. 치유 지연.
prednisolone	안용액 또는 안연고	결막, 각막 및 눈꺼풀 알레르기, 화상 및 염증치료. 치유 지연.
눈 항히스타민제		
emedastine (Emadine)	안용액	알러지성 결막염 치료. 투여 10분 후 콘택트렌즈 착용할 것.
epinastine (Elestat)	안용액	알러지성 결막염 치료. 투여 10분 후 콘택트렌즈 착용할 것.
눈 비만세포안정제		
cromolyn (Crolom)	안용액	알러지성 결막염 치료. 치료 중 콘택트렌즈 금지.
nedrocromil ophthalmic (Alocril)	안용액	알러지성 결막염 치료. 두통(약 40%), 작열감(10–30%) 유발. 치료 중 콘택트렌즈 금지.
항히스타민제와 비만세포안정제와의 병용 안약제		
azelastine (Optivar)	안용액	알러지성 결막염 치료. 항히스타민 및 비만세포 안정 작용. 졸림(11.5%) 유발. CNS 억제를 증강시킴. 투여 10분 후 콘택트렌즈 착용할 것.
epinastine (Elestat)	안용액	알러지성 결막염 치료. 항히스타민 및 비만세포 안정 작용. 감기유사증상(1%–10%) 유발. 투여 10분 후 콘택트렌즈 착용.
ketotifen (Zaditor)	안용액	알러지성 결막염 치료. 10%–25%; 미약한 충혈 및 두통 유발. 투여 10분 후 콘택트렌즈 착용할 것.
olopatadine (Patanol)	안용액	알러지성 결막염 치료. 전신흡수 시 CNS 억제제 작용 강화시킴. 투여 10분 후 콘택트렌즈 착용할 것. 눈이 빨갛게 되면 콘택트렌즈 금지.

* 전신흡수를 예방하기 위해, 내측 눈의 끝을 누르고 천천히 투여

5. 충혈제거제(decongestants)

눈 염증은 결막 혈관의 충혈로 빨갛게 되는 것이 특징이다. 눈 충혈제거제는 이 혈관들을 좁혀주는 혈관수축제로, phenylephrine, naphazoline, tetrahydrozoline, oxmyetazoline이 있다. 이 약들은 전신흡수 시 교감신경 흥분으로 고혈압이 생길 수 있다. 협각녹내장(narrow-angle glaucoma) 환자들이 이 약을 쓰면 급성 폐쇄각에 의한 응급상황을 초래할 수 있으므로 금기이다.

6. 면역억제제(immunosuppressants)

면역억제제인 cyclosporine은 윤활제와는 다른 기전으로 안구건조를 해소한다. 면역반응을 억제하여 염증을 막음으로써, 염증 때문에 줄어든 눈물 생성을 재개시킨다.

다른 면역억제제로 안과용 corticosteroid가 있다. 눈염증에 사용되며, prednisolone, dexamethasone, loteprednol, rimexolone, flurometholone 등이 있다(제14장 참조).

7. 녹내장(glaucoma) 치료제

녹내장은 방수 과다로 안압이 상승하여 시신경손상이 생기는 질환이다. 치료하지 않으면 영구적 시력 손상이 일어날 수 있다.

생성된 방수는 주로 섬유주대(trabecular meshwork)를 따라 슐렘관(canal of Schlemm)으로 배출되고, 소량은 홍채 뿌리쪽에 있는 포도막공막으로 나간다(그림 40-1, A). 녹내장에서는 방수가 섬유주대로 배출이 되지 않는다.

녹내장에는 두 종류가 있다. **개방각녹내장(open-angle glaucoma)**은 섬유주대가 막혀(그림 40-1, B) 안압이 점차 상승한다.

방수의 정상흐름

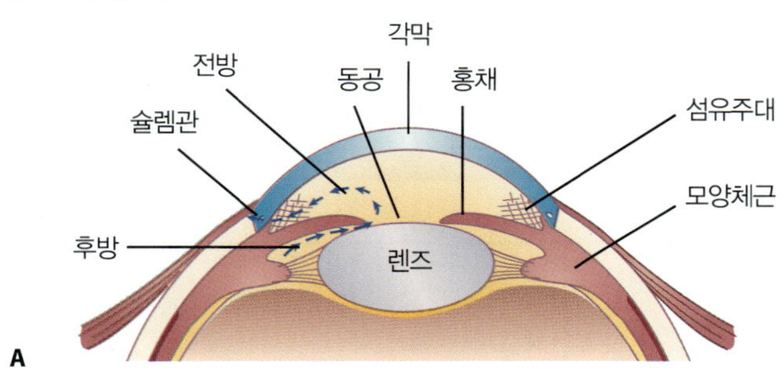

개방각녹내장

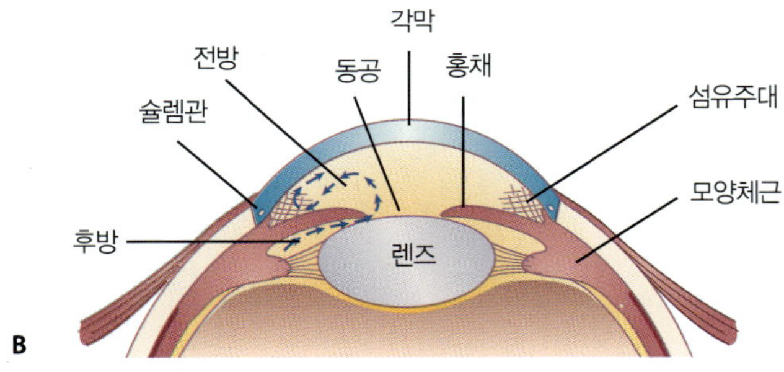

협각녹내장

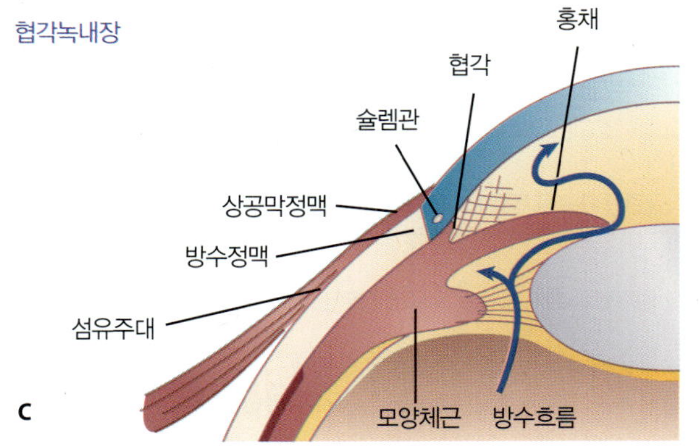

그림 40-1 A. 방수의 정상흐름. B. 개방각녹내장. C. 협각녹내장.

협각녹내장(narrow-angle glaucoma, 폐쇄각(closed-angle) 녹내장)은 홍채가 휘어져서 방수 출구가 좁아지거나 닫힘으로써(그림 40-1, C) 방수가 쌓여 안압이 증가한다. 협각녹내장은 주로 수술로 치료하지만, 약물치료를 시행하기도 한다.

녹내장은 일차성과 이차성으로 나뉜다. 일차성 녹내장은 원인 모르게 눈에 병적인 변화가 생기는 것이다. 가장 흔한 **일차성 개방각녹내장**은 알 수 없는 이유로 섬유주대가 서서히 막히는 만성적 질환이다. 이차성 녹내장은 상처, 질병, 약 등 원인을 알 수 있다. 많은 약들이 이차성 녹내장을 일으키는데, 특히 산동제는 홍채를 유연하게 움직여 섬유주대를 차단시키기 때문에 문제가 된다. 특정 약초(광귤, 양귀비 뿌리, 애기똥풀, 커피, 커크우드, 마황, 골든씰, 흰독말풀)도 녹내장 환자에게 문제가 될 수 있으므로 사용 전 의료진의 승인이 필요하다.

녹내장 치료제로는 prostaglandin 유사제, 베타 차단제, 알파 효능제, 콜린성 효능제, 탄산탈수효소 억제제, 또는 전신성 고삼투압제가 있다. prostaglandin 유사제와 베타 차단제가 1차 치료제이고, 알파 효능제가 그 뒤를 따른다.

1) Prostaglandin 유사제

Prostaglandin 유사제(표 40-4)는 개방각녹내장의 1차약물로 사용한다. prostaglandin 유사제는 섬유주대를 통한 방수 유출을 향상시키고 다른 배출로인 포도막공막을 통한 유출도 증가시킨다. 약물로는 bimatoprost, latanoprost(Xalatan)(원형약물차트 40-1), tafluprost, travoprost가 있다.

2) 콜린성 약물

콜린성 약물은 동공과 모양체근을 수축시켜 축동을 일으킨다. 이 작용은 섬유주대를 넓게 하여 방수 유출을 증가시킨다. 더불어 동공 수축 시 홍채를 직선으로 펴서 협각녹내장의 전방각을 개방 또는 확장하는 효과가 있다. 콜린성 약물에는 콜린성 작용제와 cholinesterase 억제제, 두 종류가 있다. 이들의 효과는 같지만, 작용기전은 서로 다르다.

콜린성 작용제는 직접작용 콜린성 약물이다. 이 약은 콜린성 수용체를 직접 자극하여 부교감신경전달물질인 아세틸콜린과 같은 작용을 한다. pilocarpine이 대표 약물이다.

Cholinesterase 억제제는 간접작용 콜린성 작용제로 아

표 40-4 녹내장 치료하는 Prostaglandin 유사제

일반명(상품명)	투여경로	사용 및 고려사항
latanoprost (Xalatan)	안용액	개방각녹내장 안압하강제; 협각녹내장에도 사용할 수 있으나, 연구가 더 필요하다. 유해효과가 거의 없다. 수정체가 찢어지거나 없는 환자 혹은 안구 외상 환자에게 추천되지 않는다. 투여 15분 후 콘택트렌즈 착용한다.
bimatoprost (Lumigan)	안용액	개방각녹내장 안압하강제; 협각녹내장에도 사용할 수 있으나, 연구가 더 필요하다. 유해효과가 거의 없다. 수정체가 찢어지거나 없는 환자 혹은 안구 외상 환자에게 추천되지 않는다. 안구 내 염증을 악화시킬 수 있음. 약 효과 개시; 4h, 최고; 4–12h에 나타남.
travoprost (Travatan Z)	안용액	개방각녹내장 안압하강제; 협각녹내장에도 사용할 수 있으나, 연구가 더 필요하다. 유해효과가 거의 없다. 수정체가 찢어지거나 없는 환자 혹은 안구 외상 환자에게 추천되지 않는다. 비아프리카계 미국인보다 아프리카계 미국인에게 더 효과적. 약 효과 개시는 2h, 최고작용은 12h에 나타난다.
tafluprost (Zioptan)	안용액	개방각녹내장 안압하강제; 협각녹내장에도 사용할 수 있으나, 연구가 더 필요하다. 유해효과가 거의 없다. 수정체가 찢어지거나 없는 환자 혹은 안구 외상 환자에게 추천되지 않는다.

원형약물차트 40-1

Latanoprost

약물분류
Prostaglandin 유사제
일반명: Latanoprost, 상품명: Xalatan, 임신범주: C

투여경로
안용액

금기
절대 금기사항은 없다. 수정체가 찢어지거나 없는 경우, 안구내 염증 혹은 황반부종 위험 환자는 주의를 요함.
약물이 소프트 콘택트렌즈에 의해 흡수되므로 환자에게 시야교정 대체 수단을 사용하도록 조언함.
개방각녹내장에만 사용함(협각녹내장, 신생혈관녹내장 및 염증성 녹내장에서는 아직 연구가 제한적임).
latanoprost를 복용한 당뇨병성 망막병증 환자가 망막박리, 망막색전 및 초자체 출혈을 경험함. Latanoprost와 관련 있을 수도 아닐 수도 있으나, 주의 요함.

상호작용
약물: Thimerosal 안약을 동시에 투약하면 용액에서 latanoprost를 침전시킴.
NSAID인 bromfenac 안약용액은 latanoprost의 IOP감소효과를 줄일 수 있음.
Bimatoprost(속눈썹 자라게 하는 약) 안약용액은 latanoprost의 IOP감소효과를 줄일 수 있음.

약동학
흡수: Latanoprost는 전구체(prodrug)로, 각막 통해 흡수된 후 가수분해되어 활성형이 됨.
분포: 눈에서 농도 측정 가능, 혈중 측정은 안 됨.
대사: 간
배설: 주로 소변(88%), 나머지는 대변 배설.

약력학
개시: 3–4h
최고: 8–12h
지속: 24h

치료효과/사용
녹내장에서 안압 감소시킴

작용 기전
프로스타글란딘 FP수용체를 자극하여 포도막공막로의 방수 흐름을 촉진시킴

부작용
홍채 갈색 색소 증가로 홍채 색깔을 서서히 바꿈(영구적일 수 있음); 눈꺼풀 색 짙어짐; 눈썹의 수, 길이, 두께 및 암화 증가. 5–15%가 시야흐림, 가려움, 작열감 혹은 찌르는 통증, 결막충혈 경험; 1–4%는 안구건조 혹은 눈물과다, 안구통증, 눈꺼풀불편 및/혹은 가피형성(crusting), 햇빛에 민감, 수정체 손상환자에게 사용 시 황반부종이 야기됨.

유해반응
당뇨병성 망막병증 환자에게서 드물게 망막 문제 보고됨(색전, 박리 및 초자체 출혈).
Latanoprost 사용 환자의 4%까지 호흡 문제 발생.
Latanoprost 사용 환자의 2%까지 흉통, 근골격계 불편 및 피부발진 발생.

h, Hour; NSAID, nonsteroidal antiinflammatory drug.

세틸콜린 분해효소인 cholinesterase를 비활성화시킨다. 아세틸콜린이 효소에 분해되는 것을 막아, 더 많은 아세틸콜린이 눈의 콜린수용체를 흥분시키게 한다. 약물로는 echothiophate가 있다(그림 40-1 B와 C 및 표 40-5), (제8장 참조).

3) 베타-아드레날린성 차단제

베타 차단제라고도 불리며 녹내장의 일차 치료약물 중 하나이다. 베타 차단제는 방수 생성을 감소시킴으로써 안압을 낮춘다. 약물로 betaxolol, carteolol, levobunolol, metipranolol, timolol이 있다.

4) 부작용 및 유해반응

베타 차단제(표 40-5 참조)는 대부분의 안약처럼 눈의 불편감을 초래하는데, 축동을 일으켜 야간 시야장애를 겪을 수 있다.

베타 차단제는 전신에 작용하여 서맥, 방실차단, 심부전을 악화시킬 수 있으며, 천식이나 다른 폐쇄성 폐질환 환자의 기관지확장을 차단할 수 있다(제7장 참조).

8. 알파-아드레날린성 효능제

알파-아드레날린성 효능제는 방수 생성을 감소시키고 유출을 증가시켜 안압을 감소시킨다. apraclodine, brimonidine, epinephrine, epinephrine 전구약물인 dipivefrin 등이 있다.

1) 부작용 및 유해반응

국소 사용 시의 가장 흔한 부작용은 작열감, 찌르는 듯한 아픔, 흐린 시야, 두통이 있다. epinephrine과 dipivefrin은 빈맥, 고혈압 같은 심혈관계 부작용을 일으키는데, dipivefrin이 덜 일어난다. 협각녹내장 환자에서 이 약들은 동공을 확장시켜 홍채가 방수 유출을 막아 급성 폐쇄각녹내장을 일으킬 수 있으므로 투여 금기이다. 반면, 선택적 α2 작용제인 apraclonidine과 bimonidine은 산동이나 심혈관계 부작용 없이 안압을 감소시킨다. α2 작용제의 상대적 안전성 때문에 베타 차단제가 금기일 때 흔히 사용된다.

표 40-5 콜린성 약물과 베타-아드레날린성 차단제

일반명(상품명)	투여경로	사용 및 고려사항
직접작용 콜린성 약물		
pilocarpine	안용액 및 겔	개방각과 급성 폐쇄각녹내장의 IOP를 감소; 수술 후 IOP 상승을 방지함. 축동은 어두운 곳에서 시력을 감소시킴. 기존 망막 환자에서 망막박리 발생 가능. 기존 홍채염을 악화시킬 수 있음.
간접작용 Cholinesterase 억제제		
echothiophate	안용액	만성 개방각녹내장 및 만성 폐쇄각녹내장에서 백내장 및 녹내장 수술 후, IOP를 감소시킴. 축동은 어두운 곳에서 시력을 감소시킴. 전신작용 cholinesterase 억제제를 복용하는 중증 근무력증 환자에게서 상가효과가 나타남. 망막박리, 홍채낭 및 수정체혼탁 등이 나타날 수 있음.
베타-아드레날린 차단제		
betaxolol	안 현탁액	만성 개방각녹내장과 고안압증의 IOP를 감소시킴. 다른 베타차단제처럼 축동을 발생시키지 않음. 천식, 서맥, HF 환자는 베타차단제의 전신 부작용에 기인하여 비교적 금기일 수 있음. 경구 베타차단제 복용 환자에게 상가효과 나타날 수 있음. 투여 15분 후 콘택트렌즈 착용.
carteolol	안용액	만성 개방각녹내장과 고안압증의 IOP를 감소시킴. 협각녹내장에서는 덜 효과적임 천식, 서맥, HF 환자에게 비교적 금기임. 경구 베타차단제 복용 환자에게는 상가효과 나타날 수 있음. 축동은 야간시력을 감소시킴. 투여 15분 후 콘택트렌즈 착용.
levobunolol	안용액	녹내장의 IOP를 감소시킴. 축동 효과 감소. 천식, 서맥, HF 환자에게 비교적 금기임. 경구 베타차단제 복용 환자에게는 상가효과 나타날 수 있음. 투여 15분 후 콘택트렌즈 착용.
timolol	안용액	만성 개방각녹내장과 고안압증에서 IOP를 줄임. 천식, 서맥, HF 환자에게 비교적 금기임. 경구 베타차단제 복용 환자에게는 상가효과 나타날 수 있음.

2) Carbonic Anhydrase 억제제

탄산탈수효소 억제제(carbonic anhydrase inhibitor, CAI)는 방수 생성을 억제하여 안압을 감소시킨다. 이 약은 처음 이뇨제로 개발되었으나 녹내장의 보조 요법으로 가끔 사용된다. 개방각 및 급성 폐쇄각 녹내장 모두에서 사용되나 다른 녹내장약만큼 효과적이지 않고, 부작용 위험도 높아 다른 대안이 없을 때 사용한다. 국소적, 전신적 사용 모두 가능하다. 국소형에는 brinzolamide, dorzolamide가 있고, 전신형에는 acetazolamide, metazolamide가 있다. 표 40-6은 이 약들의 부가적인 정보를 보여 준다.

부작용 및 유해반응. 특히 전신 작용에서 잘 나타나는데 CNS 효과로 무기력, 졸림, 두통, 발작, 감각 이상, 정신 이상, GI 효과로 오심, 구토, 설사, 식욕 변화, 신경성 식욕부진, 그리고 이뇨작용에 의한 다뇨, 다갈과 함께 수분과 전해질 불균형이 생길 수 있다. 고요산혈증으로 인한 통풍 발작과 간질환을 악화시켜 간성뇌증이나 간괴사를 일으킬 수 있다. 이 약은 설파제이므로 설파제 알레르기가 있는 사람은 금기이다.

3) 삼투성 약제

삼투성 약제는 수술 전후로 눈의 유리액을 감소시켜 안압을 감소시킨다. 신속한 안압 감소 능력 때문에 급성 폐쇄각 녹내장의 응급 처치 시에 우선 사용된다(표 40-7).

부작용 및 유해반응. 삼투성 약제는 두통, 메스꺼움, 구토, 설사를 일으킬 수 있다. 특히 노인에서 mannitol과 요소는 전해질 불균형을 일으켜 방향 감각 상실을 일으킬 수 있다.

간호과정
환자-중심의 협력의 간호

녹내장치료제

사정
- 병력 및 약물 복용력(알러지, 한약, 기분전환용 약물)을 청취한다.
- 추후 비교를 위한 기준 활력징후 및 기준 시력과 안압을 측정한다.
- 녹내장치료제들의 절대적 또는 상대적 금기를 사정한다.

간호진단
- 녹내장치료제 투여와 목적과 관련된 지식 부족
- 약물로 인한 시각 변화와 관련된 시각이상
- 시각손상과 관련된 부상 위험
- 탄산탈수효소 억제제와 전신 삼투성 약제와 관련된 전해질 불균형 위험

표 40-6 Carbonic Anhydrase 억제제

일반명(상품명)	투여경로	사용 및 고려사항
acetazolamide (Diamox)	경구	개방각 및 협각녹내장 안압 감소. 체액소실은 탈수와 기립성 저혈압을 야기할 수 있음. 전해질 불균형 유발 가능
brinzolamide	안용액	국소: 고안압증 혹은 개방각녹내장 환자의 방수생성을 억제하여 IOP 감소.
Cosopt(timolol/dorzolamide)	안용액	방수 생성 억제. Sulfa제 알러지 있으면 금기임. 유해효과: 천식, 기관지 경련, 서맥 및 호흡곤란 등
dorzolamide	안용액	경구용 탄산탈수효소 억제제와 병용하지 말 것. 부작용: 작열감, 찌르는 통증 및 쓴맛.

표 40-7 삼투성 약제

일반명(상품명)	투여경로	사용 및 고려사항
Glycerin	경구 또는 안용액	방수 양을 줄여 안구 긴장을 낮춤. 탄수화물: 당뇨병 환자에게 사용 시 주의.
mannitol(Osmitrol)	IV	I&O를 모니터링함. 체중 매일 측정. 심한 폐울혈, 무뇨증 및 탈수 시 금기임. HF 환자는 주의해서 투여함.

I&O, intake and output 섭취량과 배출량; HF, heart failure 심부전

■ 약물로 인한 시각 변화와 관련된 불안

간호목표

■ 환자는 처방받은 약물 투약법을 잘 알고, 투약용량 및 투약 시간을 잘 지킨다.
■ 환자는 약물 부작용을 최소화하고, 즉각적으로 대처한다.
■ 환자의 안압이 목표 범위 내로 감소한다.

간호중재

■ 환자 상태의 중요한 변화(흐린 시야, 호흡 곤란, 서맥 또는 빈맥, 탈수 등)를 감시한다.
■ 의료진 승인 없이 갑자기 약물사용을 중지하지 않도록 교육한다.
■ 시야 손상된 경우에 기계 작동이나 운전하지 않도록 교육한다.
■ 녹내장 환자에게 안압 상승 약물을 피할 것을 교육한다(표 40-8).
■ 점안용액과 연고를 함께 처방받은 경우, 점안용액을 먼저 사용할 것을 교육한다.
■ 점안용액을 한 종류 이상 쓰는 경우, 최소 5분 간격 두고 점안할 것을 교육한다.
■ 가능하면 취침 시간에 연고를 바르도록 교육한다: 연고때문에 생긴 필름으로 시력이 저하되는 안전문제를 피하기 위함이다.
■ 콘택트렌즈 착용 환자에게 콘택트렌즈와 안과약 사용 관련하여 필요한 특별 조치들을 알리고, 눈 감염 시 콘택트렌즈 착용을 피하라고 충고한다.

평가

■ 환자가 약물 투약법을 말로 잘 설명하고, 투약용량 및 투약 시간을 잘 지킴.
■ 환자는 흐린 시야, 구갈 등의 약물 부작용을 신속히 알림.
■ 녹내장 치료 후 안압이 정상 범위 내로 감소함.

9. 항콜린성 산동제과 조절마비제

산동제(mydriatics)는 동공을 확장하고, **조절마비제(cycloplegics)**는 눈조절근육을 마비시킨다. 모두 진단과 눈수술에 쓰인다. 항콜린제는 콜린성 수용체와 아세틸콜린의 결합을 방해하여 동공 수축에 필요한 조임근을 차단함으로써 산동과 조절근마비 둘 다를 일으킨다(표 40-9).

1) 부작용 및 유해반응

국소 항콜린제 부작용은 안구건조증, 광선공포증, 흐린 시야가 있다. 국소제 사용 시 드물지만 전신 부작용으로 항콜린효과(입마름, 빈맥, 변비 등)가 나타날 수 있다. 홍채를 마비시켜 방수 유출을 차단하므로 협각녹내장 환자에게 금기이다(그림 40-1, C).

표 40-8 녹내장 악화 가능성이 있는 약물

약물	효과
acetazolamide(Diamox)	급성협각녹내장에 적절하지만, 장기 사용 시 만성협각녹내장 악화 가능.
항콜린제	산동을 일으켜 협각녹내장 악화 가능.
Corticosteroids	방수 유출 감소. Steroid-유발 IOP는 모든 환자에게는 아니나 주로 개방각녹내장 환자에게 영향줌.
정신질환 약물 • Monoamine oxidase 억제제 • Phenothiazines • Serotonin-norepinephrine 재흡수 억제제 • Serotonin-norepinephrine 재흡수 억제제 • 삼환계 항우울제 • trihexyphenidyl(Artane)	이들은 항콜린성 작용을 해서 산동에 의한 협각녹내장 악화.
항콜린 성질이 있는 기타약물 • cyclobenzaprine(Flexeril) • 1세대 항히스타민제 • 눈, 코, 전신작용 충혈제거제 • scopolamine(Transderm Scop) • 비뇨기이완제	이들은 항콜린성 작용을 해서 산동에 의한 협각녹내장 악화.
Sulfonamides	렌즈와 모양체 앞쪽의 부종을 야기시켜 급성 협각녹내장 촉발.

표 40-9 산동제 및 조절마비제

일반명(상품명)	투여경로	사용 및 고려사항
atropine	안용액 또는 안연고	가장 강력한 마비제. 특히 어린이 교정 및 홍채염 및 포도막염에 사용. 녹내장이나 빈맥에 사용 안함. 다른 약 사용 전에 5분 기다리기.
cyclopentolate	안용액	눈검사 용 산동 및 마비제.
epinepjrine	안용액	개방각녹내장과 눈수술 시 사용. 갈색 혹은 침전된 용액은 버린다. 협각녹내장에 금기. 장시간 사용 시 안압 모니터링. 안압 증가시킴.
homatropine	안용액	Atropine과 유사하지만, 작용개시와 시간이 짧다. 눈검사 용 산동 및 마비제.
phenylephrine	안용액	눈검사 또는 개방각녹내장과 포도막염 수술과 치료 위해 사용.
scopolamine	안용액	Atropine에 민감한 환자에게 사용. Atropine보다 개시가 더 빠르고 지속시간이 짧음.
tropicamide	안용액	눈검사 용 산동 및 마비제.

*전신흡수를 최소화하기 위해, 누관에 가벼운 압력을 가한다.

10. 황반변성 치료제

연령 관련 황반변성(age-related macular degeneration, ARMD)은 65세 이상 시력 손실의 주원인이다. 황반은 중심시력 담당 부위로 황반 손상 시 중심시력이 흐려진다. ARMD에는 진행속도가 빠른 (1)습성 ARMD(신생혈관성, 삼출성), 수년에 걸쳐 시력이 감소되는 (2)건성 ARMD(위축성) 두 종류가 있다.

건성 ARMD가 더 흔하다. 이것은 황반에 드루젠(*drusen*)이라는 세포외물질이 축적되어 생기며, 황반 위축 부위와 이어져 있다. 건성 ARMD는 습성 ARMD로 진행되기도 한다.

습성 ARMD은 망막 뒤에 비정상 혈관의 생성과 연관된다. 이 혈관들에서 삼출된 액이 망막 뒤에 모여서, 황반을 정상 부위에서 이동시킨다. 습성 ARMD은 ARMD의 10–15%를 차지하고, 급속한 파괴가 진행되어 약 80%가 심각한 시력손실이나 법적 실명에 이른다.

건성 ARMD에 효과적인 치료제는 아직 없고, 항산화제와 아연 보조제가 건성 ARMD 진행을 늦추고 예방한다는 일부 연구가 있다.

습성 ARMD 치료제는 눈의 비정상적 혈관 증식을 담당하는 혈관내피증식인자(VEGF)를 억제하는 VEGF 억제제(유리체강내 주사제)로, ranibizumab(Lucentis), bevacizumab(Avastin), pegaptanib, aflibercept 등이 있다.

2 귀질환 치료제

1. 항감염제

흔한 귀 감염질환은 급성 중이염(Acute otitis media, AOM)과 급성 외이염이다. AOM은 어린이에게 흔히 발생하며, 폐렴알균이 가장 주 원인균이고, 다음으로 *H. influenzae, M. catarralis* 가 있으며, virus 같은 다른 미생물에 의해서도 생긴다.

Amoxicillin이 AOM의 1차 선택 항생제이다. Penicillin 알레르기가 심하면 azithromycin과 clarithromycin을 대체 사용하고, Penicillin 알러지가 훨씬 약할 때는 cephalosporin을 사용할 수 있지만 간호사는 pecnillin-cephalosporin 교차반응 여부를 잘 주시해야 한다.

외이염은 과도한 습기와 피부 장벽 파괴로 세균이나 진균이 조직을 침습하여 외이도가 감염된 것으로, *P. aeruginosa*와 *S. aureus*가 주 원인균이다. 주로 감염원에 따라 국소 항생제와 항진균제로 치료한다. 흔히 항염제와 함께 처방되며, 진통제도 필요하면 추가한다.

국소 항생제가 우선되고, 경구 항생제는 외이염이 귓바퀴까지 확장될 경우 사용한다.

항생 점이(耳)제 사용 시는 고막천공을 조심해야 한다. 특히, 외이도 부종으로 고막이 잘 보이지 않을 때 주의한다. 외이염 치료에 국소 복합 항생제인 neomycin-polymyxin B-hydrocortisone이 매우 효과적이다. 이유는 polymyxin B가 P. aeruginosa에, neomycin이 S. aureus에 효과적이기 때문이다. 하지만, 이 복합제가 고막천공 환자에게 투여되면 심각한 이독성(ototoxicity)을 일으킬 수 있다. Chloramphenicol도 외이염에 가끔 처방되나, 고막천공 시 금기이다. 반면 fluoroquinolones은 두 세균 모두에 효과있고, 고막 문제가 있어도 안전하여 1차 선택약으로 꼽힌다. 진균에 의한 외이도염이라면 초산 용액으로 산성 환경을 만들어 주는 것만으로 대개는 충분하다. 진균 감염이 심하면 clotrimazole과 같은 국소 항진균제를 쓴다.

1) 부작용 및 유해반응

가장 흔한 부작용은 화끈거리면서 찌르는 듯한 통증이다. Aminoglycoside계열 항생제는 이독성, chloramphenicol은 골수 억제로 인한 적혈구, 백혈구, 혈소판 수치 저하가 있을 수 있다. 모든 약물은 기회감염을 일으킬 수 있으며, 약물 과민반응 시 금기이다(표 40-10).

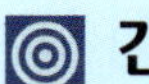

간호과정
환자-중심의 협력의 간호

국소 항감염제: 귀

사정

- 병력 및 약물 복용력(알레르기, 한약, 기분전환용 약물)을 청취한다.
- 추후 비교를 위한 기준 활력징후 측정 및 이경검사를 시행한다.
- 청력검사, 고막운동도검사 및 그 외 지시된 다른 검사를 시행한다.
- 항감염제가 절대적 혹은 상대적 금기인 경우를 사정한다.

간호진단

- 약물 사용과 관련된 지식 부족
- 감염과 관련된 통증
- 약물 부작용과 관련된 손상 위험

간호목표

- 환자가 귀불편감, 멍, 출혈, 이명 등의 불편한 증상이 줄어든다.
- 환자는 약물투여량과 시간 및 횟수를 치료기간 내내 정확하게 지키고, 귀 상태가 좋아지더라도 투여를 중단하지 않는다.

간호중재

- 통증 발생 시 통증을 해소시켜 준다.
- 환자 상태의 변화(귀불편감, 멍, 출혈, 이명, 중복감염)를 추적 관찰한다.
- 환자가 약물치료 과정(주로 10-14일)을 완수할 것과, 귀 상태가 좋아지더라도 투여를 중단하지 않도록 교육한다.

평가

- 환자가 귀불편감, 멍, 출혈, 이명 등의 불편한 증상이 줄어듦.
- 환자는 약물투여량과 시간 및 횟수를 치료기간 내내 정확하게 지키고, 귀 상태가 좋아지더라도 투여를 중단하지 않음.

표 40-10 귀: 항감염제

일반명(상품명)	투여경로	사용 및 고려사항
국소 (귀약)		
초산	귀용액	외이도염에 사용. 용액의 산도가 항세균 및 항진균 작용을 함. 특히 조직에 염증이나 딱지가 있다면 찌르는 통증과 자극 유발. 고막천공 시 금기.
chloramphenicol	귀용액	외이도염에 사용. 박스형 경고; 국소투여 후 골수억제. 다른 항생제에 저항하는 심한 감염에 제한적으로 사용
Fluoroquinolones		
ciprofloxacin ofloxacin	귀용액	외이도염의 1차선택약물 진균 등 저항균의 과다증식으로 인한 중복감염 시 중단함.
polymyxin B 및 neomycin	귀용액	외이도염에 사용 복합제제; 각 약은 외이도염에 대한 각기 다른 원인균에 작용함. 귀치료 복합제에 corticosteroid 항상 포함됨. 진균 과다증식에 의한 중복감염 예방을 위해 10일 후 중단함. 비가역적 이독성 위험 증가 때문에 고막천공 시 금기임.

CHAPTER 41

피부질환 치료제

학습목표

- 다양한 피부질환 유형을 구별하고, 각 해당 치료제 종류 및 특징, 부작용 등을 학습한다.
- 여드름, 건선 및 화상에 흔히 사용되는 약물과 관련된 교육을 포함한 간호과정을 토론한다.

피부질환에는 여드름, 건선, 습진, 접촉성 피부염, 약물유발피부염, 화상감염 등이 있다. 피부발진은 바이러스감염(단순포진, 대상포진 등), 진균감염(**무좀**, **머리백선** 등), 세균감염에 의해 생길 수도 있다.

피부발진 대부분은 국소크림, 연고, 페이스트, 젤, 로션, 용액으로 치료할 수 있다. 피부병변은 **반점**(**macule**, 평평하면서 다양한 색깔의 병변), **구진**(**papule**, 융기된, 뚜렷한, 지름 1cm 이하 병변), **소수포**(**vesicle**, 융기된, 액체로 찬, 지름 1cm 이하 병변), **플라크**(**plaque**, 단단하고, 거칠면서 융기된, 윗부분은 평평한 병변) 등으로 나타난다.

1 여드름(acne)

흔한 피부병변인 **여드름**(*acne,* 의학용어; **acne vulgaris**)은 얼굴, 목, 어깨, 등에 구진, 결절, 낭을 형성한다. 이들은 모낭 근처의 털기름샘 기저부의 각질마개에 의해 생긴다. 환자의 85%는 청소년이다. 청소년기의 androgen 생산증가가 피지를 증가시킨다. 피지는 keratin과 결합하여 마개를 형성하여 여드름이 된다(표 41-1).

표 41-1 여드름과 건선 치료제

일반명(상품명)	투여경로	사용 및 고려사항
여드름		
전신작용제		
tetracycline	PO	심한 여드름에 적당히 사용. 임신 중 금기. .식사 1-2시간 전 복용. 우유나 제산제와 병용 금지. PB: 65%, tⅡ: 6-12h
erythromycin	PO (국소: 용액, 연고)	심한 여드름 완화. Tetracycline 대체약. PB: 73-81%; tⅡ: 1.5-2h
minocycline	PO	비결절성 중등도~심한 여드름 치료에 1일 1회 복용. 식도자극 감소위해 음식과 함께 복용. 씹거나/자르거나/부수지 말기. PB: >90%
doxycycline	PO	약한~중등도 여드름 완화. 심한 여드름 보조치료. PB: >90%; tⅡ,15-24h
isotretinoin	PO	심한 여드름에 사용. 피지분비 감소. 항생제 사용 실패 시 사용. 햇빛, 콘택트렌즈 하지 말고, 독성 감소 위해 tetracycline, 비타민 A와 함께 사용. CBC, 혈당, 지질농도 모니터링. tⅡ: 10-20h
국소작용제		
azelaic acid	크림	여드름 치료. 정상 멜라닌세포의 과도한 활성 억제. 가려움증, 홍진, 건조 및 박피(peeling) 등 유발. t½ 12h
benzoyl peroxide	gel	약한~중등도 여드름 치료. 각화층 표피 제거 촉진. 피부가려움 유발.
salicylic acid	크림/젤 및 샴푸	여드름 치료. 박리작용 촉진.

표 41-1 여드름과 건선 치료제-계속

일반명(상품명)	투여경로	사용 및 고려사항
resorcinol	크림, 연고, 로션 및 샴푸	약한~중등도 여드름 치료.
resorcinol 및 황		약한~중등도 여드름 치료.
항생제: 국소		
tetracycline	연고, 용액	중등도 여드름 치료.
erythromycin	연고, 젤	중등도 여드름 치료.
clindamycin	gel, 로션, 용액	중등도 여드름 치료.
국소 비타민 A 유도체		
tretinoin	크림, gel	약한~중등도 여드름 치료. 비타민 A 유도체. Benzoyl peroxide와 병용. 개방된 상처에는 사용하지 않음. 먼저 상처 부위 세척.
adapalene	크림, gel, 로션	약한~중등도 여드름 치료. 광범위한 햇빛 노출 전후 사용 금지(일광화상 증가). 가려움증 유발.
adapalene + benzoyl peroxide		여드름 치료. >12years.
구강피임약		
Estrostep®	PO	FDA 승인 여드름 치료제. tⅡ: norethindione과 병용 시 5–14h; ethinyl estradiol과 병용 시 26h.
Ortho Tri-Cyclen	PO	FDA 승인 여드름 치료제. tⅡ: deacetyl norgestimate와 병용 시 12–30h; ethinyl estradiol과 병용 시 26h.
drospirenone/ethinyl estradiol(Yaz® 등)	PO	≥14y 여성 중등도 여드름 치료. 매일 동일한 시간에 사용.
건선		
methoxsalen	PO	심한 건선 치료. 전신성 항대사제. 약물치료 중 햇빛 피하기(햇빛은 화상, 수포 유발). PB: 80–90%; tⅡ: >2h
acitretin	PO	판, 물방울, 홍피, 손-발바닥 및 농포 등을 포함하는, 치료가 힘든 건선 치료. 치료에 반응을 보이는 데 6개월 정도까지 시간이 걸림. PB: 99%; tⅡ: 4–8d
국소제		
anthralin	크림	중등도 건선 치료. DNA 합성을 방해하여 피부세포 증식 억제. 의류, 피부나 머리카락 등에 착색 일으킴.
calcipotriene	크림, 연고, 두피 용액	약한~중등도의 판형 건선에 사용. 작열감, 따끔거리며 홍진 유발. 과다 사용은 혈청칼슘농도 증가시킴.
calcipotriol/betamethasone	연고	최초의 1일 1회 바르는 국소연고
clobetasol	로션, 스프레이	심한 판형 건선에 사용하는 강력한 corticosteroid. <20% 체표면적. 유해반응에 가역적 시상하부-뇌하수체-부신 축 억제 및 국소 부위 작열감 있음. 치료 2주 후에 병변 재평가. 겨드랑이, 얼굴, 사타구니에는 사용 금지.
coal tar	샴푸, 반죽, 비누, 연고, 로션, 용액, 포말	약한~중등도 건선에 사용. DNA 합성 억제하여 유사분열 감소시킴. 옷, 피부, 머리카락에 착색 유발.
tazarotene	gel	약한~중등도 건선 및 여드름에 사용. 표피염증 감소. 광과민성 유발.
생물학적 제제		
alefacept(Amevive)	IM	심한 판형 건선에 상용. T 림프구 활성 억제. tⅡ: 270h
adalimumab(Humiral)	SC	사람 IgG1 단일클론 TNF-알파 항체이다. ; tⅡ: 10–20d
etanercept(Enbrel)	SC	중등도~심한 건선에 사용. tⅡ 115h
infliximab(Remicade)	IV	1999년에 FDA가 건선치료제로 승인. tⅡ: 9.5d
ustekinumab(Stelara)	SC	심한 판형 건선에 사용. CYP450에 작용함.
각질용해제		
salicylic acid, 황, resorcinol		여드름 참조

FDA, U.S. Food and Drug Administration 미식품 및 의약품안전국; SC, subcutneous 피하; tⅡ, half-life 반감기; TNF, tumor necrosis factor; y, year 년; >, 초과; < 미만.

1. 국소 여드름약

가벼운 여드름은 부드러운 세안과 케라틴 용해제(benzoyl peroxide, resorcinol, salicylic acid)를 사용한다. benzoyl peroxide는 크림, 로션, 젤 형태로, 표피 각질층을 느슨하게 한다.

비타민 A 유도체인 tretinoin은 가벼운~중간 정도 여드름에 사용하는 국소제로 각질화를 변화시킨다. 그 외, adapalene, azelaic acid, tazarotene이 가벼운~중간 정도 여드름에 사용된다. adapalene은 tretinoin과 작용이 유사하다. 항염작용과 블랙헤드 제거 기능을 가지며, tretinoin보다 여드름 병변 수 감소에 더 효과적이다. adapalene은 화상 위험 증가와 기존 화상의 악화 때문에 광범위한 햇빛 노출이나 일광화상 전후에는 사용하면 안 된다. azelaic acid은 benzoyl peroxide와 tretinoin만큼 효과가 좋다. adapalene과 azelaic acid은 여러 번 사용 시 화상, 가려움, 발적을 일으킬 수 있는데, azelaic acid에서 덜 흔하게 나타난다. adapalene과 azelaic acid는 레티노이드 수용체 결합력이 선택적이어 부작용이 덜한 편이다.

중간 정도 여드름은 고농도 benzoyl peroxide(10%), 국소 항생제(예, tetracycline, erythromycin, clindamycin)가 치료에 추가될 수 있다. Erythromycin과 clindamycin은 가장 흔하게 처방되는 국소 항생제이고, 부작용이 적다.

2. 전신 여드름약

심한 여드름에는 경구 항생제(doxycyline과 minocycline[일차 선택약], tetracycline, erythromycin)와 국소 글루코코르티코이드가 처방될 수 있다. 임산부에게 tetracycline은 태아 기형 유발성이 있어 금기이다. 환자 상태가 안정화되면 국소용으로 바꾼다.

isotretinoin은 낭성 여드름 치료에 쓰이며, 경구와 국소제가 있다. 이 약은 피지생성과 분비 감소, 항염증과 keratin 분해 효과가 있다. 4–6개월 복용하며 부작용으로 입술염(90%), 어지럼, 결막염, 피부 과민, 가려움증, 코피, 다모증, 광과민성이 있다. 임신 중 금기이다. Vit.A나 tetracycline과 병용 시 부작용을 더 증가시킬 수 있다. 추가적인 주의점은 다음과 같다; 모유 수유 금지, 치료 중 또는 후 한 달 이내 헌혈 금지, 의사 조언 없이 다른 약제나 한약제 투여 금지, 야간 운전 주의, 피부를 부드럽게 하는 미용 시술 금지. 과도한 활동을 피하고 근육 약화가 있을 시 심각한 근육 손상을 의미할 수 있으므로 의사 상담을 받고 약을 끊도록 지도한다. 치료 시작 전과 중간에 기초 혈액검사(전체혈구수(CBC), 포도당, 지질 농도)를 모니터링하고, 기초 소변검사를 하는 것이 중요하다. isotretinoin은 최기형성(범주 X)으로 임신 중 절대 금기이다. 어떤 환자도 투약 시작 또는 중간 그리고 적어도 치료 완료 후 한 달 이내에는 임신하지 않도록 해야 한다.

2 건선(psoriasis)

건선은 두피, 팔꿈치, 손바닥, 무릎, 발바닥 등이 은색 비늘로 덮인 홍반성 구진과 플라크를 특징으로 하는 만성 피부질환이다. 건선이 있다면 표피의 세포 성장과 전환이 정상 성장 속도보다 5배나 빨라진다. 건선 억제를 위해 coal tar와 anthralin을 사용하지만 대개 주기적인 회복과 악화를 보인다.

1. 국소 및 전신 약물

건선 각질은 keratin 용해제(살리실산, 황)로 느슨해진다. 가벼운 건선에는 국소 steroid가 쓰이기도 한다. 다른 국소제로 coal tar와 anthralin, oxipor VHC, balnetar 및 scytera가 있다. 1% anthralin은 홍반 생성, 눈 염증 및 옷, 피부, 머리카락을 염색할 수 있다. coal tar 제품은 불쾌한 냄새와 작열감 및 찌르는 듯한 통증을 일으켜 잘 안 쓰인다. 약한~중간 정도 건선에 쓰는 국소제에는 합성 Vit D3 유도체로 세포증식을 억제하는 calcipotriene이 있다. 이 약은 국소 자극 및 고칼슘혈증과 고칼슘뇨증 같은 심각한 부작용을 유발할 수 있다. 다른 국소 항건선제인 tazarotene은 약한~중간 정도 건선에 쓰이며, 광과민 부작용이 있어 심각한 햇빛 화상 방지를 위해 선크림을 발라야 한다.

항암제인 methotrexate는 전신 치료제로 심한 건선 환자 표피세포의 과도한 빠른 증식을 억제한다.

자외선 A(UVA)는 체세포분열 억제 기능이 있다. 자외선과 methoxsalen(광과민물질인 솔라렌(psoralen) 유도체)의 병합요법(PUVA; psoralen and UVA)인 광화학치료는 표피세포 증식 억제에 쓰인다. PUVA는 UVA와 솔라렌 저용량에도 효과를 보인다. methoxsalen의 부작용은 오심, 두통,

어지러움, 발진, 가려움증, 작열감, 피부 벗겨짐이 있고, 유해반응으로는 빈혈, 백혈구감소증, 혈소판감소증, 궤양성 구내염, 출혈, 탈모, 방광염이 있다.

고가의 생물학적 제제는 UVB 광치료에 난치성인 환자 치료에 도움이 된다. FDA-인증 약물에 T-세포 길항제인 alefacept와 TNF 저해제인 entanercept, infliximab, adalimumab 및 인터루킨 저해제인 ustekinumab이 있다. 모든 TNF 저해제는 기회감염 위험이 심각하고 결핵 재활성화가 잘 일어나므로 tuberculin 테스트가 필요하다. 이 생물학적 제제들은 비싸지만 다른 전신 치료제와 효능은 비슷하고 부작용은 더 적다. 이들 모두의 부작용은 주사 부위의 홍반, 소양감, 통증, 부종 발생이다.

alefacept는 재조합 단백질로, 염증과정을 조절하고, 기억 작동 T 림프구 활성을 억제한다. 기회감염과 악성종양 증가는 관찰되지 않았다. 12주 동안 1주 1회 IM 투여하며, 가장 흔한 부작용은 오한이고 그 외 어지럼, 목 염증, 오심, 근육통 등이 있다.

entanercept는 수용성 재조합 인간 TNF-알파 저해제이다. 치료 시작 전에 심부전을 악화시킨다.

infliximab은 단일클론항체로 TNF-알파 정제 단백 유도체를 중화한다. IV제제이다. 기회감염률이 타 약물보다 높다. 탈수초성 질환과 관련있다.

adalimumab은 TNF-알파 저해제로, 2주마다 피하 주사한다(표 41-1).

3 사마귀(wart)

흔한 사마귀는 단단하고 뿔 같은 결절로 손과 발을 비롯한 온 몸 어디에서나 생길 수 있다. 사마귀는 양성 또는 암성(주로 생식기)으로 생기며, 냉동치료, 전기건조법이나 수술적 절제로 없앨 수 있다. 약제에는 주로 살리실산과 포도필룸 수지(podophyllum resin; 포도필린)가 포함된다. 살리실산은 박리를 촉진하며, 피부로 흡수되어 살리실산 중독(salicylism)이라는 독성이 생길 수 있다. 포도필룸 수지는 주로 성병 사마귀에 쓰이며, 일반 사마귀에는 효과적이지 않다. 이 약도 역시 피부로 흡수되는데, 부위가 확장되면 말초신경병증, 혈액 질환, 신장손상이 초래될 수 있다. 포도필룸은 기형유발성이 있어 임산부는 금기이다. imiquimod와 podofilox는 포도필린의 대체제이다. 두 약 모두 외부생식기와 항문주위 사마귀의 국소 치료제이다. cantharidin은 일반 사마귀 제거에 사용되지만 정상 피부를 손상시킬 수 있다. 많은 사마귀를 없애는 OTC 약물 중 살리실산 함유제는 효과적인 듯하다.

간호과정
환자-중심의 협력의 간호

사마귀와 건선

사정

- 환자에게서 피부 병소의 시작력을 알아낸다. 가족력 여부를 기록한다.
- 환자의 피부 발진을 사정한다. 만약 있다면 손상 정도, 위치, 배농 등을 묘사한다.
- 활력징후를 측정한다. 체온 상승을 보고한다.
- 피부 병소와 신체 이미지 변화에 대한 심리적 영향을 사정한다.
- 건선 유형을 사정한다(농포, 플라크 혹은 물방울모양).

간호진단

- 피부 병소 관리와 치료제 부작용과 관련된 지식 부족
- 약물 부작용과 관련된 피부손상 위험
- 선택 약물과 관련된 감염 위험
- 피부 병소와 관련된 낮은 자존감에 대한 위험

간호목표

- 환자는 약물치료 및 피부관리 후 병소 크기가 줄거나 없어진다.
- 환자가 약물 부작용을 잘 알고 발생 즉시 의료진에게 알린다.

간호중재

- 무균적으로 피부 병소에 국소제를 도포한다.
- 활력징후를 측정하고 비정상적인 발견을 보고한다.
- 약물치료 동안 병소 개선 또는 부작용 여부를 확인한다.
- 환자에게 투여 약물의 부작용을 알리고, 발생 바로 의료진에게 알리도록 조언한다.
- 임신 중이거나 임신 가능성이 있다면 의료진에게 말하도록 교육한다. 많은 여드름 치료제가 태아 기형유발성이 있다.

평가

- 환자는 약물치료 및 피부관리 후 병소 크기가 줄거나 없어짐.
- 환자가 약물 부작용을 잘 알고 발생 즉시 의료진에게 알림.

4 약물유발피부염

약물치료 부작용으로 피부손상이 유발되는데, 발진, 두드러기, 구진, 수포에서 치명적인 피부 발진들(다형 홍반, 스티븐 존슨 증후군과 독성 표피괴사)까지 다양하다. 약물 과민반응은 감작된 림프구에 의해 일어난다. 보통 피부 반응은 발진(나타나는데 몇 시간~하루 걸림)과 두드러기(몇 분 안에 발생)이다. 페니실린은 과민성을 유발한다.

다른 약물유발피부염으로 원반모양홍반성루푸스와 박리성 피부염이 있다. hydralazine, isoniazid, phenothiazines, 항경련제 및 항부정맥제(예, procainamide)는 루푸스와 비슷한 증상을 일으킨다. 만약 루푸스 증상이 생기면 약물을 반드시 끊어야 한다. 특정 항생제와 항경련제는 박리성 피부염 즉, 피부 홍반, 가려움증, 벗겨짐, 털빠짐 등을 초래한다(예, sulfa 항생제는 독성 표피 괴사를 일으키는 한 원인이다).

5 접촉성 피부염

접촉성 피부염은 **외인성 피부염**이라고도 하는데, 화학적 또는 식물 자극에 의해 생긴다. 가려움증, 물집, 진물, 벗겨짐을 동반한 피부발진이 특징이다. 화학물질은 화장품, 세탁물질, 향수, 옷, 염색제, 국소용 약물이, 식물은 포이즌 아이비, 참나무나 옻나무 등이 있다.

치료는 Burow 용액(aluminum acetate)을 함유한 젖은 드레싱, calamine 로션(zinc oxide 함유), 수산화칼슘 용액, 글리세린으로 구성된다. calamine 로션은 항히스타민제인 디펜히드라민을 포함하기도 하며, 주로 식물 자극에 쓰인다. 계속 가려우면 항소양제(전신성 디펜히드라민)가 사용된다. 국소 항소양제는 개방 상처, 눈이나 생식기 주위에 바르면 안 된다. 다른 항소양증 치료는 귀리 목욕과 glucocorticoid 연고, 크림, 젤이 있다.

Dexamethasone 크림, hydrocortisone 연고나 크림, methylprednisolone 연고, triamcinolone 및 flurandrenolide 들은 국소 glucocorticoid의 예로, 피부염 완화에 도움이 된다(박스 41-1).

국소 glucocorticoid의 일부가 전신 흡수될 수 있는데, 흡수량과 속도는 제형, 약물농도, 약의 조성과 도포되는 부위에 따라 달라진다. 흡수는 투과성이 높은 피부(얼굴, 두피, 눈꺼풀, 목, 겨드랑이, 생식기 부위)일수록 잘 된다. 부작용은 국소제 사용이 길어지거나 드레싱으로 약을 계속 덮어 사용 시 발생할 수 있다. 장시간 국소 glucocorticoid 사용은 표피와 진피를 위축시켜 피부를 얇게 하고 미세혈관을 터지게 하여 자반증을 유발하므로 장시간 사용은 지양된다.

박스 41-1 국소 Glucocorticoids

매우 강력
- betamethasone dipropionate 0.05%(연고, 젤)
- clobetasol 0.05%
- fluocinonide 0.1%
- flurandrenolide 4mcg/sq cm
- halobetasol propionate 0.05%

강력
- amcinonide 0.1%
- betamethasone dipropionate 0.05%(로션)
- desoximetasone 0.05%
- desoximetasone 0.25%
- diflorasone diacetate 0.05%
- halcinonide 0.1%
- triamcinolone acetonide 0.5%

중등도 강도
- betamethasone valerate 0.12%
- clocortolone pivalate 0.1%
- desonide 0.5%
- desoximetasone 0.05%
- fluocinolone acetonide 0.01%
- fluocinolone acetonide 0.025%
- flurandrenolide 0.025%
- flurandrenolide 0.05%
- fluticasone propionate 0.005%
- hydrocortisone probutate 0.1%
- hydrocortisone butyrate 0.1%
- hydrocortisone valerate 0.2%
- mometasone furoate 0.1%
- prednicarbate 0.1%
- triamcinolone acetonide 0.1%

약한 강도
- alclometasone dipropionate 0.05%
- fluocinolone acetonide 0.01%
- hydrocortisone base 혹은 acetate 0.5%
- hydrocortisone base 혹은 acetate 1%
- hydrocortisone base 혹은 acetate 2.5%
- triamcinolone acetonide 0.025%

6 농가진(impetigo)

보통 황색포도알균 감염으로 생기는 농가진에 국소제는 가벼운~중등도 감염, 경구제는 중증 감염 치료에 사용된다. 1차 선택제는 muprocin과 retapamulin 2종류이다. 병소가 많거나 국소치료에 효과가 없으면 경구 항생제가 필요하다.

7 탈모와 대머리(alopecia)

탈모 유발 약제로 항암제, sulfonamide, 항경련제, aminoglycoside, NSAID가 있다. 심각한 열성 질환, 임신, 점액수종 및 항암치료는 일시적 탈모와 관련되어 있다.

minoxidil(Rogaine®) 2% 용액은 FDA 승인된 남녀 탈모 치료제이고 5% 용액은 남성에게만 승인되었다. 이 약은 혈관확장 작용으로 피부 혈류를 증가시킨다. 혈류 증가는 모낭 성장을 촉진하지만, 약물을 끊으면 3-4개월 내에 탈모가 다시 생긴다. 전신흡수는 잘 안 되어 부작용은 드물지만, 때때로 두통과 약간의 수축기 혈압 감소가 생긴다.

finasteride(Propecia®, Proscar®)는 남성 탈모 경구제(1mg)이다(5mg 정제는 양성 전립선비대증 치료). 남성 50%에서 발모 효과를 보이나, 노인에서는, 용량을 증가하더라도 효과가 감소됨이 보고되었다.

8 화상과 화상 전처치

열(가장 흔함), 전기, 화학물질에 의한 화상은 피부 손상을 유발하며 조직손상의 깊이와 정도에 따라 분류한다(표 41-2).

적당히 중증의 일광화상은 1도 화상이고, 중증의 일광화상은 2도 화상이다. 화상은 조직손상 정도나 깊이에 상관없이 즉각적 주의를 요한다.

1도 화상(표재성과 표재성 부분 두께)과 가벼운 화상은 차갑게 젖은 것으로 눌러줌으로써 화상부위의 혈관을 축소하고 부종을 감소시킨다. 이 처치는 통증도 감소시킨다. 화상 부위가 더 빨리 차가워질수록 조직손상도 더 적어진다. 열손실이 방해되어 조직손상을이 증가되기 때문에 기름진 연고나 드레싱은 하면 안 된다. bacitracin과 polymyxin B가 병용된 비처방 항생제가 가벼운 화상에 사용될 수 있다. polymyxin B나 neomycin이 각각 사용되면 광범위 효과

표 41-2 화상 정도와 조직 깊이

종류	정도 (degree)	깊이	특징
표재성 표피(superficial epidermis)	1도	표피	홍반(erythema), 통증
부분-두께 표재(partial-thickness superficial)	1-2도	표피, 진피 상부	물집, 매우 아픔
깊은-두께(deep-thickness)	2도	표피, 진피 하부	얼룩덜룩함, 물집, 심한 통증
전층 두께(full-thickness)	3도	표피, 진피, 신경말단 침범, 피하 조직	진주빛 백색 피부, 까맣게 탄, 통증 없음

원형약물차트 41-1

mafenide

약물분류 국소 항감염제 상품명: Sulfamylon cream, 임신범주: C	**투여경로** 국소 피부도포 용액
금기 과민반응, 흡입손상, 주의: 신부전증	**상호작용** 알려진 것이 없음
약동학 흡수: 일부 흡수, 배설: 소변으로	**약력학** 국소: 개시: 접촉 시, 최고: 2-4h, 지속: 적용시간 동안
치료효과/사용 2, 3도 화상치료; 화상조직 부위에 세균침투 예방; 화상감염치료. 작용기전: 세균 대사 억제	
부작용 발진, 작열감, 두드러기, 소양감, 부종, 물집	**유해반응** 산염기 불균형(대사성 산증, 호흡성 알칼리증), 기회감염 생명-위협: 골수억제, 악성 용혈성 빈혈

가 없어 일차 처방약이 안 된다. 화학적 화상인 경우 의복을 신속히 제거하고, 피부를 완전히 물로 씻어야 한다.

진피와 피하조직까지 손상된 2도(깊은 두께)와 3도(전층) 화상 환자들은 화상센터나 병원 처치가 반드시 필요하다. IV 치료를 즉시 시작하고, 통증을 덜기 위해 마약성 또는 비마약성 진통제를 투여한다.

화상 부위는 멸균 생리식염수와 포비돈요오드(Betadine®) 같은 소독약으로 세척한다. 포비돈요오드 액은 요오드나 해산물에 알러지가 없는 것을 확인한 뒤 사용한다. 많은 그람양성과 음성균 및 진균감염에 효과적인 광범위 국소 항생제를 화상부위에 바른다. 이런 항생제로 mafenide, silver sulfadiazine, silver nitrate 0.5% 용액이 있다(원형약물차트 41-1; mafenide). 진통제로는 주로 규제약물과 NSAIDs가 쓰인다.

1. Mafenide

약동학 mafenide와 대사체는 강력한 탄산탈수효소 저해제로 산-염기 불균형과 약한 이뇨작용으로 탈수를 일으킬 수 있다. 호흡이 빠르고, 힘들고, 얕아지면 산-염기 균형이 회복될 때까지 며칠간 휴약한다.

약력학 mafenide는 Sulfonamide 유도체로 세균 대사를 방해하여 감염을 억제하는 정균성 항생제이다. 화상 세척과 잔해 제거 후 크림을 바르고, 드레싱으로 가볍게 덮는다(표 41-3).

2. Silver Sulfadiazine(SSD)

SSD는 2~3도 화상에서 패혈증 예방 및 치료에 주로 쓰인다. 이 약은 세포막과 세포벽에 작용하여 살균효과를 나타낸다. mafenide같은 탄산탈수효소 저해제는 아니다. 임산부는 금기이다. 부작용으로 피부 착색, 작열감, 발진, 홍반, 피부 괴사, 백혈구 감소증 등이 있다.

간호과정
환자-중심의 협력의 간호

국소 항감염제: 화상

사정
- 화상 조직의 감염 여부를 사정한다(지독한 냄새, 농, 홍반, 열감).
- 환자의 활력징후를 측정한다. 체온 상승 등 비정상적 발견을 보고한다.
- 체액 상태를 확인한다. 저체액/고체액 증상 및 징후를 보고한다.

간호진단
- 화상으로 인한 체액 이동과 관련된 체액량 불균형의 위험
- 화상 치료와 관련된 지식 부족
- 감염 위험 및 열손상과 관련된 급성 통증

간호목표
- 환자가 감염징후 발생 시 즉시 의료진에게 보고한다.
- 환자의 통증이 줄어들거나 조절된다.

간호중재
- 화상 부위를 무균 세척하고, 국소 항균제와 드레싱을 무균 적용한다.
- 환자의 활력징후를 모니터링하고 감염징후에 주의한다. 급성 신부전에 신경쓴다.
- 환자의 산-염기평형(특히 호흡기와 신장 부전에 존재 하에서)을 면밀히 모니터링한다.
- 환자와 보호자에게 통증 관리, 화상합병증(체액과다나 부족 등) 징후에 대해 교육한다.
- 환자와 보호자에게 감염징후와 증상을 알리고, 의료진에게 신속히 보고하도록 교육한다.

평가
- 환자가 감염징후 발생 시 즉시 의료진에게 보고함.
- 환자의 통증이 줄어들거나 조절됨.

표 41-3 국소 항균제: 화상

일반명(상품명)	투여경로	사용 및 고려사항
mafenide silver nitrate	원형약물차트 41-1 참조 용액	2, 3도 화상 치료. 드레싱은 0.5% 질산은에 적시고 마르기 전 제거. 일부 그람음성균에 효과. 과량 사용 시 전해질불균형 유발.
silver sulfadiazine	크림	2, 3도 화상 감염 예방 및 치료. 약물 흡수율 10%. 과량 사용 혹은 적용 부위가 넓으면 sulfa 결정(crystalluria) 발생.

PART 14

내분비계 약물

CHAPTER 42

내분비계 약물: 뇌하수체, 갑상선, 부갑상선, 부신 질환

학습목표

- 뇌하수체전엽과 후엽 호르몬 관련 약물들의 종류, 사용 및 고려사항들을 학습한다.
- 갑상선 및 부갑상선 기능저하 및 항진증 약물들의 종류, 사용 및 고려사항들을 학습한다.
- 부신피질 호르몬 약물들의 종류, 사용 및 고려사항들을 학습한다.
- 내분비계질환의 약물치료와 관련된 환자교육이 포함된 간호과정을 적용한다.

1 뇌하수체(hypophysis)

1. 전엽

뇌하수체는 전엽과 후엽으로 나뉜다. **뇌하수체전엽**(*anterior pituitary gland*)은 **선뇌하수체**(*adenohypophysis*)라고 불리며, 다음 호르몬들을 분비하여 여러 선이나 조직에 작용한다.

- **성장호르몬**(*growth hormone*, GH): 조직과 뼈 성장 자극.
- **갑상선자극호르몬**(*thyroid-stimulating hormone*, TSH): 갑상선에 작용.
- **부신자극호르몬**(*adrenocorticotropic hormone*, ACTH): 부신겉질 자극.
- **성선자극호르몬**[*gonadotropins*; **황체형성호르몬**(*follicle-stimulating hormone*, FSH), **여포자극호르몬**(*luteinizing hormone*, LH)]: 난소에 작용.

1) 성장호르몬(GH)

GH를 조절하는 두 시상하부 호르몬은 (1) **GH유리호르몬**(*growth hormone-releasing hormone*, GH-RH), (2) **GH억제호르몬**(*growth hormone-inhibiting hormone*, GH-IH; *somatostatin*)이다. GH는 특정 표적기관이 없고, 신체 조직과 뼈에 작용한다; GH 대체요법은 종축의 조직과 뼈성장을 촉진한다. 성장호르몬제는 소화효소에 의해 불활성화되므로 경구투여는 안 되고, 피하나 근육내로 주사한다.

GH 대체요법은 신생 뼈에 작용하므로 성장판이 닫히기 전에 투여하며, 수년간 투여 시 약 30cm 성장한다. GH 장기치료는 insulin 분비를 억제하여 당뇨를 유발할 수 있다.

2) 약물치료: 성장호르몬 부족

Somatotropin(Genotropin)은 사람 GH와 아미노산 배열이 똑같은 제품으로 뇌하수체의 GH 결핍 아이들에게 사용된다. 프레더-윌리 증후군이나 심한 비만, 심한 호흡기 손상을 가진 환아에는 금기(사망율 증가)이다.

3) 약물치료: 성장호르몬 과다

거인증(**gigantism**, 성장기의 과다성장)과 **말단비대증**(**acromegaly**, 사춘기 이후의 과다성장)은 GH 과다 분비로 유발되며, 뇌하수체 종양에 의해 흔히 발생한다. 방사선으로 종양이 파괴되지 않으면 prolactin 분비억제제인 bromocriptine으로 뇌하수체 GH 분비를 억제한다.

octreotide는 강력한 합성 somatostatin으로, GH 분비를 억제한다. 단독 또는 수술이나 방사선치료와 병용한다. 이 약은 비싸고, GI 부작용이 흔하다. 유암종에 의한 심각한 설사 치료에 쓰일 수 있다(표 42-1).

4) 갑상선자극호르몬

선뇌하수체는 시상하부에서 분비되는 **갑상선자극호르몬 방출호르몬**(*thyroid-releasing hormone*, TRH)의 자극에 의해 **갑상선자극호르몬**(TSH)을 분비한다. TSH는 갑상선의

표 42-1 뇌하수체전엽 및 후엽 호르몬

일반명(상품명)	투여경로	사용 및 고려사항
전엽		
성장호르몬 (GH)		
someatropin (Genotropin)	SC/IM	성장호르몬결핍시. 장골 성장판의 뼈성장 촉진. PB: 20%; tⅡ: 15–60min
성장호르몬 억제약물		
bromocriptine	PO	말단비대증. GH 농도 감소 위해 뇌하수체 방사선 조사 혹은 수술과 병용. 유즙 분비 감소와 프로락틴종에 사용. PB: 93%; tⅡ: 3–6h
octreotide	SC	말단비대증. 전이성 유암종 및 다른 암과 관련된 심한 설사 치료. PB: 65%; tⅡ: 1.5h
lanreotide	SC	GH 억제. 혈당수치 모니터링. PB: 69–78%; tⅡ: 23–30d
갑상선자극호르몬 (TSH)		
thyrotropin	IM	갑상선 암 치료. 마지막주사 후 방사성요오드 검사. tⅡ: 15–35h
부신겉질자극호르몬 (ACTH)		
corticotropin		원형약물차트 42–1 참조.
cosyntropin	IM/IV	부신기능저하의 뇌하수체 및 부신 원인 감별 진단검사에 사용. 투여 30분 전과 후의 혈장 cortisol 농도 측정. tⅡ: 15min
후엽		
항이뇨호르몬 (ADH)		
desmopressin (DDAVP)	SC/IV, 비강내	요붕증, 혈우병 A 및 폰빌레브란트병 치료. 장시간작용(5–21h). tⅡ: 1.5–2.5h
vasopressin	SC/IM	요붕증 치료. 장 팽창 완화. 식도 정맥류로 인한 위장관 출혈 감소. 코 안 투여 가능. 신세뇨관으로부터 수분 재흡수 촉진. 지속시간; 2–8h, tⅡ: 15min
demeclocycline	PO	SIADH 치료. 원위세뇨관에서 ADH–유발 수분 재흡수. 나트륨농도 면밀히 모니터링해야 함. PB: 99%; tⅡ: 12h
conivaptan	IV	SIADH와 관련된 과다체액량 저나트륨혈증치료. 나트륨농도 면밀히 모니터링해야 함. PB: 99%; tⅡ: 5h
tolvaptan	PO	SIADH와 관련된 저나트륨혈증치료. 나트륨농도 면밀히 모니터링해야 함. PB: 99%; tⅡ 12h

ADH, antidiuretic hormone 항이뇨호르몬; SIADH, syndrome of inappropriate secretion of ADH항이뇨호르몬부적합분비증후군; PB: protein–binding 단백결합

T_4와 T_3 분비를 자극한다. 과다한 TSH 분비는 갑상선기능항진증을, TSH 결핍은 갑상선기능저하증을 유발한다. 갑상선기능저하증은 갑상선질환(1차 원인)이나 TSH 분비 감소(2차 원인)로 발생할 수 있다. 정제된 TSH 추출물인 Thyrotropin은 1차와 2차 원인의 갑상선기능저하증을 구별하는 진단제로 쓰인다(표 42–1 참조).

5) 부신겉질자극호르몬

시상하부는 부신겉질자극호르몬방출인자(corticotropin-releasing factor, CRF)를 분비하여 뇌하수체의 **부신겉질자극호르몬(adrenocorticotropic hormone, ACTH)** 분비를 촉진한다. ACTH는 부신겉질에서 glucocorticoids(cortisol), mineralocorticoids(aldosterone)와 androgen 분비를 자극한다. 보통 ACTH와 cortisol은 하루 리듬을 타는데, 아침 일찍 제일 많이 분비되고 이후 점차 줄어든다. 수술, 패혈증, 심한 외상 같은 스트레스는 리듬을 능가하여 ACTH와 cortisol 분비를 증가시킨다.

ACTH 약인 corticotropin은 부신 질환 진단, 부신기능저하증 치료 및 알레르기 치료를 위한 항염증제로 사용된다. 부신겉질에 이상이 없고 시상하부 문제라면 ACTH를 IV투여하면 cortisol 분비를 촉진하여 혈중 cortisol 농도가 30–60분 안에 증가해야 한다. ACTH는 다발성 경화증 증상을 감소시킨다(원형약물차트 42–1 : Repository corticotropin).

약력학 corticotropin은 염증 및 면역반응을 억제하여, ACTH 분비 부족으로 인한 2차성 부신기능부전 치료에 사용한다. IV와 IM 주사하고, IM 시 작용개시, 최고농도 및 지속시간이 연장된다. IV제는 수용액 형태라서, 젤이나 아연첨가제보다 작용이 더 빠르다.

원형약물차트 42-1

Repository(저장소) Corticotropin

약물분류	**투여경로**
뇌하수체 부신겉질호르몬 상품명: H.P. Acthar Gel, 임신범주: C	SC/IM, IV
금기	**상호작용**
심한 진균감염, 부신기능저하, Cushing 증후군, HF, 소화성 궤양, 골다공증, 피부경화, 단순포진, 최근 수술 주의: 간질환, 정신질환, 심장질환, 당뇨병, 신장기능저하, 고혈압, 갑상선기능저하, 중증 근무력증증	Aspirin, NSAID와 병용 시 궤양형성 및 부갑상선기능저하증 가능성이 증가됨; thiazide, 고리이뇨제와 병용 시 칼륨소실 증가; rifampin, barbiturates, phenytoin은 대사율 증가로 corticotropin 효과를 저하시킴; estrogen은 corticotropin 효과를 증가시킴
약동학	**약력학**
흡수: IM: 잘 흡수됨, 대사: tⅡ: 15–20min, 배설: 소변	IM: 개시: <6h, 최고: 6–18h, 지속: 12–24h
치료효과/사용	
부신겉질질환 진단, 항염증제로 사용, 급성 다발성경화증 치료, 작용기전: 부신겉질 자극하여 cortisol 분비함	
부작용	**유해반응**
오심, 구토, 설사, 변비, 감정기복(이상행복감에서 우울), 점상출혈, 수분 및 나트륨 정체, 저칼륨혈증, 저칼슘혈증, 여드름	부종, 반상출혈, 골다공증, 근육위축, 성장저해, 상처회복저해, 백내장, 녹내장, 발작, 월경불순, 고혈압. 생명위협: 궤양 천공, 췌장염

HF, heart failure 심부전; SC, 피하; IM, intramuscular 근육내; IV, intravenous 정맥내; tⅡ, half–life 반감기; <, 미만.

약물 상호작용. corticotropin은 약물 상호작용이 많다. 이뇨제와 항녹농균 penicillin(piperacillin)은 저칼륨혈증을 유발한다. 환자가 digitalis를 복용 중이고 저칼륨혈증이 있다면 digitalis 독성이 나타날 수 있다. ACTH가 cortisol 분비를 자극하여 혈당을 올리기 때문에 당뇨환자는 insulin과 경구용 항당뇨약을 증량시킬 필요가 있다.

2. 후엽

신경뇌하수체로 알려진, **뇌하수체후엽**(*posterior pituitary gland*)은 **항이뇨호르몬(antidiuretic hormone, ADH)**과 oxytocin을 분비한다.

ADH는 신세뇨관의 수분 재흡수를 촉진하여 체내 수분 균형를 유지한다. ADH 부족 시 대량의 수분이 신장으로 배설된다. 이것을 **요붕증(diabetes insipidus, DI)**이라 하며, 심각한 체액량 부족과 전해질 불균형을 야기할 수 있다. 두부손상과 뇌종양도 시상하부와 뇌하수체를 손상시켜 요붕증을 일으킬 수 있다. 이러한 환자들은 체액과 전해질 불균형을 엄밀히 감시해야 하며, ADH 대체요법이 필요할 수 있다. ADH 제제인 vasopressin과 desmopressin acetate는 비강 혹은 주사를 통해 투여된다.

간호과정
환자–중심의 협력의 간호

뇌하수체호르몬

사정

- 추후의 비교를 위해 기저 활력징후를 기록하고 이상 시 보고한다.
- 환자의 체중과 소변량을 측정한다.
- 환자의 감염 진행을 사정한다. Corticotropin은 감염 징후와 증상을 억제할 수 있다.
- 환자의 신체성장을 기록한다. 표준 어린이 성장과 비교하여 보고한다.

간호진단

- 약물요법을 지속할 능력의 부족과 관련된 비효율적 건강 유지
- 성장호르몬 자극 결핍과 관련된 지연성장 및 발달
- 약물치료 경험 부족과 관련된 지식 부족

간호목표

- 환자가 약물치료 기간동안 투여 중단 또는 건너뛰지 않고 의료진의 지시를 잘 이행한다.

간호중재

성장호르몬(GH)

- GH 투여 환자에서 혈당과 전해질 수치를 감시한다. 고용량에서 고혈당이 생길 수 있다.

- 환자나 환자 가족에게 환자의 성장률을 모니터하도록 한다.

부신겉질자극호르몬(ACTH)

- 환자가 약물치료를 지속하도록 충고한다. 약물 중단 시 부신기능저하가 나타날 수 있다.
- 근력약화, 부종, 점상출혈, 반상출혈, 성장저하, 상처치유저하, 불규칙한 월경 같은 부작용이 나타나면 보고하도록 교육한다.

ADH(항이뇨호르몬)

- 활력징후를 확인한다. 심박수 증가와 수축기압 감소는 ADH 분비 감소에 의한 혈액량 손실을 의미한다(저혈량증).
- 소변량을 기록한다. 소변량 증가는 ADH 감소로 인한 수분손실을 의미한다.

Repository Corticotropin

- Corticotropin 투약 아동의 성장과 발달을 감시한다.
- 체중증가 시 부종 여부를 체크한다. 약물 부작용이 나트륨과 수분 저류이다.
- Corticotropin 중단 시 부작용을 조심히 관찰한다. 부신기능저하가 나타날 수 있으므로, 약용량을 서서히 줄인다.
- 검사 결과, 특히 전해질 수치를 체크한다. 전해질 대체요법이 필요할 수 있다.

평가

- 환자가 약물치료 기간동안 투여 중단 또는 건너뛰지 않고 의료진의 지시를 잘 이행함.

뇌하수체후엽에서 ADH가 과다분비되는 가장 흔한 원인은 폐의 소세포암종(small cell carcinoma)이다. 약물, 다른 악성종양 및 스트레스 요인(예, 통증, 감염, 불안, 외상)도 원인이 된다. 이 상태는 과도한 수분저류에 의한 세포내액량 증가로 이어져, 신사구체여과가 증가되고 세뇨관 Na^+ 재흡수가 감소된다. 결과, 나트륨뇨 배출 항진이 되어 저나트륨혈증이 초래된다.

ADH부적절분비증후군인 SIADH는 수분 제한, demeclocycline, conivaptan 및 tolvaptan으로 치료될 수 있다. 혈중 나트륨농도가 면밀히 감시되어야 한다(표 42-1).

2 갑상선

Thyroxine(T_4)와 triiodothyronine(T_3)는 갑상선에서 분비된다. T_4와 T_3는 단백질 합성과 효소 작용을 조절하고 미토콘드리아 산화 과정을 촉진한다. 순환 중인 T_3의 약 20%는 갑상선에서 분비되고, 80%는 말초에서 T_4 약 40%가 분해되어 생성된다. T_4와 T_3는 thyroxine 결합 글로불린(TBG)과 albumin에 의해 호르몬 분해가 안 되는 결합형으로 혈중 운반된다. T_3는 T_4보다 더 강력하며, 유리형 T_4와 T_3만이 활성이 있어 호르몬 반응을 일으킨다.

갑상선에서 T_4와 T_3의 분비는 되먹임기전에 의해 조절된다. 시상하부는 갑상선자극호르몬방출호르몬(TRH)을 방출하고, TRH는 뇌하수체에서 TSH 방출을 자극한다. TSH는 갑상선에서 T_4와 T_3의 방출과 합성을 자극한다. 유리 T_4와 T_3의 과다는 시상하부–뇌하수체–갑상선(HPT)축을 억제하여 TRH와 TSH 분비를 감소시킨다. 반면, 너무 낮은 양의 T_4와 T_3는 HPT축 작용을 증가시킨다.

갑상선이 갑상선호르몬을 과도하게 분비할 경우(갑상선기능항진증), 항갑상선약이 처방될 수 있다.

1. 갑상선기능저하증

갑상선기능저하증(**hypothyroidism**, 갑상선호르몬분비 감소)은 1차 원인(갑상선 이상), 2차원인(TSH 분비 저하)으로 유발된다. 1차 원인이 더 흔하다. 1차 갑상선기능저하증은 T_4 감소와 TSH 증가를 의미하고, 급·만성 갑상선염증, 방사성요오드치료, 항갑상선약물과다, 수술이 원인이다. **점액수종**(**myxedema**)은 심각한 성인 갑상선저하증이다. 증상은 무기력, 무관심, 기억력저하, 감정변화, 느린 말투, 깊고 거친 목소리, 눈썹과 얼굴의 부종, 피부 건조, 추위민감증, 서맥, 변비, 체중증가, 비정상적 월경이 있다. 어린이 갑상선기능저하증은 선천적(크레틴병) 또는 사춘기전(청소년 갑상선기능저하증)에 시작될 수 있다. T_4와 T_3 단독 또는 병용약물이 사용된다.

1) 약물치료: 갑상선기능저하증

Levothyroxine(Synthroid, T_4함유)가 갑상선기능저하증 치료를 위한 대체요법의 1차 치료제로, T_4와 T_3 농도를 높인다. 이 약은 단순 갑상선종과 만성 림프구성(Hashimoto) 갑상선염 치료에도 사용된다.

Liothyronine은 합성 T_3로, 짧은 반감기와 작용시간 때문에 유지요법으로는 추천되지 않는다. 이 약은 위장관에서 levothyroxine보다 더 잘 흡수되고 빠른 약효발현 시간과 짧은 반감기 때문에 점액수종의 초기치료로 자주 이용된다.

Liotrix는 levothyroxine과 liothyronine의 4:1 혼합제이다. 갑상선기능저하증 치료에 liotrix가 levothyroxine 단독보다 특별한 장점이 없는 이유는 levothyroxine이 말초조직에서 T_4를 T_3 로 변환시키기 때문이다(원형약물차트 42-2; levothyroxine).

약동학 Levothyroxine(T_4)는 합성 갑상선호르몬제이다. 혈장단백결합율이 높아, 단백결합율이 높은 약물(경구용 항응고제)과 병용시 부작용이 생길 수 있다.

약력학 levothyroxine의 최고농도시간과 지속시간은 liothyronine보다 더 길다.

원형약물차트 42-2

Levothyroxine

약물분류 갑상선호르몬, 상품명: T_4 Synthroid, 임신범주: A	**투여경로** PO, IV
금기 갑상선중독증, 심근경색증, 심한 신장질환, 부신기능저하 주의: 심혈관질환, 고혈압, 협심증, 당뇨병, 골다공증	**상호작용** Epinephrine과 병용 시 심부전 증가; 항응고제, TCAs, 혈관수축제, 충혈제거제의 효과 증가; 항당뇨제(경구용 및 insulin)와 디곡신 효과를 감소; estrogens, 제산제, cholestyramine, colestipol과 병용 시 흡수 감소; phenytoin과 aspirin은 이 약 작용을 증가시킴;.디곡신 독성위험 증가. 식사 30분~1시간 전 공복에 섭취.
약동학 흡수: PO: 50–75% 분포: PB: 99% 대사: tⅡ: 6–7days 배출: 담즙 및 대변	**약력학** PO; 최고: 24h–1wk; 지속: 1–3 wk IV: 개시: 6–8h; 최고: 24–48h
치료효과/사용 갑상선기능저하증, 점액수종 및 크레틴병 작용기전: 대사율, 심박출, 단백합성, 글리코겐 사용(산소소비 및 신체성장) 증가	
부작용 오심, 구토, 식욕부진, 설사, 복통, 진전, 신경증, 과민, 불면증, 두통, 체중감소, 다한증, 무월경	**유해반응** 빈맥, 고혈압, 두근거림, 골다공증, 발작 생명위협: 갑상선 위기, 협심증, 심방세동, 심혈관허탈

표 42-2 갑상선호르몬: 대체약과 항갑상선약

일반명(상품명)	투여경로	사용 및 고려사항
갑상선 대체: 갑상선기능저하증		
levothyroxine (synthroid)	원형약물차트 42-2 참조	
liothyronine(cytomel)	PO	갑상선기능저하증 치료. 합성 T_3 약물 다른 갑상선약보다 작용이 빠름. 효과는 24-72h에 나타남. 심장부작용. PB: 99%; tⅡ: 2.5d
liotrix(thyrolar)	PO	갑상선기능저하증 치료. 합성 T_4 및 T_3 약물; 4:1 비율. 흔한 부작용에 불안, 예민, 불면, 빈맥, 체중감소 있음. PB: 99%; tⅡ: <7d
thyroid (Armour, thyrotab)	PO	Goiter 크기 감소, 갑상선기능저하증 치료, 천연약물은 동물에서 추출. T_4 및 T_3:=4:1 비율. 흔한 부작용에 불안, 예민, 불면, 빈맥, 체중감소 있음. PB: 99% tⅡ: <7d(T_3: 1–2h; T_4: 6–7d)
항갑상선약 : 갑상선기능항진증		
Thioamides		
methimazol(Tapazole)	PO	갑상선기능항진증 치료. 갑상선호르몬 합성 억제. 효과 개시: 1주일. 발진, 두드러기, 두통, 위장장애 문제 발생. PB: 0% tⅡ: 5–9h
propylthiouracil(PTU)	PO	갑상선기능항진증, Graves 질환 치료. T_4, T_3 전환 억제. 수술이나 방사성 요오드 치료 전 사용. 중독성 갑상선종 증상 완화. 심각한 간손상, 간장애, 사망유발. PB: 80%; tⅡ: 1–5h
Iodine		
potassium iodine (SSKI)	PO	갑상선기능항진증 치료. 갑상선 크기와 혈관분포 감소 위해. 약물을 희석하여 식후복용. 치아 변색을 막기 위해 빨대로 마심. 10–15일 후 최대효과.

약물 상호작용. 약물상호작용이 많다. 갑상선약물은 경구 항응고제 효과를 증가시킨다. 갑상선약물을 교감신경흥분제(예, 충혈완화제, 혈압상승제)와 병용 시, 심장과 중추신경계 작용이 증가한다. Levothyroxine과 liothyronine은 digitalis 효과를 감소시킨다. Estrogen은 liothyroine 효과를 증가시킬 수 있다. Insulin과 경구 항당뇨병제 용량을 증가시킬 필요가 있다(표 42-2).

2. 갑상선기능항진증

갑상선기능항진증(hyperthyroidism)은 과민성 갑상선 또는 1개 이상의 갑상선 결절에서 갑상선호르몬의 과다 생산에 의해 혈중 T_4와 T_3 농도가 증가하는 것이다. 갑상선기능항진증은 증상이 거의 없을 정도로 가볍거나, 혈관 붕괴로 사망하는 갑상선 중독발작처럼 심각할 수 있다. **Graves' 병**이나 **갑상선중독증(thyrotoxicosis)**이 갑상선기능항진증의 가장 흔한 유형이다. 빈맥, 심계항진, 과도한 발한, 열과민, 신경과민, 자극과민, 안구돌출, 체중감소가 특징적으로 나타난다.

갑상선기능항진증은 갑상선 부분절제, 방사성요오드 치료, 항갑상선약(갑상선호르몬 합성 또는 분비억제제)으로 치료한다. Propranolol은 갑상선기능항진증으로 인한 심계항진과 빈맥같은 심혈관 증상을 조절하지만, T_4와 T_3를 낮추지는 않는다.

1) 약물요법: 갑상선기능항진증

항갑상선약의 목적은 갑상선호르몬(T_4 및 T_3) 분비를 억제하는 것이다. 갑상선 부분절제술, 방사성요오드 치료는 갑상선기능저하증을 자주 유발한다. thiourea 유도체(thioamides)는 갑상선호르몬 합성을 방해하여 갑상선호르몬 생성을 줄이는 1차선택제이다. 이 계열 약은 갑상선 조직을 파괴하지 않고 갑상선호르몬 작용을 막는다.

prophylthiouracil(PTU)과 methimazole은 효과적인 thiourea 항갑상선약이다. 이들은 갑상선 위기 치료와 갑상선 부분절제술 준비에 유용하다. methimazole은 PTU처럼 T_4의 T_3로의 말초 전환은 억제하지 않지만, PTU보다 10배 더 강하고 반감기가 더 길다. thioamide계열 약을 장기 사용 시, TSH 분비 증가와 T_4와 T_3 합성 억제로 인한 갑상선종을 일으킬 수 있다. 갑상선종을 피하기 위해 thioamide계열약을 최소 용량으로 써야 한다.

요오드화 칼륨 같은 강한 요오드 약물은 Graves' 병으로 갑상선 부분절제를 한 환자의 갑상선 기능을 억제하기 위해 사용한다(표 42-2).

약물 상호작용. 항갑상선약은 다른 많은 약물과 상호작용한다. 경구 항응고제(warfarin)와 병용 시 항응고작용이 증가할 수 있다.

간호과정
환자-중심의 협력의 간호

갑상선호르몬: 대체약과 항갑상선약

사정

- 추후의 비교를 위해 기준 활력징후를 측정한다. 이상 시 보고한다.
- 혈청 T_3, T_4 및 TSH 농도를 측정한다. 이상 시 보고한다.

갑상선 대체약

- 환자가 복용중인 약물 정보를 얻는다(원형약물차트 42-2; levothyroxine 상호작용 참고).

항갑상선약

- 항갑상선약을 갑자기 중단 시나 갑상선수술 전 항갑상선약 복용을 못 한 경우에 발생할 수 있는 갑상선중독발작의 징후와 증상을 사정한다: 빈맥, 심부정맥, 발열, 심부전, 홍조, 무관심, 혼돈, 행동 변화, 이후의 저혈압과 혈관 허탈.

간호진단

- 약물요법을 지속할 능력의 부족과 관련된 비효율적 건강 유지
- 갑상선호르몬의 저분비와 관련된 비효율적인 말초조직관류

간호목표

- 환자의 갑상선기능저하증 징후와 증상은 갑상선호르몬 대체약 투여 2-4주 후 완화된다.
- 환자의 갑상선기능항진증 징후와 증상은 항갑상선호르몬약 투여 1-3주 후 완화된다.

간호중재

- 활력징후를 기록한다. 기능저하증 경우 체온, 심박수, 혈압이 감소한다. 기능항진증 경우 빈맥, 심계항진이 주로 나타난다.

갑상선호르몬 대체약

- 매일 같은 시간에 복용하도록 환자를 격려한다.
- OTC 약물의 설명서를 읽고 심장이나 갑상선질환자에게 사용을 주의시키는 약을 피하도록 교육한다.
- 약물 과다복용이나 축적에 의한 갑상선기능항진증 증상(빈맥, 흉통, 심계항진, 과도한 발한)이 나타나면 보고하도록 교

육한다.
- 환자에게 항갑상선약물 부작용을 교육한다. 피부발진, 두드러기, 메스꺼움, 탈모, 머리색 빠짐, 점상출혈, 반상출혈, 기력저하가 나타날 수 있다.

항갑상선약
- 환자에게 위장장애를 줄이기 위해 식사와 함께 복용하도록 교육한다.
- 환자에게 요오드화 소금, 조개, OTC 기침약에 함유된 요오드의 작용에 대해 교육한다.
- 갑자기 약을 중단하면 갑상선중독발작을 유발하므로 약물순응도의 중요성을 강조한다.
- 환자에게 약 부작용으로 갑상선기능저하증이 나타날 수 있으므로 증상과 징후를 설명한다; 피곤, 얼굴과 눈 부음, 두꺼워진 혀, 쉰목소리, 느린 말투, 땀이 안남, 서맥.
- 환자가 임신 중 또는 모유수유 중에는 태아나 영아에게 갑상선기능저하증을 초래할 수 있으므로 약 복용을 피할 것을 교육한다.
- 환자에게 항갑상선약 복용 중 목아픔이나 발열이 나타나면 의료진에 연락하도록 교육한다. 심각한 항갑상선약 부작용에 과립구감소증(백혈구 감소)이 있다.

평가
- 환자의 갑상선기능저하증 징후와 증상은 갑상선호르몬 대체약 투여 2-4주 후 완화됨.
- 환자의 갑상선기능항진증 징후와 증상은 항갑상선호르몬약 투여 1-3주 후 완화됨.

3 부갑상선

부갑상선(*parathyroid gland*)은 혈중 칼슘농도를 조절하는 **부갑상선호르몬(parathyroid hormone, PTH)**을 분비한다. 혈중칼슘가 감소하면 PTH가 분비된다. calcitonin(갑상선 C세포에서 분비되는 호르몬)은 칼슘의 신장배설을 촉진하여 혈중칼슘농도를 감소시킨다.

1. 부갑상선기능저하증

부갑상선기능저하증은 저칼슘혈증으로 PTH 부족, 비타민 D 부족, 신장 장애, 이뇨 치료가 원인일 수 있으며, PTH 대체요법으로 칼슘 부족을 치료한다. PTH 작용은 위장관 칼슘 흡수와 신세뇨관 칼슘 재흡수 및 비타민 D 활성화의 촉진이다.

1) Calcitriol

Calcitriol은 비타민 D 유도체로, 위장관에서의 칼슘 흡수, 뼈에서 혈액으로 칼슘 분비를 촉진한다(원형약물차트 42-3; calictriol).

약력학 Calcitriol은 소장과 신장 세뇨관에서 칼슘 흡수를 촉진시켜 혈중칼슘 농도를 올린다. Calcitriol은 작용개시, 최고농도, 지속시간이 오래 걸린다.

원형약물차트 42-3

Calcitriol

약물분류	**투여경로**
비타민 D 유도체, 상호명: Rocaltrol, 임신범주: C	PO
금기	**상호작용**
과민반응, 고칼슘혈증, 과다비타민D증, 흡수장애증후군 주의: 심혈관질환, 신장결석, 신부전증, 고인산혈증, 탈수, 과도한 햇빛 노출	digoxin, verapamil과 병용 시 심부정맥 증가; cholstyramine과 병용 시 calcitriol 흡수 감소 thiazide 이뇨제, 칼슘보충제와 병용 시 혈청칼슘 증가
약동학	**약력학**
흡수: PO: 잘 흡수, 분포: 태반 통과 대사: tⅡ: 3-8시간, 배설: 대부분 대변	PO: 개시: 2-6h, 최고: 10-12h, 지속: 3-5d
치료효과/사용	
부갑상선기능저하증 및 만성 심부전에서 저칼슘혈증 치료, 작용기전: 뼈에 칼슘 침착 증대	
부작용	**유해반응**
식욕부진, 오심, 구토, 변비, 복통, 졸림, 두통, 현기증, 금속맛, 무기력, 광공포증	고칼슘뇨증, 고칼슘혈증, 고인산혈증, 혈뇨

2. 부갑상선기능항진증

부갑상선기능항진증은 부갑상선 악성종양, 폐암에 의한 이소성 PTH 분비, 갑상선기능항진, 장기간의 부동(뼈에서 칼슘 소실)에 의해 일어날 수 있다. 치료제는 합성 칼시토닌이다(표 42-3).

간호과정
환자-중심의 협력의 간호

부갑상선호르몬 부족

사정

- 혈중칼슘농도를 확인한다. 이상 시 보고한다.
- 저칼슘혈증에서 보이는 근육강직성경련 증상을 사정한다.

간호진단

- Calcitriol 부작용과 관련된 설사
- 구토와 다뇨로 인한 체액소실과 관련된 저체액량
- 부갑상선약 복용과 관련한 지식 부족

계획

- 환자의 혈중칼슘 수치를 정상화한다.

간호중재

- 환자의 혈중칼슘농도를 관찰한다. 정상치는 4.5-5.5mg/dL(이온화 또는 유리형 칼슘) 혹은 8-10mg/dL(전체; 유리형과 알부민 결합 칼슘 포함)이다. 혈중칼슘; 4.5mg/dL 미만 혹은 8mg/dL 미만이면 저칼슘혈증, 이온화칼슘 5.5mg/dL 이상 혹은 총혈중칼슘 10.5mg/dL 이상이면 고칼슘혈증을 의미한다. 혈중이온화 칼슘이 주로 이용되는데, 많은 칼슘이 비이온화로 단백질 결합형, 즉 비활성화 상태이기 때문이다.

부갑상선기능저하증

- 환자에게 약물로 인한 고칼슘혈증 증상과 징후가 나타나면 보고하도록 교육한다(원형약물차트 42-3; calcitriol 참조).

부갑상선기능항진증

- Calcitonin을 처방한 경우 지속적으로 저칼슘혈증 증상과 징후(근강직경련)를 관찰한다.

평가

- 환자의 혈중칼슘 수치가 정상화됨.

4 부신

한 쌍의 **부신(adrenal gland)**은 겉질과 속질로 이루어져 있고, 부신겉질은 호르몬 두 종류(corticosteroids); glucocorticoids(cortisol)와 mineralcorticoids(aldosterone)를 분비한다. cortisol은 시상하부-뇌하수체-부신(HPA) 축의 음성피드백에 의해 조절된다. 혈중 cortisol 감소는 CRF와 ACTH 분비를 증가시키고 증가된 이 호르몬들은 부신을 자극하여 cortisol을 분비시킨다. 혈중 cortisol 증가는 음성피드백으로 HPA축을 억제하여 다시 부신 cortisol 분비를 감소시키게 된다.

corticosteroid(=corticoid)는 Na^+ 저류와 K^+ 배설을 촉진한다. Na^+은 신세뇨관에서 K^+과 교환되어 재흡수되고 K^+은 배설된다. 전해질, 탄수화물, 단백질 및 지방 대사에 관여하여, corticoid 결핍은 심각한 질병이나 죽음에 이를 수 있다. corticoid 분비 감소는 부신 부전(애디슨병)이라고 하며, corticoid 분비 증가는 쿠싱 증후군이라 불린다.

표 42-3 부갑상선 질환의 약물치료

일반명(상품명)	투여경로	사용 및 고려사항
부갑상선기능저하증 및 저칼슘혈증치료: Vitamin D 유사체		
calcitriol(Rocaltrol)	원형약물차트 42-3 참조	
ergocalciferol(Drisdol)	PO	부갑상선기능저하증 및 구루병 치료. 칼슘 및 인 흡수 증강. 장시간작용. tⅡ: 12-24h
부갑상선기능항진증 및 고칼슘혈증치료		
calcitonin-salmon (Miacalcin, Fortical)	코 스프레이	파제트병(변형성 골염), 부갑상선기능항진증 및 고칼슘혈증 치료. Calcitonin은 파골세포 수용체에 결합하여 혈청칼슘 낮춤. tⅡ: 1-1.5h
etidronate	PO	파제트병; 항암제로 인한 고칼슘혈증 치료. tⅡ: 6h
cinacalcet(Sensipar)	PO	부갑상선기능항진증 및 고칼슘혈증 치료. PB: 93-97%; tⅡ: 30-40h

1. Glucocorticoids

Glucocorticoids는 뇌하수체전엽에서 분비된 ACTH의 영향을 받아, 탄수화물, 단백질, 지방 대사와 근육과 혈구 활동에 작용한다. Mineralcorticoids 기능도 있기 때문에 glucocorticoids는 신장에서 Na^+을 흡수하여, 물 저류, K^+ 소실, 혈압 상승을 일으킨다. glucocorticoids의 대표물질인 cortisol은, 항염증, 항알레르기, 항스트레스 효과가 있다. glucocorticoids 적응증은 외상, 수술, 염증, 불안 치료이다(표 42-4).

glucocorticoid약 대부분은 합성제로 cortisone 약이라 한다. 투여경로는 경구, 비경구(IM, IV), 국소(크림, 연고, 로션), 에어로졸(흡입기) 등 다양하다. IM은 근육 깊이 주사해야 하는데, 거의 쓰지 않는 편이다. SC는 추천되지 않는다.

Glucocorticoid는 염증, 알레르기, 쇠약 상태 등 많은 질병과 건강문제 치료에 사용된다. 염증 상태는 자가면역질환(예, 다발성 경화증, 류마티스관절염, 중증근무력증), 궤양성 대장염, 사구체신염, 쇼크, 안구와 혈관 염증, 결절다발동맥염, 간염이 있다. 알레르기는 천식, 약물반응, 접촉피부염, 아나필락시스가 있다. 쇠약 상태는 암이 주원인이고, 장기이식 수혜자는 거부반응을 막기 위해 사용된다.

약물 종류는 많고 항염 세기도 다양하다. dexamethasone은 두부 손상이나 알레르기 반응에 의한 심한 염증 치료에 쓰고, prednisone은 저렴하고 자주 처방된다(원형약물차트 42-4).

glucocorticoids 대부분은 임신 범주 C 약물이다. 부신겉질기능저하증 약은 glucocorticoids와 mineralocorticoids 둘 다 포함하는 반면, 항염이나 면역억제제는 대부분 glucocorticoids이다.

부작용 및 유해반응. 고용량 또는 장기사용 시 고혈당, 얼굴과 몸통의 비정상적 지방축적(moon face, buffalo hump), 사지 크기 감소, 근육 감소, 부종, Na^+과 수분 저류, 고혈압, 다행감이나 정신병, 자반이 동반된 얇은 피부, 안압증가(녹내장), 위궤양, 성장장애를 유발한다. Glucocorticoids 장기복용은 부신 위축을 일으킨다. 약물 중단 시 부신겉질이 corticoid를 분비할 수 있도록 서서히 용량을 줄여야 한다. 약을 갑자기 중단하면 심각한 부신겉질부전을 일으킬 수 있다.

강력한 dexamethasone은 약물상호작용이 많다. Phenytoin, theophylline, rifampin, barbiturates, 제산제는 이 약 작용을 감소시키고, aspirin 포함한 NSAID, estrogen은 약 작용을 증가시킨다. Glucocorticoids는 혈당을 증가시켜 insulin이나 경구당뇨약을 증량해야 한다. 이뇨제나 항녹농균 penicillin과 병용 시 혈중칼륨 수치가 현저히 감소할 수 있다.

표 42-4 생리학적 데이터: 부신 분비 저하 및 분비 과다

신체계통	부신분비저하	부신분비과다
대사		
당	저혈당증	고혈당증
단백질	근육약화	근육소실; 피부 얇아짐; 상처치유 곤란; 골다공증;
지방		안면(moon face), 목뒤(buffalo hump) 및 몸통(배돌출)에 지방이 축적 됨; 고지혈증; 콜레스테롤 증가
중추신경계	무관심(apathy), 우울증, 피로	신경활성 증가; 기분고조; 과민; 발작
위장관계	오심, 구토, 복통	소화성 궤양
심혈관계	빈맥, 저혈압, 심혈관계 허탈	고혈압; 부종; 심부전
눈	없음	백내장
체액 및 전해질	체액량 부족; 저나트륨혈증; 고칼륨혈증	체액량 증가; 고나트륨혈증; 저칼륨혈증
혈액세포	빈혈	백혈구 및 호중구 증가; 혈액응고 문제 야기

간호과정
환자-중심의 협력의 간호

부신겉질호르몬: Glucocorticoids

사정

- 추후 비교를 위해 기저 활력징후를 기록한다.
- 실험실 검사 수치, 특히 혈중전해질농도와 혈당을 사정한다. Prednisone 같은 glucocorticoids를 장기 복용하면 혈중칼륨 농도는 감소하고, 혈당은 증가한다.
- 환자의 체중과 소변량을 추후 비교를 위해 측정한다.
- 환자의 약물 복용력과 한약 복용력을 사정한다. 녹내장, 백내장, 위궤양, 정신과적 문제, 당뇨가 있으면 보고한다. Glucocorticoids는 이들 질병을 악화시킬 수 있다.

간호진단

- 건망증으로 인한 약물중단과 관련된 지식 부족
- 체액 저류와 관련된 과도한 체액량

간호목표

- Glucocorticoids 부작용 발생 즉시 의료진에게 알린다.
- 환자 염증 수치가 정상범위내 도달한다.

간호중재

- 활력징후와 체중을 측정한다. 혈압 증가와 나트륨과 체액 저류를 일으킬 수 있다.
- Glucocorticoids를 처방된 투여경로로 투여하고, 발진, 감염, 자반증이 생기면 보고한다.
- 저칼륨혈증 증상을 모니터링한다: 구역, 구토, 근육 약화, 복부팽만, 마비성 장폐색, 부정맥.
- Glucocorticoids를 10일 이상 또는 고용량 복용 시 부작용을 모니터링하고, 갑자기 중단하지 않도록 환자에게 교육한다.
- 골다공증(특히 고령)과 근력 저하 증상과 징후를 모니터링한다.
- 임신 중에는 태아에게 해로우므로 cortisone을 투여하지 않도록 교육한다.
- 환자에게 이 약은 면역억제제로 호흡기감염 환자를 피하도록 교육한다.
- 다른 의료진에게 약 처방 전에 glucocorticoids 복용 중임을 알리도록 교육한다. 수술 전에 특히 중요하다.
- 환자에게 약물 과용 또는 Cushing 증후군(moon face, 부은 눈꺼풀, 발 부종, 멍 증가, 어지럼, 출혈, 불규칙한 월경)의 증상과 징후를 교육한다.
- Cortisone을 위장 자극을 피하기 위해 식사 중 또는 음식과 함께 복용하도록 조언한다.

평가

- Glucocorticoids 부작용 발생 즉시 의료진에게 알림.
- 환자 염증 수치가 정상범위내 도달함.

원형약물차트 42-4

Prednisone

약물분류 부신겉질호르몬: glucocorticoid 상품명: Deltasone, 임신범주: C	**투여경로** PO
금기 과민반응, 정신병, 진균감염, 소화성 궤양 주의: 당뇨병, 신질환, 심부전, 심근경색증, 고혈압, 골다공증, 발작, 백내장, 녹내장	**상호작용** 약물: estrogen, diltiazem, ketoconazole과 사용 시 효과 증가; barbiturate, phenytoin, rifampin과 병용 시 이 약 대사를 증가시켜 효과 감소. Aspirin과 NSAIDs와 병용 시 GI 독성 증가; 이뇨제와 amphotericin B는 칼륨 부족 증가됨; 강심배당체 병용 시 심부정맥과 강심제 독성 증가됨; 칼륨배설이뇨제(예, Lasix)와 병용 시 칼륨배설 증가로 저칼륨혈증 유발
약동학 흡수: PO: 흡수 잘됨, 분포: PB: 70–90%; 태반 통과 대사: tⅡ: 3.5h, 배출: 소변으로	**약력학** PO: 최고: 1–2h, 지속: 24–36d
치료효과/사용 염증 빈도 감소위해; 면역억제제로 사용; 피부질환 치료 작용기전: 세포매개 면역반응을 막아 염증 및 부신기능 억제시킴	
부작용 오심, 설사, 복부팽만증, 식욕 증가, 발한, 두통, 우울증, 홍조, 정동 변화, 백내장, 무월경	**유해반응** 점상출혈, 반상출혈, 고혈압, 빈맥, 골다공증, 근소실, 나트륨과 체액정체 치명적: 위장관출혈, 췌장염, 순환기 허탈, 정맥염, 색전증

2. Mineralocorticoids

mineralocorticoids(aldosterone이 대표)는 ACTH가 아닌, renin-angiotensin 시스템에 의해 조절된다. 체액량 조절에 관여하여, Na^+이 신장에서 재흡수되면서 물도 같이 저류시킨다. 체액감소 시 더 많은 aldosterone이 분비되어 Na^+과 물을 저류시켜 체액 균형을 회복한다. Na^+ 재흡수과정에서 K^+을 배출하여 저칼륨혈증을 유발할 수 있다. 일부 glucocorticoids 약물은 mineralocorticoids를 함유하는데, cortisone과 hydrocortisone이 대표적이다. 심각한 알도스테론 저하는 저혈압과 혈관허탈을 초래하는데, Addison 병에서 나타난다. Mineralocorticoids 결핍은 glucocorticoids 결핍을 동반하며, 이를 corticosteroids 결핍이라 한다.

Fludrocortisone은 경구 mineralocorticoids로, 음성 질소 균형을 유발하여 고단백식이가 요구되고, 칼륨 배출이 일어나므로 혈중칼륨농도를 감시한다.

CHAPTER 43

당뇨병치료제

학습목표

- insulin 제형의 유형별 작용개시, 최고농도, 지속시간을 비교한다.
- 경구용 당뇨병치료제의 작용과 부작용을 비교한다.
- Insulin과 경구용 당뇨병치료제를 투여받는 환자에게 간호과정을 적용한다.

당뇨병 치료제에는 (1) insulin, (2) 경구용 혈당강하제가 있다. 췌장 β세포에서 분비되는 단백질인 **인슐린**은 탄수화물대사에 필수적이며, 단백질과 지방대사에 중요한 역할을 한다. 췌장의 75%는 β세포가, 췌장의 20%는 혈당상승물질인 glucagon을 분비하는 α세포가 차지한다. **경구용 혈당강하제**는 insulin 분비를 촉진시키거나 고혈당증에 대한 대사반응을 변화시키는 합성약물이다.

1 당뇨병

당뇨병(diabetes mellitus, DM)은 β세포에서 insulin 분비부족으로 혈당이 상승되는, 포도당 대사 결함을 유발하는 만성 질환이다. 당뇨는 **다뇨(polyuria)**, **다음(polydipsia)**, **다식(polyphagia)**의 세 가지 특징을 가진다. 당뇨병은 췌장 질환이고, 요붕증(diabetes insipidus)은 뇌하수체후엽 질환이다(42장 참고).

표 43-1에 당뇨병 네 종류가 정리되어 있다. **제2형 당뇨병**에서는 다양한 양의 insulin을 분비하는 일부 β세포 기능이 있고, 어떤 제2형 환자는 경구용 혈당강하제와 미국당뇨병학회 권장 식이요법으로 조절될 수 있다. 그러나 제2형 환자의 1/3은 insulin을 필요로 한다. 1~2개의 경구용 혈당강하제를 사용하는 제2형 환자는 수년 후에 insulin 의존성이 될 수 있다.

glucocorticoids, thiazide 이뇨제 및 epinephrine은 혈당 상승 작용이 있어, 당뇨 전단계(prediabetes)에서 고혈당증을 야기한다. 투약을 중지하면 정상혈당으로 회복된다.

임신 중기와 후기에 progesterone, cortisol 및 human placental lactogen(hPL) 호르몬이 증가하는데, 이들 호르몬은 체내 insulin 이용을 억제하므로 임신성 당뇨병의 원인이 된다.

1. Insulin

Insulin은 혈당이 상승하면 랑게르한스섬의 β세포에서 분비된다. Insulin은 당, 아미노산, 지방산 흡수를 촉진하여 이들을 세포내 저장물질로 전환시킨다. 포도당은 향후 필요한 당으로 쓰기 위해 간과 근육에 glycogen 형태로 전환, 저장되어 혈당이 감소된다. 정상 혈당 수치는 60-100mg/dL이고, 180mg/dL를 초과하면, 당뇨 및 삼투성 이뇨 효과

표 43-1 당뇨의 종류와 발생

당뇨의 종류	발생백분률	발생 요인
제1형	10-12%	바이러스감염, 환경조건, 유전인자
제2형	85-90%	가장 흔함, 유전과 비만이 주요인
2차성 당뇨(약물, 호르몬의 변화)	2-3%	
GDM(Gestational diabetes mellitus 임신성 당뇨)	1%(모든 임신부 중 2-5%)	

로 다뇨를 유발한다. 혈당 200mg/dL 이상 지속 시 당뇨병이 유발된다.

당뇨병 진단에 당화혈색소인 헤모글로빈 A1c(HbA1c)을 측정하는데, HbA1c는 적혈구 헤모글로빈과 당의 상호작용 결과물이다. 적혈구 수명이 약 120일이므로 HbA1c 수치는 3개월까지의 평균 혈당농도를 반영한다. 치료 목표는 당뇨 환자의 HbA1c가 7% 이하로 유지되는 것이며, 진단 수치는 HbA1c 농도가 5% 이하일 때 정상, 5.7–6.4%는 당뇨 전단계, 6.5% 이상은 당뇨병으로 진단한다.

1) β세포의 insulin 분비

췌장 β세포는 Insulin을 하루 0.2–0.5unit/kg 분비한다. 더 많은 칼로리를 섭취할수록 더 많은 insulin이 분비된다. 당뇨 환자는 하루 0.2–1.0unit/kg이 필요한데, 비만, 스트레스나 조직 insulin 저항성때문에 더 많이 필요할 수 있다.

2) 상품화된 insulin 제품

insulin은 DNA 기술을 이용하여 생산된다. 사람 췌장 insulin을 복제한 사람 insulin(Humulin, 휴물린)은 1983년 처음 소개되었다. Humulin은 알레르기와 insulin 저항성을 낮추었고, 그 유도체는 사람 insulin을 수정하여 작용개시와 지속시간을 바꾼 것이다.

Insulin은 피하투여한다. 복부주사는 다른 신체부위보다 더 빨리 흡수되고 더욱 지속적이다.

간호사는 insulin 현탁액이 든 바이알을 흔들지 말고 굴려서 액을 섞는다. 병을 흔들면 거품이 생겨 용량이 부정확할 수 있다.

3) Insulin 투여

Insulin은 단백질이라 위장관액에 파괴되므로 경구는 안되고, 피하주사(45–90도 각도) 한다. 90도는 피부와 지방조직을 들어 올리면 가능한데, 지방과 근육 사이에 만들어진 포켓으로 인슐린을 주사한다. Regular insulin은 유일하게 IV가 가능하다.

주사부위와 깊이에 따라 흡수가 달라진다. 흡수는 다리와 엉덩이보다 복부에서 더 잘 된다. 피하흡수는 열과 마사지에 의해 상승하고, 차갑게 하면 감소한다.

보통 아침식전에 투여한다. 하루 여러번 투여할 수 있는데, 부위를 바꿔가며 주사하여 **지방이영양증(lipodystrophy;** 지방위축증이나 지방비대증)으로 인슐린 흡수가 방해받지 않도록 한다. 지방위축증은 피부표면 아래가 꺼지는 것으로, 여성과 어린이에게 잘 발생하고, 지방비대증은 피부표면위로 지방덩어리가 쌓여 올라오는 것으로, 남성에게 흔하다.

질병과 스트레스는 insulin을 더욱 필요로 한다. 감염, 고열 또는 스트레스 같은 질병이 발생하면 insulin을 아끼지 말아야 한다. insulin이 부족하면 고혈당증과 케톤산증이 생긴다. 반대로, 운동을 많이 하면 투여량을 줄일 수 있다.

4) Insulin 유형

Insulin에는 몇 가지 표준형(초속효성, 속효성, 중간형, 장시간형 및 혼합형)이 있다. 초속효성 및 속효성은 insulin 작용 연장을 위한 첨가물이 없는 맑은 용액이다. 중간형은 혼탁한데, 작용을 연장시키는 단백질인 protamine이나 작용 개시를 늦추고 작용 지속시간을 연장시키는 아연을 포함하기도 한다.

초속효성(rapid-acting) 인슐린에는 insulin lispro(Humalog®)와 insulin aspart(Novolog®)가 있다. insulin lispro는 human regular insulin(Humulin R®)의 두 아미노산 순서를 뒤바꾼 것이다. insulin aspart는 프롤린을 아스파르트산으로 치환시킴으로써 분자들이 한데 엉기지 않게 하여 흡수 속도 증가 목적으로 만들어졌다. Insulin lispro와 insulin aspart는 regular insulin보다 작용이 더 빠르므로 식사 5분전에 투여해야 한다.

속효성(short-acting)인 Regular insulin은 개시 30분–1시간, 최고 2.5–5시간, 지속 6–8시간이다. IV와 SC가 가능하며, 보통 식사 30분 전에 투여한다.

중간형(intermediate-acting) 인슐린에는 NPH(neutral-protamine-Hagedorn, Humulin N®)가 있다. isophane insulin인 NPH는 insulin 작용을 연장시키는 물질인 protamine을 함유하고 있다. NPH는 개시 1–2시간, 최고 6–12시간, 지속 18–24시간이다.

지속형 인슐린인 insulin glargine(Lantus®)은 24시간 균일 분포하므로 취침 전 하루 1회 투여한다. 지속적으로 유리되어 다른 인슐린형같은 야간 저혈당증이 드물다. 다른 지속형인 insulin detemir(Levemir®)의 작용지속은 12–24시간이다. 2000년 FDA에 의해 승인된 glargine은 제1형 및 2형 당뇨병 환자를 위한 최초의 지속형 재조합 DNA 사람

insulin이다. 두 제제 모두 펜 모양에 미리 채워진 3mL 카트리지 형태이다. 일부 환자들은 NPH보다 글라진 주사가 더 아프다고 한다.

Insulin 혼합형으로 Humulin 75/25, Novolin 70/30, Humulin 50/50 및 Humalog Mix 75/25가 널리 사용된다. 모두 바이알이나 미리 채워진 1회용 펜 제품이다. Humulin 70/30은 NPH 70%와 속효성 30%, Humulin 50/50은 NPH 50%와 속효성 50%, Humalog Mix 75/25는 lispro protamine insulin 75%와 lispro "초속효성" insulin 25%가 들어있다. Humalog 75/25는 70/30이나 50/50 혼합제에서 보이는 저혈당증을 막아서 고혈당을 더 효과적으로 조절한다. Humalog 75/25 펜은 첫 사용 후 10일까지 상온보관이 가능하다.

Regular insulin은 같은 주사기 내에서 protamine이나 아연과 섞을 수 있는데, 혼합된 인슐린은 흡수속도를 바꿀 수 있다.

5) Insulin 저항성

동물성 insulin은 insulin 저항성과 알레르기를 유발하는데 비해 Human insulin과 regular insulin은 알레르기를 거의 일으키지 않는다.

6) Insulin 보관

개봉하지 않은 insulin 바이알은 사용할 때까지 냉장보관하고, 개봉하면 (1) 상온에서 1개월동안 혹은 (2) 3개월동안 냉장 보관이 가능하다. Insulin은 상온에서 주사하면 조직 자극이 덜하다. 바이알은 냉동 보관과 직사광선이나 고온 장소를 피해야 한다. 미리 채운 주사기는 냉장보관하고, 1–2주 내에 사용해야 한다. 바이알은 개봉 약 3개월 후면 약효가 소실된다(원형약물차트 43–1).

약동학 모든 insulin은 SC, 속효성만 IV 되며, 반감기는 다양하다.

약력학 Insulin은 체세포의 당 이용을 촉진하고, 근육에서 당을 glycogen으로 저장시켜 혈당저하를 촉진한다. 최고시간은 저혈당 가능성 때문에 중요하다. 간호사는 저혈당 징후 및 증상을 사정하여 징후가 보이면 오렌지주스, 가당 음료수나 딱딱한 캔디를 제공한다. 환자가 빨리 당을 못 먹으면 글루카곤을 투여할

원형약물차트 43-1

Insulins

약물분류	**투여경로 및 용량**
항당뇨: Insulin Humalog(Lispro): 초속효성 Regular Humulin R: 속효성 Humulin N: 중간형 Glargine(Lantus): 장시간형 임신범주: B	SC, IV 용량: 개별화되어야 한다. 환자의 혈당과 건강상태에 따라 달라져야 한다.
금기	**상호작용**
과민반응, 저혈당증 주의: 저칼륨혈증, 발열, 수술 혹은 외상, 오심 혹은 구토	Aspirin, 경구용 항응고제, 술, 경구용 혈당강하제, 베타차단제, TCA, MAOI, tetracycline과 병용 시 저혈당 효과가 증가함. Thiazide, glucocorticoids, 경구용 피임약, 갑상선약, 흡연에 의해 저혈당 효과가 감소함.
약동학	**약력학(모두 피하주사 시)**
흡수: Lisptro 및 Humulin R은 피하주사부위에서 즉시 흡수됨. NPH 흡수가 느림. Glargine도 서서히 흡수되고 분포도 느림. 대사: tⅡ: insulin 유형에 따라 다양함. 배설: 주로 소변	Lispro: 개시: 5–15min, 최고: 30–60min, 지속: 3–4h Regular I: 개시: 30–60min, 최고: 2.5–5h, 지속: 4–8h NPH: 개시: 1–2h, 최고: 4–12h, 지속: 18–24h Glargine: 개시: 1h, 최고: 모름, 작용시간: 24h
치료효과/사용	
당뇨 조절; 혈당 저하. 작용기전: 체세포가 당을 사용하는 것을 촉진함	
부작용	**유해반응**
저혈당 증상(허약, 혼돈, 불안, 진전, 발한, 발한, 맥박수 증가, 두통, 배고픔, 허약, 무기력, 피로 등), 홍조, 두드러기, 주사부위 자극, 발적 또는 부종	빈맥, 두근거림, 저혈당증 반응, 반동성 저혈당증(Somegyi 효과), 지방이영양증(lipodystrophy) 치명적: 쇼크, 급성 중증과민성, 케톤산증

MAOI, monoamine oxidase inhibitor

표 43-2 항당뇨병약: Insulins

일반명(상품명)	투여경로	임신범주	반감기	작용시간		
				시작	최고	지속
초속효성						
Insulin lispro(Humalog) Insulin aspart(NovoLog) insulin glulistine(Apidra)	SC	Humalog: B NovoLog, Apidra: C	26–81m	5–15min	Humalog, Apidra: 30–90min NovoLog: 1–3h	Humalog: 2–5h NovoLog: 3–5h Apidra: 1–2.5h
속효성						
Insulin regular (Humulin R, Novolin R)	SC/IV	B	10min–1h	30min	2.5–5h	6–8h
중간형						
NPH (Humulin N, Novolin N)	SC	B	13h	1–2h	6–12h	18–24h
지속형						
Insulin glargine(Lantus) Insulin detemir(Levemir)	SC	C B	모름 5–7h	1h 3–4h	없음 6–8h	24h 24h
복합 Insulin*						
Humulin 70/30 (NPH 70%, regular 30%)	SC	B	13h	30min	4–8h	22–24h
Humulin 50/50 (NPH 50%, regular 50%)	SC	B	13h	0.5h	4–8h	24h
Humalog 75/25 (lispro protamine 75%, lispro 25%)	SC	B	<13h	5–15min	0.5–6h	20–24h

* Protamine 현탁액이 regular insulin에 첨가됨.

수 있다. 글루카곤은 간에서 glycogen을 분해하여 10분 내 혈당을 올린다.

7) insulin 용량 조절

Insulin은 개인의 혈당검사결과에 따른 용량조절 후 투여된다. 환자는 insulin 필요량에 심각한 변동(입원, 수술, 질병 혹은 감염)이 있으므로 일정한 간격(보통 식전)으로 하루 수회 혈당검사 후, 조절된 용량으로 투여함으로써 혈당 변동을 줄인다.

부작용 및 유해반응. insulin 과량을 투여하면 **저혈당** 혹은 **인슐린 쇼크**가 일어난다. 신경과민, 떨림, 조화 불능, 차갑고 축축한 피부, 두통 및 공격적이고 비논리적이 된다. 설탕을 경구 또는 IV 투여하면 즉시 증상이 사라진다.

당뇨 환자는 insulin 과용량으로 새벽에 저혈당이 있고 나서 아침에 고혈당이 오는 소모기(Somogyi) 현상이 생길 수 있다. 이 현상은 새벽 2–4시 사이의 급격한 저혈당 때문에 호르몬(예, cortisol, glucagon, epinephrine) 분비를 촉진시켜, 지방분해, 당신생, glycogen 분해로 반동성 고혈당이 된다. 특징은 항상 두통과 함께 깨고, 야간 발한과 악몽을 반복한다. 소모기 현상 조절을 위해, 새벽 2–4시 사이 혈당을 관찰하고, 야간 insulin 용량을 줄인다.

밤부터 아침까지 지속된 고혈당증은 **새벽현상**이라 한다.

표 43-3 저혈당 반응과 당뇨 케톤산증

반응	징후와 증상
저혈당증 반응(insulin 쇼크)	혈당 <60mg/dL : 두통, 가벼운 현기증, 신경증, 불안, 진전, 다한증(차고, 축축한 피부), 빈맥, 부정확한 발음, 기억력 감퇴, 혼돈, 발작
당뇨 케톤산증(고혈당증 반응)	혈당 >250mg/dL : 매우 목마름, 다뇨, 과일향 호흡냄새, Kussmaul 호흡(깊은, 빠른, 힘든, 괴로운, 숨참), 빠른, 가는 맥박, 마른 점막, 나쁜 피부 팽만

>, 초과; <, 미만.

새벽현상 조절을 위해서는 취침 시 insulin 용량을 증가한다.

insulin 용량이 부족하면 당 대사가 안 되고 지방이 분해된다. 에너지원으로 지방산 사용은 **케톤산증(ketoacidosis,** 당뇨산증 혹은 당뇨혼수)을 유발한다(표 43-3).

8) Insulin 펜 주입기

Insulin 펜은 외형이 만년필과 닮았다. 펜에는 일회용 바늘과 일회용 insulin이 주입된 카트리지가 있다. insulin 펜은 전통 주사기와 바이알보다 용량 투여가 더 정확하다고 한다.

Insulin 펜은, 원하는 insulin unit 숫자에 다이알을 돌려 insulin 용량을 맞춘 후 작동시킨다. Insulin 펜은 다른 주입 방식보다 비싸나, 장점이 비용적 단점을 능가한다.

Insulin 펜 사용은 환자의 치료 순응도를 증가시킨다. 편리함이 가장 매력적이고, 휴대하기 좋다(예, 근무나 여행 중). 환자 대부분은 전통 주사기보다 펜의 주사 통증이 덜하다고 한다.

9) Insulin 펌프

Insulin 펌프는 매일 맞는 insulin 주사에 대한 대체법으로 혈당 모니터링과 탄수화물 측정과 관련하여 사용된다. 이 컴퓨터화된 장치는 insulin 저장소와 프로그램 기능이 있어, 24시간 시시각각 달라지는 양으로 초속효성 insulin을 연속주입할 수 있다. 크기는 일반 휴대전화보다 작고, 펌프 유형에는 이식형과 휴대형이 있다.

성공적인 insulin 펌프 치료는 insulin 사용 및 당뇨 상태와 관련된 개인의 지식과 순응도에 좌우된다. 제1형 당뇨병 환자는 insulin 펌프 치료가 유용하다. 이 방법은 주사를 여러번 맞는 것보다 더욱 효과적이고, 장기적 당뇨합병증을 줄일 수 있다. 세심한 혈당 조절에 의해 심근경색증, 신장병, 신경손상, 안구손상 및 사망이 크게 감소되며, 당화혈색소, 신경병성 통증, 성생활 등이 insulin 펌프 사용으로 향상된다.

10) Insulin 제트 주입기

Insulin 제트 주입기는 바늘없이 주사액을 고속 분사하여 피부를 통해 지방조직으로 insulin을 주입한다. Insulin이 고압 주입되므로 통증, 작열감, 멍이 생길 수 있다. 어린이나 노인에게 권장되지 않고 가격도 비싸다.

간호과정
환자-중심의 협력의 간호

당뇨병치료제: Insulin

사정

- 현재 복용하는 약물을 확인한다(원형약물차트 43-1 상호작용 참조).
- Insulin 종류과 용량을 사정한다. 하루 투여 횟수를 기록한다.
- 혈압, 심박수 및 혈당을 주의한다. 이상(저혈당이나 고혈당, 케톤산증) 발견에 주목한다.
- 당뇨와 insulin 사용에 대한 환자의 지식을 알아본다.

간호진단

- insulin 주사부위의 순환 실패와 관련된 피부손상 위험
- 체내 요구량을 넘는 과도한 섭취와 관련된 영양 불균형
- 저혈당에서 오는 혼돈과 관련된 부상 위험
- Insulin 치료 무경험과 관련된 지식 부족

간호목표

- 환자의 혈당이 정상범위 안에 든다(70-110mg/dL).
- 환자가 정확한 방법으로 insulin을 자가투여한다.

간호중재

- 활력징후 및 혈당수치를 관찰하고 변화를 보고한다.
- 당뇨조절 피드백을 위해 환자의 HbA1c를 추적관찰한다.
- 건강문제, 식이 및 약물치료에 대한 환자지식에 근거한 교육을 준비한다.
- 환자에게 저혈당(두통, 신경과민, 발한, 진전, 맥박 증가)과 고혈당(갈증, 소변량 증가, 과일향 숨냄새) 및 당뇨병산증을 인지하면 즉시 보고하도록 교육한다.
- 저혈당증은 최고작용시간 동안 잘 일어남을 환자에게 설명한다. 환자 대부분은 저혈당반응을 알지만, 일부는 저혈당에 내성이 높아져, 인식없이 심각한 반응이 일어날 수 있다.
- 저혈당반응이 시작되면 오렌지주스, 가당 음료, 딱딱한 캔디를 먹도록 설명한다.
- 환자에게 저혈당반응이 있는데 가당음료를 마실 수 없다면, glucagon을 주사하도록 가족구성원에 말한다.
- 처방된 insulin과 식이요법의 순응도의 필요성을 환자에게 교육한다.
- 혈당계로 혈당 체크하는 법을 환자에게 안내한다.
- Insulin 용기통과 주사기 관리에 대해 환자를 교육한다. Regular insulin과 NPH insulin을 같이 투여하는 환자는 NPH 전에 regular insulin을 투여하도록 교육한다.

평가

- 환자의 혈당이 정상범위 안에 들어옴(70-110mg/dL).
- 환자가 정확한 방법으로 insulin을 자가투여함.

2. 경구용 당뇨병치료제(경구용 혈당강하제)

1) 1세대 및 2세대 Sulfonylureas(설폰요소제, SU)

경구용 당뇨병치료제는 **경구용 혈당강하제**라고도 하며, 제2형 당뇨병 환자에서 사용된다(1형은 금기). 제2형 당뇨병 환자는 췌장에서 insulin이 약간 분비된다. 이 약은 sulfonamide 구조와 유사하나 항균작용은 없다. 기전은 췌장 β세포를 자극하여 인슐린 분비를 촉진하는 것이어서 인슐린분비 촉진제라 한다. 설폰요소제는 간이나 신장기능 장애 시 금기이며, 노인에게서 저혈당반응이 더욱 빈번하다.

Sulfonylurea는 1세대 및 2세대로 나뉜다. 1세대 sulfonylurea에 tolbutamide(단시간작용), tolazamide(중간작용), chlorpropamide(장시간작용) 등이 있다.

2세대 sulfonylurea는 insulin에 대한 조직반응을 증가시키며, 간의 당 생성을 감소시킨다. 1세대보다 혈당강하작용이 더 강해 투여용량도 더 적고, 작용시간은 더 길며 부작용이 적다.

2세대 sulfonylurea에는 glimepiride(Amaryl®)와 glipizide가 있다. glimepiride는 식후혈당조절이 잘 되며, 제2형 당뇨 환자에게 insulin과 병용되기도 한다. 부작용으로 오심, 구토, 설사, 복통 같은 위장장애가 있다(표 43-4).

부작용, 유해반응 및 금기사항. sulfonylurea 주요 부작용은 저혈당증이다. 체중 증가, 고창(flatulence, 가스), 설사 및 복부팽창을 일으킬 수 있다. 유해반응으로 악성 빈혈, 백혈구감소증 및 혈소판감소증 같은 혈액질환 등이 있다. 제1형 당뇨병, 당뇨병성 케톤산증, 임신 및 수유, 스트레스, 수술 혹은 심각한 감염에 금기이다.

약물 상호작용. Aspirin, 경구용 항응고제, MAOIs, sulfonamide계 약물, cimetidine, 일부 NSAIDs는 특히 1세대 sulfonylurea 작용을 증가시킨다(높은 혈장단백에 기인한 저혈당 유발). 알코올을 마시지 않도록 환자에게 교육한다(알코올이 반감기를 증가시켜 저혈당 유발).

2) Meglitinides(glinides)

이 계열의 약으로 repaglinide와 nateglinide가 있다. 기전은 sulfonylurea와 비슷하게 β세포를 자극하여 insulin 분비를 촉진하여, 인슐린분비 촉진제로 분류된다. 단시간 작용제로써 sulfonylurea보다 작용개시가 빠르고, 지속시간도 짧다. 저혈당과 체중 증가가 올 수 있으나, sulfonylurea보다 부작용이 적고 덜 심각하다. 간기능저하 환자는 대사율이 떨어져 체내축적되어 저혈당을 유발할 수 있어 사용하지 않는다.

3) Biguanide계 약물: metformin(Glucophage®)

Metformin은 biguanide계열의 유일한 약물이다. 기전은 간에서 포도당 생성을 막고, 말초 세포의 insulin 수용체 민감성을 증가시켜 세포내로의 당흡수를 촉진하며, 소장에서의 당 흡수도 억제하여, 식후 혈당 상승을 억제한다. Sulfonylurea와는 달리 저혈당이 잘 일어나지 않고, 위장장애가 흔하다. 단독으로 효과가 있으나 경구 당뇨병약에 저항성이 있을 때 sulfonylurea와 병용하면 유용하다(원형약물차트 43-3).

4) Thiazolidinediones(TZDs, glitazones)

이 약은 인슐린 분비를 증가시키지 않고, 인슐린 민감성을 증가시켜, 인슐린 증감제(sensitizer)로 분류된다. Pioglitazone과 rosiglitazone은 안전한 thiazolidinedione로 여겨졌으나, 2007년 rosiglitazone 환자의 심근경색증 문제로 미국 시장에서 사용이 제한되었다.

5) α-Glucosidase 억제제: acarbose 및 miglitol

이 약은 소장의 α-glucosidases라는 소화효소를 억제하여, 섭취한 복합탄수화물의 포도당 분해를 막는다. 그 결과 포도당의 체내 흡수 속도를 늦추어 식후 혈당 하강 작용을 한다. Acarbose와 miglitol이 이 계열 약이다. 단독 사용은 저혈당을 유발하지 않으나, sulfonylurea나 insulin과 병용 시 저혈당이 일어날 수 있다.

6) Incretin 조절제

제2형 당뇨병 경구 치료제인 sitagliptin, saxagliptin는 incretin 조절제(DPP-4(dipeptidyl peptidase-4) 억제제, gliptins)이다. DPP-4 억제제 작용은 incretin 호르몬 농도를 증가시켜, insulin 분비 촉진 및 glucagon 분비 억제로 혈당을 낮춘다. incretin 조절제는 공복 및 식후 혈당을 낮추기 위해 운동 및 식이요법과 함께 보조치료로 사용된다.

표 43-4 항당뇨약

일반명(상품명)	투여경로	사용 및 고려사항
1세대 sulfonylureas: 단시간작용		
tolbutamide(Orinase)	PO	2형당뇨 치료. PB: 98%; tⅡ: 4–7h
1세대 sulfonylureas: 중간시간작용		
tolazamide(Tolinase)	PO	식이요법과 운동 병행. 작용시간: 10–20시간. PB: 90%; tⅡ: 7h
첫세대 sulfonylureas: 장시간작용		
chlorpropamide(Diabinese)	PO	2형당뇨 치료. 제1형 당뇨 환자의 insulin 복용량을 낮추는데도 쓰임. 식이 요법과 운동 병행. 물과 나트륨 정체 발생. PB: 60–90%; tⅡ: 25–60h
2세대 sulfonylureas		
glipizide(GFlucotrol)		원형약물차트 43-2 참조
glyburide(DiaBeta)	PO	Chlorpropamide와 작용 같음. 강력함. 작용: 10–24시간. PB: 99%; th: 10h
glimepiride(Amaryl)	PO	2형당뇨 치료. Insulin과 병용. 식사 2시간 후 혈당강하. PB: 99%; tⅡ: 5–9h
Nonsulfonylureas		
Biguanides		
metformin(Glucophage)		원형약물차트 43-3 참조
알파-Glucosidase 억제제		
acarbose(Precose)	PO	2형당뇨 치료. 단독 또는 설폰요소제와 병용. tⅡ: 2h
miglitol(Glyset)	PO	2형당뇨 치료. 설폰요소제와 병용 또는 식이요법과 운동 병행 시 단독. 위장관 장애 유발. PB: <4%; tⅡ: 2h
thiazolidinediones(insulin 증강 약제)		
pioglitazone HCl(Actos)	PO	2형당뇨 치료. 당 조절 향상 및 insulin 저항 감소. 포도당신생과정 억제. 지방조직과 근육의 insulin 감수성 증가시킴. 단독치료나 설폰요소제나 insulin과 병용. 간효소 모니터링. 심장병 증상 있거나 3~4등급 심부전 환자는 사용 금기. PB: 99%; tⅡ: 16–24h
Meglitinides		
repaglinide(Prandin)	PO	2형당뇨 치료. 단독 또는 metformin과 병용. 설폰요소제와 작용은 유사하나 구조가 다름. β세포의 insulin 분비 증가. PB: 98%; tⅡ: 1h
nateglinide(Starlix)	PO	2형당뇨 치료. β세포의 insulin 분비 증가. 단독 또는 metformin과 병용. PB: 98%; tⅡ: 1.5h
DPP-4 억제제		
sitagliptin(Januvia) 복합 약: sitagliptin/ metformin(Janumet)	PO	2형당뇨 치료. 운동이나 식이요법과 병행. PB: 38%; tⅡ: 12h
saxagliptin(Onglyza)	PO	2형당뇨 치료. 운동이나 식이요법과 병행. tⅡ: 2.5h
linagliptin(Tradjenta)	PO	2형당뇨 치료. 운동이나 식이요법과 병행. PB 75–99% tⅡ: 12h
alogliptin(Nesina)	PO	2형당뇨 치료. 운동이나 식이요법과 병행. PB 20%; tⅡ: 21h
선택적 나트륨-포도당 공동수송체-2 억제제		
canagliflozin(Invokana)	PO	2형당뇨 치료. 운동이나 식이요법과 병행.
Amylin 유사제		
pramlintide(Symlin)	SC	1형 및 2형 당뇨의 insulin 치료 보조요법. 식후 당과 glucagon 농도 감소. 매 식사 직전에 복부 및 대퇴 SC. PB: 40%; tⅡ: 48min
Glucagon 유사 peptide-1 작용제		
exenatide(Byetta, Bydureon)	SC	2형당뇨 치료. Glucagon 분비 억제. 복부, 팔, 대퇴에 주사. PB: 40%, tⅡ: 2.4h
liraglutide(Victoza)	SC	2형당뇨 치료. 환자 유심히 관찰. 갑상선 C-세포 암 유발. PB: 98%; tⅡ: 12–13h
복합 경구 항당뇨약		
glyburide/metfromin(Glucovance)	PO	2형당뇨 치료. 두 약 각각 단독으로 혈당조절 안 될 때 사용. 젖산산증이 생기므로 신장기능이 나쁜 환자에게 금기. tⅡ: 6–10h

원형약물차트 43-2

Glipizide

약물분류
Glipizide: sulfonylurea, 2세대
상품명: Glucotrol, Glucotrol XL 임신범주: C

투여경로
PO
아침에 하루 1번 투여

금기
당뇨병성 케톤산증
주의: 간 또는 신장 장애, 고령자, 쇠약하거나 영양실조 환자, 부신 혹은 뇌하수체기능부전

상호작용
약물: 알코올이 disulfiram 유사반응(홍조, 두통, 발한, 오심, 심한 구토, 쇠약); 베타차단제, 전신성 azole 항진균제, clarithromycin, 경구 항응고제, MA0Is, 비정형 항정신병약, salicylates, probenecid, sulfonamides, 제산제, cimetidine, clofibrate, phenybutazone은 저혈당을 강화시킴. 경구용 피임약, thiazide 이뇨제, 경구용 항응고제, 항경련제, corticosteroids는 고혈당증을 증가시킴.
임상검사: 간기능수치를 변화시킴.
음식: 녹차는 저혈당을 유도.

약동학
흡수: 신속하게 GI에서 흡수, 분포: PB: 92–99%
대사: tⅡ: 2–4h, 배설: 주로 소변

약력학
PO: 개시: 15–30min, 최고: 1–2h, 지속: 12–24h

치료효과/사용
제2형 당뇨병 치료
작용기전: 췌장 β세포에 직접작용하여 insulin 분비 증가. 말초 insulin 수용체의 감수성을 간접적으로 변화시켜 insulin 결합을 증가시킴.

부작용
졸음, 두통, 혼돈, 시각장애, 불안, 배고픔, 식욕부진, 오심, 변비, 설사

유해반응
저혈당, 빈맥
생명위협: 발작, 혼수, 호흡억제

원형약물차트 43-3

Metformin

약물분류
Metformin: biguanide
상품명: glucophage 서방형, 임신범주: B

투여경로
PO

금기
당뇨병성 케톤산증, 방사선 조영제 IV 전후 48시간 동안(젖산산증이나 급성신부전증 유발될 수 있으므로), 동시감염, 간 또는 신장장애, 심폐기능부전 환자
주의: 임신, 수유

상호작용
약물: ACEI, ARB, CCB, β차단제, procainamide, quinidine, digoxin, furosemide, 알코올, cimetidine, ranitidine, azole 항진균제, trimethoprim, vancomycin 및 quinine은 저혈당을 강화시킴. 요오드 조영제, nicotine, morphine, triamterene, thiazide 이뇨제는 젖산산증 혹은 급성 신부전 유발.
임상검사: 간기능검사를 변화시킴.
음식: 녹차는 저혈당증을 유발.

약동학
흡수: 51–60% 흡수됨, 분포: PB 0%
대사:tⅡ:6–17h, 배설: 주로 소변으로 배설

약력학
PO: 개시: 모름, 최고:1–3h, 지속: 모름

치료효과/사용
2형 당뇨병의 고혈당 치료.
작용기전: 인슐린-수용체 결합량 증가, insulin에 대한 조직의 민감도가 증가, 지방조직과 골격근으로 glucose 수송 증가, 간에서 포도당신생합성 감소로 glucose 생성 감소, 소장의 glucose 흡수 감소.

부작용
어지럼, 피로, 두통, 불안, 쓴맛 혹은 금속성 맛, 식욕부진, 오심, 구토, 설사, 체중감소

유해반응
젖산산증; 아미노산과 비타민 B12 및 엽산 흡수 장애
생명위협: 젖산산증

간호과정
환자-중심의 협력의 간호

경구용 당뇨병치료제

사정

- 현재 환자의 복용약을 확인한다.
- 활력징후와 혈당을 기록한다. 비정상 소견을 보고한다.
- 당뇨병과 경구용 당뇨병치료제 복용에 대한 환자의 지식을 알아본다.

간호진단

- 시력장애 부작용과 관련된 부상 위험
- 체내 요구량을 넘는 과도한 섭취와 관련된 영양 불균형
- 경구용 당뇨병치료제와 함께 섭취할 적절한 음식과 관련된 교육 부족

간호목표

- 환자의 혈당이 정상 혈청농도내(70-110mg/dL)에 들어온다.
- 환자는 처방된 식이, 혈액검사 및 약 투여를 잘 이행한다.

간호중재

- 활력징후를 확인한다. 경구용 당뇨병치료제는 심기능과 산소소비를 증가시켜 심부정맥을 유발한다.
- 위장불편을 최소화하기 위해 경구용 당뇨병치료제를 음식과 함께 복용한다.
- 혈당을 관찰하고 변화를 보고한다. 혈당 참고수치는 60-100mg/dL이며, 혈청 당수치는 70-110mg/dL이다.
- 건강문제, 식이 및 약물치료에 대한 환자의 지식에 근거한 교육계획을 준비한다.
- 저혈당 반응(두통, 신경과민, 발한, 진전 및 빠른 맥박)과 고혈당 반응(목마름, 소변량 증가, 단 과일향 호흡)의 증상을 인지하도록 환자를 교육한다.
- 식이와 약물 순응도가 필요함을 환자에게 말한다.
- 혈당계로 혈당 체크하는 법을 환자에게 교육한다. 환자는 비정상 결과를 기록, 보고해야 한다.

평가

- 환자의 혈당이 정상 혈청농도내(70-110mg/dL)에 들어옴.
- 환자는 처방된 식이, 혈액검사 및 약 투여를 잘 이행함.

3. 기타 당뇨병치료제(주사용 혈당강하제)

incretin 모방제(GLP-1(glucagon-like peptide-1) 작용제)로 exenatide와 liraglutide가 있다. 작용기전은 β세포 반응성을 증대시켜, insulin 분비 증가, glucagon 분비 억제, 위 배출시간 연장 및 음식 흡수를 줄임으로써 제2형 당뇨병 환자의 당조절을 향상시킨다. 이들은 insulin 대체약이 아니므로, 제1형 당뇨병, 당뇨병성 케톤산증, 심한 신장장애 혹은 심한 위장관질환 시 금기이다. exenatide는 흔한 부작용으로 두통, 어지럼, 신경과민증, 오심, 구토 및 설사가 있고, 하루 2회 주사하며 체중이 감소된다. liraglutide는 하루 1회 SC한다.

amylin 유사제인 pramlintide은 성인 제1형 및 제2형 당뇨병의 또 다른 약이다. 주 사용목적은 insulin을 사용하나 당조절이 안 되는 환자의 식후 당조절을 개선하는 것이다. 작용기전은 glucagon 분비억제, 위장 배출 지연 및 포만감 유도에 의한 식욕 조절이다. glucagon 분비억제는 약 3시간 동안 식후 간의 당 생성을 줄이고, 위장 배출 지연은 포도당 흡수 속도를 줄이고, 포만감은 음식섭취를 줄인다. 흔한 부작용은 현기증, 식욕감퇴, 오심, 구토 및 피로이며, 식전 복부나 대퇴부에 피하주사하고, 팔에 주사하면 안 된다.

4. 저혈당 치료제

1) Glucagon

glucagon은 췌장 랑게르한스섬의 α세포에서 분비되는 호르몬으로, 간에서 glycogen 분해를 촉진하여 혈당을 높인다. 글루카곤은 인체 세포(특히 뇌와 망막세포)에 필요한 영양분과 에너지를 공급한다.

비경구(SC, IM, IV)로 투여한다. insulin 약에 의한 저혈당 처치 시, 포도당을 공급하는 다른 방법이 없을 때 사용된다. 심한 저혈당 위험 환자는 가정에 glucagon을 구비하여야 하며, 투여 10분 내 혈당 상승이 시작된다.

2) Diazoxide

경구용 diazoxide은 β세포에서 insulin 분비를 억제하고 간 포도당 신생합성과 글리코겐 분해를 촉진하고, 조직의 포도당 사용을 억제하여 혈당을 증가시킨다. thiazide 이뇨제와 구조는 비슷하나 이뇨작용은 없고, 혈관 확장에 의한 혈압 하강 작용이 있다. 섬세포(islet cell) 암이나 증식증(hyperplasia)에 기인한 과insulin증 때문에 생긴 만성 저혈당증 치료에 사용된다. 비경구제제는 악성고혈압에 처방되며 경구용제제는 보통 저혈압을 일으키지 않는다.

PART 15

생식기계 약물

CHAPTER 44

여성 생식주기 I : 임신과 조기분만 약물

학습목표

- 자궁근 수축력을 감소시키는 약물을 설명한다.
- 신생아 호흡기능 장애의 발병률 또는 심각성을 줄이기 위해 조기분만 시 사용되는 약물요법을 토의한다.
- 분만 중 사용되는 전신 및 국소 진통제를 비교한다.
- 임신성 고혈압 치료제를 설명한다.
- 임신기간 및 조기분만 시 사용되는 약물과 관련된, 환자교육을 포함한 간호과정을 설명한다.

1 임신 생리학

임신은 정상 생리를 바꾸므로 정상적인 약동학과 약력학 또한 변화시킨다. 임신 중 약물작용은 다음 요인들에 의해 변화된다. (1) 스테로이드호르몬이 약물 간대사에 주는 영향, (2) 줄어든 위장관 운동성과 위 pH 상승, (3) 사구체여과율과 신장관류의 증가로 더 빨라진 신장 약물 배설, (4) 모체 혈액량 증대로 인한 약물 희석, (5) 임신 후기 약물 청소율 변화로 인한 혈액 및 조직 약물농도의 감소.

다른 요인 즉, 임신말기와 출산은 약물 반감기를 변화시킨다. 임신 중 반감기가 감소하는 약은 항생제와 barbiturates이고, 임신말기와 대조적으로 출산 시 반감기가 증가하는 약은 진통제, 수면제, 항생제이다; 앙와위 시 자궁수축에 의한 일시적 혈류 감소 결과로 약물 청소율이 감소된다고 보여진다. 질병도 약물치료에 영향을 주는데, 당뇨와 임신성 고혈압은 신장관류의 감소로 약물이 체내 축적된다.

태반은 약물을 교환하는 장기로서, 약물 이용과 대사에 중요한 역할을 한다. 약물들은 모체와 태아 사이를 빨리 혹은 느리게 이동하는데, 이 때 다음 변수들이 영향을 준다; (1) 모체와 태아의 혈류, (2) 약물 분자량(저분자량이 고분자량보다 쉽게 이동한다. 약물 대부분은 저분자량이므로 태반통과가 쉽다), (3) 약물 분자의 이온화 정도(이온화가 잘 될수록 태반통과가 어렵다), (4) 단백결합률(결합률이 클수록 태반통과가 어렵다), (5) 태반의 대사 활동력(약물을 태아에게 영향을 주는 활성대사체로 변환시킬 수 있다), (6) 모체 복용량.

임신 중 약물투여 지침에는, 반드시 약물 처방이 모체–태아계에 주는 혜택이 단기 또는 장기 위험 가능성보다 우세한지 결정하도록 안내한다. 치료범위 내의 최소유효량을 신중하게 선택하여 최단기간 투여하고 관찰할 것이 요구된다. 임신 중 생리적 변화에 따른 약물교체도 반드시 고려해야 한다.

태아는 간이 미성숙하여 약물의 간대사가 훨씬 느리므로 엄마보다 약물 효과가 더 뚜렷하고 길게 나타난다.

약물의 태반 통과 기전과 유방조직 침투 기전은 비슷하다. 모유수유 환자는 젖분비를 위해 유방 혈류가 증가될 때 약물도 확산을 통해 유방 지방조직에 축적됨을 알아야 한다.

임산부 약의 반은 비처방약이다. 임산부가 가장 많이 먹는 약은 철분제, 비타민제, 항구토제, 제산제, 완화제, 코막힘 완화제, 가벼운 진통제, 항생제이다. 임산부는 약 투여를 결정하기 전에 의료진이나 약사와 상담을 해야한다.

태아에게 안전하다고 밝혀진 약은 매우 적다. 임산부에 대한 임상시험, 동물실험, 사례 보고들이 매우 제한적인 가운데, 미국 FDA 분류 체계가 임신 중 약물 안전성에 대한 정보 자료로 많이 이용된다. 이 분류는 임산부가 쓸 약물 정보와 안전한 처방을 돕기 위해 만들어졌다.

기형유발물질(teratogens)로 알려진 약이 많다. 임신 중 흔히 남용되는 물질에는 알코올, 카페인, 코카인, 헤로인, 마리화나, 담배(니코틴), methadone, barbiturates, benzodiazepines 등이 있다. 이들 약물 종류에 따라 독성이나 기형유발 위험 정도가 다양하고, 최기형성 결정에 시기, 용량, 노출기간이 매우 중요하다. 기형유발기간은 수정 2주부터 시작하여, 기관형성시기인 12주까지가 중요하다.

2 임신 중 치료 약물과 약초 사용

약초제제는 임신 중에 일반적으로 추천되지 않으며, 특히, 은행 추출물, 인삼, St. John wort 등은 반드시 피해야 한다.

1. 철(iron)

임신 중 철은 태아(태반 통해 적절히 공급됨)보다는 임산부의 철결핍성 빈혈을 예방하기 위해서 비임신 정상요구량의 약 2배가 필요하다. 임신 후기에 특히 최대로 필요하다.

임신 중 필요한 철 양은 기본 소실량, 태아와 태반 조직에 쌓이는 양, 헤모글로빈량 증가에 필요한 양, 출산 시 출혈로 손실되는 양을 합쳐 대략 계산된 값이다. 임산부는 분만 후 6주 동안 계속 철을 보충하도록 권고된다.

확실한 철결핍빈혈 임산부에서 철보충에 대한 반응은 5–7일에 나타나고, 3주 안에 약간의 망상적혈구 및 헤모글로빈증가가 나타난다. 적정 용량에서의 기형유발작용은 없으나, 산전 철분제 복용은 임신 중기의 포도당 장애와 고혈압과 관련이 있다(표 44–1).

1) 유해반응

철분제의 흔한 부작용은 메스꺼움, 변비, 흑색변, 위장장애, 상복부통증, 구토, 소변 변색, 설사이다.

2) 간호영향

액상제제는 일시적 치아변색을 일으키므로 희석하여 빨대로 투여하고 정제나 캡슐은 통째로 삼킨다. 철분제는 공복 상태로 주스나 물과 함께 복용하면 흡수가 제일 잘 된다(철 30mg당 vitamin C 200mg 병용 시 철흡수가 증가된다). 그러나 위장 장애가 있으면 음식과 같이 복용한다. 철분제는 다른 약 흡수를 방해할 수 있으므로 복용 간격을 조절한다(예, 철분제는 제산제 2h 전이나 4h 후에 복용한다). Levodopa, levothyroxine, methyldopa, penicillins, quinolones, tetracyclnes도 철분제와 복용 시 적당한 간격을 두어야 한다. 달걀, 우유, 곡물, 커피, 차 등과 병용 시 철 흡수를 방해하므로 같이 먹으면 안 된다.

2. 엽산(folic acid, vitamin B_9)

산전 계획의 일부로 엽산 보충은 임신 결과를 향상시킨다. 임신 중 엽산 요구량은 증가한다. 임신 초기의 엽산결핍은 자연유산이나 선천성 결함, 특히 신경관결손(배아에서 신경관이 제대로 닫히지 못해 척추이분증이나 두개골과 뇌의 기형을 초래하는 질환)을 초래한다. 또한, 엽산결핍은 미숙아, 저출생아, 태반조기박리를 초래할 수 있다. 엽산보충은 신경관결손 기형을 50%까지 줄일 수 있다.

신경관은 임신 첫 4주 내에 닫히므로(수정 후 18–26일), 엽산 1일권장량을 섭취하는 것이 중요하다. 신경관결손과 관련된 임신 경험이 있다면 임신 1–3개월 전부터 더 고용량의 엽산을 섭취하는 것이 좋다.

식품에서 자연 생성되는 엽산량이 날마다 다르고, 식품 엽산이 잘 흡수되지 않기 때문에 엽산이 풍부한 식품과 보충제로 권장량을 섭취해야 한다. 엽산이 풍부한 음식으로는 빵, 옥수수, 쌀, 파스타, 곡물 등이 있다.

표 44–1 철분제

일반명(상품명)	투여경로	사용 및 고려사항
ferrous sulfate ferrous gluconate ferrous fumarate	PO	조혈제: 철결핍빈혈 치료; 임신 중 철결핍 예방. 적혈구 발달에 필요한 철 대체. PO 시 장 흡수율 5–30%; GI 부작용 있음. 독작용: 창백, 객혈, 쇼크, 심혈관계 허탈, 대사성 산증. 알레르기 및 소화성궤양 환자에 금기. 식품의 아연 이용률을 감소시킴. GI 장애 감소위해 취침 시 복용. 오렌지주스나 다른 vitamin C 제품과 병용 시 흡수 증가. 역류 방지 위해 약 삼킨 후 30분간 앉아있음. 수분, 활동 및 음식량 늘리기. 어린이 손 닿지 않게 보관. 망상적혈구증가증(reticulocytosis) 최고치: 5–10일; hemoglobin 증가: 2–4주 임신범주: A; 개시: 3–10일; 지속: 3–4달

1) 유해반응

엽산보충제 부작용은 흔치 않지만, 알레르기성 기관지경련, 발진, 가려움, 홍반, 몸살이 있다. 또한, 엽산보충제가 소변을 진한 노란색으로 변하게 할 수도 있다.

3. 종합 비타민

산전 비타민 복용은 보통 권장되며, 일반적으로 비타민 A, D, E, C, B 복합체, B12, 철, 칼슘, 미네랄을 포함한다. 선천성 결함(예, 구순구개열, 사지결함)에 대한 산전 비타민 효과는 아직 증명되지 않았다.

임신 중 비타민과 미네랄 과다복용은 임산부나 태아에게 유해할 수 있다. 비타민 A 과다복용은 기형을 유발하고, 비타민 D, E, K 과다복용도 독성이 있을 수 있다.

4. 임신의 가벼운 불편감에 대한 약물

임산부는 불편감이 가장 심한 시기인 임신 초기와 후기에 주로 약물을 복용하게 된다. 소화관 불편이 가장 많다(오심, 구토, 속쓰림, 변비). 오심은 임신 중의 hCG 증가와 관련되어 있고, 임신 중 progesterone(평활근 이완 작용) 같은 여성 성호르몬의 증가로 위장관 운동성이 변화되어 속쓰림과 변비가 유발된다고 한다. 자궁 크기가 확장되어 내장 위치도 변화된다.

1) 오심과 구토

오심과 구토(입덧)는 임신 초기 임산부 대부분(약 88%)의 가장 주된 불편감이지만, 임신오조(수분과 영양공급을 위한 입원이 필요한 심한 오심과 구토)는 발생률이 매우 낮다(1-3%). 오심, 구토를 줄이는 여러 비약물적 방법 중, 금연 및 잘 때 철분제 먹기가 있다. 구토가 심하면 수액보충과 약물요법이 필요하다.

FDA가 승인한 입덧 약물은 doxylamine과 pyridoxine 복합제이다(표 44-2).

오심, 구토 증상이 있는 임산부가 철분제도 복용하고 있다면 위장장애를 겪을 수 있다. 산전 비타민 복용은 오심, 구토 발생률을 올리므로 주의한다.

증상이 계속되어 체중감소와 탈수가 생기면 IV를 통한 수액과 전해질, 비타민 공급이 필요하다. 심각한 임신오조에는 항구토제(phenothiazine, ondansetron)가 사용될 수 있다.

2) 속쓰림(pyrosis)

속쓰림은 상복부와 흉골 부위의 위산 역류로 발생되는 타는 듯한 느낌이다. 임신 중 속쓰림은 80% 정도로 흔하며, 임신 중기과 후기에 주로 나타난다. 임산부는 progesterone의 정상적인 증가로 위장관 운동이 감소하고, 하부식도괄약근을 이완시켜 역류를 일으킨다. 임신 시에는 비임신상태보다 소화와 위배출시간이 느리다. 속쓰림은 임산부가 식후 바로 앉거나 누울 때 많이 나타나는데, 이는 자궁이 위를 향해 압력을 가하면서 역류가 증가하여 산과다를 인식하기 때문이다. 속쓰림은 임신 2, 3기 장애이다.

제산제(*antacid*)는 소식이나 천천히 먹는 등의 비약물적 방법에 효과가 없는 경우의 1차 치료제이다. 임산부를 위한 제산제는 비전신흡수용 저나트륨 제품으로, Al^{3+}, Mg^{2+}과의 복합제제이다. 하지만 Mg^{2+} 제산제의 장기 또는 과다복용은 태아의 신장, 호흡기, 심혈관, 근육 문제를 일으킬 수 있다. Sucralfate는 전신흡수가 안 되기 때문에 임산부에게 안전하다. 탄산칼슘 제산제는 산중화에 따른 반동작용 때문에 피하는 게 좋다. 임산부 속쓰림에 TUMS®를 많이 쓰는데, 이 제품도 탄산칼슘 성분이고, 과도한 복용은 변비를 유발한다.

비임신 시 쓰던 제산제를 잘 못 쓰게 되면, 임산부는 설사, 변비, 전해질 불균형 같은 부작용에 시달릴 수 있다. 비약물적 치료와 최소량의 안전한 제산제를 병용하는 것이 효과적이다.

Histamine2 수용체 길항제도 임신 중 쓸 수 있으나, 의사가 추천하거나, 초기 제산제 치료가 실패한 경우에만 사용해야 한다. 기형발생여부는 알려져 있지 않은데, cimetidine, ranitidine, famotidine 및 nizatidine는 FDA 임신범주 B에 속한다. H_2수용체 길항제는 벽세포 H_2수용체에 가역적이고 경쟁적으로 결합하여 histamine 작용을 방해함으로써 위산분비를 감소시킨다. 약 효과는 보통 1시간 후 시작되고, 6-12시간 동안 지속된다.

속쓰림에 양성자펌프억제제를 쓰는 경우는 많이 없다. 이 약은 벽세포막의 양성자펌프를 차단해 위산분비를 억제한다. 임산부가 omeprazole을 써도 되는지는 의사와의 상담을 통해 신중히 결정해야 할 것이다(표 44-3).

표 44-2 임신 중 오심과 구토 관리 약물

일반명(상품명)	투여경로	사용 및 고려사항
비타민		
pyridoxine(B6)	PO	단백질, 탄수화물, 지방 등 다양한 신진대사에 필요한 조효소. 부작용; 드물지만 두통, 오심, 졸림, 감각 신경증. 공장에서 흡수, 간 대사, 소변 배설.
항히스타민제		
meclizine	PO	구토 중추인 CTZ 차단. 부작용; 어지럼, 졸림, 코와 입 건조, 시야흐림, 복시, 발작, 두통 등. 심혈관 작용; 저혈압, 심계항진, 빈맥 등. 금기; 알레르기 및 협각녹내장 환자. 임신범주: B; 간 대사, 대변 및 소변 배설. tⅡ: 6h; 개시: 1–2h; 지속: 8–24h
doxylamine	PO	가볍게 사용하는 OTC. H_1수용체 차단제. 부작용; 진정 작용, 기관지 건조, 졸림, 두통, 현기증, 변비, 복통, 시야흐림, 신체조정력 저하, 입마름. 금기; 심한 천식이나 고혈압 의심환자, 심혈관질환이나 갑상선기능항진증 환자. 임신범주:A; tⅡ:1.25h; 개시: 1–2h
Phenothiazines		
promethazine (Phenergan)	PO/IV/IM/PR(직장투여)	뇌 시냅스후 중간뇌변연 도파민성 수용체(postsynaptic mesolimbic dopaminergic receptors) 차단; 강한 α-아드레날린성 수용체 차단 효과와 시상하부와 뇌하수체호르몬 억제효과 있음. H_1수용체 차단. 부작용; 어지럼, 졸림, 흥분, 피로, 불면증, 광과민반응, 오심, 구토, 변비. 금기; 알레르기 환자, CNS 억제, 혼수. 주의; 심혈관계 환자. SC나 동맥내 투여는 비추천. 임신범주: C; tⅡ: 9–16h; 개시: IM: 20min; IV: 3–5min; 지속: 2–6h
항콜린제		
scopolamine	PO/IM/IV/SC	Histamine과 serotonin 길항제. 부작용; 혼돈, 졸림, 두통, 피로, 피부건조, 변비, 구토, 속이 더부룩함. 심혈관 부작용; 기립성 저혈압, 심실세동, 빈맥, 가슴두근거림. 금기; 알레르기, 협각녹내장, 급성 출혈, 위장관 혹은 비뇨생식기 폐쇄, 심부전에 의한 빈맥 및 중증 근무력증 환자. 주의; 간 및 신장 장애 환자. 임신범주: C; 개시: IM: 0.5–1h; 지속: 4–6h
위장운동 촉진제		
metoclopramide (Reglan)	PO	CNS의 CTZ의 dopamine 수용체 차단하여 위산분비 촉진 없이 위운동 증진 및 위배출시간 단축. 부작용; 불안증, 졸림, 설사, 허약, 불면증. 금기; 알레르기, 위장관 폐색, 천공, 출혈, 갈색세포종, 경련 질환 병력 환자.
기타		
trimethobenzamide (Tigan, T-Gen)	PR	작용이 모호함; CTZ 통해 작용. 구토중추에 대한 직접 자극을 억제하지는 않음. 금기; 심부정맥, 협각녹내장, 천식, 유문십이지장폐색. Benzocaine과 병용 시. 직장내투여 약용량은 더욱 예측하기 어려움. 부작용; 졸림, 두통, 시야혼탁, 설사, 우울증, 저혈압, 근육경련, 알레르기 반응, 추체외로증상, 혈액이상. 신생아와 미숙아는 좌약 사용. 주의: 증상을 가리는 것을 방지하기 위해 급성 구토 환자에게 사용하지 말라. 상호작용; Phenothiazines/barbiturates, belladonna. 임신범주: C; 개시: PO/PR: 10–40min; IM: 15–35min; 지속: 3–4h
ondansetron (Zofran)	PO/IV	항구토제; 선택적 5-HT수용체 길항제. 미주신경말단과 CNS의 CMZ에서 serotonin 억제. 부작용; 두통, 변비, 설사, 근육통/피로 등. 금기; 선택적 5-HT_3 길항제 알레르기환자. 주의: 스케줄대로 투여함, Qt 간격 늘리는 선천성/질병 상태나 Qt 간격 늘리는 약 사용 환자에게 주의를 요함. 임신범주: B; tⅡ: 3–6h; 개시: 30min; 지속: 4–5h

표 44-3 임신 시 흔히 사용되는 제산제 일반의약품

일반명(상품명)	투여경로	사용 및 고려사항
aluminum hydroxide (Amphojel)	PO	산중화능력 8; saccharin 및 sorbitol 포함. 역류성 속쓰림. 위산 중화. 부작용; 변비. 유해반응; 탈수, 저인산혈증(장기 사용), GI 폐색. Tetracycline, phenothiazine, benzodiazepines, isoniazid, digoxin과 병용 시 효과 감소; 물과 함께 섭취. 임신범주: C; 개시: 15–30min; 최대: 0.5h; 작용시간: 1–3h
magnesium hydroxide 및 aluminum hydroxide와 simethicone (Mylanta Extra Strength Liquid)	PO	정제는 완전히 씹을 것. 역류성 속쓰림. 위산 중화. 장내가스생성 억제. 유해반응; 산반동. Aluminum 함유 제산제는 변비를 magnesium 함유 제산제는 설사를 유발. Aluminum과 magnesium 복합제는 균형 조절. 신장질환자에게 magnesium 함유 제산제 금기. 병용 시 흡수가 감소되는 약; Digoxin, tetracyclines, 철분제, benzodiazepines, captopril, corticosteroids, fluoroquinolones, H_2길항제, hydantoins, ketoconazole, penicillamine, phenothiazines, salicylates 및 ticlopidine. 병용 시 흡수가 증가되는 약; Levodopa, sulfonylureas, valproic acid. 임신범주: C

3) 변비(constipation)

변비는 임신 중 자주 나타나는 증상이다. 이는 호르몬의 변화, 특히 위장관 운동성을 감소시키는 progesterone과 관련이 크다. 변비에서도 비약물적 치료(물과 섬유질 풍부한 음식 먹기, 운동)를 우선하고 그래도 효과가 없다면, 전신 흡수가 안 되는 가장 안전한 팽창성 완하제를 쓴다. 또한, 대변연화제인 docusate도 임신 중 1차 치료제로 적당하다. Milk of magnesia(MgOH), magnesium citrate, lactulose, sorbitol, bisacodyl, senna는 상황에 따라서 사용될 수 있다.

피마자유는 자궁근수축을 촉진하고, 미네랄 오일은 비타민 K 같은 지용성 비타민 흡수를 감소시키므로 금기이다(신생아에서 저농도의 비타민 K는 출혈을 일으킬 수 있다).

4) 통증

임신 26주간 두통이 매우 흔한데, 이는 호르몬에 의한 신체 변화, 부비강울혈, 눈 피로의 결과이다. 임산부는 요통, 관절통, 원형 인대 통증(가벼운 복통과 찌릿한 통증), 경미한 부상에 의한 통증 또한 드물지 않다.

5) Acetaminophen

acetaminophen(Tylenol®)은 임신범주 B에 속하며, 임신 중 가장 널리 사용되는 비처방약이다. 임신 전체 시기에, 치료용량을 단기간에 진통, 해열 목적으로 쓸 수 있다. 약한 prostaglandin 억제제이고, 항염작용은 거의 없다.

약동학 Acetaminophen의 단백결합율은 20−50%로, 태반을 통과하고, 모유에서 적은 농도로 분포한다. 간에서 부분적으로 비활성 대사체로 대사되지만, 고용량 복용 시 생성되는 고활성 대사체(N-acetyl-p-benzoquinone)가 간 및 신독성을 준다. 반감기는 2−3시간이다. 명확한 기형발생 증거는 없으며, 모유수유아에게 부작용을 일으킨다는 보고 또한 없다.

약력학 Acetaminophen 1일 최대용량은 4g이고, 간과 신장 독성 때문에 1일 325mg, 500mg을 각각 12알, 8알 이상 복용하면 안 되며, 4−6시간 간격으로 복용한다. 경구 후 효과 개시는 10−30분 이내, 최고 효과는 1−2시간 후이며, 지속은 3−5시간이다.

이 약물에 과민성을 가진 환자도 금기이고, 감염 위험이 있는 환자는 감염 증상과 징후를 차단할 가능성 때문에 주의해야 한다. 흔한 부작용으로 피부 발진, 두드러기, 비정상적 멍, 홍반, 저혈당, 황달, 용혈성 빈혈, 호중구감소증, 백혈구감소증, 범혈구감소증, 혈소판감소증 등이 있다.

6) Aspirin과 Ibuprofen

살리실산인 aspirin은 약한 진통제로, 임신범주 C에 속한다(임신 후기에 최대용량 사용 시 범주 D로 바뀐다). prostaglandin 합성효소 억제제로, 해열, 진통, 항염작용을 한다. 기형유발 위험성은 확실하지 않지만 어느 정도 존재한다.

Aspirin은 자궁수축을 방해하여, 분만 시작을 억제하고 분만을 지연시키므로 임신 시 추천되지 않는다. 임신 후기 복용 시, 임산부 빈혈 위험, 분만 전이나 도중의 출혈 증가가 있을 수 있다. 임신 마지막 2개월간 복용한 산모의 신생아는 지혈이 안 될 수 있다. Aspirin은 혈소판 응집을 방해하여 혈전 생성을 억제하는데, 비가역적이기 때문에 신생아 스스로가 골수에서 새로운 혈소판을 만들 때까지 기다려야 한다.

Ibuprofen 기전과 작용 및 임신범주는 aspirin과 같다. 임신 후기 투여 시 동맥관 조기폐쇄를 일으킨다. 출혈 위험은 aspirn과 유사하나, aspirin보다 혈소판응집억제작용은 적다.

5. 항우울제

우울증과 항우울제 복용 모두 부정적인 결과(저체중, 태아성장지연, 조산, 신생아 자극과민성 증가, 주의력 감소)를 초래한다. 임신 중 SSRI 사용은 저제충, 태아성장지연과 관련있다. SSRI나 TCA 복용 환자는 조산(임신 37주 전 출산)율이 더 높다. 임신 중 TCA 사용은 구조적 기형과 관련이 없지만, 신생아 신경과민이나 자극과민성과는 관련이 있다. 신생아 적응 장애(다호흡, 자극과민성, 저혈당, 약한 울음과 같은 일시적 증상)는 임신 후기에 SSRI에 노출된 신생아에서 보고된다.

간호과정
환자-중심의 협력의 간호

분만전 약물

사정

- 질병력과 약물(불법, 한약, 비의약, 의약) 복용력을 포괄 수집한다.

- 기초 활력징후를 얻는다.
- 약물남용 여부를 파악하고, 다른 전문의와 협진하여 위험을 최소화한다.
- 제산제 사용이 흡수를 저해하는지 사정한다.
- 출산을 위해 입원한 환자에서 aspirin 복용력을 확인한다. Aspirin을 복용했다면 주치의에게 알리고, 출혈경향을 모니터링한다.

간호진단

- 임신 시 건강유지 필요와 관련된 지식 부족
- 기형유발물질에 노출 시 태아에게 미치는 부정적 결과와 관련된 지식 부족

간호목표

- 환자는 임신 중 조언받은 대로 다양한 약물들을 사용하거나 또는 피한다.
- 환자는 의약품을 사용하기 전에 의료진이나 약사와 상의한다.

간호중재

- 약물사용이 남용될 수 있고 산모-신생아 감염도 초래할 수 있다는 사실을 교육한다.
- 임신 시의 흔한 불편감 완화를 위한 비약물적, 약물적 조치들을 조언한다.
- 임신 중 필요한 영양 또는 치료용 보충제에 대해 상담해준다.
- 약물(불법, OTC, 전문의약품) 복용 전, 기형유발가능성에 대해 주치의와 상담한다.
- 제산제를 장용성 코팅제 복용 1시간 이내에 먹지 않도록 조언한다. 제산제가 위를 알칼리화시켜, 장용성 코팅제가 소장이 아닌 위에서 녹음으로써 약물 흡수를 줄이고, 복통이 생길 수도 있다.
- 철분제를 식간에 복용하면 흡수가 잘 된다는 사실(또한 부작용도 증가)을 환자에게 설명한다. 식사 1시간 전에 철분제를 복용하는 것이 추천된다. 오렌지주스나 물과 함께 복용하되 우유나 제산제는 피한다.
- 제산제를 철분제와 함께 복용하지 않아야 한다. 제산제는 철분제의 흡수를 저해하고 임신 시는 피하는게 좋다. 두 약을 함께 처방받았다면, 2시간 간격을 두고 복용해야 한다.
- 제산제 복용 시 배변습관 변화가 있을 수 있음을 설명한다. 알루미늄과 탄산칼슘은 변비를, 마그네슘은 설사를 일으킬 수 있다. 이런 부작용을 줄이기 위해 복합성분으로 만든다.

평가

- 환자는 임신 중 조언받은 대로 다양한 약물들을 사용하거나 또는 피함.
- 환자는 의약품을 사용하기 전에 의료진이나 약사와 상의함.

3 자궁근육 수축력을 감소시키는 약물들

1. 조기진통(preterm labor, PTL)

조기진통은 임신 20-37주 사이에 오는 진통으로, 태아 체중은 500-2,499g 정도이다. 다음 상황에서 조기진통을 막는 시도는 금기이다; (1) 임신 20주 미만(초음파 확인), (2) 조기양막파수, (3) 확인된 태아사망 또는 생명과 양립할 수 없는 비정상, (4) 산모 출혈과 심각한 태아손상 증거, (5) 융모양막염. 조기진통의 비약물적 치료로는 침상안정, 수액공급(하루 6-8잔이상 물을 마시거나 IV), 골반안정(성접촉, 질세척 금지), 자궁내감염이나 요로감염 검사가 있다. 환자평가에는 자궁활성도(빈도, 지속 기간, 강도), 질출혈, 질분비물, 태아감시가 있다.

2. 자궁수축억제제(tocolytic therapy)

자궁경부 변화를 동반한 진성 조기진통 환자가 금기 상황이 없을 때 **자궁수축억제제**(자궁근육수축 억제)를 쓴다. 약물은 β_2 작용제(terbutaline), 황산마그네슘(칼슘길항제), 칼슘통로차단제(CCB, nifedipine), prostaglandin(PG) 억제제(indomethacin)가 있다. CCB는 Ca^{2+} 유입을 막아 자궁근을 이완시킨다. COX(cyclooxygenase, 프로스타글란딘합성효소)는 아라키돈산을 PG로 전환하는 효소로, 세포내 칼슘을 증가시킨다. 따라서 PG 억제제는 자궁 수축에 필요한 칼슘을 제한한다. β_2 작용제와 황산마그네슘의 안전성 문제로, CCB와 PG 억제제에 대한 관심이 높아지고 있다. 자궁수축억제제 치료 목표는 (1) 자궁 내 태아 성숙 시간 연장, (2) 태아 폐 성숙 촉진을 위한 산전 corticosteroid가 전달되도록 분만을 지연, (3) 필요시 적절한 시설로 안전한 환자 수송이다. 조산 예방용 progesterone을 질이나 근육주사하는 것은 아직 연구 중이다(표 44-4).

1) β-아드레날린성 흥분제

β-아드레날린성 흥분제는 자궁평활근의 β_2 수용체를 자극한다. terbutaline은 임신 중기 후반과 후기 초반에, 급성 수축억제제로써, 1회 투여 요법으로 사용이 제한된다. 이 약은 자유로운 태반 통과와 모체 및 태아의 심혈관계 독성으로 사용이 줄었다. FDA는 이 약 주사가 임산부 심장문제와 사망률을 증가시키므로 조기진통 예방이나 연장치료

표 44-4 자궁수축억제제

일반명(상품명)	투여경로	사용 및 고려사항
베타-아드레날린성 약물		
terbutaline	SC, IV, PO	β_2-아드레날린성 효능제. 산모맥박과 태아심박수(FHR) 증가. 반감기가 짧아 모유수유 금기 아님. CNS 억제제(마약성 진통제, 진정수면제)와 근신경차단제와 병용 시 상가작용 있음. 임신범주: B; tⅡ: 11-16h; 개시: 15min IV/SC 및 30-45min PO; 지속: 4-8h PO 및 1.5-4h SC; 최고: 0.5-1h IV/SC 및 1-2h PO
칼슘 길항제		
황산 마그네슘	IV	칼슘 길항제 및 CNS 억제제. 칼슘을 치환해 자궁평활근을 이완. 정확한 용량 위해 인퓨전 펌프 사용해야 함. 태반 잘 통과함. 금기사항은 거의 없음. 혈청분석, 심부건반사, 호흡수 및 소변량을 통해 산모 magnesium 농도를 모니터링. 산모가 분만 임박해 치료했다면 신생아 독성 증상을 24-48시간 모니터링. 모유수유 금기 아님. 해독제: IV: calcium gluconate 1g, 3min 이상. 임신범주: B; 개시: 즉시; 지속: 30min

(48-72h 이상)로의 사용 금지를 권장하고 있다.

유해반응. 모체 부작용으로 떨림, 몸살, 허약, 호흡곤란, 빈맥, 수축기 혈압 증가, 이완기 혈압 감소, 흉통, 오심, 구토, 설사, 변비, 발적, 발한, 고혈당, 저칼륨혈증이 있다. 이들 대부분은 β_1 수용체와의 반응 때문이다. 더 심각한 부작용으로는 폐부종, 부정맥, 케톤산증, 아나필락시스 쇼크가 있다. 태아 부작용으로는 빈맥과 잠재적 저혈당(모체 고혈당으로 인한 태아 고인슐린혈증 결과)이 있다. terbutaline은 심장질환자, 조절 안 되는 갑상선 항진증이나 당뇨 환자에게 금기이다.

약물 상호작용. 전신마취제 효과를 증가시켜 저혈압을 일으킨다. corticosteroid 병용 시 폐부종을 초래한다. 다른 교감신경흥분제(epinephrine, albuterol, isoproterenol)를 병용 시 심혈관계 문제를 일으킨다. β-차단제(propranolol, nadolol 등)는 β-흥분제 작용을 길항한다.

2) 황산마그네슘(magnesium sulfate)

칼슘길항제이자 중추신경억제제인 황산마그네슘은 칼슘이동을 통해 자궁평활근을 이완시켜, 자궁수축억제제로 더 자주 사용된다. IV 시 자궁근수축을 직접 억제하고, 자궁 관류를 증가시켜 태아에게 치료효과도 있다. β-흥분제보다 가격도 저렴하고, 부작용도 적어서 더 안전하다. 또한, β-흥분제가 금기인 상황에서도 사용할 수 있다(당뇨나 심혈관 환자). 약은 신장으로 배설되고 태반을 통과한다. 또, 중증 근무력증 환자에 금기이며, 신기능 장애 및 최근 심근경색 환자에 상대적인 금기이며, 신기능 장애 시 용량 조절이 필요하다.

부작용. 용량 관련 부작용은 홍조, 열감, 땀, 어지럼, 오심, 두통, 무기력, 불분명한 언어, 둔해짐, 코막힘, 무거운 눈꺼풀, 시야 몽롱, 소화작용 감소, 맥박 증가, 저혈압이다. 더 심각한 독성은 반응감소, 혼동, 마그네슘 독성(호흡억제 및 정지, 순환 허탈, 심정지)이다. 태아 부작용은 태아 심박수 변동성 저하이고, 신생아는 호흡 저하, 반사 반응 저하를 동반한 근긴장 저하, 24-48시간 동안의 무기력이다. 엄마의 심각한 독성의 해독제는 글루콘산칼슘이다.

3) 자궁수축억제제 치료 동안 간호중재

- 활력징후, 태아심장박동, 태동, 자궁활성도를 지시대로 감시한다. 호흡수가 12회/분 미만이면 황산마그네슘 독성을 시사한다.
- 섭취량과 배설량(I&O)을 확인한다. 소변량이 <30mL/hr이면 보고한다.
- 호흡음과 장음을 적어도 4시간마다 평가한다.
- 치료 시작 전 심부건반사(DTRs)와 경련을 평가하고, 변동 시 의료진에게 알린다.
- 통증과 자궁수축을 평가한다.
- 매일 동일 시간에 체중을 잰다.
- 혈청마그네슘농도를 확인한다(치료범위는 4-7mg/dL).
- 해독제인 글루콘산칼슘을 챙긴다(1g을 IV로 3분에 걸쳐 투여).
- 분만 전 산모에게 황산마그네슘 투여 시, 24-48h동안 신생아의 마그네슘효과를 관찰한다.

간호과정
환자-중심의 협력의 간호

β_2-아드레날린성 작용제: terbutaline

사정
- 임신 초기의 조기진통 위험성을 확인한다.
- 조기자궁수축 시 자궁내감염과 요로감염 확인을 위해 병력, 신체검사, 활력징후, FHR(태아심박수), 소변검체를 얻는다.

간호진단
- 조산, 출산, 유산 가능성과 관련된 불안
- 조기진통의 원인, 비약물적, 약물적 처치와 관련된 지식 부족

간호목표
- 환자의 조기자궁수축이 왼쪽으로 누운 자세, 수액 섭취 증가, 골반을 편안히 하고, 자궁수축억제제 치료로 중단된다.
- 환자 자궁경부 변화가 진행되지 않는다.

간호중재
- 자궁 활동성과 FHR을 관찰 및 평가한다.
- 자궁태반 관류를 원활하게 하기위해 가능한 한 환자를 왼쪽으로 눕힌 자세로 유지한다.
- 활력징후, 특히 모체 맥박을 모니터한다. 모체 심박수가 130회/분 이상이면 보고한다.
- 4시간마다 호흡음을 청진한다(앞, 뒤, 양가쪽). 호흡수가 분당 30회 이상이거나 호흡의 질이 변하면(천명음, 수포음, 기침) 의사에게 알린다.
- 매일(동일 시간) 체중 측정하여 체액과다를 평가한다. 철저한 I&O를 시행한다.
- 자궁수축억제제 치료에도 불구하고 자궁수축이 지속 시 보고한다.
- 양수 누출, 자궁출혈이나 분비물, 직장압의 불편감시를 보고한다.
- 조기진통(월경 비슷한 복통, 골반압의 감각, 하부요통, 질분비물의 증가, 복부불편감)의 징후와 증상에 대해 환자에게 조언한다.
- β-흥분제 부작용에 대해 설명한다. 심박동이나 어지럼 시 의료진에게 알리도록 조언한다.

평가
- 환자의 조기자궁수축이 왼쪽으로 누운 자세, 수액 섭취 증가, 골반을 편안히 하고, 자궁수축억제제 치료로 중단됨(자궁수축이 시간당 6회 이하가 됨).
- 환자 자궁경부 변화가 진행되지 않음.

4 조기진통 시 Corticosteroid 치료

자궁수축억제제를 사용하여 조기진통 예방이나 중단을 기대한다. 조산(임신 24–34주) 위험 환자들은 출산 전, corticosteroid(betamethasone, dexamethasone) 치료를 반드시 받는다. 출산 전 corticosteroids 복용은 임신 중 태아의 폐성숙과 폐계면활성제 발달을 촉진시켜 호흡곤란증후군 발생률과 심각성을 줄이고 조산아 생존률을 증가시킨다. 출산 전 치료는 임신 24–34주 출생아 생존률, 호흡곤란증후군 및 뇌실내 출혈을 감소시킨다. Corticosteroid 효과는 투여 24시간 후 시작하여 1주일 지속된다. 48시간 분만지연으로 glucocorticoids 효과를 최대화하는 것이 목표이다.

계면활성제는 두 주요 인지질(sphingomyelin과 lecithin)로 구성된다. Sphingomyelin이 임신 24주부터 먼저 많이 만들어지지만, 33~35주 쯤 lecithin 생성이 최고에 이르러 **lecithin: sphingomyelin 비율**이 2:1로 된다. 이것을 L/S 비율(양수를 검사하여 태아의 폐성숙도를 결정하는 방법)이라 하며, 양수를 통해 측정된다. L/S 비율은 태아의 폐성숙도와 신생아 호흡곤란증후군의 위험도를 측정하는 지표이다.

임신성 고혈압, 조기양막파수, 태반기능부전, 특정 당뇨, 마약중독 환자들은 스트레스에 의한 체내 corticosteroid 생성 증가로 정상 L/S 비율보다 높을 수 있다.

1. Betamethasone

조기진통이 임신 32주 이전에 발생하면 betamethasone 치료를 할 수 있다(12mg IM, 24시간마다 2회 투여).

1) 유해반응

Betamethasone 부작용은 드물지만 경련, 두통, 현기증, 부종, 고혈압, 발한, 점상 출혈, 반상 출혈, 얼굴홍반 등이 있다.

2. Dexamethasone

betamethasone이 dexamethasone보다 신생아 낭포성 심실주위백색연화증과 뇌실내출혈 위험을 더 감소시키는 경향이 있다고 한다. Dexamethasone은 작용개시가 빠르고 지속시간이 더 짧아, betamethasone보다 더 자주 투여한다

표 44-5 계면활성제 발달을 위한 출산전 치료

일반명(상품명)	투여경로	사용 및 고려사항
betamethasone (Celestone)	IM	Corticosteroid. 태아의 폐에 계면활성제 생성을 자극하기 위해 분만 전 산모에게 주사하여 미숙아의 호흡곤란증후군을 예방. 분만 후 미숙아에게 효과 없음. 33주 또는 그 이전에 분만하기 최소 24시간(바람직하게는 48-72h), 7일 미만 투여 시 가장 효과적임. 금기: 심한 임신성 고혈압 및 전신 진균감염 시. Terbutaline과 병용 시 폐부종 위험 증가. 융모양막염 징후를 가리므로 보통 막파열 시 투여 안 함. 태반 통과. 모유에 들어감. 다태아 및 남아는 치료가 덜 효과적임. 임신범주: C; PB: 64%; tⅡ: 6.5h; 개시: 1-3h; 최고: IV: 10-36min; 지속: 7-14d
dexamethasone	IM	Betamethasone과 같으나, 반감기가 짧고 순환혈청농도 변화가 더 큼.

(6mg IM, 12시간마다 4회 투여).

1) 유해반응

Dexamethasone 부작용은 불면증, 불안, 식욕 증가, 두통, 과민반응, 관절통이다(표 44-5).

간호과정
환자-중심의 협력의 간호

Betamethasone(celestone®)

사정
- 과민반응 병력을 평가한다.
- 활력징후를 평가하고 비정상 결과를 보고한다.
- 태아심박수를 평가한다.

간호진단
- 태아 미성숙과 불확실한 태아 결과를 동반한 조기진통 및 조산과 관련된 불안
- 조산 시 태아 폐성숙 촉진을 위한 분만 전 corticosteroid 치료와 관련된 지식 부족

간호목표
- 환자는 betamethasone 투여 24시간 내에는 분만하지 않는다.

간호중재
- 산모 활력징후를 모니터링한다.
- 정확한 input 및 output을 유지한다.
- 당뇨 환자는 혈당을 체크한다.

평가
- 환자는 betamethasone 투여 24시간 내에 분만하지 않음.

5 임신성 고혈압 치료제

임신성 고혈압(**gestational hypertension**, 임신전 정상혈압이었고 임신 20주 후 단백뇨없이 혈압상승)은 가장 심각하고 흔한 임신 합병증인데 태아, 산모 모두에게 악영향을 끼칠 수 있다. 적절하게 처치하면 환자와 신생아 예후는 모두 좋아진다. 모든 임산부의 10-20%는 고혈압, 5-8%는 **전자간증**(**preeclampsia**, 단백뇨가 있는 임신성 고혈압)이라 한다. 임신 20주 후, 임신 중, 산후 첫 72시간에 많이 관찰되는데, 후기 산후 전자간증-자간증은 산후 48시간-4주 이내에 발견될 수도 있다.

원인은 확실하지 않지만, 전자간증과 **자간증**(**eclampsia**, 전자간증 환자에서 첫 경련이 발생한 경우)의 병리기전은 혈관 확장 작용이 있는 prostaglandin 수치가 낮아져 혈관수축을 일으키기 때문이라고 알려져 있다.

임신성 고혈압의 두 분류(전자간증, 자간증)는 임상 소견에 기초한다. 전자간증은 임신 20주 후 정상혈압 산모에서 고혈압(수축기 > 140mmHg, > 90mmHg 초과)과 단백뇨(≥ 300mg 24시간 소변검사)가 보이면 진단된다. 전자간증은 가벼운 전자간증과 심각한 전자간증으로 분류된다.

적절한 산전관리가 없으면 전자간증 환자의 약 5%가 자간증으로 진행되어 경련이 발생하는데, 후진국과 중진국 경우 산모사망률이 10-15%에 이른다. 전자간증의 빠른 진단과 적절한 치료는 이러한 진행을 막을 수 있다. 자간증의 약 13-16%는 산후에 생긴다.

전자간증의 심각한 후유증은 **HELLP 증후군**; 용혈(*Hemolysis*), 간효소 상승(*Elevated Liver enzymes*), 낮은 혈소판 수치(Low Platelet count)]으로, 임신성 고혈압 환자 2-12%에서 생긴다. 심각한 전자간증 환자들은 대부분 HELLP 증후군도 가지고 있다.

전자간증의 주요 치료목적은, 건강한 태아분만 및 환자와 가족에 대한 심리적 지원 외에, 혈관경련수축 억제와 경련 예방이다.

전자간증의 유일한 치료는 신생아와 태반의 분만이다. 질식 분만이 마취와 수술적 위험성이 없어 더 선호된다. 자궁 경부 숙화를 통한 유도분만이 분만 촉진을 위해 시작될 수 있다. 질식 분만에서 자궁태반순환을 촉진하는 동안 통증완화를 위해 경막외 마취 또는 경막외 및 척수마취 병용을 자주 시행한다. 경막외 마취 중인 고혈압 임산부는 저혈압을 매우 주의해야 한다. 반대로, 전자간증이나 태아곤란증이 심각한 만삭 산모는 제왕절개할 수 있다. HELLP 증후군 환자들은 임신 32주 이상은 유도분만을 통한 질식분만을, 임신 32주 이하는 제왕절개가 고려될 수 있다.

자간증으로 진행된 경우, 태아 상태가 허락한다면 분만이 1–3시간 지연된다. 유도분만이나 제왕절개술은 경련으로 인해 저산소증이나 산증이 생긴 환자의 스트레스 추가 요인이다. 가능하면, 신배출기능이 향상되고 산증/저산소증이 감소되면서 활력징후가 안정됐을 때 분만을 시행한다.

1. Methyldopa, Hydralazine, Magnesium Sulfate

Methyldopa, hydralazine 및 labetalol은 산모에게 많이 쓰여 안전성과 유효성이 입증되었기 때문에 전자간증의 첫 치료 약물로 쓰인다. 다른 추가 대체약은 α차단제(prazosin), CCB(nifedipine), 중추성 α_2효능제(clonidine)이다. α차단제는 안전하지만, 임신 초기 사용 시 태아발달저해 가능성이 있다. Nifedipine은 큰 문제없이 사용되었다. 환자는 혈액량을 변화시킬 가능성 때문에 이뇨제를 피해야 한다. 중기, 후기 임산부들은 태아 신독성 가능성 때문에 ACE 억제제를 피해야 한다(표 44–6).

2. Methyldopa의 유해반응

말초부종, 불안, 악몽, 졸음, 두통, 입마름, 약에 의한 발열, 우울증이 흔한 부작용이다.

3. Hydralazine의 유해반응

두통, 오심, 구토, 비충혈, 현기증, 빈맥, 심계항진, 협심증이 있다. 태아 저산소증을 유발하는 갑작스러운 임산부 저혈압을 피해야 한다. 태아에 직접적인 부작용은 알려져 있지 않다.

표 44–6 심각한 전자간증 치료제

일반명(상품명)	투여경로	사용 및 고려사항
magnesium sulfate	IV	전자간증과 관련된 발작 예방 및 치료. CNS 억제제. 운동신경의 acetylcholine을 감소시켜 신경근육 전달 차단하여 발작 빈도 줄임. 2차 효과; 평활근 이완에 의한 혈압 저하. 2차적으로 혈관확장에 의한 자궁혈류 증가와 첫시간 동안 일시적 혈압 저하 및 자궁 수축 억제. 심부건반사(DTR)와 호흡 억제. 유지용량은 반사, 호흡수, 소변량, Mg 농도에 따라 다름. 주요 위험; 비정상적으로 높은 혈청 Mg 농도. IV, IM(드뭄) 투여 가능. 신기능이상 환자는 주의 요함. Mg은 모유 통해 배설되지만, 수유는 금기는 아님. 금기; 중증 근무력증 환자. 상대적 금기: 심근손상 혹은 심차단. 해독제: IV: calcium gluconate 1g을 IV로 3분 이상에 걸쳐 서서히 투여. 임신범주: B; 개시: IV 즉시, IM 1h; 지속: IV 30min, IM 3–4h; 출산 24h 후 투여중지
hydralazine	IV	항고혈압제. 세동맥 확장 유발. 수축기보다 이완기 BP를 항상 낮춤. 목표; 이완기 혈압을 90–110mmHg로 유지하는 것. 보통 이완기 혈압 105mmHg인 임신 전자간증 환자에 투여하지 않음(이유; 융모 간 혈류 감소 위험 때문). 신기능손상 환자에게 저용량 투여함. 비경구투여: 개시: 5–20min; 최고: 10–80min; 지속:2–6h; 잘 견딘다. 산모 빈맥과 심박출량 및 산소소모 증가. 경구투여: 개시: 20–30min; 최고: 1–2h; 지속: 2–4h
methyldopa	IV PO	중추 알파–아드레날린성 수용체 자극하여 심장, 신장 및 말초혈관의 교감신경 흥분. 금기; 알레르기 환자, 활성 간질환, 예전 메틸도파 사용과 관련된 간질환, MAOI와 병용 주의: 초기치료와 용량 증가 동안 일시적으로 진정작용 유발.
labetalol	IV	임신범주: C; tⅡ: 75–80min; 개시 3–6h; 작용시간 12–24h

4. Magnesium Sulfate의 유해반응

혈중 Mg^{2+} 수치 증가의 초기 징후는 무기력, 안면홍조, 열감, 발한, 목마름, 진정, 무거운 눈꺼풀, 발음 불명확, 저혈압, 심부건반사와 근긴장 감소 등이다. 치료범위는 4−7mEq/L이다. 부작용은 보통 혈중 Mg^{2+} 수치가 10mEq/L 이상일 때 나타난다. Mg^{2+} 독성의 첫 징후가 슬개골반사 소실이며, 8−10mEq/L일 때 나타난다. 산모의 호흡억제는 10−15mEq/L 이상일 때 분명하며, 심정지는 20−25mEq/L 이상일 때 나타난다. 위의 어떤 상황이더라도 의료진에게 알려야 한다.

변동성 감소는 태아심박수 추적 시 흔히 보인다. 환자가 magnesium sulfate를 분만 직전에 투여받았다면 신생아는 낮은 Apgar 점수, 근긴장저하, 무기력증, 허약, 잠재적 호흡곤란증후군을 보일 수 있다. 태아 Mg^{2+} 수치는 보통 투여 3시간 안에 산모 수치의 90%를 웃돌게 된다. 선천기형과 산모 저칼슘혈증 또는 고마그네슘혈증을 연결하는 증거는 없다. 태아에 더 큰 위험은 엄마의 전자간증에 의해 감소된 태반혈류량과 자궁내 발달 저하이다.

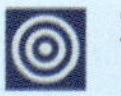

간호과정

환자-중심의 협력의 간호

임신성 고혈압

사정

- 산전 진찰 동안의 임신 초기부터의 기초 활력징후들과 혈압 기록들을 재검토한다.
- 환자 병력을 통해 전자간증으로의 가능성을 확인한다.

간호진단

- 전자간증, 진단, 치료 양상, 환자와 신생아의 흔한 결과와 관련된 지식 부족
- 부정적인 태아나 산모의 결과를 동반한 산전 입원 및 조산 가능성과 관련된 불안
- 모체 경련 및 magnesium 독성과 관련된 손상 위험

간호목표

- 환자 혈압이 정상범위로 유지된다.
- 환자가 계획된 전자간증 치료법을 이해하고 순응한다.
- 태아는 약화된 자궁태반 관류를 잘 견뎌 손상없는 분만이 이루어진다.

간호중재

- 환자와 가족에게 경련 가능성을 교육하고 경련이 일어날 때 올바른 대처법을 알려준다.
- 기도흡인, 소생장비, 응급약물을 준비해 놓는다.
- 저자극 환경에서 왼쪽 자세로 눕힌다. 면밀한 관찰을 한다.
- 혈압, 체온, 맥박, 호흡수를 기관 프로토콜에 맞게 모니터링한다. DTRs, 간대성경련, I&O를 매시간 측정한다.
- 상부복통, 두통, 시각 이상, 감각 변화, 부종, 의식 수준, 경련을 지속적으로 모니터링한다.
- 기관 프로토콜에 따라 혈중 magnesium 수치가 4−7mEq/L에 있는지 모니터링한다.
- 태아 상태를 모니터링한다. FHR 기본값은 110−160회/min이다.
- 환자에게 hydralazine 투여 시 두통이 부작용으로 나타날 수 있다고 설명한다.

평가

- 환자 혈압이 정상범위로 유지됨.
- 환자가 계획된 전자간증 치료법을 이해하고 순응함.
- 태아는 약화된 자궁태반 관류를 잘 견뎌 손상없는 분만이 이루어짐.

CHAPTER 45

여성 생식주기 III: 진통, 출산 및 조산 신생아 약물

학습목표

- 진통 시 통증조절을 위한 전신 및 국소 약물들의 작용, 부작용 및 간호적용을 정리한다.
- 진통과 분만 동안 사용되는 약물들의, 환자교육을 포함한 간호과정을 설명한다.
- 진통 시와 태반 배출 후 자궁수축제들의 작용, 부작용, 간호적용을 비교한다.
- 조산 신생아의 계면활성제의 작용, 부작용 및 간호과정을 설명한다.

1 진통 시 통증 조절 약물

진통과 분만은 4단계로 나뉘는데, 1단계는 자궁경부확장 단계로 자궁경부소실과 확장, 즉 경부가 얇아지면서 단계적으로 10cm까지 충분히 확장된다. 2단계는 골반 단계로, 자궁경부가 완전히 열림으로써 시작해 신생아 출산으로 끝난다(그림 45-1). 3단계는 자궁벽에서 태반이 분리되고 배출된다. 4단계는 분만 후 첫 1-4시간으로, 산모의 생리적 안정화와 가족 애착이 시작된다.

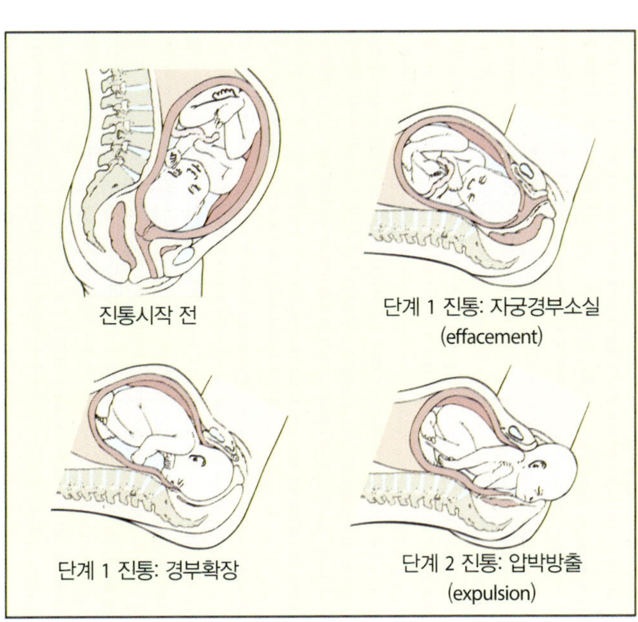

그림 45-1 진통의 첫 번째 및 두 번째 단계

진통 1단계가 진행되면서 자궁수축은 더욱 강해지고 연장되며, 빈도 또한 증가하고, 불편이 가중된다. 통증과 불편함은 자궁수축, 자궁경부 확장 및 소실, 자궁근육 수축에 의한 저산소증, 태아 위치로 인한 회음부의 압력 등에 의한다. 통각은 생리적, 심리적, 사회적, 문화적 요인에 더하여, 특히 여성의 과거 통증 경험, 통증 예측, 공포와 불안감, 진통과 분만 과정에 대한 지식 부족 및 조력자의 참여 등에 영향을 받는다.

비약물적 방법(걷기, 마사지, 호흡과 이완요법 등)을 먼저하고, 약물은 비약물적 방법의 보조 개념으로 사용한다. 약물은 전신 진통제와 국소마취제로 분류하며, 통증 감소 및 환자와 태아나 신생아 부작용을 최소화하는 약으로 선택한다.

1. 진통/진정

진통 시 사용되는 전신성 약물로 진정수면제, 마약성 진통제, 복합적 마약성 작용제-길항제가 있으며, 경구(진정수면제), 정맥주사, 근육주사로 투여한다(표 45-1). IM 투여는 혈중 농도와 효과 변동성이 커서 IV를 더 흔하게 쓴다. 이 약물들의 비경구투여는 수축 시작 시 해야 하는데, 수축이 시작되면 자궁과 태아로의 혈류가 줄어들어 신생아 약물 노출이 감소하기 때문이다.

진정-수면제는 **가진통**, 잠복진통, 진성진통 없이 막이 파열되는 경우에 가장 흔히 투여된다. 산모의 불안과 공

표 45-1 진통 시 통증완화에 흔히 사용되는 전신성 약물

일반명(상품명)	투여경로	사용 및 고려사항
진정수면제		
secobarbital	IM PO	불안 감소. 개시: 15–30min; 최고: 15–30min; 지속: 1–4h. 자궁긴장도나 수축력에 영향없음. 태반 잘 통과. 심박수에 대한 CNS 조절을 감소시키므로 FHR의 가변성을 줄임. 길항제가 없으므로 24–48h 동안 분만이 예상되지 않는 경우에만 투여함. 신생아에게 장기간의 억제 작용 나타날 수 있음. 모유로 분비. 모유수유 가능. 술, 마약성 진통제, 항히스타민제, 정온제 및 MAOIs와 병용 시 CNS 억제가 증가. 임신범주: D; PB: 45–60%; t½: 15–40h
pentobarbital	IV	단기작용 barbiturate. 진정제. 임신범주: D; PB: 지방용해도에 따라 다양하다. t½: 15–50h; 개시: IV: 5min 안에 즉시
promethazine	IM IV	1세대 Phenothiazine계 항히스타민제, 항구토제, 진정수면제. 진통 1단계에 마약성 진통제의 보조제로 사용. 항구토제. 개시: IM: 20min; IV: 3–5min. 투여 중 통증과 작열감을 보고하도록 환자에게 알림. 마약성 진통제 효과를 올리므로, 진통제양 줄임. FHR 가변성을 줄임. 동맥내 혹은 SC 투여 비추천(혈전 및 손발가락 괴저 유발). IV 시 혈관외유출로 무균농양과 현저한 조직경화 야기. 만성 폐색성 폐질환과 천식 환자는 주의 필요. 태반 통과. 분만 다되어 투여 시 호흡억제 가능. 수유 시 금기. 15min 내 태아와 모체 농도가 평형이 됨. 신생아 농도는 4h 동안 지속. 신생아에서 3일간 일시적 저긴장, 무력감 및 뇌파 변화 등 나타남. 산모빈맥 및 신생아 혈소판응집이상 유발. meperidine과 병용 시 수축 시작할 때 수분에 걸쳐 천천히 투여(태반 통해 태아의 즉시 농도 상승 막기 위함). 술, 진통제, barbiturate, 마약성 진통제 병용 시 CNS 억제. Epinephrine 효과 감소. 임신범주: C; PB: 93%; t½: 22h
hydroxyzine	PO IM	항불안제; 항구토제; 1세대 항히스타민제. 불안증과 수술 전후 진정 보조제. 개시: 15–30min; 최고; 2h; 지속: 4–6시간. 큰 근육 내 깊이 주사. IV나 SC 투여하지 않음. 술, 항콜린제, 중추억제제 병용 시 상가작용 나타남. 임신범주: C; t½: 3–7h
마약류 작용제		
fentanyl	IM IV	IV: 개시: 1–2min; 최고: 3–5min; 지속: 30–60min; IM 개시: 7–15min; 최고: 20–30min; 지속: 1–2h. Morphine의 50–100배 강력. 너무 빠른 IV투여 시 근육경직 유발하므로 3–5min에 걸쳐 투여함. 태반 통과하고 모유로 배설. 진통 시 투여받는 신생아와 산모의 호흡억제 잘 관찰해야 함. 임신 중 산모가 규칙적 아편유사제 투여 환자라면 신생아에서 금단증상 볼 수 있음. CNS 억제제, phenothiazines, 술, TCA 사용 환자는 과량투여 위험을 인지해야 함. 심한 천식 환자는 금기. 임신범주: C; t½: 2–4h
morphine	IM IV	아편유사제; CNS 아편수용체에 결합하여 상행 통증경로 억제. 중등도~심한 통증 완화에 수술 전 및 마취 보조제로 사용. 개시: IM: 3–4h; IV: 3–5h. 해독제인 naloxone 준비하여 산모와 태아 호흡억제 시 투여함. CNS 억제제, TCA는 morphine 작용 증강. MAOIs, meperidine과 병용 시 주의 필요. SSRIs 또는 meperidine은 serotonin 증후군 촉발. 담도 질환, 발작 환자는 주의 필요. 금단증상은 마약진통제 의존 환자 및 신생아에게 발생. 졸림, 호흡억제, 진정, 이상행복감, 환각, 두통, 가슴두근거림 등 유발. 호흡수가 분당 12회 미만이면 투여하지 않음. 태반 통과. 미숙아 분만시 FHR의 변화를 유발할 수 있으므로 사용에 주의 필요. 신생아는 중등도 중추신경억제를 보이고 출생 시 무력증과 행동억제를 나타냄. IV 시 증류수에 희석하여 3–5분에 걸쳐 천천히 주입. 모유에 유입. 1회 투여시는 모유 수유 가능. 만성 투여 시는 신생아에 유해효과를 일으키므로 비추천. 임신범주: C(D, 장기 또는 고용량 사용); PB: 30–35%; t½: 2–4h
복합적 마약성 작용제–길항제		
butorphanol	IV	혼합 아편유사 작용제/길항제. IV 개시: 5–10min; 최고: 4–5min; 지속: 3–4h. 금기; 해독되지 않은 아편 의존 환자(금단증후군 유발). 신장 혹은 간장기능저하 환자 사용 시 주의 필요. 태아기능부전 없는 37주 초과 임신에 사용. 분만이 4시간 이하로 예상되면 대체 진통제 사용. 모유수유 시 수유 직후나 다음 수유 3–4h 전 투여. 임신범주: C/D: PB: 80%; t½: 2.5–4h
nalbuphine	IV	혼합 아편유사 작용제/길항제. 개시: 2–3 m; 최고: 2–3min; 지속: 3–6h. 제한적인 호흡억제. Morphine보다 약한 진통작용. 분만여성 10–15%가 nalbuphine 사용 시 환각 경험. 간기능이상 환자 주의 필요. 아편의존 환자는 사용금지(금단증후군 유발). 태아 및 신생아 서맥 모니터링. 주사는 2–3분에 걸쳐 실시. 모유수유 시 수유 직나 다음 수유 3–4h 전 투여. 독성은 naloxone 투여로 역전. 임신범주: B; t½: 5h

포를 최소화하는데도 쓰여지나, 진통작용은 없다. barbiturates(secobarbital, pentobarbital)가 가장 흔히 사용되며, 그 외 promethazine(phenothiazine 유도체)과 hydroxyzine은 초기진통 시 단독으로 쓰거나, 활성 진통 시 마약성 진통제와 병용한다. 이 약들은 불안 감소 외, 마약성 진통제의 진통작용을 강화하고, 구토를 최소화 한다.

활성 진통에 투여되는 두 번째 약물군은 마약성 진통제이다. 이들은 비경구 또는 국소차단을 통해 투여된다. 신경축(neuraxial) 마취 시, 통증완화에 마취제 저용량으로 부작용을 최소화한다. 이들은 뇌 겉질 아래의 통증 충동을 억제한다. 아편유사제는 μ 및 κ 수용체에 작용하여 진통작용을 한다. 모르핀은 μ 및 κ 수용체를 모두 흥분시킨다.

Meperidine(Demerol®)은 진통 시 통증조절을 위해 가장 많이 처방되는 합성 아편유사제이다. 두번째는 fentanyl로, 속효성 합성 아편유사제인데, 작용지속시간이 짧아 IV 투여가 가장 좋다. Morphine은 활성 진통 시, 통증조절에 사용되나, 자주는 아니다.

세 번째 군은 전신성 약물인 복합적 마약성 작용제–길항제이다. 이들은 한 수용체에서는 작용제로, 다른 수용체에서는 길항제로 작용한다. 가장 흔한 마약성 작용제–길항제는 butorphanol과 nalbuphine이다. 이들의 주된 장점은 호흡억제에 대한 용량 천장효과(dose ceiling effect)가 있어, 용량을 추가해도 산모, 신생아의 호흡 억제작용이 다른 아편유사제보다 덜 심하다는 것이다. 그 이유는, κ 효능제와 약한 μ 길항제 동시 작용때문이다.

1) 유해반응

진정–수면제(secobarbital, pentobarbital) 유해효과로는 통증과 흥분의 역설적 증가, 무기력, 가라앉은 기분, 감각인지 저하, 저혈압이 있다. 태아와 신생아의 부작용으로 태아심박수(FHR) 가변성 저하와 신생아호흡 억제, 졸음, 근긴장저하 및 4일까지 모유빨기반응 저하가 있다.

항구토제이자 항히스타민제인 promethazine과 hydroxyzine의 부작용으로, 먼저 promethazine은 혼란, 지남력장애, 과도한 진정, 어지럼, 저혈압, 빈맥, 시야혼탁, 두통, 안절부절, 허약과 요정체가 있고, hydroxyzine은 졸림, 구갈, 어지럼, 시야혼탁, 두통, 배뇨통과 요저류 및 변비가 있다. FHR 가변성이 감소하고, 신생아는 중등도의 CNS 억제, 근긴장저하, 무기력, 모유빨기 저하 및 저체온증이 있을 수 있다.

아편유사제의 유해효과는 μ 및 κ 수용체 반응에 따라 다르다. μ 수용체 흥분은 진통, 위장관운동 감소, 이상행복감, 호흡억제, 진정 및 의존성을 일으키고, κ 수용체 흥분은 진통, 위장관운동 감소, 축동 및 진정을 일으킨다. 비경구투여 시 부작용으로 오심, 구토, 진정, 기립성저혈압, 소양증, 산모 및 신생아 호흡억제가 있다. 오심, 구토는 숨뇌의 화학수용체자극대(CTZ)가 흥분하여 일어난다. 운동 차단 문제도 있다. 산모는 산후 하지직거상(straight leg raise)이 가능할 때까지 걸을 수 없다. 태아와 신생아는 FHR 가변성 감소와 신생아 호흡 및 Apgar 점수 저하가 있다. 신생아 신경행동 억제는 낮은 Apgar 점수로 알 수 있다. meperidine은 투여 후 2–3시간 내에 신생아 호흡억제가 나타나며, naloxone(Narcan®) 투여로 역전된다. naloxone은 μ 및 κ 수용체를 억제하여 아편유사제 작용을 반전시킨다. 주의: naloxone을 모체로 투여 시 통증이 증가될 수 있다.

마약성 작용제는 기립성저혈압, 오심, 구토, 두통, 진정, 저혈압 및 혼동을 유발한다. meperidine 투여 시 FHR 가변성 감소와 신생아 CNS 억제가 생길 수 있다.

복합적 마약성 작용제–길항제는 오심, 축축함, 발한, 진정, 호흡억제, 현기증, 무기력, 두통 및 홍조를 일으킨다. 태아와 신생아의 부작용은 FHR 가변성 감소, 중등도의 CNS 억제, 출생 시 근긴장저하 및 약한 행동억제가 있다.

간호과정
환자–중심의 협력의 간호

통증조절약물

사정
- 기관의 통증 척도를 사용해 환자의 통증 수준을 평가한다.
- 통증관리의 효과 확인을 위해 기본 활력징후, 혈압, 호흡음, 자궁수축의 질, 소실 및 이완 정도, FHR을 진통제 투여 전에 조사한다.
- 약물 상호작용 확인을 위해 약물복용력을 조사한다.

간호진단
- 불확실한 진통 경험과 개인 대처능력과 관련된 불안
- 진통과 출산 과정과 관련된 급성 통증
- 출산 과정과 진통제 개입 시 예상되는 감각에 대한 지식 부족과 관련된 공포

간호목표
- 환자는 진통 중 통증조절약물의 부작용이 최소~없음을 보여준다.
- 환자는 기관통증척도의 1–10 등급으로 통증 감소를 언급한다.

간호중재
- 환자에게 (1) 처방된 약, (2) 약물투여와 그 이유, (3) 진통 시 약물의 기대 효과, (4) 환자와 태아 혹은 신생아에 대한 약물 효과에 대해 조언한다.
- 진통제 투여 30–60분 후 기관 통증척도를 사용하여 환자의 통증 정도를 평가한다.

- 태아 건강 평가를 위해 약물투여 전과 중간에 HFR을 모니터링한다.
- 환자가 24시간 동안 받는 promethazine 양을 모니터링한다. 투여 후 산모 심박수를 모니터링한다.
- 마약성 진통제 사용 시 산모, 신생아 호흡억제를 모니터링하고 해독제로 naloxone을 준비한다.
- 약물 투여 동안 환자에게 안전 주의 사항을 조언한다: (1) 침대에 눕기, (2) 옆 난간 사용, (3) 걸을 때 도움받기.

평가

- 환자는 진통 중 통증조절약물의 부작용이 최소~없음을 말함.
- 환자는 기관통증척도의 1-10 등급으로 통증 감소를 언급함.

2. 마취(anesthesia)

진통과 분만 시 마취는 의식소실을 동반 또는 동반하지 않은 상태에서의 통각 소실을 말한다. 출산 시 겪는 통증은 1) 자궁경부와 자궁의 내장통은 교감신경이 지배하여 흉수 10-12 및 요수 1 척수 수준의 신경축으로 들어간다. 조기 진통은 T11-12로 전달되고 이후 T10과 L1로 진행된다. 2) 체성통은 태아의 압박과 회음부 및 질의 팽창에 기인한다. 이 통증은 이행기와 제2단계 진통으로, 천수 2-4 부위로 전달된다.

1) 부위마취(regional anesthesia)

부위마취는 진통 및 분만 시에 의식소실 없이 통증을 완화한다. 국소마취제 주사는 감각신경로를 따라 뇌로 진행하는 통각 전달을 일시적으로 차단한다(표 45-2). 마취는 기본적으로 두 유형이 있다. (1) 국소침습(예, 회음절개)용 국소마취제, (2) 부위신경차단(예, 경막외; 표 45-3). 가장 흔한 경막외(peridural) 마취는 척추, 경막외(epidural) 및 척추-경막외 병용마취가 있다(그림 45-2).

비경구 진통제를 투여 중이면, 회음절개와 회음열상회복에 더 초점을 맞춘 마취제가 필요할 수 있다. lidocaine(Xylocaine®)을 주로 쓰며, 가장 흔한 부작용은 주사부위 작열감이다.

척추마취는 안장차단마취(saddle block)라고도 하며, T10번에서 S5번 분절의 지주막하공간에 주사한다. 이 마취는 단일 혹은 척수-경막외 병용 투여할 수 있다. 척추마취는 진통 바로 직전 혹은 태아 머리가 회음부바닥(perineal floor)에 보일 때인 2단계 후반부에 실시한다. 약물은 단독 또는 병용 투여한다(예, fentanyl과 bupivacaine). 용량은 마취제 단독 투여인지, epinephrine과 병용하는지에 따라 다양해진다. 척추마취는 작용개시가 신속해 국소마취제 용량이 적게 들며, 고위험 환자에게 사용될 수 있다. 경막천자 후 두통은 중요한 문제로, 경막천자 6-48시간 후 나타나고, 경막외마취 시 우발적 경막천자 후에도 일어날 수 있다. 경막천자후 두통 치료로 진통제, 체액증가 및 안정이 있다. 경막외 자가혈액 봉합술(10-20mL)이 경막천자후 두통 치료에 가장 효과적이다.

요추경막외 마취는 단일주입, 간헐적주입, 지속적 환자-조절 경막외 마취 그리고 척추-경막외 병용 등으로 투여한다. 약물은 마취제 단일 또는 아편계 진통제나 epinephrine과 병용한다. 간헐적 주입이 한때 잘 쓰였으나, 경막외 카테터를 통한 간헐적 주입의 한계(자주 주입해야 하고 통증조절도 감소)때문에 지금은 지속적 경막외 주입이

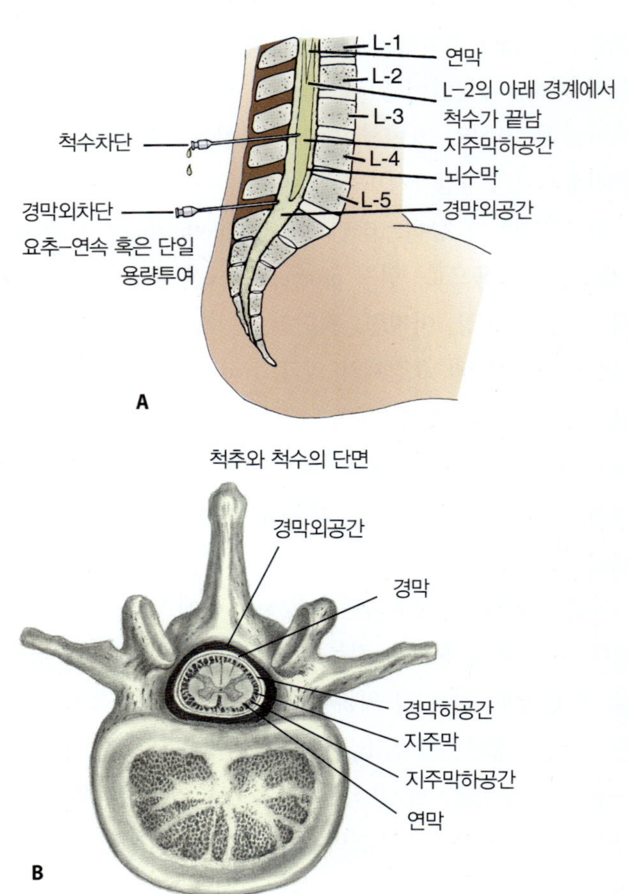

그림 45-2 **A.** 척수의 막과 공간 및 천수, 요수, 흉수 신경의 높이(level). **B.** 척추와 척수의 단면(참조 Lowdermilk D, Perry S, Cashion C, Alden K: Maternity and women's health care, ed 10, St. Louis, 2012, Mosby.)

표 45-2 산과에서 사용되는 마취제

마취제	일반 농도	일반 용량(mg)	개시(onset)	평균지속시간 (min)	임상 사용
Chloroprocaine (Nesacaine)	1–2 2–3	400–600 300–750	신속	15–30 30–60	국소 혹은 음부 차단 경막외
Tetracaine (Pontocaine)	0.2 0.5	4 7–10	느림 빠름	70–150 75–150	낮은 척수차단 제왕절개를 위한 척수
Lidocaine (Xylocaine)	1 2 5	200–300 300–450 50–75	신속	30–60 60–90 45–60	국소 혹은 음부 차단 제왕절개를 위한 경막외 제왕절개, 출산 후 난관 결찰 및 질분만을 위한 척수
Bupivacaine (Marcaine)	0.5 0.25 0.75	50–100 20–25 7.5–11	느림–중등도 중등도	90–150 60–90 60–120	제왕절개를 위한 경막외 진통을 위한 경막외 제왕절개를 위한 척수
Ropivacaine (Naropin)	0.5 0.23	75–100 20–25	느림–중등도 느림–중등도	90–150 60–90	제왕절개를 위한 경막외 진통을 위한 경막외

많이 쓰인다. 약물농도가 더 일정해서 통증완화 효과가 훨씬 크다.

아편유사제는 더 효과적인 통증 조절을 위해 국소마취제와 병용한다. 아편유사제로 fentanyl, sufentanil이 가장 많이 사용되며, 지용성이고, 지속적 혹은 경막외 통증자가조절에 잘 사용된다. 이들 아편유사제는 진통작용이 빠르고 친수성 아편유사제보다 부작용이 적다. 친수성 아편유사제로 morphine과 hydromorphone 등이 있다. 이들은 작용개시가 더 느리고, 작용지속시간 변동이 심하며, 부작용이 증가하는데, 특히 호흡억제가 있다(표 45-4).

국소마취제의 또 다른 병용 약물은 epinephrine이다. Epinephrine은 국소마취제 작용시간을 늘리고, 뇌척수액으로부터의 약물흡수 및 제거(clearance)를 줄여 신경차단강도가 증진된다.

마지막으로, 척수-경막외 병용 진통요법은 척추마취의 빠른 진통과 경막외마취 카테터를 통한 지속적 주입을 결합함으로써 통증완화를 효과적으로 한다.

제왕절개를 위한 마취로는 전신, 척추, 경막외 마취가 있다. 전신마취는 척추나 경막외마취가 금기인 응급분만에서 꼭 필요할 수 있다. 이는 신속한 마취유도와 기도조절이 가능하다. 전신마취 전, 위산 감소를 위해 citric acid/sodium citrate 30mL를 경구투여한다. 제산제는 위산 흡인에 의한 합병증 감소를 위해 투여한다. 이 제제 대신 사용하는 약은 cimetidine, ranitidine, metoclopramide이다.

척추나 경막외마취가 제왕절개수술에 더 자주 이용된다. 척추마취가 더 많이 선택되는 이유는 빠른 작용개시, 신뢰성 증가, 척추바늘 디자인의 개선으로 경막천자두통 감소 때문이다. 척추마취 시 fentanyl과 bupivacaine 병용약물이 가장 흔히 투여된다. 통증완화는 투여 5분에 시작되고, 2시간정도 지속된다. 아편유사제 fentanyl 외, sufentanil과 morphine이 투여될 수 있다. 경막외마취의 통증완화는 5-10분 내 시작되고, 그 후 15-20분이 지나면 더 좋아진다. 경막외마취의 통증완화는 18-24시간 지속된다.

경막외(peridural)마취의 금기는 주사부위 피부감염, 혈액응고 이상, 활동성 신경계 질환, 심한 대동맥판막이나 승모판막협착증, 마취제 과민반응 과거력 및 저체액혈증 등을 가진 환자이다. 특히 중요한 것은 시술에 대한 환자의 이해와 정보에 입각한 동의이다.

국소마취제의 유해효과는 약물의 화학적 특성에 의존하지만, 우선적으로 CNS와 심혈관계가 영향을 받는다. Bupivacaine 외 대부분은 보통 CNS효과가 심혈관계효과를 앞서서 나타난다. Bupivacaine은 두 유해효과가 동일 약용량에서 나타난다. 산모의 전신성 저혈압은 부위마취의 가장 흔한 합병증이다. CNS 유해효과로는 어지럼, 혼동, 두통, 어눌한 발음, 금속성 미각, 오심, 구토, 발작 및 혼수 등을 포함한다. 심혈관계 증상으로는 초기에 고혈압, 빈맥, 이후 저혈압, 심부정맥, 심정지가 뒤따른다. 산모 저혈압 이후 태아의 신체기능장애가 유발되고, 그 후 자궁태반 혈류량이 감소된다.

부위마취제 유해효과는 약물 및 수송 방식에 따라 매우 다양하다. 척수 및 경막외마취 경우, 산모 저혈압이 제일 문제이다. 경막외 약물투여 전에 저혈압을 줄이기 위해 결

표 45-3 마취 유형

마취 유형	적응증	유해반응/부작용*	약물	간호적 의미 †
척수차단 (지주막하 차단)	분만 위한 고도의 통증완화	높음/척수차단(차단으로 호흡근 손상), 신경염, 차단 실패, 전체 척수마취로 인한 무호흡	질분만: bupivacaine과 fentanyl 병용/ Epinephrine과 fentanyl 또는 sufentanil(-Sufenta) 또는 morphine 제왕절개: bupivacaine를 dextrose와 혼합 및 fentanyl 병용. 수술 후 morphine 추가.	자궁경부가 완전 확장된 후 투여해야 함. 신생아 호흡기능손상 방지 위해 수축 직후 마취함. 환자는 보통 웅크리고 앉거나 옆으로 누운 자세 취함. 처음 10분동안 1-2분마다, 투여 후 5-10분 간격으로 BP 모니터링, 진통수준 평가. 금기: 부위 감염, 두개내압 증가, 국소마취제 알레르기, 응고장애, 중증 저혈액량, 중증 대동맥 또는 승모판협착 또는 환자동의 부족.
요추경막외차단 (단일용량)	진통 1, 2단계 통증 완화	신경염, 경막외 혈종, 높음/척수차단, 카테터 합병증, 혈관내 주입, 직접 척수손상, 출혈성 천자	질분만: bupivacaine, lidocaine 및 epinephrine 병용, 이후 ropivacaine과 fentanyl 병용 제왕절개: lidocaine과 epinephrine 아니면 bupivacaine 또는 ropivacaine 또는 2-chloroprocaine	진통 중 통증완화 위한 양측 진통 사정이 특히 중요함. 편측성 진통 발생 시 환자를 반대쪽으로 돌리고 더 많은 마취제 주입. 금기: 척추 차단과 동일
경막외공간에서 유치 카테터를 사용한 지속적 요추 경막외차단	1, 2단계 통증완화. 진통조절에 있어 가장 흔히 사용되는 마취방법. 지연된 진통에 유용함.	소양증, 카테터 합병증, 혈관내 주입, 직접 척수손상, 출혈성 천자	지속 주입 옵션: ropivacaine 또는 bupivacaine을 fentanyl과 병용	돌발성 통증은 마취제 추가 투여하여 주입속도를 높여 치료함.
자가조절 경막외 투여	1, 2단계 통증완화. 지연된 진통에 유용.	위와 동일		위와 동일
척수-경막외 복합	1, 2단계 통증완화. 척수마취는 조기진통 완화, 경막외마취는 활성 진통 조절.	위와 동일	척수: fentanyl 또는 sufentanil 단독 또는 bupivacaine과 병용 경막외: bupivacaine과 fentanyl 또는 sufentanil과 병용으로 시작.	위와 동일
국소침윤	회음부 절개 및 열상 회복. 투여 시기: 분만이나 회복 직전. 차단부위: 주사 옆 국소 부위. 주사 위치: 회음부 피하조직	주사 시 가벼운 불편 그리고/혹은 작열감. 태아 또는 신생아: 없음.		완전한 통증완화를 얻지 못하여, 국소마취제의 추가 주사가 필요할 수 있음. 다량의 국소마취제가 필요함.

* 다음 유해반응/부작용은 모두 해당됨. 환자: 저혈압; 감각이상 혹은 신경손상, 경막천자 후 두통, 감염, 오심, 구토, 요통, 소변정체. 사용한 바늘 크기가 작아(25게이지) 두통은 덜함. 태아 또는 신생아: 산모 저혈압때문이 아니면 거의 없음. 이후 늦은 태아맥박수 감소 발생.

† 아래 간호 고려사항은 모든 경막외마취 유형에 적용: 카테터가 정확히 위치했는지 확인위해 시험용량(1:200,000의 epinephrine이 포함된 3mL의 lidocaine 1.5%) 사용. 국소마취제가 정맥으로 들어가면 환자는 현기증, 귀에 벨소리, 구강감각이상, 금속성 미각 혹은 독성 반응 등을 경험. 산모의 측와위는 대동맥정맥 압박을 예방하기 위한 것임. 경막외 마취 전 산모 이완기 혈압은 110mm Hg 미만이어야 함. 산모에게 저혈압 발생 시 환자를 왼쪽으로 눕히고, 즉시 IV 주입하고, ephedrine 또는 phenylephrine을 IV. 필요 시 반복가능. 첫 10min 동안 1-2분마다 BP 체크하고 차단에서 회복될 때까지 10-30분마다 체크. 진통 수준 사정. 진통제 투여 후 걷기 전에 근력 사정.

정질(crystalloid) 수액 500-1000mL를 IV bolus로 투여한다. 저혈압 환자는 태반 혈액공급을 촉진하기 위해 왼쪽으로 눕게 하고 결정질 수액 IV bolus 투여를 신속히 실시한다. 만약 저혈압이 수액 투여로 개선되지 않는다면 ephedrine이나 phenylephrine을 IV 투여하고, 필요하면 반복한다. Morphine 투여받는 환자는 자주 소양증을 호소하는데, diphenhydramine으로 개선될 수 있다.

표 45-4 진통과 분만에 사용되는 비경구 아편유사제

아편유사제	용량	진통효과 시작	최대 진통 효과	작용시간
meperidine (Demerol)	IM: 50–100mg IV: 25–30mg	IM: 10–45min IV: <5min	IM: 30–50min IV: 5–10min	IM: 2–4h IV: 2–3h
fentanyl (Sublimaze)	IM: 50–100mcg IV: 50–100mcg	IM: 7–15min IV: 거의 즉시	IM: 30min IV: 3–5min	IV: 30–60min IM: 1–2h
morphine (Duramorph)	IM: 10mg IV: 2–5mg	IM: 15–60min IV: 5–10min	IM: 1–5h IV: 20min	IM: 3–5h IV: 3–5h
nalbuphine	SC: 5–10mg IV: 5–10mg	SC:< 15min IV: <1–3min	SC: N/A IV: 30min	SC: 3–6h IV: 3–4h
butorphanol	IM: 1–2mg IV: 1–2mg	IM: 5–10min IV: <10min	IM: 30–60min IV: 4–5min	IM: 3–4h IV: 2–4h

간호과정
환자-중심의 협력의 간호

국소마취제

사정

- 국소마취제 과민반응을 알기 위한 환자 과거력을 체크한다.
- 국소마취에 대한 지식을 사정한다.
- 경부 확장과 소실 및 진통과정을 사정하고, 태아상태를 모니터링한다.
- 부위마취 금기사항을 알기위한 과거력을 재검토하고 마취과의사에게 알린다.

간호진단

- 부위마취/진통과 예상 감각에 대한 지식 부족과 관련된 두려움
- 진통 및 분만 과정과 관련된 급성 통증
- 경막외차단에 의한 산모 저혈압때문에 태아 가스교환의 약화 위기
- 진통제/마취제 작용과 산모 자세와 관련된 산모/태아의 비효율적 조직 관류

간호목표

- 환자는 진통 동안 원하는 통증완화 정도를 말로 표현한다.
- 환자는 정상혈압과 정상맥박을, FHR은 정상 수치를 유지한다.

간호중재

- 진통 과정 중 자궁수축 빈도나 강도의 감소를 모니터링한다.
- 산모 활력징후 및 FHR을 모니터링한다.
- 응급약물, ephedrine, 항히스타민제, 산소, 소생 장비를 준비한다.
- 경막외 천자 후 두통을 모니터링한다. 마취과의사에게 알린다.
- 기관 프로토콜에 따라 혈압을 모니터링하여 저혈압을 확인한다.
- 산모 저혈압 발생 시, 좌측으로 눕히고 수액 IV 속도 높인다. 주치의에게 알린다.
- 부위마취제는 진통 연장 및 자궁수축 촉진약물이 필요할 수도 있음을 알린다.

평가

- 환자는 진통 동안 원하는 통증완화 정도를 말로 표현함.
- 환자는 정상혈압과 정상맥박을, FHR은 정상 수치를 유지함.

3. 부위마취에 대한 상대적 금기사항

아래사항은 부위마취에 대한 상대적 금기사항이다.

- 심각한 임신성 고혈압(기저 질환과 관련된 심각한 저혈압의 위험 증가)
- 혈액응고질환과 혈소판 감소로 인한 출혈위험(환자는 정상 PTT와 혈소판수를 가져야함)
- 전신성 패혈증 혹은 바늘 삽입 부위의 국소감염

2 자궁수축제(Uterotropic drugs)

자궁수축제는 자궁 평활근을 흥분시켜 자궁수축력을 증강시킨다. Oxytocin, 맥각 알칼로이드 및 일부 prostaglandin이 있다.

유도분만(labor induction)은 진통이 없는 산모에게 인위적으로 진통을 유발시켜 분만을 시작하는, 분만유발 과정

이고, 분만촉진(labor augmentation)은 자발적 진통이 시작된 후, 수축의 빈도, 지속시간 및 강도를 증가시키는 과정이다.

prostaglandins은 유도분만에 사용한다. dinoprostone(-prostaglandin E2(PGE2) 천연형태)은 좌약, 젤로 투여하여 자궁경부를 부드럽게 하고 자궁수축을 촉진한다. 경부를 부드럽게 하는 것은 점막하 수분 증가와 PGE2에 의한 콜라겐분해효소 분비로 인한 콜라겐 분해 증가때문으로 보인다.

prostaglandin E_1(PGE_1)도 자궁경부성숙을 촉진하는 효과적인 off-label약이다. misoprostol(PGE1, Cytotec®)은 질내 혹은 경구투여한다.

Prostaglandins 부작용 중 하나인 자궁 과다흥분은 terbutaline으로 치료한다. 드물게 오한, 발열, 구토 및 설사가 있을 수 있다. 활동성 질출혈과 과민반응, 과거 제왕절개 환자에게 금기이다. 간 또는 신장질환 시 PGE2 사용을 조심해야 한다.

1. Oxytocin

Oxytocin은 시상하부에서 합성되어 뇌하수체후엽으로 이동, 저장되는 호르몬이다. 자궁평활근 수축을 촉진하여 출산을 돕고, 분만 후 자궁을 수축시켜 자궁출혈을 막으며, 수유 시 젖샘을 자극하여 유즙분비를 촉진한다.

Oxytocin IV는 적절한 estrogen 농도(주로 임신3기) 하에 분만유도와 촉진에 사용되는데, 용량속도를 개별화하여 주입한다. 즉 자궁과 태아 반응에 맞춰, 일정 간격으로 속도를 증가, 감소, 유지시킴으로써 적절한 수축 패턴으로 진통과정을 촉진시킨다. 이 때, 자궁과다흥분이 일어나지 않도록 해야한다. 자궁과다흥분이 되면, 통증의 현저한 증가와 태반관류 손상에 의한 FHR 패턴 이상이 생길 수 있다. 분만 유도나 촉진 동안 지속적인 간호관찰이 중요하며, 약물주입속도를 정확하게 하기위해 주입 펌프를 사용한다.

비강투여는 유즙분비 촉진에 쓰이는데, 코점막을 통해 흡수가 잘 된다(원형약물차트 45-1).

2. 맥각 알칼로이드(ergot alkaloid)

맥각 알칼로이드(곰팡이 유래 알칼로이드 그룹 중 하나)는 직접 평활근세포 수용체를 자극한다. 이 약은 진통 중에는 사용하지 않는데, 이유는 지속적 자궁수축(강축)을 일으켜 태아저산소증과 자궁파열 유발 때문이다. 그러나 분만 후 지속적 자궁수축은 산후출혈 예방 및 자궁수복 증

원형약물차트 45-1

Oxytocin

약물분류 자궁수축약물: Oxytocin 상품명: Pitocin, 임신범주: X	**투여경로** 진통 유도 혹은 촉진 IV: IM: 코 분무
금기 질분만, 입증된 두부골반불균형, 노동에 대한 태아불내성, 과민성, 예상되는 비질분만, 임신(비강 내 분무)	**상호작용** 혈관수축제와 병용 시 고혈압 cyclopropane 마취제와 병용 시 저혈압 및/또는 서맥
약동학 흡수: PO: 잘 흡수 안 됨; 코 안 및 IM은 매우 신속. 분포: PB: 낮음; 세포외액에 널리 분포; 태아 혈액에는 매우 적음 대사: t½: 1–9min; 간에서 즉시 대사됨, 배설: 소변으로	**약력학** IM: 개시: 3–5min, 최고: 40min, 지속: 2–3h IV: 개시: 1min 내, 최고: 모름, 지속: 1h 코 안: 개시: 수분내, 최고: 모름, 지속: 20min
치료효과/사용 진통 수축 유도 혹은 촉진 위해; 자궁무력증 치료 위해; 유즙 배출 유도(코 안 분무) 작용기전: 자궁근육막 조직에서 칼슘의 세포내 농도를 증가시켜 칼슘 의존성 인산화 효소인 myosin light-chain kinase 활성을 증가시킴으로써 자궁수축을 촉진. 코 분무는 옥시토신이 유방 포상세포와 수유관을 둘러싼 평활근 섬유의 수축을 유발하여 모유를 큰 관 및 방(sinus)으로 나오게 함으로써 모유 배출을 촉진.	
부작용 희석시키지 않고 IV 투여 시의 산모에 대한 효과: 저혈압, 부정맥, 자궁과수축 및 자궁과흥분. 과수축은 20min 내에 자궁수축 6회 이상(과흥분은 수축이 최소 2분 지속되거나 10min 내에 5회 이상 수축을 말함).	**유해반응** 발작, 전해질 없는 용액 혹은 20milliunits/min 초과 속도로 주입 시 수분중독증(수분중독증; 오심, 구토, 저혈압, 빈맥, 심부정맥 유발). 생명위협: 환자: 뇌내 출혈, 심부정맥, 질식; 태아: 황달, 저산소증

진에 효과적이다.

가장 자주 사용되는 맥각 유도체는 methylergonovine으로 자궁수축과 편두통 치료에 쓴다. 이 약은 경구가능하나, IM을 가장 많이 쓰고, IV는 권장되지 않으며 응급상황에서만 쓴다. 특히 IV 시 일시적으로 상당한 혈압상승이 나타난다. 임신성 고혈압, 고혈압 혹은 말초혈관질환자는 맥각유도체를 쓰면 안 된다(표 45-5).

1) 부작용 및 유해반응

맥각 알칼로이드의 부작용으로 자궁경련, 오심, 구토, 어지럼, IV 시 고혈압, 발한, 이명, 흉통, 호흡곤란, 가려움증, 갑작스런 심한 두통이 있다. 맥각독성(ergotism)의 징후로는 팔, 다리, 허리의 통증, 무감각, 수족냉증, 근육약화, 설사, 환각, 발작, 혈액 과응고장애가 있다.

간호과정
환자-중심의 협력의 간호

자궁수축 증강: Oxytocins

사정

- 분만 유도 또는 촉진 전, 환자에게 사전동의를 받는다.
- 약물주입 전, 산모 맥박, 혈압, 임신 과거력, 자궁 활동, FHR 양상 등을 포함하는 정확한 기본값 데이터를 확보한다.
- 금기사항 없는지 확인 위해 환자와 면담하고 과거력을 체크한다.

간호진단

- 자궁수축촉진 약물과 관련된 지식 부족

간호목표

- Oxytocin은 산모와 태아에게 부정적 영향 없이 자궁수축을 촉진한다.
- 환자 활력징후는 진통, 분만 및 분만후 정상범위를 유지한다.
- FHR은 진통과 분만 전체에 걸쳐 정상 속도, 양상 및 가변성을 보인다.

간호중재

- I&O 모니터링하고, 자궁수축억제제와 산소를 준비한다.
- Oxytocin 주입 동안 산모 맥박, BP, 자궁 활동 및 FHR 모니터링한다.
- 자궁파열 신호, 즉 FHR 감소, 갑작스런 통증 증가, 자궁수축 소실, 출혈 및 갑작스런 혈액량감소 쇼크 등을 모니터링한다.
- 모유 배출을 위해, 비강내 약물투여의 시기와 방법에 대해 환자를 교육한다.

평가

- Oxytocin은 산모와 태아에게 부정적 영향 없이 자궁수축을 촉진함.
- 환자 활력징후는 진통, 분만 및 분만후 정상범위를 유지함.
- FHR은 진통과 분만 전체에 걸쳐 정상 속도, 양상 및 가변성을 보임.

표 45-5 일반적으로 사용되는 자궁수축제

일반명(투여경로)	사용 및 고려사항
oxytocin	원형약물차트 45-1 참조
15 methyl prostaglandin F_2-alpha 혹은 carboprost tromethamine (IM)	Prostaglandin. 자궁평활근 직접 흥분. 자궁무력증에 의한 분만후 출혈 치료. IM: 개시: 모름; 최대: 15-60min; 지속: 24h. 최대총용량: 2mg. 태반 분만 전 금기임. 급성 신질환, 심장질환, 고혈압, 여성 골반 장기 염증질환 및 천식 시 주의 필요. 유해반응: 설사, 오심, 구토, 발열, 경련 동반 복통. 임신범주: C
methylergonovine (PO, IM, IV)	산후출혈, 자궁 퇴축부전(subinvolution), 유산 후 출혈의 예방과 치료. Ergotamine과 유사한 자궁 평활근 작용 보이지만, 주로 자궁 평활근에 작용하여 지속적인 수축을 일으켜 진통 3단계 단축. IV: 개시: 즉시; 지속: 45min. IM: 개시: 2-5min; 지속: 3h. PO: 개시: 5-25min; 지속: 3h. 간 대사; 소변 배설. 갑작스러운 고혈압 및 뇌혈관질환 발생으로 인해 IV는 평소 시행안함. 고혈압 환자에만 사용(특히 IV). 산모패혈증, 유도분만, 급박 자연유산 시 금기; 혈관수축제나 다른 맥각 알칼로이드와 병용하지 않음. 모유 배설되나, ergonovine보다는 덜 간섭. 임신범주: C; t½: 2상성(biphasic): 초기: 1-5min; 말기: 30min-2h

3 조산 시 계면활성제 치료

1. 합성 계면활성제(Synthetic Surfactant)

조산아 호흡곤란의 첫 치료는 계면활성제 대체요법이다. 이 치료는 **호흡곤란증후군(respiratory distress syndrome, RDS)** 예방 및 RDS가 진단된 후의 악화를 감소시킬 목적으로 사용된다. RDS는 계면활성제 생성이 없거나 부족 혹은 변화가 있는 신생아의 호흡 질환이다. **계면활성제**는 폐 체액의 표면장력을 감소시켜서, 숨을 내쉴 때 폐포가 열려 있도록 하는 폐포의 지질단백이다. 이 치료의 핵심은 내인성 계면활성제 양을 보충하여 폐포 팽창을 유지할 수 있게 하는 것이다.

계면활성제는 beractant, calfactant 및 poractant alfa가 있다. Beractant는 호흡 중 폐포표면의 긴장을 낮추고 폐포를 안정화시킨다. Beractant(천연 소-폐 추출물)는 인지질, 중성지방, 지방산, 계면활성제-관련 단백질을 함유하며, 여기에 colfosceril palmitate(DPPC), palmitic acid, tripalmitin이 추가되어 있다. Beractant는 재구성할 필요가 없다. Calfactant(송아지-폐 계면활성제)는 RDS 예방목적으로는 환기 전(preventilatory)에, 치료 목적으로는 환기 후에 사용된다. Poractant alfa(돼지-폐 계면활성제)는 구조(rescue) 치료에 사용된다. 이 약물들 각각은 예방 및 구조 용도를 다르게 규정하고, 용량과 투여조건도 다르다(표 45-6).

모든 약물들은 기관내 튜브를 통해 투여되며, 약물 투여 후 수포음(rales, moist breath)이 일시적으로 들릴 수 있는데, 특히 beractant가 빈번하다. 추가적으로 poractant alfa는 일시적 산소 불포화상태가 나타나고, calfactant는 임상연구에 참여한 영아 39%에게서 기도폐쇄가 나타났다. 명백한 기도 폐쇄 징후가 나타나지 않는 한, 투여 후 2시간 동안은 흡인을 시행하지 않아야 한다.

계면활성제 대체요법은 RDS의 심각성을 줄이는 데 효과적이다; 폐 탄성과 산소화의 빠른 호전은 폐 과잉확장 및 폐공기 유출을 방지하기 위한 인공호흡기 사용을 덜 필요로 하게 된다.

1) 유해반응

투여 시 부작용은 산소가 감소하면서 기관내 튜브로의 역류 발생이 있다. 만약 신생아가 (1) 거무스름한 색으로 변하면, (2) 흥분하면, (3) 일시적 서맥이 되면, (4) 산소포화도가 95%를 초과하면, (5) 가슴확장이 개선되면, (6) 동맥 혹은 경피적 CO_2 분압이 30mmHg 미만이면, 용량을

표 45-6 호흡곤란증후군 예방과 치료를 위한 출생 후 계면활성제요법

일반명(상품명) 및 투여경로	사용 및 고려사항
beractant (Survanta) 기관지내 현탁액	RDS 예방과 구조 목적. 인공호흡기 경험있는 의료진이 투여해야 함. 생체물리학적 효과가 폐포표면에 나타남. 호흡 동안 폐포표면의 표면 장력을 낮추고, 안정기 압력에서 허탈이 안 일어나도록 폐포를 안정화시킴. 신생아의 동맥 또는 경피 측정으로 전신 산소 또는 이산화탄소를 모니터링. 약물은 황백색에서 밝은 갈색이 정상. 바이알을 부드럽게 돌리고 흔들지 말라(DO NOT SHAKE). 약간의 거품은 정상. 2°~ 8℃ 보관; 실온에서 20분 혹은 손에서 8분이상 따뜻하게 함. 인공적으로 약을 데우지 않음. 예방 투여는 신생아 출생 전에 준비 시작. 1회 이상 약을 덥히거나 다시 냉장고에 두지않음. 유해반응: 일시적 서맥, 산소불포화(투여 과정과 관련), ET 튜브 역류, ET 막힘, 창백, 혈관수축, 저혈압, 저 또는 고탄산혈증, 무호흡. 모든 반응은 대증치료로 해결. 아래 내용 참조.*
calfactant(Infasurf) 기관지내 현탁액	RDS와 인공호흡기 경험이 있는 의료진이 투여해야 함. calfactant 투여 전 저산소혈증 미숙아의 안정화가 반드시 되어 있어야 함. 출생 후 30분 이내에 투여하는 것이 좋음. ET 튜브로 투여. 20게이지 바늘로 용량 뽑고, 거품 피하기. 약물 분산시키기 위해 부드럽게 교반하고 투여전 데울 필요 없음. 2°~ 8℃ 보관. 유해반응: 서맥, 기도 폐쇄, 무호흡, 저호흡, 청색증, ET 튜브 역류, ET 차단. 아래 내용 참조.*
poractant alfa (Curosurf) 기관지내 현탁액	인공호흡기와 RDS에 경험이 있는 의료진이 투여해야 함. 기도폐쇄가 발생하지 않으면 계면활성제 주입 후 1시간 동안 기도를 흡입하지 말 것. 투여 후 가슴 확장이 상당히 개선되면 즉시 인공호흡기 흡입 압력을 줄임. 금기: 이 약물에 알레르기 있는 경우. 유해반응: 동맥관개존증 발병률 증가, 저혈압, 일시적 산소 불포화, 무호흡 및 홍조
*beractant(Survanta) 기관지내 현탁액 및 calfactant(Infasurf)	재구성 필요없음. 희석하거나 흔들지 말기. 빛 차단하기. 알려진 금기사항 없음.

천천히 주입하거나 주입을 정지한다. 합성 계면활성제인 colfosceril palmitate(Exosurf®)로 치료한 영아에게서 폐출혈이 발견된다. 투여 전 흡입은 주입 동안의 기관지내 튜브 폐쇄 위험을 감소시킨다. 합성 계면활성제의 장기간 합병증이나 치료 후유증은 보고되지 않았다.

간호과정

환자-중심의 협력의 간호

Beractant, Calfactant 및 Poractant Alfa

사정

- 사전동의서를 평가한다. 다태아 출산 시 분리된 동의서가 필요하다.
- 신생아 활력징후를 평가한다.

간호진단

- 태아 미성숙에 의한 폐 계면활성제의 부족과 관련된 가스교환의 저하

간호목표

- 신생아의 산소요구량과 호흡노력이 줄어든다.
- 신생아 인공호흡기 장착의 필요성이 급격히 줄어든다.
- 계면활성제 투여 시간 내에 호흡곤란을 겪는 신생아는 없다.

간호중재

- RDS가 무엇이며, 신생아에게 계면활성제가 어떤 도움이 되는지 환자에게 설명한다.
- 신생아 상태에 대한 불안 해소를 위해 여러 모니터링 기구의 목적을 부모에게 설명한다.
- Beractant 약물 사용과 관련된 위험을 이해하는지를 말로 설명하도록 부모를 독려한다.
- Calfactant 사용 시 과도한 기포가 생기는 것을 피한다.
- Poractant Alfa 사용 시 인공호흡기 흡기압력을 모니터링한다.

평가

- 신생아의 산소요구량과 호흡노력이 줄어듦.
- 신생아 인공호흡기 장착의 필요성이 급격히 줄어듦.
- 계면활성제 투여 시간 내에 호흡곤란을 겪는 신생아는 없음.

CHAPTER 46

산후 및 신생아 약물

학습목표

- 산후기간 동안 사용되는 약물의 사용 목적, 작용, 부작용 및 간호적용을 토론한다.
- 신생아에게 투여되는 약물의 사용목적, 작용, 부작용 및 간호적용을 토론한다.
- 분만 후 동안 사용되는 약물 및 분만 직후 신생아에게 투여되는 약물과 관련된 환자교육을 포함한 간호과정을 토론한다.

1 산후기간 동안 사용되는 약물

산욕기간(**puerperium**, 출산~산후 6주) 동안 산모의 몸은 분만 전과 분만 시의 스트레스 요인으로부터 회복하고, 임신 전의 상태로 돌아간다.

산후기간 동안 흔히 조절하는 약물적 및 비약물적 방법은 다음 다섯 가지 주요 목적을 가지고 행해진다. (1) 자궁이완과 산후출혈 방지, (2) 자궁수축, 회음부 상처, 치핵으로부터 오는 통증완화, (3) **수유** 촉진 또는 억제, (4) 장 기능 촉진, (5) 면역력 강화

가능하다면, 비약물적인 방법을 약물보다 더 우선하거나 약물과 병용하는 것이 좋다. 약초 약물은 안전성이 확립되어 있지 않아 수유 동안 권장되지 않으며, 수유기에 금기인 약초(알로에, 벨라도나, 홍차, 우엉, chondroitin, 마황, 유칼립투스, 아마씨, 라벤더, 감초, 밀크씨슬, 소팔메토 등)도 많으므로, 사용 전에 의료진과 반드시 상담해야만 한다. 산후조리는 간호사와 새 가족의 협업으로 이루어지는 것이 이상적이다.

1. 자궁수축 통증 완화

"**후산기통증**(*afterbirth pain*)"은 자궁수축 동안 허혈이 일어나는 산후 첫 며칠간, 특히 출산경험이 있는 산모와 모유수유 시 일어날 수 있다. NSAIDs가 산후 불편함과 통증완화에 사용되고, 마약성 진통제는 제왕절개분만, 난관 결찰 또는 심한 회음열상 등으로 인한 더욱 심각한 통증에 사용된다(박스 46-1).

일부 전신성 진통제(codeine, meperidine)는 민첩성을 저하시키므로, 간호사는 산모를 관찰함으로써 산모가 신생아를 안전하게 잘 돌보게 하는 것이 중요하다. morphine이나 codeine 같은 아편유사제 투약 환자는 장 기능과 호흡을 살펴야 한다. 아편유사제의 장기 사용은 임신성 변비를 악화시킬 수 있으므로 꼭 장 병력 사정이 필요하다. 분만 시 금식이나 제한된 액체 섭취 그리고 보행하지 않는 등의 요인들은 장 활동 감소에 기여한다. 또한 아편유사제 투약 환자들은 호흡억제가 일어날 수 있기 때문에, 호흡을 지켜보는 것이 중요하다. Ibubrufen과 ketorolac 같은 NSAID가 산후 불편함과 통증감소에 자주 사용된다. NSAID는 cyclooxygenase(COX) 효소를 억제한다. COX는 동종효소인 COX-1과 COX-2라는 두 종류가 있으며, 둘 다 prostaglandin 합성을 억제한다. 이들은 산후의 자궁수축, 회음절개, 치핵, 회음부 상처에 의한 약하거나 중등도 통증완

박스 46-1 분만 후 일반적으로 사용되는 전신성 진통제

- acetaminophen(Tylenol)
- acetaminophen/codeine(Tylenol No. 3)
- acetaminophen 및 propoxyphene
- ibuprofen(Motrin)
- codeine sulfate
- ketorolac tromethamine(Toradol)
- acetaminophen and hydrocodone(Lortab)
- meperidine(Demerol)
- morphine sulfate
- nalbuphine oxycodone acetaminophen(Percocet)

화에 효과적이다. NSAIDs는 보통 위장 자극을 유발하므로 위장관 통증을 최소화하기 위해 물 한컵이나 음식과 함께 복용하도록 권장한다. NSAIDs와 저용량의 마약성 진통제을 병용하면 상가작용으로 통증조절이 잘 된다. NSAIDs는 혈소판 합성을 억제하여 출혈시간을 연장시키므로, 투약 시 위장출혈을 지속적으로 관찰해야한다. 일부 NSAIDs는 일반의약품으로 구입할 수 있기때문에 환자에게 이 약물들의 범주를 알려주는 것이 매우 중요하다. 환자에게 임신 중 위장출혈증상(어두운 흑색 변, 혈뇨, 커피색 구토)이 일어나면 약물을 피할 것과, 위장 독성위험을 증가시키는 alcohol, aspirin, corticosteroid와의 동시 사용을 금할 것을 교육한다.

2. 회음부 상처와 치질 통증 완화

임신과 분만 과정은 회음부의 부드러운 조직에 부담을 주어서 반상출혈과 부종이 생길 수 있다. 회음절개나 회음열상이 있다면 부종의 확장, 반상출혈, 통증이 나타날 수 있다. 회음은 발적(Redness), 반상출혈(Ecchymosis), 부종(Edema), 분비물(Discharge), 그와 비슷한 것(Approximation, REEDA)에 의해 평가한다. 또한, 임신 중 생긴 치핵은 분만 중의 압박에 의해 더 악화될 수 있다. 안정 조치(출산 직후 아이스팩, 앉기 전 엉덩이 조이기, 페리바틀 사용, 시원하거나 따뜻한 좌욕)와 연고제(위치하젤과 dibucaine연고)가 통증과 불편함을 완화시킬 수 있다(표 46-1). 4도 회음열상 여성에게는 직장좌약을 사용하면 안 된다는 점을 명심한다.

1) 부작용 및 유해반응

가장 널리 알려진 국소약물의 부작용으로 작열감, 찌르는 통증, 압통, 부종, 발진, 조직자극, 딱지 및 **조직괴사**가 있다. 가장 널리 알려진 hydrocortisone 국소약물 부작용은 작열감, 가려움증, 과민증, 건조, **모낭염**, 알레르기성 접촉 피부염 및 이차 감염이 있다. 이러한 부작용들은 폐쇄 드레싱 사용 시 나타날 가능성이 증가한다.

간호과정
환자-중심의 협력의 간호

회음부 상처와 치질 통증 완화

사정

- 기관 통증척도를 사용하여 환자 통증 정도를 사정한다. 상처와 치질의 회음부 면적을 평가한다(크기, 색깔, 위치, 통증 정도, REEDA).
- 국소 스프레이 캔, 병 및 연고 튜브에 적힌 유효기간을 체크한다.

표 46-1 회음부 상처와 치질 통증 완화제

일반명(상품명)	투여경로	사용 및 고려사항
회음부 상처(회음부 절개 혹은 열상)		
benzocaine (Americaine, Dermoplast)	에어로졸 스프레이	국소마취제; 세포막 Na+이온 투과도를 낮춤으로써 감각신경 전도 방해. 최대효과:1min; 작용지속:30-60min. cholinesterase에 의해 혈장과 간(소량)에서 가수분해, 신장배설, 점막과 외상피부에서 흡수잘됨, 2차감염 및 과민반응 시 금기.
위치하젤 패드(witch hazel pads) (Tucks[위치하젤50%를 글리세린, 물, methylparaben과 혼합])(치질에도 사용)	습포	단백질을 침전시켜 조직을 수축시킴. 편안함 위해 차게 하거나 냉장보관. 액체라면 얼음위에 붓고 용액 안에 흡수제를 담금. 희석되면 바꿈. 직장출혈이 있으면 의학적 치료할 것. 부작용: 국소자극(사용중지)
치질		
hydrocortisone (Anusol-HC), Tucks 연고(pramoxine HCl 1%, 미네랄 오일 46.7%, zinc oxide 12.5%)	좌약	자극된 항문직장 조직의 통증과 가려움 완화. Anusol-HC; Hydrocortisone 함유 항염증제. 장갑 사용. 과민반응에 금기. 조직에 2차감염 있으면 중단. 7일 안에 항문직장 증상 호전없거나 출혈, 돌출, 삼출 보이면 의료진에 알림. 회음부 4도 열상 시 사용 금지. 모유로 나오는지 모르므로 사용주의. 임신범주: C
hydrocortisone과 pramoxine 국소용 에어로졸 (Proctofoam-HC)	국소 도포용 에어로졸 foam	사용과 고려사항은 위와 동일. 흔들어 사용. 피부 통한 약물 흡수량은 기기 상태, 표피장벽, 폐쇄 드레싱 사용 여부에 달림. 모유로 나오는지 모름
dibucaine 연고 (Nupercaine)	도포용 연고	국소마취제 연고. Benzocaine과 같은 작용. 개시:15min내; 지속:2-4시간. 직장출혈 또는 눈 주변, 벗겨진 피부표면, 물집 및 amide 계열 국소마취제 과민반응에 사용하지 말것.

- 회음부 감염여부를 사정한다. 감염된 회음부 조직에 benzocaine 사용을 피한다.

간호진단
- 통증과 불편함의 원인와 관련된 지식 부족
- 회음부 절개, 회음부 열상 혹은 치질과 관련된 급성 통증

간호목표
- 환자의 회음부 불편함은 국소 스프레이, 압박, 좌욕 및 연고 사용으로 완화된다.

간호중재
- 환자에게 peribottle 사용법을 교육한다. 앞에서 뒤쪽(깨끗한 쪽에서 더러운 쪽)으로 회음부에 온수와 직수를 사용한다.
- 약물의 기대 작용과 부작용을 설명한다.
- 출혈 있는 치질 환자는 약을 조심해서 사용하고, 7일 내에 상태가 호전되지 않으면 의료진에게 알리도록 조언한다.
- 홍반, 과민성, 부종, 통증, 출혈 발생 또는 증가 시 사용을 중지하고 의료진과 상담한다.

평가
- 환자의 회음부 불편함은 국소 스프레이, 압박, 좌욕 및 연고 사용으로 완화됨.

3. 수유 억제

과거, 수유는 보통 다음 세 약물 중 하나의 약물요법으로 조절되었다; Chlorotrianisene, Deladumone OB(estrogen과 androgen 병용), bromocriptine. 현재, estrogen성 물질은 수유억제에 필요한 고용량과 연관된 혈전정맥염의 발생과 발암 우려로 인해 예전보다 인기가 적어졌다. 현재 수유억제를 위해 비약물적 방법(10-14일동안 지지해주는 브래지어를 24시간 착용, 보조 아이스팩 사용)이 권장된다. 다른 방법으로 pyridoxine(vitamin B_6) 200mg 5일 복용, 6시간마다 세이지 차 마시기 등이 있다.

4. 장기능 촉진

변비는 산후기간에 흔하다. 평활근에 대한 progesterone 잔여효과로 인한 장 연동운동 감소는 진통 중 줄어든 액체 섭취와 함께하여, 복부근육의 이완과 활동감소 등 문제를 증폭시킨다. 제왕절개 환자는 변비와 **장내가스** 발생 확률이 훨씬 높다.

비약물적 방법(고섬유질 음식, 매일 걷기, 활동 증가, 매일 6-8잔 물 마시기, 배변 충동에 즉각 반응하기)이 보통 분만 후 시작된다(표 46-2).

약물적 방법으로 대변연화제, 자극성하제와, 항팽만제(antiflatulents)가 있다.

표 45-2 산후 장기능 촉진제

일반명(상품명)	투여경로	사용 및 고려사항
docusate sodium (Colace)	PO	유화제, 대변 표면장력 감소, 대변의 지방과 수분이 잘 섞이게함, 수분흡수를 증가시켜 대변 부드럽게 함. 개시:12-72h. 장기, 빈용, 과다사용은 장의존성이나 전해질불균형 야기. 모유수유 가능. 임신범주: C
senna(=sennoside)와 docusate sodium 병용제 (Senokot, Peri-colace)	PO	senna: 약한 자극성 하제. 결장에 직접 자극하여 액분비와 장운동 촉진. 개시: 6-12h, 심하면 24h. 간에서 대사; 대변, 소변 배설. MAOIs, disulfiram, metronidazole, procabazine과 약물 상호작용. 하제 의존성 유발, 장기 사용 시 장기능소실. 체액과 전해질 이상, 복통, 오심, 구토 환자는 금기. 모유로 분비. 임신범주: C
bisacodyl(Dulcolax)	PO, 좌약	자극성 하제. 장평활근 및 장관벽내 신경총 직접 자극. 수분 및 전해질 분비를 바꿔 장액을 증가시켜 설사 유발. 개시:PO:6-10h; 직장:15min-1h. 둘 다 전신흡수 5%. 임신범주: C
magnesium hydroxide (milk of magnesia)	PO	하제. 장내강에 수분 증가와 정체로 팽만 일으켜 연동과 장내용물 제거 증가시킴. 개시:4-8h. 흡수(15-30%)된 마그네슘은 신장 배설. 신부전증 환자는 흡수된 Mg2+의 신장배설 감소로 고마그네슘혈증과 독성 일으킴, 신장기능저하 환자는 주의를 요함. 인공항문 및 회장루 형성술, 복통, 오심, 구토, 분변막힘 및 신부전증 환자에 금기. Tetracyclines, digoxin, indomethacin, 철분제, isoniazid와 약물 상호작용. 유해반응: 저혈압, 고마그네슘혈증, 근육쇠약 및 호흡억제. 임신범주: B
미네랄 오일	PO	윤활성 하제. 수분 흡수 줄이고 장을 윤활시켜 대변 통과를 쉽게 함. 개시: 6-8시간. 지용성 비타민(A, D, E, K), 경구용 피임약, coumarin 및 sulfonamides 흡수 억제 가능. 인공항문 및 회장루 형성술, 충수돌기염, 궤양성 대장염, 게실염 환자에게 금기. 임신범주: C
simethicone	PO	항팽만제. 위장관에서 점액으로 둘러쌓인 가스주머니 분산 및 예방 작용. 가스방울의 표면장력을 감소시켜 큰 덩어리로 합치게 해서 트림이나 직장 가스로 쉽게 제거시킴. 대변으로 배설. 위장흡인물의 guaiac 검사 결과를 방해할 가능성 있음. 밀폐용기에 담아 40℃ 미만에 보관. 알려진 부작용 없음 .임신범주: C

1) 부작용 및 유해반응

다음과 같은 부작용이 보고되었다.

- Docusate sodium(Colace): 쓴맛, 목 과민성, 발진
- Sennosides 및 Docusate sodium(Peri-Colace): 오심, 복부경련, 설사, 발진
- Bisacodyl 좌약 및 장용정(Dulcolax®): 직장염, 직장 작열감, 복통, 오심, 구토, 전해질과 체액 산성화 혹은 알칼리화, 저칼륨혈증, 저칼슘혈증.
- 수산화마그네슘(마그네시아유): 복부경련, 오심,
- Senna(Senokot): 오심, 구토, 설사, 복부경련; 수유한 아기에게 설사 유발 가능.
- Mineral oil: 오심, 구토, 설사, 복부경련; 흡인할 경우 지방 폐렴 유발 가능.

간호과정
환자-중심의 협력의 간호

하제

사정
- 분만시간, 분만 전 음식과 수분섭취, 걷기 및 활동, 분만 전 장운동 기록. 장 문제의 과거력을 알아본다.
- 모든 사분역(quadrant)(특히 제왕절개분만 후)의 장음을 사정하고, 복부팽만에 주목한다.
- 회음부 부위의 상처, 치질, 회음부 절개(REEDA)를 사정한다.

간호진단
- 회음부 불편, 연동운동 감소 및 아편유사제 사용 등과 관련된 변비 위험
- 회음부 절개, 치질, 회음부 상처에 뒤이은 분만 후의 첫 장운동과 관련된 급성통증의 공포

간호목표
- 환자가 분만 후 2–4일 정도까지는 장운동을 한다.
- 4–6주 내에 정상적인 임신전 장 배출 패턴을 회복한다.

간호중재
- 환자에게 변비 예방 및 치료로 비약물적방법을 조언한다.
- 장기간 빈번하고 과도한 사용은 약물의존성과 전해질 불균형을 유발함을 주의시킨다.
- 많은 하제에는 나트륨이 포함되어 있으므로 저염식 중이면 하제 사용 전에 의료진이나 약사와 상담하도록 교육한다.
- Senna: 약물이 소변과 대변을 황녹색으로 변색시킴을 알린다. 복통, 오심, 구토 발생 시 약을 중단하고 알리도록 교육한다.
- Magnesium Hydroxide는 teracycline, digoxin, indomethacin, 철분제, isoniazid와 상호작용을 일으키니, 이 약물들 사용 시 의료진에게 알리도록 충고한다.

평가
- 환자가 분만 후 2–4일 정도까지는 장운동을 함.
- 4–6주 내에 정상적인 임신전 장 배출 패턴을 회복함.

2 예방접종

1. 풍진 백신(Rubella Vaccine)

풍진은 독일 홍역이라고도 한다. 풍진바이러스에 면역이 없는 여성(풍진 <1:10 또는 음성 수치)이 임신 첫 3개월동안 감염되면 임신중절과 **선천성 풍진증후군(congenital rubella syndrome**, 바이러스가 태반 통해 태아로 전파)과 연관된 신경 및 발달상의 후유증이 나타날 수 있다. 백내장, 녹내장, 귀먹음, 심장 결함 및 지적장애 등이 그 후유증이다. 임신 첫 3개월 이후의 감염은 태아에 미치는 피해가 덜 위험하다. 산모나 태아의 감염에 대한 치료법은 없고, 가임기 여성의 풍진 면역과 예방만이 방법이다. 피하주사한다(표 46–3).

표 45–3 풍진 바이러스 생백신(MSD) 사용 및 고려사항

생백신. 모든 사람에게 투여용량은 동일함. 백신과 동시에 면역혈청 글로불린(ISG)을 투여하지 않음.
임신 여성 및 neomycin 그리고/또는 gelatin에 아나필락시스 유사반응을 보이는 환자, 열성 호흡기질환 혹은 다른 열성 감염 환자, 활성형 비치료 결핵 혹은 면역결핍 상태에서는 금기.
백신 접종자는 바이러스를 전달하지 않음. 혈액/혈장수혈 및 사람혈청면역글로불린 투여 후 3개월동안 백신접종 미루기. 모유 분비되므로 주의. 풍진은 기형유발성이므로 투여 후 4주간 피임 중요함.
부작용: 보통 가볍거나 일시적임, 주사부위의 작열감이나 찌르는 듯한 통증(백신의 산성 pH때문), 국소 임파선염, 두드러기, 주사 후 2–4주 동안 약한 발진, 권태감, 인후통, 두통, 다발신경염, 중간 정도의 열, 근육통, 주사 1–10주 내 1–3일간의 관절통, 임신범주: C

간호과정
환자-중심의 협력의 간호

홍역-볼거리-풍진(Measles-Mumps-Rubella) 백신

사정
- MMR 백신의 필요성을 결정짓는 과거력 및 검사실 결과를 검토한다.
- 다음 어떤 경우든 MMR 백신은 금기이다;
- 임신, 열성 혹은 호흡계 질병 혹은 기타 급성 질환들.
- 지난 3개월 이내 전혈수혈, 혈장수혈 혹은 인간면역혈청 글로불린을 투여한 증빙자료.
- Neomycin, gelatin 혹은 gelatin 포함 약물로 인한 아나필락시스 혹은 아나필락시스 유사반응의 과거력.
- 1개월 이내에 다른 바이러스 백신 접종 증빙자료.
- 면역억제, 방사선치료, 치료되지 않은 활성형 결핵(TB), 에이즈 혹은 증상적 HIV.
- 골수나 림프계에 영향을 미치는 혈액이상, 백혈병, 모든 림프종 혹은 기타 악성 신생물.

간호진단
- 풍진 감염 위험 및 가임연령 시 예방으로 인한 이득 등과 관련된 지식부족
- 면역성 결핍에 뒤이은 임신으로 인한 풍진감염과 관련된 태아손상 위험

간호목표
- 환자는 풍진 감염을 막기위해 MMR 백신을 투여받는다.
- 환자는 피하주사 후 4주 동안 피임을 계획한다.

간호중재
- 환자와 풍진 면역의 중요성을 상의하고, 면역상태를 결정하기 위해 역가를 얻을 필요가 있다는 것을 환자가 이해하도록 도와준다.
- 백신 주사 후 4주간 효과적인 피임이 중요함을 토론한다. 선택된 피임방법을 확인하고 지침을 문서화한다.
- 환자에게 부작용의 유형을 알려준다. 가장 흔한 부작용은 주사부위 작열감과 따끔거리는 통증이며, 일부는 불쾌감, 발열, 두통 및 약한 발진을 2–4주 동안 경험할 수도 있다. 주사 후 1–10주 쯤, 1–3일간 지속되는 관절통을 경험할 수 있다. 비정상적 부작용 발생 시 의료진에게 즉시 알리도록 교육한다.

평가
- 환자는 풍진 감염을 막기위해 MMR 백신을 투여받음.
- 환자는 피하주사 후 4주 동안 피임을 계획함.

3 분만 직후 신생아에게 투여되는 약물

분만 직후 신생아에게 투여되는 약물은 (1) 눈감염 예방을 위한 erythromycin 안연고, (2) 태아 출혈을 막기 위한 비타민 K(Phytonadione)이다(표 46–4). 출산 후 첫 몇 시간동안 항감염제(예, 알코올)를 탯줄에 바른다. 연고제를 바르지 않는 "건조 제대(탯줄) 관리법"을 지지하는 문헌도 있다.

1) 부작용 및 유해반응

Erythromycin 안연고. 부작용으로 신생아 약 20%에서 화학성 결막염이 일어나며, 24–48시간 지속되는 부종과 염증이 나타난다. 이는 부모와 신생아 간의 눈맞춤을 방해한다.

Vitamin K. 부작용으로 주사부위 통증과 부종 및 두드러기나 발진 등의 알레르기 반응이 있다. 과량투여한 경우, 결합부위의 경쟁으로 인한 고빌리루빈혈증과 황달을 보일 수 있다.

1. 퇴원 전 신생아 예방접종

B형 간염 바이러스(HBV) 예방접종은 신생아 시기에 하는 것이 권장된다. HBV 감염은 성인의 심각한 만성간질환, 암 및 사망으로 이어질 수 있다. 접종 목적은 바이러스 만성 보균자의 수를 줄여 HBV 감염을 예방하는 것이다.

임신 중 HBV 감염은 주로 분만 중에 수직적으로 일어난다. 재조합 B형 간염백신은 신생아에게 수동면역을 제공한다(표 46–7). 현재는 신생아에게 재조합 B형 간염백신을 투여하고, 적절한 때에 B형 간염 면역 글로불린(hepatitis B immune globulin, HBIG) 주사를 산모의 HBsAg의 양성/음성 상태를 기반으로 한 의료규칙에 따라 전외측의 허벅지 근육 내에 투여한다. 이 주사는 투약 전 산모의 동의를 필요로 한다. $HBsAg^-$ 산모에게서 태어난 아기는 재조합 B형 간염만 맞게 된다. 반면, $HBsAg^+$ 산모에게서 태어난 아기는 B형 간염 면역 글로불린과 B형 간염 백신을 출산 12시간 안에 각각 다른 부위에 동시에 근주해야 신생아 90%의 감염을 막을 수 있다. 가능한 한 빨리 산모의 HBsAg 상태를 확인해야 한다. 만약 산모의 HBsAg의 상태가 확실하지 않는 경우 분만 12시간 안에 B형 간염 예방주사를 투약해

야 한다. 만약 산모가 HBsAg^{+} 인 경우에는 늦어도 출생 후 1주일까지 신생아에게 B형 간염 면역 글로불린이 투여될 수 있지만, 출생 12시간 안에 투여하는 것이 마땅하다.

간호과정
환자-중심의 협력의 간호

분만 후 신생아에게 투여하는 약물

사정

- Erythromycin 안연고: 신생아의 과민반응 징후를 사정한다.
- Phytonadione, Vitamin K: 신생아 탯줄, 포경수술 부위, 코, 위장관의 출혈 여부와 일반적인 반상출혈 여부를 사정한다.

간호진단

- 감염과정 혹은 일시적 저프로트롬빈 수치와 관련된 신생아 손상 위험

간호목표

- 신생아는 분만 후 일상적으로 투여되는 약물 부작용을 최소로 혹은 전혀 겪지 않는다.

간호중재

- 약물작용, 목적 및 부작용에 대해 부모에게 설명한다.

Erythromycin 안연고

- 출산 후 부모와 신생아 간 눈맞춤을 장려하되, 점안을 출산 후 1시간 이상 늦추지 않는다.
- 안연고를 phytonadione과 B형 간염 주사 전에 점안한다. 주사 후 아기가 울면 점안이 더욱 어려워질 수 있다.
- 부모에게 눈 주위 부종은 24–48시간 이내 보통 사라진다고 알린다.
- 연고로 인한 시력 위험은 없음을 설명한다.

Phytonadione, Vitamin K

- 주사부위에 부종과 염증 있는지 관찰한다.
- 포경수술 전에 주사한다.

평가

- 신생아는 분만 후 일상적으로 투여되는 약물 부작용을 최소로 혹은 전혀 겪지 않음.

표 45–4 분만 직후 신생아에 투여하는 약물

일반명(상품명)	투여경로	사용 및 고려사항
erythromycin 안연고	연고	시력상실 원인인 임균성 결막염과 클라미디어 결막염(신생아안염) 예방. 감염원은 산도(birth canal). 살균 또는 정균작용. 부작용: 화학성 결막염(부종, 염증 24–48h)
phytonadone, Vitamin K1 (Mephyton)	IM	신생아 출혈성 질환 예방. 항응고약의 길항제. 비타민 K1의 콜로이드용액. 신생아는 비타민 K를 태반을 통해 충분히 공급받지도 못하고 초기 장내세균총이 제한되어 합성도 잘 안 됨. 그래서 간에서 응고인자 합성이 안되고 prothrombin 농도가 낮음. Phytonadione은 천연 비타민 K와 동등하게 응고인자생성을 증진시킴. 임신동안 경구용 항응고제, 항경련제, 항결핵제 혹은 최근 항생제를 투여한 산모의 신생아는 첫 주사 후 6–8h에 고용량을 필요로 함. 부작용: 주사부위 통증과 부종, 두드러기와 발진 등의 알러지반응, 고용량 투여 시, 고빌리루빈혈증과 황달 발생 가능.

표 46–5 신생아 시기의 B형 간염 백신 접종

일반명(상품명)	투여경로 및 시기	사용 및 고려사항
B형 간염 백신 (Engerix–B, Recombivax HB)	불활성화 사백신 총 3회 IM 접종 산모의 HBsAg 상태에 관계없이 (HBsAg–음성, HBsAg–양성, HBsAg 상태를 모르는 산모) 모든 신생아에게 투여 Engerix–B: (1) 출생 후 12시간 내, (2) 1–2개월 때, (3) 24주(6 mo) 이후. Recombivax HB:(1) 출생 후 12시간 내, (2) 1개월 때 (3) 6개월 때.	모든 종류의 HBV에 대한 수동면역을 제공하는 재조합백신. 급성 B형 간염을 앓는 산모나 주양육자와 함께 있는 12개월 미만의 미백신접종(또는 HBV 백신 시리즈를 시작한) 신생아는 HBIG를 접종함; 감염되어 HBV 보균자가 될 위험때문. IV 절대 금지. 3회 접종 후>90%가 항체전환95–99%됨. 항체전환 보호는 1회 추가 접종으로 3–7년 지속됨. 임신범주: C 금기: 백신이나 효모 성분에 과민반응인 사람. 부작용: 주사부위 부종, 열감, 발적 및 경결 동반한 쓰림. HBsAg–양성 산모 신생아: 출생 12시간 이내 HBIG도 접종해야함. 첫백신과 동시 접종(위치는 반대쪽 대퇴에). HBsAg 상태를 모르는 산모가 출산 7일 이내 양성이 나오면, 신생아에게 HBIG를 IM 접종.

HBIG: hepatitis B immune globulin B형간염 면역 글로불린, HBsAg: hepatitis B surface antigen B형 간염 표면항원, HBV, hepatitis B virus: B형 간염 바이러스: >, greater than 초과.

간호과정
환자-중심의 협력의 간호

B형 간염 백신

사정

- 산모의 HBs항원 상태에 대한 분만 전 검사실 데이터 기록을 검토. 신생아가 B형 간염 백신을 단독 투여할지 HBIG와 함께 투여할지를 사정한다.
- 예방접종, 목적 및 소아예방접종 일정에 대한 부모의 지식을 사정한다.
- 효모 과민반응을 사정한다(재조합 HB). 투여 전, 신생아 백신에 대한 산모 동의서를 사정한다.

간호진단

- B형 간염, 산모 예방 및 소아예방접종 일정에 관련된 지식 부족
- 산모 B형 간염과 관련된 신생아 손상 위험

간호목표

- 신생아는 퇴원 전, B형 간염 백신의 정확한 용량을 투여받는다.
- 신생아 보호자는 일차 의료진과 진료 예약 스케줄을 지키고, 현재 예방접종 일정에 의해 권장된 대로 소아예방접종을 지속할 계획을 말로 한다.

간호중재

- 환자에게 자신의 HBs항원 양성 혹은 음성상태가 신생아에게 미치는 영향을 알리고 중재를 권유한다.
- 알려지 반응에 대해 epinephrine을 준비한다.
- 산모가 B형 간염 백신 혹은 HBIG를 거부한다면 산모와, 신생아 의무기록에 표시한다. 기관정책을 평가한다. 대부분의 기관은 약물 거부를 문서화하고 지역 보건기관에도 통보한다. 기관 정책별 신생아의 주사 후 체온을 모니터링한다.
- 환자에게 예방접종 동의서를 읽고 서명하게 한다. 현재 예방접종 일정에 따라 권장되는 소아 예방접종에 대해 부모에게 설명하고, 반복투여 시기를 알려준다.

평가

- 신생아는 퇴원 전, B형 간염 백신의 정확한 용량을 투여받음.
- 신생아 보호자는 일차 의료진과 진료 예약 스케줄을 지키고, 현재 예방접종 일정에 의해 권장된 대로 소아예방접종을 지속할 계획을 말로 함.

CHAPTER 47

여성의 생식기계 건강과 폐경기에 사용되는 약물

학습목표

- 일반적으로 처방되는 피임 방법, 환자 선택, 작용기전, 부작용을 설명한다.
- 피임과 가족계획 약물과 관련된 위험-이점-대안 교육을 포함한 간호과정을 설명한다.
- 폐경기증상이 있는 여성을 위한 비약물적 또는 약물적 중재에 관한 정보를 제공한다.
- 골다공증 약물의 종류를 구별한다.
- 폐경기증상 치료 약물과 관련된 위험-이점-대안 교육을 포함한 간호과정을 설명한다.

1 Estrogen-Progestin 복합약물

모든 estrogen-progestin **복합약물(combined hormone contraception, CHC, 복합호르몬피임약)**은 estrogen의 합성 버전과 progestin이라는 약물의 복합제이다. CHC에서 가장 많이 사용되는 합성 estrogen은 **ethinyl estradiol(EE)**이다. **mestranol**은 그 이전에 합성된 estrogen으로, 체내에서 EE로 전환되며, 고용량(≥50mcg) 경구 복합약에 쓴다. 최신 CHC 약들(저용량 피임 알약 포함)은 estrogen 성분으로 EE만 쓴다. **Progestins**는 progesterone 유사작용을 하는 합성호르몬들이고, **Progesterone**은 여성의 난소에서 생성되는 천연 성호르몬이다. 거의 모든 progestins는 androgen 계열의 스테로이드호르몬인 testosterone 유도체들이다. Progestin은 피임 작용만이 아니라 estrogen 작용의 균형을 잡아주는 역할을 한다.

progestin 약물 중 1세대 progestin은 경구피임약에 쓰인 가장 최초 progestins으로, norethindrone, norethindrone acetate, ethynodiol diacetate 들이다. 2세대는 noresthisterone, levonorgestrel(LNG)이며, LNG는 전세계적으로 가장 많이 사용되는 progestin이다. 3세대는 desogestrel(etonogestrel의 전구체), gestodene, norgestimate 들이다. 이들은 이전 progestin에 비해 지질과 탄수화물 대사에 미치는 영향이 적고, 효능이 더 높으며, androgen성 부작용이 적다. 4세대 progestin인 drospirenone(DSRP)은 칼륨보존이뇨제인 spironolactone과 구조적으로 유사하여, DSRP 함유 CHC 약물 복용 여성은 혈중칼륨농도가 증가할 수 있다. 주사제로 쓰이는 progestin은 medroxyprogesterone acetate(MPA)이다.

Estrogen 양과 progestin 종류가 CHC 약물의 생체작용과 부작용을 결정한다. Estrogen과 progestin의 조합으로 estrogen 유사 작용, progesterone 유사 작용 및 androgen 유사 작용이 일어나며, 자궁내막에도 작용한다. 착상을 성공적으로 예방하는 최저유효용량을 사용해야 한다.

1. 작용기전

CHC 약물의 estrogen 성분은 우성난포의 생성을 막음으로써 배란을 억제한다. 우성난포가 성숙하지 않으면 estrogen은 일정한 수준을 유지하고 황체호르몬(luteinizing hormone, LH) 급증을 자극하는 데 필요한 최고치에 도달하지 못한다. Progestin 성분도 LH 급증을 억제한다. LH 급증이 억제되면 배란과 임신이 일어나지 않는다. 이처럼 약물에 의해 유도되든, 자연발생적이든 배란이 일어나지 않는 모든 주기를 **무배란주기**라고 한다. 따라서 CHC는 약물유도 무배란주기를 만든다. 또한 CHC의 estrogen 성분은 자궁내막을 안정화시켜 증식기와 분비기로의 변화를 막고, 불규칙적 및/또는 심한 출혈을 감소시킨다. Progestins는 자궁내막을 수정란이 착상하기 좋지않은 상태로 바꾸고, 자궁경부 점액의 양과 점도에도 영향을 끼쳐 정자가 침투하기 두껍고 어렵게 만들며, 난관 근육과 내부 섬모 운동성을 변화시켜 난관을 통한 난자의 움직임을 방해한다.

2. 투여경로

CHC 약은 여러가지 경로로 투여된다. 경구피임약은 매일 복용하고 위장관에서 흡수되어 간에서 대사된다. 질 및 피부 경유 제품은 위장관흡수와 간 대사, 즉 "일차 통과(first-pass)" 효과를 피하는 것이 장점이다. 오심, 구토, 매일 복용에 따른 비순응 같은 부작용도 피할 수 있다. IM 또는 SC는 미국에서 사용할 수 없다.

3. 복합 경구피임약(Combined Oral Contraception, COC)

복합 경구피임약은 사용이 쉽고, 효과가 우수하며, 상대적으로 안전하기 때문에 가역적인 피임방법으로 가장 많이 사용된다. COC의 피임효과는 92-99.3%이다. 부작용(특히 심혈관계)이 경구피임약의 estrogen 용량과 직접 관련이 있다는 연구가 있다. Estrogen 용량이 증가하면 정맥혈전색전증(Venous thromboembolism, VTE), 심근경색, 뇌졸중 위험이 증가한다. 그 후 "저용량" 경구피임 알약과 더 최근에는 "매우 저용량" 피임 알약이 나왔다. 저용량 COC는 위험한 부작용 가능성을 크게 감소시킨다. 저용량 COC 알약은 35mcg 이하의 EE(ethinyl estradiol) 또는 50mcg 이하의 mestranol 그리고 progestin을 함유한다. 매우 저용량 COC는 20mcg 이하의 EE와 progestin을 함유한다. 저용량 경구피임약의 사용(특히 발암성과 심혈관계)과 관련된 장단기 이득과 위험성 연구와 새로운 세대 progestin의 정맥순환효과에 대한 임상연구도 계속되고 있다.

COC 제제는 estrogen 성분의 강도, progestin 종류, estrogen 또는 progesterone(그리고 androgen) 중 어느 호르몬이 더 우세한지에 따라 구분된다. Estrogen 활성 증가 시 주기적인 유방 변화, **월경곤란**(통증 시기), **월경과다**(중증 시기), **기미**, VTE 등의 부작용이, estrogen 활성 감소 시 주기의 특정 지점에서 **무월경** 또는 점상출혈이 생길 수 있다. Progesterone 활성 증가 시 체중증가, 우울증, 피곤, 성욕 감소가, progesterone 활성 감소 시 **돌발출혈**, 두통이 생길 수 있다. 돌발출혈은 COC 제품의 활성 알약 주기 동안 발생하는 출혈로, COC 사용 시작 시, COC 종류 변경 시, progestine 단독약물 사용 시 흔히 발생한다. 환자가 매일 처방대로 알약을 계속 복용하는 한 돌발출혈이 COC의 효과 감소와 관련있다는 증거는 없다. Androgen성 활성 증가 시 여드름, 다모증, 부종, 담즙 정체성 황달 등이 생길 수 있다. 경구피임약의 estrogen과 progestin은 자궁내막에도 작용하여 불규칙 출혈, 월경 양 증가 또는 감소, 월경 사이의 점상출혈 등 월경 변화를 일으킬 수 있다.

대부분의 COC 복용 여성은 더 짧고 가벼운 월경을 경험한다. COC의 또 다른 장점은 출혈과 자궁 경련 감소, **미텔슈메르츠(mittelschmerz**, 배란과 관련된 중기 통증) 제거, 여러 양성 유방질환의 증상 감소, 생리적 난소낭 예방 등이다. 또한 골반염증성 질환(PID)과 자궁외임신 유병률을 감소시키고, 자궁내막암과 난소암의 위험, 대장암 사망을 줄이지만, 성매개감염(STI) 발생을 줄이지는 않는다.

estrogen 또는 progestin 성분으로 인한 부작용을 최소화하면서 가장 피임효과가 큰 약을 찾는 것이 치료 목표이다. 주의: 경구피임약 효과는 병용 약물(예, 항생제)이나 허브제제(St.John's Wort 등)에 의해 감소될 수 있다.

4. 복합 경구피임약물(COC, Combined Oral Contraceptive) 종류

복합 경구피임약에 1상(monophasic), 2상(bi-), 3상(tri-) 세 유형이 있다. 이들 COC 알약은 "phasic"과 "non-phasic" 알약으로 분류된다. 1상 또는 nonphasic 알약은 월경주기 동안 고정된 비율의 estrogen과 progesterone을 제공한다. 2상 알약은 estrogen 양은 고정되어 있으나 progestin 양이 변한다. 주기의 전반부에는 자궁내막 증식을 위해 감소하고, 후반부에는 자궁내막의 분비 발달을 촉진하기 위해 증가한다. 이것은 여전히 배란을 억제하면서 정상 월경 과정을 시뮬레이션한다. 2상 COC의 예로 Ortho-Novum® 10/11이 있다(EE 35mcg과 norethindrone 0.5mg을 10일 복용후, EE 35mcg과 norethindrone 1.0mg을 11일 복용). 3상 COC가 가장 최신 약인데, 두 호르몬 모두 저농도라서 돌발출혈 등의 부작용을 최소화했다. 3상 COC는 estrogen 또는 progestine 양이 주기의 3단계 동안 다른 비율로 변한다. Ortho Tri-Cyclen®은 progestin 용량이 변하는 3상 알약이다(EE 35mcg, norgestimate 0.180mg 7일, 이후 35mcg과 0.215mg 7일, 이후 35mcg과 0.250mg 7일 복용). Ortho

Tri-CyclenLo®는 3상 동안 progestin 농도는 Ortho Tri-Cyclen과 동일하지만 EE량을 25mcg로 낮추어 여성에게 저용량 약물 선택의 기회를 주었다. Estrostep®은 estrogen 용량이 변하는 3상 COC이다(EE 20mcg, norethindrone acetate 1.0mg 7일, 이후 30mcg과 1.0mg 7일, 이후 35mcg과 1.0mg 7일 복용). 이들 세가지 3상 COC는 androgen 부작용이 적어 여드름 치료제로 FDA 승인을 받았다.

4세대 progestin인 drospirenone(DSRP)이 함유된 Yasmin®은 1상 COC로, EE 30mcg과 DSRP 3mg의 복합제이다. 다른 COC의 progestin은 androgen과 구조적으로 유사하지만, drospirenone은 유일하게 progesterone 구조와 유사한 spironolactone 유도체이다. 앞서 언급했듯이, drospirenone은 혈중칼륨농도를 올려, 전해질과 수분균형이 깨질 수 있으므로, 야스민은 신장, 간, 부신기능이상 환자 및 다음 어떤 약물이라도 매일 장기간 사용하는 환자들에게 금기이다; NSAIDS, 칼륨보존이뇨제, 칼륨보충제, ACE 억제제, Angiotensin-II 수용체 길항제, 헤파린.

5. 위축출혈(Withdrawal Bleeding)

대부분의 1상, 2상, 3상 COC들은 21일 제제, 28일 제제로 포장되어 있다. 21일 제제는 21일간 활성 약물(estrogen, progestin 포함)을 먹고 7일간 휴약기를 가지며, 휴약기 이후에 다시 새로 포장된 약물 복용을 시작한다. 28일 제제는 21일 동안 활성약물을 복용하고 7일간 비활성약물을 복용한다. 환자는 매일 1알씩, 비활성약물까지 모두 복용하고 그 다음날 다시 새 포장약을 복용한다. 7일간의 휴약기(혹은 비활성약물 기간) 동안 estrogen과 progestin 농도가 감소하여 자궁내막이 떨어져 나가게 된다. 이로 인해 **위축출혈** 혹은 **위축월경**이라 불리는 **거짓월경현상**이 일어난다. 위축출혈은 실제 월경주기는 아니고, 출혈량과 출혈기간이 여성마다 다양하다.

28일 제제 중에 호르몬이 투여되지 않는 7일 동안 다른 약을 투여하는 COC도 있다. Estrostep® Fe 등은 ferrous fumarate, Iron compound 등의 철분을 위축출혈기간 동안 보충하여, 효과적으로 철분을 저장하고 월경 관련 철 결핍성 빈혈을 예방하게 한다. Mircette®(EE 20mcg, desogestrel 0.15mg)는 비활성약물 기간 7일 중 2일은 비활성약을, 5일은 EE 10mcg을 준다. 이렇게 비활성기에 저농도 estrogen을 주게 되면 더욱 효율적으로 난소를 억제할 수 있다. 이 약의 다른 장점은 estrogen 사용중지에 따른 두통 감소이다. 월경주기에 의한 두통을 호소하는 환자들은 Mircette®를 사용하면 도움이 될 것이다.

위축출혈기간은 정상 28일 월경주기를 모방하여 1달 일정으로 되어있다. 그러나 매달 위축출혈기를 갖는 것이 자궁건강에 도움이 되지 못한다는 연구가 있다. 최근 FDA에 승인된 Estrogen-Progestin 복합제들은 다음 중 하나의 특징을 가진다. (1) 28일 제제 중, 활성약물 개수를 늘리고, 비활성약물 개수를 줄여서 위축출혈기간을 단축시킨다. (2) 81−84일 연속으로 활성약물을 복용하고 7일간 덜 활성화된 약을 복용함으로써 연간 위축출혈 횟수를 총 4회로 줄인다. (3) 활성약물을 계속 복용하여 위축출혈기를 완전히 없앤다.

6. 주기연장(Extended-Cycle) COC 약물

Loestrin® 24 Fe은 24일짜리 1상 COC로, EE 20mcg, norethindrone acetate 1mg 및 4개의 Ferrous fumarate 알약으로 구성된다. 24일간 활성 호르몬치료를 하고 4일간 호르몬 없이 철분만 공급한다. 활성약물 기간을 늘리고 비활성약물 기간을 줄여서 위축출혈기간을 단축시켰다. 호르몬 없는 알약 기간을 줄일수록 피임약 효능이 증가한다.

Yasmin®처럼 주기연장 COC인 Yaz®(EE 20mcg, DSRP 3mg)도 항무기질코르티코이드 특성을 가진 spironolactone 유도체인 progestin drospirenone(DSRP)을 함유한다. Yaz®의 24일 활성 호르몬 알약 요법은 DSRP의 30시간 반감기와 결합하여 21일 활성 알약과 7일 위약을 사용한 전통적인 경구 피임약에 비해 주기 간 호르몬 변동이 적다. DSRP는 항androgen 작용을 하여 체내 남성호르몬 기능을 방해한다. Yaz®는 여드름, 월경전증후군(PMDD) 치료제이다. Yasmin®처럼 혈중칼륨농도를 주의해야 한다. Loestrin® 24 Fe과 마찬가지로 여성은 난소억제가 증가함에 따라 위축출혈기간이 더 짧고 가벼워진다.

2012년 FDA는 DSRP 함유 COC 복용 여성이 DSRP 비포함 CHC 복용 여성보다 정맥혈전형성 위험이 2배 증가할 수 있다고 발표했으므로, 이런 위험성을 인지해야 한다.

7. 연속복용(Continuous Dosing) COC 약물

Seasonale®는 연속복용 COC(EE 30mcg, levonorgestrel(LNG) 0.15mg)이다. 91일 요법으로 84일간 활성약과 7일간 비활성약을 복용하여 일년에 4번 위축출혈을 유발한다. Seasonique®는 Seasonale®의 비활성약 대신 초저용량의 EE 10mcg를 복용함으로써 돌발출혈이 감소되는 이점을 추가했다. LoSeasonique®는 의 EE 20mg과 LNG 0.1mg 및 7일 동안 EE 10mg을 함유하여 초저용량 연속 CHC 제품 옵션을 제공한다. 주기연장 경구피임약은 주기 사이에 출혈 또는 점상출혈이 더 잘 나타난다. 지속적 progestin 투여는 자궁내막 lining의 극심한 위축을 일으킨다. 그 뒤 위축된 자궁내막은 무너져내려, 환자는 불규칙한 자궁출혈을 경험한다.

Lybrel®은 FDA 승인을 받은 최초의 연속복용 복합 경구피임약이다. EE 20mg과 LNG 90mg가 함유된 28일 팩으로 제공되어 중단 없이 매일 연속복용하여 위축출혈이 없다.

연속투여 COC들은 피임용 외, 난소기능을 억제하고 자궁출혈을 제한하는 능력때문에 월경과다, 자궁출혈, 자궁내막증, 월경곤란, 월경전증후군, 생리적 난소낭 형성과 같은 월경장애 치료에도 사용된다.

8. Ortho-Evra® 경피 패치

Ortho-Evra® 패치는 피부를 통해 작용하는 1주일에 1회 투여하는 복합 호르몬 피임약으로, EE 750mcg, norelgestromin(NGMN) 6mg을 함유한다. 패치는 엉덩이, 배, 위 바깥쪽 팔 또는 상부몸통 피부에 얇게 붙이며, 3주 연속해서 일주일마다 한 번 붙이고, 넷째 주는 패치를 붙이지 않아 위축출혈이 일어난다. 깨끗하고 건조한 피부에 붙이며, estrogen때문에 유방이나 그 근처에 붙이는 것은 피해야 한다. 피부자극을 피하기 위해 패치 붙이는 위치를 순환시킨다. 패치를 제대로 사용하면 한달 단위로 피임이 된다. 임신 예방률은 92-99.3%이다.

패치는 배란을 막고, 자궁경부 점액을 두껍게 하여 정자 침투를 방지하며, 수정란이 자궁에 착상되는 것을 막아 COC 작용과 유사하다. 패치의 장점은, 간 초회통과효과를 피하고, 매일 알약 복용을 기억할 필요가 없다는 것이다. COC와 마찬가지로, 사용을 중단하면 임신할 수 있는 능력이 빨리 회복된다. 패치 사용 시 월경량, 경련, 여드름, 철결핍성 빈혈, 과다 체모, 월경전증후군, 질건조증이 감소한다. COC와 마찬가지로, 패치는 난소암, 자궁내막암, 골반염증성 질환, 유방낭종, 난소낭종, 골다공증 위험을 감소시킨다. 패치 사용 시 자궁외임신 가능성도 낮아진다.

단점으로는 붙이는 부위의 피부반응, 생리통, 시력 변화 또는 콘택트렌즈 착용 불가 등이 있으며, 체중 90kg이 넘는 여성은 효과적이지 않다. 패치가 환자를 더 고농도의 estrogen에 노출시킴으로써 VTE 위험도 증가될 수 있다. COC는 복용 후 estrogen 혈중농도가 빠르게 최고치에 도달한 후 서서히 감소한다. 패치는 혈중최고농도가 알약보다 25% 적지만, 패치를 붙이고 있는 주간 내내 최고치를 유지한 후 감소하므로, 전체적으로 보면 알약보다 estrogen에 60% 더 많이 노출된다. 경피 패치의 VTE 및 기타 심혈관 합병증(특히 심장마비 및 뇌졸중) 위험에 대한 추가 연구가 필요하다. 경피 패치 사용 시의 잠재적인 위험을 알리고, VTE 위험이 높은 환자는 특히 매우 주의해서 사용해야 한다. 흡연하고 35세 이상인 여성은 경피 패치를 사용해서는 안 된다. 다른 부작용으로 일시적인 불규칙 출혈, 체중 증가 또는 감소, 유방 압통, 오심이 있을 수 있다.

9. NuvaRing® 질경유 피임

NuvaRing®은 질 안에 삽입되어 머무는 지름 2인치의 유연성있는 고리이다. 누바링은 생분해되지 않고, 투명하고, 무색에 가깝다. 누바링은 저용량 COC와 유사한 양인, EE 15mcg, etonogestrel 120mcg을 매일 방출한다. etonogestrel은 desogestrel의 생물학적 활성 대사체이자 신세대 progestin으로, VTE 위험 증가와 관련이 있을 수 있다. 또한, NuvaRing®은 링 배치 일정이 3주간으로 연장되어, 비록 estrogen 최고농도가 알약보다 낮지만 더 오래 유지된다. 경피 패치처럼, 환자를 estrogen 고농도에 노출시킬 수 있다.

효과율은 92-98%로, 다른 CHC 피임방법과 유사하다. 월경주기의 첫 5일 이내에 링 삽입 후, 3주 뒤에 링을 제거하고, 위축출혈을 위해 1주간 링없이 지낸 뒤 새로운 링을 삽입한다. 첫 번째 링을 삽입하고 첫 7일간은 추가적인 피임요법이 권고된다. 효과가 확실하려면 링을 정확한 위치

(질 중간 또는 상부 1/3 지점)에 삽입해야 한다. 횡경막과 달리 자궁경부 근처나 위쪽에 배치할 필요가 없고, 링을 질점막에 매우 근접하게 위치시켜야 스테로이드호르몬이 흡수된다. 링은 성관계, 탐폰 사용 또는 질정 사용 시에도 그대로 유지한다. 링이 빠져나온다면 미지근한 물로 씻어 3시간 이내에 질내 재삽입해야 한다. 링이 3시간 이상 빠져나와 있었다면 링 재삽입 후 7일까지 추가 피임이 요구된다. 가능한 부작용으로 질분비물, 자극 또는 감염이 있다. 다른 관련된 위험은 저용량 COC 제품과 같고, 흡연 시 증가한다.

2 Progestin 단독 피임약물

Progestin 단독 피임약에는 estrogen이 없다. estrogen 성분은 순환장애 위험을 증가시키므로 이 약은 estrogen-progestin 복합약을 사용할 수 없는 여성에게 쓰인다. Progestin 단독약의 장점은 상대적인 안전성, 쉬운 사용, 자연스러운 성관계, 가역성이다. 그러나 estrogen 성분이 없기 때문에 불규칙 출혈 발생이 증가하고, 우울증, 기분변화, 성욕 감소, 피곤, 체중 증가 가능성이 있다. 사용 대상자는 VTE 또는 심장질환의 개인 과거력 또는 강한 가족력을 가지거나, 모유수유, 35세 이상 흡연자, 조절되지 않는 고혈압을 가진 여성이다. 기미, 편두통, 지방성분 변화 같은 estrogen에 부작용을 보이는 여성도 대상자이다. 경구, IM, SC, 이식 투여경로가 있다.

1. Progestin 단독 경구피임 알약

Progestin 단독 경구피임 알약(POP, progestin-only oral contraception pill)은 **minipill**이라고 불리며 다음 네 가지 작용기전을 갖는다. (1) 자궁경부 점액을 변화(두껍고 끈적임)시켜 정자 침투 방해 (2) 자궁내막 lining을 방해하여 착상 억제 (3) 난관 연동운동을 감소시켜 난자 이동 지연 (4) 주기 약 50%에서 LH 급증을 방해하여 배란 억제.

norethindrone 0.35mg 단독, norgestrel 0.075mg 단독 등의 POP 제품이 있다. Minipill은 연속 복용으로 위축출혈이 없고, 매일 3시간 이내에 복용하도록 가르친다.

progestin이 자궁경부 점액을 두껍게 만들어 정자 침투를 막는 데는 4~6시간이 걸리며, 작용 지속시간은 24시간을 조금 넘는다. POP는 FSH와 LH를 COC와 같은 정도로 억제하지 않기 때문에 환자가 알약 하나라도 복용하지 않으면 임신 위험은 증가한다. 미니필을 3시간 이상 늦게 복용하면 추가 피임법을 48시간 동안 사용해야 한다. POP 한 팩에는 위약이 들어있지 않다. 28개 알약 모두 활성호르몬이 들어있어 환자는 매일 활성약 1개를 지속적으로 복용한다. 자궁내막 lining이 변화하기 때문에 불규칙 출혈량 증가를 주의깊게 관찰한다.

2. Depo-Provera®

Depo-Provera®는 depot-medroxyprogesterone acetate(D-MPA 혹은 MPA) 형태의 매우 효과적인 지속성 주사형 progestin으로 효과율은 97-99%이다. 사용의 비밀성과 편리한 투여 일정 때문에 여성들이 선호하며, 청소년들에게 인기가 있다. 이 약은 매 11-13주마다 유연하게 투여하는 일정으로 되어있다. 작용기전은 자궁경부 점액 비후, 자궁내막 얇게함, 난관 운동성 감소 같은 progestin 작용이다. 이 약의 progestin 혈중농도는 POP보다 높기때문에 DMPA는 뇌하수체전엽에서 FSH와 LH 분비를 모두 억제한다. 이로 인해 무배란과 무월경이 발생한다. FSH와 LH 분비가 억제되기 때문에 우성난포 형성이 억제되고 체내 estrogen 생성이 크게 감소한다. 환자는 저estrogen 상태가 되어, 골밀도에 영향을 줄 수 있다.

균일한 현탁액을 얻기 위해, 약물 바이알 또는 미리 채워진 주사기를 투여 직전에 강하게 흔들어야 한다. 둔근, 둔부의 복면, 삼각근에 깊이 IM 주사한다. 주사 후 주사부위를 마사지하면 안 된다. 주사위치를 기록한 뒤 주사위치를 순환시킨다. 환자는 이후 투여에 대한 개인 일정표를 받고, 13주 이내에 주사를 맞아야한다. 환자가 날짜보다 늦게 내원하면(13주 1일), 주사를 맞기 전에 임신을 배제해야 한다.

COC와 같이, STI를 막지 못한다. MPA가 골밀도를 감소시킬 수 있다는 우려가 있다. 이 약 사용 중단 후 척추 골밀도가 적어도 부분적 또는 완전히 회복되고, 고관절 골밀도가 부분적 회복된다는 최근 연구가 진행 중인데, 결론이 날 때까지는 이 약을 2년간 연속 사용 후 중단하고 다른 피임법을 사용할 것을 권고한다. 2년 연속 제한과 DMPA의 골밀도에 대한 영향은 있지만, 각 환자마다의 이점-위험 비율을 고려해야 한다는 전문가 의견이 많다. 제품 사용 전에 이점, 위험, 대안과 약물사용 중 골밀도 감소 예방을 환자와 논의해야 한다.

이 약 사용 시, 칼슘과 비타민D 섭취량을 일일 권장량까지 늘리고 규칙적인 체중 감량 운동을 하도록 지도해야 한다. 분만 직후에도 안전하여 수유에 지장이 없다. 가장 흔한 부작용은 초기 불규칙 자궁출혈이고, 투여 시작 후 1년 정도 월경이 중단될 수 있다. 점진적인 체중 증가, 유방압통, 우울감 증가가 있을 수 있다. 진단되지 않은 질출혈과 임신 또는 임신이 의심되는 경우 금기이다. 산후우울증 가능성 또는 과거력이 있으면, 산후 사용 시 주의해야 한다.

SC 제제도 있다. 이들 약물은 다른 호르몬 피임방법보다 임신능력이 느리게 회복된다.

3. 피하이식형 Progestin

Nexplanon®은 progestin etonogestrel 68mg이 함유된 단일 막대 장치로 Implanon®과 같은 위치에 사용한다. Implanon®과 생물학적으로 동등하며 최대 3년 동안 지속되고 동일 방식으로 제거된다. 차이점은 Nexplanon®은 이차원 X-ray, 초음파, MRI, CT상에서 장치 위치 파악에 도움을 주는 방사선 비투과성 물질인 바륨이 포함되어 있고, 미리 채워진 applicator 시스템으로 되어있어 삽입오류를 줄여준다. Nexplanon®은 BMI가 30 초과(비만)거나 간효소 유도제 투여 여성에게는 비효과적일 수 있다. 환자교육은 Implanon과 동일하게 진행하며, 효과율은 99.6%이다.

약동학 Estrogen-Progestin 복합약물 EE는 경구흡수가 빠르며, 주로 간대사된다. Mestranol은 간에서 EE로 전환되고, PPB(혈장단백결합률)는 97-98%, $T_{1/2}$는 6-20시간, 포합형으로 담즙, 소변으로 배설, 일부는 장간순환한다. NuvaRing은 질 점막 통해 흡수되어 정맥 통해 바로 직접 자궁으로 간다. NuvaRing의 질 경유 생체이용률(BA)은 etonogestrel 100%, EE 55%이다. Ortho-Evra 패치 norelgestromin의 혈중농도는 48시간 이내에 일정 효과농도에 도달한다. NuvaRing은 구역, 구토를 낮춰주고, 간 일차통과효과를 피해 약물상호작용 관련 부작용이 낮다. 혈중호르몬은 빠르게 치료농도에 도달하고 COC처럼 변동이 심하지 않다.

약동학 Progestin 단독약물 Progestin도 경구흡수 잘 되고, 최고혈중농도는 복용 0.5-4시간부터 일어나며, 성분에 따라 다르다. Norethynodrel과 ethynodiol diacetate는 norethindrone으로 변환된다. Levonorgestrel은 간일차통과효과가 없어 BA가 좋다. norethindrone은 간일차통과효과로 BA가 65%이다. Progestin은 혈장단백과 성호르몬 결합 글로불린과 결합한다. $T_{1/2}$는 norethindrone 5-14시간, levonorgestrel 11-45시간으로 다양하다. MPA는 androgen과 estrogen 효과가 없다. Depot-MPA는 지방이나 물에 녹지 않는 투명 현탁액으로, 결정은 체내조직에 쌓여서 재흡수된다. Depo-Provera®는 POPs와 Implanon®보다 progestin 최고농도가 더 높다. 1회 주사 시, MPA 농도는 3주동안 증가한 후 일정 유지된다. MPA는 주입 120-200일 후에는 혈액에서 측정되지 않는다. Nexplanon®은 progestin 서방형 제제로 삽입 8시간 이내에 피임효과농도에 도달한다. 삽입 후, 첫 6주; 60-70mcg/day, 1년간; 35-45mcg/day, 2년 후; 30-40mcg/day, 3년 말; 25-35mcg/day로 감소한다.

4. 시작일과 투여 일정

호르몬 피임약을 시작하는 일반적인 방법 3가지를 소개한다.

1) **첫날 시작법**(*first-day start method*)은 월경 또는 출혈 첫날에 피임약을 시작한다. 출혈 첫날이 월경주기의 1일이 된다. 이후 2, 3일 등의 순서로 세어져 보통 28일쯤 지나면, 다시 첫 출혈 1일이 시작된다. 대부분의 피임법은 조기 미진단 임신 가능성이 적은 생리주기 1~5일에 안전하게 시작할 수 있다. 약을 월경 1-5일까지 시작하면 백업 방법은 필요없다(백업 방법; 1차 방법의 피임효과가 최고에 이를 때까지 사용하는 두 번째 피임 방법(콘돔이나 횡경막 같은 차단피임법)).
2) **일요일 시작법**(*Sunday start*; 월경 시작 첫 일요일에 시작하는 방법)은, 월경이 일요일에 시작한다면 그 날 알약이나 패치를 시작하면 된다. 일요일 시작법은 시작 첫날을 까먹지 않게 해 준다. 월경주기 시작 5일 이후에 시작한다면 백업 방법을 7일간 사용해야 한다.
3) **빠른 시작**(*Quick-start*)법은 월경주기와 상관없이 약 처방받은 날부터 시작한다. 이 방법은 환자 순응도를 높이고, 월경주기 시작까지 기다리다가 임신할 위험을 줄인다. 이 방법 사용 전에 임신은 아니어야 하는데, 검사로 발견되지 않는 조기임신 상태일 위험은 여전히 있다. 월경주기 5일 이후에 사용 시, 7일간 백업 방법을 사용해야 한다.

1) 특별 고려사항

Depo-Provera와 NuvaRing은 월경주기 첫 5일 이내에 시

작해야 한다(일요일 시작법과 빠른 시작법은 off-label임). 환자가 21일 COC를 복용하고 있다면, 출혈이 멈췄는지 여부와 상관없이 7일 휴식 후에 다음 팩을 다시 시작한다. 28일 팩은 출혈 패턴에 상관없이 알약을 멈추지 않고 매일 먹는다. 일반적으로 위축월경은 주기적으로 발생한다. 2상 및 3상 제제에서는 1일째 알약이 명확하게 표시되어 있으니 알약을 적힌 순서대로 복용한다. 알약 색 차이는 estrogen 또는 progestin의 단계별 용량 변화를 나타낸다. POP는 알약을 휴약기없이 매일 복용한다. 효과를 높이기 위해 모든 경구피임약은 매일 같은 시간에 복용해야 한다. POP 사용 시, 이 지침을 철저히 준수해야 한다.

2) 놓친 투여

표 47-1은 경구피임약 복용시기를 놓친 경우의 가이드라인이다. 모든 경구피임약 환자들은 또한 응급피임 사용에 대해서도 교육받아야 한다.

3) 금기

박스 47-1 CHC 약물의 금기

절대 금기
- 임신 확정/의심되는 경우
- 정맥혈전증의 과거력 또는 위험인자
- 혈관질환 현재 또는 과거력 환자; 관상동맥질환, 뇌졸중, 심부정맥혈전증(DVT), 폐색전증
- 간질환; 간경변, 바이러스성 간염, 양성/악성 간종양
- 진단되지 않은 질출혈 또는 자궁내막암 진단/의심되는 경우
- 유방암, 35세 이상이며 하루 15개비 이상 흡연자

주의 사용
- 혈관질환과 연관된 고혈압, 160/100 초과 고혈압, 고지혈증
- 신경병증, 망막병증, 신장병증, 혈관질환 합병증 당뇨환자, 20년이상 당뇨환자
- 분만 3주 이내, 수유 6주 이내
- 35세 이상이며 하루 15개비 이하 흡연자
- 과응고장애, 오랫동안 움직이지 않은 경우(immobility)
- 간효소에 영향 주는 약물 사용(예; rifampin, 항경련제)

4) 약물 상호작용

CHC로 인해 효과가 떨어지는 약이 있고, CHC와 progestin 효과를 떨어뜨리는 약이 있다(박스 47-2). 저용량 경구피임약 환자들은 이런 상호작용을 특히 신경써야 한다. estrogen 대사와 흡수에 영향주는 약을 복용 중이라면 고용량 EE와 mestranol 제제를 처방받아야 한다.

박스 47-2 CHC 약물과 상호작용하는 약물

CHC 효과를 감소시키는 약
- 장기 투약인 경우, 고용량 알약 또는 대체제 사용.
- 단기 투약(치료기간+7일)인 경우, 백업 방법 사용.

항경련제
- carbamazepine(Tegretol)
- Hydantoins: ethotoin, mephenyltoin, phenyltoin
- succinimide

항경련 및 편두통약
- topiramate(Topamax)

항결핵제
- rifampin

항진균제
- griseofulvin(Gris-PEG)

항생제
- penicillins; amoxicillin, ampicillin
- tetracyclines; doxycycline, minocycline
- metronidazole(Flagyl)
- neomycin, nitrofurantoin

수면 및 진정제
- Benzodiazepines
- Barbiturates; phenobarbital(Luminal), primidone

CHC 효과를 증가시키는 약
- acetaminophen(Tylenol)
- ascorbic acid(vitamin C)
- fluconazole

기타 약물 상호작용
- 피임 대체요법이 필수적이다.
- 항응고제: CHC는 응고인자 증가 및 항응고제 효과 감소시킴.
- 항경련제: CHC는 발작 위험 증가시킴.

표 47-1 경구피임약 복용을 놓쳤을 때의 가이드라인

놓친 횟수	권고 사항
복합약물	
알약 1	인지한 즉시 알약 복용. 다음 알약은 일정대로 복용.
알약 2	인지한 즉시 2알 복용하고 다음 날 2알 복용. 주기 나머지에 대해 피임 백업 방법 사용.
알약 3	현재 팩 중단하고 위축월경하게 함. 최종 알약 복용 7일 후 새로운 팩 시작함. 알약을 7일 연속 복용한 것이 될 때까지 백업 방법 사용.
Progestin 단독약물	
알약 1 이상	인지한 즉시 알약 복용하고 일정대로 다음 알약 복용함. + 48시간 동안 피임 백업 방법 사용.

5) 부작용 및 유해반응의 가능성

대부분, 박스 47-1의 금기증에 해당되지 않는다면, 피임법의 이점이 위험보다 크다.

이점-위험 비율은 임신이 환자에게 주는 위험과 특정 피임법과 관련된 위험을 비교하여 부분적으로 결정된다. 또 연령, 흡연, 알레르기와 약물, 건강 이력 및 신체 평가, 환자의 생활 양식 및 변화까지 고려하여 피임법을 지속할지 그리고 어떤 방법을 선택할지 등을 결정한다.

부작용 대부분은 제품의 estrogen-progestin 비율 차이와 이러한 차이에 대한 환자의 반응과 관련이 있다. estrogen 과다로 인한 부작용은 오심, 구토, 어지러움, 체액 저류, 부종, 팽만감, 가슴 확대, 유방 압통, 기미(햇빛에 노출된, 고용량 알약 복용하는, 어두운 피부 환자에게서 약간 더 많이 발생), 다리 경련, 눈물 감소, 각막 곡률 변동, 시력 변화, 혈관 두통 및 고혈압 등이다.

에스트로겐 부족으로 인한 부작용은 수일 지속되는 질출혈(특히 치료 시작 후 처음 몇 사이클 동안), 희발월경(특히 장기간 사용 후), 신경과민, 위축성 질염 후 성교통이 있다.

progestin 과다로 인한 부작용은 식욕 증가, 체중 증가, 지성 피부 및 두피, 여드름, 우울증, 외음질 칸디다증, 과도한 모발증식, 유방 크기 감소 및 사용 중단 후 무월경(1~2%)이 있다.

progestin 부족으로 인한 부작용은 월경통, 월경 지연, 응혈 동반한 과다월경 또는 무월경 등과 갑상선과 간 기능, 혈당, 중성지방 수치 변화가 있다.

CHC 알약은 자궁경부 상피의 혈관성 증가, 자궁경부 외번, 특정 면역 매개변수 변경을 일으킬 수 있다. STI를 막지 못하며, 더 심각한 부작용으로 심혈관 및 발암 위험이 있다.

심혈관계. 고혈압, 심근경색, 폐동맥혈전, 뇌혈관계 문제와 같은 동맥혈전 합병증 위험이 증가한다. 하지만 청소년과 50세 이하 여성의 절대위험도는 낮다. drospirenone이나 etonogestrel 함유 피임약들은 VTE 위험을 2배 높인다. 심혈관계 부작용은 35세 이상 흡연자, 45세 이상, 진단받지 않거나 조절되지 않은 고혈압 여성에게 잘 생긴다.

발암성. CHC를 장기 사용한 젊은 여성에서 유방암 위험이 증가할 수 있지만 매우 미미하다. 유방암 확률은 CHC 중단 후 10년 후에 정상으로 돌아온다. 양성 간종양 확률이 증가한다. 자궁경부암 위험이 약간 증가하는데, 이유는 CHC가 자궁경부 상피를 변화시켜 HPV에 더 취약하게 만들고 콘돔을 덜 사용할 수 있기 때문이다. 호르몬 피임제 사용 여성은 난소암과 자궁내막암이 크게 감소하는데, 작용 지속시간에 비례한다.

간호과정
환자-중심의 협력의 간호

호르몬 피임법

사정

- 환자의 약물, 보충제, 대체 약품 사용을 기록한다.
- 체온, 맥박, 호흡, BP, 체중, 키 등 기본 활력징후를 측정하고 BMI를 계산하며, 이상소견을 보고한다.
- 환자의 월경 과거력(초경 나이, 월경 패턴, 주기, 지속기간, 월경량, 마지막 월경주기의 첫날)을 안다. 생식 연령 및 갱년기 여성의 자세한 생리 주기 이력은 또 다른 활력 징후로 간주한다.
- 임신 여부 확인, 폐경 전 유방암의 가족력을 얻는다.
- CHC 및 POP에 대한 금기증에 한정된 가족 병력을 확인한다.
- 약물 알러지, 흡연, 고혈압, 박스 47-1에 있는 CHC 금기증 평가를 위한 과거력을 확인한다.
- 임신횟수, 출산력, 임신종결, 유산, 처음과 마지막 임신의 나이, 임신 사이의 기간, 임신 시 산후합병증, 유전자 이상과 아이의 건강 마지막 PAP test, PAP test 이상소견, 성감염, 산과적 병과 수술, 산과적 이상과 같은 완벽한 산부인과적 과거력을 얻는다.
- 성적 표현, 성적 위험인자, STI 과거력과 치료, 과거 성적 오용 혹은 성폭행과 같은 성적 과거력을 얻는다.
- 기초 자료와 부작용에 대한 주기적 재평가의 필요성을 인식한다. 환자 대부분은 피임시작 후 1-3달 안에 진찰을 받아야한다.

간호진단

- 파트너와의 피임법 선택과 가족계획과 관련된 판단 충돌
- 피임법과 적절한 방법 사용과 관련된 지식 부족
- 피임 부작용과 관련된 두려움
- 보호되지 않은 성관계와 관련된 감염 위험

간호목표

- 환자는 자신의 삶의 방식과 건강상태에 맞는 피임법을 선택한다.
- 환자는 BRAIDED방법(아래 참조)을 통해 선택된 방법의 이점, 위험 및 대안을 이해한다.

- ACHES를 설명하고 연락처 정보를 제공한다(부작용 파트 참조).

간호중재

- BRAIDED방법을 통한 피임법에 대한 사전동의를 유도한다: Benefits(긍정적 관점, 이론적 실제적 효율), Risks(합병증, 단점, 실패율), Alternatives(가능한 다른 피임방법), Inquires(제안된 옵션에 대해 질문할 기회), Decision(필요시 다른 방법으로 바꿀 수 있는 방법을 결정), Explanation(선택한 방법에 특화된 건강관리 교육) 그리고 Documentation(문서화)
- 선택한 피임법의 효과적인 사용을 장려하기 위해 보건 교육을 실시한다.
- 환자가 시작 날짜, 약물 지속 및 적절한 추적 검사를 이해했는지 확인한다.
- 이 약들은 자격을 갖춘 의료진의 지시에 따라서만 사용해야 함을 환자에게 상기시킨다.
- 환자는 이 피임법이 HIV 감염과 STI 전파를 막지 못함을 이해한다. 감염 위험이 있다면, 콘돔을 함께 사용하고, 안전한 성관계를 논의하고, 환자에게 올바른 콘돔 사용을 알린다.
- 심혈관계 위험 증가 때문에 금연하도록 상담한다.
- 환자에게 놓친 알약 복용법 및 POP, 패치, 링, 주사 방법에 대한 지침을 제공하고 응급피임에 대한 지침을 검토한다.
- 환자에게 어떠한 호르몬 피임 효과도 보고하도록 하여 치료가 환자 필요에 맞게 조정한다. 적절한 시행기간(최소 3~6개월)이 완료될 때까지 방법을 중단하지 않도록 격려한다.
- 환자에게 불규칙 출혈을 보고하도록 권장한다. 호르몬 피임법 용량이나 종류의 변경이 필요하다.
- 환자에게 ACHES의 약자를 알려주고, 의료진에게 위험한 심혈관계 부작용의 증상들을 보고하도록 한다(A: abdominal pain 복통, C: chest pain 흉통 또는 호흡곤란, H: headaches 두통 또는 어지럼, 위약감, 무감각, 언어 곤란, E: eye disorders 시야장애, S: severe leg pain 심각한 다리통증 또는 종아리나 허벅지의 부종).
- 환자에게 위의 증상이 발생할 경우 즉시 의료진에게 알리도록 조언한다.
- 환자에게 복합 estrogen-progestin 피임약 시작 시, 호르몬 피임약 종류 변경 시, POP 사용 시 나타날 수 있는 월경변화에 대해 조언한다.
- 호르몬 피임약 중단 후 임신능력이 돌아오며 임신 가능 기간을 환자가 알고 있는지 확인한다.

평가

- 환자는 자신의 삶의 방식과 건강상태에 맞는 피임법을 선택함.
- 환자는 BRAIDED방법을 통해 선택된 방법의 이점, 위험 및 대안을 이해함.
- ACHES를 설명하고 연락처 정보를 제공함.

3 피임의 다른 방법

1. 살정제(Spermicides)

살정제는 자궁경부를 통해서 상부 생식기에 도달하기 전에 정자를 불활성화시키는 화학약물로, 가장 흔한 약은 nonoxynol-9이다. 이 약은 젤리, 크림, 거품, 좌약, 필름 및 Today Sponge® 같은 운반제에 주입된다. 일부 운반제는 속효성 살정제를 함유하고 있고, 다른 운반제는 질 점막에 부착하여 더 긴 살정작용을 한다. 살정제를 콘돔, 횡경막 같은 차단피임법과 병용하면 임신 위험이 줄어든다. 이 약은 성매개감염을 예방하지 않는다. 살정제는 외음부와 질의 찰과상과 질상재균의 변화를 일으켜 병원균 증식을 유발할 수 있다.

Today Sponge®는 nonoxynol-9을 함유한 폴리우레탄 디스크이다. 이것은 촉촉하게 젖어있고 남은 물기는 짜낸 후 자궁경부에 딱 맞게 위치시켜야 한다. 그것은 성관계 24시간 전~성관계 후 6시간까지 삽입되어 있어야 한다.

2. 차단피임법(Barrier Methods)

콘돔은 여성용과 남성용이 있고 일반의약품이다. 여성용은 폴리우레탄 주머니로 양쪽 끝에 유연한 링이 있다. 내부 링이 횡경막처럼 질 깊이 삽입되며, 외부 링은 외음부 바깥으로 돌출된다. 남성용은 라텍스, 양가죽, 폴리우레탄으로 만들어진다. 라텍스는 성매개감염과 HIV 예방에 효과적이다.

다른 차단피임법으로 자궁경부캡(FemCap®) 및 횡경막이 있으며, 올바른 삽입을 위해서는 병원 방문이 필요하다. 차단피임법을 살정제와 병용하면 임신 예방에 더 효과적이다. 이런 피임법 사용 교육은 임신 예방 강화에 필수적이다. 라텍스 알레르기 환자는 라텍스 제품을 피해야 한다.

3. 자궁내 피임법

IUDs(자궁내장치)와 IUSs(자궁내시스템)는 환자의 만족도가 높은 안전한 피임방법이다. IUD와 IUS는 가역적인 형태의 피임법 중 가장 높은 효과율(99.9%)을 가지고 있다. IUD와 IUS를 선택하려면 월경 요인들, 알려져 있거나 의심되는 자궁이상, 자궁근종, STI의 위험요인, 골반내 염증성 질환(Pelvic Inflammatory Disease, PID)력을 고려해야 한다. PID는 상부 생식기 감염으로, 보통 자궁내막, 나팔관 또는 난소 감염을 말한다. 삽입 후에 장치의 섬유 끈이 자궁경부를 통해 질까지 돌출된다. 끈은 장치를 제자리에 유지하게 하고 제거를 돕는 역할을 한다. 끈은 예전에는 미생물이 자궁내 공간으로 침투하는 기전 역할을 한다고 여겨졌으나, 현재는 상부 생식기 감염은 삽입 자체와 연관있으며, 삽입 20일 후 PID 발생율은 최소라고 한다.

장치 삽입 중 STI에 감염되면 대부분은 장치 제거없이 STI를 치료하고, 장치 삽입 중 PID에 감염되면 의료진은 장치를 제거해야 한다. 장치 사용을 결정하는데, 나이와 출산 경력은 중요하지 않으며 IUD/IUS는 자궁외임신 위험을 높이지 않는다. 현재 판매되는 두 가지 IUD를 소개한다.

파라가드®(ParaGard® T 380A)는 구리를 방출하여 자궁수축을 일차적으로 방해하여 정자 이동을 지연시킨다. 이차적 효과는 자궁내막 염증을 일으켜, 정자 운동을 방해하고 드물게 착상을 방해한다. ParaGard®는 월경 시 출혈량을 35% 증가시키고 자궁경련과 혈전 생성을 증가시킨다. NSAIDs는 ParaGard®에 의한 월경과다, 월경통 감소에 도움이 된다. ParaGard®는 월경주기 7일까지 삽입해야 하며, 10년까지 유효하다.

미레나®(Mirena®; levonorgestrel-releasing intrauterine system, LNG-IUS)는 자궁경부 점액이 두껍게 되어 정자가 상부 생식기계로 들어오지 못하거나 난자에 도달하지 못하도록 한다. 자궁난관의 체액 변화 또한 정자이동을 방해한다. 자궁내장치가 위치된 채 수정이 발생한 드문 경우, 자궁내막의 변화가 착상을 막는다. Mirena®는 배란도 억제한다. ParaGard®와 다르게, 월경과다가 90% 개선된다. 그래서 호르몬 기능장애, 자궁근종(근종이 자궁강 안에 위치하지 않을 때), 자궁내막증에 의한 과다 월경출혈 시 Mirena®를 효과적인 치료로 사용하며, 폐경기 출혈 감소와 월경곤란 개선에도 사용된다. 1년 사용 시 무월경 확률은 20%이며, 5년 이내에 60%로 증가한다. Mirena®는 여성 PID 위험을 60%까지 감소시키고, 자궁외임신 위험도 감소시킨다. Mirena®는 월경 시작일로부터 7일 이내에 삽입되어야 한다. 이 기간 동안 자궁경부가 미세하게 열려 있어 장치 삽입이 쉽다. 5년간 유효하다.

ParaGard®와 Mirena® 모두 산후 6주에 삽입 가능하며, 모유수유도 가능하다. Mirena® 금기증은 임신이거나 임신이 의심될 때, 자궁 이상 및 STI 위험이 있을 때이다. Mirena®는 자궁내막암과 침습성 자궁경부암 예방에 효과적일 수 있다. ParaGard®는 자궁내강이 작거나(6cm 이하) 큰(9cm 이상) 경우는 사용하면 안 된다. 장치가 배출될 위험이 5%이다. 20세 미만 여성 및 분만 직후에 장치를 삽입한 경우는 장치 배출 가능성이 조금 더 높다. 자궁 천공은 장치 삽입의 드문 합병증이다.

IUD/IUS 사용 여성은 자궁경부 넘어 확장되는 장치의 끈에 대한 느낌을 배워야 한다. 매달 월경주기 후 끈 검사가 시행되며, 장치가 제자리에 있는지 확인한다. 장치 제거는 처방기간이 끝난 경우, 임신을 원할 때, 환자 요청 시, 장치 위치가 잘못되었거나 부분적으로 배출된 경우 시행되며, 장치 제거 즉시 임신될 수 있음을 알아야 한다. 장치가 있는 채로 임신되는 드문 경우에도 장치를 제거하는데, 이 때 유산될 수 있음을 알린다. 장치 위치 상태는 골반초음파와 질초음파로 확인하며, 제자리에 있는 것을 알 때까지 백업 피임법을 사용해야 한다.

4. 응급피임(emergency contraception, EC)

응급피임은 보호되지 않은 성관계 후 임신을 예방할 수 있다. 다음 세 가지 방법으로 처방될 수 있다. (1) COC 사용 (2) 플랜 B로, progestin만 사용 (3) 구리 방출 IUD(ParaGard®) 삽입. 이러한 방법은 콘돔이 찢어지거나, 횡경막 또는 자궁경부캡이 잘못 위치되거나, 호르몬 피임법을 놓친 경우, 그리고 성폭행 시에 한 번 사용하도록 되어 있다. 응급피임의 유일한 금기는 자리를 잡은 임신이다. 여성들은 응급피임이 성관계 후 24시간 이내가 가장 효과적이라는 것을 알아야 한다.

복합 호르몬 경구피임약. COC는 피임하지 않은 성관계 후나 피임법 실패 후에 수정을 막는다. 이 방법은 estrogen-progestin 피임약을 여러번 복용하는 것을 포함한다. 이는 estrogen과 progestin 수치를 모두 상승시켜 배란을 늦추거나 막고, 배아, 난자, 정자의 난관 이동을 방해하며, 자궁 내막의 준비에 필요한 호르몬을 변화시킨다. 이 방법을 사용하면 성관계 시마다 임신 위험이 75% 감소한다. 주 부작용인 오심 예방을 위해 약복용 1시간 전에 항구토제인 항히스타민제를 복용한다. 항히스타민제로 diphenhydramine(Benadryl), dimenhydranate, meclizine이 있다. 다른 부작용으로 불규칙 월경출혈이 있다. 월경 예정일로부터 며칠 내에 월경을 시작하지 않으면 임신검사를 시행한다. Estrogen을 복용할 수 없는 환자는 일반 응급피임알약을 복용하면 안 된다.

원래 유즈페(Yuzpe) 방법은 Ovral® 알약(EE 50mcg, norgestrel 0.5mg) 2개를 복용 후, 12시간 뒤에 두 알약을 더 복용하는 것인데, 나중에 다른 경구피임약으로 확장되었다. 치료는 성관계 후 72시간 이내에 시작해야 한다. 시작을 빨리할수록 임신 예방에 더 효과적이다.

Plan B인 progestin 단독 응급피임약은 미국에서 17세 이상 남녀 모두 처방없이 구매할 수 있다. Plan B는 성관계 후 72시간 내에 복용해야 하지만, 120시간이 지나도 여전히 효과있다. 성관계 후 24시간 이내 복용 시 임신 위험을 95%까지 감소시키지만, 관계 후 24시간에서 12시간이 더 지나면, 효과가 약 60%까지 감소한다. 한 포장에 LNG 0.75mg 두 알이 들어있는데, 한 알은 초기에 먹고, 12시간 후에 두 번째 약을 먹는다. 다른 방법으로는 두 알 모두를 한꺼번에 경구복용한다. Plan B One-Step®은 LNG 1.5mg이 1개 알약에 들어있는 더 새로운 약이다. 단일용량 약은 환자의 순응도를 개선시키고 효과율을 증가시킨다. Plan B는 estrogen 함유 응급피임약보다 오심이 덜하다.

Ella®는 성관계 후 120시간까지 사용하는 응급피임약으로 모든 연령대의 처방약이다. 성분은 ulipristal acetate(선택적 progesterone 수용체 조절자) 30mg이다. 이 약은 배란을 막고, progesterone 작용제/길항제 작용을 하여 배아에 독성이 있다. 최기형성, 태아독성이 있는 임신 범주 X로, 복용 전에 임신이 되어서는 안 된다. 엘라 제조회사는 이 약이 응급피임약물로 사용 유지하되, 약물유산을 위해 off-label로 사용되지 않기를 원한다고 한다.

응급피임 호르몬요법은 피임법이 아니므로, 피임에 사용해서는 안된다. CHC 약물, 차단피임법, 자궁내장치가 피임에 더 신뢰할 수 있고 효과적이다. 여성은 응급피임약을 한 번 복용 후 다음 월경주기가 늦어질 수 있음을 교육받아야 한다.

Ella 복용 시 이미 임신이 된 상태라면 임신에 지장이 생길 수 있고, 태아 기형을 유발할 수 있다. Ella 부작용은 두통, 오심, 복통, 월경곤란, 어지럼이 있다. 모유수유를 하는 산모는 Ella를 사용하면 안 된다.

ParaGard®. 구리 자궁내장치는 보호받지 않은 성관계 후 사후피임을 위해 5일 내에 삽입될 수 있다. 장치는 여성의 다음 월경주기 후에 제거되거나 피임법으로 10년까지 유지될 수 있다. 작용기전은 정자 이동과 난자에 침투하는 것을 방해한다.

4 약물유산(medical abortion)

약물유산은 최종 월경일의 시작일로부터 63일 이내 또는 임신 9주 이내에 임신을 종료한다. 약물유산은 확정된 임신을 중단하기 위해 약물을 사용한다. Methotrexate는 자궁에서 임신을 중단시키는 약물이다. 이 약은 막에 쌓여 있고 크기가 3cm 미만인 조기 자궁외임신을 치료하는 데도 사용된다. Mifepristone은 progesterone을 억제하는 약으로, progesterone이 없으면 자궁내부가 파괴되어, 배아를 지지할 수 없게 된다. 인간 융모성 성선 자극호르몬(hCG)이 감소한다. hCG는 태반에서 생산되고, 임신 확진 검사에 사용된다; hCG 수치 감소는 임신 중단을 의미한다. Misoprostol은 자궁을 수축시켜 수정된 결과물들을 배출시킨다.

5 폐경(menopause)

여성이 일생 중 가임기에서 비가임기로 넘어가는 과도기적 과정을 폐경이라고 한다. 폐경은 여성의 정상적인 일생주기의 일부로 자연스럽게 발생한다. 폐경은 폐경 이행기 또는 폐경 전기, 폐경기, 폐경 후기의 세 단계로 나뉘며, 이 기간동안 특정 생리적 변화가 일어난다. 여성이 폐경을 겪으면 의료진은 월경 중단을 치료하지 않고, 폐경기에 발생하는 증상을 다룬다.

1. 폐경 이행기(perimenopause)

폐경 이행기는 자연적이고 자발적인 월경 중단 전의 몇 년을 포함한다. 이 기간 동안 월경변화가 분명해져서, 짧은 주기(25일 이하), 긴 주기(35일 이상), 심하거나 가벼운 출혈, 주기를 건너뛰거나 갑작스런 중단 등이 나타난다. 폐경 이행기 증상은 출혈이 있다는 것을 제외하고 폐경기 증상들과 유사하다. 가장 흔한 증상은 홍조(LH 수치 급증에 의해)와 질건조증(estrogen 금단증)이다. 그 외, 불면증, 두통, 짜증, 불안 또는 기분의 변화, 인지장애, 기억감퇴, 관절통, 성욕 감소 등이 있다. 이러한 예측할 수 없는 변화는 단기간 또는 수년간 지속되기도 한다.

태어날 때 난소에는 정해진 수의 난포가 있다. 난포들은 사춘기에서 35세까지 많은 수를 유지하다가 35세 이후 점차 감소하고, 40세 이후에는 급격히 감소한다. 난포들은 월경주기 동안에 estradiol 형태로 높은 estrogen 수치를 제공한다. estradiol 최고농도 생산은 사춘기부터 삼십대 초반까지이다. 난포 성장, 즉 estradiol 분비는 뇌하수체 전엽에서 분비되는 FSH와 그보다 적게 LH의 영향을 받는다.

폐경 이행기 동안에 난포는 고갈되어 estrogen 수치가 감소한다. Estrogen은 점진적으로 감소하고 FSH와 LH 수치 변동이 심해진다. 그 후 월경주기가 무배란성이 되며 불규칙해진다. 월경 불규칙 시작은 폐경 이행기 초기 징후 중 하나이다. 증상들은 호르몬 변동, 특히 estrogen 중단, FSH와 LH의 증가와 관련이 있는 것으로 생각된다. 혈청 FSH 검사는 난포 활동의 지표로 사용되고, FSH 증가는 난소 기능 감소를 시사한다.

2. 폐경기(menopause)

폐경기는 난소기능의 중단으로 자발적 월경이 영구적으로 종료되는 것이다. 여성이 1년 동안 월경이 중단되었을 때를 말한다. 폐경 원인은 알려져있지 않다. 40세 이전에 폐경이 된 경우는 **조기난소부전**이라고 한다. 폐경은 또한 난소절제술, 방사선치료에서 난소기능이 파괴되거나 중증 감염, 난소종양 또는 자궁내막증과 같은 상태를 치료하기 위해 유도된 일시적인 상태의 이차 효과로 갑자기 일어날 수 있다. 이 기간 동안 임신을 원하지 않으면 1년 동안 월경이 중단될 때까지 피임을 해야한다.

3. 폐경 후기(postmenopause)

폐경 후기는 몸이 새로운 호르몬 환경에 적응하는 시기이다. 폐경 전 말기와 폐경 후 초기에는 난소에서 estrogen과 progesterone 생성이 감소한다. 난소는 LH 농도 증가의 결과로 다양한 양의 androgen(testosterone)을 계속 분비한다. 폐경 후기 동안 androstenedione(난소와 부신겉질에서 분비되는 주된 androgen, 폐경 후기에 감소된 양으로 존재)은 뇌, 간, 신장, 지방조직의 선외조직에서 자연생성되는 estrogen인 *estrone*으로 전환된다. 이것은 난소가 estradiol 생성 능력을 잃으면 estrogen의 주된 공급원이 된다.

박스 47-3 CHC 및 HT 약물에 대한 FDA 박스형 경고

- CHC 알약: "경구피임약 사용 시 흡연은 심각한 심혈관 부작용(심장마비, 혈전, 뇌졸중, 사망) 위험을 증가시킨다. 이 위험은 나이 및 심한 흡연(하루 15개비 이상)과 함께 증가하며, 35세 이상의 여성에서 더욱 두드러진다. 경구피임약 사용 여성은 금연이 강하게 권고된다."
- Ortho-Evra 경피 패치: "35세 이상이고 담배를 핀다면 Ortho-Evra를 사용하지 말라." (부작용 경고는 위와 동일)
- NuvaRing: NuvaRin함유 복합호르몬 피임약 사용 여성은 금연이 강하게 권고된다." (부작용 경고는 위와 동일)
- estrogen 또는 estrogen-progesterone 호르몬대체요법: "경고: 심혈관 질환, 유방암, 자궁내막암, 치매…. progestin이 있든 없든 estrogen 최소유효용량과 최저 기간동안 처방되어야 한다."

호르몬치료(HT)는 혈관운동증상과 질건조증(폐경기에 빈번한 두 증상)을 개선시키고, 골다공증과 골다공증성 골절 위험을 감소시킨다. 혈관운동증상은 수면의 질을 떨어뜨리고, 짜증, 기분변화, 우울 및 집중력 문제 등을 악화시킨다. 전신 estrogen에 의해 야기된 질건조증과 위축성 질염은 성교통, 성기능장애, 위축성 질염을 일으킨다. Estrogen 감소는 성욕, 성적 흥분, 오르가즘에도 영향을 미치며, 비뇨기 건강에도 좋지 않은 영향을 준다. 현재 골다공증 치료를 위해 FDA에 승인된 HT 약은 없으나, HT는 폐경 후 골밀도 손실로 인한 골감소증, 골다공증 및 골절의 위험을 줄인다.

골다공증 예방을 위해 FDA에 승인된 전신성 HT 약이 있다. HT는, 골다공증이 없는 여성에서도, 폐경 후 고관절, 척추 및 기타 모든 골절 가능성이 있는 부위의 골다공증 골절 위험을 줄인다. HT는 골감소증이나 골다공증이 있는 여성의 골밀도 손실을 방지하고 심지어 골밀도를 개선할 수도 있다.

FDA는 HT는 가능한 한 최저용량, 가능한 한 최단기간(보통 5년 미만) 동안 폐경기 증상 치료에만 사용되어야 한다는 박스형 경고를 발표했다(예; 상자 56-3). 폐경기 여성에게 호르몬 대체요법의 위험과 이점을 확실히 알리기 위해 건강교육을 해야 한다.

6 폐경 이행기와 폐경기 증상에 대한 약물적 보완대체치료

현재 폐경 이행기와 폐경기 증상 치료요법에는 보완대체요법(CAM), 생체동일 호르몬요법, 호르몬요법(HT)이 있다.

1. 보완대체요법

홍조에는 천연 콩과 콩 유도체를 가장 흔히 쓴다. 콩에는 estrogen 효과를 가진 **이소플라본**(*isoflavone*)이라 불리는 식물성 estrogen이 들어 있다. 콩은 많은 OTC 영양제에 들어있으나 천연 콩 제품이 홍조 치료에 더 효과적으로 여겨진다. 레드클로버는 효과가 확실히 입증되지는 않았지만, 홍조 치료에 레드클로버 추출물도 사용된다. Actaea racemosa 혹은 black cohosh(블랙 코호시)라는 허브가 홍조를 감소시킨다는 제한된 연구가 있으며, OTC제품으로 Remifemin®(레미페닌)과 Estroven®이 있다. 유방암과 간질환자는 이 약초제품을 주의해서 사용해야 한다. 경구용 비타민E 400~800 IU/day 또는 경구용 달맞이꽃 종자유 1000 IU/day도 홍조에 효과가 있다. Saint John's wort는 경한 우울증이나 기분변화를 겪는 폐경기 여성에서 효과가 있을 수 있다. Valerian은 수면에 도움이 되며, 인삼은 수면, 기분변화, 행복감을 향상시킬 수 있다. 멜라토닌 역시 수면보조제로 효과가 있을 수 있다. 환자들은 이 제품들이 아직 연구적으로 확증된 것이 아니며, 부작용을 일으킬 수 있고, 다른 약물을 방해할 수 있으며, FDA 규제를 받지 않는다는 것을 알아야 한다. 여성들은 약초제품, 보완대체요법, 비타민과 미네랄, OTC 약물 사용을 의료진에게 보고하는 것이 권고된다.

2. 생체동일(Bioidentical) 호르몬요법

생체동일 호르몬요법에는 식물에서 유래한 estrogen 유사 화합물을 포함한다. 이들 화합물은 난소에서 생성되는 것과 생화학적으로 유사하거나 동일하다. 이들은 의료진의 지시하에 환자를 위해 맞춤 제작된다.

생체동일 호르몬치료제로 가장 흔히 사용되는 식물은 콩과 야생 멕시코 얌(yam) 뿌리이다. 생체동일 호르몬은 여성의 자연 발생 호르몬과 더 유사하게 조제된 반면, 천연 호르몬은 동물, 광물 또는 식물에서 유래한 것이다. "천연" estrogen을 요구하는 여성은 사실은 생체동일 제형을 요구하는 것일 수 있다. 하지만 식물 성분을 생체동일 호르몬제 성분인 estrogen 유사 구조로 바꾸기 위해 화학공정을 거쳐야 한다. 비록 이 화합물이 합성된 것보다 더 estrogen과 비슷할 수 있지만, 자연이라는 용어는 혼란스러울 수 있다.

가장 흔하게 estrone, estradiol, estriol, testosterone, 미분화된(micronized) progesterone이 쓰인다. 경구, 설하, 이식, 주사 또는 질좌약 형태로 투여한다. 펠릿 요법은 생체동일 호르몬의 한 형태로, 보통 progesterone과 testosterone뿐 아니라 estradiol, estriol을 눈에 띄지 않는 부위에 피하 이식한다. 펠릿은 쌀알 정도 크기이며 연령, 체중, 위험 인자, 증상, 호르몬 및 대사적 특성에 대한 혈청 검사에 따라 개인별로 특별히 조합된다. 보통 펠릿 1개가 이식되며 4–6개월 사용 후 새로운 펠릿이 삽입된다.

이론적으로, HT에 비해 생체동일 호르몬은 부작용이 제한적이고, 유방암세포 성장을 악화시킬 위험이 적고, 골다공증 예방효과가 동일하며 심혈관계 작용이 감소한다는 장점이 있다. 하지만 생체동일 호르몬의 유익성과 위해성에 대한 근거를 제시하는 임상연구는 제한적이다. FDA는 미국에서 estrogen-progestin 복합 생체동일 제품 사용을 승인하지 않았으며, FDA 규제를 받지 않아 순도와 품질이 문제가 된다. 생체동일 호르몬은 HT와 동일한 장점과 위험성을 가진다.

Tri-est와 Bi-est는 가장 흔하게 처방되는 생체동일 estrogen 제품이다. Bi-est는 2mg estriol과 0.5mg estradiol을 각각 80/20 비율로, Tri-est는 2mg estriol, 0.25mg estrone, 0.25mg estradiol을 각각 80/10/10 비율로 함유한다. 현재 HT 제품에는 많은 생체동일 estrogen이나 progestin이 사용되고 있다.

3. 호르몬요법(hormone therapy, HT)

호르몬요법은 오직 폐경과 관련된 증상, 가장 흔하게 홍조, 질건조증, 및 관련 수면 장애 완화에만 사용된다. HT는 온전한 자궁을 가지고 있는 여성에 사용되는 estrogen-progestin 치료(EPT), 자궁절제술을 받은 여성에게 사용되는 estrogen 치료(ET)를 포함한다. 자궁절제술은 다양한 암, 섬유종(양성 자궁종양), 자궁탈출증, 만성골반통, 심각한/비정상적 자궁출혈을 포함한 부인과적 문제에 행해진다. 간호사는 HT 투여 전에 환자가 과거에 자궁절제술을 받았는지 확인해야 한다. HT에서 폐경기증상을 완화하는 것은 estrogen이다. Progestin은 자궁내막의 과증식을 막기 위해 추가된다. 자궁이 progestin 없이 estrogen에만 노출되면 자궁내막이 과증식되어 자궁내막암 발생을 촉진한다. estrogen 단독은 자궁절제술은 받은 여성에만 사용될 수 있다. 자궁이 있는 여성에게 가장 흔히 사용되는 estrogen은 conjugated equine estrogen(CEE)이며, 합성 progestin과 병용한다. 그러나, progestin은 예측할 수 없는 자궁출혈을 일으킬 가능성이 있다.

HT는 경구, 경피, 질 제제가 있다. 질 제제는 크림, 좌약 또는 링이고, 모든 질 제제는 estrogen만 함유하며 질 건조증 치료에 매우 효과적이다. HT 제품에는 세 종류의 estrogen이 사용된다: (1) 천연 또는 생물학적 estrogen(생체동일 estrogen 포함), (2) CEE, (3) 합성 estrogen.

천연 또는 생물학적 estrogen은 식물, 광물, 동물에서 추출되고, estrone(에스터화 estrogen, CEE, piperazine estrone sulfate)과 estradiol(micronized estradiol, estradiol valerate, 17−β estradiol)로 구성되어 있다.

CEE는 임신한 암말의 소변에서 추출된 천연 estrogen 혼합물이다. CEE가 사람에서 나온 거는 아니지만, 천연 estrogen이다. CEE는 HT에서 가장 오래 사용되고 가장 흔히 처방되는 estrogen 형태이므로 보통 천연 또는 생물학적 estrogen과 별개로 구분된다(원형약물차트 47−1; 가장 흔히 사용되는 CEE인 Premarin®).

합성 estrogen은 CHC 제품에서 사용되는 ethinyl estradiol과 mestranol을 포함한다.

1) 제형

경구 제형은 사용이 편리하여 가장 흔히 사용되며, 매일 투여한다. 부작용으로 오심, 구토 등의 GI 증상이 흔하고, 대장염, 과민성 장 증후군, 소화성 궤양 또는 흡수 장애 같은 GI 장애 환자는 경구 시 흡수가 일정하지 않으므로 다른 경로를 사용해야 한다.

경구 estrogen은 고밀도지단백을 증가시킴으로써 특히 지질에 유익한 효과가 있다. 자궁이 온전한 경우, estrogen과 progesterone이나 progestin을 병용한다. 경구 estrogen은 지속복용한다. 일반적인 ET(estrogen therapy) 제품에 Premarin®(CEE), Estrace®(17β-estradiol), Cenestin®(합성 conjugated estrogen), Menest®(에스터화 estrogen)가 있다.

경피 패치는 흡수속도를 제한하는 막을 통해 estrogen이 직접 혈류로 흡수되게 만든 제형이다. 매일 투여할 필요가 없으므로 ET에 편리한 방법이다. 보통 하복부에 붙이지만 다른 부위에 할 수도 있다. 피임용인 Ortho-Evra 경피 패치와 마찬가지로 HT 패치는 유방이나 유방 근처에 붙이면 안 된다. Estrogen 단독과 estrogen-progestin 복합

원형약물차트 47-1

포합 Estrogens(Conjugated Estrogens)

약물분류 Estrogen 대체요법 상품명: Premarin 임신범주: X	**투여경로** PO
금기 진단되지 않은 질출혈, 임신, 수유, 중증 간질환, 정맥혈전증 및 유방암 개인력 주의: 심혈관 질환, 중증 신장질환, 당뇨병	**상호작용** 약물: Corticosteroids와 병용시 효과 증가됨; 항응고제, 경구용 저혈당제의 효과를 줄임; rifampin, 항경련제, barbiturates 병용시 효과 감소됨. TCA와 병용시 독성
약동학 흡수: PO: 잘 흡수됨 분포: PB: 넓게 분포됨; 태반 통과, 모유로 들어감 배설: 소변 및 담즙	**약력학** PO/IV: 개시: 빠름, 최고: UK, 지속: UK
치료효과/사용 중등도에서 심한 폐경기 혈관운동증상 및 질건조/위축 작용기전: 여성 생식기, 유방 및 이차 성징을 발달 및 유지; 단백질 합성 증가	
부작용 오심, 구토, 체액 저류, 유방 압통, 다리경련, 돌발출혈, 기미	**유해반응** 황달, 혈전색전증, 우울증, 고칼슘혈증, 담낭질환 생명위협: 혈전색전증, 뇌혈관질환, 폐색전증, 심근경색, 자궁내막암

PB, protein-binding 단백결합; PO, by mouth 경구; UK, unknown 모름.

패치 모두 식물 유도체인 17-β estradiol을 함유한다. 장점은 초회통과효과가 없어 초기에 위장관과 간을 피하므로 오심과 구토가 적고 간에 영향을 적게 주어 선호된다. 제품에 따라 주 2회 혹은 매주 교체되며, 지속사용한다. 자궁이 손상되지 않은 여성은 progestin을 estrogen 패치와 병용해야 한다.

국소용 HT로 젤(EstroGel®, Divigel®), 에멀젼(Estrasorb®), 스프레이(Evamist®) 등이 있다. 젤은 합성식물성 경피 estradiol로, 중등도에서 중증 혈관운동 증상 치료를 위해 1일 1회, 몸통 아래나 넓적다리에 부드럽게 바른다. 용량 체계는 매회 적용마다 특정 양의 estradiol을 전달하도록 설계되었다.

온전한 자궁을 가진 여성은 국소형 ET와 progestin을 병용해야 한다.

Medroxyprogesterone acetate(MPA, Provera)는 estrogen과 가장 흔히 병용하는 경구 progestin이다. 그 외, norethindrone acetate과 micronized progesterone이 있다.

estrogen-progestin 복합제는 매일 2알을 따로 복용하지 않는 장점도 있지만, estrogen 단독이나 progestin 단독 HT와 같은 부작용이 있다. 경구 복합 HT제품으로 Activella®(estradiol과 norethindrone acetate), FemHRT®(EE와 norethindrone acetate), Prempro®(CEE와 MPA) 및 가장 최신형인 Angeliq®(0.5mg drospirenone과 1mg estradiol)가 있다. Angeliq®는 독특한 drospirenone을 유일하게 함유했으며, 주의사항은 다른 약들과 같다.

복합 estrogen-progestin 경피 패치로 ClimaraPro®(estradiol과 levonorgestrel)와 Combipatch®(estradiol과 norethindrone acetate)가 있다. ClimaraPro®는 얇고 투명하며 주1회, ClimaraPro는 주2회 적용한다. 경피 패치는 경구보다 훨씬 저용량 호르몬을 지속적으로 전달할 수 있으며, 간초회통과효과를 피하여 여성들이 더 잘 견딜 수 있다.

질 크림은 성관계 시의 통증과 배뇨곤란의 원인인 질 위축 치료에 사용한다. Estrace®는 estradiol 크림이, Premarin®은 CEE 크림이 있다. 둘다 질 내부 점막을 통해 빠르게 혈류로 흡수된다. 질크림은 알약이나 경피 패치 같은 다른 방법과 병용될 수 있다. 그러나 질크림은 경구나 경피패치처럼 자궁내막에 영향 줄 정도는 아니므로 progestin을 병용할 필요는 없다.

Estring®은 생체동일 estrogen인 17-β estradiol 2mg을 함유하는 탄성중합체 링이다. 질 상부에 삽입되어 estradiol 50-60%를 방출하는데, 3개월간 저용량 estrogen을 지속적으로 제공한다. 폐경기 여성 20-40%가 겪는 비뇨생식기계 위축의 국소 증상 치료에 사용된다.

FemRing®은 폐경기의 중등도에서 심각한 홍조, 야간발한, 질건조증 치료에 사용된 최초의 질 estrogen 보충요법(ERT)이다. 부드럽고 유연한 실리콘 링에 estradiol acetate를 함유한다. 이것은 3개월 동안 질 상부에 삽입되는데, 성관계 중이나 질감염 치료 중에도 사용될 수 있다. Estring®보다 혈중 estrogen 수치가 높아, 온전한 자궁을 가진 여성은 progestin과 병용해야 한다.

Vagifem®은 estradiol 함유 질 estrogen 정제로, 질크림보다 혈중 estrogen 수치가 더 낮다.

2) 금기

임신, 자궁내막암 과거력(초기 자궁내막암이 완치되면 더이상 금기가 아님), 유방암 과거력, 혈전색전증 과거력, 급성 간질환 또는 만성 간기능장애, 활동성 담낭 또는 췌장질환, 관상동맥질환, 진단되지 않은 질출혈, 자궁내막증에 금기이다. 흡연 같은 생활 양식 요인이 혈전색전증 위험을 증가시키는 것으로 알려져 있어, 치료를 결정하는 데 고려해야 한다. 자궁근종 과거력이 있는 환자는 estrogen이 종양성장을 초래할 수 있으므로 최종 월경 후 1년동안 HT를 시작하지 않는다. 폐경 후 estrogen 저하 상태는 일반적으로 자궁근종의 축소를 야기한다. 섬유낭종성 유방질환 또는 당뇨를 가지고 있는 환자는 더 주의를 요한다.

약동학 천연 estrogen은 위장관에서 완전하고 빠르게 흡수되고 간에서 대사되므로 nonesterified(대사지연 및 작용 연장효과) 경구약은 매일 복용해야 한다. estradiol의 단백결합; 80%는 성호르몬-결합 globulin과 결합하고, 2%는 유리형, 나머지는 albumin과 결합한다. Estradiol은 간에서 estrone으로 대사 및 포합된 후 소변으로 배설된다. 포합된 estrogen은 천연 estradiol보다 반감기가 길다. Progestin(Provera®)은 빠르게 흡수되고, 주로 간에서 대사되며, 신장으로 배설된다. 질크림을 사용하면 estrogen이 전신 흡수는 되나, 경구와 경피 제보다 훨씬 저용량으로 흡수된다. 질 링 사용 첫날에는 estrogen 수치가 상승한 다음, 삽입 전 수치로 빠르게 하강한다.

3) 폐경기증상을 위한 다른 약물

HT 대상이 되지 않는 여성(더 구체적으로, 금기가 있거나 유방암 과거력 있는 여성)은 다른 약물을 처방받을 수 있다.

SSRIs. 선택적 세로토닌 재흡수 억제제는 혈관운동증상의 수와 심각성을 줄이고, 우울증을 줄여 짜증과 기분변화를 완화시키는 추가 효과도 있다.

Clonidine. 고혈압 치료제로, 혈관운동증상의 수와 심각성을 줄인다. 최근 호르몬치료가 금기인 여성에게 사용되고 있다. 혈압을 규칙적으로 재고, 저혈압 발생 시 중단해야 한다.

Gabapentin. gabapentin(Neurontin®)은 폐경기 여성에서 혈관운동증상의 수와 심각성을 줄이는 항경련제이다. 호르몬치료를 할 수 없고 삶의 질에 영향을 미치는 혈관운동증상을 가진 여성에 한한다. 졸음을 유발할 수 있으므로, 유사한 작용이 있는 다른 약물과 병용하면 안 된다. 활동 시 졸음, 어지럼, 실신이 발생하여 위험해지는 경우에도 사용하면 안 된다.

4. 골다공증(osteoporosis)

골다공증은 남녀 노인들을 쇠약하게 하는 진행성 골격계 질환이다. 폐경기의 estrogen 감소가 골밀도 감소와 직접적인 관련이 있기 때문에 50세 이상 여성들이 가장 큰 위험에 처해 있다. 뼈는 30세에 가장 높은 밀도를 보이다 꾸준히 감소한다. 골다공증은 골아세포(뼈형성세포)와 파골세포(뼈분해세포)의 불균형에 의해, 뼈재흡수가 우세하게 되어 유발된다. 이러한 불균형은 뼈 내의 미세 구조를 악화시키고 골밀도를 감소시킨다. 뼈 구조 손실과 "다공성 뼈" 취약성은 골절의 위험으로 이어져, 상당한 이환율과 사망률을 가진다. 가장 심각한 골절 부위는 고관절로, 고관절 골절은 노인 여성들의 알츠하이머 치매 다음으로 흔한 요양원 입원 원인이다. 고관절이나 척추 골절은 장기적, 그리고 점진적으로 쇠약하게 하여, 결국 사망까지 초래한다. 50세 이상 미국 여성들 중 절반 이상이 어느 정도의 골감소증(낮은 BMD) 또는 골다공증(심각한 BMD)을 가지고 있다.

골감소증과 골다공증 진단은 이중 에너지 X선 흡광분석법 즉, DXA 스캔을 통해 요추와 고관절의 중축골격(axial skeleton) 골밀도를 측정하여 진단한다. 세계보건기구(WHO)는 DXA 스캔 결과를 T-score로 변환하여 골감소증과 골다공증을 정의한다. 정상 골밀도는 T-score −1 이상, 골감소증은 −2.5에서 −1, 골다공증은 −2.5 이하로 정의한다.

HT는 더 이상 골다공증 치료로 추천되지 않으나, 위험에 처한 폐경 후 여성의 예방책으로 고려되어야 한다. HT를 5년 이상 지속한 여성은 고관절 및 척추골절이 35% 감소했다. HT 이외의 약들은 호르몬치료의 부작용 없이 골다공증을 관리하고 골절을 예방할 수 있다. 여기에는 뼈미세구조의 파괴를 감소시키는 bisphosphonates와 SERM(선택적 estrogen 수용체 조절자)가 있다.

SERM: 새로운 계열의 합성 estrogen이다. SERM은 신체 특정 부분(뼈)에서 estrogen처럼 작용하고 다른 부분은 영향을 받지 않는다. 골다공증 치료제인 Evista®는 SERM의 한 예이다. 정맥혈전색전증의 과거력이나 가능성 및 임신 시, SERM 치료 금기이다. 심장 질환, MI 또는 뇌졸중 위험, 간 또는 신장 기능 부전이 있는 여성은 주의를 요한다.

bisphosphonates: 경구제 부작용은 오심, 복통/위통, 연하 곤란, 식도염증, 역류, 궤양 등이다. 주사제는 위장관 부작용이 없고, 분기마다 또는 매년 주사 맞는 일정이므로, 매일이나 매주 약복용보다 기억하기 쉽다. 드문 합병증으로는 완전 또는 부분 자발성 대퇴골 골절이다. 경구제는 아스피린, NSAID, 제산제와 병용하면 안 된다. 식도 이상, 음식물의 식도통과지연, 저칼슘혈증 금기이며, 점막 손상으로 역류성 식도염을 일으킬 수 있어, 음식물 섭취 후 30분 동안 누우면 안 된다.

1) 간호중재

골다공증 예방은 평생동안 음식이나 보충제를 통한 칼슘과 비타민 D의 충분한 섭취를 포함한다. 여성 칼슘 일일 권장량은 25−50세; 1000−1200mg/일, 50세 이상; 1200−1500mg/일 이다. 칼슘은 흡수를 향상시키기 위해 여러 번 나누어 섭취하고, 적절한 비타민 D와 함께 섭취해야 한다. 여성 비타민D 일일권장량은 25−50세; 400−800IU/일, 50세 이상; 1000−2000IU/일 이다. 구연산 칼슘(Calcium citrate)을 제외한 모든 칼슘 제제는 음식과 함께 섭취해야 한다. 담배는 비타민 D 흡수를 방해하므로 금연이 권장된다.

알코올은 칼슘의 위장관 흡수를 감소시키므로 하루 한 잔으로 제한해야 한다. 체중부하운동은 뼈를 강화시키고, 근육 강도를 증가시키며, 균형을 향상시킨다. 체중부하운동은 걷기, 조깅, 신체적 충격이 적은 에어로빅, 웨이트 트레이닝, 요가 등이 있다. 저혈압이나 현기증을 유발하는 약을 처방받은 환자는 주의해야 한다. 환자는 낙상 위험이 있는지 평가해야 하며, 낙상 예방은 간호사의 건강관리교육에 포함되어야 한다.

2) 약물

Estrogen은 더 이상 골다공증의 치료로 추천되지 않으나 골다공증 예방에는 도움될 수 있다. HT 대상 환자에서는 유익성-위해성-대체 비율을 고려해야 한다. 대부분의 HT 제제(경구와 경피 estrogen EPT 또는 ET)는 골다공증 예방에 사용될 수 있다. 질 제제는 효과없다.

Menostar®는 폐경 후 골다공증 예방을 위해 1주일에 한 번 붙이는 17-β estradiol 14mcg이 함유된 경피 패치제이다. 이 estrogen 패치는 경피용량 중 가장 저용량이다. 다른 치료들을 견딜 수 없는 여성에게 사용가능하다. 자궁이 온전한 여성은 progestin이 6-12개월에 한 번만 권장된다.

alendronate(Fosamax®)는 골감소증과 골다공증 치료에 사용되는 bisphosphonate로, 매일 또는 매주 복용한다. 예방목적으로 경구 일일 용량 5mg/일, 경구 1주일 용량 35mg/주, 치료목적으로 경구 일일 용량 10mg/일, 경구 1주일 용량 75mg/주이다. Fosamax®는 모든 음식(액체, 약물 포함)을 삼키기 30분 전에 물 230ml와 함께 복용해야 하고, 복용 후 30분간 바로 선 자세를 유지해야 한다. 주 1회 복용으로 이 약은 1차 치료제가 되었다. 일반 부작용으로 복통과 산 역류가 있다. 칼슘 흡수를 강화하기 위해 Fosamax Plus D(비타민 D 추가)도 사용할 수 있다.

Ibandronate sodium(Boniva®)는 폐경기 여성의 골다공증 예방과 치료에 한달에 한번 가능한 bisphosphonate이다. 경구 또는 IV로 투여한다. 경구는 다른 bisphosphonates와 같은 사용법과 부작용을 가진다. 경구는 하루 한번 2.5mg이나 1달에 한번 150mg, 또는 IV는 3개월에 한 번 3mg을 15-30초간 주사한다.

Risedronate(Actonel®)도 매일 또는 매주 복용한다. bisphosphonates 사용법과 부작용을 가진다. 5mg 정제를 매일 또는 35mg 정제를 매주 복용한다. 칼슘이 추가된 Actonel도 있다. Atelvia®는 골다공증 약 중 유일하게 서방형 제제이다. Atelvia®는 risedronate 35mg를 함유하고, 일주일에 한 번 조식 직후에 최소 115ml 물과 함께 복용한다.

Reclast®는 일년에 한 번 5mg을 IV하는 bisphosphonate이다. 15분 이상 IV 해야 한다. 이 약 사용 시 신질환 또는 신손상을 기저질환으로 가진 환자에서 드물지만 심각하게 신부전이 일어날 수 있다. 골다공증 예방 목적으로 2년에 한 번 5mg을 투여할 수 있다.

간호사는 환자에게 희귀한 비정형 대퇴골 골절의 증상일 수 있는 대퇴부나 서혜부 통증 증가 시 의료진에게 말하도록 교육해야 한다.

연구에 따르면 일부 환자들은 약물 중단 3-5년 후에도 여전히 이 약물의 효과를 받는다고 한다. 의료진은 5년마다 개별적으로 환자를 재평가하여 지속적인 치료가 도움이 될지 재평가해야 한다. bisphosphonates가 골다공증 개선에 도움이 되는 것으로 밝혀졌지만, 안전한 사용을 위한 기간은 조사할 필요가 있다. bisphosphonates가 여성에서 극히 드문 식도암 위험을 증가시키는지에 대한 연구는 진행중이다.

Raloxifene(Evista®)는 골밀도를 증가시키고, 골회전율을 감소시키며, 척추골절을 감소시키는 SERM 약물이다. 이 약으로 치료받은 골다공증 여성을 대상으로 한 2차 분석에서 유방암 위험이 감소하는 것으로 나타났다. 부작용으로 안면홍조와 DVT 위험 증가 등이 있다. 매일 1회 60mg 정제를 복용한다.

Teriparatide(Forteo®)는 폐경 후 골다공증 치료에 사용되는 부갑상선호르몬이다. 이것은 피하로 20mcg를 매일 투여한다. 골다공증과 관련된 골절이 현재 있거나 다양한 위험인자가 있으면서 다른 골다공증 치료제를 사용할 수 없는 남녀 모두에게 사용할 수 있다. 환자는 자가투여를 배울 수 있다.

Salmon calcitonin(예, Fortical®, Miacalcin®)은 체내 칼슘을 조절하고 뼈대사를 촉진하는 천연 호르몬인 calcitonin으로 구성된다. 매일 200IU 용량의 비강내 스프레이 제제이다.

Denosumab(Prolia®)은 골다공증성 골절 위험이 높거나, 골절이 있거나, bisphosphonates 사용 후에도 T-score가 개선되지 않는 여성에서 사용되는 파골세포억제제이다. 6개월마다 60mg을 피하주사한다.

간호과정
환자-중심의 협력의 간호

증상이 있는 폐경기 여성의 관리

사정

- 환자의 약물, 보충제, CAM 약물 사용 기록을 얻는다.
- 체온, 맥박, 호흡수, 혈압, 체중, 키 등 기준 활력징후를 얻고, 비정상 수치는 보고한다.
- 골다공증, 골다공증 골절과 연관된 위험인자를 사정하기 위한 가족력을 조사한다; CAD를 포함한 심혈관계 위험인자, 허혈성 및 출혈성 뇌졸중, VTE, 인지장애, 암은 영향을 준다.
- 약물, 음식, 보충제 알레르기의 과거력을 조사한다.
- 과거 또는 현재의 고혈압; 낙상 및 골절; 심혈관 질환; 뇌혈관 장애; 간, 신장 및 요로 장애와 감염; 위장관 문제; 신경 장애; 과거 전신감염에 대한 의학적-외과적 병력을 얻는다. 암의 과거와 현재 병력을 평가한다. 이전 수술, 특히 부인과 수술이나 골반 수술에 대해 질문한다. 흡연, 알코올, 불법 약물 사용 여부를 평가한다. 낙상, 골절, 자기 관리 문제, 약물 복용 능력에 대한 위험을 사정한다.
- 초경 나이와 폐경 나이를 포함한 완전한 월경력을 얻는다. 환자가 폐경 이행기라면 월경 패턴(주기 길이, 월경 기간, 출혈량 등)과 최종 월경 시작일, 피임법을 사정한다. 환자가 폐경기라면 과거와 현재의 폐경 증상과 삶의 질에 미치는 영향을 사정한다. 폐경 이후 출혈 발생 여부를 사정한다.

간호진단

- 폐경 이행기와 폐경기와 관련된 지식 부족
- HR을 시작/계속과 관련된 의사결정 충돌
- HR 방법과 적절한 사용과 관련된 지식 부족
- 보호되지 않은 성관계와 관련된 감염 위험
- 체내 estrogen 감소와 관련된 골밀도 변화의 위험
- 낙상 및/또는 골다공증 골절 위험
- 폐경과 관련된 몸의 변화와 관련된 혼란스러운 신체 이미지
- ■ 증상 완화를 위한 건강 추구 행동

간호목표

- 환자가 본인의 생활방식에 가장 적합한 HT 투여경로를 선택한다.
- 환자는 발생하는 부작용을 보고한다.
- 환자는 처방대로 경구, 경피, 국소 또는 질 약물을 자가투여한다.

간호중재

- HT의 위험, 이점, 대안, 금기사항을 환자에게 교육한다.
- HT 시작 전, 환자가 유방검사, 골반검사, Pap 검사를 받도록 조언한다.
- HT 환자에게 매 6개월에서 12개월마다 혈압, 유방, 골반 검사를 포함한 follow-up을 할 것을 권장한다.
- HT 시작 3–6개월 후에 질출혈을 경험할 수 있고, 그때는 중단해야 함을 알려준다.
- 심한 출혈이나 불규칙 출혈 패턴을 보고하고, 헤마토크릿과 헤모글로빈을 평가하도록 권고한다.
- HT 중단 후에, 홍조 등의 폐경 증상이나 징후가 재발할 수 있음을 알린다.
- 환자가 HT 중단을 원하면 의료진의 안내하에 그렇게 해야 함을 알린다.
- 환자에게 유방건강에 대해 교육하고 정기적인 유방 자가검진을 수행하도록 한다.
- 환자에게 정기적인 생식기 검사를 하도록 교육한다.

평가

- 환자가 본인의 생활방식에 가장 적합한 HT 투여경로를 선택함.
- 환자는 발생하는 부작용을 보고함.
- 환자는 처방대로 경구, 경피, 국소 또는 질 약물을 자가투여함.

CHAPTER 48

남성 건강과 생식기계 장애에 관한 약물

학습목표

- 생식선호르몬 보충제가 시상하부 뇌하수체전엽의 피드백 루프에 미치는 영향을 설명한다.
- testosterone요법의 남성 1차, 2차 성징과 관련된 발달 문제 관리 및 정자형성에서의 역할을 설명한다.
- androgen 및 항androgen요법의 효과, 부작용 및 주의사항을 설명한다
- 남성의 성기능을 손상시킬 수 있는 흔히 처방되는 약물을 분류한다.
- 환자교육을 포함한 남성 생식장애치료에 사용되는 약물 관련 간호과정을 설명한다.

생식 건강은 시상하부, 뇌하수체, 생식선 호르몬 및 호르몬 수용체의 적절한 생산을 필요로 한다. 더불어, 적절한 발달 단계에 있는 남성과 여성의 가임 즉 생식세포(정자, 난자) 생산 및 남성의 사정과 성교 능력을 수반한다. 이와 대표적으로 관련된 약물군인 androgens 외, 합성 단백 동화 스테로이드(anabolic steroid)와 항androgen을 다룰 것이다.

1 남성 생식장애와 관련된 물질

1. androgens

남성 성호르몬인 androgen들은 생식과정, 부속 생식기관, 세포대사 및 뼈와 근육 성장발달과 유지를 조절한다.

원형약물차트 47-1

Testosterone

약물분류 Androgen; 임신범주 X, 규제약물범주 III	**투여경로** IM
금기 임신, 신증, 고칼슘혈증, 뇌하수체기능부전, 간기능장애, 양성 전립선비대증, 전립선암, 심근경색 과거력, 사춘기 이전, 비estrogen의존성 유방암 주의: 고혈압, 고콜레스테롤혈증, 관상동맥질환, 여성형유방, 신장질환, 발작장애; 사춘기 전 환자, 노인	**상호작용** 약물: 항응고제효과를 증가(항응고제 복용량 줄일 것). Barbiturate, phenytoin, phenylbutazone과 병용 시 androgen효과 저하됨. Calcitonin, parathyroid를 길항함. Corticosteroid 병용 시 adrogen치료에 의한 부종을 악화시킴. 임상검사: 당뇨에서 혈당저하(당뇨약 투여량 감소). 혈청 콜레스테롤, 갑상선, 간기능, hematocrit을 증가시킴.
약동학 흡수: IM: 잘 흡수됨, 분포: PB(단백결합): 98% 대사: t½(반감기): 10–100min, 배설: 소변 및 담즙으로	**약력학** IM: 개시 및 최고: 모름 지속: cypionate/enanthate: 2–4 wk
치료효과/사용 정상 androgen 농도 확보위해; Estrogen의존성 유방암 진행 지연을 위해, 고용량은 전이성 유방암치료용 작용기전: 남성 성기관 및 2차 성징 발달과 유지	
부작용 복통, 오심, 설사, 변비, 두드러기, 주사부위 자극, 침분비 증가. 구강쓰림, 성욕 증가/감소, 불면증, 공격적 행동, 허약, 어지럼, 소양증 젤에 노출된 아동에 대한 FDA 박스형 경고: 생식기 비정상 확대, 음모조숙, 뼈노화, 성욕증가, 공격적 행동	**유해반응** 여드름, 남성화, 불규칙 월경, 요절박, 여성형유방, 지속발기증, 붉은 피부, 황달, 나트륨과 수분정체, 알레르기, 우울증, 습관화 생명위협: 간괴사, 간염, 간암, 호흡곤란

Testosterone은 주요 남성 성호르몬이며, 단백동화 스테로이드이다. 주로 고환에서 그리고 부신겉질에서 적은 양으로 합성되는 원형 androgen 호르몬이다. 여성은 난소에서 소량의 testosterone을 합성한다. 남성에서 testosterone의 정상혈중농도는, 일주기성 변동에 따라, 250−1000ng/dL이다(원형약물차트 48−1; 천연 및 합성 androgen).

2. 약동학(testosterone)

1) 단백결합(PB); 98%는 성호르몬−결합 글로불린(SHBG)과 알부민 둘다에 결합, 나머지 2%는 유리형(생물학적 활성형)이다. Estrogen은 SHBG 생성을 촉진하여 남성보다 여성에서 결합형 testosterone이 더 많아진다. 혈중 내인성 유리형 testosterone의 $T_{1/2}$는 10−20분이다.
2) 경구투여; 외인성(보충제) testosterone은 경구 흡수는 되나 간초회통과효과율이 50%여서 효과적인 혈중농도를 위해서는 고용량이 필요하다. 합성 androgen은 반감기가 더 길어 미국에서는 합성 androgen만 경구제형으로 사용한다.
3) IM주사제; 오일 베이스에서 ester와 결합한 esterified testosterone을 사용한다.
4) 대사 및 배설; 대사체는 androsterone과 etiocholanolone으로, 소변으로 주로 배설된다. 호르몬 약 6%는 대사되지 않고 대변으로 배설된다. 어떤 조직들에서는 testosterone 작용이 5-α-dihydrotestosterone(DHT)의 감소에 의존하고, 다른 조직들에서는 testosterone 자체가 활성 호르몬이다. CNS에서는 다른 대사체인 estradiol이 호르몬 활성에 영향을 준다.

약력학 testosterone은 남성 성징 발달을 담당한다. 생물학적 효과는 직접적으로 testosterone에 의해서나 그 대사체에 의해 매개된다. testosterone과 dihydrotestosterone은 NR3A로 공식 지정된 단일 androgen 수용체를 통해 androgen으로 작용한다. 호르몬은 특정 반응성 유전자 부위에 결합하여 표적 세포 변화를 유발한다. 이 호르몬이 어떤 수용체를 활성화하고 어떤 조직에 작용하는가에 따라 효과가 달라진다. 표적세포의 단백질 생산은 (특히 근육에서) 동화작용 즉, 음모, 수염과 체모 성장, 대머리, 남성 목소리의 깊어짐, 피부 두꺼워짐, 피지선 활성, 근육량 증가, 뼈 발달 및 적혈구형성과 같은 2차 성징의 발달을 일으킨다.

태아의 고환은 자궁에서 첫 3개월 동안 testosterone을 생산하기 시작하여, 출생 후 사춘기 직전까지는 미미하지만, 사춘기 동안 급격하게 증가하여 성인이 될 때까지 계속된다. 나이가 들면서 고환의 레디히세포(testosterone생성세포) 수와 정자 생산은 감소하고, 황체형성호르몬(luteinizing hormone, LH)과 여포자극호르몬(follicle stimulating hormone, FSH) 수치는 증가한다. 유리형 testosterone 수치는 노인에서 최고치의 1/3−1/5로 감소한다. 골다공증과 빈혈이 발생하고 testosterone 수치가 ≤300ng/dL이라면 testosterone 대체요법을 고려해야 한다.

1) Androgen 치료의 적응증

가장 흔하게는 남성 androgen 결핍증, 특히 생식선기능저하증, 성인 남성의 고환기능부전의 대체요법, 청소년의 사춘기 지연에 사용된다. 가끔 COPD와 AIDS 같은 특정 근육소모질환자의 쇠약 지연을 위해 사용된다(표 48−1).

생식선기능저하증(hypogonadism). androgen 요법의 가장 확실한 적응증이다. 생식기계 결함으로, 고환이 testosterone이나 정자, 혹은 둘다를 못 만들어내는 병이다. 성호르몬결핍은 1차 또는 2차 성발달 장애 초래 및 정자 발달 장애와 불임으로 이어진다. 1차 생식선기능저하증은 고환이상이 원인, 2차는 시상하부나 뇌하수체 결함이 원인이고, 복합장애도 있다. 뇌하수체 기능 장애는 남아들에게 심각한 영향을 미치며, 2차 성징 결여와 불임을 초래한다. 성인 남성은 성욕 결핍, 고환위축, 발기부전, 골밀도 감소, 근긴장도 저하, 발모 증가, 혈관운동성 홍조가 나타날 수 있다.

치료시기와 정도는 임상증상에 따라 다르다. 뼈성숙이 가속화되면 뼈골단이 조기 폐쇄되고 키가 작아지므로 어린이 androgen 치료는 전문가에 의해서만 조심스럽게 행해져야한다. 인공적 사춘기 유도 시 testosterone cypionate나 testosterone enanthate를 IM투여하는데, 투여 전 육안으로 바이알에 부유성 입자나 변색을 검사하고, 바이알을 따뜻하게 하면서 흔들어 보관 중 생겼을 수 있는 결정을 녹인다. 정상 혈중농도 유지를 위해 혈중 테스토스테론 농도를 모니터링하여 필요에 따라 용량을 조정한다. 치료는 평생 지속될 수 있다.

일부 젊은 생식선저하 남성은 testosterone 대체요법(경구, 비경구, 음경 직접 주사)으로 발기부전을 치료하지만, 부작용(저혈압, 현기증, 통증, 지속 발기, 간독성)과 효과 높은 경구용 발기부전치료제의 등장으로 그 사용은 현저히 감소되었다.

Testosterone은 구강, 경구, 경피 또는 비경구로 투여된다. androgen이나 단백동화 스테로이드의 선택은 원하는 성장과 성적 성숙의 균형 및 선호하는 투여경로에 따라 달라진다. 구강점막부착시스템(Striant®)은 12시간마다 부위를 바꿔가며 앞니 위쪽 구강점막에 부착한다. 정제를 씹거나 삼켜서는 안 되며, 부착된 잇몸을 정기검사해야한다. 구강제를 제외한 androgens은 규제약물 Schedule III에 해당된다.

경피 패치는 종류가 많은데, Testoderm®TTS 패치는 팔, 등, 엉덩이 위쪽에, Androderm® 패치는 음낭이나 뼈 외의 건강한 모든 피부 부위에 매일 같은 시간에 붙인다. 패치를 계속 사용해도 약물이 축적되지 않고, 패치를 제거하면 24시간 안에 생식선 기능 저하가 나타난다.

겨드랑이 용액(Axiron®)은 매일 같은 시간 겨드랑이에 사용하고, 생식기에 사용하면 안 된다. 피부 도포제는 피부나 옷의 접촉으로 인해 다른 사람에게 옮길 수 있다.

다른 용도. Androgens은 남성과 여성의 불응성 빈혈, 유전성 혈관부종, 중증 또는 만성 질환과 관련된 조직 소모, 여성 진행성 유방암, 자궁내막증 치료에 쓰인다. **잠복고환증**과 발기부전 치료 효과는 확립되지 않았다. Androgen은 estrogen과 병용하여 심한 폐경기 증상 관리에 사용된다.

부작용. 생식선저하증 남성에서 androgen은 **지속발기증, 여성형 유방**, 요절박을 유발하며, 정상 남성이 지속 사용 시 **정자형성**을 멈출 수 있다. 치료 중단 후 3개월 이상 정자부족증이 생길 수 있다. 다른 androgen 치료 부작용으로 복통, 오심, 불면증, 설사 또는 변비, 주사부위의 두드러기나 발적, 타액분비 증가, 구강쓰림, 성욕 증가 또는 감소가 있다.

유해반응. Androgen 치료는 유방암이나 움직일 수 없는 환자에서 뼈 재흡수를 촉진하여 고칼슘혈증을 유발할 수 있다. 고칼슘혈증 징후(오심, 구토, 무기력, 근긴장 감소, 다뇨, 소변과 혈청칼슘 증가)가 나타나면 약물 중단 및 적절한 조치가 필요하다.

남성화는 여성이나 생식선기능저하 남성에서 남성 이차 성징이 발달하는 것이다. 특징은 얼굴 털 성장, 여드름과 피부 유분, 쉰 목소리이다. Androgen 치료 여성에서 생리불순, 무월경, 배란 및 젖분비 억제, 대머리 또는 **다모증**, 음핵비대가 나타난다. 대개 부작용은 단기치료가 끝나면 서서히 반전되나, 음성 변화는 영구적일 수 있고, 유방암 치료 같은 장기치료의 부작용은 회복이 안 될 수도 있다.

아이들은 뼈 성장 장애뿐 아니라 심각한 남성화가 생길 수 있다. 임신 중 사용 시 태반 통과로 태아의 남성화 및 기형을 유발하므로 여성과 어린이는 겔을 취급하면 안 되

표 48-1 Androgens(규제약물범주-Ⅲ)

일반명 또는 상품명®	투여경로	사용 및 고려사항
천연 Androgens		
testosterone		
Androderm®, Testoderm®	경피패치.	최대용량으로 시작 후 내성과 치료반응 보며 조정.
AndroGEL®	젤	패치보다 젤이 피부에 덜 자극적. tⅡ: 10–100min
Axiron®	겨드랑이 용액	
Striant®	구강(buccal)정	
Testopel® 75mg/pellet	피하이식 펠릿	
testosterone cypionate	IM	Androgen 대체, 지연된 사춘기
testosterone enanthate	IM	Androgen 대체, 지연된 사춘기. tⅡ: 10–100min
합성 Androgens		
Danazol®	PO	자궁내막증, 섬유낭성 유방질환, 선천성 혈관부종. 개인에맞춰 초기용량을 점차 낮춤. tⅡ: 4.5h
fluoxymesterone	PO	Androgen 결핍, 유방암. tⅡ: 29.2h
methyltestosterone	PO	Androgen 결핍, 유방암. tⅡ: 2.5–3.5h
Anabolic Steroids		
oxandrolone(Oxandrin®)	PO	악액질(cachexia), 지연된 성장/사춘기, 골다공증성 통증, 작은 키, 터너증후군, 알코올성 간염. tⅡ: 9.4h

고 도포 부위 접촉도 피해야 한다.

덜 흔하게 현기증, 허약, 피부색 변화, 잦은 두통, 혼란, 호흡곤란, 우울증, 가려움증, 알레르기성 피부발진, 하지부종, 황달, 출혈, 감각이상, 오한, 적혈구증가증, 근육경련, 수분 및 나트륨 저류가 생긴다. 선택된 androgen으로 장기치료 시 간암종이 발생할 수 있다.

androgen 치료 중 혈청 콜레스테롤 증가, 적혈구용적률 증가, 갑상선 및 간 기능 검사 변화, 소변 17-ketosteroid(androgen 분해의 부산물) 증가가 나타난다. 장기치료의 드문 합병증으로 간괴사, 간자반병, 간암, 백혈구감소증이 있다.

금기사항. Androgen 치료는 임신 중이거나 신장증 및 신장염, 고칼슘혈증, 뇌하수체기능부전, 간기능부전, 양성 전립선비대증, 전립선암, 심근경색의 병력이 있거나, 남성 유방암과 estrogen 비의존성 여성 유방암에서도 금지된다.

고혈압, 고콜레스테롤혈증, 관상동맥질환, 신장질환 또는 발작장애 환자 그리고 영유아나 사춘기 이전 어린이(성장장애 위험) 및 노인(양성 전립선비대증과 전립선암 위험)은 주의해서 사용해야 한다.

약물 상호작용. 원형약물차트 48−1에 있다.

3. 단백동화 스테로이드(anabolic steroid)

Testosterone 호르몬과 관련된 steroid 호르몬의 한 종류로 *anabolic-androgenic steroid*(AAS)라고도 한다. 세포내 단백질합성 증가는 특히 근육에서 세포조직 축적(**동화작용, anabolism**)으로 이어진다. anabolic steroid는 성대와 체모 성장 같은 남성적 특징의 발달과 유지를 포함한 androgen성 및 남성화 특성도 있다.

영양보충제로 사용하는 testosterone 전구체는 androstenediol, androstenedione, dehydroepiandrosterone(DHEA)이 있다. 체중과 신체의 급격한 증가, 여드름 증가, 기분과 행동 변화(공격적, 폭력적일 수 있음)는 외인성 anabolic steroid 사용의 징후일 수 있다. 장기 사용 또는 과다 섭취 시 LDL 콜레스테롤 증가와 HDL 콜레스테롤 감소, 여드름, 고혈압, 간 손상, 좌심실 구조의 위험한 변화 등이 올 수 있다. 부작용은 수년 후에야 인지될 수 있다.

특히 운동선수에게 인기있는 다른 두 steroid는 인간 융모막 생식선자극호르몬(human chorionic gonadotropin, hCG)과 tetrahydrogestrinone(THG)이다. hCG는 불임치료 및 testosterone 생성 촉진에 사용되는 호르몬이다. THG는 소변탐지 회피용으로 개발된 강력한 androgen으로, 시판은 불법이다.

4. 항androgen약물

androgen 길항제라고도 하며, androgen 합성이나 작용을 차단한다(표 48−2). 양성 전립선비대증, 진행성 전립선암 및 자궁내막증 호르몬치료에 사용되며, 효과가 잘 확립되어 있지 않지만, 남성형 대머리, 여드름, 다모증, 여성의 남성화증후군과 소년의 성조숙증 치료에 사용된다.

생식선자극호르몬분비호르몬(gonadotropin-releasing hormone, Gn-RH) 또는 leuprolide 같은 합성 유사체는 가장 효과적인 testosterone 합성 억제제이다. 정상적으로 Gn-RH는 박동성 분비를 하나 leuprolide는 지속작용으로 FSH 및 LH 생성을 줄여서 남성은 고환의 testosterone 생성을 중지시키고, 여성은 난소의 estrogen 생성을 중지시킨다. 이 약은 black cohosh, DHEA 또는 chasteberry 같은 약초나 식이보충제와 병용하면 안 된다.

Ketoconazole은 항진균제로, 항진균 용량보다 고농도일 때 Gn-RH 유사체와 비슷한 testosterone 억제효과를 가지는 비Gn-RH 약물이며, 기전은 명확하지 않다. Gn-RH 유사체는 전립선암치료제로 쓰인다.

Flutamide는 경구 비스테로이드성 항안드로겐약물로 전이성 전립선암 치료제이다. 이 약은 LHRH 작용제(leuprolide)와 병용 시 가장 효과적이다. 단독 사용 시 치료하지 않은 환자에서 가장 큰 효과가 나타난다. 유방암 또는 양성 전립선비대증 같은 다른 호르몬의존 질환에는 효과적이지 않다. 전립선에서 경쟁적 androgen 수용체 길항작용을 하여 testosterone에서 dihydrotestosterone으로의 전환을 차단함으로써 전립선암세포의 발육을 자극하는 androgen 효과를 억제한다. Flutamide 투여 시 혈장 LH 및 testosterone 수치는 증가한다. Bicalutamide는 flutamide와 구조적으로 유사하나, 반감기가 길어 1일 1회 투여(flutamide는 1일 3회)하며, 말초 androgen 수용체에 더욱 선택적이며 시상하부−뇌하수체 축의 중추 androgen 수용체에 덜 작용한다.

Spironolactone은 고혈압, 심부전 및 간질환자의 복수를 주로 치료하는 약한 칼륨보존이뇨제이며, FDA 승인 적응증은 아니지만 여드름, 다낭성 난소 증후군 및 여성 다모증 치료에 사용된다. 남성에서 여성으로의 성전환 수술 환자의 호르몬치료에 흔히 포함되는 성분이며, 남성형 대머리의 국소약으로 사용된다.

합성약물인 finasteride는 testosterone의 5-α-dihydrotestosterone(DHT)으로의 전환을 억제한다. 경구투여제로 LH 혹은 testosterone의 혈중농도 증가 없이 혈액 및 전립선의 DHT 농도를 줄인다. 양성 전립선비대증(BPH)과 남성형 대머리치료에 사용된다. BPH에는 매일 5mg, 남성형 대머리에는 1mg을 투여한다. 지속적 결과를 위해 계속된 치료가 필요하다. 복용 중단 시 1년 내에 효과의 반전이 나타난다.

간호과정
환자-중심의 협력의 간호

Androgens

사정

- Androgen 치료의 이유와 이에 대한 환자 인식을 사정한다. 만약 사춘기 지연이 적응증이라면 그 상태에 대한 환자와 가족의 태도를 사정한다.
- 치료 전과 중간에 환자 체중, 혈압, 간과 갑상선기능, hemoglobin과 hematocrit, creatinine, 응고인자, 당내성, 혈청 지질 및 전해질 그리고 혈구수 등을 모니터링한다. 간 혹은 내분비기능장애, 혈압 상승 여부를 확인한다.
- 사춘기 전 어린이 치료 시는 치료 전, 도중 매 6개월마다, 치료 후 손과 손목 x선 촬영으로 성장을 관찰한다.
- 치료 중, 특히 고용량 환자의 거친 행동 등의 표현을 평가한다. 자아개념이 androgen 치료 환자, 특히 사춘기 지연 아동과 여성에서 중요한 고려사항이다.

간호진단

- Androgen 부족과 관련된 성장 발육 지연
- 성장지연 및/또는 androgen 치료에 의한 남성화와 관련된 낮은 자존감
- Androgen 부족과 관련된 성기능장애

간호목표

- 환자는 장기 치료 중 약물을 적절하게 사용하며, 부작용을 즉시 보고하고, 긍정적 자아개념을 유지한다.

간호중재

- 약물의 적절한 투여, 사용 이유 및 잠재적으로 원하지 않는 효과에 대해 환자 및 가족과 협력한다. 신속한 의료대처가 보장된 작용(예, 비뇨기문제, 지속발기, 호흡곤란)이 무엇인지 검토한다.
- 환자에게 androgen 치료 중 간헐적으로 내분비 상태 모니터링을 위해 의료기관 재방문의 필요성을 설명하고 환자의 실행 능력을 결정한다. 필요하다면 사회복지서비스 도움을 연결해준다.
- 환자가 치료 중 근력을 모니터링하도록 격려한다.
- 환자에게 위장장애를 줄이기 위해 경구용 androgen약은 음식과 함께 복용하게 한다.
- androgen 치료를 받는 남성에게 지속발기를 신속히 보고하여 약용량을 줄여 이후의 발기부전을 피하도록 강조한다.
- 전립선비대증 평가를 위해 소변 줄기가 약해지면 즉시 보고하도록 교육한다.
- 일주일에 여러 번 체중을 기록하게 한다. 부종이 생긴다면 나트륨을 제한시킨다.
- 고칼슘혈증 환자는 신장결석 예방을 위해 물 2L/day 이상을 마셔야 한다고 조언한다. 누워있는 환자는 가동 가능 범위내 운동을, 보행가능 환자는 적극적인 체중 싣는 운동을 할 필요가 있다. 고칼슘혈증은 심정지를 초래하므로 즉각적인 대처가 필요하다.

평가

- 환자는 장기 치료 중 약물을 적절하게 사용하며, 부작용을 즉시 보고하고, 긍정적 자아개념을 유지함.

표 48-2 항androgen약물

기전	약물
Gn-RH 수치 증가	goserelin(Zoladex), nafarelin(Synarel), leuprolide(Lupron)
Testosterone 합성 억제	ketoconazole(Nizoral)
Testosterone의 dihydrotestosterone 전환 차단	finasteride(Propecia, Proscar)
수용체 억제제	flutamide(Eulexin), bicalutamide(Casodex), spironolactone(Aldactone)

Gn-RH, Gonadotropin-releasing hormone.

5. 그 외 남성 생식질환 약물

1) 사춘기지연

사춘기지연의 5%까지는 Gn-RH, LH 또는 FSH의 분비가 부족하다. 치료는 14세 이후, 충분한 평가 후에 시작해야 한다. 성장판 폐쇄전 3-6개월 이하의 치료는 시상하부, 뇌하수체, 생식선 성숙에 영구적 유해반응이 없는 성장이 가능하다.

2) 뇌하수체, 갑상선 및 부신질환

부적절한 뇌하수체 기능은 생식선 기능 저하증의 또 다른 원인이다. Menotropins는 FSH 및 LH의 정제 복합약물로, LH와 FSH 농도가 모두 낮을 때 사용되며, 1차나 2차 생식선기능저하증 남성의 정자생성 촉진 및 무배란 여성의 배란유도에 사용된다. 하복부에 피하주사하며 차광해야 하고 약물 재구성 후 즉시 사용하며, 사용하지 않은 약은 버려야한다. 부작용으로 오심, 구토, 설사, 여성형유방 및 발열 등이 있다.

부적절한 갑상선 및 부신기능도 성기능에 영향을 준다. **갑상선기능저하증**은 갑상선호르몬 생성 부족 또는 호르몬 작용에 대한 표적기관의 저항성 때문이며, **성욕** 저하와 발기부전을 야기한다. **Addison병**은 cortisol과 aldosterone이 모두 부족한 병으로, 성욕감퇴와 발기부전, 생식력 감소가 나타난다. 둘 다 적절한 호르몬 대체요법에 반응성이 높은 질환이다(애디슨병; 45장).

3) 성기능장애

성기능장애는 androgen 부족, 정서장애 또는 성관계의 불협화음에 기인한다(표 48-3).

사정기능장애는 심인성, 약물, androgen 부족 혹은 교감신경퇴행에 기인할 수 있다. 사정실패는 음경 질환, 전신질환, 외상 또는 약물 부작용이 가장 흔한 원인이다.

발기부전은 성적 자극 시 음경으로 충분한 혈류가 유입되지 못해서 일어난다. 이는 심리정서적, 당뇨, 고혈압, 하부요로 증상, 골반수술 병력, 혈관부전, 신경계 질환, androgen 부족이나 저항 혹은 음경질환 등에 의한다. 혈관부전에 의한 발기부전은 papaverine, phentolamine, prostaglandin E 및 nitroglycerin 등의 국소 혈관작용제로 단기치료가 되는 경우가 있다. 다른 발기부전치료제로 경구약물, 음경 주사제, 요도내 alprostadil 또는 testosterone 등이 있다.

Phosphodiesterase(PDE) 억제제는 현재 발기부전에 가장 흔히 사용되며, 음경에 혈류유입을 증대시켜 발기를 촉진한다. 성공률이 높고, 사용하기 쉽고, 성적 자극 시 자주 발기된다. FDA에 승인된 PDE-5 억제제 중에는 sildenafil(Viagra/Revatio), tadalafil(Cialis), vardenafil(Levitra/Staxyn) 및 avanafil(Stendra) 등이 있다. 성행위 이전에 투여하고 작용개시시간과 지속시간은 다양하다(표 48-4).

Nitroglycerin(NTG) 등의 질산염 약물은 PDE-5 억제제와 병용 시 혈압이 많이 저하되므로 이 계열 약은 어떤 제형이든 금기이다. 단, PRN 설하 NTG 처방 환자는 PDE 억제제를 복용할 수는 있으나, 동시복용은 주의해야 한다. 유기질산염에는 NTG, isosorbide mononitrate/dinitrate 등이 있다. Sildenafil®은 위중한 심혈관 질환자나 해부학적 기형 등으로 지속발기증을 야기하는 개인에게는 금기이다.

vardenafil과 tadalafil은 심부전이나 심근경색증 병력 환자에게 더 안전하나, Sildenafil처럼 질산염 약물과의 병용

표 48-3 남성 성기능저하 유발약

약물 종류	약물 혹은 약물군
항콜린제	atropine, scopolamine, benztropine, trihexyphenidyl
항우울제	TCAs, MAOIs, SSRIs
항히스타민제	H_1수용체 억제제
항고혈압제	중추성 α_2작용제, α-& β-차단제, 이뇨제, ACEIs
항정신병약	phenothiazines, thioxanthenes, butyrophenone
항궤양제	H_2수용체 억제제
규제약물	barbiturates, benzodiazepines, 대마, cocaine, 아편계약물
기타	aminocaproic acid, , baclofen, steroids, ethionamide, digoxin, lithium

은 금기이다. 이들의 흔한 부작용은 두통(가장 흔함), 소화불량, 비충혈 및 비인두염 등이다. 다른 드문 부작용에는 시야혼탁, 광과민, 색인식변화(특히 청색, 녹색) 및 빈뇨나 통증 동반 배뇨와 같은 요도 증상, 탁뇨나 혈뇨 등이다. 환자는 부작용을 경험한다면 의료진에 알리도록 교육받아야 한다.

자몽은 PDE-5 억제제 흡수율을 증가시켜 부작용의 위험을 높이는 등, 많은 약물이 PDE-5 억제제와 상호 작용하므로 환자가 복용하는 약물 목록을 반드시 입수해야 한다.

일부 약들의 남용 문제가 있다. Amyl nitrate(질산염제)는 최음제로 남용되어 갑작스러운 사망, 심근경색 및 메트헤모글로빈혈증 등이 보고되었다.

6. 양성 전립선 비대증(Benign prostatic hyperplasia, BPH)

BPH의 정확한 원인은 알려져 있지 않고, 전립선의 비후는 하부요도를 눌러 저항을 야기시켜 방광으로부터 소변 배출을 어렵게 한다. 남성은 방광충만감, 빈도, 야간뇨, 배뇨곤란, 소변 흘림 및 발기부전 등을 경험한다. BPH는 생명을 위협하지는 않지만, 삶의 질에 많은 영향을 미친다. BPH 증상은 전립선암과 유사하므로 전립선 특이 항원(prostate specific antigen, PSA) 혈액검사와 전립선 생검으로 암 여부를 확인해야 한다. 전통적으로, 치료의 주된 목표는 불편한 증상을 완화하는 것이다. 더욱 최근에는 치료가 질환의 진행과 합병증 예방에 초점을 맞추고 있다. 다양한 약물군에는 α-차단제, 5-α-reductase 억제제(5-ARIs), 항콜린제, 약초 치료제 및 PDE-5 억제제인 tadalafil(가장

표 48-4 발기부전을 위한 PDE-5 억제제

일반명(상품명)	개시/작용시간	부작용	약물 상호작용
sildenafil (Viagra) ;공복 효과 최고	개시: 30–60min 지속: 4h	• 위장 장애(설사, 속쓰림) • 시야 장애 • 어지럼, 두통 • 홍조, 비충혈	• 질산염들 • 알파차단제들 • 항감염제: fluconazole, itraconazole, ketoconazole, clarithromycin, moxifloxacin • 심장약: disopyramide, procainamide quinidine, sotalol, verapamil, amiodarone • HIV protease 억제제: atazanavir, indinavir 등 • 기타: methadone, pimozide, haloperidol 등 • 질산염들 • 알파차단제들
tadalafil 5mg (Cialis)	개시: 15–60min		
avanafil 50–200mg	지속: 24–36h		
vardenafil 5mg	개시: 25–30min 지속: 4–5h		

표 48-5 BPH 치료약물들

일반명(상품명)	투여경로	부작용
5-α-Reductase 억제제		
finasteride(Proscar), dutasteride(Avodart)	PO	성욕 감소, 발기부전
안전성 가임여성은 정제를 만지면 안됨(남성 태아 기형유발 위험). 만졌다면 해당 부위를 비누나 물로 세척해야 함. BPH에 이 약을 사용 시 전립선암이 잘 생길 수 있음을 알림. 사정량이 줄거나 발기부전/성욕감퇴 등이 일어날 수 있음을 환자에게 알림. 유방 변화(덩어리, 통증, 유두분비물 발생) 발생 즉시 의사에게 알림.		
α-아드레날린성 차단제		
tamsulosin, doxazosin, terazosin, alfuzosin, silodosin	PO	기립성 저혈압, 어지러움, 피로
안전성 취침 시 사용(저혈압 위험). 음식과 함께 복용. 기립성 저혈압(어지러움) 증상 상담. 운전, 기계작동 혹은 위험한 작업 피함. 정액 감소나 없는 상태의 오르가즘은 안전문제를 유발하지 않으며, 약 중단 시 다시 회복됨을 환자에게 알림. 백내장수술이나 다른 안과시술 전 약사용에 대해 안과의사에게 알림.		
PDE-5 억제제		
tadalafil(Cialis)	PO	표 48-4 참조
안전성 질산염 복용 환자는 병용 금지(혈압 저하 위험). BPH 치료제로 알파 차단제와 병용 금지(혈압 저하 위험).		

최신) 등이 포함된다. 올바른 BPH 치료약 선택은 복잡하다(표 48-5). 치료선택은 의료진과 환자 사이에 선택 결정 과정을 공유해야 한다.

약물치료 시작 시, 선택한 약물 종류에 따라 1-3개월마다 추적 관찰하여 치료 성공여부를 평가하고 부작용을 문의해야 한다. 전립선 비대증 환자에게 소변정체 유발 약물(항콜린제, 항히스타민제, 비충혈제거제)은 금기이다.

CHAPTER 49

여성 건강장애, 불임 및 성매개감염을 위한 약물

학습목표

- 여성 건강상태에 대한 병태생리와 약물치료 및 치료 예상 결과를 설명한다.
- 외음부감염 원인 병원체를 목표로한 약물적 중재를 설명한다.
- 남녀 환자 각각 그리고 임신을 시도하는 부부로서 불임 치료의 약물적 중재를 이해한다.
- 배란자극요법의 작용기전을 설명한다.
- 자궁출혈, 자궁내막증, 월경곤란증, 월경전증후군 같은 일반적 부인과 질환 약물요법을 이해한다.
- 다양한 병원체에 의해 발생하는 성매개 감염(STIs)에 대한 약물 중재를 설명한다.
- 여성 건강, 불임, STI 치료 약물과 관련된 교육을 포함한 간호 과정을 설명한다.

1 여성 건강 질환 치료 약물

1. 불규칙 또는 비정상 자궁출혈

불규칙 또는 **비정상 자궁출혈**(*irregular* or *abnormal uterine bleeding*)은 월경주기와 관련된 많은 다양한 의학적 조건이나 병리를 설명하는 용어이며, 여성들이 부인과 병원을 찾는 흔한 원인이다. **비정상 자궁출혈**(AUB)은 무월경, 월경과다, 월경외 자궁출혈, 월경성 자궁출혈(menometrorrhagia), 월경사이출혈(intramenstrual bleeding) 및 기능성 자궁출혈(dysfunctional uterine bleeding, DUB) 같은 다양한 출혈양상을 아우르는 말이다.

1) 무월경(amenorrhea)

일차성 무월경(primary amenorrhea)은 2차성징 없이 14세까지 무월경이거나 2차성징이 있으면서 16세까지 무월경인 것으로 정의한다. 여성 생식기관의 구조 이상, 염색체 변화 또는 내분비장애로 인해 발생할 수 있다. 단지 월경 시작이 생리적으로 지연된 것이 원인인 경우가 많다. **이차성 무월경(secondary amenorrhea)**은 과거에 월경주기를 경험한 여성이 6개월 연속으로 자발적인 월경주기가 없을 때를 말한다. 흔한 이유로 임신, 모유수유나 폐경이 있으므로 이차성 무월경은 정상 생리 과정의 증상으로 보아도 무방하다. 그 외 무배란주기, 갑상선기능항진증, 갑상선기능저하증, 고프로락틴혈증, 극심한 체중감소, 거식증 등이 원인이다.

환자 건강력 평가, 신체검사, 비임신 확인 후 무월경의 원인 파악을 위해 progestin 검사를 시행한다. 이 검사는 제한된 시간 동안 경구 progestin을 투여 후 시상하부-뇌하수체-난소(HPO)축 반응(월경주기 매개 호르몬계)이 정상인지 확인하는 것이다.

환자는 취침 전 미세화 progesterone이나 medroxyprogesterone acetate를 경구투여한다. Progesterone은 자궁내막 세포층을 두껍게 하고 분비활동을 증가시킨다. 약물 중단 시 progesterone 수치 감소로 자궁내막 세포층이 파괴되어 출혈이 일어난다. 약물 중단 7-10일 내 위축출혈이 일어나면 HPO축(월경주기 조절 호르몬)이 정상이다. 아주 소량의 출혈도 양성 반응으로 간주한다. 위축출혈이 전혀 없다면 다른 병태생리적 문제를 찾는 진단검사가 필요하다. 환자가 피임을 원한다면 복합호르몬 피임제를 사용해도 되며, 지시대로 하면 호르몬 없는 단계에 위축출혈을 경험한다.

2) 대사 증후군

2차성 무월경의 또다른 흔한 원인은 **다낭성 난소증후군 (polycystic ovarian syndrome, PCOS)**이다. PCOS는 황체호르몬(LH)의 과다 분비로 인한 대사 증후군의 한 형태이다. LH는 배란 촉진, 즉 난소내 우성난포로부터 난자의 중

간주기 방출을 담당하는 호르몬이다. LH가 과다 분비되면 난소에 하나의 우성난포 대신 여러 개의 난포낭이 형성된다. 난포 여러개가 존재하면 estrogen 수치는 증가하나 배란은 일어나지 않는다. 그 주기는 무배란 상태가 되어, 황체기, 즉 progesterone이 우세한 월경주기 후반부가 억제된다. 자궁내막은 progesterone 길항작용의 균형이 없는 estrogen에만 노출되어 자궁내막 안쪽의 비정상적인 비후를 유발하여 자궁암이나 자궁내막비대증 위험을 증가시킬 수 있다. 2차성 무월경 환자의 PCOS 발병률은 30%에 달한다. 이들은 월경을 건너뛰거나 긴 월경주기(35일 이상) 또는 몇 달간의 무월경 증상을 호소한다.

인슐린 저항성은 PCOS의 주된 특징이다. 인슐린 저항성은 높아진 포도당 수치에 반응하지 못하는 신체의 무능력을 말한다. 고혈당일 때 인슐린이 분비는 되나 저항하는 상태는 당대사를 변화시키고 고인슐린혈증을 일으킨다. 고인슐린혈증은 체내 순환 androgen 수치를 높이며 지질대사 이상, 심장질환, 제2형 당뇨의 위험을 높인다. 환자는 다음 증상 한 개 이상이 나타난다; 무월경, 다모증, 여드름, 흑색가시세포증(acanthosis nigricans) 또는 몸 중앙 부위를 따라 지방 과다. PCOS는 무월경때문에 불임의 흔한 원인이다.

PCOS 약물치료는 환자가 임신을 원하는지에 따라 다르다. 임신을 원하지 않으면 estrogen-progestin 복합 피임약을 써서, LH와 FSH를 억제하고, androgen 증상을 제한하며, 위축출혈을 유발하여 월경을 조절한다.

임신을 원하면 metformin과 clomiphene citrate를 사용한다. metformin(glucophage)은 간에서 당신생을 억제하고 말초 세포의 insulin 민감성을 증가시켜 인슐린 저항성을 효과적으로 치료하고 androgen 수치를 감소시킨다. metformin은 월경기간을 독립적으로 조절하여 배란 가능성을 높인다. metformin은 vit.B_{12}의 흡수를 감소시키므로 복용 시 vit.B_{12} 결핍 여부를 검사하며, 위장관 부작용도 있다. clomiphene citrate는 metformin과 병용 또는 단독으로 쓰여 우성난포 촉진 및 배란을 유도한다.

2. 비정상 자궁출혈(AUB)

가임기 여성은 AUB 원인으로 임신을 항상 먼저 고려해야 한다. 그러나 AUB는 스트레스, 과도한 체중감량, 식이장애 또는 과도한 운동 같은 생리적 원인에 의할 수 있다. 불규칙 출혈양상은 난소기능 감소나 나이 든 여성에서 폐경을 암시한다. AUB는 또한 내분비계 장애, 갑상선 질환, 자궁근종, 난소 낭종, 생식기 감염 또는 암 같은 병리적 과정에 의할 수 있다. 임신한 경우 자궁출혈은 자궁외임신 또는 유산이 임박했음을 나타낼 수 있다. 항응고제, 항정신병제, 벤조디아제핀, 호르몬 요법, 은행, 인삼 및 콩 제품을 포함한 일부 약물, 물질 및 약초 제제도 불규칙 출혈을 유발할 수 있다. 생리적, 병리적 및 약물적 원인이 배제되면 환자는 기능성 자궁출혈로 진단될 수 있다.

1) 기능성 자궁출혈(dysfunctional uterine bleeding, DUB)

DUB는 불규칙 출혈의 가장 흔한 분류이다. DUB 진단은 어떤 조직의 병리적 원인도 없으면서 불규칙 출혈이 있을 때 이루어진다. 약물 치료는 주로 출혈 양상을 정상화하고 만성 또는 급성 출혈로 인한 빈혈을 교정하는 것이다. 정상 월경주기에서 월경 중의 estrogen과 progesterone 수치는 낮다. 우성난포가 형성되면서 estrogen 수치가 오르기 시작하면 자궁출혈은 멈추고 월경은 끝난다. estrogen 약물 투여로 체내 estrogen 농도를 상승시키면 DUB 지속을 멈추는 데 효과적이다.

Estrogen은 치료에 단독 사용하지 않으므로(자궁내막 증식과 자궁암 위험을 증가) estrogen-progestin 복합 피임약이 쓰인다. Progestin 단독은 급성 출혈 감소에 estrogen만큼 효과적이진 않지만 장기 투여 시 자궁내막 위축을 유발하므로 장기적 조절이 필요할 때 매우 효과적일 수 있다. Depo-medroxyprogesterone acetate(Depo-Provera) 근육주사와 자궁에 삽입되는 IUS/LNG(Mirena)는 progestin 연장요법 약물이다.

2) 불규칙 출혈 약물치료

NSAID는 자궁출혈 치료 기전은 밝혀지지 않았으나, 월경과다 치료에 쓰인다. NSAID는 prostaglandin 생성을 막아 과도한 출혈과 자궁경련을 막는다. 월경과다에 쓰이는 흔한 NSAID는 mefanamic acid, ibuprofen과 naproxen이다. mefanamic acid는 음식과 함께 복용해야 한다.

CHC는 DUB 감소 및 조절에 사용된다. CHC 치료가 가능한 경우, 1상 약물과 21/7, 24/4, 84/7의 투여일정 약물이 1차 치료제이다(제47장 참조). Estrogen 증가는 자궁내막을 유지하고 자궁출혈을 멈춘다. 출혈주기 조절을 위해 위축출혈을 유발한다. 48시간 이상 과다출혈이 계속되면 다른 원인이 없는지 재평가해야 한다. 이점, 위험, 환자 복용 지도는 피임용으로 사용할 때와 같다. CHC로 DUB 치료 시 복용 후 첫 3개월 이내에 주기가 정상화되는지 확인해야 한다. 출혈 조절 효과에 따라 피임법을 계속하거나 6–9개월 후에 사용을 중단할 수 있다.

Progestin은 불규칙 출혈 감소에 estrogen만큼 효과적이지 않다. 하지만 AUB 장기 치료에 효과적이며 estrogen 사용 금기인 여성의 1차 치료가 될 수 있다. Progestin은 매달 위축출혈을 일으키기 위해 주기적으로(예, norethindrone을 매일 10–14일간 경구) 또는 연속 복용(medroxyprogesterone을 매일 경구)한다. Medroxyprogesterone, norethindrone 및 미세화 progesterone이 이런 방법으로 사용된다. Depot-medroxyprogesterone과 LNG-IUS 또한 DUB 치료에 사용될 수 있다. Progesterone 장기 사용은 자궁내막을 위축시키는 효과가 있으므로 불규칙 출혈 발생을 감소시킨다. Depot-medroxyprogesterone와 LNG-IUS를 복용 여성은 3–6개월 이내에 과다출혈 양상이 완화되는지 확인해야 한다.

3. 월경곤란(dysmenorrhea)

월경곤란은 월경주기와 관련된 골반통증이며, 주기성 골반통(cyclic pelvic pain, CPP)이라고도 한다. 다른 증상으로 자궁경련, 하부허리통증, 복부경련, 장운동 양상 변화, 장운동 증가, 오심, 구토가 있다. 월경곤란은 알려진 원인이 있는지에 따라 1차 또는 2차 월경곤란으로 나눈다. 1차 월경곤란은 뚜렷한 기저 병리가 없을 때이며, 월경주기 초기에 정상보다 많은 prostaglandin에 의해 야기된다. Prostaglandin은 자궁 소동맥을 수축시켜 자궁내막 혈류공급을 감소시킨다. 이 모든 기전은 자궁내막층이 무너져 월경이 시작되는 데 필요한데, 이 때 일부 여성은 통증 증가를 경험한다.

2차 월경곤란증은 골반통 원인이 있는 것으로, 요로감염증, 골반염증성 질환, 과민성 장증후군, 자궁근종증, 자궁내막증 등이다.

1) 월경곤란의 약물치료

약초, 식물학적, 비타민/미네랄 치료. 비타민 치료는 경증 월경곤란 통증을 완화시킬 수 있다; 비타민 E, 마그네슘, 티아민(비타민 B_1), 아연. 오메가 3 지방산이 월경곤란 통증 시 ibuprofen 사용을 감소시킨다고 한다.

NSAID. cyclooxygenase(COX)를 억제하여 prostaglandin 합성을 차단함으로써 통증을 막는다. COX 효소는 arachidonic acid을 prostaglandin으로 전환하여 자궁소동맥 수축, 자궁내막층 괴사, 자궁 수축, 월경통을 야기한다. 보통 비선택성 또는 COX–2 억제제가 사용된다. 월경곤란 통증 완화에 naproxen, diclofenac, ibuprofen, naproxen, celecoxib와 mefenamic acid이 가장 잘 사용된다. 일반의약품이 많으므로, 간호사는 장점, 위험, 대안과 함께 특정 용량, 약물 상호작용, 약물복용법에 대한 건강정보를 알려주어야 한다. 몇몇 약물(diclofenac, celecoxib, mefenamic acid)은 전문의약품이다. 환자는 이러한 약물의 차이를 이해하고, 약물에 알레르기가 있거나 부작용이 있는 경우 피해야 한다. 또, NSAID 두 종류를 병용하는 것은 피해야 한다. 흔한 부작용인 위장장애를 피하기 위해 음식과 물과 함께 복용하며, 예방을 위해 제산제나 칼슘보충제와 복용할 수 있고, 10일 이상 사용하지 않는다.

호르몬 피임. CHC 약이 월경곤란 치료에 효과적인데, 주기연장 CHC 약(24/4일 또는 87/7일)이 더 효과적이다. 주기연장 약은 위축출혈 기간을 짧게 하고, 횟수를 줄이거나 아예 없앤다. Depo-Provera, Implanon, LNG-IUS이 있으며, 장기 progestin 단독 약은 자궁내막층 위축을 일으켜 월경곤란 발생과 월경 중 출혈량을 제한한다.

4. 자궁내막증(endometriosis)

자궁내막증은 자궁내막조직이 자궁외부에 비정상적으로 위치하는 것이다. 그 조직은 이소성 자궁내막 이식조직이라고 알려져 있다. 월경곤란, 만성 골반통, 불임의 흔한 원인이다. 이소성 자궁내막 이식조직은 난소, 자궁 후면, 자궁천골인대, 자궁광인대 또는 장, 또한 골반이나 흉강 내 다른 장기에서 발견된다. 이소성 자궁내막 이식조직은 자궁 내부의 정상 자궁조직과 같은 방식으로 호르몬 조절, 특히 estrogen에 반응한다. 따라서 월경이 일어날 때 이소성 자궁내막 이식조직도 증식하고 출혈이 일어난다. 월경주기가 반복될수록 장기조직을 둘러싼 염증, 반흔 형성, 유착 등이 발생해 골반 통증을 유발한다.

자궁내막증의 가장 흔한 증상은 월경곤란과 골반통증(월경과 무관한 6개월 이상 지속되는 만성 골반통증 포함)이다. 환자는 요통, 통증이나 피가 나는 배변, 성교통을 경험할 수 있다. 자궁내막증을 가진 여성에서 이유는 모르지만, 일차 또는 이차 불임이 증가한다. 이소성 자궁내막 이식조직 또는 그로 인한 흉터 조직과 유착이 나팔관이나 다른 생식기관의 운동을 방해하거나 영향을 미친다는 이론이 있다. 영향을 받는 여성은 자궁외임신의 위험이 증가한다.

1) 자궁내막증 약물요법

약물 치료전략은 혈중 estrogen 양을 감소시키고 월경 제한 또는 제거하는 것이다. 이는 이소성 자궁내막 이식조직과 관련된 내출혈과 자극을 중재하고 퇴화시킬 수도 있다.

CHC 약물. Gn-RH 분비를 억제하고, 배란을 막으며, 자궁 내막층을 위축시킨다. 작용은 이소성 자궁내막 이식조직을 퇴행시켜 골반통증을 완화하는 것으로 생각된다. CHC는 치료율이 약 75%이다. 주기연장 CHC는 1년에 월경주기 횟수를 줄이거나 위축월경을 완전히 제거하여 자궁내막증을 치료한다.

Progesterone 약물. 배란을 억제하고 장기적으로 자궁내막을 위축시킨다. 또한 CHC처럼 Gn-RH 분비를 억제한다. 시간이 지나면서 progestin은 이소성 자궁내막이식조직을 축소하거나 제거할 수 있다. depot-medroxyprogesterone acetate(DMPA)가 가장 흔히 쓰인다. DMPA 치료율은 70–90%이다. 효과는 약물 중단 후 몇 달동안 지속된다. 장점과 위험은 DMPA를 피임용으로 사용할 때와 같으므로 골밀도 손실과 예방, 불규칙 출혈이나 무월경, 체중 증가, 기분변화 우려에 대해 환자와 의논해야 한다(제47장 참조). 주사는 11–13주마다 투여한다. 경구 progestin은 norethindrone이 있고, 6–9개월간 지속해서 사용한다.

Gn-RH 작용제. Gn-RH 작용제는 Gn-RH 분비를 억제하고 estrogen 저하 상태를 만드는 강력한 약물이다. 부작용은 홍조, 위축성 질염, 질건조, 성욕 감소, 골밀도 감소 등으로 폐경기와 유사하다.

leuprolide는 최대 6개월까지 매달 또는 3개월마다 IM하는 일정이 있다. 임신 범주 X이므로 월경주기 첫 3일에 시작해야 하고, 피임을 위한 차단피임법을 사용해야 한다. 임신 및 골손실 예방하기 위해 progestin 또는 CHC 약도 처방될 수 있다.

nafarelin은 코 스프레이로, goserelin은 복벽 피하에 심어서 사용한다.

Gn-RH 작용제는 6개월만 사용해야 한다. 6개월 이상 사용하면 골밀도의 비가역적인 부작용을 일으킬 수 있다. 대략 90%의 여성이 gonadotropin 억제제와 Gn-RH 작용제로 증상완화를 경험한다.

DMPA와 Gn-RH 억제제/작용제를 비교 조사한 연구는 Depo-SC 104 Provera가 자궁내막증상을 줄이고, 이소성 자궁내막조직을 축소시키거나 제거하는 데 leuprolide만큼 효과적이라고 보고했다. DMPA는 leuprolide보다 가격이 훨씬 저렴하다. Leuprolide는 DMPA보다 더 심한 estrogen 저하 상태를 야기한다. 그러므로 폐경 유사증상 또한 훨씬 심하다. DMPA는 치료 중단 시 월경과다를 포함한 불규칙 출혈, 체중 증가, 월경 재개시간 지연 등을 야기한다. 또한 DMPA는 BMD 변화를 일으키므로 치료 시작 전 환자와 함께 예방 조치를 검토해야 한다.

Aromatase 억제제(nastrozole, letrozole)는 androgen의 estrogen으로의 전환을 억제하며 최대 6개월까지 처방된다.

5. 월경전증후군(premenstrual syndrome, PMS)

월경전증후군은 주기적인 신체 증상과 폐경 이행기 기분변화의 집합으로 구성된다. 증상은 월경전 2주동안 증가하고 월경이 시작된 후 감소한다. 월경전증후군은 주기적 월경전후기 통증과 불편감의 분류에 속한다. 이 중 심각한 기분변화는 월경전불쾌장애(premenstrual dysphoric disorder, PMDD)로 분류되어, "특별히 명시되지 않은 우울증"으로 인정된다. PMS와 PMDD의 특징은 월경주기의 황체기(15–28일)에 증상이 반복적인 양상으로 나타나고, 초기 난포기(1–14일)에 급격히 감소한다는 것이다.

월경전증후군의 정의, 원인, 증상 또는 치료에 대한 보편적인 합의는 없다. 원인으로 호르몬 과다 또는 결핍, 체액이나 나트륨 저류 또는 영양결핍일 수 있다고 하고, HPO 축 기능의 불균형이 존재한다고도 한다. 다른 가설들은 세로토닌 분비 또는 흡수와 관련된 estrogen과 progesterone의 신경조절 효과에 중점을 둔다. 월경 주기와 관련된 모든 증상이 PMS를 나타내는 것은 아니라는 점도 유의해야 한다.

1) 월경전증후군의 약물적, 보완대체 치료

약초, 식물학적 또는 비타민/미네랄 치료. 비타민 B_6(pyridoxine)가 인기있고 일부 환자는 특정 증상 개선을 경험하지만 위약보다 우수하다는 증거는 없다. 보충제 아닌 식품을 통한 칼슘섭취는 PMS 증상 완화에 도움이 된다.

달맞이꽃 종자유는 연구결과는 엇갈리지만, PMDD를 줄이고, 유방압통을 완화하며, 체액저류를 줄인다고 한다. Chasteberry는 유방통 뿐 아니라 일부 PMS 증상에도 도움이 된다. Chasteberry는 progesterone 과다 생산을 막고, 프로락틴 분비를 억제한다(유방압통이 있는 여성은 프로락틴 수치가 증가할 수 있다). St. John's wort는 작용기전은 불분명하나 PMS와 PMDD에 동반되는 경한 우울증에 효과적이라고 증명되었다. 이 허브는 MAOI나 SSRI 복용 중인 환자에게는 금기이다.

항우울약과 항불안약. 심각한 PMS는 SSRI로 개선된다. 과민성, 기분변화, 피곤, 긴장, 유방압통 등의 증상이 완화된다. SSRI는 CNS 신경말단에서 세로토닌 재흡수를 막아 뇌에서의 세로토닌 사용을 조절한다. 가장 잘 사용되는 SSRI는 fluoxetine(Prozac)과 sertraline(Zoloft)이고 paroxetine(Paxil)과 citalopram(Celexa)도 중증 PMS 환자의 증상 완화가 증명되었다.

중증 PMS와 PMDD 치료 시에 불안을 감소 또는 제거하고 공황장애 조절을 위해 항불안약이 처방된다. 항불안약물은 PMS와 관련된 우울증과 두통에 도움이 된다. 가장 잘 사용하는 약은 alprazolam(Xanax), diazepam(Valium), lorazepam(Ativan), buspirone(BuSpar)이다. 이들은 내성 또는 중독 가능성이 있기때문에 단기 사용해야 한다. 환자에게 약이 진정작용을 유발한다고 경고해야 한다. 항불안약들은 중증 PMS의 일차치료로 권고되지는 않는다. 8주 이상 치료는 지속적인 의료적 감시를 받아야 한다.

호르몬치료. 배란의 장기억제는 일부 여성에서 주기적인 불편감을 감소시키고 기분변화를 정상화하는 것으로 보인다. COC, Ortho-Evra, Nuva Ring 같이 단상 CHC 약물이 이 목적으로 사용된다. Progestin 단독 약물을 사용 시, 우울증을 악화시킬 수 있으므로 주의해야 한다. Yaz, Beyaz와 Lybrel과 같은 경구피임약은 PMDD 치료로 FDA 승인을 받았다.

6. 일반 외음부 감염

세 가지 질감염[외음부 칸디다증(vulvovaginal candidiasis, VVC), 세균성 질염(bacterial vaginosis, BV), 트리코모나스증(trichomoniasis)]은 정상 질분비물을 비정상 질분비물로 변화시키고 서로 다른 외음부 또는 질증상을 일으킨다.

외음부 칸디다증. VVC는 외음부 또는 질 부위의 효모균 감염이다. 염증, 자극, 소양증, 찰과상, 배뇨통 또는 성교통을 일으키고, 두껍고, 하얀 응고물 같은 분비물이 나온다.

표 49-1 일반적인 질감염 및 약물 치료

약물 성분	투여경로	비고
외음부 칸디다증		
재발성 외음부 칸디다증은 당뇨나 HIV 감염 같은 다른 질병을 의미할 수 있다.		
butoconazole	크림	임신범주: C (경구 외 제형은 모두 질내투여)
clotrimazole	크림, 질정	임신범주: B
miconazole	크림, 질좌약	임신범주: C; 임신 첫3개월에는 비추천.
nystatin	질정	임신범주: A
terconazole	크림, 질좌약	임신범주: C
tioconazole	연고	임신범주: C
fluconazole	경구 알약	임신범주: D
세균성 질염		
clindamycin	크림, ovules(질내 투여), 경구	임신범주: B
metronidazole(Flagyl®)	경구, 젤	임신범주: B, 주의사항은 본문에 있음
tinidazole	경구	주의사항은 본문에 있음

원인은 질정상상재균인 *Candida albicans*의 과증식이 가장 많으며, 다른 Candida 종도 VVC를 일으킬 수 있다. 합병증이 없는 VVC는 azole계 국소 약물로 치료한다. 3일용, 7일용 질치료제와 더불어 1일 항진균제가 있다(표 49-1).

세균성 질염. 세균성 질염은 강한 비린내와 함께 다량의 균질하고 얇고 흰 질분비물을 유발한다. 보통 질의 건강한 세균(lactobacilli)이 혐기성 세균(가장 흔히 *Gardnerella vaginalis* 또는 *Mobiluncus*)로 대체된 것이다. 성접촉으로 전파될 수 있으나 STI로 간주되지 않는다. 경구용 치료제로 metronidazole(Flagyl)이 있다. 위장 장애를 일으키므로 음식이나 물 또는 우유와 함께 복용하고, 알코올 병용 시 심각한 오심과 구토증상을 야기하므로, 치료 중 및 후 48시간까지 알코올 음료나 알코올 포함 제품(구강청결제)을 사용하면 안된다. 질에 바르는 제제로는 metronidazole gel이나 clindamycin cream이 있다. tinidazole도 경구용 세균성 질염 치료제이다. tinidazole은 알코올 섭취 시 metronidazole과 같은 주의를 가지고 음식과 함께 복용해야 한다. metronidazole보다는 위장 장애가 약간 덜 심하다. 두 약물 모두 임신 제1 삼분기에 복용하면 안 된다.

질편모충증. 이 장 뒷부분에 있는 STI 부분에서 다룰 것이다.

2 임신촉진약물

1. 배란유도

clomiphene은 시상하부의 estrogen 수용체 길항제이다. clomiphene이 시상하부 estrogen 수용체와 결합하면 시상하부는 혈중 estrogen 농도가 낮다고 인지하여 시상하부의 GnRH 분비를 증가시켜서 HPO축을 활성화시킨다. GnRH는 뇌하수체 전엽에서 FSH와 LH를 방출시켜 난포자극을 시작한다. FSH와 LH에 반응하여 estrogen 수치 증가로 우성난포가 만들어지면서 LH 급증에 필요한 수준의 estrogen이 생성된다. LH 급증은 우성난포에서 난포 배란을 유발한다. LH가 배란주기를 생성할 만큼 높은 수준에 도달하고 LH 급증 시기가 난포 형성의 정점인 중간주기에 도달하는 것이 중요하다.

clomiphene은 가장 자주 이용되는 배란자극제이다(원형약물차트 49-1). 다낭성난소증후군 환자는 metformin으로 인슐린과다혈증 병행치료가 필요할 것이다. metformin 단독도 생리주기 조절을 돕고 배란을 촉진하는데, clomiphene과 병용하면 성공률이 올라간다.

재조합 FSH, LH, hCG는 최소 부작용으로 정상 호르몬 수치를 촉진한다. 재조합 FSH, LH는 난소 기능에 직접 작용하여 난포 성숙을 자극하고 배란을 촉진한다. 이런 치료는 여성에게 외부 호르몬을 공급하여 정상 월경주기를 제

원형약물차트 49-1

Clomiphene Citrate(CC)

약물분류 배란 촉진제, 상품명: Clomid, 임신범주: X	**투여경로** PO
금기 임신, 진단되지 않는 질출혈, 우울증, 자궁근종, 간기능부전, 혈전정맥염, 원발성 뇌하수체부전 혹은 난소부전	**상호작용** 약물: 특이 사항 없음; danazol이 반응을 억제함. Ethinyl estradiol의 효과를 감소시킴. 임상검사: 혈청 thyroxine을 증가시킴.
약동학 흡수: 위장관 흡수 잘됨 대사: tⅡ: 5–8일, 배설: 담즙분비되어 대변으로	**약력학** PO: 개시: 5–14일
치료효과/사용 난포성장 촉진, 작용기전: FSH와 LH 분비 촉진	
부작용 유방불편, 피로, 어지럼, 우울, 불안, 오심, 구토, 변비, 식욕 증가, 두통, 복부팽만, 다태임신, 홍조, 체액정체, 피부염, 두드러기, 쇠약감, 심한 월경,	**유해반응** 광과민, 유방통증, 복시, 시야이상, 복통, 체중 증가, 탈모, 난소 과다자극(난소 비대, 주기 중간의 난소통증, 낭종), 불안, 난소낭종(기존의 난소 낭종 확대 가능), 자궁외임신, 가역적 탈모, 신경관 결함(보고는 있으나 확인 안 됨)

공하고 배란을 촉진하며 임신 확률을 높인다. hCG는 배란 후 황체 발달을 보장한다. 황체는 적절한 수준의 estrogen을 제공하며, 더 중요하게는 자궁내막과 임신을 유지하게 하는 progesterone을 제공한다. 이 약들은 clomiphene보다 더 강력하고 다태아의 위험이 높다. hCG는 gonadotropin이나 FSH, LH로 전처리된 여성의 배란을 더욱 촉진시킨다.

약력학 clomiphene의 기전은 알려져 있지 않지만, estrogen과 수용체 자리를 경쟁한다는 가설이 있다. 시상하부와 뇌하수체에 의한 순환 estrogen의 감소에 대한 인식은 FSH와 LH의 분비를 증가시키는 음성 피드백 반응을 촉진한다. 그 결과 난소 자극, 난포 성숙, 배란, 황체 발달이 나타난다.

부작용. 항estrogen 효과로 자궁내막성숙 방해와 자궁경부 점액생성 방해가 있다. 역설적이게도 이것은 수정이나 착상을 방해할 수도 있다.

1) 황체기 결함

불임의 또 다른 주요 원인은 월경주기 중 황체기(배란 후 단계)의 progesterone 감소와 관련이 있다. 순환하는 progesterone이 감소하면 황체기가 짧아져 착상에 필수적인 progesterone–매개 자궁내막 변화가 일어나지 않는다.

황체기 progesterone 농도가 비정상적으로 낮은, 황체기 결핍(luteal phase deficiency, LPD)인 경우, progesterone을 질, 구강 또는 IM으로 투여하여 치료한다(luteal phase support라 함). Progesterone은 배란 직후의 황체기를 지원하여 임신 10–12주까지 유지되며, 그 후 태반이 독립적으로 임신을 지원하는 기능을 하게된다.

Progesterone 서방형 질내 크림이나 젤, 미세화 progesterone(질 좌제, 경구) 및 IM 주사제 등의 제형이 있다. Progesterone 주사제는 500mg/mL 농도로 나오며, 보통 하루 50mg이나 1mL를 깊은 근육주사로 처방한다. Progesterone 주사제는 참기름을 용제로 써서 점성이 있으며, 주입하기 힘들고, 참기름 알레르기가 있는 사람은 금기이다. progestin과 미세화 progesterone이 최기형성이 없고 태아에게 나쁜 영향을 미치지 않는다는 임상 증거가 있음에도 불구하고, 임신범주 X로 분류되어 있다. LPD 환자에게 배란 후 progesterone 투여 시 임신 및 착상 가능성을 높일 수 있다.

일부 여성의 경우 LPD 원인은 조기 LH 급증의 결과이다. 조기에 LH 급증이 되면 난포가 성숙할 시간이 부족해져서 결과적으로 무배란주기로 이행한다. GnRH 길항제를 피하 또는 근육으로 투여한다(표 49–2).

2. 기타 약물치료

내분비장애에는 고프로락틴혈증, 갑상선장애가 있다. 고프로락틴혈증 여성에서 높은 프로락틴농도가 불임의 결정적 원인이 된다. 프로락틴은 뇌하수체전엽에서 분비되는 호르몬으로, 임신과 산후에 상승하여 모유 생산을 지원한다. 모유 수유를 하면 자연적으로 프로락틴이 상승하고, 모유 수유 중이거나 최근에 모유 수유를 중단한 여성에게서 고프로락틴혈증을 볼 수 있다.

고프로락틴혈증 유발약은 haloperidol, metoclopramide, methyldopa, reserpine, 장기 CHC 사용 등이 있다. 병리적 고프로락틴혈증의 가장 흔한 원인은 뇌하수체선종이라는

표 49–2 배란 촉진 및 배란 조절제

일반명(상품명)	투여경로	사용 및 고려사항
bromocriptine (Parlodel®)	경구	Prolactin 수치 정상화시킴. 기형유발가능. 임신범주: C PB: 92%; tⅡ: 50h
clomiphene(Clomid®)		원형약물차트 49–1 참조
Gn–RH 유사체 작용제: Synarel® 길항제: cetrotide, ganirelix	Synarel: 비강 분무 cetrotide: SC ganirelix: SC	자발적 LH 급증을 억제하여 체외수정 주기에 대한 배란 자극을 강화함(임신 성공률 높이기 위해 수정 사이클 조절). tⅡ: 11–23h
human menotropic gonadotropins	IM SC	FSH 및 LH와 활성이 같아 시상하부 무월경 여성 배란을 유도함. 난소과다자극은 위험함. 다태임신 위험. 임신범주: X
재조합 FSH human menopausal gonadotropin or hMG(FSH와 유사) 재조합 LH, 재조합 hCG	SC IM	재조합 FSH는 FSH와 동일 활성 가짐. 재조합 약은 난소과다자극은 미미하나 여전히 위험. 주의깊은 모니터링으로 다태임신 줄임. tⅡ: 23–77h IM, 13–35h SC, 임신범주: X Black 혹은 blue cohosh 함유 허브제는 피함.

작은 양성 뇌하수체종양이다.

원인과 상관없이 대부분의 고프로락틴혈증은 Ergtot 유도체인 bromocriptine으로 치료할 수 있다. bromocriptine은 뇌하수체의 dopamine 수용체에 결합하여 prolactin 분비를 억제한다. 임신이 확인될 때까지 치료를 계속한다. 필요하면 2개월 후 clomiphene을 사용할 수 있다.

또한 갑상선기능저하증이나 갑상선기능항진증 및 부신기능부전을 평가하여 갑상선기능정상 수치를 유지하기 위해 관리되어야 한다. 자궁내막증은 성선자극호르몬분비를 억제하기 위해 danazol, leuprolide, DMPA 과정을 통해 치료할 수 있다.

간호과정
환자-중심의 협력의 간호

불임

사정

- 약물 및 약초 사용력을 포함한 일반적인 건강 이력을 사정한다. 자궁경검사, bimanual exam을 포함한 신체진찰을 사정한다. 비정상 Pap 검사결과, 치료 이력 및 성관계력, 질감염, 성매개감염에 대한 과거력 및 치료력, 과거 임신중절 방법, 골반수술, 임신력, 출산력, 합병증 등을 사정한다. 비정상적인 Pap 검사 및 치료 이력, 질 감염과 STI 및 치료 이력, 과거 피임법 사용, 골반 수술 및 과거 및 현재 부인과 이상, 임신 및 출산 이력 및 합병증에 주의하면서 환자의 생식 및 성적 이력을 사정한다.
- 초경을 포함한 완전한 월경 이력, 마지막 월경(지속기간, 월경혈량, 기타 월경주기 관련 증상)을 사정한다.
- 지지치료, 상담을 포함한 부부의 정신건강을 사정한다.

간호진단

- 월경주기, 배란, 수정, 불임 원인, 예후, 불임 보조치료와 관련된 지식 부족
- 치료요법 및 결과와 관련된 지식 부족
- 불임과 관련된 낮은 자존감
- 불임, 치료제 및 치료과정과 관련된 불안

간호목표

- 환자는 약물 투약과 관련된 주의사항을 이행한다.
- 환자는 약물치료 부작용을 의료진에게 보고한다.

간호중재

- 환자 및 배우자와 치료요법 과정 및 그 예상 결과를 상담한다.
- 환자가 약물치료의 위험, 장점, 대체요법을 이해하도록 한다.
- 환자에게 부작용을 알려주고 의료진에게 보고하게 하며, 조심해야 할 일을 할 때는 주의하도록 조언한다.
- 환자와 배우자에게 정신적 상담과 지지를 해 준다.

평가

- 환자는 약물 투약과 관련된 주의사항을 이행함.
- 환자는 약물치료 부작용인 복통, 시야장애를 의료진에게 보고함.

3 성매개감염(STI) 치료 약물

1. 전파와 위험

원인 미생물에 따라 STI는 피부나 점막에 손상을 주는 국소 병변일 수도 있고, 생식기계를 통해 위쪽으로 퍼져 골반감염과 불임 위험을 증가시킬 수도 있다. 많은 경우, 생명이 위험하고 임신과 분만을 통해 태아 또는 신생아에게 전파될 수 있다.

성매개감염은 종종 다중 감염으로 나타난다. 하나의 STI 치료를 받는 개인들은 HIV를 포함하여 다른 STI에 대해서도 평가해야 한다. 특히 생식기 또는 항문 주위에 궤양이 있는 사람은 더 그러하다.

수직감염 또는 주산기감염은 태아 또는 신생아가 산모에 의해 감염되었을 때를 말한다. 미생물들은 질 또는 자궁경부에서 자궁내 환경까지 생식기계를 타고 올라간다.

건강한 성인에게는 영향이 미미한 생물체들이 태아에게 치명적일 수 있다. 수직감염은 출산 시 산모의 피나 모유를 통해서 일어난다(예, HIV, HBV). 매독 같은 많은 STI들은 태반이나 막을 통해서 전파된다. HSV-2는 산모에서 미생물과의 직접적인 접촉이 필수적이다. *Chlamydia trachomatis*와 *Neisseria gonorroeae*에 의해 초래되는 시각손상 때문에 erythromycin 연고가 일반적으로 태아의 눈에 투여된다. 이것은 거의 출생 후 몇 시간 안에 행해진다(표 49-4). 감염된 개인의 모든 성접촉은 처치를 위해 모두 보고되어야 한다. 섹스 파트너의 감염평가가 끝날 때까지 관계를 삼가고, 관계 시 반드시 콘돔을 사용한다.

표 49-3 성매개감염(Sexually Transmitted Infection, STI)의 병원체

병원체	전파경로		
	주로 성접촉으로 전파됨	성접촉으로 전파될 수도 있음	구강-대변 노출에 의한 성접촉
세균	*Calymmatobacterium granulomatis* *Chlamydia trachomatis* *Haemophilus ducreyi* *Neisseria gonorrhoeae* *Treponema pallidum* *Ureaplasma urealyticum*	*Escherichia coli** *Gardnerella vaginalis** *Haemophilus vaginalis* *Mobiluncus curtisii, Mobiluncus mulieris,** *Peptostreptococcus* Group B *streptococcus** *Mycoplasma hominis**	*Shigella, Campylobacter*
바이러스	Cytomegalovirus B형 간염 제2형 단순포진바이러스 인간유두종바이러스 Molluscum contagiosum virus(물사마귀 바이러스)	Human T-lymphotrophic virus-1 제1형 단순포진바이러스 Epstein-Barr virus	HIV-1, HIV-2 C, D형 간염 A형 바이러스
원충, 진균, 외부기생충	*Trichomonas vaginalis* *Phthirus pubis* *Sarcoptes scabiei*	*Candida albicans** *Candida glabrada** *Candida tropicalus**	*Giardia lamblia* *Entamoeba histolytica*

* 이들 세균감염은 흔히 질내 미세환경 변화 또는 장-질 경로 노출로 인해 흔히 발생하지만, 특정 성행위에 의해 전파될 수도 있다.
HIV, Human immunodeficiency virus 인간면역결핍바이러스

표 49-4 흔한 성매개감염의 1차 치료법에 대한 현재 지침*

감염	1차 치료	고려사항
비임균성 요도염	추천: azithromycin 또는 doxycycline PO 대체: erythromycin 또는 levofloxacin 또는 ciprofloxacin PO	임신 중 fluoroquinolones 및 tetracyclines은 권장되지 않음.
연성하감	azithromycin PO 또는 ceftriaxone IM 또는 ciprofloxacin PO 또는 erythromycin PO	압축기 사용하여 괴사물질 제거 및 궤양성 병변 세척.
클라미디아	추천: azithromycin PO 또는 doxycycline PO 대체: erythromycin PO 또는 erythromycin PO 또는 ofloxacin PO 또는 levofloxacin PO 임신 시 추천: azithromycin PO 또는 amoxicillin PO 임신 시 대체: erythromycin PO 신생아(신생아 안염): erythromycin PO	초기치료 후 TOC는 3-4mo을 필요로 한다. 치료의 이차 코스가 요구됨.
부고환염	임균 또는 트라코마티스 원인인 경우: ceftriaxone IM 및 doxycycline PO 장세균이 원인이거나 위 항생제 알레르기 있는 경우: ofloxacin 또는 levofloxacin PO	임질 치료; 비임균성 요도염 치료를 따름.
곤지름 (생식기 사마귀)	의료진 적용: 냉동요법/냉동탐침 또는 benzoin 팅크 + podophyllin 도포 또는 trichloroacetic acid(TCA) 또는 dichloroacetic acid(DCA) 도포 환자 적용: imiquimod cream 또는 sinecatechins 연고 또는 podofilox 용액이나 gel 도포	HPV 근절 수단은 없음. Podophyllin은 임신 동안 금기. 임신동안 안전 미확보. 임신범주: C
임질	추천: ceftriaxone IM + (azithromycin 또는 doxycycline PO), ceftriaxone 없을때 대체: cefixime PO + (azithromycin 또는 doxycycline PO) cephalosporin 알레르기 있다면: azithromycin PO 임신 시 추천: Ceftriaxone IM + azithromycin PO 신생아결막염: ceftraxone IM/IV 신생아결막염 예방: erythromycin(0.5%) 안연고	Chlamydia 치료를 동시에 할 것.. Fluoroquinolones 내성균이 빈발하여 임질치료에 비추천. 비경구 cephalosporin 투여가능하면 경구용은 쓰지 말 것. 임신 시 fluoroquinolones 및 tetracycline은 비추천.
사타구니육아종	azithromycin PO 또는 ceftriaxone IM 또는 ciprofloxacin PO 또는 erythromycin PO	
A형 간염	특별한 치료법이 없음.	백신 사용가능함.
B형 간염	A형 및 B형 간염 바이러스는 백신이 있는 STI임	모든 신생아, 청소년 백신 추천. 최근 성병환자 또는 최근 6개월내 1인초과 성파트너를 가진 사람들에게 백신 추천.
C형 간염	Alpha interferon 및 경구약물 ribavirin	백신이 없음.

표 49-4 흔한 성매개감염의 1차 치료법에 대한 현재 지침*-계속

감염	1차 치료	고려사항
생식기 단순포진	첫 발병 시: acyclovir 또는 famciclovir 또는 valacyclovir PO 재발병 시: acyclovir 또는 famciclovir 또는 valacyclovir PO 억제요법: acyclovir 또는 famciclovir 또는 valacyclovir PO 신생아: acyclovir IV	1형, 2형은 임상적 구분 불가. 치료법 없음. 전신질환은 신생아에 치명적; 신경계 손상 유발. 유증상 시 바이러스배출 빈발;성접촉 피할것. Acyclovir, famiciclovir, valacyclovir는 임신 36주부터 분만 시까지 사용. acyclovir와 valacyclovir는 임신초기 주의해서 사용. 중증인 경우 입원 IV요법 필요.
성병림프육아종	doxycycline 또는 erythromycin PO	
물사마귀	냉각마취 및 소파술 또는 소작성 화학약품s(podophyllin, trichloroacetic acid, silver nitrate) 및 냉동요법	모든 병변이 제거되지 않으면 재발가능.
점액화농성 자궁경부염	azithromycin 또는 doxycycline PO	
골반염증성질환 (PID)	입원치료 A: cefotetan IV 또는 cefoxitin IV + doxycycline PO/IV 입원치료 B: clindamycin IV + gentamicin IM/IV 통원치료: ceftriaxone IM + doxycycline PO +/− metronidazole PO 또는 cefoxitin IM + doxycycline PO +/− metronidazole PO 또는 다른 3세대 cephalosporin 비경구 (예, ceftizoxime 또는 cefotaxime) + doxycycline PO	종종 다균성. 이 요법은 혐기성세균, 골반덩어리 또는 자궁내장치(IUD) 관련 PID 치료는 못 할 수 있음.
직장염	ceftriaxone IM 및 doxycycline PO	
사면발이	permethrin 1% 크림 린스 또는 pyrethrins과 piperonyl butoxide	다른 치료가 실패한 경우만 lindane 사용. 의류와 침대 감염을 제거. 1차 후 7–10일에 2차 치료하여 갓 부화한 이를 죽임. 파트너도 치료함.
옴	추천: permethrin cream 또는 ivermectin PO. 대체: lindane 도포	
성폭행	ceftriaxone IM 또는 cefixime PO + metronidazole PO + azithromycin PO 또는 doxycycline PO	파상풍 booster 및 gamma globulin 및 기본적 HIV 검사와 추적 검사가 권유됨.
매독	1차, 이차 또는 <1y 기간 (조기 잠복 매독): benzathine penicillin G IM 시기를 모르거나 >1y(후기 잠복 매독): benzathine penicillin G IM. Penicillin 알레르기 환자: 감염질환 전문가 진료. 신생아 및 어린이: benzathine penicillin G IM	Penicillin에 알레르기가 있는 임산부는 반드시 탈감작 해야함. 매독 환자에게 Benzathine penicillin G를 투여하면 매독균의 분해로Jarisch–Herxheimer 반응이 나타날 수 있음. 이 급성 열반응은 두통, 근육통 및 발열 동반. 이는 임신 환자에게 조산 혹은 태아에 악영향을 줄 수 있음.
질편모충증	권장: metronidazole PO 또는 tinidazole PO 대체: metronidazole PO	임산부는 임신 1기 이후에 치료해야 함. metronidazole gel 사용 금지 tinidazole은 임신 첫 3개월에는 금기임.

* 성매개감염은 심각한 후유증을 남길 가능성이 있다. 감염 환자의 파트너는 재감염 방지를 위해 반드시 동시에 치료를 받아야 함.
* 가장 최신 가이드라인과 대체치료는 www.cdc.gov/STD/treatment에 나와 있음.
HIV, human immunodeficinecy virus; HPV, human papillomavirus; STI, sexually transmitted infection 성병; y, year 년; >, 초과; <미만.

2. STI 병원체

1) 세균 병원체

STI 세균들은 항생제로 잘 치료된다. 세균 병원체는 PID의 흔한 원인이다. 흔한 세균 병원체들은 *Neisseria gonorrhoeae*과 *Chlamydia trachomatis*이다. *Treponema pallidum*은 매독 원인균이다.

2) 바이러스 병원체

바이러스 병원체들은 치료가 어렵다. 약물요법은 일시적 완화제이다. 이들에는 HSV-1과 HSV-2, HPV, HIV 등이 있다.

Human Papillomavirus. 80 유형 이상의 HPV가 있고 그 중 30 유형들이 성감염된다. 약 12 유형들이 저위험군으로 외부손상을 일으키고, 약 15 유형들이 고위험군으로 자궁

경부암을 일으킨다.

Gardasil은 9-26세의 남성과 여성의 HPV로 인한 자궁경부암 예방 백신이다. Gardasil은 생식기 병변을 유발하고 암 발생 위험이 낮은 HPV 6형과 11형, 침습성이 높고 자궁경부 이형성증을 유발할 가능성이 있는 16형과 18형을 막아준다.

Herpes simplex Virus. HSV-2는 생식기, 항문, 대퇴부, 엉덩이에 작고 아픈 물집을 일으키는 재발성 바이러스 감염이다. 증상으로 열, 골반통, 피로감, 감기 유사증상 등이 있다. HSV-1은 구강 성행위 중에 남성이나 여성 생식기에 전파될 수 있는 구강병변을 유발한다. 발진까지의 시간은 항바이러스제로 단축되나 HSV는 여전히 재발되고 고통스럽다. 치료는 대부분 일시적인 완화제이다.

3) 기타 병원체

이 기생증(Pediculosis) 중 *Pediculus humanus capitis*는 머릿니, *P. humanus humanus*는 몸이, *Pthirus pubis*는 사면발이, 즉 음모에 기생하는 이다. 이가 이동하며 알을 낳는 신체 부위에 극심한 소양감을 동반한다. *Trichomonas vaginalis*는 악취가 나는 다량의 녹황색 질 분비물을 배출하면서 심한 가려움증을 유발하는 감염이다. 이 미생물은 편모가 있는 원충이다.

STI는 생식 건강, 신생아 건강, 생식력, 심지어 생명까지 위협할 수 있기 때문에 조기 진단과 치료가 중요하지만 예방보다는 효과가 떨어진다. 약물치료가 도움이 될 수 있다.

간호과정

환자-중심의 협력의 간호

성병

사정

- 가장 불편한 증상, 질병 과정에 대한 묘사, 일반 건강 이력 검토, 출산력, 생활 습관 및 사회 습관 검토, 알레르기 등 환자의 병력을 사정한다.
- 구강, 인후두, 림프절, 복부, 복부 및 서혜부 림프계에 대한 시진과 촉진 및 생식기와 다른 접촉 부위들의 신체검사를 수행한다.
- 실험실 테스트에는 미생물 습식 슬라이드, 소변 분석, 배양, Pap smear, CBC, 매독 혈청검사, HSV-1과 HSV-2 항체검사가 포함된다.

간호진단

- STI 전파와 예방과 관련된 지식 부족
- STI 약물치료와 관련된 지식 부족
- 병소, 궤양, 염증과 관련된 조직 손상 및 통증

간호목표

- 균이나 바이러스 검사 결과가 음성이다.
- 상처와 절개부위가 깨끗하고 농성 배액물이 없다.
- STI 재발위험을 줄이는 성행위를 채택한다.

간호중재

- 환자에게 평가 시 수행되는 절차, 처방된 약물 및 치료 방법에 대해 상담한다.
- 상처간호 시 철저한 무균술을 적용한다.
- 약물 투여 시 부작용이 발생하면 즉각적으로 보고하도록 교육한다.
- 성감염 사실을 환자가 잘 대처할 수 있도록 필요한 도움을 준다.

평가

- 균이나 바이러스 검사 결과가 음성으로 나옴.
- 상처와 절개부위가 깨끗하고 농성 배액물이 없음.
- 콘돔 사용을 포함한, STI 재발위험을 줄이는 성행위를 채택함.

찾아보기

한글

ㅈ

영어

A

B

C

F

G

H

I

K

N

O

P

Q

R

S

T

U

V

W